Fuß und Bein

ihre Erkrankungen und deren Behandlung

Ein Lehrbuch

von

Prof. Dr. med. Georg Hohmann

Direktor der Orthopädischen Universitäts-Klinik

Frankfurt a. M.

Zweite Auflage

Mit 326 Abbildungen

Springer-Verlag Berlin Heidelberg GmbH 1934

ISBN 978-3-662-29843-5 ISBN 978-3-662-29987-6 (eBook)
DOI 10.1007/978-3-662-29987-6

Ursprünglich erschienen bei J.F. Bergmann in München 1934
Softcover reprint of the hardcover 2nd edition 1934

SEINEM LIEBEN UND VEREHRTEN LEHRER

GEHEIMRAT PROFESSOR DR.

FRITZ LANGE

ZUM 70. GEBURTSTAGE

GEWIDMET

Vorwort zur ersten Auflage.

Die gesteigerte Häufigkeit der Krankheitszustände an Fuß und Bein ist der eine Grund, der ein Buch über diese Erkrankungen rechtfertigt. Zum Teil mögen diese wohl mit eine Folge der mangelhaften Ernährung breitester Volksschichten während der langen Kriegszeit sein, die bei Kindern und Erwachsenen eine nicht zu leugnende Schwächung der Gewebe und vor allem des Stützgewebes hervorgebracht hat. Zum andern Teil sind sie durch Überlastung der unteren Extremitäten bedingt, die heute namentlich bei den dienstbotenlosen Hausfrauen wie eine Berufskrankheit zur Auswirkung kommt.

Der andere Grund liegt darin, daß eine große Zahl von Ärzten und Kranken jahraus jahrein die sogenannten Spezialärzte für „Beinleiden" aufsucht, die ersteren, weil sie sich an Kenntnissen das holen wollen, was sich ihnen in ihrer täglichen Praxis als fehlend fühlbar machte, die letzteren, weil sie für ihre Leiden Hilfe wollen. Ohne Zweifel läßt die ärztliche Ausbildung auf diesem Gebiet noch manches zu wünschen übrig. Besser wird es wohl werden, wenn die Orthopädie Pflicht- und Prüfungsfach geworden ist. Aber auch heute schon müssen wir Orthopäden versuchen, den Lernbegierigen dieses Stoffgebiet nahe zu bringen. Wir nützen damit der Allgemeinheit, und wir machen ferner die oft oberflächlich und unwissenschaftlich arbeitenden, zum Teil in übelster Reklamemanier auftretenden Institute und Kurse für „Beinleiden" überflüssig. Welches Bedürfnis viele Ärzte und Studenten empfinden, von diesen Dingen zu hören, habe ich in einer wiederholt gehaltenen Spezialvorlesung über „Beinkrankheiten" gesehen.

Unter den in diesem Rahmen besprochenen Krankheitszuständen finden sich einige wie die Varizen und das Ulcus cruris oder andere, die teils vom Dermatologen, teils vom Chirurgen für ihr Gebiet in Anspruch genommen werden. Das ist auch ganz richtig, und es liegt mir fern, sie für die Orthopädie reklamieren zu wollen. Aber da sie mit in den Zusammenhang gehören, der unter dem einheitlichen Gesichtspunkt der *Belastungserkrankungen* hergestellt ist, und sie zudem im Volksmunde die eigentlichen „Beinkrankheiten" sind, fanden sie ihren Platz unter den orthopädischen Leiden.

Ich will ja nicht eigentlich ein Lehrbuch der orthopädischen Erkrankungen der unteren Extremität schreiben. Dazu müßte ich sämtliche angeborenen und erworbenen Leiden mit in den Bereich meiner Erörterung ziehen, den Klumpfuß ebenso wie die tuberkulösen Gelenkleiden oder die Lähmungen. Das würde den Rahmen zu weit spannen. Ich beschränke mich auf die Darstellung der Ursachen des Wesens und der Behandlung der hauptsächlichsten Beschwerden, die an Fuß und Bein beim Gehen und Stehen auftreten.

Dieses Buch ist kein Sammelreferat, und wer sich nicht darin erwähnt findet, soll nicht glauben, daß ich seine Arbeit nicht kenne. Ich habe, wo immer mich 20jährige Beschäftigung mit diesem Arbeitsgebiet auf eigene Wege führte, auf diese in erster Linie hingewiesen und den persönlichen Standpunkt meiner

Erfahrung und meines Nachdenkens dargestellt. Nicht aus einer wahllosen Aneinanderreihung historisch gewiß wertvoller und interessanter Versuche und Vorschläge, die ihm nur die Qual der Wahl bringen, lernt der praktische Arzt, sondern aus dem, was der Autor ihm mit seiner Begründung sagt. Ich habe ferner Wert darauf gelegt, außer einer klaren und genauen Darstellung des Baus und der Funktion von Fuß und Bein möglichst ausführlich die Behandlungsmethoden einzelner wichtiger Leiden und besondere weniger bekannte oder neue Verbände zu beschreiben und abzubilden, um dem praktischen Arzt brauchbare Hilfsmittel an die Hand zu geben. Ich habe geglaubt durch eine reiche Auswahl von Abbildungen (72 im Text und über 80 auf 17 Tafeln) dem Verständnis des Lesers die einzelnen zum Teil noch wenig bearbeiteten Fragen näher zu bringen. Zum Teil stammen die Abbildungen aus Werken anderer Verlage und sind auch in der technischen Wiedergabe zu unterscheiden von den geradezu prächtigen Abbildungen, die in reicher Zahl der großzügige Verlag nach meinen Originalzeichnungen und Originalphotos hat herstellen lassen. Wer die ungeheuren Unkosten der Ausstattung der Bücher mit Bildern heute kennt, wird dies zu würdigen wissen. Herrn Kollegen H. WIMMER-München danke ich für die Zeichnungen, die er zum großen Teil nach der Natur angefertigt hat.

Ich hoffe, daß der Gedanke des Verlegers, mit einem solchen Buch einem wirklichen Bedürfnis entgegenzukommen, sich als richtig erweisen wird. Ihm danke ich für seine Mühe und die Ausstattung des Buches. Ferner bin ich Herrn Geheimrat VIRCHOW in Berlin für seine Unterstützung durch die Überlassung wertvoller Abbildungen von Fußskeleten aus dem Berliner anatomischen Museum zu besonderem Dank verpflichtet.

München, im Februar 1923.

G. HOHMANN.

Vorwort zur zweiten Auflage.

Seit dem Erscheinen der ersten Auflage ist auf dem Gebiet der Erkrankungen von Fuß und Bein reiche und fruchtbare Arbeit von vielen Forschern geleistet worden. Wenn ich diese Förderung unserer Erkenntnis mit Freude feststelle und das Wertvolle in das neue Buch übernehme, so liegt darin für mich eine gewisse Befriedigung, daß ich sehe, daß meine Arbeiten viele dieser neuen Gedanken angestoßen und angeregt haben.

Was ich heute vorlege, ist nicht einfach eine Überarbeitung oder Ergänzung des alten Buches, es ist ein fast völlig neues Werk geworden, gereiftes Ergebnis von über 30jährigem Nachdenken und Arbeiten am Fuß und Erfahrungen an Tausenden von Fußkranken.

Manche neue Kapitel sind eingefügt worden, wie die angeborenen Fehlformen des Fußes und der Zehen, die praktisch bedeutsam sind, der Processus trochlearis, die Sesambeinerkrankungen, die Sportschäden, darunter vor allem die Distorsion des Fußgelenks, die wichtigen Muskelhärten, vor allem auch eine gründlichere Darstellung der viel verbreiteten infektiösen und degenerativen Veränderungen von Hüft-, Knie- und Fußgelenk mit eigenen neueren Behandlungsmethoden, die Erkrankungen an der Ferse, die Wachstumsstörungen am Sprunggelenk und vieles andere, was der Leser selbst finden soll. Besonders hervorheben wollte ich die Bedeutung der Fußleiden für Staat und Volk, um den sozialen Charakter unserer Arbeit klar zu machen.

Daß ich auch versucht habe, sprachliche Verbesserungen durchzuführen, mag man daraus unter anderem erkennen, daß ich nicht mehr vom Vorderfuß und Hinterfuß spreche, sondern vom Vor- und Rückfuß, einer Anregung BIESALSKIs folgend, da der Mensch ja kein Vierfüßler ist. Ich wünsche nur, daß andere meinem Beispiel folgen möchten.

Ich bin seinerzeit gefragt worden, für wen ich das Buch von Fuß und Bein geschrieben habe. Nun, für den Fachorthopäden ebenso wie für den praktischen Arzt. Das ist mir auch von vielen Ärzten aus der Praxis gesagt worden. Bei der Bedeutung, die diese Erkrankungen für den praktischen Arzt haben, ist eine Orientierung in einer eingehenden Darstellung dieses umgrenzten Gebietes sicher von Nutzen. Mit vielen neuen Abbildungen — die Zahl ist mehr als verdoppelt —, für die ich dem Verlag zu großem Danke verpflichtet bin, habe ich das Verständnis der krankhaften Veränderungen deutlich zu machen versucht. Ich habe aber auch dem Fachorthopäden etwas zu sagen. Als ich seinerzeit die von Anatomen von solchem Rang wie HERMANN STRASSER begründete Auffassung des Fußbaues als eines in sich torquierten Gebildes nach der klinischen Seite auswertete, verstanden mich viele nicht. Heute ist diese Lehre anerkannt. Sie fest im Bewußtsein der Fachkollegen zu verankern und sie zu zwingen, auch die therapeutischen Konsequenzen daraus zu ziehen, ist meine Absicht.

Ich bin mir klar darüber, daß wir auf dem Gebiet der Fuß- und Beinerkrankungen noch weit vom Ziel einer vollen Erkenntnis sind. Wiederum die Entwicklung zu fördern, ist mein Wunsch. Und daß ich dieses Buch meinem Lehrer und Meister FRITZ LANGE zu seinem 70. Geburtstag zu Füßen legen darf, so wie ich ihm die erste Auflage widmete, ist ein kleines Zeichen meines immerwährenden Dankes.

Frankfurt a. M., im Juni 1934.

G. HOHMANN.

Inhaltsverzeichnis.

1. Bau und Funktion des Fußes und Beines.

a) Der Bau.

Der menschliche Fuß ist eine der Kunstformen der Natur. Seinem Wesen nach ist er noch nicht völlig erkannt und erklärt, und es bedarf noch mancher wissenschaftlichen Forschung, bis dieses Gebilde in seiner Wesenheit uns völlig klar ist. Wenn wir einen normalen Fuß im Skelet, und zwar „in Form" nach der sorgsamen Methode HANS VIRCHOWs zusammengesetzt vor uns stehen sehen und von allen Seiten betrachten, wie er uns in Abb. 1 u. 2 in einem besonders

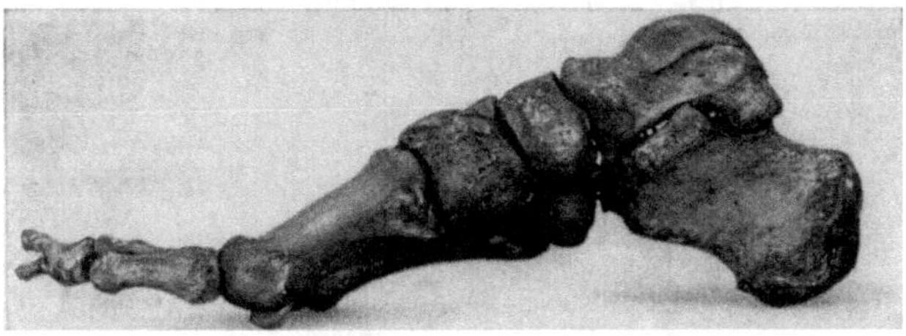

Abb. 1. Der normale schön geformte Fuß von der Innenseite gesehen. Der innere Fußbogen ist stark gewölbt. Das Köpfchen des 1. Os metatarsale ist der vordere mediale Stütz- oder Fußpunkt des medialen Gewölbebogens.

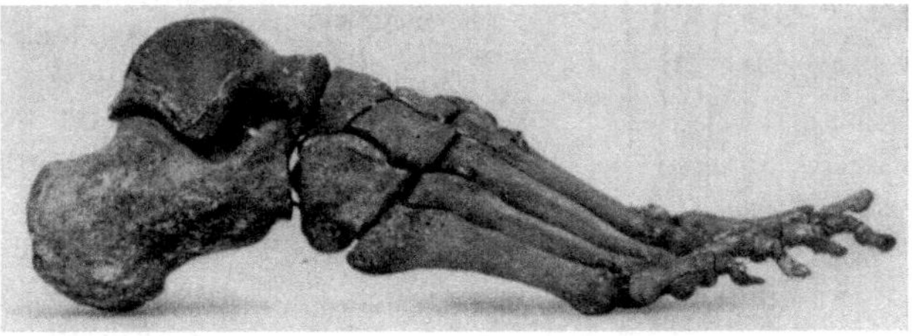

Abb. 2. Derselbe Fuß von der Außenseite gesehen. Der Processus medialis ist hinterer Stützpunkt des Fußes, das Fersenbein ist mit seinem vorderen Abschnitt schräg nach vorn und oben gerichtet. Der äußere Fußbogen ist gut gewölbt. Die Zehen sind leicht gekrümmt, wie im Begriff beim Abwickeln den Boden zu berühren.

schönen Exemplar erscheint, so tritt vielleicht eine Ahnung seines Wesens in unser Bewußtsein. Alle die verschiedenen Formen des Fußes, wie sie die buntschillernde Welle des Lebens an den Strand wirft, die zierlichen und die plumpen, die schmalen und feinen, die breiten und groben, die kurzen und dicken, die fleischigen und die mageren sind wie die Formen der Hände charakteristische Ausdrucksformen der menschlichen Einzelpersönlichkeit. Man kann auch von einem „weichen Fuß" sprechen. Der Unterschied zwischen weicher und harter Hand — ich zitiere H. VIRCHOW — ist bekannt, da wir durch das Händedrücken diesen Unterschied wahrnehmen. Er hängt auch mit einem Unterschied der Beschäftigungsart zusammen. Die Hand eines Schreibers ist weicher wie die eines Feldarbeiters, und die Hände von Frauen sind durchschnittlich weicher wie die von Männern. Diese Unterschiede beim Fuß sind nicht so geläufig, weil er durch eine entstellende Hülle der Beobachtung entzogen und es nicht üblich ist, „sich den Fuß zu geben". Der Tänzerfuß beispielsweise ist ein weicher Fuß, und daher ist es auch im allgemeinen wenigstens ein ästhetischer Genuß, den Fuß einer Ballettänzerin zu betrachten. Weiterer Forschung ist es vorbehalten, aus der Mannigfaltigkeit der Formen heraus auch verschiedenartige Typen der Abweichungen vom Normalen zu erklären. Noch birgt der Fuß und seine Abweichungen vom Normalen manches Rätsel, und nur allmählich werden wir ihrer Auflösung näher kommen. Ich will versuchen den Fuß und das Bein in seinem Bau und seiner Funktion in großen Zügen als einleitende Grundlage der Schilderung ihrer krankhaften Veränderungen zu beschreiben.

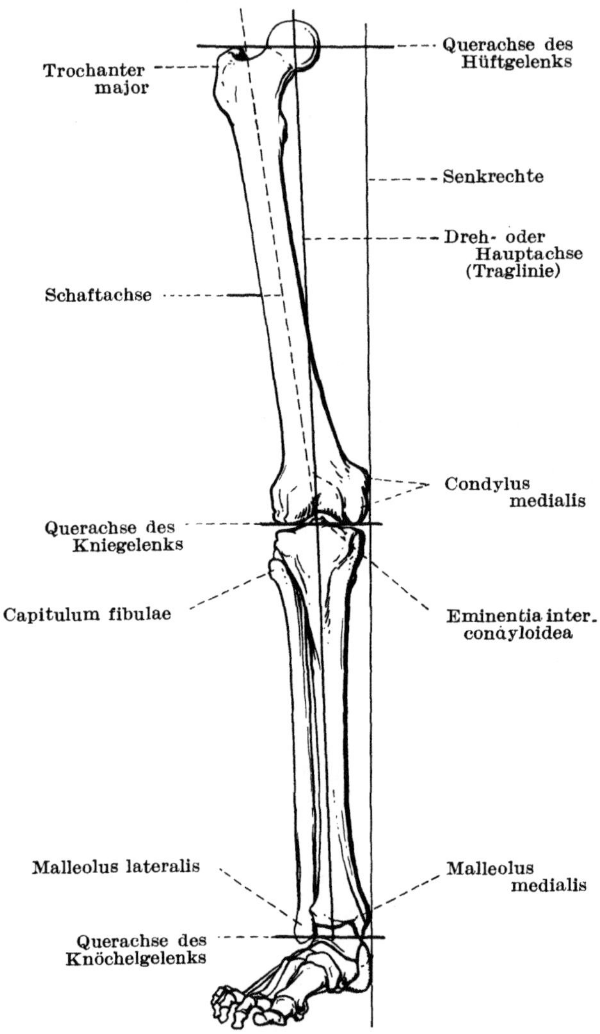

Abb. 3. Achsen der unteren Extremitäten. Knochen in den natürlichen Abständen, Normalstellung (BRAUS: Anatomie des Menschen I. Bewegungsapparat. Berlin: Julius Springer 1921).

Bei aufrechter Haltung ruht die Last des Körpers auf dem Becken und wird von hier auf die Beine übertragen, deren jedes unter normalen statischen Verhältnissen die Hälfte der Körperlast trägt. Der Bekkenring, von sehr festem Bau, ist rechts und links mit dem eingefügten Kreuzbein durch ein faserknorpeliges Gelenk, die Art. sacroiliaca, verbunden. Die Bewegungen von Oberschenkel zu Becken vermitteln 17 Muskeln (Neigung nach vorn, hinten, den Seiten, Drehung). Von der größten Bedeutung für Stehen und Gehen sind die Glutäen, die am Trochanter major ansetzen, an einer Stelle, die bei gestörter Statik häufig Sitz von Schmerzen ist. Während der Glutäus maximus namentlich beim Treppen- und Bergsteigen, Aufstehen, Schwertragen, Tanzen, Laufen, sowie auf unebenem Boden in Tätigkeit tritt, ist das Spiel der kleinen Glutäen außerordentlich bedeutsam für die Bewegungen des Menschen im Vorwärtsschreiten. Beim Gehen wechselt Spiel- und Standbein miteinander ab. In dem Augenblick, wo das Spielbein schwingt, hat das Standbein die Körperlast zu übernehmen. Hierbei neigt sich das Becken auf die Seite des Standbeins, während die andere Beckenseite etwas gehoben wird. Diese Arbeit der Beckensenkung auf der Standbeinseite besorgen vor allem die kleinen Glutäen. Sie fixieren das Hüftgelenk (Becken + Oberschenkel) für diesen Augenblick der Belastung. Sind sie verlängert wie bei der Hüftluxation oder der Coxa vara, geschwächt oder ganz ausgefallen wie bei Kinderlähmung, so kippt das Becken nach der Seite des Spielbeins herunter. Dies bewirkt den watschelnden Gang. Bei der Untersuchung finden wir dabei das TRENDELENBURGsche Zeichen: Beim Stehen auf dem kranken Bein sinkt die gesunde Beckenseite herab.

Starke Muskelzüge am Oberschenkel halten den Oberkörper vorn, hinten und seitlich so, daß das Gleichgewicht ohne große Muskelanstrengung erhalten bleibt: die mächtige Adduktorengruppe an der Innenseite, der Traktus iliotibialis an der Außenseite, der Glutäus maximus hinten, der Quadriceps vorn. Die einzelnen Muskelgruppen, untereinander Gegenwirker, befinden sich gleichwohl für gewöhnlich zueinander im labilen Gleichgewicht. Bei stärkerer und vor allem dauernder Anstrengung, wie sie das längere Stehen bedeutet, ermüden die Muskeln, und es treten Schmerzen in ihrer Muskelmasse oder an ihren Ansatzstellen auf (Leistenbeuge, Trochanter major, Femur- und Tibiakondylen usw.). Von den häufig festzustellenden Muskelhärten in den durch ungünstige Statik überanstrengten Muskeln des Beins wird später die Rede sein. Bei Änderung des Schwerpunkts des Körpers wie bei Gravidität oder Hängebauch tritt eine Veränderung der Gleichgewichtslage ein, und stärkere Anstrengungen der Muskeln zur Herstellung und Erhaltung des Gleichgewichts sind notwendig. Dasselbe tritt ein, wenn die Gleichgewichtslage nur auf einer Seite gestört wird, wenn Veränderungen der Beinachse entstehen. Die normale Achse des Beins, seine Hauptachse oder Traglinie, geht durch die Mitte des Schenkelkopfes, des Knies und der Knöchel (Abb. 3). Treten Abweichungen von dieser Achse ein oder verändert sich der Unterstützungspunkt des Beins am Becken (X- und O-Bein, Verkrümmungen des Oberschenkels, Hüftluxation, Beugeadduktionscontractur der Hüfte bei Coxitis oder Coxa vara), so werden ebenfalls gewisse Muskelgruppen am Bein besonders angestrengt und ermüden leichter. Oft wirkt dies über die Extremität hinaus bis zur Wirbelsäule, die zum statischen Ausgleich einer Hüftbeugecontractur sich in stärkerer Lordose einstellen muß. Das macht sich dann oft in Rückenmuskelschmerzen geltend. Wie Änderungen der Hauptachse machen sich auch Änderungen der Querachse der Gelenke fühlbar, am Hüft-, Knie- und Fußgelenk, meist allerdings durch die gleichzeitige Veränderung der Hauptachse bedingt. Durch abnorme Belastung der Gelenkflächen kommt es zu frühzeitiger Abnutzung und zu chronisch deformierender Arthrose (bei X- und O-Bein, schiefgeheilten Knochenbrüchen).

Wenn wir den Fuß, seine Funktion und seine Funktionsstörungen richtig verstehen sollen, müssen wir eine klare Vorstellung einmal vom Aufbau des Skelets, von den Bewegungsmöglichkeiten in den einzelnen Gelenken und von den einzelnen Muskeln und Bändern haben.

b) Das Skelet.

Der Fuß ist ein kunstvolles Gefüge aus 26 verschiedenen Knochen, ohne die Sesambeine, mit Bändern zusammengebunden und mit kurzen, zum Teil sehr kräftigen Muskeln vor allem an der Sohle, dann zwischen den Mittelfußknochen und am Rücken mantelartig umgürtet. Er stützt sich hinten auf den Höcker des Fersenbeins auf, vorn auf die Köpfchen der Mittelfußknochen. Das Fersenbein ist schräg von hinten unten nach vorn oben gerichtet. Auf ihm thront das Sprungbein. Nach vorn zu schließen sich an das Fersenbein das Würfelbein, an das

Sprungbein das Kahnbein an. Während das Würfelbein nach vorn zu mit dem 4. und 5. Mittelfußknochen verbunden ist, schließen sich an das Kahnbein nach vorn nebeneinanderliegend die 3 Keilbeine an, von denen das erste mit der Basis sohlenwärts, mit der Schneide rückenwärts liegt, wohingegen 2 und 3 mit den Basen fußrückenwärts gelagert sind. Mit den 3 Keilbeinen sind die 3 ersten Mittelfußknochen verbunden. An diese wiederum schließen sich die Zehen an, von denen die große Zehe 2 Glieder, die übrigen 3 Glieder besitzen, wovon am häufigsten die 5. bisweilen eine Ausnahme hat und als offenbar in Rückbildung begriffen nur 2 Glieder zählt.

Durch die Art der Anordnung der einzelnen Fußknochen entsteht die charakteristische Form des Fußes, die nicht ganz zutreffend mit einem Gewölbebau verglichen wurde, dem sie wohl in der äußeren Form, nicht aber in der Funktion entspricht, wie schon ENGELS hervorgehoben hat. Man spricht von einem inneren und äußeren Längsgewölbe und von einem Quergewölbe des Fußes. Das innere Längsgewölbe oder der innere Fußbogen wird gebildet von dem schräg nach oben aufsteigenden Fersenbein, dem Sprungbein, Kahnbein, 1. Keilbein und 1. Mittelfußknochen. Den äußeren Längsbogen bilden Fersenbein, Würfelbein und 5. Mittelfußknochen. Daraus, daß die Ferse der Ausgangspunkt, ja der hintere Stützpfeiler für beide Längsbogen des Fußes ist, geht schon die Bedeutung der Stellung dieses Knochens für die ganze Konstruktion hervor. *Mit diesem steht und fällt der ganze kunstvolle Bau.* ENGELS hat seinerzeit in einer ausgezeichneten Arbeit über den Fuß an der Hand von Studien den Fuß in 3 Systeme oder Streben zerlegt, die hintere Strebe aus Talus und Calcaneus, eine vordere Hauptstrebe aus Talus, Naviculare, Cuneiformia und den ersten 3 Metatarsalien und eine vordere Nebenstrebe aus Calcaneus, Cuboid und Metatarsale 4 und 5. Vordere Haupt- und Nebenstrebe sind miteinander zu einer Art Hohlrinne, vor allem durch Muskelzug zusammengehalten. Auf dem Grund dieser anschaulichen Gliederung des Fußes hat MATHEIS weitergebaut. Er geht vom Funktionellen aus, das in dem Bau des Fußes seinen Ausdruck findet: Rückwärts Sprungbein und Fersenbein, von festem massigen Bau, etwa im Verlaufe des Unterschenkels übereinander angeordnet, Träger der Körperlast, von dem mächtigen Wadenmuskel, dem stärksten des Unterschenkels, bewegt. An diese rückwärtige Gruppe schließt sich zu ihrer Stützung vor dem Umsinken nach vorn eine zweite, vom äußeren Teil des Vorfußes gebildete an, fest mit ihr verbunden: Würfelbein und 4. und 5. Fußstrahl. Beide Gruppen zusammen bilden den äußeren oder *Tragbogen* des Fußes, dessen Bedeutung als des äußeren Längsgewölbes schon LORENZ erkannte. An der Innenseite des Fußes ist als 3. Gruppe der *Stützstrahl* eingebaut, bestehend aus den medialen Wurzelknochen und dem Großzehenstrahl. Ihm ist unter anderem die wichtige Aufgabe zugewiesen, den äußeren Tragbogen vor seitlichem Umlegen in Pronation zu bewahren, zu stützen. Er paßt auch den Fuß den Unebenheiten des Bodens an, dazu ist er durch seine größere Beweglichkeit und die Ausstattung mit kräftigen Muskeln befähigt. MATHEIS vergleicht in seiner absichtlich vereinfachten, aber das Wesentliche sehr klarmachenden Darstellung den Aufbau des Fußgerüsts mit einem dreibeinigen Stuhl mit verschieden steil gestellten Beinen.

Diese Auffassung ist jedenfalls zutreffender und die Betrachtung fruchtbringender für das Verständnis der Abweichungen des Fußes von der normalen Form, als die verschiedenen Gewölbetheorien, deren Väter sich über Kreuz-, Kuppel- oder Nischengewölbe streiten, so daß jeder von ihnen, wie schon ENGELS feststellte, sein Spezialgewölbe besitzt. Aber dies sind ja nur Vergleiche. Wir wissen nur, daß der Fuß ein sehr kompliziert gebautes Gebilde ist, nach STRASSER und FICK eine Art Brücke, die von oben her am Talussattel etwa in der Mitte belastet wird und an ihren End- oder Fußpunkten vorn und hinten durch den

Boden unterstützt ist. Entsprechend den 5 Mittelfußknochen haben wir 5 längsverlaufende Gewölbebögen, die vorn untereinander zu einem queren Gewölbe verbunden sind. Nach hinten zu führen sie zu einem einzigen Fuß- oder Stützpunkt, dem Fersenhöcker zusammen, während vorn jeder Bogen seinen eigenen Fußpunkt in seinem Mittelfußköpfchen hat. Im queren Tarsalgelenk, dem Chopart,

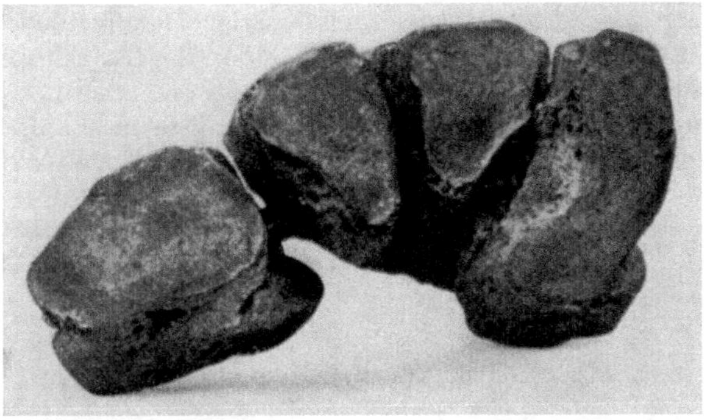

Abb. 4. Vordertarsus des rechten Mhehefußes in Form zusammengesetzt von distal her. Zeigt den Bogen, welchen die Knochen beschreiben. (H. VIRCHOW.)

liegen etwa die Scheitelpunkte der 5 Längsbögen, die verschieden hoch und lang sind, am höchsten und längsten der zweite, am niedrigsten und kürzesten der fünfte.

Wir haben bisher fast immer nur von den längsverlaufenden Bögen des Fußes gesprochen und der Querwölbung der Fußwurzelknochen noch nicht gedacht, die

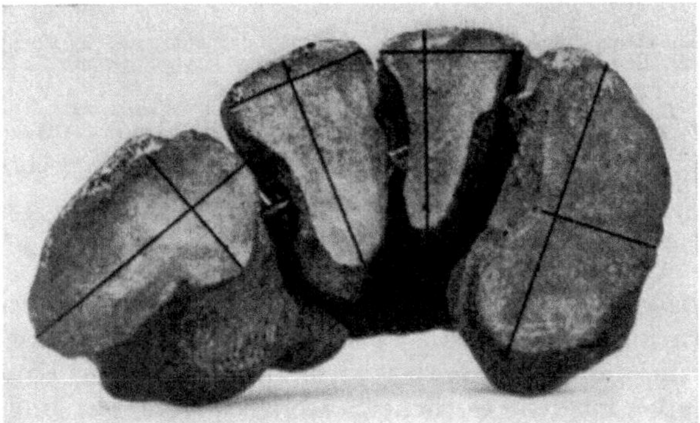

Abb. 5. Vordertarsus des Sundainsulaners in Form zusammengesetzt von distal her, mit Meßlinien. Zeigt den Bogen, welchen die Knochen beschreiben. (H. VIRCHOW.)

von der Außenseite des Fußes mit dem Würfelbein aufsteigt, im 2. Keilbein ihre Höhe erreicht und mit dem 1. Keilbein sich wieder etwas nach medial senkt (Abb. 4 u. 5). An diesen bogenförmigen Aufbau der Tarsalien schließen sich nach vorn zu die Metatarsalien ebenfalls in einem zur Längsachse des Fußes quergestellten Bogen an, der allerdings nach vorn zu immer flacher wird, je mehr die Metatarsalien fächerartig auseinandergehen. Ob die Metatarsalköpfchen auch noch einen queren Gewölbebogen bilden, wie PITZEN durch Röntgenaufnahmen zu beweisen sucht, oder ob sie bei Belastung, wie ich annehme, in einer Ebene liegen und den Boden berühren, will ich vorläufig dahingestellt sein lassen. Es ist praktisch unwichtig. Von den Zehen rede ich später.

Die häufigen *Variationen* des Fußskelets bedingen mitunter auch Abweichungen der äußeren Form, ohne daß diese deshalb als pathologisch anzusehen wären. Ein Beispiel hierfür sei aus H. VIRCHOWs Abhandlung über die Skelete farbiger Rassen wiedergegeben. Abb. 6 zeigt Talus und Calcaneus von 2 Farbigen mit sehr verschiedener Lage des langen Durchmessers der Gelenkfläche des Taluskopfs, mit weitem medialen, fast exzentrischem Ausladen des Taluskopfes überhaupt bei dem einen und mit sehr verschiedener Form des Fersenbeinhöckers, der bei dem einen (links) eine starke Ausbildung des Tuberculum mediale, bei dem anderen eine stärkere des Tuberculum laterale aufweist. Auch der Vordertarsus, in Form

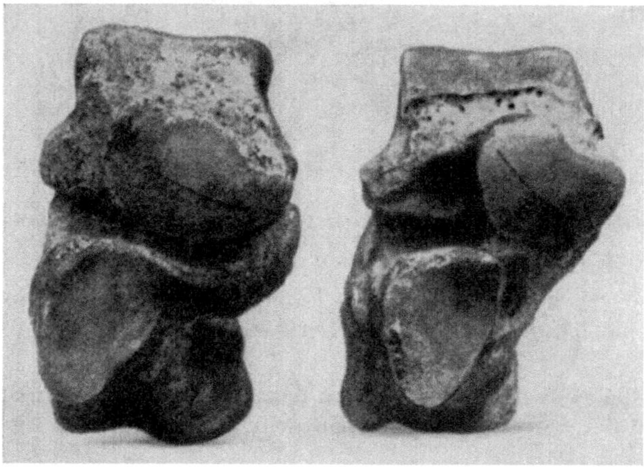

Abb. 6. Talus und Calcaneus eines Mhehe (links) und Sundainsulaners, in Form zusammengesetzt, mit verschiedener Lage des langen Durchmessers der Facies navicularis am Talus. (H. VIRCHOW.)

zusammengesetzt, zeigt bei zwei verschiedenen Individuen eine sehr verschiedene Form des Bogens, eine flachere und eine gewölbtere Form (Abb. 4 und 5).

c) Die Bänder.

Das Gerüst des Fußes ist von Muskeln und Bändern zusammengehalten. Von den *Bändern* sind wichtig die starken Gabelbänder zwischen Schienbein und Wadenbein, die die Knöchelgabel verbinden, ferner die Knöchelbänder, die an Innen- und Außenseite wie seitliche Schienen angebracht sind: Von der Tibia zum Talus nach vorn und nach hinten, aber auch zum Calcaneus und Naviculare, zusammen als Ligam. deltoideum bekannt, während an der Außenseite von der Fibula zum Talus wiederum nach vorn und nach hinten und auch zum Calcaneus kurze straffe Bänder gespannt sind. Zwischen Calcaneus und Naviculare ist der Taluskopf geschoben. Seine vordere halbkugelige Fläche dreht sich in der pfannenartigen Höhlung des Naviculare. Ein etwa dreieckiges Stück der Unterfläche des Taluskopfes aber ist frei. Es liegt zwischen Calcaneus und Naviculare. Es verlangt förmlich nach Unterstützung von unten her. Es wird gehalten von einem sehr wichtigen Band, das sich zwischen Calcaneus und Naviculare ausspannt, das von FICK so genannte Pfannenband, Lig. calcan.-naviculare plantare, sehr stark gebaut, mit einer Knorpeleinlage dem Talus gegenüber versehen, ihn vor dem Abwärtssinken an dieser gefährdeten Stelle schützend. Dorsalwärts zieht sich vom Calcaneus zum Naviculare und Cuboid ebenfalls ein starkes Band, Lig. bifurcatum oder Pinzettenband genannt, das die 3 Knochen Calcaneus, Naviculare und Cuboid miteinander verbindet. Die einzelnen bogen- und gewölbeartig aneinandergefügten Fußwurzelknochen sind mit dorsalen und plantaren Bändern durch feste Verklammerung gehalten. An der plantaren Seite sind die wichtigsten das lange Sohlenband, das vom Tuber calcanei bis zur Sehnenscheide des M. peroneus longus und weiter nach vorn läuft, und das Lig. calcaneo-cuboideum plantare, das den äußeren Knochenbogen des Fußes in seiner Lage erhält. An der Fußrückenseite sind es meist kurze, straffe Bänder, die Baustein an Baustein binden.

d) Die Muskeln.

Lange und kurze *Muskeln* halten und bewegen den Fuß. Die Tragkraft der *kurzen* in der Sohle gelegenen Fußmuskeln wird von den Anatomen auf 200 kg berechnet. Sie sichern das Gewölbe. Bis auf die beiden verhältnismäßig schwachen M. extensor hallucis et digitorum brevis liegen sie alle in der Sohle. Sie sind stark gebaut und ziehen vom Fersenbein nach vorn zu den Zehen, dienen aber keineswegs allein der Zehenbewegung. Ungemein kräftig entwickelt sind die Muskeln des Großzehenballens, Abductor, Flexor und Adductor, sie umschließen den 1. Fußstrahl von den Seiten und unten her mantelartig und hängen untereinander zusammen. Bei der Betrachtung des Hallux valgus spielt das noch eine Rolle. Sie abduzieren, beugen und adduzieren die Großzehe. Außerdem aber sind sie Stützer, Spanner und Erhalter des Fußgewölbes, von dessen verschiedenen Teilen sie ihren Ursprung nehmen und in das sie sich mit ihren Fasern hinein erstrecken. Um das 5. Metatarsale sind die schwächeren Muskeln des Kleinzehenballens gruppiert, der etwas stärkere, lange Abductor, der Flexor und der schwache Opponens digiti 5 brevis. Zwischen diesen beiden Muskelgruppen am inneren und äußeren Rande des Fußes und getrennt von ihnen durch in die Tiefe der Fußhöhlung hineinreichende Scheidewände der gleich zu besprechenden Plantaraponeurose liegen die ebenfalls sehr wichtigen mittleren Fußmuskeln; oberflächlich direkt unter dieser der starke Flexor digitorum brevis, dessen zu den Zehenendgliedern ziehende Sehnen sich spalten, um die Longussehne durchzulassen, die die Mittelglieder der Zehen plantarwärts beugt. Auch dieser außerordentlich kräftige Fußmuskel hält den Fuß in der Längsrichtung zusammen und verkürzt das Gewölbe. An ihn schließen sich nach dorsal 4 Lumbricales, von den Sehnen des Flexor digitorum longus entspringend, der 1. Lumbricalis einköpfig, die anderen zweiköpfig. Sie setzen am medialen Rand des Grundgliedes der 2. bis 5. Zehe an, beugen ihr Grundglied und ziehen die Zehen nach der Großzehe hin. Ebenfalls am langen Zehenbeuger setzt der vom Calcaneus entspringende Quadratus plantae an, der diesen Muskel verstärkt. Noch weiter dorsalwärts als die Lumbricales liegen ganz tief in der Sohle die Interossei. Zunächst die Interni oder Plantares, 3 an der Zahl, einköpfig entspringend an der Basis und plantaren Fläche des 3. bis 5. Metatarsale und am Lig. plantare longum, und sich anheftend an der Medialseite der Basis des Grundgliedes der 3. bis 5. Zehe und an den Ligam. accessoria plantaria. Sie beugen die Grundglieder und adduzieren die 3. bis 5. Zehe zur 2. hin. An sie schließen sich noch weiter dorsal und schon nicht eigentlich mehr zur Planta gehörig die Interossei externi oder dorsales, zweiköpfig von den einander zugekehrten Seitenflächen der Metatarsalien und auch vom Lig. plantare longum entspringend, zwischen den Metatarsalien gelegen. Sie sind 4 an der Zahl und setzen an der Basis des Grundglieds der 2. bis 4. Zehe und an den Lig. accessoria plantaria an, um die Grundglieder zu beugen und die Zehen lateralwärts abzuspreizen. Leider hat der Kulturfuß des Erwachsenen diese Kunst fast völlig verlernt, während der kindliche Fuß sie oft noch ganz leidlich beherrscht. Naturvölker benutzen die Zehen zum Greifen und Halten bei der Arbeit, wie die Silberarbeiter in Sansibar, wie Japaner oder Chinesen.

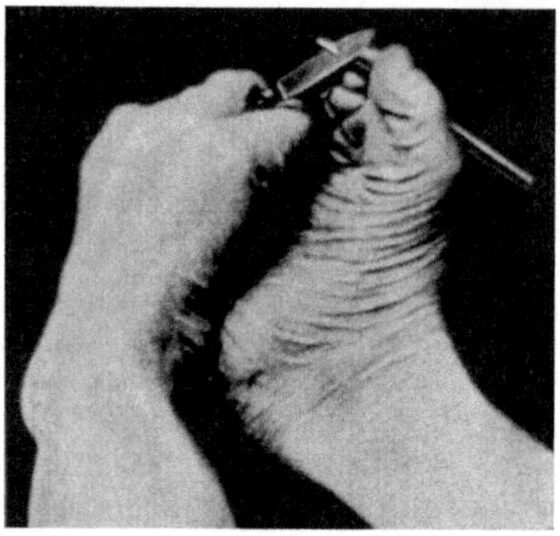

Abb. 7. Der menschliche Fuß als Greiforgan (Fuß des armlos geborenen Fußkünstlers UNTAN, ausgebildet zu den allerverschiedensten Tätigkeiten), bleistiftspitzend.

Im Laufe der Entwicklung und Anpassung hat sich der Fuß aus einem Greiforgan zu einem alleinigen Stütz- und Gehorgan umgebildet. Vereinzelt sehen wir besonders durch frühe Übung wie beim armlos geborenen UNTAN (Abb. 7) außerordentlich gute und kräftige Beuge- und Spreizbewegung der Zehen. Oft steht bei solchen Menschen die große Zehe medial etwas ab und erscheint kürzer als gewöhnlich, was nicht durch eine Kürze der Zehe bedingt sein muß, sondern wie H. VIRCHOW am Papuafuß feststellte, durch eine Kürze des 1. Metatarsale, wodurch die Zehe auffallend zurücktrat. Die Chinesen nannten bei ihrer Eroberung Tongkings vor 4000 Jahren die dortigen Bewohner deshalb „Gabelzeher". Der Fuß des Naturmenschen ist ungemein muskelkräftig. Weit entfernt davon, platt zu sein, was oberflächliche Untersucher ihm nachsagten, zeigt der Fuß des Negers dieselbe Wölbung des Skelets wie beim Europäer. Der Fuß ist breit, die Zehen sind fächerartig ausgebreitet, die Muskulatur sehr differenziert, zur Arbeit brauchbar (Abb. 8).

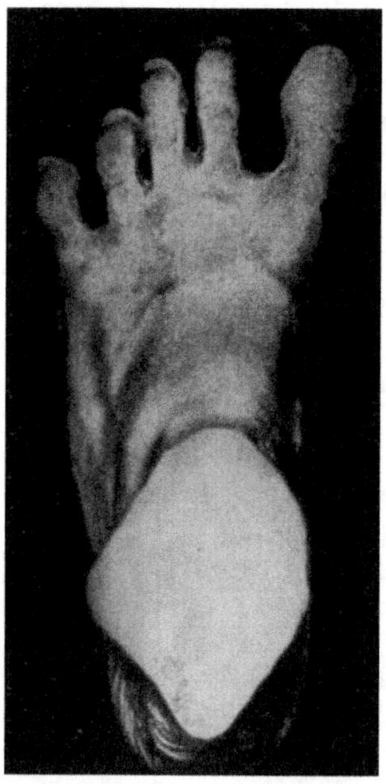

Abb. 8. Gipsabguß des Fußes eines Papua aus Deutsch-Neuguinea von RICHARD NEUHAUS. Zeigt den gleichen Abstand zwischen 1. und 2. Zehe und zwischen 4. und 5. Zehe. (H. VIRCHOW.)

Durch ihren Ansatz an den Ligamenta accessoria plantaria fixieren die Interossei weiterhin auch die Gelenkpfannen der Zehen gegen die Mittelfußköpfchen, so daß die Zehen zu sicheren Widerlagern für die vorderen Stützpunkte des Gewölbes werden. Diese ganze vielgegliederte und in ihren Funktionen vielseitige Sohlenmuskulatur, die am Fuße selbst Ursprung und Ansatz hat, wird an der Sohlenseite überzogen und zusammengehalten von der mit ihr fest verwachsenen *Plantaraponeurose* (Abb. 9), einem sehr wichtigen Gebilde, das durch seine Spannung das Gewölbe stützt. Es ist sehr fest, ja derb gebaut, zieht vom Fersenhöcker, mit dessen Knochenhaut es fest verwachsen ist, nach dem Vorfuß und steht mit 5 nach vorn laufenden Zipfeln mit den basalen Platten der Metatarso-Phalangealgelenke und den Ligamenta vaginalia der Zehen in Verbindung. Zum Teil dient die Plantaraponeurose kurzen Fußmuskeln zum Ursprung, zum anderen Teil stützt sie mit ihren Scheidewänden die Muskeln und das Längs- und Quergewölbe. Zu letzterer Funktion wird sie durch ihre Querfaserung vorn befähigt. Bei experimenteller Durchschneidung der Aponeurose hat man das Gewölbe sich etwas abflachen gesehen. Feine Nervenästchen des Nervus plantaris medialis et lateralis durchbohren die Aponeurose an verschiedenen Stellen zur Versorgung der Sohlenhaut.

Auf der Rückenseite liegen die beiden kurzen Strecker der Großzehe und der übrigen Zehen, beide von lateral her kommend, von der lateralen oberen Fläche des Fersenbeins entspringend und nach medial zu den Zehen ziehend. Infolge

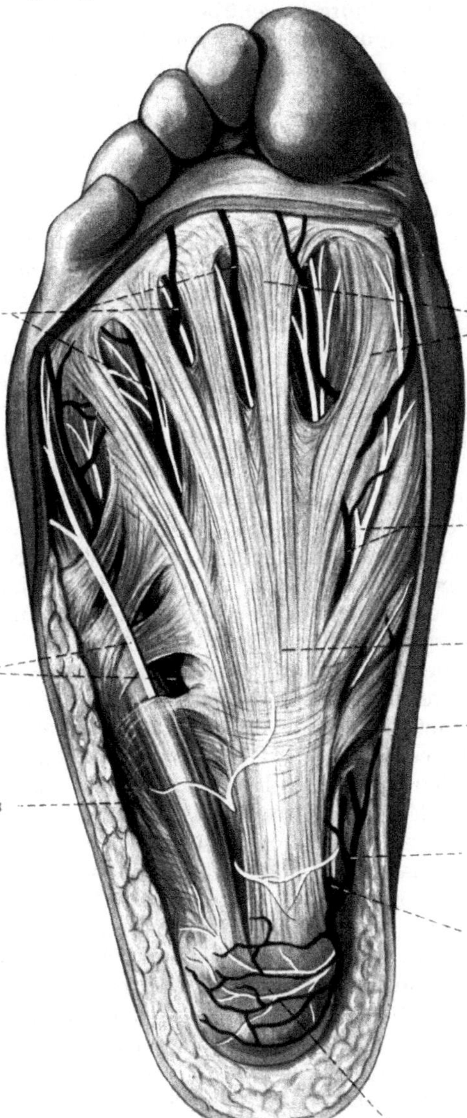

Abb. 9. Aponeurosis plantaris und Sulcus plantaris medialis und lat. mit den oberflächlichen Arterien und Nerven der Planta pedis. (Aus Corning: Lehrb. d. topograph. Anatomie, 16./17. Aufl. München: J. F. Bergmann 1931.)

dieses Verlaufs üben sie auf die Zehen außer einer dorsal streckenden auch eine lateralwärts ziehende Wirkung aus, was für die Pathologie der Zehen von Bedeutung ist.

Die *langen* Fußmuskeln bewegen den Fuß im Sinne der Dorsal- und Plantarflexion, der Supination und Pronation-Kreiseln um die Längsachse, der Adduction und der Abduction. Sehr bemerkenswert ist das starke Übergewicht, das die Plantarflektoren gegenüber den Dorsalflektoren besitzen: 8 Plantarflektoren (Gastrocnemii, Soleus, Peronei, Tib. post., Flexor hall. und Digit. long.) leisten eine Gesamtarbeit von 18½ kg/m gegenüber den 3 Dorsalflektoren (Tib. ant., Extens. halluc. und Digit. longus) mit 4¼ kg/m (Braus). Dieses Kräfteverhältnis wird uns verständlich, wenn wir an die hohe funktionelle Bedeutung der Plantarflektoren für das Gehen, Laufen, Treppensteigen, Erheben des Körpers auf die Fußspitzen und der Fixierung des Fußes am Boden zur Verhütung des Vornüberfallens denken. Wir wissen ja, daß bei plötzlichem Anspannen in einem solchen Momente sogar Risse in den Wadenmuskeln eintreten können. Zum Verständnis der Bewegungen fassen wir den Fuß als einen zweiarmigen Hebel mit langem, vorderem Arm = Vorfuß, mit kurzem, hinterem Arm = Hacke, mit dem Drehpunkt in der Knöchelgabel auf. Die Wadenmuskulatur = Triceps surae (Gastrocnemii + Soleus), die am Fersenbein ansetzt, hat auch schon darum eine größere Kraft nötig, weil sie an dem kleineren Hebelarm angreift (kürzerer Hebelarm = kleinerer Weg). Der Neger, der Läufer ist, hat einen längeren Fersenhöcker als wir (Herz), er hat auch eine etwas anders gebaute Wadenmuskulatur, mit besonders langen Muskelfasern des Triceps surae, die weit an der Achillessehne nach abwärts reichen. Dadurch ist die Wade schmal, kurz, fast schmächtig, offenbar, weil sie zur Bewegung des hier längeren Hebelarms des Fersenbeins geringerer Kraft bedarf. Wir begreifen jetzt auch die außerordentlich massige Bildung des Fersenbeins, das einmal der Lastübernahme des Körpergewichts gewachsen sein muß, andererseits als Ansatzpunkt zur Befestigung des mächtigen mechanischen Apparates der Wadenmuskulatur von oben her, der Plantaraponeurose und der kurzen Sohlenmuskeln (Flexor digit. commun. brevis und Abductor dig. 5) dient. Durch seinen Ursprung am Femur hat der Gastrocnemius bekanntlich auch Beziehungen zum Kniegelenk, er wird dadurch ein zweigelenkiger Muskel, der Knie- und Fußgelenk überspringt. Bei Kniebeugung verschwindet z. B. ein leichter Spitzfuß durch Entspannung dieses Muskels. Zwischen Achillessehne und Tibia bzw. Calcaneus liegt normalerweise lockeres Fettgewebe, offenbar als Widerlager bei der Fußbewegung zur Verhütung der Reibung. Auch ein Schleimbeutel findet sich hier, dem wir bei den Erkrankungen der Fersengegend noch begegnen werden. Lähmung oder Schwächung der Wadenmuskulatur bedeutet eine schwere Schädigung der Gehfähigkeit. Es entsteht der sogenannte Hackenfuß. Die Abhebelung des Fußes vom Boden wird erschwert, der Mensch kann leichter vornüberfallen, der Gang wird unsicher, unelastisch, stampfend, klappend. An sich hätte der Wadenmuskel bei jeder Zusammenziehung in Belastung eine das Gewölbe des Fußes abflachende Wirkung, die aber durch das Entgegenarbeiten der kurzen Plantarmuskeln und die Festigkeit von Plantaraponeurose und plantaren Bändern unter normalen Verhältnissen hintangehalten wird.

Bei der reinen Plantarflexion des Fußes wirken mit dem Wadenmuskel noch die Peronei und die tiefen Flexoren gleichsinnig zusammen. Bei dieser Bewegung halten sich Peronei und Flexoren, die beide hinter dem Drehpunkt des Fußes in der Knöchelgabel liegen, das Gleichgewicht. Im übrigen sind sie Antagonisten, die Peronei Pronatoren und Abductoren, die tiefen Beuger Supinatoren und Adductoren. Der M. peroneus longus ist hinsichtlich seiner Wirkung vom M. peroneus brevis wesentlich zu unterscheiden. Seine Sehne durchzieht von außen hinten nach innen vorn schräg die Sohle und heftet sich fast am inneren Fußrand am lateralen Rande des 1. Keilbeins und der Basis des 1. Metatarsale an. Beim Eintritt in die Sohle gleitet sie auf einer faserknorpeligen Fazette der Tuberositas ossis cuboidei, dieses als Hypomochlion benutzend in besonderer

Sehnenscheide zu ihrem Ansatzpunkte. Dieser Muskel zieht das 1. Metatarsale plantarwärts und vermehrt damit das Längsgewölbe. Gleichzeitig ist er auch Pronator des Fußes. Er hat aber auch noch eine weitere Wirkung auf den Fuß. Wenn BRAUS seine Zusammenwirkung mit dem in seiner Nähe ansetzenden M. tibialis *anticus* im Sinne einer Gewölbehebung betont, so kann ich dem nach meinen Beobachtungen nicht mehr zustimmen. Aber in Zusammenarbeit mit dem M. tibialis *posticus* glaube ich mit H. v. MEYER eine solche Wirkung annehmen zu müssen. Die Anheftung dieses Muskels am Fuße erhellt die bedeutende Rolle, die er spielt. Fächerartig reicht er mit seinen sehnigen Ausstrahlungen außer zum Keilbein und der Basis des 1. Mittelfußknochens noch bis zur Basis des 2. und 3., die er teils nach Anheftung auch am 2. und 3. Keilbein, teils nur über diese Knochen hinwegziehend mit seinen Sehnenzipfeln erreicht. Auch zur Unterfläche des Würfelbeins kann ein Zipfel gehen (Abb. 10). Allerdings beobachtet man auch Variationen in bezug auf diese Sehnenanheftungen.

Über seine Wirkung sagt treffend H. v. MEYER, daß, wie der Peroneus longus den äußeren Fußrand umschlingend quer durch die Fußsohle zum Großzehenrande geht, der *M. tibialis posterior den inneren Fußrand umschlingend* mit einem großen Teil seiner Sehne quer durch die Fußsohle in das ganze Gebiet der kleinen Zehen geht und diese unter starker Wölbung des Fußrückens nach hinten und innen zieht. Gleichzeitig hebe er, da er unter dem inneren Knöchel hindurchgeht, den ganzen Fuß in Streckstellung und rotiere zugleich den inneren Fußrand dorsalwärts nach außen. Diese letztere Wirkung bringe er teils durch den Hauptteil seiner Sehne zustande, teils auch durch eine Art von Insertion am Calcaneus, welche dadurch gebildet wird, daß ein sehr starkes fibröses Retinaculum, von dem Sustentaculum tali ausgehend, sich etwas hinter der Tuberositas ossis navicularis fest mit der nach vorn gehenden Sehne verbindet, so daß mit Hilfe dieses Retinaculum der Zug des Muskels auch auf den Calcaneus einwärts rotierend wirkt. Aus alledem geht hervor, daß er *als starker Gegenwirker gegen die pronierende Wirkung der Peronei* und *als starke Stütze des Fußgewölbes*, das er mit seinen Anheftungen unterfängt, zu beachten ist.

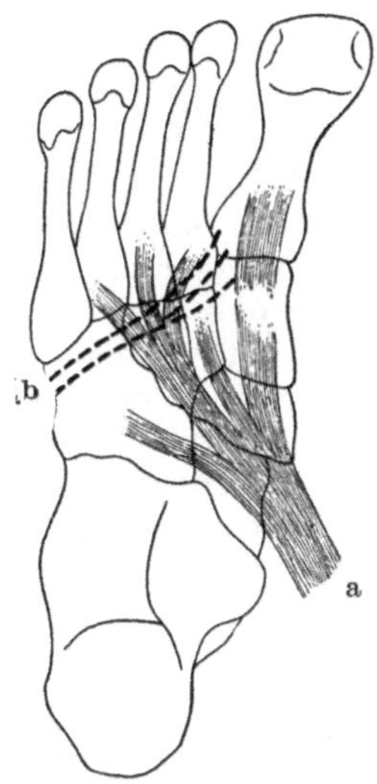

Abb. 10. Schematische Einzeichnung des schräg sich kreuzenden Richtungsverlaufs und der Ansatzstellen von M. tibialis posticus a und M. peroneus longus b (gestrichelt) nach einer Zeichnung H. VON MEYERS.

Wenn beide Muskeln *zugleich* arbeiten, und dies geschieht beim Zehenstand oder bei aktiver Zusammenziehung des Fußes in der Längsrichtung mit Erhöhung des Gewölbebogens (aktive Zusammenstauchung), dann wirkt dies auch weiterhin zur Verschmälerung des tarsalen Quergewölbes, das in querer Richtung zusammengestaucht wird. Auch DEBRUNNER wies auf die starke verschmälernde Wirkung auf den Mittelfuß hin. Alle diese Eigenschaften des M. peroneus longus müssen für eine zweckmäßige Behandlung der Fußschwäche berücksichtigt werden. Es geht nicht mehr an, daß beide Peronei als sogenannte Plattfußmuskeln in plumper Schematisierung mißhandelt, geschwächt oder gar ausgeschaltet werden.

Der *M. peroneus brevis* ist Pronator und Abductor des Vorfußes, der eigentliche Plattfußmuskel, der mit seinem Ansatz an der Tuberositas metatarsi V auf den 5. Strahl unter gewissen Umständen, d. h. bei Bänderlockerung und Valguslage des Fußes abspreizend auf den 5. Strahl wirken kann, worauf THOMSEN aufmerksam machte.

An der Innenseite liegen die tiefen Flexoren, dicht hinter dem inneren Knöchel M. tibialis posticus, dann M. flexor digitorum longus und in der Tiefe M. flexor hallucis longus. Der stärkste Supinator ist der M. tibialis posticus. Von den langen Zehenflexoren stützt der starkbäuchige M. flexor hallucis longus bereits vom Fersenbein aus, unter dessen vorragendem, den Talus tragenden Balkon, dem Sustentaculum tali des Calcaneus, er durchzieht, das Längsgewölbe. Er zieht zum Endglied der Großzehe und vermittelt durch Anpressung derselben gegen den Boden die Abwicklung. Neben der zehenbeugenden Wirkung hat er auch eine adduzierende und supinierende auf den freibeweglichen Fuß. Dazu verhilft ihm die Richtung seines Verlaufs. Er kommt hauptsächlich von der Fibula, also von lateral her, und zieht schräg nach medial hinüber zu seinem Endpunkt. Dahingegen zieht der M. flexor digitorum commun. longus von medial her von der Tibia aus nach lateral zu den Zehen. In der Tiefe des Fußgewölbes im Chiasma plantare kreuzen sich beide Sehnen. Auch dieser M. flexor digit. communis longus wirkt adduzierend und supinierend auf den Fuß.

Auf der Fußrückenseite interessiert uns am meisten der *M. tibialis anticus*, der bis zum 1. Keilbein und 1. Mittelfußknochen führt. Er ist ein starker Dorsalflektor des Fußes und übt diese Wirkung bei Supinations- wie Pronationsstellung des Fußes aus, wobei sich seine Sehne unter dem Kreuzband deutlich nach innen oder außen verschiebt. So kann er mit den tiefen Flexoren ebenso zusammenwirken wie mit den Pronatoren und wir sehen ihn z. B. oft bei spastischem Knickplattfuß ebenso gespannt wie die Pronatoren. Vermöge seiner Anheftung am 1. Keilbein und 1. Metatarsale kann er andererseits in gewissen Fällen zum Abflacher des Längsgewölbes werden, indem er den 1. Strahl dorsalwärts zieht und ihn sogar supiniert, da sein Sehnenansatz über die mediale Seite des 1. Keilbeins herüber bis zu seiner plantaren zu reichen pflegt. Hierauf ist bei der Übungsbehandlung des Knickplattfußes besonders zu achten. Zusammen mit dem M. tibialis posticus supiniert er kräftig den Fuß. Neben ihm zieht der M. extensor hall. longus zum Endglied der Großzehe, diese dorsalwärts streckend. Daneben wirkt er als Dorsalflexor des Fußes, und, da er von lateral her kommt, pronierend auf den Fuß und vor allem auch abduzierend. Und der M. extens. digit. commun. long. mit oder ohne peroneus tertius, ebenfalls von lateral her kommend, wirkt neben der Streckung der Zehen ebenfalls dorsalflektierend auf den Fuß und ebenfalls und zwar noch stärker als der Extensor hall. long. pronierend und abduzierend.

Einen kurzen Blick müssen wir noch auf *die Unterlage* werfen, die von der Natur dem Fuße verliehen wurde und die sich wohl ebenfalls aus der Anpassung an die Funktion des aufrechten Ganges gebildet hat. Der Breslauer Chirurg Tietze hat diese Verhältnisse untersucht und uns ein Bild von dem architektonischen Aufbau des Bindegewebes der Fußsohle gezeichnet. Dicht unter der Haut zwischen Lederhaut und Fersenbein bzw. Fascia plantaris erstreckt sich entlang der Fußsohle sandalenartig ein stark mit Bindegewebe durchwachsener Fettkörper, der kappenartig das Fersenbein umgibt und sich nach vorn in die Auftrittfläche der Zehen erstreckt. Am dicksten ist die Sandale unter der Trittfläche des Calcaneus und am äußeren Fußrand, während sie nach vorn und nach innen, den vom Druck mehr entlasteten Stellen, schmäler und dünner wird. In der Gegend der Mittelfußköpfchen und an der Auftrittfläche der Zehen wird sie wieder dicker und breiter. Das Fettpolster ist oben und unten durch eine Bindegewebsschicht abgegrenzt. Am Fersenbein geht es an der Innenseite etwas in die Höhe, so daß ein Querschnitt hier sichelartig ist. Die Grenzschichten oben und unten sind mit der Fascia plantaris und mit der Haut verwachsen. Das Fett selbst ist mit zahlreichen schräg verlaufenden, nach allen Seiten verästelten

Bindegewebszügen durchsetzt, die ähnlich Streben, vielfach spinnen- oder gewirkartige Figuren bilden. Zwischen den Maschen liegen die Fettkügelchen. Durch die ganze Anordnung wird eine elastische, leicht verschiebliche Verbindung

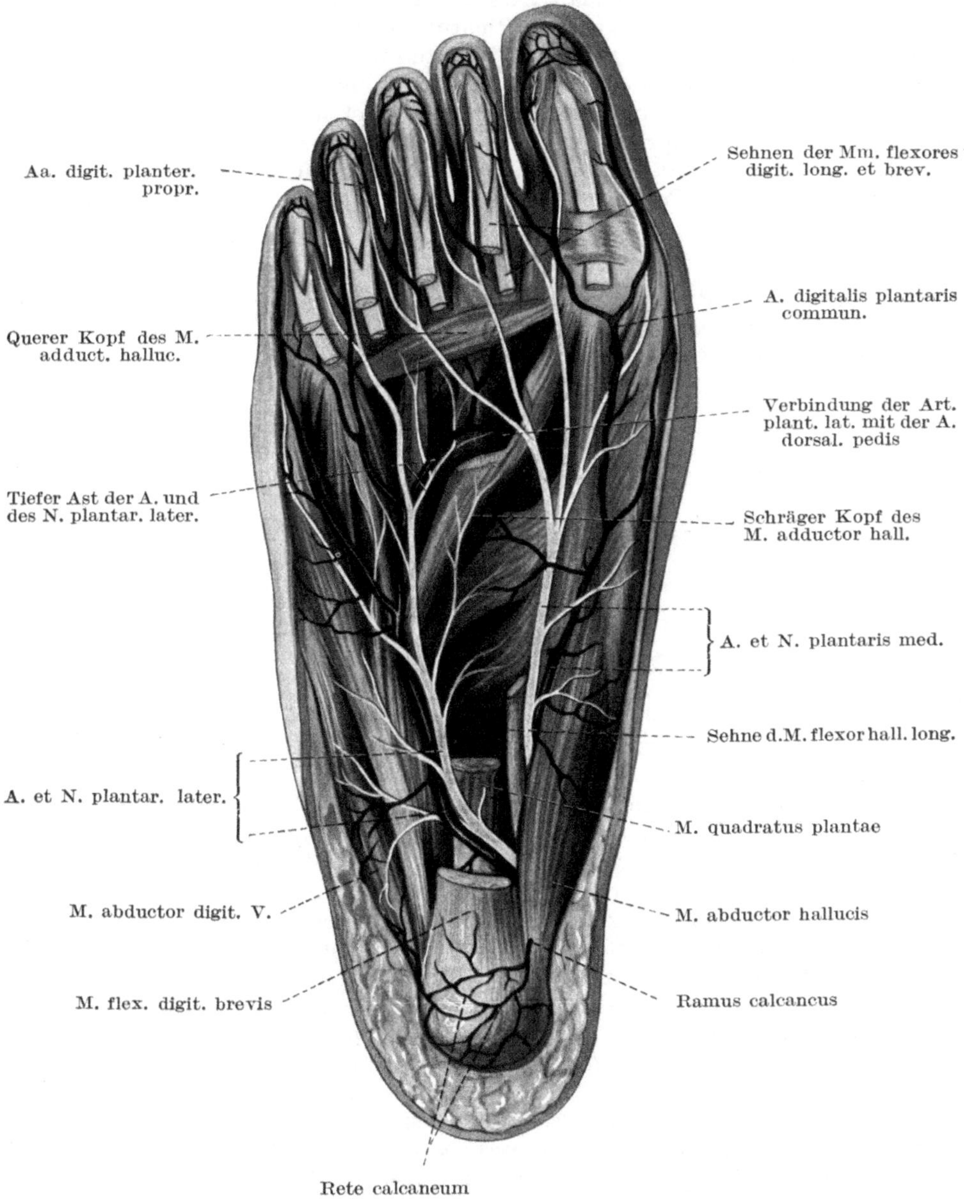

Abb. 11. Planta pedis. Tiefliegende Gebilde nach Abtragung des M. flexor digit. brevis, des M. quadratus plantae und der Sehnen des M. flexor digit. longus. (Aus Corning.)

hergestellt, die ganz offensichtlich auf dem Prinzip der elastischen Polsterung oder Verschnürung beruht, zumal auch die elastischen Fasern im Bindegewebe sehr zahlreich und in Form von gewundenen Zöpfen und Spiralen ähnlich wie

Sprungfedern angeordnet sind. Auch die Blutgefäße sind mit einem starken Gewirr von elastischen Fasern offenbar zu ihrem Schutz umgeben, und weiterhin besitzen auch die Nerven der Haut ein an elastischen Fasern außerordentlich reiches Perineurium. Wenn man Knochenbindegewebsschliffe an diesen Stellen untersucht, so sieht man, daß die Richtung der Knochenbälkchen an den belasteten Stellen sich in die Bindegewebssepten fortsetzt. Diese Polsterfettsandale kann nur mechanisch als eine druck- und stoßmildernde Einrichtung, die nach Art eines verschnürten Polsters oder einer gesteppten Matraze gebaut ist, erklärt werden. Der in Indien sprichwörtliche „leise Tritt" des Elefanten erklärt sich nach H. VIRCHOW daraus, daß sich die Knochen des Fußgerüsts auf ein aus elastischem Gewebe bestehendes Polster stützen.

e) Die Funktion.

Wie gehen die Bewegungen des Fußes vor sich? Sie werden von den zum Verständnis der Pathologie des Fußes mit Bedacht etwas eingehender geschilderten langen Fußmuskeln ausgeführt, die außerhalb des Fußes im Unter-

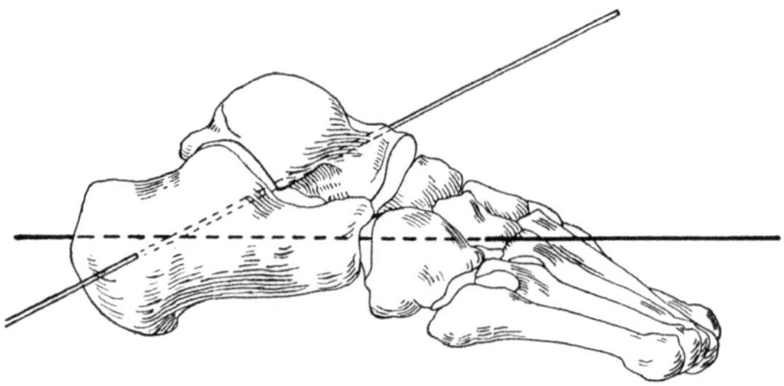

Abb. 12. Kompromißachse des unteren Sprunggelenks (Doppelstrich) und Achse des Chopart-Gelenks (schwarze Linie). (Nach FICK: Lehrb. d. Anat. u. Mechan. d. Gelenke. Jena: Fischer.)

schenkel untergebracht sind und deren Sehnen gleich Transmissionsriemen zum Fuße gehen. Im Sprunggelenk gehen die Hauptbewegungen des Fußes vor sich: Im bisher sogenannten oberen Sprunggelenk (Art. talo-cruralis), von der Gabel der beiden Knöchel gebildet, die das Sprungbein zwischen sich fassen, wird der Fuß dorsal- und plantarflektiert, seitliche Bewegungen sind in diesem Gelenk nicht möglich. Diese vermittelt das bisher sogenannte untere Sprunggelenk, das aus einem hinteren Abschnitt (Art. talo-calcan.) und einem vorderen Abschnitt (Art. talo-calcan. navic.) besteht. *Diese beiden Gelenke gehören zusammen,* die Bewegungen in ihnen gehen immer *gleichzeitig und einheitlich* vor sich, sie sind *zwangsläufig* aneinander gebunden. Sie gehen um eine schräge Achse vor sich, die von der Ferse von unten hinten außen nach oben vorn innen durch den Talus verläuft (Abb. 12). Um diese Längsachse kreiselt der Fuß, er führt, wie wir sagen, Pro- und Supination aus. Dieses sogenannte kombinierte untere Sprunggelenk spielt in der Pathologie des Fußes, insbesondere beim Pes valgus, eine sehr bedeutsame Rolle.

Die *Funktion* hat den menschlichen Fuß geformt, die Notwendigkeit, durch das Laufen und Springen das Leben zu fristen oder zu retten, auf der Jagd oder Flucht, hat das ihrige in allmählicher Umbildung bewirkt (H. VIRCHOW). Denn wir müssen annehmen, daß der Fuß nicht von vornherein zu dem Zweck gebildet wurde, dem er beim aufrecht gehenden Kulturmenschen dienen muß, dem aufrechten Stehen und Gehen, sondern daß er eine Entwicklung in Menschheitsperioden durchgemacht hat, die seine Form der veränderten Funktion angepaßt hat. WEIDENREICH hat in seinem ausgezeichneten Buch über den Menschenfuß auf Grund vergleichend anatomischer Betrachtungen den Menschenfuß als einen zum Standfuß umgebauten Kletterfuß mit der Tendenz zur Lauffußentwicklung geschildert. Die Ausgangsform des Menschenfußes, der Kletterfuß, zeigt eine ausgesprochene Supinationsstellung im queren Tarsalgelenk, wobei die Metatarsalien bei Gleichgewichtslage des Fußes in einer Vertikalebene stehen. Cuboid, Cuneiforme 2 und 3 liegen bei horizontaler Stellung der Oberfläche des Talus nicht horizontal nebeneinander, sondern steigen von lateral plantar nach medial dorsal in einem nach oben konvexen Bogen an. Das Cuneiforme I ist wieder mehr plantarwärts gelagert. Distal an die Tarsalia schließen sich die Metatarsalia in derselben charakteristischen Anordnung an. Nur das Os metatarsale I weicht davon ab. Dies trifft bei den Primaten ebenso wie beim Menschen zu, nur daß bei letzterem das Cuneiforme I stärker gesenkt erscheint. Der Mensch hat also die Supinationsstellung des Kletterfußes im Tarsus bewahrt, im Prinzip wenigstens (siehe die ausgesprochene Supinationsstellung des Calcaneus eines schönen normalen Fußes, Abb. 36a, S. 46 von H. VIRCHOW). Bei ihm ist dann durch die aufrechte Haltung *eine Änderung in der Gestaltung des Vorfußes* eingetreten. Während die Metatarsalien noch in ihren Basisteilen und proximalen Abschnitten die supinatorische Stellung erkennen lassen, ändert sich dies in ihrer distalen Hälfte. Hier kommen sie mehr und mehr nebeneinander parallel zur horizontalen Unterlage zu liegen, bis sie in den Capitula die nahezu völlige horizontale Richtung erlangt haben. Gleichzeitig büßt der Fuß des Menschen infolge der Aufrichtung den Greifzehencharakter des Hallux ein, der sich den anderen Fußstrahlen anlegt, um die *Stabilität des Stützorgans* herbeizuführen. Beim Fötus ist das 1. Metatarsocuneiformegelenk noch ein Sattelgelenk als Erinnerung an den beweglichen Daumen des Greiffußes. An Stelle der allzu großen Beweglichkeit des 1. Strahls tritt seine Fixierung. Infolge der Anlagerung des 1. Strahls an den 2. senkt sich der erstere plantarwärts, mit ihm Cuneiforme I und der mediale Teil des Naviculare. Das ist die Folge der veränderten Gebrauchsweise. Die Supinationsstellung ist der Bewegungsart des Kletternden angepaßt, zum Gehen und Stehen ist dieselbe nicht geeignet. Hierzu reicht die Unterstützung des Körpers auf der lateralen Fußkante nicht aus, die Unterstützungsfläche muß nach der medialen Seite verbreitert werden. Daher die Senkung des medialen Fußrandes bis zur Berührung mit dem Boden. Der mediale *Stützpunkt der Sohle liegt beim Menschen im Capitulum metatarsi I, das nicht wesentlich bewegt werden kann.* Beim Gang, wenn Fuß und Sohle sich vom Boden abheben, stützt sich der Fuß auf den Ballen, besonders beim Stemmen, am stärksten beim Zehenstand. Die Festigkeit des 1. Strahls ist Vorbedingung für die Sicherheit des Standes und Ganges, während die Affen infolge der Beweglichkeit des medialen Unterstützungspunktes des Fußes einen unsicheren Stand haben. Die verhältnismäßig starke Entwicklung der Sesambeine unter dem menschlichen Capitulum metatarsi I und der kräftige gedrungene Bau des Hallux zeigen die Wichtigkeit des medialen Unterstützungspunktes. Gegenüber dem erheblich beweglicheren Primatenfuß hat der Menschenfuß den Vorteil der größeren, für Stand und Gang notwendigen Festigkeit erlangt. Stand und Gang beanspruchen den Fuß ganz bedeutend. Besonders notwendig ist diese Festigkeit beim Abstemmen vom Boden, wobei vor allem die Belastung der ganzen medialen Seite des Fußes, d. h. des Großzehenballens und der Großzehe durch das Körpergewicht in Erscheinung tritt, während die Ferse vom Boden abgehoben ist.

Was geschieht bei der Belastung des Fußes? Der kunstvolle Gewölbebau des Fußes wird bei der Belastung durch das Körpergewicht von den sehr sinnreich und zweckmäßig angeordneten, teilweise äußerst stark gefügten Bändern und den kräftigen Muskeln gestützt und gehalten. Von den langen Fußmuskeln und den Fußbändern haben wir schon gesprochen. Findet ein starker Druck von oben her auf das Gewölbe statt, so flacht sich dieses etwas ab. Hierbei werden die plantaren, zur Verklammerung des Gewölbes dienenden Bänder, die viel stärker als die dorsalen entwickelt sind, angespannt, während die dorsalen Bänder erschlaffen. Die Belastung streckt den Fuß etwas. Das Gewölbe des freihängenden Fußes ist höher als das des auf beiden Füßen stehenden oder gar das des nur auf einen Fuß die Last des Körpers legenden Menschen. Nach H. VIRCHOWS Untersuchungen streckt sich der 2. Gewölbebogen bei der Belastung am meisten = 19 mm, der 5. am wenigsten = 8 mm, und in querer Richtung gibt der Fuß im Sinne der Verbreiterung zwischen Basis des 1. und 5. Metatarsale um 8,5 mm nach. Unter der Belastung senken sich nach R. FICKS Messungen die medialen Fußrandknochen, und zwar der Taluskopf um 6 mm, das Kahnbein um 8 mm, das 1. Keilbein um 7 mm, die 1. Metatarsalbasis um 5 mm. Diese Messungen sind durch die Röntgenuntersuchungen des belasteten normalen Fußes und Plattfußes durch BAISCH in einigen wichtigen Punkten ergänzt worden. Danach erfolgt beim normalen Fuß bei der Belastung ein gleichmäßiges Verschieben aller Teile nach unten, so daß keine Veränderung des Lageverhältnisses der Knochen gegeneinander erfolgt, während im Gegensatz dazu beim Pes valgus im Verhältnis von Calcaneus, Talus und Naviculare Verschiebungen eintreten. Bei der Belastung des normalen Fußes verlegen wir das Gewicht mehr nach innen, es kommt hierbei einmal zu einer leichten Innenrotation des Unterschenkels und mit ihr zu einer medialen Verschiebung der Malleolen und des zwischen der Malleolengabel festgehaltenen Talus. Der Calcaneus, mehr an seiner Innenseite belastet, kommt in Pronation, sein Sustentaculum tali senkt sich. Dadurch gerät der Fuß im ganzen im unteren Sprunggelenk und im Chopart in leichte Pronationsstellung. Auch das Fettpolster der Sohle wird durch die Belastung seitlich innen etwas vorgepreßt und durch Anspannung der Plantarfascie wird ein Zug auf die Zehen ausgeübt, der diese plantarflektiert. Werden diese Veränderungen des Fußes, wie sie bei der normalen Belastung eintreten, aus Gründen eines Mißverhältnisses zwischen Belastung und Widerstandsfähigkeit über die Grenzen des Normalen hinaus fortgesetzt, so kommt es zu dem überaus häufigen Knickfuß = Pes valgus und weiterhin oft zum Knickplattfuß = Pes planovalgus.

Seit langem geht ein lebhafter wissenschaftlicher Streit um die Frage der sogenannten *vorderen Stützpunkte* des Fußes. H. VIRCHOW spricht vielleicht mit Recht von dem „vergiftenden Einfluß, den die althergebrachten Phrasen von Stützpunkten und Fußgewölbe auf ganze Generationen von Ärzten ausgeübt haben“, weil diese Theoretisierereien den Blick von der anatomisch-funktionellen Betrachtung des Fußes völlig abgezogen und für lange Zeit die Arbeit der Forschung unfruchtbar gemacht haben. Eine etwas weniger heftige Prüfung der Frage, als sie von einzelnen beliebt wurde, könnte meines Erachtens der Erkenntnis nur förderlich sein. Das Aufstützen auf den Fuß ist ein anderes beim Stehen, ein anderes beim Gehen. Beim gewöhnlichen Stehen wird die Last des Körpergewichts gleichmäßig über den ganzen Fuß verteilt, beim Abstoßen vom Boden wandert sie nach dem Vorfuß hin. Eine Abart des Stehens ist die militärische Stellung, bei der die Last allerdings keineswegs gleichmäßig über den ganzen Fuß verteilt, sondern durch das Vorlegen des Oberkörpers fast ausschließlich die Ballen als Stützpunkte benützt, und die hinteren Stützpunkte, die Fersen, weniger herangezogen werden, worauf schon früher H. VIRCHOW aufmerksam machte. Während von den Anatomen, vor allem von FICK, H. VIRCHOW und STRASSER als die 3 tiefsten Punkte der Fußsohle der Fersenbeinhöcker, das

Köpfchen des 1. und 5. Metatarsale angesehen werden und viele Orthopäden sich dieser Meinung auf Grund ihrer Untersuchungen am normalen und rückschließend auf diesen am pathologisch veränderten Fuß angeschlossen haben, haben BEELY, v. MEYER, MUSKAT, MOMBURG und FROSTELL eine andere Auffassung geltend gemacht.

BEELY glaubte durch Beobachtung an sich, an Patienten und deren Schuhen die vorderen Hauptstützpunkte in den Köpfchen des 2. und 3. Mittelfußknochens zu sehen. Die Sohlen seiner Stiefel wurden immer zuerst in der Mitte „atrophisch", und ein Schuhmacher bestätigte ihm, daß „er dann richtig gehe". An dem Köpfchen seines 2. und 3. Mittelfußknochens fand er eine recht ausgeprägte Schwiele, während die übrige Sohle, besonders am 1. und 5. Köpfchen davon frei war. Auch aus Gipsabdrücken des belasteten und unbelasteten Fußes in verschiedenen Haltungen schloß er auf Hauptbelastung von Köpfchen 2 und 3.

HERMANN v. MEYER entschied sich auf Grund von Versuchen am Fußskelet für das Köpfchen des 3. Metatarsale, weil dieses bei dem Belastungsversuch sich am tragfähigsten erwies.

MUSKAT prüfte die Frage am Vorkommen von Mittelfußbrüchen, die zu 54,2% am 2., zu 36,8% am 3. unter 155 Fällen beobachtet wurden, und wies demgemäß dem 2. die Rolle als Hauptstützpunkt zu.

MOMBURG prüfte die Frage an Gangspuren in feuchter Erde und an der Hand der bei Soldaten beobachteten Mittelfußbrüche und entschied sich für 2. und 3. Die anderen Metatarsalien werden von allen als Seitenstreben angesehen.

FROSTELL suchte in einer Nachprüfung dieser Ergebnisse die Lösung zu finden. Er gab zunächst offen zu, es sei „beinahe unmöglich, in einem zivilisierten Lande eine genügend große Anzahl von wirklich unbeeinflußten, normalen Füßen aufzutreiben, um das erforderliche Material für eine Untersuchung über durchschnittliche Form und Funktion des Fußes zu erhalten .....", „das einzige, womit ich dabei wegen der großen Frequenz Nachsicht haben mußte, war *leichte Valgusstellung der großen Zehe und Varusstellung der kleinen Zehe*, was wohl auch für den Fußmechanismus nicht von nennenswerter Bedeutung sein mag". Er schied deshalb bei seinen Untersuchungen alle Fälle mit *Druckschwielen* von vornherein aus, weil er diese mit Recht als eine *Reaktion auf pathologische Belastung* ansah. Auf Grund seiner Untersuchungen kam er zu folgenden Ergebnissen:

Die in so scharfem Wettstreit der Meinungen geführte Diskussion über den Stützfunktionsmodus am Vorfuße, die sich hauptsächlich auf eine einzige, den Fuß relativ wenig anstrengende Situation, die stehende Stellung auf beiden Füßen, beschränkte, besitzt nur eine recht begrenzte praktische Bedeutung. In aufrechter habitueller Haltung werden Köpfchen II bis IV am meisten belastet, ebenso auch in Habtachtstellung, d. h. mit nach vorn verlegtem Körpergewicht, wobei in einzelnen Fällen Köpfchen I den Maximalindex erreicht. Beim Zehenstand auf einem Fuße vermögen II und III nicht allein das Körpergewicht zu tragen, man muß Köpfchen I hier als konstantere maximale Druckstelle bezeichnen. Auch beim Zehenstand auf beiden Füßen tritt I gleichfalls, wenn auch in wesentlich geringerem Grade als maximale Druckstelle hervor. II und III der beiden Füße vermögen zusammen das Körpergewicht zu tragen. Bei langsamem und schnellem Gehen wird V nur in untergeordnetem Maße belastet. Bei schnellerem Gehen kommen die größeren Druckeinwirkungen deutlich auf I bis III. Alles in allem stimmen FROSTELLs Untersuchungsbefunde im großen und ganzen mit denen von MOMBURG und BEELY überein, während sie in scharfem Gegensatz zu SEITZ stehen.

SEITZ glaubte bei seinen bekannten Untersuchungen in 57% aller Fälle die Köpfchen I und V als die vorderen Stützpunkte des Fußes bei leichter Belastung gefunden zu haben. Er schloß dies aus den Fußspuren in feuchtem Lehm, der Anämisierung der Haut über den Köpfchen beim Auftreten auf eine Glasplatte, die er von unten im Spiegel betrachtete, schließlich aus der Beschwielung über dem Köpfchen I und V. Alle diese Prüfungen wurden an 100 Füßen ohne jede Auswahl vorgenommen. Bei längerer und stärkerer Belastung ging die Anämisierung der Haut auch auf die zwischen I und V gelegenen Partien der Sohle über. Er schloß daraus, daß die Belastung von I und V zuerst auftritt und immer noch stärker ist als die der übrigen Köpfchen, vor allem gelte dies für das I. Bei jedem Schritte trete eine Abflachung des Metatarsalbogens auf, der Vorfuß werde breiter. Er maß im Vergleich der Röntgenbilder des unbelasteten und belasteten Fußes eine Verbreiterung um 1,0 cm. Die einzelnen Fußstrahlen nahmen an dieser Verbreiterung verschieden teil: am weitesten rückte M. I von II ab (um 0,5 cm), II und III entfernten sich nur um 0,2 cm voneinander, sie erwiesen sich als am festesten miteinander verbunden, III und IV waren etwas mehr voneinander entfernt (0,4 cm) und IV von V nur sehr gering = 0,15 cm.

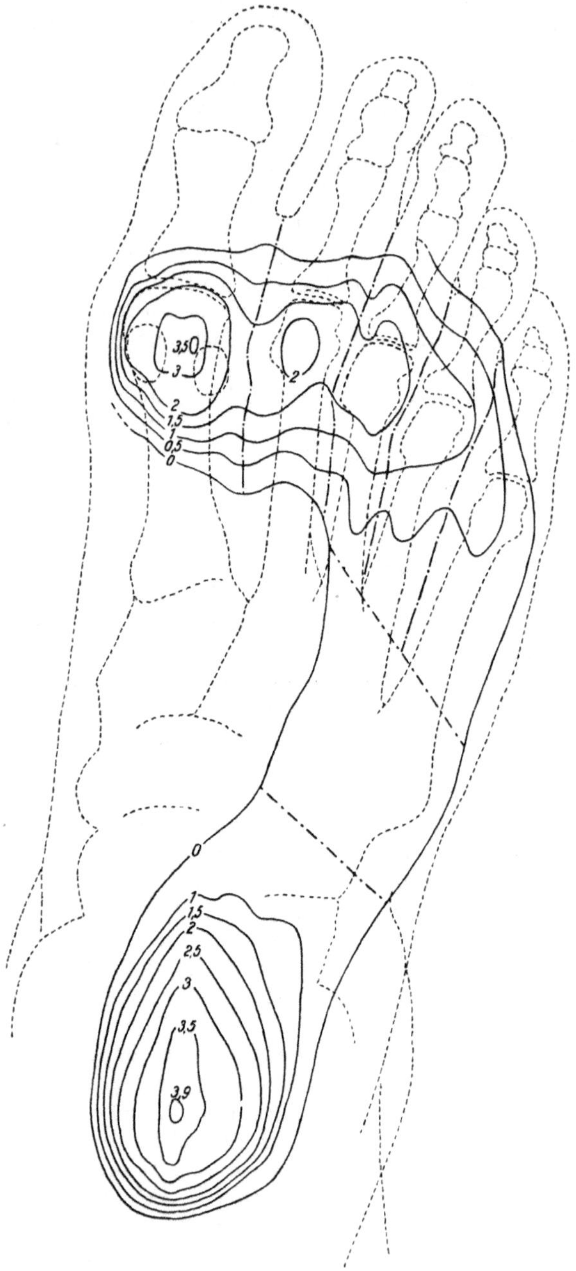

Abb. 13. Druckbild des normalen Fußes. (STAUDINGER.)

Von den 100 untersuchten Fällen fanden sich außer den erwähnten 57% mit Hauptstützpunkten I und V 17%, bei denen sämtliche Metatarsalköpfchen in einer Ebene lagen, 20%, bei denen das Köpfchen III am tiefsten lag und die Hauptlast übernahm. Die übrigen 6% verteilten sich auf einige Varianten.

Zur Klärung dieser Fragen hat STAUDINGER versucht, mit einer neuen Meßmethode den Druck des Fußes auf die Unterlage an den verschiedensten Stellen der Sohle festzustellen und zwar mit Hilfe eines Apparates, der es gestattet, die

Fußdrucke in einer Ebene zu messen, und zwar ohne Lageveränderung des Fußes oder Körpers und diese Werte mit dem Skelet in Beziehung zu setzen. Der Apparat besteht aus einer in einem Rahmen nach vorn und seitlich verschiebbaren Platte, in die eine mit feiner Metallmembran versehene Meßdose eingebaut ist. Diese Meßdose kann unter dem feststehenden Fuß beliebig verschoben werden, bei ihrer Belastung wird ein Lichtstrahl auf einen mit der Platte gekuppelten Film geworfen. So entstehen durch die Druckschwankungen Druckkurven, die auf das Skelet durch ein Röntgenbild übertragen werden. Die Punkte gleichen Drucks werden miteinander verbunden, so daß Druckflächen entstehen. Durch zahlreiche Messungen und Vergleiche der gewonnenen Bilder gelang es, charakteristische Druckbilder des normalen und veränderten Fußes herauszufinden. Abb. 13 zeigt das Druckbild des normalen Fußes: außer der Ferse übernimmt das Köpfchen des 1. Strahls die Hauptlast. Auch die übrigen Köpfchen tragen mit und zwar so, daß die Belastung vom 1. zum 5. Köpfchen in einer gleichmäßigen Kurve abfällt. Auch das Druckbild der Ferse ist sehr charakteristisch, worauf bisher nicht geachtet worden ist. Es unterliegt großen Schwankungen bei den verschiedenen Fußveränderungen. Abb. 14 zeigt sodann das Bild des Plattfußes: der größte Druck ist vom 1. Metatarsalköpfchen nach der Mitte des Vorfußes hin gewandert. Beim Ballenhohlfuß ist oft der 5. Strahl am stärksten belastet, am Metatarsalköpfchen sehen wir dabei oft eine Schwiele. Bei einem Lähmungsklumpfuß (Abb. 15) sehen wir am stärksten die Tuberositas metatarsale 5 belastet usw. Jede Variante der Fußform zeigt ein anderes Druckbild, das wiederum Veränderungen der Fußkonstruktion aufdeckt, die nicht ohne weiteres aus einer äußerlich erkennbaren Form abgelesen werden können. So verlieren meines Erachtens auch die bisherigen Untersuchungen der verschiedensten Autoren an Wert, die behaupten, normale Durchschnittsfüße

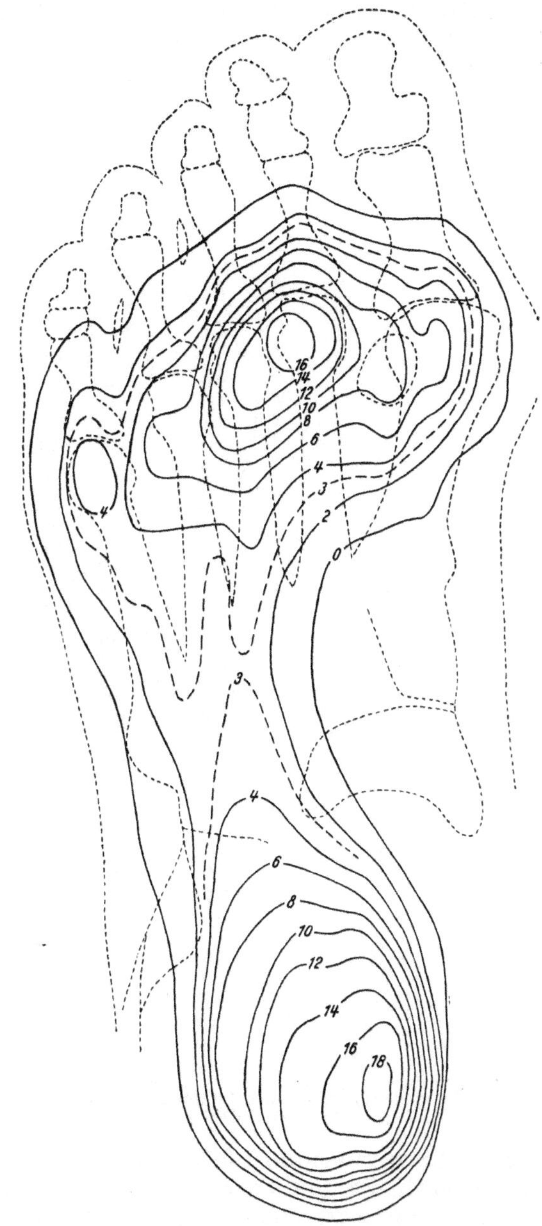

Abb. 14. Druckbild des Plattspreizfußes. (STAUDINGER.)

untersucht zu haben, weil sie mit dieser Behauptung etwas vorwegnehmen, was sie eigentlich erst beweisen sollten. Aus diesen Untersuchungen STAUDINGERs geht meines Erachtens hervor, daß die Ansicht der Anatomen, die dem 1. Metatarsalköpfchen den Hauptanteil bei der Belastung zumessen, zu Recht besteht, daß aber das 5. Metatarsalköpfchen an Bedeutung verliert, was ja eigentlich auch schon durch die naturgewordene Stärkeentwicklung beider Strahlen anzunehmen war. Daß Variationen in der Länge der einzelnen Metatarsalien die Belastungsverhältnisse ändern können, daß andere Variationen, wie z. B. die von H. VIRCHOW gezeigten Skelete farbiger Rassen (Abb. 4—6) mit verschiedenem Bau des Rückfußes oder des Tarsalbogens, ebenfalls zu anderen Belastungsbildern führen müssen, ohne daß diese Füße etwa als nicht normal anzusehen sind, ist ebenso verständlich. Jede Abweichung, jede Variation kann sich in der Belastung anders ausdrücken.

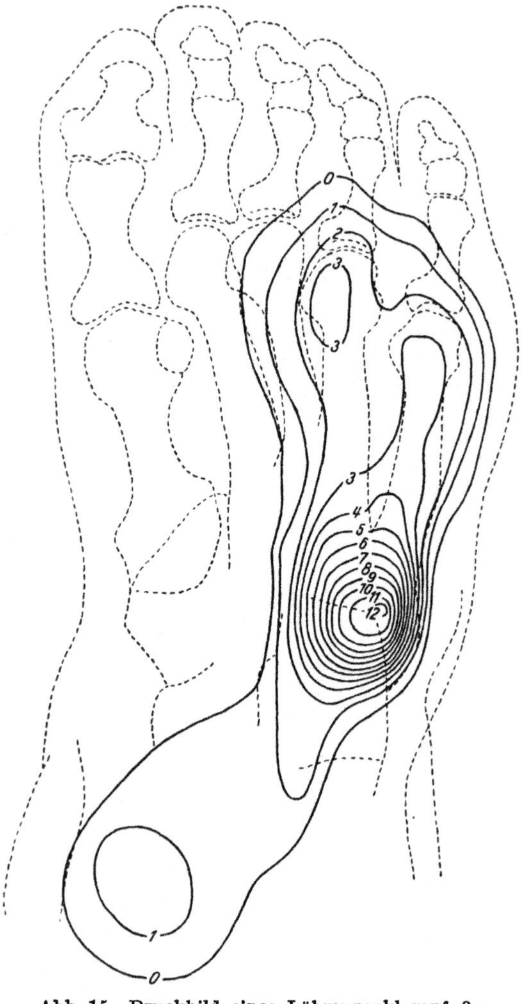

Abb. 15. Druckbild eines Lähmungsklumpfußes. (STAUDINGER.)

Allerdings hat diese ganze Frage der vorderen Stützpunkte bis auf weiteres nur einen relativen Wert. Der Fuß im Stand auf starrer ebener Unterlage ist etwas anderes als der Fuß in Bewegung auf unebenem Gelände. Je nach den Anforderungen, die an den Fuß gestellt werden, kommen dann eben auch die anderen Mittelfußköpfchen mit zur mehr oder weniger großen, weil notwendigen Belastung. Je nach der Unterlage, auf welche der Fuß aufgesetzt wird, an welche er sich anpassen, ja oft anklammern muß, werden die anderen Mittelfußköpfchen als notwendige Stützpunkte herangezogen. Denn der vordere Fußabschnitt ist ja nichts Starres, sondern ein sehr beweglicher Teil des Stütz- und Bewegungsinstrumentes, des Fußes. Wie schon SEITZ annahm, dürften die von BEELY häufig beobachteten Schwielen am Köpfchen 2 und 3 nicht so sehr für die Rolle dieser Köpfchen als normale Hauptstützpunkte, sondern gerade für eine pathologische, von der Norm abweichende Veränderung dieser Vorfüße sprechen. Nicht durch normale Belastung bilden sich im allgemeinen solche meist schmerzhaften Schwielen, sondern durch Überbelastung, wie sie durch Veränderung des Fußgefüges entsteht.

Beobachtungen am *krankhaft veränderten Fuße* sind vielleicht imstande, die Versuche in Lehm oder Gips etwas kritisch zu beleuchten. Vor allem sehen wir regelmäßig dann, wenn der 1. Strahl durch irgendein Ereignis, eine Verletzung oder einen operativen Eingriff verändert worden ist, im Sinne einer Verkürzung oder in einer anderen Weise, daß dadurch seine Funktion als Abstützorgan beim Gehen in seiner Wirkungsmöglichkeit herabgesetzt wird. Schon früher wies ich darauf hin, daß die Probe auf das Exempel zur Feststellung der vorderen Stützpunkte schon längst operativ, wenn auch unbeabsichtigt gemacht worden ist. Nach Totalresektion des 1. Metatarsalköpfchens ist wiederholt ein schlimmes funktionelles Resultat erzielt worden, da mit der Wegnahme des starken medialen Stützpfeilers der vordere Querbogen einsank und die Köpfchen der mittleren Metatarsalien sich unter der Belastung in die Sohle einbohrten, während die Zehen dorsalwärts subluxierten und unerträgliche Schmerzen beim Gehen eintraten. Inzwischen haben sich andere zu Wort gemeldet, die ähnliche, wenn auch nicht so folgenschwere Beobachtungen machten. HACKENBROCH sah nach Hallux-valgus-Operation mit Verkürzung des Metatarsale 1 durch Osteotomie, noch deutlicher nach Resektion des Mittelfußköpfchens nach HUETER, umschriebene Verdickungen am 2. Metatarsale auftreten, wie sie bei der Fußgeschwulst durch Mehrbeanspruchung des Fußes beobachtet werden. Die Verkürzung des 1. Metatarsale ändert die statisch-mechanischen Verhältnisse des Vorfußes und läßt die anderen Metatarsalien, zunächst das 2. mehr belasten. Auch Schwielen entstanden unter dem Köpfchen des 2. Metatarsale. Diese Reaktionserscheinungen traten nicht vor ½ Jahr nach der Operation auf. Auch DENGLER sah die sogenannte DEUTSCHLÄNDERsche Erkrankung am 2. Metatarsale nach früherer Hallux-valgus-Operation, zweimal nach Debasierung der Großzehe nach BRANDES, einmal nach Operation nach M. SCHEDE. Ich kann diese Beobachtungen bestätigen und habe mich seinerzeit gegen eine allzu bedenkenlose Verkürzung des 1. Strahls bei dieser Operation ausgesprochen. Wenn dem 1. Strahl nicht diese erhebliche Stützfunktion zukäme, wären solche Ausfallserscheinungen ja nicht zu erklären.

Der Bau des Fußes hat uns schon verschiedentlich seine Funktion verraten. Wie auch der Unterschenkel steht, wie der Boden beschaffen, wie die Fläche des Bodens geneigt ist, der Fuß kann ihm breit angeschmiegt werden, um ihn stets mit einer genügenden Anzahl von Punkten zu berühren und dem Körper eine sichere Unterlage zu geben. Infolge seiner vielfachen Gliederung, insbesondere im Mittelfuß und Vorfuß, geschieht dies federnd und elastisch, um Stöße aufzufangen und zu mildern. Das Bein ist sowohl tragende Stütze beim Stehen, wie fortschiebendes Stemmwerkzeug beim Gehen (Abb. 16a und b). Zur tragenden Stütze befähigen es die starken langen Muskelzüge, die die einzelnen senkrecht übereinandergestellten Knochenstücke untereinander gefestigt und versteift halten. Das geschieht durch ihre Spannung. Beim Gehen wird der Fuß nicht sofort mit seiner ganzen breiten Fläche dem Boden aufgesetzt, sondern die Anlegung an den Boden beginnt von dem einen Rande her und setzt sich über den übrigen Teil der Sohle fort, bis er sich wieder vom Boden ablöst. Dieser Vorgang der Abrollung oder Abwicklung des Fußes vollzieht sich in folgender Weise: Standbein und Spielbein wechseln miteinander stetig ab. Beim ruhigen Gehen wird zuerst der Fuß des Standbeins mit dem Außenrand der Ferse aufgesetzt, es folgt die Berührung des Bodens mit der ganzen Ferse und dem lateralen Fußrand und in Vollendung der Anlegung der Fußplatte an den Boden die Aufstützung des Vorfußes mit dem 1. Mittelfußköpfchen. In dem Augenblick, wo der Fuß den Boden wieder verläßt, ruht er noch auf der Unterfläche der Großzehe, die von ihrem langen Beugemuskel an den Boden angepreßt wird, um den Fuß von ihm abzuhebeln. Die anderen Zehen wirken bei diesem Akte ebenfalls mit, sie geben dem auf dem Ballen erhobenen Fuß eine feste Unterlage, indem auch sie sich gegen den Boden pressen. Hierbei erhalten sie mit das Gleichgewicht des Körpers beim Stehen auf den Zehen. Zum Tuber calcanei und dem Köpfchen des 1. Metatarsale treten als weitere Stützpunkte die Köpfchen der anderen Metatarsalien. Während der Abwicklung des Standbeinfußes vom Boden hat bereits das Spielbein seine Tätigkeit begonnen, um mit dem Abstoßen jenes vom Boden seinerseits Standbein zu werden.

Schließlich noch ein Wort über die *Zehen und ihre Funktion.*

Während der vordere Teil des Tarsus zusammen mit den mittleren Metatarsalien ein verhältnismäßig starres Ganze bildet, ist der nach vorn vom Tarsus liegende vordere Fußteil, der die Zehen umschließt, infolge seiner reichen Gliederung in 5 in sich wieder mehrfach geteilte Strahlen außerordentlich beweglich. Dies befähigt ihn zu seinen besonderen Aufgaben. Der vordere Fußabschnitt vermag sich darum an die Unterlage erheblich anzupassen, die Zehen können plantar und dorsal gebeugt werden und sie können sich auch spreizen. Wenigstens vermögen sie dies in der Jugend, während meist im Laufe des Lebens durch mangelhafte Übung und Ausbildung der entsprechenden Fußmuskeln diese

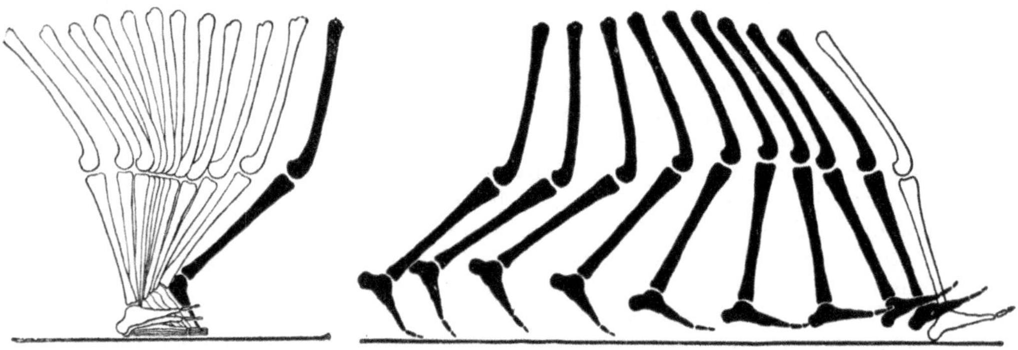

a b

Abb. 16. Beinbewegung bei einem Schritt. a Sämtliche Phasen des Standbeins (hell) und 1. Phase des Spielbeins (dunkel). b Sämtliche Phasen des Spielbeins (dunkel) und 1. Phase des Standbeins (hell). (Nach Momentaufnahmen von O. FISCHER, Gang des Menschen, Sächs. Akad. d. Wiss., Bd. 26.)

Fähigkeit verlorengeht. Die Zehen dienen einmal dazu, im letzten Augenblick des Abstoßens des Standfußes vom Boden sich an ihn anzuklammern und so die Last des Körpers einen Moment lang zu übernehmen, nachdem sie vorher auf dem Ballen, d. h. auf der Reihe der Metatarsalköpfchen geruht hat. Die Zehen sind also in der Lage, bei normaler Funktion des Fußes die Metatarsalköpfchen etwas zu entlasten. Sie dienen auch dazu, wie STRASSER sich ausdrückt, dem Körper verschiedene, fein abgestufte lokomotorische und äquilibristische Impulse zu erteilen. Hierzu bedarf es eines freien Spiels der vielgegliederten Zehen. Insbesondere brauchen wir die Mitwirkung der Zehen beim *aktiven Zehenstand.* Wie kommt dieser zustande? Einmal treten die Plantarflektoren am Unterschenkel in Tätigkeit. Diese mächtige Muskelgruppe, bestehend aus Gastrocnemius, Soleus, Flexor hallucis und Flexor digit. longus, Peroneus longus, hat die Aufgabe, das ganze Körpergewicht zu heben, auf die Fußspitze zu stellen und dort zu halten. Weiter treten hierbei die plantaren kurzen Fußmuskeln in Tätigkeit zur plantaren Bewegung der Zehen, und zwar stellen sich die Zehen in leichte Krallenstellung. Sie krallen sich am Boden fest. Würden sie dem Boden gestreckt aufliegen, so könnten sie nicht die nötige Kraft zum Festhalten des Vorfußes auf dieser kleinen Unterstützungsfläche aufbringen. Die Grundglieder werden hierbei leicht dorsalflektiert, während die Mittel- und Endglieder in

Beugung treten. Der Vorfuß spreizt sich dabei etwas. Seine Strahlen gehen auseinander, offenbar zur Sicherung der Standfestigkeit durch Verbreiterung der Unterstützungsfläche, wobei auch die Zehen nach den Seiten, vor allem nach lateralwärts ausgreifen. Die Großzehe hat nur zwei Glieder, deshalb kann sie diese Beugung nicht mitmachen, sie besitzt aber dafür eine breitere Unterstützungsfläche und ruht dem Boden als medialer Stützpfeiler breit und sicher auf, in dieser Lage vor allem vom Flexor hallucis longus und der kurzen Muskulatur des 1. Strahles gehalten. Die Endglieder der Zehen 2 bis 5 werden vom Flexor digit. longus im Verein mit den an den Endgliedern ansetzenden Lumbricales gebeugt, während an den Mittelgliedern der mächtigste Muskel der Sohle, der Flexor digit. brevis ansetzt. Die Zehenbeuger, Flexor hallucis longus, Flexor digit. longus und brevis üben bekanntlich ferner gleichzeitig eine sehr starke Wirkung auf das Fußgewölbe aus, indem sie die Ferse, an der die kurzen Zehenbeuger und der kurze Flexor und Abductor der Großzehe ansetzen, dem Vorfuß nähern und den Fuß unter Spannung verkürzen. Die laterale Spreizung der Zehen bewirken die Interossei externi. Beim Zehenstand wird die gesamte Reihe der Metatarsalköpfchen gleichmäßig belastet. Die Zehen stellen sich dabei in den Grundgelenken zu den Metatarsalien in einen nach oben offenen stumpfen Winkel, der bis zum rechten gehen kann.

2. Die Untersuchungsmethoden.

Kommt ein Patient mit „Beinschmerzen“ zu uns, so ist in jedem Fall eine genaue Untersuchung des *ganzen* Beines notwendig, da die allerverschiedensten Krankheitszustände die Ursache der Beschwerden sein können. Auch wenn er die fertige Diagnose: Plattfußschmerzen mitbringt und Einlagen verlangt, selbst wenn er von einem Kollegen damit geschickt wird, ist es gleichwohl unsere Pflicht, uns selbst durch sorgfältige Untersuchung davon zu überzeugen und nicht leichthin uns mit der Verordnung einer Einlage zu begnügen, wo unter Umständen etwas ganz anderes geboten ist. Klagt der Patient über Beschwerden *nur* am Fuße, dann ist es meist zweckmäßig, wenn nicht notwendig, das *ganze* Bein zu untersuchen, um statische Zusammenhänge oder andere Ursachen aufzudecken, die zu der Ausfallerscheinung am Fuße geführt haben.

Es kommt eben darauf an, bei unserer Betrachtung des Kranken nicht den einzelnen Teil ins Auge zu fassen, sondern uns stets bewußt zu sein, daß eine *physiologische Bewegungseinheit* besteht, welche *von der Zehe bis zum Becken* reicht, ja deren Einfluß mitunter noch viel weiterhin geht. So kommt es, daß Schmerzen im Knie gewiß sehr oft eine Erkrankung des Knies bedeuten können, aber oft auch ein Hüftgelenkleiden anzeigen, das sich hier äußert. Ein Teil des Beins hängt vom anderen ab. Diesen inneren Zusammenhang gilt es in erster Linie zu erkennen. Ferner bildet wiederum jedes einzelne Gelenk mit allen es umgebenden und es zusammensetzenden Teilen eine Einheit, Knochen, Gelenkkapsel, Gelenkfettkörper, Schleimbeutel, Sehnen mit ihren Scheiden, den darüber ziehenden Muskeln, die es bewegen und sehr oft als mehrgelenkige Muskeln auch benachbarte Gelenke überspringen und so Zusammenhänge herstellen. Darum ist es notwendig, außer der Untersuchung des kranken Beins auch das gesunde zum Vergleich mitzubetrachten, zu messen, zu fühlen und zu bewegen, um Unterschiede festzustellen. Schließlich ist der Gang zu beobachten, der oft charakteristisch ist, wobei man natürlich eine richtige Vorstellung vom normalen Gang haben muß. Eine *Schulung des Auges für die Form* ist hier, wo es sich oft um nur angedeutete Veränderungen der Form handelt, unerläßlich. Als Vorbedingung aber und selbstverständliche Grundlage für jeden, der sich mit den Erkrankungen des Beins befassen will, ist eine genaue Kenntnis der Anatomie und Physiologie, des Baus und der Funktion des Beins notwendig, wozu eine Vorstellung der gelenkmechanischen Verhältnisse gehört. In Abwandelung eines anderen Wortes heißt es hier: der Orthopäd muß mit dem Anatomen gehen.

Sehen und Fühlen sind die wichtigsten Mittel zur Erkennung der Krankheit. Man muß fühlend sehen und sehend fühlen. Das Auge nimmt das Aussehen und mit ihm auch die Form des Körpers in sich auf. Es mustert die Haut, ob sie gesund oder trocken, schilfernd, cyanotisch verfärbt, von Venenerweiterungen durchzogen ist, vergleichend mit dem anderen Bein sieht es eine Gelenkschwellung, eine Verdickung oder Abmagerung eines Muskels, es mustert die Umrisse des Beins von oben bis unten, stellt dabei das Heraustreten einer Stelle aus der Linie fest, eine Verkrümmung der Achse, es achtet auf eine abnorme Haltung des Beins im Liegen, prüft das Verhalten des Fußes bei der Belastung beim Stehen und Gehen, so das Einsinken des Gewölbes oder das Vortreten des inneren Knöchels und schließlich die Art des Ganges.

Die *fühlende Hand* setzt die Untersuchung fort, wiederum im Vergleich mit der anderen Seite. Temperaturunterschiede, Schwellung der Haut und des Unterhautzellgewebes (eindrückbare Ödeme), Verdickung der Gelenkkapsel oder der knöchernen Gelenkkörper, ein Erguß im Gelenk, Infiltrationen der Muskeln, verdickte Sehnen und Sehnenscheiden mit Erguß in ihnen oder Schwellung des paratendinösen Gewebes wie bei der Achillodynie, Druckschmerzhaftigkeit des Gelenkspaltes, der Kapsel, der Sehnenscheiden oder Feststellung anderer charakteristischer Druckpunkte wie an der Unterseite des Fersenbeins beim Calcaneussporn, verdickte schmerzhafte Venenstränge oder -knoten, oder verdickte, druckempfindliche und unter den Fingern zu rollende sensible Nerven am Fuße, Fühlen von Reiben im Gelenkinneren bei der Bewegung, oft auch schon hörbar, jedenfalls mit dem Phonendoskop wahrnehmbar. — Durch diese Prüfung hindurch zieht sich die weitere *Befragung* des Kranken, die die ganze Untersuchung schon einleitete, nach Ursache und Beginn der Beschwerden, nach dem Auftreten derselben beim Gehen oder in der Ruhe und der ganzen Art der Beschwerden.

Es folgt die *Prüfung der Stellung und der Funktion der Gelenke*, wiederum natürlich im Vergleich mit dem anderen Bein, das hierzu in die gleiche Stellung gebracht werden muß. Unter Ausschaltung von Muskelspannungen des Patienten werden passive Bewegungen des Gelenks ausgeführt, wobei eine Beschränkung der Beweglichkeit, eine Steifheit oder Schlotterigkeit des Gelenks, Verschiebungen der Gelenkkörper gegeneinander oder abnorme Geräusche festgestellt werden. Der Winkelgrad einer Kontraktur und das Ausmaß der vorhandenen Beuge- und Streckmöglichkeit wird mit einem Winkelmesser oder mit einer seitlichen Konturzeichnung auf Papier bestimmt und festgehalten. Zu beachten ist bei Schulter- und Hüftgelenk das Mitgehen des zentralen Gelenkteils, Schulterblatt und Becken, infolge der Versteifung, so daß diese Teile bei der Prüfung der Gelenkbeweglichkeit entsprechend fixiert werden müssen.

Sehr wichtige Ergebnisse kann die *Messung* geben durch Feststellung von statisch bedeutsamen Verkürzungen eines Beins oder von Unterschieden des Umfangs beider Beine. Bei der Messung der Beinlänge ist zu beachten, daß einmal eine wirkliche Verkürzung der Extremitätenknochen vorliegen kann, andererseits eine Verkürzung, die durch eine Verschiebung des Oberschenkelgelenkkopfes aus der Pfanne bei Luxation oder coxitischer Pfannenwanderung nach oben oder durch einen Trochanterhochstand bei Coxa vara bedingt ist. Nach Markierung fester Knochenpunkte mit Stift an der Haut mißt man, wenn beide Beine parallel stehen, von Spina il. ant. sup. zum äußeren Kniespalt bzw.

zur Spitze des äußeren Knöchels. Doch kann dies Maß irreführen, wenn eine Ab- bzw. Adduction im Hüftgelenk besteht, weil diese eine Verkürzung bzw. Verlängerung des Beins bewirkt. Zum mindesten muß man dem Vergleichsbein dieselbe Ab- oder Adduction und auch Flexion geben, um nicht gröblich zu irren. Über die wirkliche Verkürzung des Knochens unterrichtet deshalb sicherer das Maß von der Spitze des Trochanter major zum äußeren Kniespalt oder äußeren Knöchel. Viel schwieriger aber ist die Beurteilung der Verhältnisse oberhalb des Trochanter major, d. h. der Lage desselben zum Becken. Die seit 1846 geübte Meßmethode von Roser-Nélaton ging davon aus, daß bei mittlerer Beugestellung des Beins im Hüftgelenk die Spitze des Trochanter major in die Verbindungslinie von Spin. il. ant. sup. und Tuber ischii falle und daß Abweichungen hiervon eine Verschiebung des Trochanter bzw. des Femurkopfes anzeigten. Die Zuverlässigkeit dieses Maßes ist aber durch kritische Nachprüfungen recht erschüttert, und es dürfte nur in ganz ausgesprochenen Fällen richtige Maße geben, da einmal das Tuber ischii kein umschriebener Punkt ist und andererseits bei Ab- und Adduction des Hüftgelenks der Trochanter über bzw. unter dieser Linie steht und schließlich die Preiserschen Untersuchungen eine große Variabilität der Lage des Pfannenmittelpunkts zu dieser Linie ergeben haben. Viel sicherer ist die von Lange angegebene Messung der Entfernung der Trochanterspitze vom horizontalen Darmbeinkamm. Ein Bleidraht wird fest oberhalb des Darmbeinkamms angelegt, die Trochanterspitze mit Stift markiert und bei gleicher Beinstellung der Abstand zwischen beiden gemessen. Messung des Umfangs an Ober- und Unterschenkel zeigen den Zustand der Muskulatur an, um die Gelenke herum (am Knie drei Umfangmaße: oberer Rand, Mitte und unterer Rand der Patella und am Fußgelenk: unterhalb der Spitze des inneren Knöchels und schräg von hinten von der Mitte der Ferse nach vorn zur Talocrurallinie), Schwellungszustände der Gelenke, sei es durch Verdickung der Gelenkkörper, sei es durch einen Gelenkerguß.

Den Schluß bildet, wenn nötig, die *Röntgenuntersuchung*. Sie hellt Verdickungen des Schienbeins, chronisch arthritische Veränderungen oder sonstige entzündliche Prozesse der Gelenke und Knochen auf, zeigt freie Körper im Gelenk, ebenso Exostosen, die Stellung der Knochen bei alten Frakturen, Arteriosklerose der Fußarterien, Ossifikationsstörungen usw. Mitunter ist ein Vergleichsbild der anderen Seite, öfter eine Aufnahme in zwei Ebenen nötig.

3. Der Knickfuß und Knickplattfuß.

Die häufigste Fußveränderung des Zivilisationsmenschen ist der Knickfuß und Knickplattfuß. Von den leichtesten Graden eben beginnender Formabweichung bis zu den extremen Deformierungen versteifter Plattfüße gibt es eine große Zahl von Zwischenformen. Aus dem ästhetisch schönen Fuß des stiefellosen Zeitalters, wie ihn die Bildhauer des klassischen Altertums (Abb. 17 u. 18) gemeißelt haben, ist im Laufe der Jahrhunderte unter der Wirkung von Zwang und Mode, von Torheit und Vernachlässigung, von mangelnder Körperpflege und einseitiger Berufsüberanstrengung ein Fuß geworden, der sich von dem Ideal der Körperschönheit weit entfernt hat und die natürlichen Funktionen in weitgehendem Maße eingebüßt hat. Diese Formveränderungen sind heute weit verbreiteter als die unveränderten normalen Füße, und einen wirklich schönen Fuß wie in Abb. 18 bekommt man überhaupt nicht so leicht zu sehen. Was wir zu sehen bekommen, was aus den engen, oft unsinnig geformten Hüllen sich uns zeigt, ist meist ein schwächliches, muskelarmes, mißgestaltetes Gebilde, das uns nicht selten wie die Karikatur des Idealfußes anmutet. Die in unserer Zeit weitver-

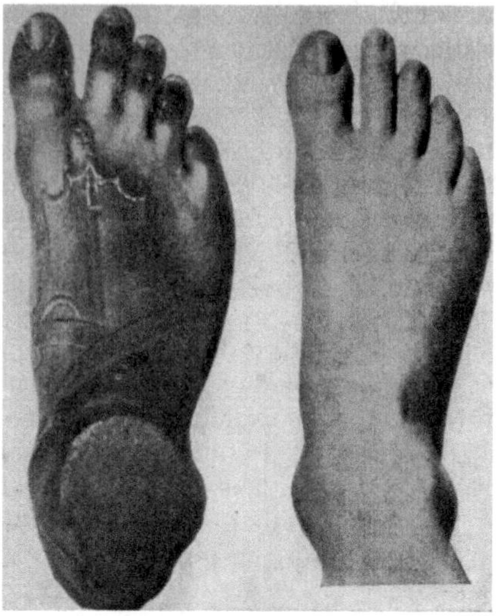

Abb. 17. Abb. 18.

Abb. 17. Der antike Fuß.
Abb. 18. Ein normaler Fuß von heute mit wohlgebildeten geraden Zehen.
Aus SCHULTZE-NAUMBURG: Kultur des weiblichen Körpers. Jena: Diederichs.

breitete konstitutionelle Schwäche des Stützgewebes schafft ein Mißverhältnis zwischen Belastung und Tragfähigkeit. Vor allem betrifft diese Schwäche die Bänder und Muskeln. Man spricht wohl auch von einer besonderen Schwäche und Weichheit der Knochen, aber ein Beweis dafür ist nicht zu erbringen. Eine Ausnahme bildet nur die Rachitis, eine Erkrankung des Knochengewebes, die zu abnormer Weichheit der Knochen führt, so daß unter dem bei der Rachitis der Kinder oft übermäßig vermehrten Körpergewicht der Fuß unter Verbiegung der Unterschenkelknochen einsinken kann. Mit der Schwäche des Stützgewebes steht oft die Belastung nicht in dem rechten Verhältnis. Dies kann schon im frühen Kindesalter in die Erscheinung treten.

a) Der angeborene Knickplattfuß.

Mit Unrecht ist dem angeborenen Knickplattfuß lange Zeit nicht die nötige Beachtung geschenkt worden. Erst in den letzten Jahren ist er durch die Arbeiten BÖHMs und DEUTSCHLÄNDERs mehr und mehr als eine wichtige angeborene Deformität angesehen worden, wenn er manchem Forscher wie KÜSTNER, später NOVÉ JOSSERAND und anderen auch schon lange vorher nach seinem Wesen, seiner Knochenkonfiguration und seinem hartnäckigen Charakter genau bekannt war. Er ist etwas ganz anderes als der sogenannte platte Fuß des Säuglings, von dem im nächsten Abschnitt die Rede ist. KÜSTNER hat die erste klassische Beschreibung der Symptome des angeborenen Knickplattfußes gegeben, den er als Pes calcaneovalgus bezeichnete, wegen der dem Fersenbein zukommenden besonderen Stellungsveränderung im Sinne des Pes valgus. Letztere wird oft übersehen, weil die Hackenfußstellung im Vordergrund zu stehen scheint.

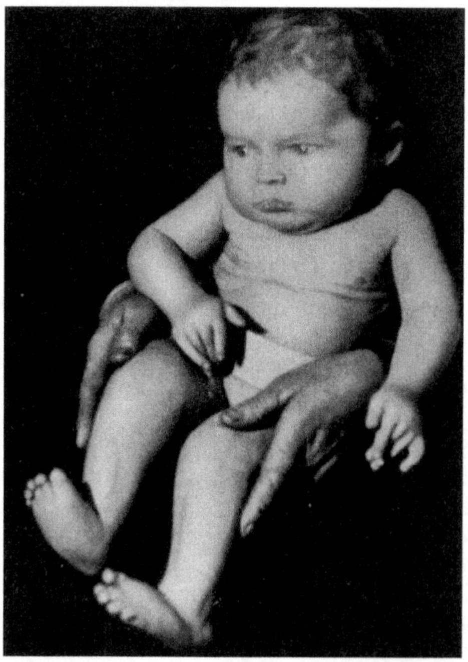

Abb. 19. Beiderseits angeborene Knickplattfüße. Man beachte die Hackenfußstellung und Walzenform der Sohle. (Eigene Beobachtung.)

Das Bild des angeborenen Knickplattfußes, wie es schon KÜSTNER treffend gezeichnet hat, zeigt folgende charakteristischen Züge: *eine konvexe Form der Sohle*, daher diese Füße von GOCHT und MAU auch Schaukelfüße genannt wurden, dementsprechend eine mehr konkave Ausbiegung des Fußrückens. Der Fuß erscheint sehr langgestreckt, bei einseitigem Vorkommen ist seine Verlängerung auch direkt meßbar. Der Rückfuß ist stark proniert, das Fersenbein lateral verlagert, der Vorfuß meist erheblich abduziert, wodurch die Längsachse des Fußes nach außen abgeknickt ist. Der Vorfuß ist ebenfalls proniert, im Gegensatz zu gewissen Formen des erworbenen kontrakten Knickplattfußes, bei dem der Vorfuß in relativer Supination zum pronierten Rückfuß steht. Spiro, der unser Material bearbeitete, weist mit Recht auf diesen Unterschied hin, der sich durch die beim Säuglingsplattfuß fehlende Belastung erklärt, während der unter der Belastung entstehende Plattfuß seine supinatorische Aufbiegung des Vorfußes durch den Bodendruck erhält. Dazu zeigen diese Fälle oft neben einer übernormalen Dorsalflexion des Fußes eine verminderte Plantarflexion. Im übrigen sind die genannten Abweichungen im Sinne der Pronation und Abduktion ebenfalls mehr oder weniger stark fixiert und lassen sich nicht ohne weiteres ausgleichen. Auch die Konvexität der Planta läßt sich nicht beseitigen, ihre Form ist fixiert. Es handelt sich um ausgesprochene Kontrakturen. Besonderen Aufschluß gibt uns das Röntgenbild. Nové Josserand und Deutschländer haben dieses besonders studiert. Auch andere Forscher wie Seiffert, Siegmund, Caméra und Böhm stimmen in ihren Befunden mit diesen überein.

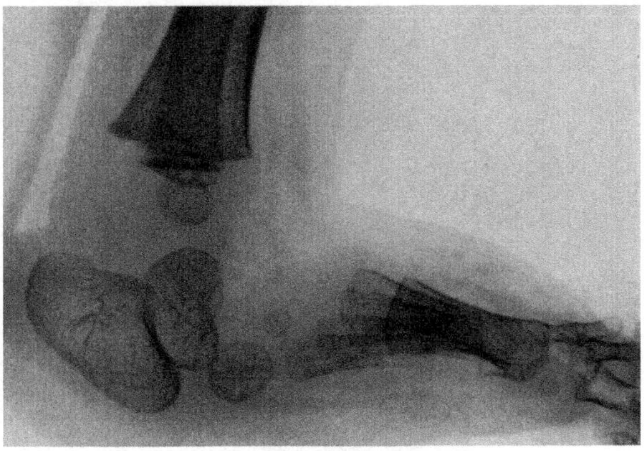

Abb. 20. Seitenbild des angeborenen Knickplattfußes. (Eigene Beobachtung.)

Die *Röntgenbefunde* sind sowohl in seitlicher wie in dorsoplantarer Aufnahme überaus charakteristisch und nicht zu verkennen. Im Seitenbild fällt am meisten die abweichende Stellung des Sprungbeins auf, das mit seinem Kopf steil zu Boden gerichtet ist und oft in gerader Fortsetzung der Unterschenkellängsachse steht (Abb. 20). Das Fersenbein ist mit seinem vorderen Fortsatz ebenfalls stark zu Boden geneigt, es steht in ausgesprochener Spitzfußstellung wie beim Klumpfuß. Beide Knochen, Sprungbein und Fersenbein, bilden mit ihrer Längsachse zueinander einen Winkel, der von Siegmund von 50—60 bis zu 90 Grad gemessen wurde, während er normalerweise etwa 28 Grad beträgt. Bei älteren unbehandelten Kindern sehen wir den Knochenkern des Kahnbeins auf der oberen Seite des Talushalses liegen, während er sich normalerweise vor dem Taluskopf befinden sollte. Es ist der Vorfuß im Chopartschen Gelenk am steil zu Boden schauenden Taluskopf vorbei nach oben verschoben, eine gelenkige Beziehung des Naviculare zum Talus besteht nicht. Hier ist auch die Stelle, wo die stark vermehrte Dorsalflexion dieser angeborenen Plattfüße stattfindet, dieselbe beruht auf einer Abknickung, einer Subluxation des Vorfußes im Chopartschen Gelenk nach dorsal. Das Seitenbild zeigt uns noch das tiefliegende Würfelbein, das vom Fersenbein durch den plantar gerichteten Kopf des Sprungbeins getrennt zu sein scheint, allein nur scheinbar, wie die Aufsichtsaufnahme beweist. Wir sehen ferner einen Keilbeinschatten und die geradeaus gerichteten, fast in gleicher Ebene liegenden Metatarsalien.

Im dorsoplantaren Bild erscheinen die beiden Schatten von Sprungbein und Fersenbein in einem Winkel zueinander stehend, das Sprungbein mit seinem vorderen Teil scharf nach medial gerichtet, in einzelnen Bildern fast querliegend, während das Fersenbein mehr geradeaus in der Längsachse des Fußes, aber weiter lateral als sonst gelagert ist. Man sieht ferner, daß von einer Zwischenklemmung des Talus zwischen Fersenbein und Würfelbein eben wegen dieser ausgesprochenen medialen Richtung des vorderen Sprungbeinteils keine Rede ist. Das Würfelbein liegt lateral vor dem Fersenbein. Ein Navicularschatten ist noch nicht zu sehen. Die Metatarsalien sind stark abduziert gegenüber dem Rückfuß (Abb. 21).

Was die Erklärung dieser eigentümlichen Fehlform des Fußes angeht, so ist der Streit, ob exogene oder endogene Ursachen im Spiele sind, noch nicht entschieden. Während die einen die vielfach zu beobachtende Erscheinung der Anpressung des stark dorsalflektierten Fußes an die vordere laterale Seite des Unterschenkels mit Hinterlassung einer Grube daselbst für ihre Annahme einer Raumbeengung im Uterus anführen, erklärt neuerdings vor allem Böhm auf Grund seiner Untersuchungen des fötalen Skelets diese Fußform als eine Entwicklungshemmung.

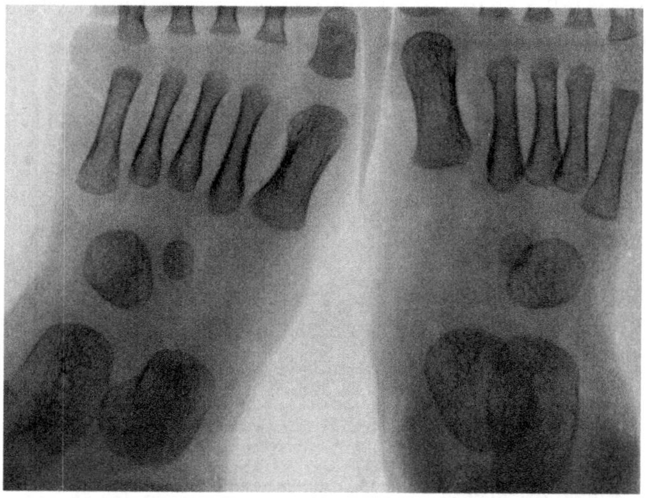

Abb. 21. Dorsoplantarbild des beiderseitigen angeborenen Knickplattfußes. (Eigene Beobachtung.)

Nach seinen Untersuchungen steht die Fußwurzel im 1. und 2. Embryonalmonat in unmittelbarer Verlängerung des Unterschenkels, also in maximaler Spitzfußstellung, erst im 3. Monat winkelt sich der Fuß im Sprunggelenk ab, aber es bleibt noch eine plantare Richtung des Calcaneus- und Talushalses bestehen. Außerdem hat der Talus während des ganzen fötalen Lebens einen besonders langen und plantarwärts sowie medialwärts gerichteten Hals. Diese Eigentümlichkeit fehlt beim Talus des Erwachsenen, dessen Hals nach vorn gerichtet ist. Der fötale Calcaneus zeigt ebenfalls einen langen Hals, der horizontal gerichtet ist, während er beim Erwachsenen verkürzt und aufgerichtet erscheint, wodurch die Grundlage des Fußgewölbes gegeben ist. Es ist anzunehmen, daß der angeborene Plattfuß ein Stehenbleiben auf einem gewissen Stadium der fötalen Entwicklung bedeutet, wobei wir allerdings nicht wissen, welche Ursachen für diese Zurückhaltung des Talus in seiner fötalen Haltung vorliegen, ob es Amnionhemmungen sind wie Murk Jansen annimmt oder von vornherein gegebene Keimfehler. Für letztere Annahme können die Beobachtungen von Syndaktylie, Finger- und Zehendefekten, Klumpfuß der anderen Seite (Abb. 23), Hüftluxation, Wirbelmißbildung usw. neben dem angeborenen Plattfuß sprechen. In einem solchen

Falle meiner Beobachtung fanden sich tiefe amniotische Schnürfurchen am Unterschenkel und an den Fingern. Auch DEUTSCHLÄNDER sah solche Entwicklungsfehler gleichzeitig, wie totalen oder partiellen Fibuladefekt, Synostosen zwischen Unterschenkel und Rückfuß, Coxa vara usw.

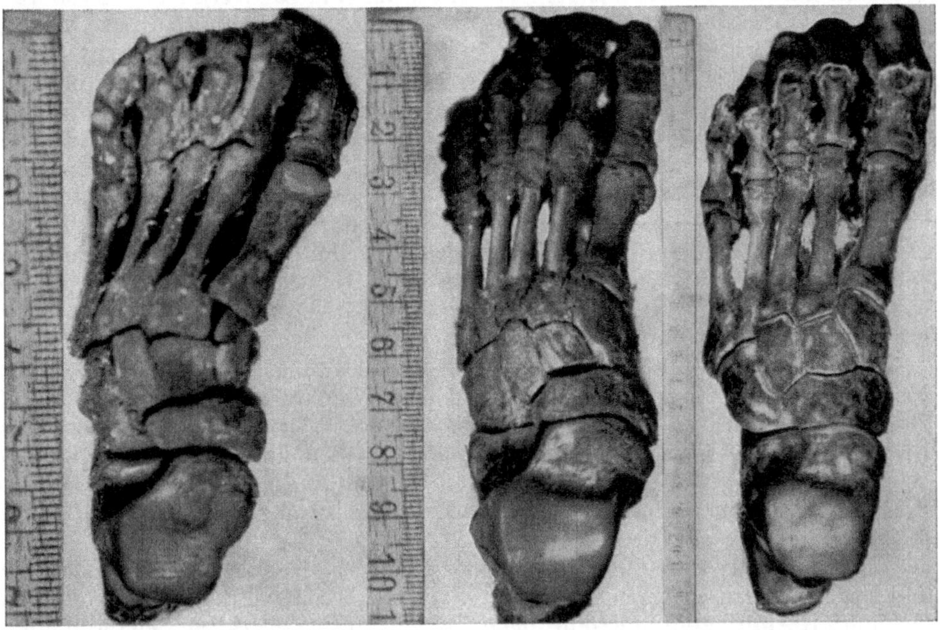

a b c

Abb. 22. a Linker Fuß des Neugeborenen. Langer Talushals, medial adduciert. b Linker Fuß eines 3 jährigen Kindes. Ebenfalls noch langer Talushals und adduciert. c Linker Fuß eines 16 jährigen Knaben. Talushals verkürzt und geradeaus gerichtet. (Nach BÖHM.)

Dies also ist das Wesen des angeborenen Knickplattfußes. Wenn DEUTSCHLÄNDER diese Deformität noch von dem einfachen angeborenen platten Fuß,

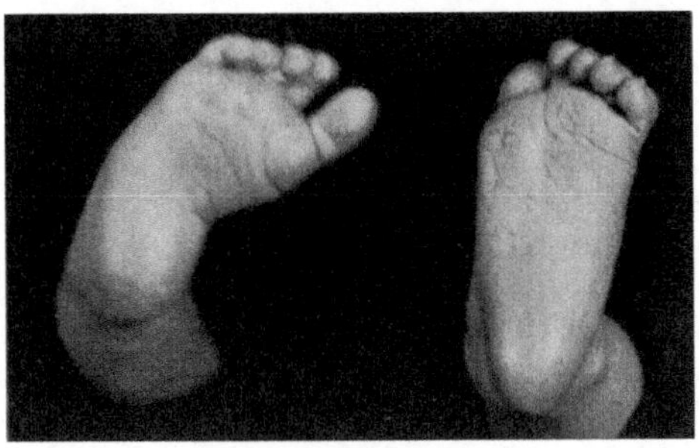

Abb. 23. Rechts angeborener Klumpfuß, links angeborener Knickplattfuß. (Eigene Beobachtung.)

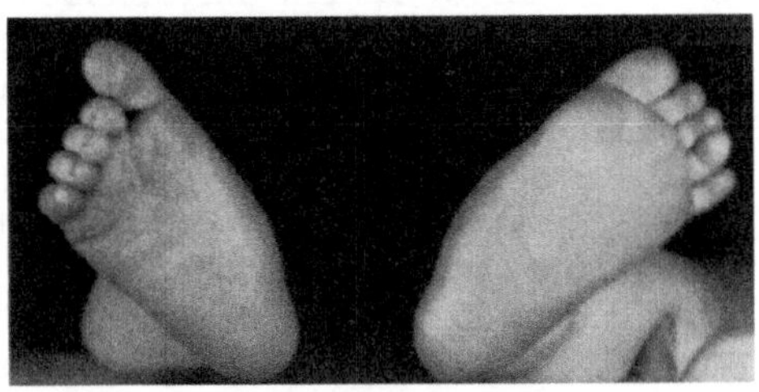

Abb. 24. Beiderseits angeborene Knickplattfüße. Sohlenbild: Abduction des Vorfußes. (Eigene Beobachtung.)

d. h. einer Fußbildung mit besonders abgeflachtem Gewölbe abtrennen und die Sonderbezeichnung der angeborenen Verlagerung des Sprungbeins für nötig hält, so kann ich dem nicht zustimmen. Diese sogenannte Verlagerung des Sprungbeins ist nur ein allerdings sehr hervortretendes Symptom der Gesamtdeformität des angeborenen Plattfußes, geradeso wie die charakteristische Sprungbeinverlagerung nach der anderen Seite hin beim Klumpfuß. Daß wir auch von einer Verrenkung des Talus nicht reden dürfen, hat schon PELS LEUSDEN richtiggestellt. Unter einer Verrenkung verstehen wir die Lageveränderung zur Malleolengabel. Es handelt sich bei unserer Deformität um eine Lageveränderung von Talus und Calcaneus und einer Subluxationsstellung des übrigen Fußes diesen Knochen gegenüber.

Von diesem eben beschriebenen Bild des angeborenen Plattfußes sind natürlich die selteneren Fälle zu unterscheiden, in denen der Plattfuß durch Koalition von Fußwurzelknochen (am häufigsten talo-navicular oder talo-calcaneal) verursacht ist, die ich unter den angeborenen Fehlbildungen des Fußes besonders bespreche. Es sind ferner abzutrennen die Fälle von muskulären Anomalien, wie fehlerhaftem Ansatz des M. tibialis anticus, oder wo infolge von Myelodysplasie bei Spina bifida oder Spina bifida occulta Lähmungszustände am Fuße vorhanden sein können. Was die Behandlung betrifft, so will ich nur die der am häufigsten vorkommenden oben besprochenen Knickplattfußbildung mit Steilstellung von Talus und Calcaneus schildern.

Die *Behandlung* muß möglichst Frühestbehandlung sein, was auch ABERLE aus SPITZYs Klinik hervorhebt, da sonst eine Wiederherstellung normaler Fußform nicht möglich ist und schwerste Plattfußdeformation für das Leben bleibt. Die Schaukelfüße des Erwachsenen sind meist nicht rachitischer Genese, wie man glaubte, sie sind auf diese angeborenen Veränderungen zurückzuführen. Die Behandlung ist nicht immer leicht, die Kontrakturen besonders im Rückfuß pflegen sehr hart zu sein.

Er ist eine angeborene Fehlform genau von der gleichen Art wie der Klumpfuß und begegnet den gleichen, wenn nicht größeren Schwierigkeiten bei der Umformung. Die mitgeteilten Erfahrungen über die blutige operative Behandlung sind nicht sehr gute. DEUTSCHLÄNDER sah bei zwei im Alter von 3½ und 6 Jahren operierten Fällen, in denen er blutig das Kahnbein zu gelenkiger Verbindung mit dem mobilisierten Sprungbein brachte und auch das plantarflektierte Fersenbein herunterholte, in dem einen Fall nach ½ Jahr ein Rezidiv und nach Wiederholung der Operation eine nochmalige Reluxation. Im zweiten Fall führte er nach dem ebenfalls aufgetretenen Rückfall eine quere Durchmeißelung des Tarsus in der Gegend des Chopart und Verpflanzung des M. extensor hallucis longus auf den M. tibialis anticus aus, erlebte aber wieder ein Rezidiv. Bei einem dritten Fall im Alter von 10 Jahren durchmeißelte er bogenförmig das Sprungbeinköpfchen und entnahm aus Rücken- und Seitenteil des Halses einen Keil. Diesmal blieb eine gute Fußform erhalten, wenn es auch zu deformierender Arthrose im Chopart kam. MAU hat eine Resektion des Taluskopfes ausgeführt.

Die Franzosen haben auf ihrem Orthopädenkongreß 1928 auch die Operation des angeborenen Knickplattfußes besprochen. Nach dem übersichtlichen Referat ALLENBACHS ist festzustellen, daß sie operative Verlängerung der Sehnen oder Bänder der lateralen Seite für ungenügend halten und teils vollständige, teils partielle Talusresektion, teils Arthrodese des Talo-navicular-Gelenks mit der Verlängerung der Peronei und der lateralen Ligamenta verbinden. CAMERA höhlt den Talus nach dem Vorbild der Klumpfußoperation OGSTONs aus und formt ihn dann um, wozu er eine keilförmige Resektion aus dem Naviculare hinzufügt.

Bei dem durch Synostose zwischen Calcaneus und Naviculare bedingten angeborenen Plattfuß hat NOVÉ JOSSERAND von einer Arthrodese des Talo-calcaneal-Gelenks mit und ohne Resektion der Synostose Erfolge gesehen.

Mein Standpunkt ist der SPITZYs, so früh wie möglich den Fuß unblutig umzuformen, da schon im Alter von 3 Jahren die Schwierigkeiten sehr groß werden, wie die DEUTSCHLÄNDERschen Erfahrungen bei älteren Fällen offensichtlich zeigen. ABERLE weist mit Recht auf den *Beginn des Gehens* des Kindes als auf einen wichtigen Wendepunkt für den Fuß hin, weil mit der Belastung Kräfte auf den Fuß einwirken, die geeignet sind, die vorhandene Deformität noch zu verstärken. Und zwar geschieht dies durch die Aufbiegung des Vorfußes beim Gehen, wobei der tiefgetretene Taluskopf und das Cuboid die festen hinteren Stützpunkte sind, gegenüber denen sich der nach vorn gelegene Fußteil noch mehr als schon an sich gegeben dorsal aufbiegen muß. *Vor* diesem Zeitpunkt also, d. h. vor dem Alter von 10 Monaten, soll die Umformung des Fußes geschehen sein, mit anderen Worten, wenn irgend möglich, soll die Behandlung schon in den ersten Lebenswochen oder -monaten beginnen, weil dadurch auch die Wachstumsrichtung der Fußknochen von vornherein in die richtigen Bahnen gelenkt wird. SPITZY hat nach dem Vorbild des Chinesenverbandes 3 bis 4 cm breite Flanellbinden um den zusammengestauchten Fuß (Ferse, äußerer Fußrand über die maximal plantarflektierten Zehen und Metatarsalien, medialer Fußrand und zurück zur Ferse) gelegt, um die Hauptkomponente, die plantare Konvexität der Sohle zu korrigieren. Nacheinander wurden dann die übrigen Abweichungen, Valgusstellung der Ferse, Abduktion des Vorfußes, eventuell relative Supination des Großzehenstrahls, Dorsalflexion des Vorfußes mit eigenen besonderen Bindentouren zurückgeführt. Die Binde wird am Fuße mit der FINK-OETTINGENschen Klebeflüssigkeit festgehalten (Therebinth. venet. 30,0, Res. mastic. 24,0, Res. colophon. 56,0, Res. alb. 15,0, Spirit. vin. concentr. 360,0, Äther sulf. 50,0). Wenn die stark gespannten Sehnen der Extensoren oder Peronei das Zurückfedern des Fußes verursachten, hat SPITZY den N. peroneus durch Vereisung temporär ausgeschaltet, dann den Fuß redressiert und im Verband festgehalten. Diese Verbände müssen bis zum Ende des 1. Lebensjahres angewendet werden.

Ich bin einen anderen Weg gegangen. Ich redressiere den angeborenen Knickplattfuß genau so wie einen Säuglingsklumpfuß mit der Hand oder mit Hilfe des vorzüglichen ALSBERGschen Redresseurs, der eine genaue Lokalisierung der Druck- und Korrekturwirkung mit den kleinen, verschieden geformten Ansatzstücken erlaubt. Zunächst wird der plantar-medial vorspringende verlagerte Talus von plantar und von medial her zurückgedrückt. Das quere, walzenförmige, leicht konkave Ansatzstück eignet sich vor allem für die Einwirkung auf die Konvexität der Planta. Mit dem Hochschieben des prominierenden Taluskopfes kommt von selbst der dorsalflektierte Vorfuß in Plantarflexion. Durch die Einwirkung von medial her wird die Abduktion des Vorfußes beseitigt. Erst wenn dies geschehen ist, greife ich die Ferse an. Die Verlängerung der Achillessehne ist absolut unerläßlich, weil es sonst nicht gelingt, das vorn plantarflektierte Fersenbein genügend aufzurichten. Man muß sogar oft die Bandkapselverbindung des oberen Sprunggelenks von hinten her bei der Tenotomie durchschneiden. Dann gipse ich den Fuß in der erreichten bestmöglichen Korrekturstellung ein. Nach 10 bis 14 Tagen folgt die endgiltige Korrektur. Wiederum muß von der Planta aus die Haupteinwirkung geschehen, indem nun nicht nur der Talus, sondern auch das plantar liegende Cuboid hochgedrückt werden muß. Damit erst vollendet man die Korrektur der Fehlstellung der Ferse, genau so wie WISBRUN es für den Klumpfuß beschrieben hat. Von Zeit zu Zeit gewechselte Gipsverbände, jedesmal unter leichter manueller Nachkorrektur, wo es nötig erscheint, helfen allmählich der Deformität Herr zu werden. Das ist mein Vorgehen beim angeborenen Knickplattfuß vor Beginn der Belastung.

Ist das Kind älter, so kommt man mit diesem Verfahren vielleicht nicht immer aus. Man redressiert auch dann zunächst, solange man Erfolg hat, aber oft ist man dann genötigt, eine blutige Operation zur Vollendung des Resultats anzuschließen, die in einer Halsosteotomie ähnlich wie bei DEUTSCHLÄNDER besteht, weil der Talus durch das Fortschreiten des Wachstums schon zu sehr seine endgültige fehlerhafte Form angenommen hat.

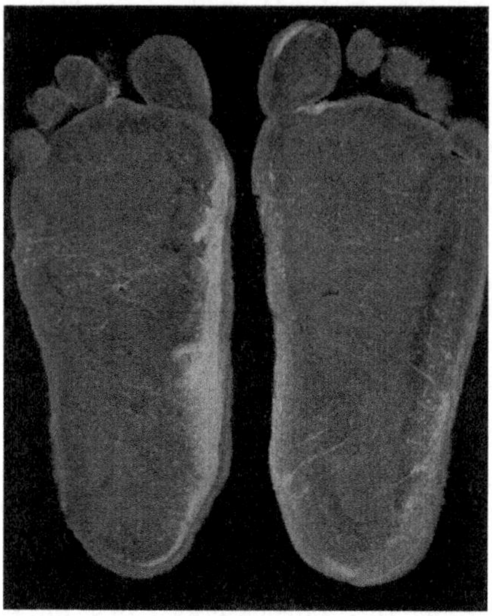

Abb. 25. Anscheinend platter Fuß des Kleinkindes. Eine Höhlung ist wegen des noch vorhandenen Fettpolsters der Sohle nicht vorhanden.

b) Der erworbene kindliche Knick- und Plattfuß.

Er ist viel häufiger als der angeborene Knickplattfuß, wird aber oft übersehen und ebensooft zu häufig diagnostiziert, und doch ist es ungemein wichtig, gerade die Anfangsstadien zu erkennen und richtig zu behandeln, um einer weiteren Entwicklung des Leidens vorzubeugen. Beim Kleinkinde (Abb. 25) täuscht das starke Fettpolster der Sohle gern einen platten Fuß vor. Aber SPITZY wies seinerzeit überzeugend an Gefrierschnitten nach, daß beim neugeborenen normalen Fuß die Fußwölbung fast die gleiche wie beim Erwachsenen ist (Abb. 26). Sie tritt später beim natürlichen Schwund des Fettes deutlich hervor. Meist besteht beim Kleinkind ein deutlich meßbarer und fühlbarer Abstand des Kahnbeins vom Boden bei der Belastung, im Durchschnitt von 12,5 mm. Auch ist daran zu denken, daß die normale ursprüngliche Geburtshaltung der Füße niemals eine Valgusstellung der Füße, sondern im Gegenteil eine Supinationsstellung ist, die sich länger erhält und erst allmählich verliert.

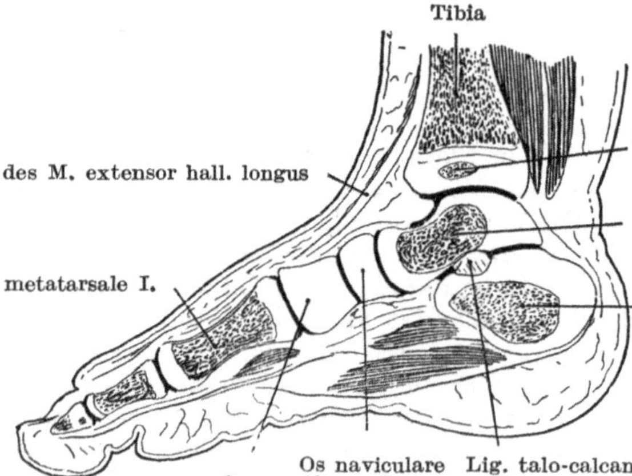

Abb. 26. Längsschnitt durch den Fuß (große Zehe) eines 1 jährigen Kindes. (Aus CORNING.)

Die Arbeiten von BÖHM über den fötalen und den kindlichen Fuß haben unsere Anschauungen wesentlich gefördert. Gegenüber dem Fuß der Erwachsenen zeigen die Knochen des embryonalen bzw. fötalen Fußes sowohl nach ihrer Form als auch nach ihrer Stellung erhebliche Unterschiede. Er zeigte vor allem überzeugend, daß der Fuß des Embryo im unteren Sprunggelenk bzw. Talo-calcaneal-Gelenk eine Valguslage aufweist, die durch supinatorische Krümmung des Calcaneus kompensiert wird. Er zeigte weiter, daß der Talushals beim Neugeborenen sehr lang ist, um sich beim Erwachsenen entsprechend zu verkürzen. Der Hals ist ferner beim Neugeborenen und noch beim Kinde medialwärts gerichtet, adduziert und ändert erst später seine Richtung, so daß er beim Erwachsenen etwa gerade verläuft. Hierdurch liegt beim Kleinkinde der Talus in seinem vorderen Abschnitt mehr neben als auf dem Calcaneus (Abb. 22). Die Metatarsalien des Neugeborenen stehen in ausgesprochener Adduktion, am stärksten der 1., die anderen bis zum 5. in allmählich abnehmendem Maße. Beim Kinde verliert sich diese Adduktionsstellung, die zur fötalen Supinationshaltung des Fußes gehört, allmählich. Was die Bildung des Längsgewölbes betrifft, so ist es beim Neugeborenen und Kinde an sich flacher als beim Erwachsenen, steigt aber allmählich bis zum Abschluß der Reife um die Hälfte, ja um das Doppelte.

Im ganzen macht der Fuß während der Entwicklung eine Drehung durch. Mit Ausnahme des Taluskörpers, der in Pronation steht, befinden sich alle Knochen des Fußes (abgesehen von den Zehen) bei der Geburt in Supinationsstellung. Während der Kindheit drehen sie sich im Sinne der Pronation, jeder um seine eigene Längsachse. So ändert sich auch das Quergewölbe, das bei der Geburt in einem Bogen von unten lateral zu einem höchsten Punkt medial zieht, so daß die Öffnung des Bogens nach unten und medial gerichtet ist. Während der Entwicklung wird der Scheitelpunkt dieses Bogens nach der Mitte verlagert, so daß dann die Öffnung des Bogens direkt nach unten sieht. Böhm sieht in Hemmungen der normalen Entwicklung die Ursache mancher spezifisch kindlicher Fußdeformitäten, des Pes planus, Valgus und Plano valgus. Die Forschung sollte sich der Böhmschen Untersuchungen annehmen und an einem größeren Vergleichsmaterial, wie es vor allem die anatomischen Institute besitzen, feststellen, in welchem Maße diese Entwicklungshemmungen zu finden sind und wieweit sie wirkliche Hemmungen oder vielleicht auch nur Variationen darstellen.

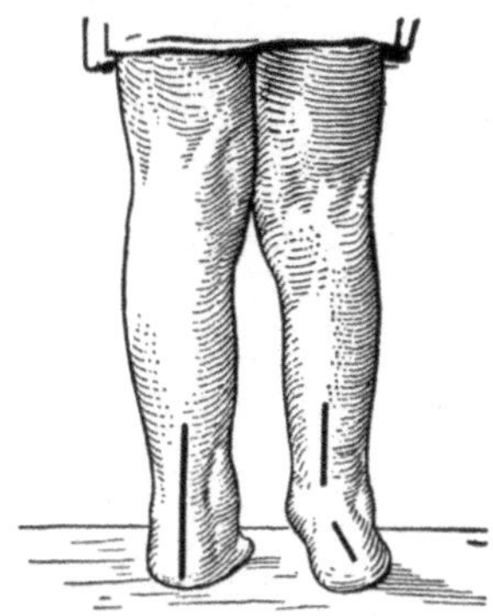

Abb. 27. Pes valgus rechts. Abknickung der Längsachse. (Aus Lange: Lehrb. d. Orthopädie. Fischer 1922.)

Am häufigsten entsteht der Knickplattfuß schon in der Kindheit. Für die ungewohnte Arbeit des Stehens und Gehens müssen die schwachen Muskeln und Bänder und die zum Teil noch knorpelig gebildeten Knochen des Fußes vorbereitet werden. Dies geschieht durch das natürliche Kriechen, die Vierfüßlerbewegung, die für Rücken und Beine die beste Übung und Kräftigung ist. Wird von ungeduldigen Eltern diese natürliche Übergangsperiode abgekürzt und das Kind zu früh auf die Füße gestellt und im Laufstuhl oder an der Hand zum Gehen gezwungen, anstatt auf die Selbstaufrichtung des Kindes zu warten, so ist die Gefahr gegeben, daß der noch sehr nachgiebige Fuß überlastet wird. Dies gilt besonders dann, wenn das Kind überfüttert, schwer und fett ist. Schon beim normalen Kind sinkt das Gewölbe des Fußes beim Beginn des Gehens etwas ein und wird erst etwa mit Beginn des 3. Jahres fester. Durch das Mißverhältnis zwischen Last und Tragfähigkeit des Fußgerüstes kann sehr leicht der Knickfuß als Überlastungsdeformität entstehen. Um so größer ist diese Gefahr, wenn gleichzeitig die Knochen des Kindes durch eine Rachitis erweicht sind. Das kleine Kind steht und geht anfangs mit gespreizt aufgesetzten Beinen, um durch Verbreiterung der Unterstützungsfläche mehr Sicherheit zu haben. Diese Stellung der Beine aber fördert wiederum die X-Beinbildung und mit ihr auch die Knickfußstellung. *Die Zeit des Gehenlernens ist die erste Periode häufiger Entstehung dieses Leidens.* Abwechselnd wird beim Gehen vom Kinde die Körperlast langsam von dem einen Bein auf das andere verlegt, so daß der Körper verhältnismäßig lang auf dem jeweiligen Fuße ruht. Dies bedeutet eine entsprechende Anstrengung für den Fuß. Wir erkennen die Knickplattfußbildung des Kleinkindes nicht ohne weiteres durch den Fußabdruck, der nur Weichteilumrisse wiedergibt, sondern einmal durch die Betastung des Fußskelets am belasteten Fuß, wobei wir die Einsenkung des Gewölbes wahrnehmen können, andererseits durch die Betrachtung der Knöchelgelenkslängsachse von hinten. Hier sehen wir

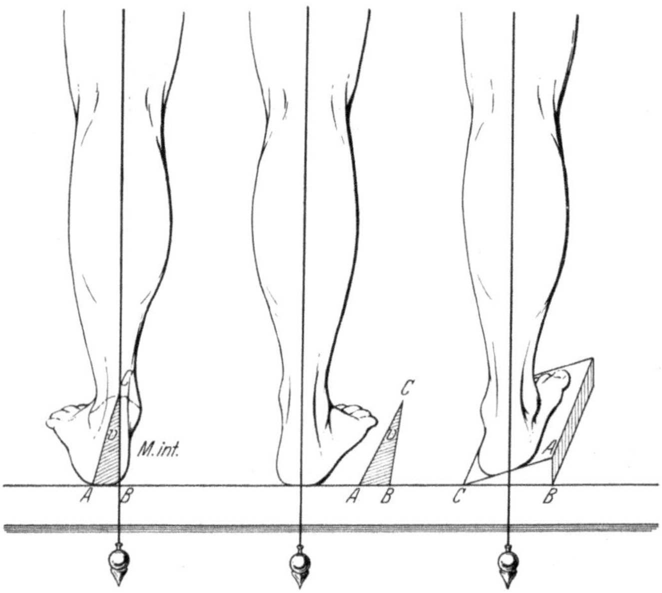

Abb. 28. Abb. 29.

Abb. 28. Messung des Pes valgus mit dem Lot. Beide Malleolenspitzen werden mit einer Querlinie hinten verbunden, Mitte der Kniekehle und der Ferse markiert. Beim normalen Fuß (rechts) schneidet das Lot von Mitte der Kniekehle die Malleolenlinie genau in der Mitte der Achillessehne und trifft Mitte der Ferse. Beim Valgus trifft das Lot nach innen von der Fersenmitte. Die Verbindungslinie des Schnittpunkts der Malleolenlinie zur Fersenmitte umschließt mit der Senkrechten den Winkel ABC = Grad der Valgusstellung. (HÜBSCHER.)

Abb. 29. Der Valguswinkel $ABC = v$ ist der Korrektionswinkel des Pes valgus, um den Fuß wieder in die Lotlinie zu bringen. (HÜBSCHER.)

die Abknickung der Längsachse des Fußgelenks und das Hervortreten des inneren Knöchels nach der Innenseite. Ein Lot von der Mitte der Kniekehle schneidet nicht mehr die Mitte der Achillessehne, des Fußgelenks und der Ferse, sondern fällt beim Knickfuß nach innen von derselben und bildet mit der Längsachse des Fußgelenks einen Winkel (HÜBSCHER, Abb. 28, 29). Wir sehen die bereits deutliche Verschiebung des Fußgefüges auch an den Schuhen des Kindes, die in typischer Weise schief getreten sind (Abb. 30).

Das Mißverhältnis zwischen Körperlast und Entwicklung der Gehwerkzeuge, wie es schon HÜBSCHER formulierte, ist als die hauptsächlichste Ursache der Knickfußbildung im Kleinkindesalter anzusehen. *Muskeln* und *Bänder* genügen den Ansprüchen, die an sie gestellt werden, noch nicht und die Belastung sorgt dafür, daß beide noch weiter gedehnt und geschwächt werden. Bei der Häufigkeit der Erscheinung muß man an eine weitverbreitete *konstitutionelle Schwäche des*

Stützgewebes denken, die diesen und anderen Schwächezuständen des Stütz- und Bewegungsapparates zugrunde liegt. Die Lockerkeit der Bänder kann ganz phantastische Grade erreichen, wie Abb. 31, 32 eines 6jährigen Kindes zeigen, dessen bänderschwache lockere Füße bei der Belastung in die hochgradigste Knickplattfußstellung herabsinken; manuell können sie alsbald wieder vollkommen geradegerichtet werden. Solche hohen Grade sieht man sonst nur noch bei paralytischen Füßen durch spinale Kinderlähmung, mit Lähmung beider Musculi tibiales.

Auch die zweite Kindheit bis zur Pubertät zeigt oft eine stärkere Neigung zur Knickfußbildung. Das schnelle Wachstum und die mangelhafte Muskelentwicklung bringen die verschiedensten Verfallserscheinungen hervor, Haltungsverfall mit schlaffem Rundrücken, Hängenlassen der Schultern nach vorn und flachem Brustkorb, und ebenso auch ein Nachgeben in den Fußgelenken. Oft sehen wir auch in diesem Alter, offenbar infolge endokriner Störungen, erhebliches Übergewicht durch Fettbildung, verbunden mit auffallender Muskel- und Bänderschwäche, die wir an überstreckbaren Knie- und Ellenbogengelenken und Knickfüßen erkennen können. Besonders F. SCHEDE hat auf diese Knick-

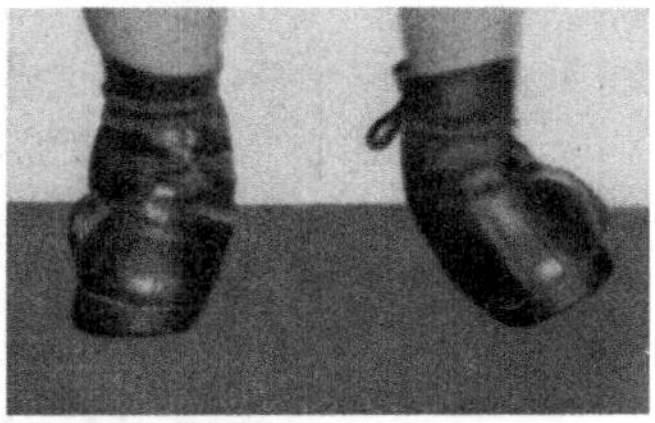

Abb. 30. Infolge Pes valgus schiefgetretene Schuhe des kleinen Kindes.

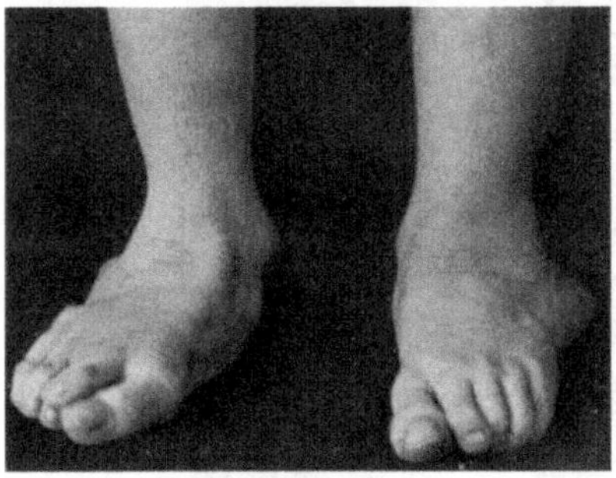

Abb. 31.

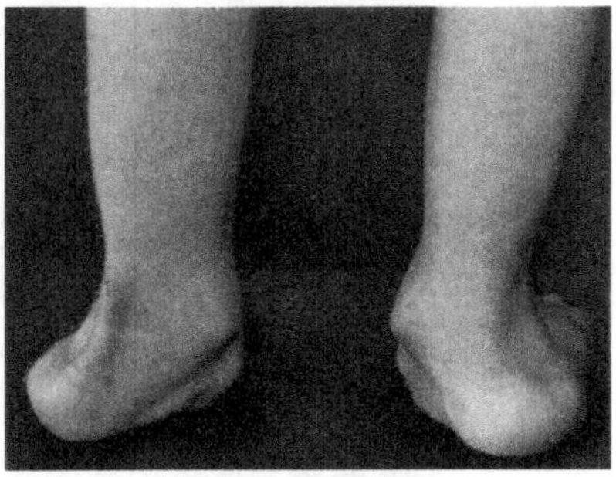

Abb. 32.

Hochgradiger schlaffer bänderschwacher Knickplattfuß eines 6jährigen Kindes ohne Contractur. Der Fuß legt sich in seinen Gelenken bei Belastung um. (Eigene Beobachtung.)

und Senkfußbildung als Teilsymptom eines allgemeinen Haltungsverfalls durch Erschlaffung von Muskeln und Bändern hingewiesen. BLENCKE zählte bei einer Magdeburger Statistik 1923 fast $^3/_4$ Knickfüßige von über 8000 untersuchten Kindern und Jugendlichen und fast $^2/_3$ Plattfüßige.

Außer der Muskel-Bänderschwäche können auch andere Ursachen zur Knickfußentstehung mitwirken, vor allem Verbiegungen der Unterschenkelknochen im Sinne des O-Beins, meist mit gleichzeitiger Innen- oder vermehrter Außentorsion der Tibia verbunden, wie ich sie im nächsten Abschnitt in ihrer statischen Bedeutung geschildert habe.

Der Knickfuß braucht durchaus nicht mit einem Plattfuß verbunden zu sein oder zu ihm zu führen. Wir sehen genug Kinder, die eine Abweichung des Fußes in Pronationslage im Rückfuß, d. h. im Talo-calcaneal-Gelenk aufweisen und dabei ein *hochgesprengtes Längsgewölbe* wie beim Hohlfußtypus besitzen und auch behalten. Das muß ganz eindringlich gesagt werden, weil es für die Behandlung sehr wichtig ist. Die Unterscheidung zwischen Knickfuß = Pes valgus und

Knickplattfuß = Pes planovalgus ist sehr wesentlich. Über den Mechanismus der Ausbildung eines Planus aus einer primären Valguslage des Rückfußes werde ich später zu sprechen haben.

c) Der rachitische Knickplattfuß.

Die Rolle der *Rachitis* als ursächlichen Faktors für die Entstehung der Fußfehlformen ist noch nicht genügend geklärt. Einesteils ist sie eine Systemerkrankung des gesamten Skelets, und zwar eine Störung der normalen Verknöcherung, wobei die Veränderungen der langen Röhrenknochen, des Schädels

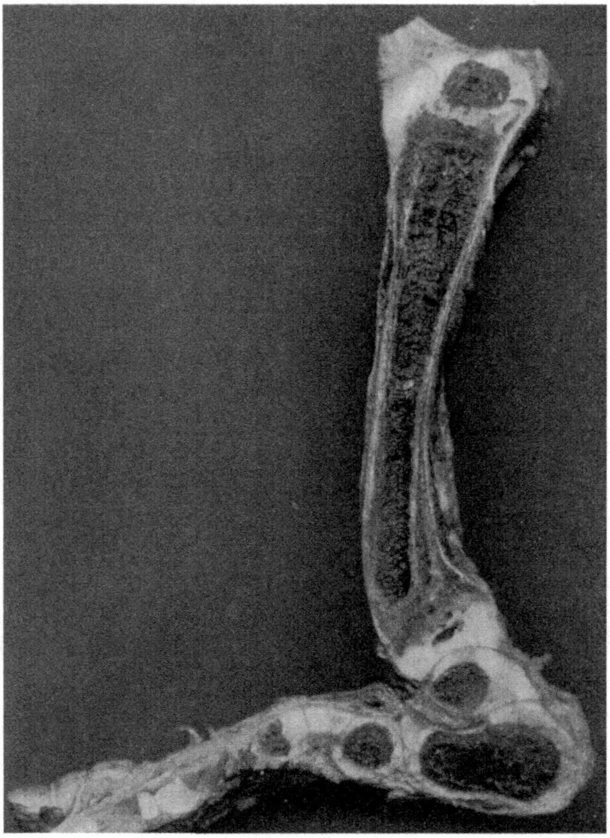

Abb. 33. Schwere floride Rachitis. Abbiegung der unteren Tibiaepiphyse nach hinten; starke periostale Knochen-(Osteoid-)Auflagerung in der Konkavität der Biegung. $1^1/_2$jähriges Kind. (M. B. SCHMIDT: HENKE-LUBARSCH, Handb. d. spez. pathol. Anat. u. Histol. IX/1.)

und des Beckens im Vordergrund stehen, während die Veränderungen in den kurzen Knochen weniger häufig und weniger stark gefunden wurden. Über direkte Formveränderungen von Fußwurzelknochen, die auf die rachitische Erkrankung derselben zurückzuführen sind, bestehen keine einwandfreien Untersuchungen. Und doch wären solche Befunde sehr wichtig für die weitere Klärung des Bildes des rachitischen Plattfußes. Was wir sehen, sind die Verbiegungen der langen Röhrenknochen in der Diaphyse und in der Epiphysengegend und insbesondere sind es die knickartigen scharfen Abbiegungen oberhalb der Epiphysen und Wachstumsstörungen an den Epiphysen selbst, welche zu sekundären Fehlformen des Fußes führen müssen. Von ihnen bedingen einmal die Knickungen nach der Seite im Varussinn zunächst eine Varushaltung des ganzen Fußes.

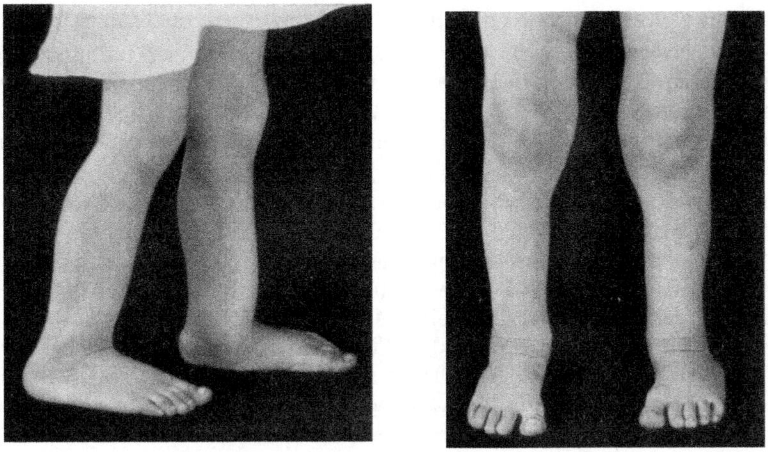

a b

Abb. 34 a und b. Rachitische Plattfüße mit vorn konvexer Krümmung der Tibia. (Eigene Beobachtung.)

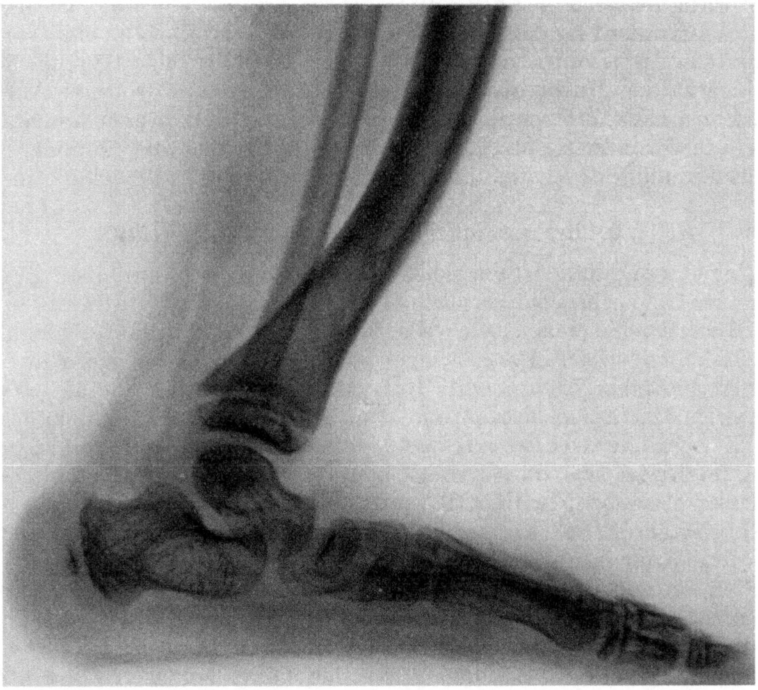

Abb. 35. Rachitischer Plattfuß mit vorn konvexer Tibiakrümmung im Röntgenbild. (Eigene Beobachtung.)

Wenn diese Knickung sich mit der Ausheilung der Rachitis bessert und wenn das Kind zu gehen beginnt, muß sich die Varushaltung des Fußes ganz von selbst ausgleichen, da das Kind nicht auf der äußeren Kante des Fußes gehen kann, sondern bestrebt ist, die ganze Sohle mit dem Boden zur Abwicklung in Berührung zu bringen. Der Fuß stellt sich jetzt im Sinne der Abknickung nach außen, im Sinne der Pronation um. So entsteht hierdurch eine Valgität des hinteren Fußabschnitts durch Abweichen der Ferse im Talo-calcaneal-Gelenk.

Besonders hochgradige derartige Fußfehlformen sehen wir bei solchen Patienten von allgemeiner Rachitis, bei denen es zu einer frühzeitigen Verknöcherung der Epiphysenlinien, damit Stillstand des Wachstums und mangelhaftem Ausgleich der Knochenverbiegung kommt. Dieselbe persistiert und eine dauernde Fehlform bleibt bestehen.

Eine andere häufige Verbiegung ist die nach vorn konvexe Verkrümmung der Tibia in Säbelscheidenform, deren Scheitel oft in der unteren Drittelgrenze liegt. Hier kommt es ebenfalls zu einer erheblichen Belastungsschädigung des Fußes. Wie die Abbildung aus der Sammlung M. B. SCHMIDTs des florid rachitischen Unterschenkels samt Fuß eines 1½jährigen Kindes zeigt, kommt es durch die vorn konvexe Verkrümmung der Tibia im unteren Drittel zu einer Schwerlinienverlagerung nach vorn mit Druck auf den vorderen Abschnitt des Talus, der sich auf den vorderen Teil des Calcaneus fortpflanzt und wodurch beide eine deutliche *plantare Senkung* erfahren (Abb. 33, 34, 35).

Ein weiteres Moment ist bei der Rachitis als Allgemeinkrankheit zu beachten, die *Schwäche der Muskulatur* und *Lockerkeit der Bänder.* Man hat von einer Myopathia rachitica gesprochen und bei Versuchen, Ratten rachitisch zu machen, eine Störung des Phosphorstoffwechsels der Muskulatur gefunden. Bei rachitischen Kindern fanden vor allem HOWLAND und KRAMER eine Verringerung des Gehalts des Blutserums an anorganischem Phosphat, eine Hypophosphatämie. Die Fähigkeit der Muskulatur, anorganische Phosphorsäure zum Aufbau organischen Phosphats zu verwenden, ist nach HEYMANNs Untersuchungen während der Rachitis vermindert. Muskel- und Bänderschwäche aber kommen wiederum für die Entstehung des Knickfußes und Knickplattfußes ursächlich in Betracht.

d) Beschwerden beim kindlichen Knickfuß.

Oft klagen die Kinder mit lockeren Knickfüßen schon über Beschwerden bei längerem Gehen, sie ermüden schneller als sonst und zeigen Unlust zu längerem Gehen. Bisweilen erstrecken sich die Schmerzen bis zur Hüfte hinauf und die Kinder hinken zeitweise. Dann bringen die besorgten Eltern das Kind zum Arzt aus Furcht vor einer beginnenden Hüftgelenksentzündung, die als „freiwilliges" Hinken auch dem Laien bekannt ist. Man findet dann oft nichts anderes als ein leichtes X-Bein oder O-Bein und eine typische lockere Knickfußbildung. Andererseits soll man sich bei diesem Befund auch nicht zu schnell beruhigen, da die Hüftgelenksentzündung in der Tat oft so harmlos beginnen kann, und muß durch sorgfältige Beobachtung und Nachuntersuchung des Kindes für einige Wochen und Abwarten des Erfolges der getroffenen Maßnahmen sich Sicherheit verschaffen, zumal das Anfangsröntgenbild einer Coxitis meist im Stich läßt.

Gar nicht so selten können wir auch schon in dem Alter der 2. Kindheit im Fuße eine deutliche *Contractur* feststellen, meist nur im sogenannten vorderen unteren Sprunggelenk, über deren Wesen ich später sprechen werde. Diese Contracturform wird allerdings oft übersehen. Ihre Erkennung ist natürlich besonders wichtig für die Behandlung, die sehr aufmerksam geschehen muß, um diese Contractur allmählich wieder zu lösen und den Fuß vor späterer unheilbarer Plattfußdeformation zu bewahren. Oft sind es dürftige muskelschwache, in jeder Hinsicht degenerierte Kinder, die zu Fußcontracturen schon in diesem Alter neigen. Auch kann in diesem Alter, besonders nach einem Umknicken des Fußes, schon ein vorhandenes Os tibiale hartnäckige Gehbeschwerden verursachen, wenn es sich dabei vom Naviculare gelöst hat (siehe dieses Kapitel).

Bei Kindern beobachteten wir nicht selten nach Infektionskrankheiten, wie Masern oder Scharlach, beim Aufstehen vom Krankenlager Fußschmerzen im Gewölbe, an den Knöcheln oder den Kniegelenken ohne besondere anatomische Veränderungen, ohne stärkere Schwellungen, höchstens mit einem leichten Einsinken des Gewölbes oder Vortreten des inneren Knöchels. Wochenlang können solche Beschwerden anhalten, die auf nichts anderes als auf eine gewisse Schwächung der Muskeln und Bänder durch die durchgemachte Erkrankung zurückzuführen sind und durch eine zweckmäßige Stützung durch eine Einlage und Kräftigung der Muskeln durch Massage und Übung wieder verschwinden.

e) Das Einwärtsgehen der Kinder.

Oft kommen die Eltern mit der Klage, daß ihre Kinder stark einwärts gehen, und sie fürchten, daß sie nie das richtige und schöne Gehen lernen würden. Meist ist diese Sorge unbegründet. Das Einwärtsgehen ist das normale und natürliche. Es folgt selbstverständlich aus der Supinationslage der Füße beim Neugeborenen, die lange Zeit nachwirkt und sich erst allmählich verliert, ja die sich leider sehr oft in ihr Gegenteil in ein abnormes Auswärtsgehen umkehrt, was immer ein Zeichen der unerwünschten Knickfußstellung ist. Aus diesem Grunde beruhigen wir auch solche besorgten Eltern und lassen diese Art Einwärtsgehen auch ruhig weiterbestehen.

Etwas anderes ist es, wenn es die Folge einer Fehlform des Unterschenkels ist. Mitunter können nämlich gewisse Veränderungen des Beins ein abnormes Einwärtssetzen der Füße bedingen, vor allem die rachitische O-Beinbildung, die immer mit einer mehr oder weniger starken Einwärtsdrehung der Unterschenkel verbunden ist. Diese O-Beinbildung müssen wir bekämpfen, da sie kompensatorisch zu einer Knickfußbildung führt. In leichten Fällen werden wir gegen das O-Bein manuelles, täglich 2—3mal durchgeführtes Biegen des kindlichen Unterschenkels gegen unser Knie ausführen lassen und werden auch nachts eine korrigierende Nachtschiene geben, in schweren Fällen den Knochen einbiegen oder einknicken und geraderichten. In 6 Wochen kann das Kind mit geraden Beinen laufen und hat für das ganze Leben davon einen Nutzen. Ich lege den allergrößten Wert auf die *restlose Korrektur aller kindlichen O-Beine*. Die Selbstheilung ist oft nur eine Teilheilung, ein Rest von Biegung bleibt zeitlebens zurück, der sich in statischer Beziehung unter allen Umständen früher oder später auswirken muß. Einmal verursacht das O-Bein ausgleichend den Knickfuß, dann stört es oft genug auch die Funktion des Kniegelenks, das sich unter der durch die schiefe Achse ungleichmäßigen Belastung frühzeitig abnutzt und chronisch arthrotisch verändert.

Auch das X-Bein des kleinen Kindes müssen wir behandeln, da es sich nicht immer wieder ganz zurückbildet. Es gelingt meist mit täglichem manuellen Biegen, mit aktiver und passiver Gymnastik die X-Beinbildung allmählich wieder zu beseitigen.

Bleibt der Knickfuß des kleinen Kindes unbehandelt, wirkt die Schwere des überfütterten Körpers fortdauernd auf die bänder- und muskelschwachen Füße ein, so sehen wir in der zweiten Hälfte des Kindesalters, etwa im 7. bis 10. Jahre, eine neue Verschlimmerung des Knickfußes. Außerordentlich häufig führen uns in diesen Jahren Eltern ihre Kinder zu. Der Knickfuß ist jetzt viel deutlicher in die Erscheinung getreten, die inneren Knöchel stehen spitz innen vor und wetzen Löcher in die innere Seite des Stiefelschaftes, der Stiefel selbst ist nicht nur im

Schaft, sondern auch in seiner festen Fersenkappe, die dem einwärts drängenden Rückfuß nachgeben mußte, unheilbar verbogen. Oft klagen diese langgeschossenen Kinder trotz dieser Fußveränderung noch nicht über Schmerzen, mitunter aber über schnelle Ermüdung bei längeren Spaziergängen. Die Untersuchung findet in diesem Alter meist nichts anderes als einen *lockeren Knickfuß* (weak ankles, wie die Engländer sagen). Unter auffälliger Nachgiebigkeit, Schlaffheit und Lockerkeit der Gelenkbänder läßt sich der Fuß in die verschiedensten extremen Stellungen überführen, in Dorsal-, Plantar-, Ab- und Adduction, Pronation und Supination. Bei der Belastung sinkt er alsbald in Valgusstellung. Die Schlaffheit der Bänder, das Zeichen der konstitutionellen Schwäche des Stützgewebes, ist die Ursache dieser Erscheinung. Auch an anderen Gelenken finden wir in diesem Alter ähnliche Zeichen: Überstreckbarkeit der Ellenbogen- und Kniegelenke, lockere Handgelenke usw. Es ist der schnell wachsende Körper, dem es noch an Festigkeit des Bindegewebes, wie an Kraft der Muskeln fehlt.

f) Der Fuß im Adoleszentenalter.

In ihm treffen wir den contracten Knickplattfuß schon recht oft an. Es ist die dritte Periode häufigen Auftretens von Knickplattfußbeschwerden. In diesem Alter wirken vielfach eine Reihe von Schädigungen zusammen, um das Leiden entstehen zu lassen. Schnell gewachsene, dürftig genährte, muskel- und bänderschwache Menschen werden in einen Beruf gesteckt, der von ihnen ein überlanges Gehen und Stehen verlangt. In den Jahren der Lehre treffen wir dieses Leiden, bei den Bäckern, Schlossern, Verkäuferinnen, Dienstmädchen, Kellnern und Kellnerinnen usw. als Überlastungserkrankung der Füße, auf der Grundlage konstitutioneller Schwäche des Stützgewebes. Der spätere Hotelbesitzer hat seinen schmerzhaften Plattfuß schon als Pikkolo erworben. Die Patienten kommen in unsere Sprechstunde und klagen über Schmerzen an den Füßen, die oft so stark sind, daß sie sich kaum fortschleppen können. Die Füße sind geschwollen, um die Knöchel herum, am Fußrücken, am Vorfuß, sie schwitzen übermäßig. Es besteht ein Plano valgus, oft schon kontrakt, im vorderen oder in beiden unteren Sprunggelenken.

Man hat diesen Zustand den *entzündlichen fixierten Plattfuß* oder auch den Lehrlingsplattfuß genannt. Die Franzosen nennen diese Form „Tarsalgie des adolescents" (GOSSELIN). Das erste, was uns bei der Untersuchung auffällt, ist die Fixierung in den unteren Sprunggelenken in Pronationsstellung. Wollen wir den Fuß passiv in Supination bringen, so gelingt dies nicht, ja es tritt dabei unter lebhafteren Schmerzen eine noch stärkere Fixierung ein. Spastisch erregt springen die Sehnen der Pronatoren, des M. extensor digitorum comm. long. und der Peronei am Fußrücken drahthart gespannt äußerlich sichtbar vor und verhindern die Supination. Der Spannungszustand dieser Sehnen ist unter Umständen so stark, daß der Peroneus longus über den Fibulaknöchel nach vorn luxieren kann. Sie halten zunächst den Rückfuß d. h. vor allem das Fersenbein in Valgusstellung fest, aber in diesem Stadium können sie auch den Vorfuß, der in Abduction gezogen wurde, in Pronation bringen. Denn der M. peroneus longus, der ein wichtiger Pronator ist, pflegt gleichzeitig wie sein sonst etwas anders gearteter Zwillingsbruder, der M. peroneus brevis, in starker reflektorischer Spannung zu sein und macht seinen pronatorischen Einfluß auf den Vorfuß geltend. Dadurch ist oft der äußere Fußrand im ganzen hochgezogen. Hier kann man von einer reinen Pronationskontraktur des Knickplattfußes sprechen. Im Laufe der Entwicklung tritt eine wesentliche Änderung ein, über die ich in dem Kapitel von der Mechanik des Knickplattfußes spreche. Je stärker der Vorfuß in Abduktion geraten ist, um so mehr wird auch der ursprünglich supinatorisch wirkende M. tibialis anticus durch veränderte Zugrichtung zum Pronator und beteiligt sich an der spastischen Zusammenziehung. Die spastische Contractur dieser Muskeln schränkt auch die Plantarflexion des Fußes ein. Das Längsgewölbe ist im ersten Stadium meist noch nicht oder nicht wesentlich eingesunken, man kann deshalb oft nur von einem Pes valgus contractus reden. Der Zustand kann nur einen Fuß oder alle beide betreffen.

Eine eigentliche Entzündung besteht allerdings nicht. In Narkose pflegen im Anfangsstadium des Leidens die Spasmen der Muskeln zu schwinden. Man hat deshalb von einer muskulären Fixation gesprochen.

Wie erklären wir uns diesen Zustand? LORENZ hat in das Talo-navicular-Gelenk etwas Novokain-Adrenalinlösung eingespritzt und danach die Spastizität zurückgehen sehen. Das heißt, daß in diesem Gelenk, das für den Knickplattfußmechanismus eine große Rolle spielt, ein Reizzustand besteht, der reflektorisch zu einer Fixierung des Gelenks durch die Muskulatur Veranlassung gegeben hat. Diese Reizung ist durch die Überlastung des Fußes, vor allem durch zu langes Stehen im Beruf, durch das Mißverhältnis zwischen Tragkraft der Gewebe und Belastung entstanden. Auf den Mechanismus selbst gehe ich später ein.

Die rein muskuläre Fixation des ersten Stadiums geht allmählich bei längerem Bestehen des Zustandes in die *ligamentär-kapsuläre Fixation* über. Durch dauernde Annäherung von Ursprung und Ansatz der Muskeln und Ansatzstellen der Bänder und Kapselteile kommt es zur sekundären Verkürzung und Schrumpfung derselben: die Contractur wird härter. Sie geht auch in Narkose nicht mehr zurück. Erst durch mehr oder weniger gewaltsames Redressieren kann man sie lösen.

Das dritte Stadium ist das der *knöchernen Bewegungshemmung*, wo durch deformierende Prozesse in den Gelenken des allmählich weiter fortgeschrittenen Plattfußes mit Zackenbildung, Knorpelusuren usw. Hemmungen knöcherner Natur entstehen, die später ausführlich zu schildern sind. Dieser Zustand tritt mit Sicherheit ohne zweckmäßige rechtzeitige Behandlung beim spastischen Knickplattfuß des Adoleszenten allmählich ein. Die schwersten deformierten Plattfüße des späteren Alters gehen auf diesen Lehrlingsplattfuß zurück. Schon im Adoleszentenalter können osteophytäre Zacken an den einander gegenüberstehenden oberen lateralen Rändern von Naviculare und Talus als Folge des Drucks und der Pressung durch die Verschiebung der Knochen gegeneinander entstehen. Auch Deformierungen der Knochen der Fußwurzel, wie die keilförmigen des Naviculare, mit unterer Basis durch die Einpressung zwischen Talus und 1. Keilbein, sehen wir schon ausgebildet.

g) Der Fuß im Erwachsenenalter.

Das Mißverhältnis zwischen Belastung und Festigkeit des Fußes macht sich im Leben des Erwachsenen aus den allerverschiedensten Gründen nur allzu häufig geltend und bedroht infolge der Beschwerden beim Gehen und Stehen vielfach direkt die Erwerbsfähigkeit. Oft handelt es sich um die Folgezustände eines in der Kindheit oder Pubertät erworbenen Knickplattfußleidens, das sich unter der ständigen übergroßen Belastung verschlimmert, oft aber hatten diese Kranken in der Kindheit angeblich nie etwas mit den Füßen zu tun. Mit einem Male treten Beschwerden am Fuße oder sonst irgendwo am Bein, an der Wade, am Oberschenkel, in der Hüfte, ja im Kreuz auf, die besonders stark bei längerem Stehen in Erscheinung treten. Anfangs sind diese Schmerzen nur angedeutet, der Kranke ermüdet schneller, er vermeidet das längere Stehen, die Beine werden schwer. Am Abend sind die Menschen froh, wenn sie zur Ruhe kommen, aber auch in der

Nacht erholen sich oft die angestrengten Beine nicht genügend, Muskelkrämpfe im Schlafe stören die Nachtruhe, und mit nicht ausgeruhten Füßen und Beinen muß die Arbeit des nächsten Tages wieder begonnen werden.

Wie dies die Lehrlinge und Verkäuferinnen betrifft, die mit der konstitutionellen Schwäche des Stützgewebes ihres Alters durch übermäßiges berufliches Stehen zu ihren Fußbeschwerden kommen, so macht sich dies auch bei der Hausfrau geltend, die in das Schwabenalter eingetreten ist und durch größere Korpulenz einen Teil ihrer Elastizität verloren hat. Durch vieles Stehen im Haushalt, beim Kochen, Waschen, Bügeln und dem Hin und Her auf dem ebenen harten Boden überanstrengt sie ihre Füße oft außerordentlich. Man kann die schlechten Füße der Hausfrauen direkt als eine Art Berufskrankheit bezeichnen. Unsere Füße sind nicht in erster Linie für langes Stehen bestimmt und gebaut. Oft stecken sie nach weit verbreiteter Hausfrauen- und Köchinnensitte den halben oder ganzen Tag ohne jede Stütze in den bequemen, absatzlosen, weichen und nachgiebigen Hausschuhen. Diese Mißhandlung lassen sich die Füße nicht auf die Dauer gefallen. Mit Recht gilt das Wort Beely[8] von den getreuen Dienern, deren Wert erst dann erkannt wird, wenn sie ihren Dienst versagen und einen dann auf Schritt und Tritt an ihre Existenz erinnern. Der ebene, harte, unnachgiebige und unelastische Boden (Parkett, Fließen, Beton) wirkt mit seinem Gegendruck wie im Experiment ausspannend und dehnend auf den aufgesetzten belasteten Fuß. Der unebene Boden, der höckerige oder elastische Boden, wie in Wiese oder Wald, läßt den Fuß mit gewissen Teilen beim Gehen einsinken und mildert den Stoß beim Aufsetzen. Der Fuß kann sich dem wechselnd gestalteten, unebenen Boden immer wieder anpassen, so daß immer wieder andere Muskeln innerviert, andere Bänder beansprucht werden. Beim Begehen und Bestehen des ebenen und harten Bodens werden aber immer die gleichen Punkte des Fußes gedrückt und gepreßt, die gleichen Bänder gedehnt, die gleichen Muskeln beansprucht. Dies ist die Ursache schneller Ermüdung, während der Wechsel in der Beanspruchung der verschiedenen Teile des Fußes eine wesentlich geringere Anstrengung bedeutet. Ja das Gehen auf elastischem Boden, in Wald oder Wiese ist für übermüdete, schmerzende Senkfüße zur Übung direkt zu raten, während ihnen das Pflastertreten und -stehen energisch zu verbieten ist. Oft treten die Senkfußschmerzen wie gesagt bei Menschen auf, die schon in der Jugend „schwache Füße" gehabt haben, oft aber trifft es auch solche, die bis dahin nichts von ihren Füßen wußten, die auf einmal mehr als sonst in Haushalt oder Geschäft stehen mußten, oder die zu schwer geworden sind und die Pflege ihrer Muskeln vernachlässigen, oder andere wieder, die jetzt unter den Folgen einer nicht geraden Beinachse durch ein aus der Kindheit mit ins spätere Leben übernommenes O-Bein zu leiden haben. Jetzt rächt sich die Leichtigkeit, mit der die Eltern dem Rate kluger Frauen der Nachbarschaft folgten, statt dem eines verständigen Arztes, der ihnen ans Herz legte, die O-Beine des Kindes rechtzeitig gerade richten zu lassen.

Oft sieht man diese Fußkranken, wenn sie im Laden oder auf der Straßenbahn länger stehen müssen, auf der Außenkante der Füße stehen, was ihnen für kurze Zeit ein Ausruhen und eine Erleichterung bringt. Auch fällt ihnen auf, daß sie auf einem abschüssigen Trottoir, auf das sie den kranken Fuß schief, d. h. in Supination aufsetzen, besser gehen. Aus den unangenehmen Empfindungen werden aber bald wirkliche Schmerzen, stechender, brennender, bohrender Art an den verschiedensten Stellen des Fußes oder Beins. Vor allem am inneren oder äußeren Knöchel, an der Unterseite der Ferse, im Gewölbe, am Ballen, an den Zehen, am Ansatz der Achillessehne, am Fußrücken oder Rist usw. Man begreift, daß die Vielheit der Beschwerden gern zu einer falschen Diagnose verleiten kann. Um so sorgfältiger muß die Untersuchung sein. Oft schmerzen die ersten Schritte beim Aufstehen nach längerem Sitzen am meisten, was mehr für einen arthritischen oder arthrotischen Prozeß am Fuße sprechen kann, oft treten die Schmerzen erst nach längerem Gehen auf. Senkfußschmerzen werden im allgemeinen nur oder wenigstens am stärksten bei Belastung geklagt und sie pflegen in der Ruhe eher zu verschwinden. Viele Kranke gehen im festen Stiefel besser als im leichten Hausschuh, und alle geben an, daß sie draußen, auf unebenem Gelände oder auf weicherem Boden sich viel wohler fühlen und viel besser zu Fuß sind als in der Stadt auf dem ebenen, harten Straßenpflaster. Eine Ausnahme davon macht wieder der arthrotische Fuß, der auf unebenem höckerigen Boden unter den dabei erfolgenden kleinen Zerrungen der Gelenkweichteile leidet. Vielen wird das Gehen zu einer wahren Last und Qual, und sie vermeiden es, soviel sie können. Durch den Mangel an Bewegung vermehrt sich aber gerade ihr Körpergewicht noch mehr, was wiederum für die Füße eine stärkere Belastung bedeutet.

Oft wandern sie als Gicht- und Rheumatismuskranke von Bad zu Bad, von Arzt zu Arzt, bis sie richtig erkannt und von ihren Beschwerden befreit werden.

Während der zweiten Hälfte der *Schwangerschaft* und nach dem Wochenbett sehen wir unter der Einwirkung des vermehrten Körpergewichts, der allgemeinen Muskelerschlaffung und der Rückverlagerung des Schwerpunktes des Körpers nach hinten während der Schwangerschaft, mit stärkerer Belastung der Fersen und des ganzen hinteren Teils des Fußes oft erhebliche Fuß- und Beinschmerzen auftreten, die ebenfalls als Überlastungserscheinungen zu deuten sind. Zudem werden die Beine während der Schwangerschaft ebenso wie beim Hängebauch des Fettleibigen zur besseren Stütze des Körpers mehr gespreizt und außengedreht aufgesetzt, was die Valgusstellung der Füße vermehrt. Die Franzosen GAUTIER und TISSIER haben schon früher darauf aufmerksam gemacht.

Das reifere Alter, d. h. die Zeit nach dem 40. Lebensjahr bis zum Ende des Klimakteriums ist in vieler Hinsicht eine kritische Periode des Lebens, besonders bei der Frau, aber auch in gewisser Weise beim Mann. SCHEDE hat den Haltungsverfall in dieser Zeit eingehend beschrieben und auf die Beziehungen zwischen der Haltung des Rumpfes und der Füße hingewiesen. Insbesondere ist es die in diesem Alter als Folge unzweckmäßiger Lebensweise, ungenügender körperlicher Betätigung, zu viel und zu gut Essen und Trinken, bei vielen eintretende Körperfülle, der übermäßige Fettansatz bei schlecht ausgebildeter und ungepflegter Muskulatur, was zu Haltungsfehlern einerseits und zu Überlastung der Füße andererseits führt. Freilich will ich nicht alle Schuld auf die Menschen selbst laden, das Klimakterium bringt so einschneidende Umstellungen der Körperfunktionen mit sich, die nicht ohne Einfluß auf den gesamten Organismus sind. Der Ausfall der inneren Drüsen wirkt hier sehr wesentlich mit. Gerade in diesem Alter aber muß der Mensch den sonst eintretenden zu frühen Verfallserscheinungen entgegenwirken. Mit den schlechten leistungsschwachen Muskeln der Beine bilden sich außerdem Störungen der Blutzirkulation in ihnen aus, Stauungen, Zunahme der Krampfadern, die zu den Belastungsschmerzen der Füße weitere Beschwerden in den Beinen, vor allem ein Schweregefühl hinzufügen. Die bei Fettleibigkeit und Muskelschlaffheit, vor allem der Bauchmuskeln, herabgesetzte Atemtätigkeit steigert die Zirkulationsstörungen in den Beinen noch mehr. Ein verhängnisvoller Kreislauf ist hier vorhanden, den der Fußarzt mit berücksichtigen muß, wenn er seiner Aufgabe gerecht werden will.

Einzelne *Berufe* sind von Überlastungsbeschwerden besonders betroffen, wie ich oben schon kurz erwähnte. Man hat vom Plattfuß des Zahnarztes gesprochen. Auch der operierende Arzt, der Lehrer, der Schreiner sind häufig betroffen. Beim Schreiner beobachtete ich öfter folgenden offenbar charakteristischen Befund: der linke Fuß zeigte häufig einen deutlichen Knickplattfuß, während der rechte

Fuß umgekehrt eine Art Hohlfußbildung mit Adduction des Vorfußes aufwies. Beim Hobeln setzt der Schreiner das linke Bein stark nach auswärts gedreht nach vorn auf, den rechten Fuß hält er zurück. Beim Hobeln geht er nun mit dem linken vorgesetzten Fuß etwas in Kniebeuge, wobei eine betonte Valgusstellung des Fußes entsteht, während der rechte Fuß sich leicht auf den Zehen erhebt.

Die *Untersuchung* muß sehr gründlich geschehen. Sie muß Fuß und Bein in den Bereich ihrer Prüfung ziehen und immer die physiologische Bewegungseinheit im Auge behalten, die im ganzen Bein besteht. Bei der Untersuchung lassen wir möglichst das ganze Bein frei machen und untersuchen den Fuß *belastet und unbelastet*. Wir stellen fest, ob bei der Belastung eine Knickfußstellung eintritt, ob das Gewölbe wesentlich einsinkt und wie der Patient den Fuß beim Gehen aufsetzt, besonders ob er stark auswärts dreht. Am unbelasteten Fuß betrachten wir genau die ganze Form des Fußes, ob er mehr zum Plattfuß- oder mehr zum Hohlfußtypus gehört, ob der Fuß schwitzt, die Haut Blasen zeigt, ob Krampfadern im Gewölbe oder am Fußrücken zu sehen, ob Schwellungen vorhanden sind, Verkrümmungen der Zehen, ob die Längsachse des Fußes gerade oder abgeknickt ist und wie die einzelnen Teile des Fußes sich zueinander verhalten, ob eine Supinationsabductionsstellung des Vorfußes gegenüber dem Rückfuß vorhanden ist. Wir betrachten dann den Unterschenkel, prüfen, ob die Achse gerade oder im Sinne des O- oder X-Beins abgeknickt ist und werfen einen Blick auf das Knie, an dem häufig Verdickungen bestehen. Dann prüfen wir unter Befragen Druck- oder Schmerzpunkte am Fuß und Bein und untersuchen die Beweglichkeit des Fußes und Beins in ihren verschiedenen Gelenken: Dorsal-Plantarflexion im Talo-crural-Gelenk (Verkürzung der Achillessehne!), Pro- und Supination, Ab- und Adduction in den unteren Sprunggelenken, Dorsal- und Plantarflexion der Zehen in den Grundgelenken, Beweglichkeit des Kniegelenks.

Über die *Differentialdiagnose* zu verschiedenen Erkrankungen einige Worte. Es kommen hier meist rheumatische, gichtische, tuberkulöse Gelenkprozesse, und es kommt die Ischias in Betracht. Alle diese Leiden verursachen dem Patienten auch in unbelastetem Zustand, im Bett, während der Ruhe mehr oder weniger Schmerzen. Die typische *Gicht* tritt bekanntlich anfallsweise auf und macht ein hochgradig geschwollenes Fuß- oder Großzehengelenk mit Rötung, Glanz und Hitze und oft unerträglichen Schmerzen, so daß nicht die leiseste Berührung, nicht einmal der Druck der Bettdecke vertragen wird.

Nicht ganz einfach ist immer die Erkennung des frühen Stadiums der *Fußwurzeltuberkulose*, da sie mit unbestimmten Schmerzen, Druckpunkten und Schwellungen einhergehen kann, wie auch der beginnende entzündliche Knickplattfuß. Eine teigige umschriebene Schwellung über einigen Fußwurzelknochen mit sehr starker Druckempfindlichkeit und auch nachts fortdauernden Schmerzen ist für Tuberkulose verdächtig. Cuboid, Cuneiformia, Naviculare und vor allem der Calcaneus sind gern der Sitz tuberkulöser Herderkrankungen. Im Zweifelsfall müssen wir das Röntgenbild zu Hilfe nehmen, und zwar ein Vergleichsbild beider Seiten, um aus Verwaschenheit der spongiösen Struktur, allgemeiner Atrophie der Knochen, aus unscharfer wie ausgefaserter, ausgefressener Knochenbegrenzung oder gar Destruktionsprozessen im Innern des Knochens, wie bei Herderkrankung des Calcaneus, die Diagnose der Tuberkulose zu sichern. Im Zweifelsfall werden wir auch von Tuberkulinproben Gebrauch machen, wenn auch absolut sichere Ergebnisse damit nicht immer zu erzielen sind.

Die *Ischias* zeigt außer den auch im Liegen vorhandenen, oft, aber nicht immer in der Wärme gesteigerten Schmerzen im ganzen Bein, vor allem die Beteiligung der Nervenwurzeln in Gesäß und Rücken, die Druckempfindlichkeit des Nervenstamms vom Gesäß an bis herunter zum Fuß, wobei in Kniekehle und hinter dem Fibulaköpfchen eine besondere Empfindlichkeit besteht. Ferner sind die durch das ganze Bein bis in die Sohle herunter ziehenden Schmerzen und schließlich der Spannungsschmerz im Nerven beim LASEGUEschen Versuch charakteristisch.

Von der Arthritis und Arthrose der Gelenke der unteren Extremität als häufiger Ursache von Fuß- und Beinbeschwerden habe ich in besonderen Abschnitten gesprochen, ebenso von den Folgen schlecht geheilter Knöchelbrüche für die Belastung des Fußes.

h) Der Senkfuß des Erwachsenen.

Bei den statischen Fußbeschwerden des Erwachsenenalters handelt es sich um zwei große Gruppen von Veränderungen des Fußes. Die eine kann man als Fußsenkung oder *Senkfuß* bezeichnen, von SCHANZ unter dem Begriff der *Fußinsuffizienz* zusammengefaßt. Man hat oft gefragt, welcher Unterschied zwischen einem Senkfuß und einem Plattfuß besteht. Kein wesentlicher, nur ein gradueller. Entweder steht der Knickfuß im Vordergrund oder es ist schon ein Knickplattfuß, den wir feststellen können. Die anatomischen und röntgenologisch festzustellenden Veränderungen sind in dieser Gruppe geringerer Art. Wir finden eine Abflachung des Längsgewölbes bei der Belastung, wir stellen einen *Spreizfuß* an der Verbreiterung der Vorfußgegend fest, aber alle diese Formveränderungen sind mit der Hand ohne weiteres wieder zurückzubringen und auszugleichen. Wir sprechen vom lockeren nicht fixierten Senk- oder Knickplattfuß des Erwachsenen, bedingt durch Muskelschwäche, Bänderlockerung und Überlastung. Im Gefolge dieser Vorgänge stellen sich sekundäre Gewebsveränderungen ein: Schwellungszustände in Sehnenscheiden, um die Gelenke herum, Härten in der überbeanspruchten Unterschenkelmuskulatur. Auch die Wucherungen des parartikulären Fettgewebes in der Knöchelgegend gehören hierher. Über sie habe ich besonders geschrieben. Die Beseitigung dieser Beschwerden gelingt in den meisten Fällen, wenn die Anordnungen richtig befolgt werden.

i) Der contracte Plattfuß.

Eine ganz andere Prognose haben die in ihrem Wesen sehr verschiedenen Fälle der zweiten großen Gruppe. Diese Gruppe wird gekennzeichnet durch das Bestehen von *Contracturen* im Fußgefüge. Einesteils handelt es sich bei diesen Fällen um die Auswirkungen eines entweder schon angeborenen Plattfußes, wie wir ihn oben besprochen haben, oder eines in der Adoleszenz erworbenen schweren Deformierungsprozesses des Fußes im Sinne des Knickplattfußes. Ist er auch nicht allzu häufig, so sehen wir ihn doch immerhin noch oft genug.

k) Der schwer deformierte Plattfuß.

In seinen Skeletveränderungen, wie sie aus Röntgenbildern und an nach Form zusammengesetzten Plattfußskeleten zu studieren sind, zeigt der voll ausgebildete *schwer deformierte Plattfuß* des Erwachsenen ein charakteristisches und verhältnismäßig gut bekanntes Bild. Wir wollen es zunächst betrachten. Vor allem fällt sofort die plantare Senkung des vorderen Abschnitts des Fersenbeins auf, das Tuber calcanei ragt hinten in die Luft, wie wenn es von der Achillessehne hochgezogen wäre, es ist nicht mehr hinterer Stützpunkt des Fußes. Dieser ist auf den vorderen Abschnitt des Fersenbeins oder die vor diesem liegenden Fußwurzelknochen übergegangen. Gleichzeitig ist das Fersenbein mit seinem hinteren

Abschnitt stark nach lateral abgewichen. Abb. 36a und b zeigt neben einem normalen Fußskelet einen schwer deformierten Plattfuß von rückwärts. Sofort springt die starke Verschiebung des Tuber calcanei nach lateral gegenüber der Tibia in die Augen. Während normalerweise das Lot von der Mitte der oberen Tibiakondylen die Mitte des unteren Tibiaendes schneidet und von da durch die mediale Hälfte des hinteren Calcaneusabschnitts fällt, geht es hier fast 1 cm nach innen vom inneren Rande des Tuber calcanei zu Boden. Während der Calcaneus bei der Entstehung und Ausbildung des Plattfußes in ausgesprochener Pronation oder Valgusstellung steht, richtet er sich im Laufe des Deformierungsprozesses wieder etwas auf, aber er wandert nach lateral. Man sieht hier auch deutlich die Lage des Talus zum Calcaneus: beim normalen Fuß sitzt der Talus annähernd waagrecht auf dem Rücken des Calcaneus, beim Plattfuß ist er von der durch die Senkung und Drehung jetzt schräg nach innen abfallenden Rückenfläche des Calcaneus nach innen abgerutscht und mit diesem nach unten gesunken.

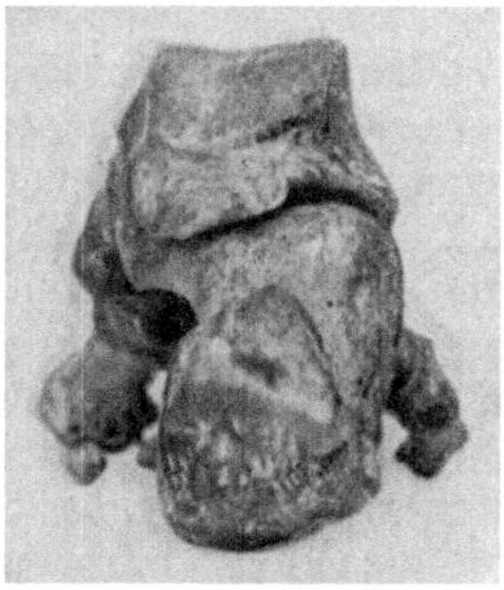

a

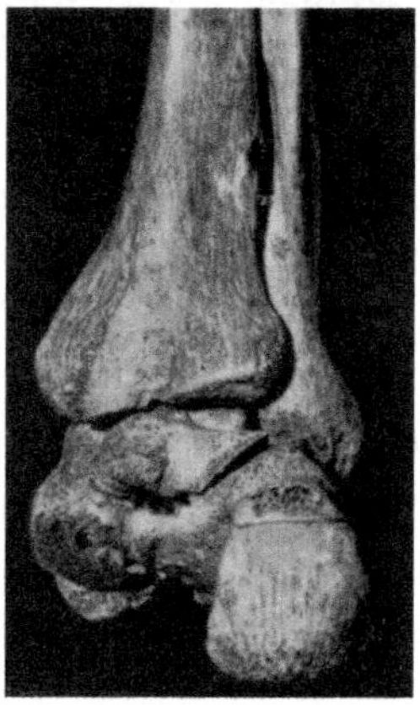

b

Abb. 36a und b. Rückfuß von hinten des normalen Fußes a, und des schwer deformierten Plattfußes b. (H. VIRCHOW.)

Das sehen wir vor allem bei Betrachtung der inneren Seite des Fußes. Langgestreckt liegt der Fuß, an dem ein gewölbeartiger Bau nicht zu erkennen ist, dem Boden auf, langgestreckt liegt der sonst schräg nach vorn oben gerichtete Calcaneus vor uns. Der Calcaneus ist aber nicht nur in seiner Lage, sondern auch in seiner Form verändert, er ist mit seinem vorderen Abschnitt nach sohlenwärts verbogen. Der Talus ist mit ihm zu Boden gesunken und zum Teil von ihm abgeglitten. Sein Processus lateralis ist in hochgradigen Fällen ganz erheblich auf ihm nach medial verschoben, so daß ein fast kleinfingerbreiter Streifen der Calcaneusoberfläche unbenutzt frei liegt. Es ist dies die Stelle, gegen die sich nun die Spitze der Fibula anstemmt und hier durch Druck und Reibung eine förmliche Gelenkpfanne schafft. Mit seinem Kopf ist der Talus nach einwärts gewendet und schaut mit seiner Rundung nach unten und innen. Es hat eine Verbiegung des Talus in seinem Halsabschnitt stattgefunden. Infolge Verbreiterung des Knochens ist die Halseinschnürung des Talus oft fast völlig verschwunden. Der Taluskopf artikuliert nicht mehr mit dem Naviculare, seine Gelenkfläche sieht frei mit ihrem Knorpelbelag, der durch die Ausschaltung aus seiner Funktion gelitten hat und verfällt, nach innen und unten. Der Taluskopf ragt oft erheblich weiter nach innen vor als die Spitze des inneren Knöchels, dessen senkrechte Projektion normalerweise weiter nach innen wie die seinige fallen sollte. Er stellt so den am weitesten nach innen gelegenen Punkt des inneren Fußrandes dar. Mit seinem Abgleiten nach innen und unten hat er das Sustentaculum tali des Calcaneus herabgedrückt. Verbreitert ragt es weit nach innen vor. Das Naviculare ist mit dem Talus in die Tiefe gezogen worden und bildet oft den tiefsten Punkt der Sohle, gewissermaßen den hinteren Stützpunkt des Fußes. Es ist aber außerdem abgeglitten vom Taluskopf und nach lateral gewandert infolge der lateralen Abduction des Vorfußes, die im Talo-navicular-Gelenk beginnt. Sein Platz ist jetzt an der lateralen Ecke des Kopfes und der lateralen Seite des Halses. Hier sind an den einander gegenüberliegenden dorsalen Rändern von Talus und Naviculare, stärker am Talus ausgeprägt, breite, dorsal vorstehende, wulstartige Knochenleisten entstanden, die im seitlichen Röntgenbild als dorsale Exostose erscheinen. Hier pflegt auch beim unbelasteten Fuß ein Spalt zu klaffen

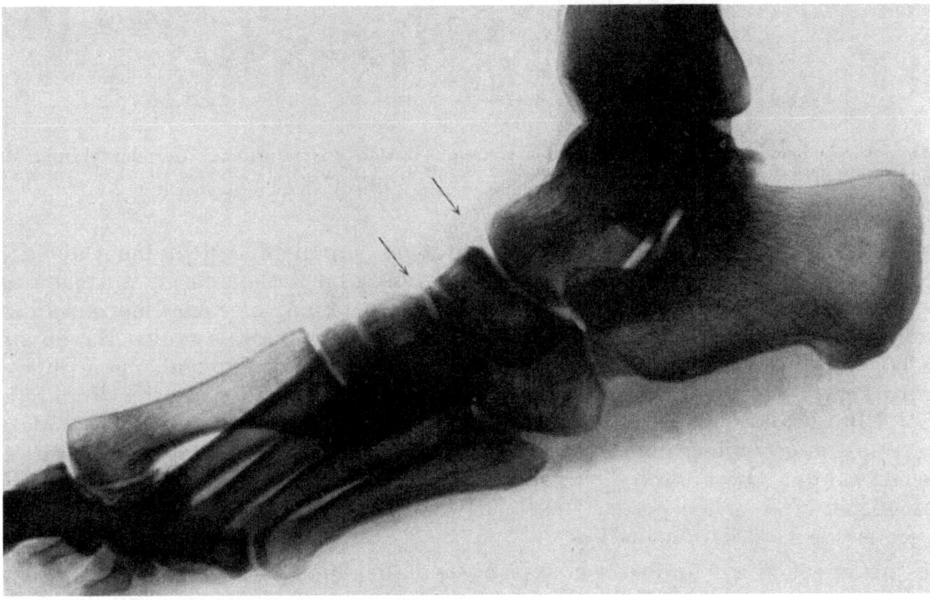

Abb. 37. Dorsale supinatorische Aufbiegung des 1. Strahls beim Knickplattfuß. Knick zwischen Talus und Naviculare und zwischen diesem und 1. Keilbein.

(Abb. 37, 38). Das Naviculare ist in querer Richtung keilförmig umgestaltet, lateral schmäler als medial. Gegenüber dem plantar gesunkenen Naviculare sind die Keilbeine wieder mehr aufwärts, dorsalwärts gerichtet, sie schließen sich unter einem Knick an. In den 3 Keilbeinen ist der Charakter des queren Tarsalbogens erhalten geblieben. An das aufgebogene 1. Keilbein schließt sich nach vorn das 1. Metatarsale ebenfalls stark aufwärts gebogen an, so daß der 1. Strahl wie in der Luft steht und eine Berührung seines Metatarsalköpfchens mit dem Boden nicht möglich erscheint. Die große Zehe ist je nachdem in Halluxvalgusablenkung nach lateral gezogen, immer proniert verdreht, oder sie steht in plantarer Flexion in ihrem Grundgelenk, wie um den Boden wieder zu erreichen. Der vordere Stützpunkt liegt nicht mehr im Köpfchen des 1. Mittelfußknochens, weil dieses dorsal verlagert ist.

Betrachten wir das Plattfußskelet von der Außenseite her, so sehen wir auch hier keinen Gewölbebogen mehr. Durch eine Verschiebung des Cuboid plantarwärts, das der Lageänderung des Calcaneus folgte, ist der äußere Fußbogen aufgehoben, dessen Scheitelpunkt oder Schlußstein es bildete. Wie der Calcaneus hat es sich ebenfalls im Sinne der Pronation gedreht. Damit aber hat der tarsale Querbogen, von dem wir vorhin sprachen, eine wesentliche Änderung erfahren.

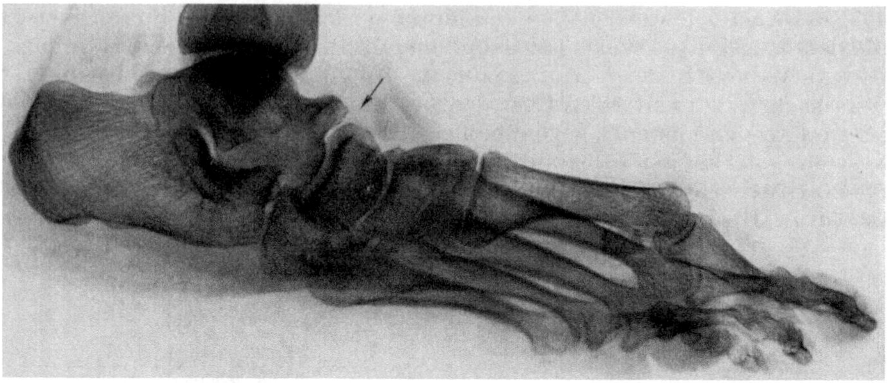

Abb. 38. Schwerer deformierter Knickplattfuß mit starker supinatorischer Dorsalaufbiegung des 1. Strahls und sekundärer plantarer Beugecontractur der großen Zehe. Dorsale Exostose am Talus und Spalte zwischen Talus und Naviculare (Pfeil). (Eigene Beobachtung.)

Während er normal von außen her mit dem supiniert gerichteten Cuboid in einem gleichmäßigen dorsalkonvexen Bogen bis zum 2. Cuneiforme ansteigt, um mit dem 1. sich wieder plantar zu wenden (Abb. 4 und 5), erscheint hier am Plattfuß der Bogen durch die Pronationsdrehung des Cuboid am lateralen Rande aufgebogen. Womit diese Lageänderung des Cuboid zusammenhängen dürfte, wird später zu besprechen sein. Es kann in schweren Fällen tiefster Punkt der Sohle des Fußes sein. Je tiefer es gesunken ist, um so mehr kann auch das 5. Metatarsale ihm gegenüber dorsalwärts aufgebogen sein, wie das Skelet in Abb. 40, 41 zeigt, bei dem die Fußsohle einen walzen- oder schaukelartigen Eindruck macht. Möglicherweise gehen gerade diese schwerst deformierten Füße auf die angeborene Plattfußbildung zurück.

Meist sehen wir in diesen hochgradigen Fällen eine ausgesprochene *Einwärtstorsion der Malleolengabel*, die den Talus mit sich nach einwärts genommen hat und wobei der innere Knöchel weiter nach rückwärts steht als der äußere. Abb. 42 zeigt die Verdrehung der Querachsen der Sprunggelenke zu denen der Kniegelenke, an hochgradig deformierten Plattfußskeleten. Auf die statische Bedeutung der pathologischen Torsion habe ich an anderer Stelle hingewiesen. BRANDT hat die Torsionsfrage der unteren Extremität sorgfältig studiert und die Drehstellung der Malleolen zur Knöchelachse eindrucksvoll in Abb. 43 beim Plattfuß, normalen Fuß, Hohlfuß und Klumpfuß dargestellt.

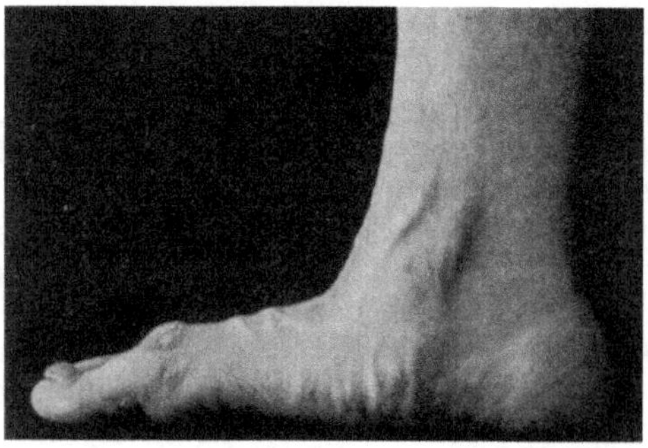

Abb. 39. Bild des Fußes von Abb. 38.

Diese schwersten Fälle von Knickplattfuß zeigen auch meist zahlreiche Randzacken oder Osteophyten an den gegenüberliegenden Rändern der einzelnen

Fußwurzelknochen, als Ausdruck von Druck, Pressung, Reibung unter der Einwirkung der Belastung und des ihr entsprechenden Gegendrucks des Bodens, der den Vorfuß gegen den Rückfuß aufwärts preßt und abzuknicken sucht.

Die schwersten Veränderungen liegen im Rückfuß. Durch die Verschiebung des Calcaneus nach lateral und des Talus nach medial ist eine Verschiebung des Rückfußes gegenüber der Knöchelgabel auch insofern eingetreten, als die Projektion der Knöchelspitzen auf die Unterstützungsebene sich geändert hat. Während normalerweise das Lot der Knöchelspitzen immer außerhalb des Fußrandes fällt, das des inneren etwas nach innen, das des äußeren etwas nach außen von demselben, während beim schlaffen Knickfuß die Projektion des inneren Knöchels nach innen vom inneren Fußrand, die des äußeren Knöchels nicht

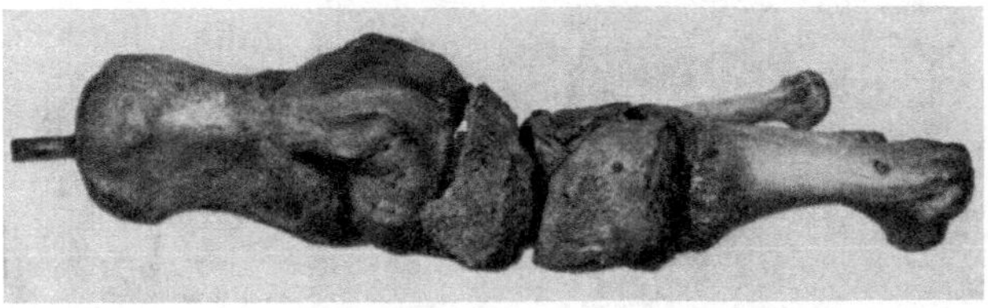

Abb. 40. Hochgradiger Pes plano-valgus von der Innenseite gesehen. Der Calcaneus liegt langgestreckt am Boden, sein hinterer Fortsatz ragt in die Luft, sein vorderer ist zum hinteren Stützpunkt des Fußes geworden. Die Innendrehung-Pronation ist deutlich zu sehen. Mit ihm hat sich auch der Talus einwärts gedreht und ist mit seinem Kopf nach abwärts gewandert. Der Vorfuß ist nach aufwärts gebogen und supiniert gegenüber dem Rückfuß. Das Naviculare ist keilförmig deformiert und am Talus in die Höhe geschoben, so daß es nicht mehr mit der Gelenkfläche des Taluskopfes in Verbindung steht, sondern auf dem Rücken des Taluskopfes, der seinerseits nach abwärts verbogen ist, reitet. Das 1. Keilbein ist etwas am Naviculare in die Höhe geschoben. Während es an der Dorsalseite gegen das Naviculare anpreßt und an seiner Deformierung mitgewirkt haben dürfte, klafft der plantare Gelenkspalt zwischen beiden Knochen. Tiefster Punkt des medialen Gewölbebogens ist das Naviculare. Ein eigentliches Gewölbe besteht nicht mehr. So ist auch das Köpfchen des 1. Os metatarsale nicht mehr Fußpunkt des Gewölbes. Das 1. Os metatarsale ist nicht mehr plantarwärts geneigt, sondern dorsalwärts verschoben.

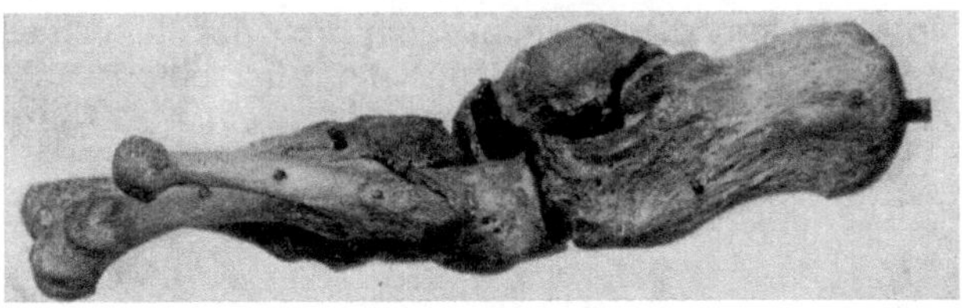

Abb. 41. Derselbe Fuß von der Außenseite gesehen. Auch der äußere Gewölbebogen ist aufgehoben. Das Cuboid ist tiefster Punkt der Sohle geworden. An den gegenüberliegenden dorsalen Rändern von Cuboid und Calcaneus sind Osteophyten offenbar durch Druck entstanden. Das Os metatarsale 5 ist stark dorsalwärts verschoben, sein Köpfchen ist daher nicht mehr vorderer Stützpunkt des Fußes. Es steht wesentlich höher als die Köpfchen der Ossa metatarsalia 4, 3 und 2.

selten nach innen vom äußeren Fußrand, also innerhalb der Fußunterstützungsfläche fällt, sehen wir bei schwer deformierten Füßen nicht selten die Projektion beider Knöchel, des inneren wie des äußeren in den Bereich der Unterstützungsfläche hinein fallen, d. h. die des inneren Knöchels nach außen vom inneren Fußrand, weil der Taluskopf so stark nach innen vorgeschoben ist, während der äußere Knöchel nach innen vom äußeren Fußrand fällt, weil der Calcaneus so weit nach außen verschoben ist. Der äußere Knöchel ist in solchen Fällen im Relief des Seitenkonturs des Fußes verschwunden (Messung der Projektion Abb. 53). Praktisch hat dies Verhalten die Folge, daß die Knöchel, vor allem der laterale, sich in die Knochen der Fußwurzel mit ihrer Spitze hineinpressen, in Talus und Calcaneus hinein, die an solchen Skeleten erhebliche Druckspuren zeigen, während im Leben hier oft spätere Beschwerden bei der Belastung geklagt werden.

Die *klinischen Symptome* dieser schweren Formen sind Bewegungseinschränkung des Fußes, unelastischer Gang und Schmerzen beim Gehen und Stehen. Durch die arthrotisch-deformierenden Veränderungen in den kleinen Gelenken des Fußes und die starke Verschiebung und Veränderung wichtiger Gelenke ist die Einschränkung der Bewegungsfähigkeit leicht verständlich. Die kleinen Gelenke sind zum Teil verödet, die Knochen durch die Zacken an ihren Rändern miteinander verhakt und verschränkt. Während die Dorsalflexion relativ unbehindert ist, zeigt sich die Plantarflexion infolge der Aufbiegung des Vorfußes sehr beschränkt. Daß die Supination ganz ausgefallen ist infolge der Verschiebung im Talo-navicular-Gelenk ist auch klar. Die Pronation ist auch beschränkt, tritt aber infolge der pronatorischen Verlagerung des Rückfußes nicht so in Erscheinung. Der Gang ist unelastisch und mühsam. Aus dem elastischen federnden Hebel des normalen Fußes ist eine breite, in sich fast unbewegliche Platte geworden. Der Gang gleicht nicht mehr dem Abrollen einer Schraubentour, die mit dem Aufsetzen des Fußes auf der lateralen hinteren Seite beginnt und allmählich nach innen vorn verläuft, sondern es ist das Aufsetzen und Abheben

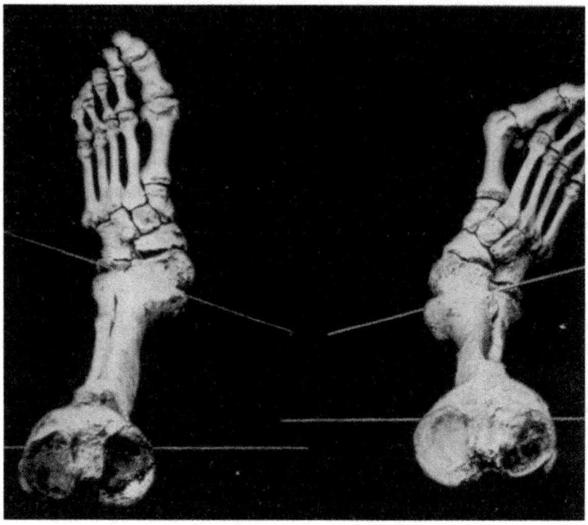

Abb. 42. Stellung der Querachsen der Kniegelenke zu den Querachsen der Sprunggelenke bei leichtem O-Bein mit Einwärtstorsion des unteren Tibiaendes und schwer deformiertem Plattfuß mit Abduction des Vorfußes. (Eigene Beobachtung.)

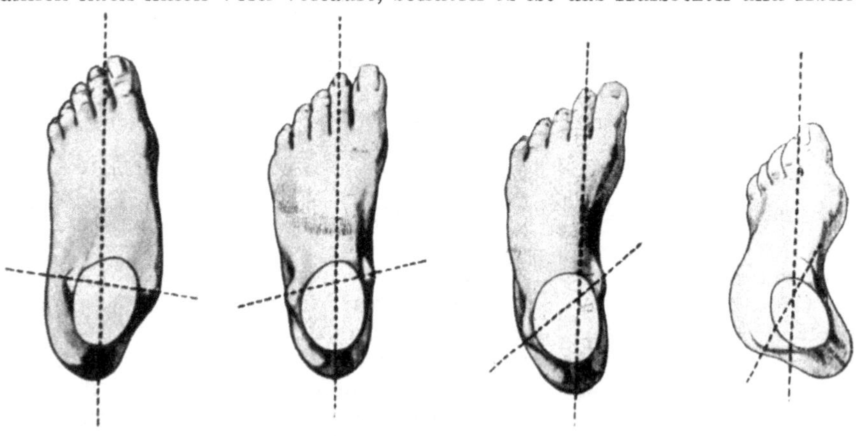

Abb. 43. Drehstellung der Malleolen zur Längsachse des Fußes. a Knickplattfuß (Einwärtsdrehung). b Normaler Fuß. c Hohlfuß. d Klumpfuß (extreme Auswärtsdrehung). (BRANDT.)

einer starren Platte infolge der Verödung vor allem des unteren Sprunggelenks. In ihm finden beim normalen Gehen ständig die notwendigen seitlichen Bewegungen und die Drehungen statt, die die Anpassung an den Boden vermitteln.

Der Gang ist nicht nur mühsam, er ist auch schmerzhaft, vor allem durch die arthrotischen Prozesse in den Gelenken. Mit auswärts gedrehten Füßen, wobei die Auswärtsdrehung zum Teil wenigstens durch die Abduction des Vorfußes geschieht, watscheln diese bedauernswerten Menschen, schon von weitem an ihrem Gang erkennbar, durchs Leben. Viele haben sich mit diesem Ausgang abgefunden. Denn je mehr ein solcher Fuß versteift, um so mehr lassen auch die Schmerzen nach. Immer aber bleibt die frühzeitige Ermüdung durch die übermäßige Anstrengung infolge des Fehlens der Federung.

Ich habe an den Anfang der Schilderung des contracten Plattfußes die schwerste Form gestellt, weil an ihr die charakteristischen und typischen Veränderungen am deutlichsten und sinnfälligsten ausgesprochen sind. Das Leben zeigt uns nun glücklicherweise nicht immer oder nicht am häufigsten diese extremen Grade, die auf angeborene oder in der Adoleszenz erworbene Plattfußbildung zurückgehen. Schon in der Adoleszenz kann der Plattfuß derartig hohe Grade erreichen, die dann unaufhaltsam unter der Einwirkung der Berufsbelastung fortzuschreiten pflegen.

l) Die Contractur des vorderen unteren Sprunggelenks.

Ich will nun eine Contracturform schildern, die ich seinerzeit als *Contractur des vorderen unteren Sprunggelenks*, wenn dieser Ausdruck erlaubt ist, bezeichnet und erklärt habe. Sie war noch wenig bekannt und beachtet. In der Literatur war sie nicht beschrieben. Sie besteht darin, daß das sogenannte *hintere untere Sprunggelenk, das Talo-calcaneal-Gelenk frei beweglich ist*, während das *vordere untere Sprunggelenk*, das Talo-navicular-Gelenk, fixiert ist. Weil das hintere untere Sprunggelenk frei beweglich ist, wird diese Contracturform, die gar nicht so selten zu sehen ist, oft übersehen. Und doch ist ihre Erkennung praktisch von großer Bedeutung, weil bei rechtzeitiger Behandlung der Fuß geheilt werden kann. Oft sieht man diese Patienten von Arzt zu Arzt wandern, und der sogenannte Knickfuß will sich trotz Einlagen, Plattfußstiefeln, Verbänden und Gymnastik nicht bessern.

Bei der Untersuchung eines Fußkranken prüfe ich immer auch die Beweglichkeit in den verschiedenen Fußgelenken. Von besonderer Bedeutung ist für mich beim *sogenannten lockeren Knickfuß*, der sich bei Belastung stark nach innen umlegt, die Prüfung der Beweglichkeit im Talo-navicular-Gelenk geworden, d. h. die Feststellung der möglichen *Adduction*, *Pronation* und *Plantarflexion des 1. Strahls*. Die Prüfung dieser Bewegungen wird oft oberflächlich und unrichtig vorgenommen. Das ist der Grund dafür, daß eine Einschränkung der Beweglichkeit in diesem Gelenk nicht gefunden wird. Wenn wir den Fuß im ganzen mit der Hand supinieren oder vom Patienten supinieren lassen, finden wir diese Einschränkung nicht, dabei kantet einfach der Fuß im ganzen. Es ist notwendig, den unbelasteten Fuß in die Hand zu nehmen und die lockere Knickfußstellung auszugleichen, was durch Druck gegen die Außenseite des Fersenbeins ohne weiteres möglich ist. Wir halten nun die in Mittelstellung gebrachte Ferse mit der einen Hand fest (am besten die linke Ferse mit der linken Hand) und suchen nun mit der anderen, der rechten Hand, den Vorfuß in Adduction und den 1. Strahl in Pronation und Plantarflexion zu überführen. Wenn dies nicht gelingt, besteht *eine Contractur im vorderen unteren Sprunggelenk, d. h. im Talo-navicular-Gelenk.*

In welcher Stellung befindet sich hierbei der 1. Strahl? Wir sehen gegen die Spitze des vor uns gehaltenen Fußes und stellen fest, daß der mediale Fußrand höher als der laterale steht, mit anderen Worten, daß der *Vorfuß sich hierbei in einer Supinationsstellung zum Rückfuß* befindet. Diese Supinationsstellung ist nicht ausgleichbar, sie ist fixiert. Das ist die Contractur des vorderen unteren Sprunggelenks. Nur dieses ist fixiert, das Talo-calcaneal-Gelenk ist dabei noch frei beweglich. Betrachten wir einen solchen Fuß im seitlichen Röntgenbild (Abb. 37 oder 38), so sehen wir nur die dorsale Aufbiegung des 1. Strahls. Und wenn der Patient den Fuß aufsetzt und geht, sehen wir auch nichts mehr von dieser Contractur, weil der Mensch ja nicht gut auf der lateralen Fußkante zu gehen vermag, während der mediale Fußrand, d. h. der 1. Strahl hochsteht. Nur der Klumpfuß geht so und die Primaten, allerdings vermögen sie mit dieser Fußstellung nicht sehr ausdauernd aufrecht zu gehen. Der Mensch muß den Vorfuß *plantigrad* aufsetzen, d. h. äußeren Fußrand und Großzehenballen zur Berührung mit dem Boden bringen. Er sucht also auch bei Versteifung im vorderen unteren Sprunggelenk, d. h. bei Supinationsdorsalflektionscontractur des 1. Strahls diesen vorn mit dem Metatarsalköpfchen zu Boden zu bringen. Das ist ihm aber nur möglich durch stärkere Valgusdrehung des Rückfußes. Wir sehen also beim Gehen solcher Patienten nichts weiter als einen starken Pes valgus. Je länger dieser Zustand der Contractur besteht, um so stärker wird unter der Einwirkung der Belastung

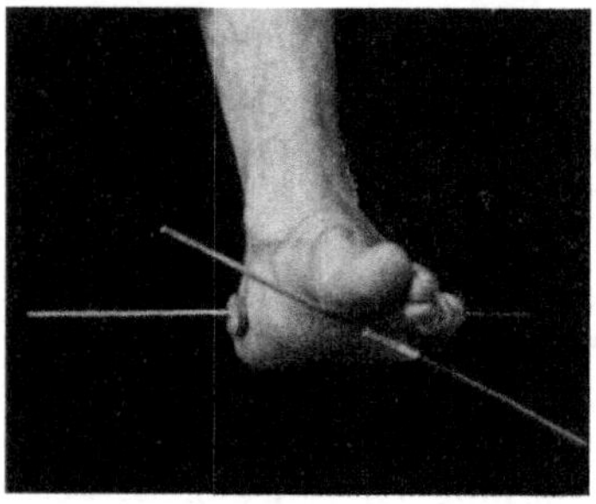

a

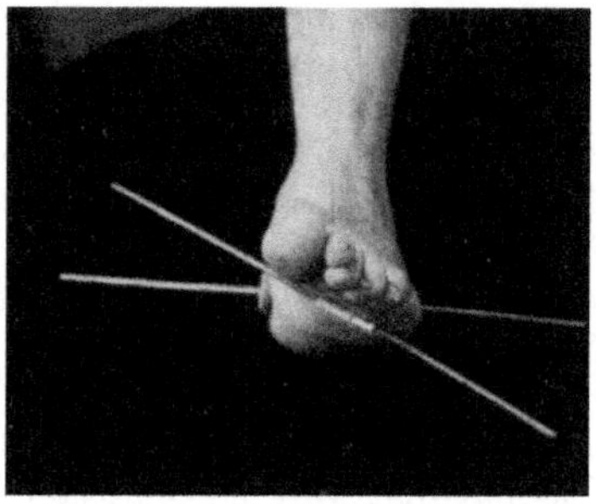

b

Abb. 44. Verdrehung von Vorfuß gegen Rückfuß.

die gegenseitige Verdrehung von Vorfuß zu Rückfuß. Die Deformität nimmt zu. Allmählich wird auch das hintere untere Sprunggelenk, das Talo-calcaneal-Gelenk mehr und mehr durch die Valgusverschiebung deformiert und büßt an seiner Beweglichkeit ein, auch in ihm entsteht eine Contractur, so daß dann beide untere Sprunggelenke fixiert sind. Abb. 44 zeigt einen solchen unbelasteten Fuß, an dem ich mit angeklebten Stäbchen die Richtung des Vorfußes zum Rückfuß deutlich zu machen versucht habe, hier steht der Großzehenballen höher wie der äußere Fußrand, wenn die Ferse gerade gerichtet steht. Dies ist das typische Bild des fertigen Knickplattfußes mittleren Grades. Wenn die älteren Forscher auf dem Fußgebiet, so noch Hoffa den Plattfuß den „*Sammelbegriff aller Pronationsdeformitäten* des Fußes, vom geschwächten, unter abnormer Inanspruchnahme einsinkenden Fuß bis zum contracten fixierten Plattfuß, jener Fußdeformität, welche den Fuß in pronierter, abduzierter Stellung fixiert“ nannten, so sehen wir aus den obigen Darlegungen, daß diese Definition des Knickplattfußes als einer Pronationsdeformität nicht ausreichend ist. Sie besagt nicht alles, sie kann sich nur auf eine besondere später zu besprechende Abart beziehen. Nur in den Fällen, wo eine Umstellung des *ganzen Fußes*, Vor- und Rückfußes, zum Unterschenkel in Valgusstellung in Betracht kommt, kann man von einer reinen Pronationscontractur sprechen. Dies betrifft aber eigentlich nur die oben erwähnten contracten Adoleszentenfüße, die durch spastische Contractur der pronatorischen Muskeln fixiert sind, und zwar vor allem des M. peroneus longus, der durch

Plantarflexion des 1. Fußstrahls ein Tiefertreten des medialen Fußrandes gegenüber dem lateralen bewirkt.

Im übrigen aber wollen wir daran festhalten, daß der Fuß nichts Starres, Ungegliedertes ist, sondern mit seinen wichtigen und kompliziert gebauten Gelenken eine feine und vielfache Gliederung aufweist, die den etwas verwickelten Deformierungsvorgang bedingt. BRANDT hat diese Verdrehung des Vorfußes gegen den Rückfuß sehr anschaulich in Abb. 45 dargestellt. Er zeigt in a den normalen Fuß in aktiver Pronationshaltung, in b den Pes valgus belastet, man sieht die Ferse in Valgusstellung abgewichen, der Vorfuß steht scheinbar gerade, horizontal. In c ist dieser Valgus korrigiert, die Ferse steht gerade, aber der Vorfuß kommt in relative Supination zum Rückfuß, so daß der Großzehenballen höher steht.

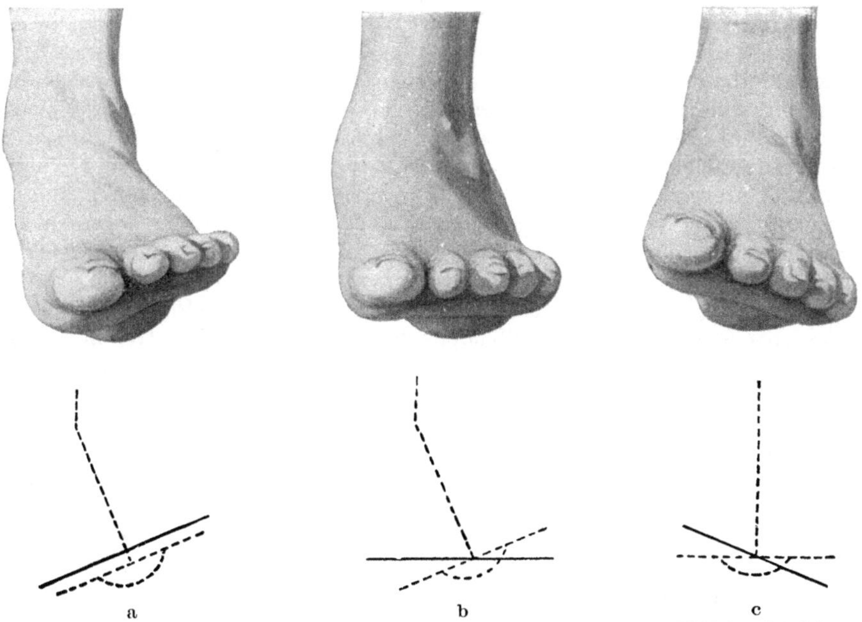

Abb. 45. a Normaler Fuß proniert. Schräger pronatorischer Verlauf der Mittelfußköpfchenreihe, der Großzehenballen steht tiefer. b Pes valgus in Belastungsstellung. Pronation der Ferse. Mittelfußköpfchenreihe horizontal. c Pes valgus. Valgusstellung korrigiert, der Großzehenballen steht höher (relative Vorfußsupination). (BRANDT.)

Wir pflegen deshalb hinsichtlich dieser Torsionsverhältnisse den contracten Knickplattfuß richtiger als einen Pes postice pronatus, antice supinatus zu bezeichnen. Wir verdanken die Einsicht in diese gelenkmechanischen Zusammenhänge vor allem STRASSER. Von Orthopäden hat sie zuerst SEMELEDER richtig gesehen, v. BAEYER 1912 erwähnt. Gleichzeitig haben später BÖHLER und ich diese Vorgänge klar und deutlich herausgestellt und in das Bewußtsein gehoben. Auch WITTEK besaß klare Einsicht in diese Zusammenhänge. Eine richtige Vorstellung von ihnen ist aber unerläßlich für die Behandlung, sowohl für die konservative als die operative, wie wir noch sehen werden. STRASSER sagt in seinem Lehrbuch vom normalen Fuß: „Die Fußplatte erscheint gleich einem Bande gedreht, und zwar im Sinne der Einwärtstorsion der vorderen Teile gegenüber den hinteren. Während die 5 Strahlen im Zehenteil rückwärts bis zu den Metatarsusköpfchen *horizontal nebeneinander* liegen, zeigt sich an der CHOPARTschen Trennungsfläche das vordere Ende des Talus nach oben und innen vom vorderen Ende des Calcaneus gelegen. Nach rückwärts davon schickt der Calcaneus einen Fortsatz (Sustentaculum tali) unter das vordere Ende (Kopf) des Talus nach innen. Nach hinten davon aber legt sich der Talus lateralwärts verbreitert (Taluskörper) über die Mitte des Calcaneuskörpers (Verschränkung)." Diese am normalen Fuß ausgesprochene Torsionskonstruktion wird beim Knickplattfußprozeß genau in ihr Gegenteil umgekehrt. Wir sehen vor allem beim werdenden Knickplattfuß diese Verhältnisse deutlich. Ist die Deformation des Fußes an ihrem Endziele angelangt, liegen alle Knochen des Fußgerüsts platt nebeneinander am Boden, dann sind die Spuren der Torsion und Detorsion wieder ganz verwischt. Höchstens besteht noch eine reine dorsale Aufbiegung des 1. Strahls oder des 5. Strahls, des Pes reflexus HERMANN V. MEYERs, gegenüber den zu tiefst liegenden Fußwurzelknochen der Fußmitte, Naviculare, Cuneiforme I und Cuboid.

Wie kommt die Contractur zustande? Bei der Untersuchung des Bänderpräparats des Plattfußes sehen wir bei der Torsion-Detorsion des Fußes besonders an den Drehpunkten eine Aufdrehung oder Torsion der Gelenkbänder bzw. der Gelenkkapsel, soweit man von einer solchen sprechen kann. Diese unter der Belastung entstehende Verdrehung der Bänder bedeutet eine Irritierung derselben und verursacht Beschwerden. Außer den Veränderungen an den Bändern haben wir auch der Gelenkflächen zu gedenken. Normale Gelenke sind kongruent (PREISERs Untersuchungen). Die sie zusammensetzenden Knochen passen genau ineinander. Durch Verschiebungen der Knochen gegeneinander kommen andere, nicht dazu vorgesehene und dazu geformte Knochenflächen miteinander in Berührung, es entsteht eine *Gelenkflächeninkongruenz.* Der Knorpelbelag reibt und scheuert sich ab, der Knochen wird deformiert. Auch diese Vorgänge gehen nicht ohne Beschwerden einher. Deshalb sucht der Mensch alle solche Gelenke möglichst ruhig zu stellen. Er fixiert sie mit reflektorischem Spasmus entsprechender Muskeln, beim Plano-valgus der Pronatoren (vor allem des Extensor digit. communis, der Peronei, mitunter bei schwerer Deformation sogar des Tibialis anticus). Die reflektorisch spastische Fixation bezeichnet meist nur das schmerzhafte Anfangsstadium der Contractur. In diesem Stadium machte LORENZ den eindeutigen oben erwähnten Versuch der Injektion einer Cocainlösung ins Talonavicular-Gelenk mit dem Erfolg einer Lösung der Spasmen. Besteht die Deformität weiter, so bleiben die medialen ausgedehnten Bänder gedehnt, während die an der lateralen Seite der Gelenke liegenden Bänder, deren Ansatzpunkte einander genähert sind, sich verkürzen müssen. Hierdurch festigt sich die Deformität durch endgültige Fixierung. Beim Redressieren treten uns diese geschrumpften Bänder als Hindernisse in den Weg, und wir hören sie bei unseren lösenden Manipulationen einreißen. Die einmal eingeleitete Deformität bleibt in der Regel nicht dauernd auf derselben Stufe stehen. Von selbst geht sie wohl niemals zurück, sie verschlechtert sich mehr und mehr. Wie auf der schiefen Ebene rutschen die Steine des Fußbaues mehr und mehr voneinander ab. Die Contractur des vorderen unteren Sprunggelenks zieht mit der Zeit durch die oben gezeichnete nachteilige Wirkung auf den pronierten Rückfuß eine Vermehrung der Valgusstellung desselben nach sich, die allmählich zur Contractur auch des hinteren unteren Sprunggelenkes führen kann und oft genug führt. Dann ist das Bild des in beiden unteren Sprunggelenken fixierten und contracten Knickplattfußes fertig. So sehen wir die *Contractur des vorderen unteren Sprunggelenks als die Vorstufe des in beiden Sprunggelenken contracten Knickplattfußes an.*

m) Der Werdegang des Knickplattfußes.

Der lockere Knickfuß des Kleinkindes, von dem wir ausgingen, war nichts anderes als die Übertreibung der normalen Pronation des Rückfußes bei der Belastung, die bei jedem Fuße in gewissen durch Muskel- und Bänderhemmung gesicherten Grenzen eintritt. Die Ferse kommt in Valgusstellung und der innere Knöchel tritt stärker vor. Wirkt die schädliche Überlastung bei unzureichendem Widerstand dauernd ein, so treten charakteristische Veränderungen im Gefüge der Knochen und Gelenke des Fußes auf.

Unsere Anschauungen stützen sich im allgemeinen vor allem auf die klassischen Arbeiten von Hermann v. Meyer und Adolf Lorenz unter den älteren Forschern, sowie der Anatomen Strasser, Fick und Braus unter den jüngeren. Bei der Belastung des muskel- und bänderschwachen Fußes kommt es zu einer Einwärtsdrehung der Knöchelgabel, welche den in ihr unverrückbar festgehaltenen Talus mit sich in diese Einwärtsdrehung nimmt. Bei dieser Einwärtsdrehung kommt es auch zu einer plantaren Senkung des vorderen Abschnitts des Talus. Diese Drehung gegenüber der übrigen Fußwurzel erfolgt um eine schiefliegende Achse, welche von der inneren Seite der oberen Fläche des Talushalses in die Mitte des unteren Randes der hinteren Fläche des Calcaneus geht. Der Kopf des Talus wird hierbei nach innen und unten bewegt. Dies ist nur möglich, wenn gleichzeitig der unter dem Talus liegende Calcaneus in Valgusbewegung ausweicht, was unter der Wirkung des Drucks von oben und des Gegendrucks des Bodens von unten her geschieht. Auch der Calcaneus dreht sich um seine schräge Längsachse in die Pronation, was Hermann v. Meyer schon richtig erkannt hatte. Er nahm an, daß schon eine geringe Überdrehung des Talus nach innen genügt, um die Schwerlinie nach innen von der Großzehenlinie zu werfen und damit die Einleitung zur Valgusstellung des Fußes gegenüber dem Talus zu geben.

Zum Verständnis des verwickelten Entstehungsprozesses des Knickplattfußes ist ein Wort über Bau und Funktion des sogenannten unteren Sprunggelenks notwendig. Der Talus sitzt mit einer konkaven Gelenkfläche auf dem konvex gestalteten Rücken des Calcaneus. Dieses Talo-calcaneal-Gelenk wird von den Anatomen das untere hintere Sprunggelenk genannt. Die Articulatio talo-calcaneo-navicularis geht unter dem Namen des vorderen unteren Sprunggelenks. Beide Teile, das vordere und hintere, sind in ihren Bewegungen zwangsläufig aneinander gebunden. Verschiebungen in dem einen rufen Veränderungen in dem anderen hervor. So ist eine Bewegung des Calcaneus gegenüber dem Talus nicht möglich, ohne daß gleichzeitig auch im Talo-navicular-Gelenk eine Bewegung stattfindet, die das fest mit dem Calcaneus durch das sehr starke Pfannenband zusammenhängende Naviculare zusammen mit dem Calcaneus ausführt. Andererseits ist in dieser Bewegung auch eine selbständige Bewegung des Naviculare gegenüber dem Calcaneus eingeschlossen. Diese letztere ist wieder mit abhängig bzw. verknüpft mit den allerdings nicht sehr erheblichen Bewegungen im Gelenk zwischen Calcaneus und Cuboid. *Es besteht im ganzen Fuß keine völlig selbständige und unabhängige Bewegung in einem einzelnen Gelenk, sondern Verschiebungen des einen Knochens ziehen unweigerlich Verschiebungen anderer nach sich.* Es besteht eine gegenseitige Bedingtheit der Bewegungen der Teile. Die beiden unteren Sprunggelenke gestatten eine Veränderung des subtalaren Fußteils gegenüber dem Sprungbein und zwar in der Hauptsache durch eine *Drehung um ihre schräge Längsachse*, die von hinten unten lateral nach vorn oben medial durch Calcaneus und Talus hindurchgeht. Bei Belastung kann der normale Fuß in diesen beiden unteren Sprunggelenken oder Drehgelenken sowohl nach innen wie nach außen geneigt werden. An die normale Funktion dieser unteren Sprunggelenke ist die seitliche Bewegung des Fußes, auf der die elastische Abwicklung beim Gehen wesentlich mit beruht, geknüpft.

Im normalen Fuß sind nun *Hemmungsvorrichtungen* vorhanden, die der durch die Belastung bewirkten Neigung zur Verschiebung der hinteren Fußwurzelknochen entgegenwirken. Es sind dies die oben schon erwähnten festen Bandverbindungen zwischen denselben. Werden diese durch eine Verletzung gezerrt oder durch Überlastung allmählich gedehnt, so ist eine Verschiebung des Talus gegenüber dem Calcaneus möglich. In schweren fortgeschrittenen Fällen bleibt es aber nicht bei dieser Lageveränderung der Knochen gegeneinander, sondern es entstehen auch sekundäre Formveränderungen der Knochen durch Druckatrophie. Wir haben sie oben bei der Schilderung des contracten Plattfußes bereits kennengelernt. Immer stärker wirkt der Druck der Belastung auf den Talus ein, unter dem sich der schief liegende Calcaneus immer mehr nach der Seite verschiebt. Der Talus drückt innen auf das Sustentaculum tali und drückt damit wieder den Calcaneus mehr und mehr nach außen. Dieser weicht aber auch mit seinem vorderen Abschnitt nach plantar aus, wodurch wiederum der Taluskopf sich noch mehr zu Boden senkt.

Mit dem Calcaneus steht vorn außen das Cuboid in fester Bandverbindung. Es wird mit dem Calcaneus proniert und mit ihm plantarwärts gezogen. Mit dem Calcaneus ist auch das Naviculare durch das erwähnte feste zum Teil knorpelige Pfannenband verbunden und dadurch von seinen Lageveränderungen abhängig. Dieses Band überbrückt das unten offene Dreieck zwischen Calcaneus und Naviculare, es zieht vom Sustentaculum tali des Calcaneus zum Naviculare und bildet eine Art Gelenkpfanne für den Taluskopf. Dieser trifft bei seiner Verschiebung gegen dieses Pfannenband und bohrt bzw. schraubt sich in diesen Zwischenraum förmlich ein, wie um die beiden Knochen voneinander zu trennen. Aber er trifft auch gegen den medialen Schenkel des Lig. deltoideum, der von der Tibia zum Naviculare geht und sucht ihn zu dehnen. Der pronierte und vorn plantar flektierte Calcaneus zieht mit seiner Abwärts- und Seitwärtsbewegung auch das an ihn gefesselte Naviculare mit sich, so daß dieses sich senkt, sich lateral verschiebt und leicht proniert wird. Sehr stark ist aber die pronatorische Drehung des Naviculare nicht, weil schon von Anfang des Deformierungsprozesses an ein weiterer Faktor in den Prozeß wirksam eingegriffen hat, der *Gegendruck des Bodens, der vom Vorfuß her einwirkt.*

Der Gegendruck des Bodens, dem Körpergewicht gleich und ihm entgegenwirkend, hat schon an der beschriebenen Lageverschiebung der Wurzelknochen des Rückfußes seinen Anteil gehabt. Vom Vorfuß her wirkt der Gegendruck des Bodens bei der Abwicklung des Fußes vom Boden in folgender Weise. Er erfaßt den Fuß an Zehen und Metatarsalköpfchen und drückt ihn von hier aus in eine Richtung, die der dem Drucke der Körperlast von oben her entgegengesetzt ist. Er drängt den Vorfuß, der schon durch die Verschiebung des Rückfußes an sich in relative Abduction zu diesem geraten ist, noch weiter lateralwärts, da er an der medialen Seite des abduzierten Vorfußes angreift. Und vor allem drückt er ihn *aufwärts, dorsalwärts*, schon H. v. Meyer als Pes reflexus bekannt, und außerdem bringt er den medialen Fußstrahl in *relative Supination* gegenüber dem pronierten, plantarflektierten Rückfuß. Diese letztere Erkenntnis ist von der allergrößten Bedeutung für unsere Behandlung des Knickplattfußes geworden. Inwieweit der 1. Strahl als Teil des Vorfußes sich an dieser Gesamtverschiebung beteiligt oder noch selbständige Bewegungen ausführt, wird beim Spreizfuß noch zu erörtern sein. Der *Torsion des Rückfußes folgt die Detorsion des Vorfußes.* Die beiden Fußhälften werden so gegeneinander verschränkt. Die gedachten Querachsen von Rückfuß und Vorfuß, die wir im vorigen Abschnitt schon betrachtet haben, stehen so gegeneinander, daß der Innenrand des Vorfußes höher steht als der Außenrand.

In welchem Gelenk geht diese dorsale supinatorische Aufbiegung des 1. Strahls vor sich? In der Hauptsache wohl im Talo-navicular-Gelenk, welches durch den von oben rückwärts her eingeleiteten Verschiebungsprozeß durch die Lageveränderung von Taluskopf und Naviculare erheblich verändert wurde, aber auch in der Gelenkverbindung zwischen Kahnbein und 1. Keilbein findet ein Teil dieser Aufbiegung statt. Das ist auch aus Abb. 46 und anderen Bildern deutlich zu sehen. Knickartig ist oft der Vorfuß gegen den Rückfuß abgebogen.

Wie man an Bänderpräparaten des Fußes studieren kann, bewirkt diese Aufbiegung auch eine Torsion der Bänder zwischen diesen Gelenken, die wohl auch zum großen Teil die bekannten Schmerzen an diesen Gelenken verursachen dürfte. An sich ist ja der Spielraum, den diese kurzen straffen Bänder gestatten, nicht groß, aber auch eine geringere Aufdrehung der Bänder an diesen Gelenken gibt, in der Peripherie gesehen, einen beträchtlichen Ausschlag.

Im Grunde ist die supinatorische Dorsalaufbiegung eine Art kompensatorischer Vorgang, an denen die Natur ja reich ist. Auch andere Veränderungen am Fuße sind wohl, wenigstens zum Teil, als Kompensationen aufzufassen: als Ausgleich der Pronation des Rückfußes die Abduction des Vorfußes, bzw. des Vordertarsus, an die sich eine Abduction des Metatarsus und an diese wieder eine Abduction der Zehen anschließen kann. Für alle diese Vorgänge sind allerdings auch Wirkungen der Muskeln verantwortlich zu machen. Die Längsachse des Fußes kann in solchen Fällen sogar 3mal geknickt sein (Abb. 47, 48, 49).

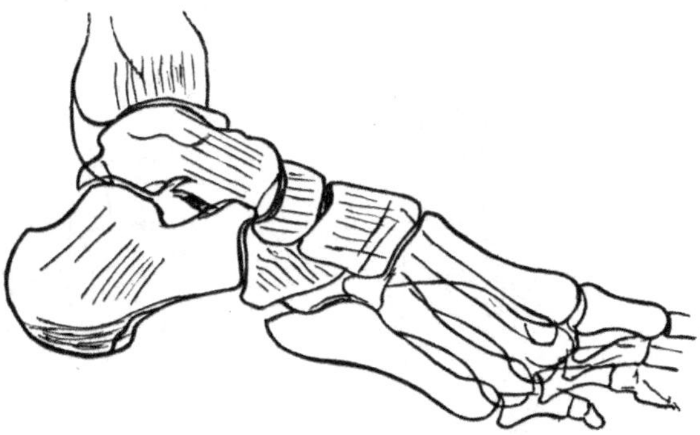

Abb. 46. Supinatorische Aufbiegung des Vorfußes bei Contractur des vorderen unteren Sprunggelenks bei Pes valgus. Man sieht insbesondere die Abflachung des medialen Gewölbebogens durch die Aufbiegung des 1. Fußstrahls. (Eigene Beobachtung.)

Das Naviculare liegt an der Stelle, wo die beiden Kräfte zusammenstoßen, die pronatorische Drehung von hinten und die supinatorische Gegendrehung von vorn her. Eine Mittelstellung dieses Knochens zwischen Außen- und Innendrehung ist meist die Folge. Oft wird es am Taluskopf, der plantar medial gesenkt ist, zusammen mit dem Vorfuß in die Höhe geschoben, oft überwiegt die Abduction des Vorfußes und das Naviculare ist am Taluskopf vorbei nach lateral abgewichen und liegt an der lateralen Seite des Taluskopfes und Talushalses, oft ist es tiefster Punkt der Sohle. Dadurch wird es zum Fixpunkt für die Aufbiegung des Vorfußes.

Schon H. v. MEYER wies darauf hin, daß der Gedanke wohl nahe liege, daß diese Abknickung unter Klaffen der Gelenkspalten an der plantaren Seite des Fußes zustande komme, daß aber die Untersuchung dies nicht bestätigt habe. Die Gelenkspalten waren geschlossen. Und zwar deshalb, weil durch die langdauernde Druckwirkung die Fußwurzelknochen eine Gestaltsveränderung erfahren haben. Teils gehen bisherige Gelenkflächen zugrunde oder werden umgestaltet, teils wird die Form der Knochen selbst geändert. Von der Abknickung des vorderen Teils des Talus nach innen habe ich oben schon gesprochen, auch von der Durchbiegung des Calcaneus. Häufig zeigt auch das Cuboid eine dorsal konkave Gestalt, die durch Randwulstbildung gegenüber Calcaneus und Metatarsale 4 und 5 noch verstärkt erscheint.

Die beschriebenen Veränderungen haben unzweifelhaft eine *Aufhebung des medialen Längsgewölbes* zur Folge, wenn diese auch auf andere Weise entstanden ist, wie sie sich manche erklärt haben. Es ist nicht dem Einsturz eines Brückenbogens durch einen auf dessen Scheitel einwirkenden Belastungsdruck zu vergleichen, sondern ist ein ganz anderer und komplizierterer Vorgang: Die Senkung des Calcaneus einerseits, die Plantarwanderung des Taluskopfes und Naviculares andererseits haben den Aufbau des Gewölbebogens von rückwärts her zerstört. Und durch die Aufbiegung des 1. Strahls ist auch der vordere Stützpunkt dieses medialen Längsgewölbes verloren gegangen.

Die einzelnen Komponenten des ausgebildeten Knickplattfußes sind kurz zusammengefaßt: Die Valgität und Senkung des Fersenbeins, die mediale und plantare Verschiebung und Verbiegung des Sprungbeins, die Senkung und Pronation des Würfelbeins, die Senkung und laterale Verschiebung des Kahnbeins, die Aufbiegung des 1. Strahls in dorsaler und supinatorischer Richtung gegenüber dem Rückfuß. Durch diese Veränderungen ist das innere und das äußere Längsgewölbe

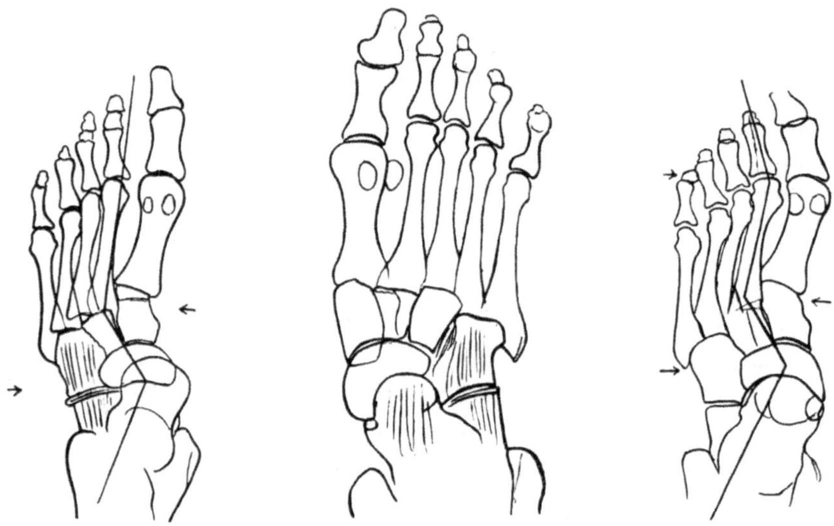

Abb. 47. Abb. 48. Abb. 49.

Abb. 47 bis 49. *Aufsichtsröntgenbilder contracter Knickplattfüße.*

Abb. 47. Röntgenbild eines hochgradigen Pes valgo-planus contractus mit zweifacher Knickung der Längsachse: an die mediale Verschiebung von Calcaneus und Talus schließt sich nach vorn eine laterale Abduction der vorderen Tarsalknochenreihe, an die sich wieder eine mediale Adduction des Vorfußes schließt. Das Naviculare ist plantar verschoben und deformiert.

Abb. 48. Röntgenbild des Pes valgo-planus in Aufsicht. Infolge der medialen Verschiebung des Calcaneus und Talus ist die laterale Abduction des Vorfußes entstanden, mit ihr ein leichter Hallux valgus mit lateraler Verlagerung des Flexor hallucis brevis (Sesambein im 1. Intermetatarsalraum). Durch die Anpressung des Cuboid gegen den Calcaneus sieht man hier leichte Osteophytbildung.

Abb. 49. Röntgenbild eines hochgradigen Pes valgo-planus contractus mit dreifacher Knickung der Längsachse: an die mediale Adduction des Vorfußes schließt sich noch eine laterale Abduction der Zehen.

eingesunken, das tarsale Quergewölbe am lateralen Fußrand aufgebogen, das metatarsale Quergewölbe eingesunken, der Vorfuß gegenüber dem Rückfuß abduziert.

n) Die Muskeln im Werdegang des Knickplattfußes.

Über die Rolle, welche sie bei diesem Leiden spielen, sind die Meinungen noch geteilt. Die einen machen allein die Bänder, andere allein die Muskeln verantwortlich, andere wiederum geraten leicht in die Versuchung, den Deformationsprozeß lediglich mit den Augen des Knochenpathologen und Röntgenologen anzusehen, andere wieder das Problem rein mechanisch erklären zu wollen. Sie vergessen dabei, daß das Stütz- und Bewegungswerkzeug, das der Fuß darstellt, seiner Aufgabe nicht gerecht werden könnte, wenn nicht vor allem die Muskeln in richtiger Weise arbeiten würden.

Den Muskeln als den Bewegern des Fußes in seinen einzelnen Gelenken und als den Haltern des Fußes in seinem kunstvollen Aufbau gebührt ohne Zweifel die vornehmste Stelle in dem gesamten Lebensprozeß des Fußes. Wir haben die Muskeln als Erhalter der normalen Form des Fußes und seiner Funktion kennengelernt, wir werden sie jetzt als Versager oder gar als Zerstörer zu würdigen haben. Dies Verhalten treffen wir auch sonst am menschlichen Körper an, wenn das normale, geordnete, aufeinander abgestimmte Zusammenspiel der einzelnen Muskeln und Muskelgruppen irgendwie gestört wird. Ein solches Moment erblicken wir am Fuße in einer Schwächung der supinatorischen Muskeln durch Überanstrengung, durch Überbelastung, und zwar beim Kinde, wenn der Knickplattfuß entsteht.

Zunächst sei an die anatomischen Untersuchungen HÜBSCHER[s] erinnert, der an 5 Unterschenkeln Plattfüßiger die 9 langen Unterschenkelmuskeln an Ursprung und Ansatz abtrennte, Volum und Gewicht jedes einzelnen Muskels bestimmte und das Prozentverhältnis zum Gesamtvolumen bzw. Gesamtgewicht berechnete. Es ergab sich folgendes: 1. der Triceps surae, normalerweise die Hälfte der Muskelmasse, zeigte ein wechselndes Verhalten, bald blieb er über, bald unter der Norm. 2. Der Tibialis posticus war in allen Fällen gegen die Erwartung kräftig entwickelt. 3. Der Flexor hallucis longus war in allen Fällen schmächtig entwickelt und blieb tief unter dem Niveau des normalen Beugers, er war $^1/_3$- bis $^1/_2$- bis $^2/_3$-mal kleiner als der Tibialis posticus, den er an Größe übertreffen sollte. 4. Der Flexor digit. commun. longus war nicht stärker als normal entwickelt. 5. und 6. Peroneus longus et brevis waren in sämtlichen Fällen schlecht entwickelt. 7. Tibialis anticus war in bester Verfassung, nur in 2 Fällen bestand eine kleine Minusdifferenz. 8. und 9. Extensor hall. longus und Extensor digit. commun. longus zeigten kein konstantes Verhalten, die meisten waren stärker entwickelt, 2 waren schwächer. HÜBSCHER schloß daraus, daß die HENKEsche Auffassung, daß beim Plattfuß eine allgemeine Muskelschwäche der Supinatoren bestehe, nicht richtig sei, da die quantitative Messung im Gegenteil eine überaus kräftige Entwicklung des vorderen und hinteren Schienbeinmuskels ergeben habe. Er sah in der Schwäche des Flexor hallucis longus ein wesentliches Moment in der Entstehung des Knickplattfußes. Er zeigte seine Wirkung an folgendem Experiment: Wenn man bei einem stehenden jugendlichen Individuum mit ausgesprochenem lockeren Pes valgus die große Zehe ergreift und sie mit kräftigem Ruck dorsalflektiert, so gerät der Fuß durch diese Anspannung des Flexor hallucis in Supinationsstellung. Er glaubte deshalb annehmen zu sollen, daß durch Einschränkung des Gebrauchs der großen Zehe, wie sie beim Gehen des Knickfüßigen über den inneren Fußrand bei unrichtig gebautem Schuh gegeben ist, allmählich eine Atrophie des Flexor hallucis longus eintritt.

Beobachtungen der Muskeln am lebenden funktionstätigen Fuß und die muskelphysiologischen und muskelmechanischen Arbeiten vor allem von FICK und BIESALSKI haben unsere Anschauungen über die Rolle der Muskeln im Plattfußprozeß geklärt. Wir können folgendes sagen: Der kräftigste Supinator des Rückfußes und Adductor des Vorfußes ist der *M. tibialis posticus*, was schon DUCHENNE in seinen exakten elektrophysiologischen Muskeluntersuchungen feststellte und was später vor allem auch H. v. MEYER betonte und was sich seitdem bei allen Untersuchungen und Beobachtungen immer erneut bestätigt hat. Ist er isoliert gelähmt oder traumatisch durchtrennt, so kommt es zum Knickfuß. Wie reimen sich nun die HÜBSCHERschen Befunde von besonders kräftiger Entwicklung des Tibialis posticus und auch anticus damit zusammen? HÜBSCHER untersuchte schwere Plattfüße *Erwachsener*. Wenn der Fuß unter der Belastung einsinkt, so versucht der Mensch instinktiv dieser Senkung aktiv entgegenzuwirken, d. h. durch Zusammenziehung der entsprechenden Muskeln das Gewölbe aufzurichten, er spannt also zunächst die Supinatoren an. Die Folge dieses lange Zeit fortgesetzten Kampfes gegen die Schwere ist nun nicht eine Schwächung dieser Muskeln, sondern gerade eine Stärkung. Es tritt eine *Arbeitshypertrophie der Supinatoren* ein, und das eben sehen wir beim Plattfuß des Erwachsenen. Darauf hat schon FICK hingewiesen. HÜBSCHER hat dies bei seinen Leichenuntersuchungen gesehen und gemessen, er hat es nur falsch gedeutet. Beim Kind mit seinen lockeren schlaffen Knickplattfüßen finden wir zunächst sicher eine Überdehnung dieser Muskeln, eine ausgesprochene Schwäche. So spricht deshalb mit Recht THOMSEN vom muskelstarken, aber bänderschwachen Plattfuß des Erwachsenen, d. h. dem Fuß, der beim Stehen durch Überdehnung der Bänder schmerzt und der beim Gehen besser funktiert. Die Funktion stärkt den Muskel. Darauf beruhen ja auch unsere Erfolge mit der zielbewußten Übungsbehandlung des Knickplattfußes.

Ob dem *M. flexor hallucis longus* letzten Endes eine so entscheidende Rolle zukommt, wie HÜBSCHER angenommen hat, erscheint infolgedessen fraglich. Sein Hebelarm für eine supinatorische Wirkung ist wesentlich geringer als der des Tibialis posticus. Zweifellos wird der Flexor hallucis longus im Lauf der Entwicklung des Plattfußes mehr und mehr ausgeschaltet. Durch die Aufbiegung des 1. Strahls muß seine Kraft mehr und mehr leiden, und seine Atrophie erscheint in diesem Lichte gesehen erklärt.

Die beiden *Peronei* werden bei Betrachtung des Knickplattfußes noch vielfach in ihrer Wirkung einander gleichgesetzt und doch besteht ein gewaltiger Unterschied zwischen ihnen. Während der Peroneus brevis als Pronator des Rückfußes und Abductor des Vorfußes ein ausgesprochener Plattfußmuskel ist, also zu den Zerstörern des normalen Fußgefüges gehört, sobald durch die Verschiebung der Fußknochen das Zusammenspiel der Muskeln gestört ist und er das Übergewicht erhält, hat sein Zwillingsbruder, der M. peroneus longus vor allem eine Wirkung auf den Vorfuß. Durch seinen Verlauf unter dem Cuboid, das er schräg von hinten außen nach vorn innen unterfängt, vermag er dieses wohl beim eingeleiteten Plattfußprozeß zu pronieren, aber mit seinem Ansatz, der zur Innenseite der Basis des 1. Metatarsale und zum 1. Keilbein geht, bewirkt er normalerweise eine Plantarflexion des 1. Strahls und eine deutliche Pronation desselben, gleichzeitig auch eine Abduction des Vorfußes. Im Plattfußprozeß sehen wir diese Wirkung namentlich im Beginn des Leidens beim spastischen Adoleszentenplattfuß sehr deutlich. Hier besteht eine ausgesprochene Abduction und Pronation des Vorfußes und ein Tiefertreten des 1. Strahls. Diese Wirkung war auch schon SABATIER 100 Jahre vor DUCHENNE bekannt. Alles muß scheinbar immer wieder neu entdeckt werden. Der Peroneus longus arbeitet im normalen in Zusammenwirkung mit dem Tibialis posticus, worauf ich schon anfangs hingewiesen habe. Beide Muskeln untergurten die vordere Fußwurzel und wirken bei gemeinsamer Arbeit verschmälernd, zusammenziehend auf den Mittelfuß. Diese Erkenntnisse sind für die Behandlung von großer Bedeutung. Es geht nicht mehr an, beim Plattfuß beide Peronei unterschiedslos etwa ausschalten zu wollen, wie es durch die Methode der Vereisung des Nervus peroneus, wenn auch nur temporär, geschieht, oder beide Peronei von ihrem Ansatz wegzunehmen und nach dem inneren Fußrande verpflanzen zu wollen. Dies widerspricht der physiologischen Betrachtung.

Der *Triceps surae,* der mächtigste Fußmuskel, der starke Hebel für die Abhebung des Fußes vom Boden beim Vorwärtsschreiten, hat bei festgestelltem Vorfuß eine deutliche gewölbeabflachende Wirkung durch die Hochziehung des

Tuber calcanei. Aus diesem Grunde versuchte NICOLADONI durch Ausschaltung des Zuges dieses Muskels eine Heilung des Plattfußes herbeizuführen, indem er den kräftigen kurzen Sohlenmuskeln, die am Calcaneus ansetzen, das Fersenbein überließ. In der Tat ziehen sie nach Ausschaltung des Triceps surae das Fersenbein in Steilstellung und es entsteht auch eine sehr deutliche Änderung der Form des Fußes, allerdings nicht eine Korrektur des Plattfußes, sondern eine neue andere Deformität, ein Hackenfuß, der wieder neue und nicht gleichgültige Funktionsstörungen bewirkt. Je länger der Plattfuß besteht, je mehr er sich verschlechtert, um so mehr tritt eine sekundäre Verkürzung des Triceps surae ein, und zwar durch die erfolgte Annäherung von Ursprung und Ansatz des Muskels infolge der Hebung des Processus posterior des Fersenbeins. Auch durch die Verschiebung des Fersenbeins nach lateral unter dem Sprungbein hinweg und seine Valgusdrehung wird die Strecke für diesen Muskel kürzer. Mit der Lateralverschiebung des Fersenbeins wirkt der Triceps surae auch immer mehr als Pronator des Rückfußes. HOFFA war die Verkürzung des Triceps surae gut bekannt. Und jeder, der mit der Umformung des Plattfußes zu tun hat, begegnet ihr als einem Hindernis für die Aufrichtung des Fußes. Man darf ihn dehnen, aber nie ausschalten.

Von den *Zehenflexoren* ist nur zu sagen, daß sie durch die zivilisatorische Fußbekleidung in ihrer Wirkung leiden müssen.

Der *Tibialis anticus* ist ein Supinator, ein Heber des inneren Fußrandes, der bei Belastung des Fußes im Stehen nicht wirksam ist, wohl aber im Gehen beim Aufsetzen der Ferse bis zur Abwicklung nach vorn das Abklappen des Vorfußes bodenwärts hindert. Auch bei Rückwärtsneigung des Körpers im Stehen spannt er sich hemmend an und ist deutlich zu sehen und zu fühlen. Seine Kräftigung ist beim Plattfuß anzustreben, jedoch unter Vermeidung der supinatorischen Hebung des Vorfußes.

M. extensor hall. longus hat eine geringe supinatorische Kraft, was wir besonders bei Sehnenverpflanzungen gelernt haben, wo ein Ersatz des M. tibialis anticus durch diesen Muskel meist ungenügend ist. Er wirkt auf die große Zehe und zwar infolge seines Verlaufes von lateral nach medial vorn im lateral abduzierenden Sinn auf ihre Lage. Je mehr sie in Halluxvalgusstellung abgewichen ist, um so mehr pflegt sich der Muskel zu verkürzen und zum Hindernis für ihre Geraderichtung zu werden.

Beim *Hohlfuß* wirkt er infolge passiver Anspannung durch den hochgesprengten Gewölbebogen überstreckend auf das Grundglied der großen Zehe, deren Nagelglied durch den Zug des hierdurch angespannten Flexor hallucis longus in Beugestellung gezogen wird, wodurch die Großklauenzehe entsteht. Der Zug auf das Grundglied der Zehe setzt sich aber auch noch *in Druck* gegen das Köpfchen des 1. Metatarsale in der Richtung *plantarwärts* um, wodurch die Steilstellung des 1. Strahls noch vermehrt wird. In gleicher Weise wirken Extensor und Flexor digitor. comm. longus zusammen auf die übrigen Zehen.

Der *M. extensor digit. comm. longus* wirkt lateral abduzierend auf die Zehen 2 bis 4, sobald der Fuß durch Abduction des Vorfußes in seiner Längsachse abgeknickt ist, entsprechend dem Richtungsverlauf dieses Muskels von lateral oben her. Im übrigen verstärkt er bei Valguslage des Fußes die Abduction des ganzen Vorfußes noch. Er vermehrt die pronierenden Kräfte des Fußes. Beim spastischen Knickfuß tritt er hart gespannt am Fußrücken vor.

Ein Gleichgewicht der Muskeln am normalen Fuße ist an sich nicht vorhanden, es besteht nur im Zusammenwirken von Muskeln und Schwerkraft. *Kommt der Fuß aus seiner Mittellage heraus, so ändert sich das Drehmoment der Muskeln und ihre Wirkungsweise* und es tritt ein Übergewicht der Pronatoren zutage. Durch Überarbeit und falsche Arbeit verändern sich auch die Muskeln, indem sie übermäßig gespannt werden und allmählich bei Fortdauer dieses Zustandes sich in ihnen die bekannten Muskelhärten entwickeln.

Das Bild der Muskeln im Werdegang des Plattfußes wäre nicht vollständig, würden wir nicht auch noch die *kleinen Fußsohlenmuskeln* betrachten, die MAX HOFMANN in einer unvergessenen Arbeit beim Plattfuß und Hackenfuß beschrieben hat. Er fand (siehe Hallux valgus) bei schweren Plattfüßen die Plantarmuskeln atrophisch, oft fettig degeneriert, die Lumbricales und Interossei als zarte, gelblich blasse Muskeln, alle Sohlenmuskeln plattgedrückt, wie Fische in der Sardinenbüchse. Sie sind beim schweren deformierten Plattfuß dem direkten Druck zwischen Knochengerüst und Boden ausgesetzt. Zudem haben sie infolge der Verödung der Gelenke und der Einsinkung des Gewölbes keinerlei Möglichkeit einer aktiven Tätigkeit mehr. Sie müssen mehr und mehr zugrunde gehen.

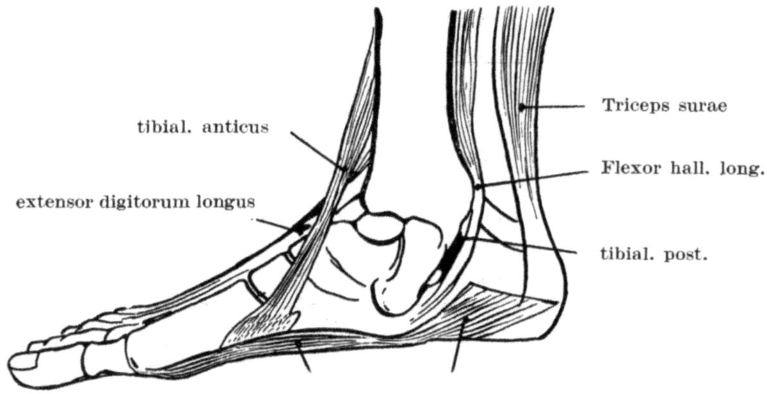

Abb. 50. Innenseite des Plattfußes (nach MAX HOFMANN). Der abductor hallucis liegt zusammen mit dem inneren Fußrand am Boden und inseriert plantar. Durch die medial-plantarwärts vordrängenden Knochen (Talus, Naviculare) wird er ausgedehnt.

Zu den Sohlenmuskeln gehört auch die *Plantaraponeurose*. Auf ihre gewölbespannende und die Muskeln der Sohle zusammenhaltende Bedeutung habe ich oben schon hingewiesen. Wir können diese am besten bei Hohlfußoperationen studieren, wo wir nach querem Einschneiden derselben alsbald eine Abflachung des stark gespannten Längsgewölbes eintreten sehen. Zwischen ihr und den kurzen Fußmuskeln bestehen innige Beziehungen. Einige entspringen von ihr sogar zu einem Teil. Mit dem Einsinken des Bogens wird auch sie überdehnt und verliert an Spannung. Im vorderen Teil des Fußes hält sie auch durch ihre Querfaserung die Querwölbung des Fußes zusammen, worauf STRASSER aufmerksam machte. Sie verspannt mit ihren sinnreich angeordneten Längs- und Querzügen die ganze Sohle in der Länge und in der Breite.

o) Die Fußspur.

Die Spur, die der Fuß bei der Belastung hinterläßt, ist für seine normale Form und für Formveränderungen sehr charakteristisch und fällt auch dem Laien, der seine nasse Fußspur beim Baden sieht, deutlich ins Auge, besonders wenn es sich um gröbere Formabweichungen handelt. Was können wir aus der Fußspur auf Fußveränderungen schließen? Der normale Fuß hat eine Spur, bei der in der Mitte an der Innenseite, entsprechend dem sogenannten Gewölbe, eine größere Partie ausgespart bleibt, weil sie nicht zur Berührung mit dem Boden bei der Belastung kommt. Die Ferse soll voll zur Belastung kommen, ferner ein Streifen am äußeren Fußrand und die ganze Breite der Metatarsalköpfchengegend. Zwischen ihr und den Abdrucken der Zehen 2 bis 5, die mit ihren Beeren, also mit den Endgliedern zur Berührung mit dem Boden kommen sollen, muß ein breiterer Zwischenraum sein. Die Längsachse des Fußes sei gerade, d. h. eine gerade Linie, die durch die Mitte des Fersenabdrucks nach vorn gezogen wird, sie gehe etwa zwischen 1. und 2. Zehe durch. Beim Knickplattfuß höheren Grades zeichnet sich die ganze Fläche der Sohle breit ab. Während beim normalen Fuß eine konkave Höhlung sichtbar ist, zeigt der Knickplattfuß im Gegenteil eine konvexe Ausbuchtung an der Innenseite (Abb. 51). Die Längsachse ist nicht gerade, sondern winklig nach außen abgeknickt. Die Spur der Ballengegend ist infolge der Einsenkung des Quergewölbes nach vorn hin vergrößert, der Zwischenraum zwischen Ballen und Zehen schmäler geworden. Durch die Abknickung nach außen ist auch die gerade Richtung der Zehen nach außen abgelenkt, die Zehen selbst sind enger aneinander gepreßt. Der reine Pes planus, an sich nicht eben häufig, zeigt nicht so stark die mediale Ausbuchtung und demgemäß auch nicht die laterale Abknickung, für ihn ist der vollständige Abdruck der ganzen Sohlenfläche charakteristisch. Der Abdruck des Pes valgus sieht für den nicht genauer beobachtenden Laien wie ein normaler Fuß aus. Die innere Wölbung ist gut, in manchen Fällen sogar mehr als normal ausgesprochen. Die Längsachse aber ist scharf nach außen abgeknickt. Ist bei einem Fuß die Großzehe nach lateral abgewichen, besteht also Hallux valgus, so sehen wir dies auch am Fußabdruck.

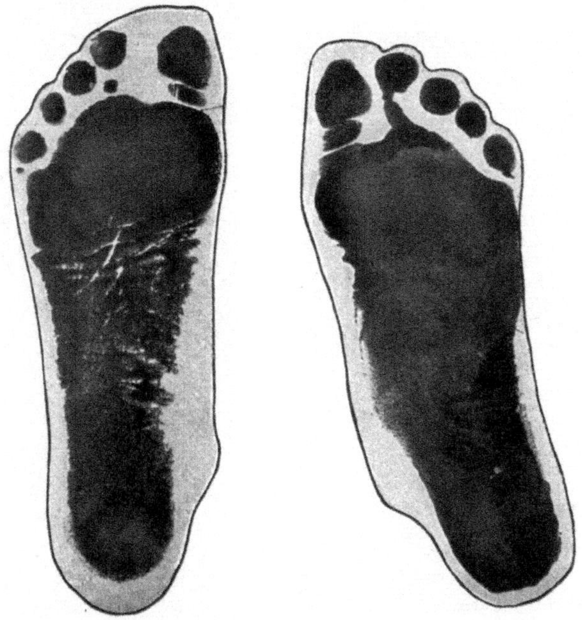

Abb. 51. Fußabdrücke der belasteten, im vorderen unteren Sprunggelenk contracten Füße eines 12jährigen Mädchens. Abduction des Vorfußes und mediale Prominenz der Tarsalknochen. (HOHMANN.)

Die Fußspur des gehenden Fußes ist eine andere als die des nur aufgesetzten Fußes. Man kann darum aus der Fußspur des gehenden Fußes weit mehr lesen als aus dem üblichen Rußabdruck des aufgesetzten und belasteten Fußes. Wir sehen aus ihr, wie der Fuß sich abwickelt, mit welchen Teilen er besonders belastet wird, in welcher Weise die Zehen bei der Abwicklung mitwirken. Das alles zeigt uns der gewöhnliche Fußabdruck nicht. Als Beispiel gebe ich die Fußabdrücke eines Kindes mit im vorderen Sprunggelenk contracten Knickplattfüßen (Abb. 51). Sie zeigen uns die Abflachung des Gewölbes, das mediale Vortreten der Fußwurzelknochen und die Abduction des Vorfußes. Dabei ruhen die Zehen sämtlich dem Boden auf. Ganz anders wird das Bild, wenn wir den Abdruck dieser selben Füße beim Gehen nehmen. Hier sehen wir, wie der Patient mit seinen contracten

Füßen sich vom Boden abwickelt, wie der rechte, schlimmere, vorn stärker abduzierte Fuß fast ausschließlich über den inneren Fußrand geht, in der Hauptsache nur die große Zehe dem Boden aufliegt und nur ein wenig noch die 2.

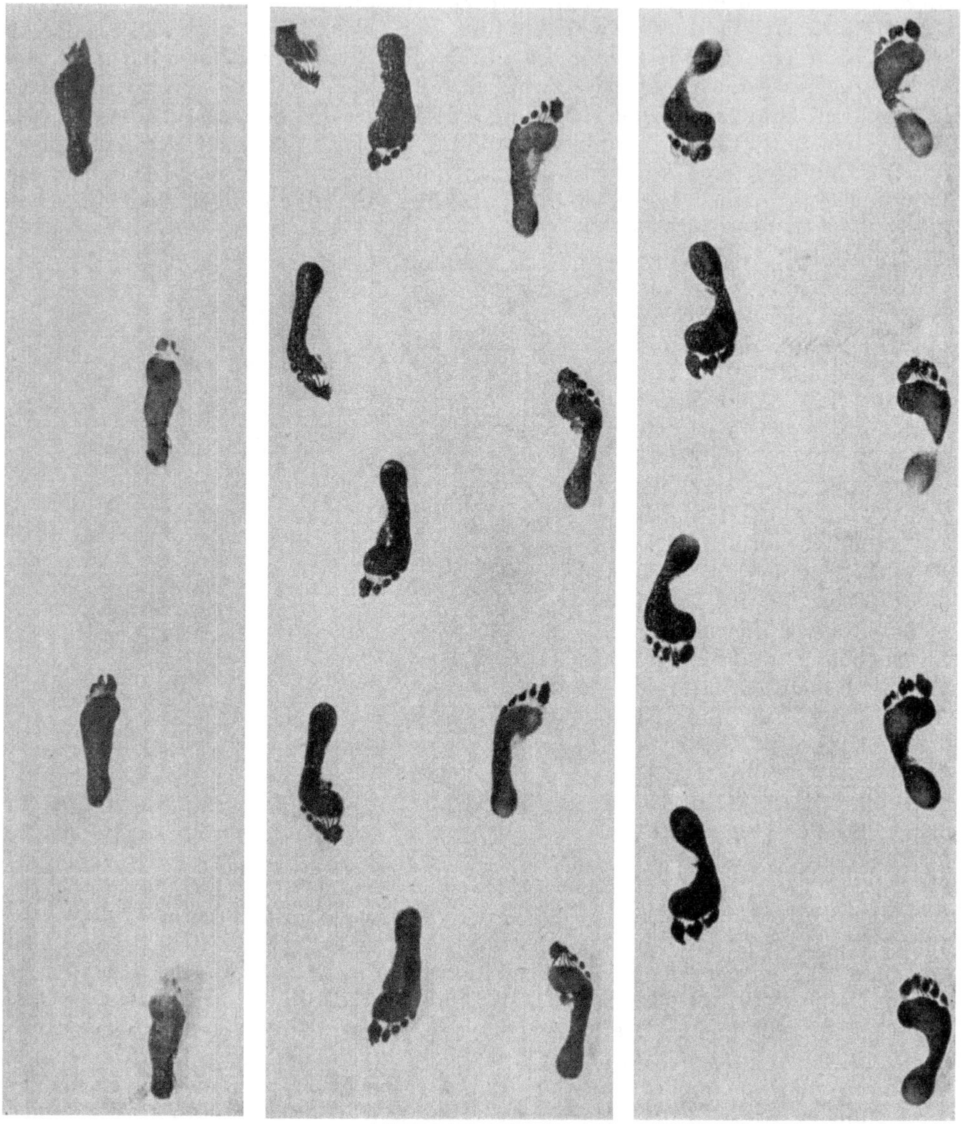

a b c

Abb. 52. *Gangspuren.*

Abb. a Gangspur im vorderen unteren Sprunggelenk contracter Knickplattfüße eines 12jährigen Mädchens. Rechter Fuß stärker deformiert, erhebliche Abduction des Vorfußes. Der Gang erfolgt über den inneren Fußrand. In der Hauptsache wird nur die Großzehe belastet, während 2. und 3. nur ein wenig mit dem Boden in Berührung kommen. Der einfache Fußabdruck desselben Fußes in Belastung (Abb. 51) bringt die Abdrücke aller Zehen zum Ausdruck. (Eigene Beobachtung.) Abb. b Gangspur der Füße von Abb. a drei Monate nach dem Redressement: Normale Fußform, Plattfußbildung und Abduction des Vorfußes sind beseitigt, und die Zehen kommen beim Gehen zu voller Berührung mit dem Boden und können beim Gehakt wirksam sein. (Eigene Beobachtung.) Abb. c Gangspur des Hohlfußes. Der Vorfuß ist adduziert, der Großzehenballen ist der Ferse genähert, dadurch ist der mediale Fußrand verkürzt, die Fußhöhlung ist stark vermehrt. (Eigene Beobachtung.)

und 3. mit dem Boden in Berührung kommt. Der linke bringt 2., 3. und noch ein wenig von der 4. Zehe bei der Abwicklung auf den Boden. Und nun das Bild der Gangspur dieser selben Füße nach der Korrektur durch das Redressement. Die Fußform ist wieder annähernd normal geworden. Die Höhlung an der medialen Seite, besonders rechts, ist hergestellt, und beim Abwickeln vom Boden kommen nicht nur die große Zehe und ihre Nachbarn etwa eben flüchtig auf den Boden, sondern alle Zehen berühren mit gutem, klarem Umriß ihrer Zehenbeeren die Unterlage. Während die große Zehe vor dem Redressement etwas in Halluxvalgusstellung stand, ist sie jetzt wieder in normaler Richtung als geradlinige Fortsetzung der Längsachse des Fußes (Abb. 52).

Die Fußspur zeigt uns auch, daß durch das Redressement der Fuß kürzer geworden ist. Während vorher die Länge des Fußes von der hinteren Fersenbegrenzung bis zur vorderen Begrenzung der Großzehe 23 cm war, ist sie jetzt um 1 cm geringer geworden durch die Zusammenstauchung des Fußes durch die Korrektur.

Für die Klump- und Hohl- und Hackenfüße sind die entsprechenden Fußspuren ebenfalls sehr charakteristisch. Sie werden in den betreffenden Abschnitten besprochen. Natürlich ist die Fußspur nur eines der Mittel zur Erkennung von Fußveränderungen. Für die Krankengeschichte ist die Festhaltung der Fußspur zum Vergleich mit der durch eine Behandlung, eine Operation erzielten Fußform sowie für Gutachten oft wesentlich. Darum sollen auch die Methoden der Anfertigung des Fußabdrucks und der Gangspur kurz besprochen werden. Die einfachste Art des Fußabdrucks ist der Rußabdruck. Man tritt mit bloßem Fuß auf ein mit einer Lampe berußtes Papier und fixiert den Abdruck durch Übergießen mit Schellacklösung. Oder nach FREIBERG wird der Fuß mit einer starken alkoholischen Tanninlösung bestrichen und auf das Papier gesetzt, das nach dem Trocknen mit Eisenchloridlösung (Tinct. ferri chlorid 50, 80% Alkohol 45, Glycerin 5) nochmals bestrichen wird, worauf der Abdruck deutlich erscheint. Oder die Sohle wird nach SCHULTZE mit roter Stempelfarbe bestrichen, die sich auf dem Papier sehr gut abhebt. Um die Gangspur festzuhalten, empfiehlt sich die von MÖNKEMÖLLER und KAPLAN angegebene Methode. Dünne Trikotstrümpfe werden mit einer 10%igen Lösung von Eisenchlorid gut angefeuchtet. Der Patient geht mit ihnen über einen weißen mit Reißzwecken am Boden befestigten Papierstreifen. Nach dem Trocknen wird die Spur mit einer Lösung von Ammon. sulf. cyanat 2,5, Spirit. dil. 10,0, Äther ad 100,0 bestrichen, worauf eine rotbraune Farbe (Rhodaneisen) entsteht.

p) Die Meßverfahren.

Durch die Veränderung der Lage der Fußwurzelknochen zueinander verschiebt sich die Schwerlinie nach innen. PERTHES hat ein einfaches und sehr einleuchtendes Verfahren zur Feststellung des ungefähren Schwerlinienpunktes des Fußes angegeben. Er projiziert auf einen Sohlenabdruck die Mitte des inneren und äußeren Knöchels. Beim inneren vorragenden Knöchel geschieht dies durch Anlegen des rechten Winkels. Beim äußeren Knöchel, der beim Valgus ebenfalls nach innen verschoben ist, dessen Projektion also nicht mehr nach lateral vom äußeren Fußrand fällt, wird ein Rechtwinkel aus einem Stück Pappe hergestellt, mit einem Ausschnitt, so daß der unter dem Knöchel vorspringende äußere Fußrand in diesen Ausschnitt hineinkommt und das Anlegen der Projektionspappe an den Knöchel nicht hindert. Der Fußpunkt wird dann auf dem Blatte des Sohlenabdrucks markiert, und es werden, wenn der Ausschnitt 3 cm breit ist, 3 cm nach innen von diesem Punkt abgetragen. So findet man die Projektion des Knöchels auf dem Sohlenabdruck (Abb. 53). Wenn wir annehmen, daß die Unterschenkelachse in der

Mitte zwischen den prominentesten Punkten beider Malleolen verläuft, so haben wir hier die *Schwerlinie*, die gedachte Zusammenfassung aller im Unterschenkel abwärtsstrebenden Lastwirkungen. Bei einem Fuß mit medialer Verschiebung des hinteren und lateraler Verschiebung des vorderen Abschnitts, liegt der Schwerlinienpunkt viel weiter nach innen als beim normalen Fuß (Abb. 54a und b). Die Belastung des Fußes muß dadurch eine anormale werden. Der Schwerlinienpunkt muß normalerweise in das Unterstützungsfeld des Fußes hineinfallen. Dieses ist begrenzt von den Verbindungslinien des Tuber calcanei als des hinteren Unterstützungspunktes und der vorderen Unterstützungspunkte Metatarsusköpfchen I und V. Weicht der Rückfuß nach medial, der Vorfuß nach lateral ab, so verschiebt sich das Unterstützungsfeld nach außen gegenüber der Schwerlinie. Der Fußpunkt der Schwerlinie rückt über den inneren Rand des Unterstützungsfeldes hinaus. Die Belastung wird eine abnorme. Die vorderen Streben des Fußes verlieren ihre normale Anordnung und unterliegen den neuen Belastungsbedingungen.

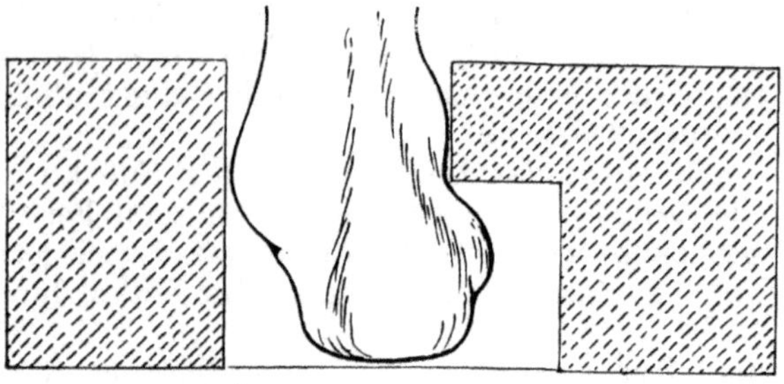

Abb. 53. Projektion der Malleolen auf die Ebene des Sohlenabdrucks. (PERTHES.)

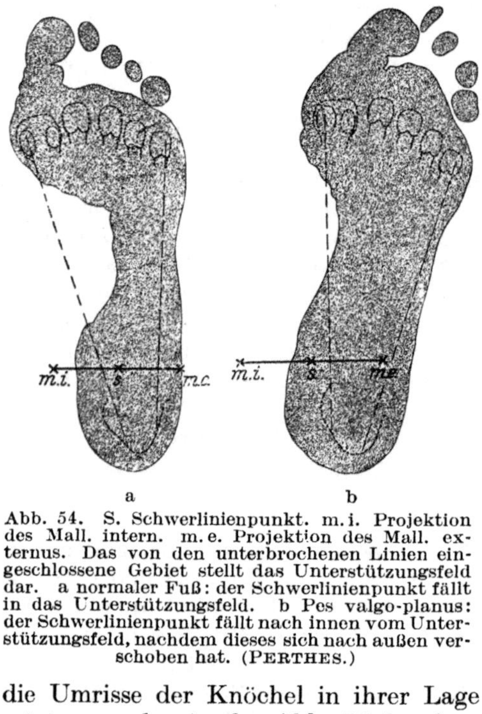

Abb. 54. S. Schwerlinienpunkt. m. i. Projektion des Mall. intern. m. e. Projektion des Mall. externus. Das von den unterbrochenen Linien eingeschlossene Gebiet stellt das Unterstützungsfeld dar. a normaler Fuß: der Schwerlinienpunkt fällt in das Unterstützungsfeld. b Pes valgo-planus: der Schwerlinienpunkt fällt nach innen vom Unterstützungsfeld, nachdem dieses sich nach außen verschoben hat. (PERTHES.)

Ein einfaches Verfahren, den *Fußumriß* zur Kontrolle vor und nach einem die Fußform umgestaltenden Eingriff festzuhalten, ist von H. v. BAEYER angegeben worden. Mit einem Holzklotz, durch dessen schräge Durchbohrung ein Zeichenstift gesteckt ist (ähnlich dem von Schuhmachern gebrauchten Hilfsmittel), werden die äußeren Ränder des auf dem Zeichenpapier stehenden Fußes umfahren. Mit dem ungeführten Stift kommt man leicht unter die Weichteile und der Umriß entbehrt der Genauigkeit. Der Holzklotz ist nur so hoch, daß er unterhalb des Knöchels herumgeführt werden kann. Will man die Umrisse der Knöchel in ihrer Lage zur Unterstützungsebene festhalten, so setzt man das in der Abb. 55 daneben liegende Ansatzstück auf und kann so auch diese höher gelegenen weiter ausladenden Knochen umfahren.

Andere Meßgeräte haben früher LOVETT und COTTON, ferner NIENY zur Bestimmung der Pronation, neuerdings ABERLE (SPITZY) zur Bestimmung der Torsion des unteren Tibiaendes angegeben. Von den älteren Methoden wird, soviel ich sehe, nirgens mehr Gebrauch gemacht.

Die Sohlenabdruckverfahren sind in dem Abschnitt über die Fußspur besprochen.

Meßlinien am Röntgenbild, wie sie angegeben wurden, unterliegen den Projektionsfehlern, wie sie durch die verschiedene Lagerung des Fußes etwa vor und nach einer Korrektur entstehen müssen, da die Röntgenaufnahmen des contracten Knickplattfußes immer nur in einer bestimmten durch die Contractur gegebenen Lage des Fußes möglich ist, während der umgeformte Fuß unter ganz anderen Bedingungen auf die Platte zu liegen oder vor ihr zu stehen kommt.

Die Meßlinie von FEISS, Verbindung zwischen hinterer unterer Ecke der Tibia und Köpfchen metatarsale I, in der die untere Spitze des Naviculare liegen soll, ist ebensowenig zu brauchen, da jede Variation des Naviculare oder eine Torsion des unteren Tibiaendes die Verhältnisse ändert, ohne etwas über die Fußform, den Grad der Senkung usw. auszusagen. Das gilt für alle Methoden, die nur in einer Ebene messen wollen.

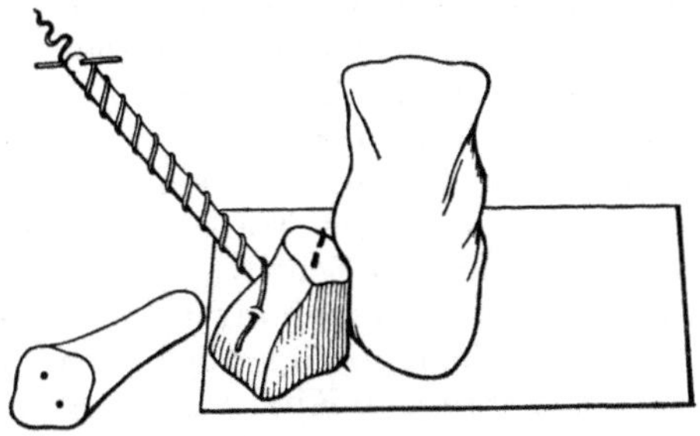

Abb. 55. Umrißzeichnung des Fußes nach VON BAEYER.

Brauchbarer sind die Meßmethoden von JEANNE und von BRAGARD. JEANNE bestimmte als Gewölbelänge die Entfernung zwischen Ferse und Großzehengrundgelenk, als Gewölbehöhe das Lot von der Tuberositas ossis navicularis zum Boden. BRAGARD mißt die Gewölbelänge mit dem Kalibermesser am belasteten Fuß: der feste Arm des Instruments wird möglichst tief in die Weichteile an der Hinterfläche des Calcaneus gepreßt und der bewegliche Stab in die Haut über dem Großzehengrundgelenk gedrückt, dicht vor dem gut fühlbaren oberen Rand des Gelenkkopfs. Man markiert nun die Mitte der medialen Fläche des Naviculare und mißt mit Lot den Abstand vom Boden. Beim stehenden Menschen verhalten sich normalerweise Gewölbelänge und Gewölbehöhe zueinander etwa wie 10:3. Was darüber ist, bezeichnet BRAGARD als Hohlfuß, was darunter als Plattfuß. Ähnliche Verhältnisse fand auch JEANNE.

q) Die Behandlung des Knickplattfußes.

α) Die Vorbeugung.

In erster Linie steht die *Vorbeugung*. Sie verlangt schon beim Kleinkinde Sorgfalt für den Fuß. Daß der angeborene Plattfuß alsbald behandelt werden muß, ist ohne weiteres klar. Er muß redressiert werden und das erreichte Resultat in möglichster Überkorrektur in einem Gipsverband oder einer Schiene festgehalten werden. Je früher dies geschieht, um so restloser läßt sich die Deformität beseitigen.

Die wichtigste Zeit für den Fuß des Kleinkindes ist die des Gehenlernens. In dem Rätsel der Sphinx von Theben ist der Mensch das Wesen, das am Morgen auf 4, am Mittag auf 2, am Abend auf 3 Beinen geht. Man lasse also das Kleinkind so lange auf allen Vieren kriechen, bis es sich von selbst erhebt. Vorzeitiges Auf-die-Füße-stellen der Kinder hat zu unterbleiben, um so mehr, wenn das Kind sehr schwer ist oder Zeichen von Rachitis hat. Erst wenn es von selbst stehen und gehen will, ist es dazu Zeit. Jede Übereilung bringt Schaden. Mit Geduld ist dieser natürliche Fortschritt in der Entwicklung abzuwarten. Erst die übliche Vorbereitung der Bein- und Fußmuskeln durch das vorhergehende Kriechen schafft die Bedingungen für die Belastung des Fußes. Wir müssen immer daran denken, daß zur Zeit der Geburt das Naviculare, die beiden äußeren Keilbeine, die Epiphysen von Tibia und Fibula, sowie die der Mittelfußknochen und Zehen noch knorpelig sind (Abb. 26). Im 2. Lebensjahr beginnt die Verknöcherung der unteren Tibia- und Fibulaepiphyse, und es folgen dann in den nächsten Jahren die übrigen Knochen.

Wenn das Kind dann geht, sollen wir ihm auch das Maß der Belastung selbst überlassen. Wenn wir es beobachten, finden wir, daß es sich oft wieder setzt, ja, wir können sogar manchmal eine Periode erleben, wo das Kind nicht mehr aufstehen und gehen will, nachdem es dies schon gekonnt hat, sondern wieder mehr kriecht. Wir sollen es dabei ruhig lassen. Offenbar ist ihm die Belastung noch nicht angenehm. Es wird bald von selbst wieder in die Höhe kommen. Dazu tun wir es am besten in einen sogenannten Pferch oder Stall, ein viereckiges anderthalb Quadratmeter großes Gatter, mit einem Teppich ausgelegt, in dem es spielen und, wenn es will, sich in die Höhe ziehen und unter Halten am Gatter stehen und gehen kann. Vielfach machen die Eltern den Fehler und führen die kleinen Kinder an der Hand auf der Straße spazieren. Auch wenn sie langsam gehen, hat das Kind mit seiner kurzen Schrittlänge große Mühe, seinem Führer zu folgen, es ermüdet schnell, und wir sehen oft auf der Straße, wie die Eltern, ohne an die Kräfte der Kinder zu denken, sie schließlich an der Hand mit sich ziehen und schleppen, anstatt das ermüdete Kind auf den Arm zu nehmen. Wir sollen die Kinder überhaupt nicht führen, sondern sie so viel laufen lassen, als sie wollen. Sie wollen so viel, als sie können, d. h. sie spielen untereinander im Laufen und setzen sich dann ganz von selbst zum Ausruhen. Eine Überlastung der Beine durch vorzeitiges Stehen und Gehen, noch dazu bei Rachitis, bedeutet eine Vermehrung der normalerweise in den ersten 2 Lebensjahren bei Belastung eintretenden Pronationslage des Fußes, sie leitet zum Knickfuß über und bei Rachitis bedingt sie zudem noch die Verbiegung der erweichten Unterschenkelknochen, wodurch der Schaden ein schwererer wird.

Wie bekleiden wir den Fuß des Kindes? Am besten überhaupt nicht. Wir lassen es so viel wie möglich barfuß gehen, dabei härten wir seine Haut ab und lassen den Fußmuskeln ihre natürliche Tätigkeit, die im Stiefel unterdrückt wird. Die Muskeln können sich ausbilden, geben und erhalten dem Fuß seine Wölbung und seine natürliche schöne Form. Dies ist im Hause, im Garten, auf dem Lande möglich. In der Stadt ist man ja zum Tragen der Schuhe genötigt.

Das harte Pflaster, Schmutz, Nässe, Kälte verlangen einen gewissen Schutz. SCHEDE empfiehlt hierfür eine Art *Sandale mit weicher Sohle* und weist mit Recht darauf hin, daß die starre Sohle eine Betätigung der Fußmuskeln des Kleinkindes verhindert und sie darum nicht genügend kräftig werden läßt, was wiederum die Entwicklung des Fußgewölbes benachteiligt. Mit weicher Sohle wird der Gang federnd, mit harter Sohle unbeholfen. Wir sehen das am besten, wenn ein Kind neue Schuhe erhält, wo die Sohle noch ganz unbiegsam ist. SPITZY weist in einer reizvollen Studie über den Entwicklungsablauf des menschlichen Ganges auf den Unterschied der kindlichen Gangart von der des Erwachsenen hin: das Kind „geht“ nicht, es „läuft“. Und unter Laufen versteht man nach H. v. MEYER eine Gangart, wo in einem gewissen Zeitpunkt beide Füße vom Boden entfernt sind. Das kleine Kind rollt noch nicht ab, es krallt sich mit den Zehen am Boden fest und erst dann hebt es die Ferse. Um diesen natürlichen Vorgang nicht zu unterbinden, um das aktive Zehenspiel gewähren zu lassen, tritt auch er für den Laufschuh mit weicher Sohle ein und für die Straße für einen Lederschuh ebenfalls mit biegsamer Sohle. Das bedeutet für die Schuhfabriken, daß sie sich in Zukunft etwas umstellen müssen. Der Absatz an diesem Schuh sei niedrig, etwa 1 cm, der Schuh selbst einballig geschnitten. Die Frage, ob Stiefel oder Halbschuhe, ist durch die physiologische Betrachtung der Fußfrage für den normalen Fuß im allgemeinen zugunsten des Halbschuhes entschieden, da in diesem auch die langen Fußmuskeln ausgiebigere Bewegungen in den Fußgelenken ausführen können als in den festen Schaftstiefelchen. Daß auch die Strümpfe nicht zu eng und zu kurz sein dürfen und daß man aufpaßt, daß die Schuhe nicht infolge des Wachstums des Fußes zu kurz werden und die Zehen drücken, ist eigentlich selbstverständlich.

Andere Aufgaben stellt der bänder- und muskelschwache Fuß des Kleinkindes, der mehr als normal bei der Belastung einsinkt und im Knöchelgelenk einknickt, während der Stiefel krumm getreten wird oder die inneren Knöchel Löcher in den Schaft bohren. Hier müssen wir eine weitere Ausdehnung der Bänder und Muskeln verhüten und durch zielbewußte Kräftigung der Muskeln eine Korrektur anstreben. Hier ist eine orthopädische Einlage notwendig. Welche Art geben wir? Eine nach Gipsabguß geformte, mit äußerem Rand zum Halten des sonst abrutschenden Fußes für das gewöhnliche Gehen und eine aktive Kugeleinlage nach SPITZY als Übungseinlage bzw. -Mahner für 1 bis 2 Stunden am Tage zu Hause, um die Muskeln zu energischer aktiver Zusammenziehung anzuregen. Über Übungs- und Massagebehandlung spreche ich später zusammenhängend. Bei hochgradigen Knickfüßen erhöhen wir eventuell die Absätze an der Innenseite ein wenig, höchstens um ½ cm und stellen so den Calcaneus auf die schiefe Ebene, bei der der Gegenhalt außen von der Einlage oder der Außenseite der Fersenkappe, die fest gearbeitet und gut anschließen muß, gebildet wird. In einem lockeren Fersenteil dreht sich die Ferse und wird nicht korrigiert. Auch durch eine zu hohe schiefe Ebene wird die Korrektur nicht befördert, da von ihr die Ferse abrutscht und sich geradezu in Valgusstellung dreht. Sehr selten sind wir bei großer Schlaffheit der Knöchelgelenksbänder gezwungen, dazu noch eine Schnürbandage aus weichem Leder zu geben, die unter oder über dem Strumpf getragen wird (Abb. 56), oder die Innenseite des Schaftes durch ein festes, steifes Leder bzw. 2 vor und hinter dem inneren Knöchel eingenähte Federstahlstäbchen zu verstärken.

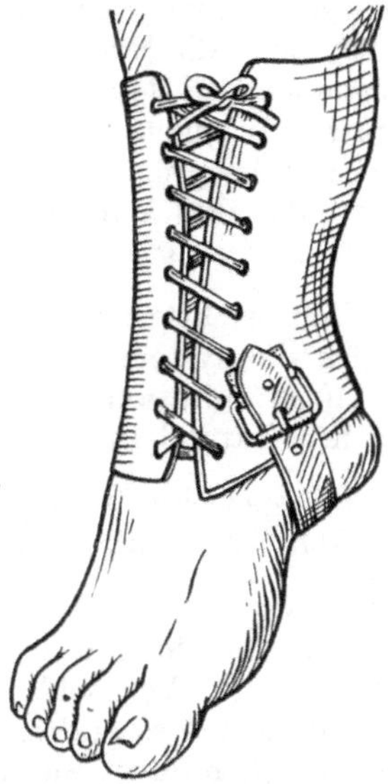

Abb. 56. Knöchelgamasche bei lockerem Knickfuß. Der Steigbügelriemen zieht die Ferse in Supination herüber. (Eigene Beobachtung.)

β) Konservative Maßnahmen.

Diese sind besonders beim Knickplattfuß des Erwachsenen notwendig. Er verlangt in erster Linie eine richtige und sorgfältige *Unterstützung bei der Belastung* durch eine orthopädische Einlage. Diese wirkt in der Phase der Belastung beim Stehen auf dem Standbein sowie bei längerem Stehen. Sie darf das freie Muskelspiel beim Gehen nicht hindern. Die Unterstützung durch die Einlage hat die Aufgabe, die bei der Belastung auftretende Senkung zu verhüten und auszugleichen und die gedehnten Bänder und Muskeln zu entspannen. Da infolge dieser dauernden Anspannung im Kampf gegen die Senkung die Muskeln Überarbeit leisten, treten in ihnen chronische Veränderungen, Zirkulationsstörungen, Härten usw. auf. *Die richtig gebaute Einlage kann das Auftreten dieser Begleiterscheinungen der Senkung verhüten.* Damit wirkt sie subjektiv durch die Beseitigung oder Besserung der Steh- und Gehbeschwerden und objektiv durch Änderung des Muskelverhaltens sowie Steigerung der Gehleistung als ein Heilmittel. Wie sie gebaut sein muß, ist in dem Kapitel Einlage ausgeführt.

Mit der Anpassung einer richtigen Einlage ist aber unsere ärztliche Aufgabe nicht erfüllt. Was die Einlage nicht leisten kann, ist die Wiederherstellung der geschwächten Fußmuskeln, die Anbahnung besserer Kreislaufverhältnisse in den Beinen, die Lockerung von Versteifungen. Wir müssen mit SCHEDE immer den Gesamtkomplex der Senkung und ihrer Folgen im Auge behalten und angreifen, sonst bleibt die Einlage nichts als eine Krücke, während wir eigentlich das Ziel verfolgen sollten, den Fußkranken mit der Zeit wieder unabhängig von künstlichen Stützen zu machen. Erst durch eine solche Auffassung der Fußleiden rechtfertigt sich der Anspruch des orthopädischen Arztes auf führende Arbeit auf diesem Gebiete, das ihm kein Bandagist, kein Techniker, kein Schuhmacher oder Schuhhändler streitig machen kann.

Den wichtigsten und wirksamsten Teil dieser konservativen Behandlung bilden die systematisch und konsequent länger durchzuführenden *Fußübungen*, die nach funktionell-anatomischen Gesichtspunkten zu geschehen haben. Ein eigenes Kapitel unterrichtet über diese.

Die spezielle *Massage* zur Beseitigung von Stauung und zur Kräftigung von Muskeln ist ebenfalls dort eingehender besprochen.

In Verbindung damit und zu ihrer Einleitung sind *hydrotherapeutische* bzw. *Wärme*anwendungen sehr wichtig: Wechselbäder, Unterwassermassage mit abschließender Wechseldusche (SCHEDE), Heißluft- bzw. Glühlichtbäder sind ein wesentlicher Bestandteil dieser aus Einlage, Übung, Massage bestehenden Allgemeinbehandlung. Sie sollte immer da angewendet werden, wo neben dem Senkfuß deutliche Kreislaufstörungen vorhanden sind, und die Versicherungsträger sollten in dieser kombinierten Behandlung einen wichtigen Faktor zur Wiederherstellung der Arbeitsfähigkeit ihrer Mitglieder sehen. Diese Behandlung ist aber auch angezeigt, wenn arthrotische und arthritische Prozesse am Fuße bestehen. Nicht als ob diese anatomischen Veränderungen zu beseitigen wären, wohl aber um die Funktionsfähigkeit dieser Gelenke wieder soweit wie möglich zu bessern. BETTMANN hat durch seine Untersuchungen der *Capillaren* am Fuße gezeigt, wie hochgradig die Veränderungen bei Fuß- und Beinkrankheiten sind, wie gegenüber den haarnadelförmigen Kapillaren des normalen Fußes verästelte, knäuelartig veränderte, unregelmäßig gefüllte Haargefäße sich beim contracten Plattfuß oder beim varicösen Symptomenkomplex zeigen und wie nach einer zweckmäßigen Behandlung die gebesserten Kreislaufverhältnisse sich im Capillarmikroskop sehr deutlich nachweisen lassen.

Nicht immer genügen diese Maßnahmen. *Stützverbände* sind bei sehr erschlafften Bändern oder sehr gereizten Gelenkweichteilen vorübergehend erforderlich, einfache elastische Wickelungen oder Heftpflasterverbände, wie ich sie in einem eigenen Abschnitt besprochen habe.

Aber die Kranken müssen auch selbst mithelfen, müssen einen Teil ihrer kleinen Eitelkeiten beiseite setzen, den Anordnungen Folge leisten und ihre Bedeutung nicht gering achten. Vor allem sollen sie möglichst jedes überflüssige Stehen vermeiden, die geliebten Filzpantoffeln während der anstrengenden Hausarbeit nicht mehr benutzen und auch sonst vernünftiges Schuhwerk tragen. *Die Wiederherstellung der Gehfähigkeit ist von der größten Bedeutung für die Erhaltung der Gesundheit des ganzen Körpers.* Sie bekämpft die Fettleibigkeit, fördert den Stoffwechsel, die Verdauung und beseitigt eine Menge von Übeln und lästigen Zuständen, die sich mit der durch Fußkrankheiten erzwungenen körperlichen Trägheit beim Menschen einzustellen pflegen.

γ) Übung und Massage.

Übung. Man muß gestehen, daß die Übungsbehandlung des Fußes über der Versorgung mit Einlagen und über der operativen Behandlung lange Zeit vernachlässigt worden ist. Wenigstens ist sie nicht mit dem Interesse gepflegt worden, das sie verdient. Der menschliche Fuß entwöhnt sich im Schuh und besonders im zu eng anliegenden und ihn vorn zusammenpressenden Schuh im Laufe der Zeit eines großen Teils seiner natürlichen Bewegungstätigkeit. Mangelnder Gebrauch aber schwächt die Organe, natürlicher Gebrauch erhält und stärkt sie. So ist es nicht zu verwundern, daß die Fußmuskeln, die langen und noch mehr die kurzen Fußsohlenmuskeln, bei den meisten Menschen sehr gelitten haben, von Anfang an mangelhaft entwickelt sind und sich im Laufe des Lebens teilweise verändert haben. Ein Teil der Fußmuskeln ist zu völliger, ein anderer zu teilweiser Untätigkeit verurteilt worden, das Spiel der Zehen, eine Hauptarbeit der kurzen Fußsohlenmuskeln, ist im Schuh aufgehoben oder eingeschränkt, eine aktive Plantarflexion der Zehen, aber auch oft des Wadenmuskels findet nicht mehr oder nicht mehr in genügendem Ausmaße statt. Wer vermag z. B. seine Zehen noch ausgiebig voneinander zu spreizen, wie es etwa der Fuß des Papua oder des Fußkünstlers UNTAN von früh an gelernt hat? Der hohe Absatz vermindert die Möglichkeit der Plantarflexion der Zehen erheblich und drängt sie unter Dehnung der plantaren Gelenkkapsel nach dorsalwärts, wobei die exzentrisch und zwar mehr dorsal angelegten Lig. collateralia sich mehr und mehr verkürzen müssen, wodurch sie wiederum eine Rückführung der Zehen in Streckstellung verhindern.

So besteht denn ein nicht unwesentlicher Teil unserer Behandlung der statischen Fußbeschwerden in einer konsequent längere Zeit durchgeführten Fußgymnastik. 8 bis 14 Tage Übungen und dann wieder alles beim alten lassen ist natürlich zwecklos. Nur die beharrliche und zielbewußte Übung, welche von richtigen anatomischen und physiologischen Vorstellungen des normalen Fußes und seiner Mechanik ebenso wie des pathologisch veränderten ausgehen muß, ist imstande die vernachlässigten Fußmuskeln wieder instand zu setzen und die Beschwerden dauernd zu bessern. Dadurch steigert sich auch die Gehfähigkeit und schließlich kann auch der Fußkranke wieder von Einlagen und sonstigen Behelfen frei werden.

Ehe ich die aktiven Übungen im einzelnen bespreche, muß ich noch ein Wort über die *Lockerung von Versteifungen* mit mechanischen, d. h. nicht operativen Methoden sagen, wie sie vor allem beim kindlichen und adoleszenten fixierten Fuß und besonders auch zur Nachbehandlung nach Gipsbehandlung oder Operationen notwendig sind. Auch bei Versteifungen infolge Infektarthritis können sie mitunter nützlich sein. Allzuviel darf man sich freilich von diesen passiven Methoden nicht versprechen, man kommt unter Umständen bald an eine durch Knochenveränderung oder zu harte Bänderverkürzung gezogene Grenze, über die man nicht hinweggelangen kann. Und mit Gewalt ist dann auch nichts zu erreichen, weil durch zu energische Anwendung redressierender Übungen die Gewebe nur gereizt werden und dann erneute Fixation durch reflektorische Spasmen der Muskeln entsteht. Diese Dehnungsübungen müssen also sehr schonend, allmählich, gewissermaßen unterhalb der Reizschwelle geschehen. Redressionsschienen für den Fuß sind von MAX LANGE, BETTMANN und mir angegeben worden, sie beruhen auf der Wirkung von Druckpelotten und Zügen, die an Ferse und Vorfuß entsprechend angreifen und die einzelnen Komponenten der Fußabweichung zu korrigieren suchen.

Ein Wort über die oft notwendige *Dehnung des verkürzten Wadenmuskels*, über die ich im Kapitel über die Muskeln schon gesprochen habe. THOMSEN hat hierfür ein einfaches Übungsbrett angegeben (Abb. 57), das schräggestellt ist. Die Füße stehen parallel. Um Knickfußhaltung zu vermeiden, werden

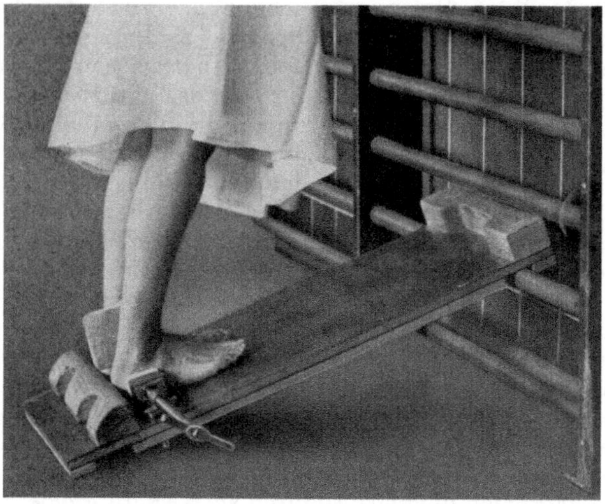

Abb. 57. Dehnungsübung für den Wadenmuskel nach THOMSEN.

zwischen die inneren Knöchel Gummiplatten gelegt und die Fersen von außen her mit Schraubzwingen fixiert. Bei Vorwärtsneigung des Körpers kommt die Dehnung der Wadenmuskulatur zustande. 5 Minuten lang. Aber nur für Erwachsene mit deformierten Füßen, nicht für Kinder mit bänderschwachen Füßen!

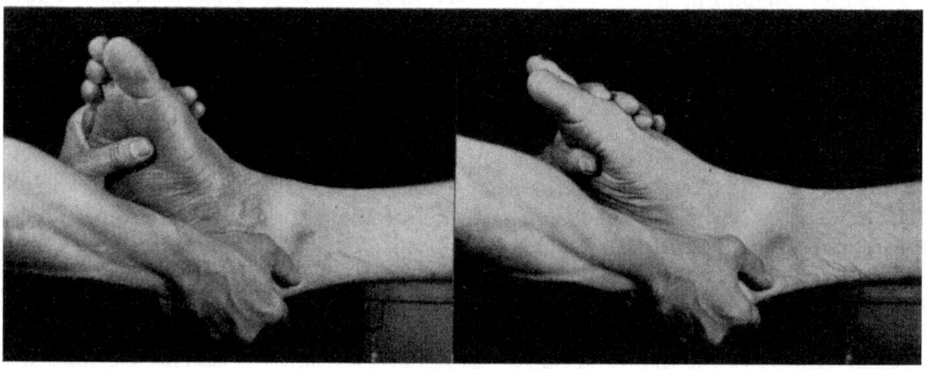

a b

Abb. 58a und b. Dehnung des contracten Plattfußes. (Aus HOHMANN-STUMPF: Orthop. Gymnastik.)

Eine *manuelle Dehnung des contracten Fußes* zeigt Abb. 58a und b. Sie muß die vorhandene Verdrehung des Vorfußes gegen den Rückfuß entsprechend zurückzuführen suchen. Der Gymnast fixiert die Ferse des rechten Fußes mit seiner rechten Hand und drückt sie möglichst in Supinationsstellung, dann sucht er mit der anderen Hand den Vorfuß nach plantarwärts und einwärts zu ziehen, wobei das Längsgewölbe sich herstellt, 10mal wiederholen. Nur bei noch nicht ossär versteiften Plattfüßen wirksam.

Ist *der Spreizfuß versteift*, so umfassen wir den Vorfuß mit beiden Händen so, daß die Daumen scharf in die Fußsohle im Bereich der mittleren Mittelfußköpfchen bzw. dicht hinter ihnen eindrücken, während die übrigen Finger von der Fußrückenseite her die seitlichen randständigen Mittelfußknochen nach sohlenwärts ziehen, um so den Vorfuß zu verschmälern und das Quergewölbe wieder herzustellen (Abb. 59). Auch dehnendes Ziehen plantarwärts an den in den Grundgelenken versteiften Zehen ist oft erforderlich.

Der Schwerpunkt der ganzen Fußübungsbehandlung liegt aber in den *aktiven* Übungen während die oben besprochenen Dehnungsmaßnahmen nur vorbereitend für diese wirken.

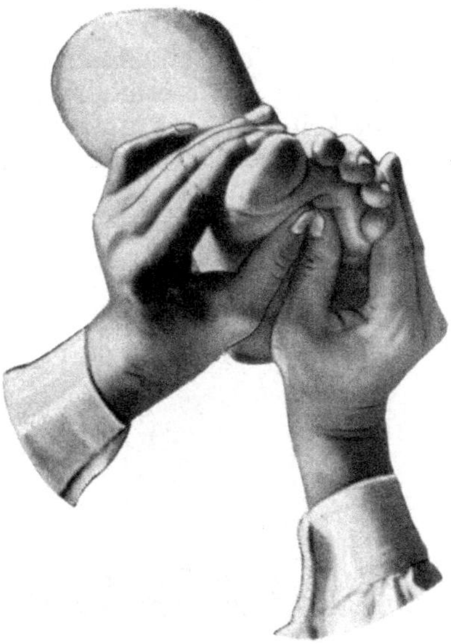

Abb. 59. Dehnung des versteiften Spreizfußes. (Aus HOHMANN-STUMPF: Orthop. Gymnastik.)

Man kann die Übungen zwanglos nach ihrer hauptsächlichen Wirkung in 3 Gruppen teilen: 1. in Übungen der kurzen Fußmuskeln, 2. in Übungen für die supinatorischen Muskeln und 3. in Gang-, Spring- und Standübungen zur Herstellung des richtigen Zusammenspiels der Muskeln.

1. Übungen für die kurzen Fußmuskeln. In erster Reihe stehen hier die *Greifübungen* für die Zehen. Ich beginne mit der von BUCHHOLZ angegebenen sogenannten *Handtuchübung*, d. h. der Fuß des auf einem Stuhl sitzenden Patienten greift mit den Zehen ein vor ihm liegendes rauhes Handtuch und sucht es durch kräftige Plantarbeugung der Zehen zu sich heranzuziehen. Durch Beschwerung des Handtuchs mit einem Gewicht von 1 bis 3 Pfund (Bücher) wird ein den wachsenden Muskelkräften entsprechender Widerstand gegeben. Erschwert wird dem Kranken die Ausführung der Übung im Stehen. Wir lehren ferner die Kinder, das sie kleine Gegenstände, Schwämmchen, Klicker usw. mit den Zehen erfassen, festhalten und wieder loslassen. Oder zur Gruppenübung sitzen die Kinder um ein zum Ring geschlossenes Seil, und jedes versucht das Seil mit den Zehen zu sich zu ziehen. Oder wir lassen im Sitzen oder Liegen einen kleinen Medizinball mit beiden Sohlen ergreifen, festhalten, drehen und einen größeren wegschleudern. Auch die PLATEsche Trommel mit dem an sie seitlich angesetzten Fuß zu drehen, erfordert eine kräftige Arbeit der Zehenbeuger. Oder wir verwenden die THOMSENsche Fußrolle, die der Patient mit den Zehen beider Füße im Stehen in Wechselbewegung unter Widerstand dreht. Auch das Plantarbeugen der Zehen mit LANGEs Rollenzugapparat dient diesem Zweck, ferner der *Raupengang*, bei dem die Zehen sich kräftig an den Boden ankrallen und den Fuß nach sich ziehen. Schließlich gehört hierher noch die *Radfahrübung* nach STUMPF, bei der beide Füße mit den Zehen kleine quere Griffe halten und mit den Füßen und Beinen Bewegungen wie beim Radfahren ausführen, wobei sie vermittels einer Schnur, die von einem Fuß zum anderen über eine Rolle läuft, sich gegenseitig Widerstand bieten. Diese und alle anderen Fußübungen sind in dem Buche: HOHMANN-STUMPF: Orthopädische Gymnastik (Thieme 1933) abgebildet und beschrieben.

2. Isolierte Übungen für die supinatorischen Muskeln. Leider muß ich damit beginnen, so eindringlich wie möglich gegen das immer noch da und dort geübte und empfohlene *Kantengehen* meine Stimme zu erheben. HOVORKA und LILIENFELD konstruierten dafür sogar ein Supinationsbrett, eine dachförmige Zusammenfügung zweier Bretter, um den Gang „in supinierter Stellung des Fußes" zu üben, HOFFA gab diese Übung empfehlend weiter und bei NEUMANN-NEURODE hat dieses Supinationsbrett in seiner „Schwachfußleiter" eine neue Auferstehung erlebt. Wer die Bilder der auf dieser Leiter gehenden Kinder ansieht, bemerkt neben der unphysiologischen Fußstellung auch das Ausweichen der Unterschenkel vom Knie ab in O-Beinstellung. Diese Art Übung muß aus dem orthopädischen Übungsschatz verbannt werden. SPITZY, BUCHHOLZ und manch anderer sind mit mir hier einer Meinung. Diese Übung gründet sich auf der alten und verkehrten Auffassung des Knickplattfußes als einer Pronationsabweichung, über die ich oben bereits das Nötige gesagt habe. Eine Korrektur des Plattfußes kann mit ihr in keiner Weise stattfinden. Der Fuß als Ganzes, Vor- und Rückfuß, in Supination gebracht, noch dazu bei Belastung, heißt das Wesen dieser Fehl-

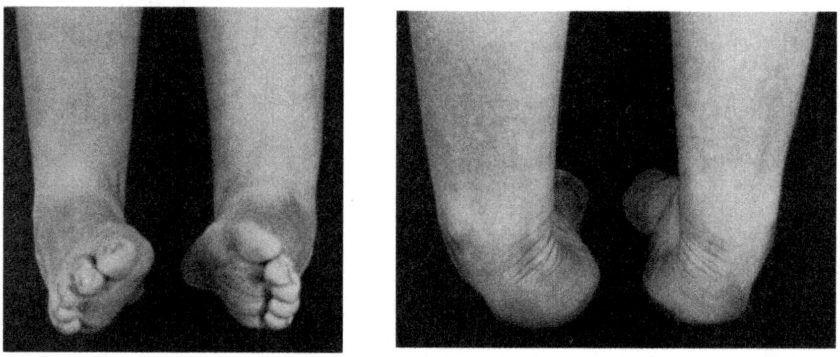

a b

Abb. 60a und b. Gehen auf äußerem Fußrand (Kantengehen), physiologisch falsche, oft schädliche Übung.

form nicht begriffen zu haben. Dazu kommt noch die schädliche Überdehnung der lateralen Fußbänder, die dadurch entstehen kann. Den Kantengang sollte man deshalb überall mit einem Warnungszeichen versehen abbilden (Abb. 60a, b).

Wenn wir Übungen zur Aktivierung der supinatorischen Muskeln ausführen lassen, so müssen sich dieselben auf die Korrektur *der Abweichung des Rückfußes* beschränken, welcher durch den Knickplattfußprozeß in Valgusstellung abgewichen ist und über welchen die Supinatoren wieder Herr werden sollen. BUCHHOLZ sucht auch dies mit einer veränderten Handtuchübung zu erreichen.

Um den *M. tibialis anticus* isoliert zur Supination zu aktivieren, müssen wir die dorsale Aufbiegung des 1. Strahls durch ihn zu verhindern suchen, weil dies unseren Absichten der Wiederaufrichtung des Fußes zuwiderlaufen würde. Wir verwenden hierzu das Supinationsbrett von THOMSEN. Die Füße stehen (die Fersen geschlossen, die Spitzen etwas auswärts) unter einer queren Holzleiste auf dem Übungsbrett. Sobald der Oberkörper sein Schwergewicht durch Rückwärtsneigung nach hinten verlegt, spannen sich alsbald die M. tib. antici kräftig an, man sieht sie deutlich vorspringen. Durch die Holzleiste wird der Vorfuß am Brett festgehalten und die Aufbiegung des 1. Strahls verhindert. Wenn wir die Vorfüße auf einem Brett mit Riemen fixieren, können wir im Sitzen oder Stehen unbekümmert die Füße aktiv in Varusstellung überführen, zu einer Aufbiegung des 1. Strahls kann es nicht kommen, ja es wird hierbei sogar ein passiver pronierender Zug am Vorfuß ausgeübt, welcher auf das mediale Längsgewölbe aufrichtend wirkt. Bei dieser Übung wirken *Tib. anticus* und *posticus* aktiv mit.

3. Gang-, Stand-, Springübungen. Bei diesen arbeiten die verschiedensten Muskeln des Fußes in zweckmäßiger Zusammenwirkung, vorausgesetzt, daß die Art der Übung und ihre Ausführung den Grundsätzen der Knickplattfußbekämpfung entspricht. Vom physiologischen Gehen habe ich schon am Anfang bei Erörterung der Funktion des Fußes gesprochen. Wir lassen bei Fußschwäche das physiologische Gehen langsam wie in der Zeitlupe in den einzelnen Phasen üben, wir lassen ferner *auf schmaler Spur* unter aktiver Supination des Rückfußes gehen. Das entspricht etwa dem *Indianergang* von BUCHHOLZ, der hierfür vorschreibt: „Der Übende tritt auf den linken Fußballen auf, während gleichzeitig das rechte Bein vom Boden erhoben wird. Dann wird die Ferse langsam und leicht zur Berührung mit dem Boden gesenkt, wobei der Knickfüßige darauf achten muß, daß der Fuß nicht im Rückfuß abduziert wird. Das ist Ziel und Hauptschwierigkeit der Übung. Dann wird der rechte Fuß mit dem Ballen aufgesetzt und so fort.“ Die Wirkung des Gehens auf schmaler Spur hat K. W. FISCHER in sehr beachtenswerten Überlegungen begründet, indem er von dem gewölbezerstörenden Einfluß des Gehens mit auswärts gesetzter Fußspitze, d. h. der Abwicklung über den inneren Vorfußrand ausging, während bei einwärtsgesetztem Fuß durch Außenrotation des Sprungbeins ein günstiger Einfluß auf das Gewölbe eintritt. Um aber der von der Natur gegebenen normalen Auswärtstorsion der Tibia um 12 Grad, die eine gewisse Auswärtsdrehung der Fußspitze um etwa 15 Grad bedingt, gerecht zu werden, läßt er *auf schmaler Spur* gehen, wodurch eine richtige Abwicklung zustande kommt.

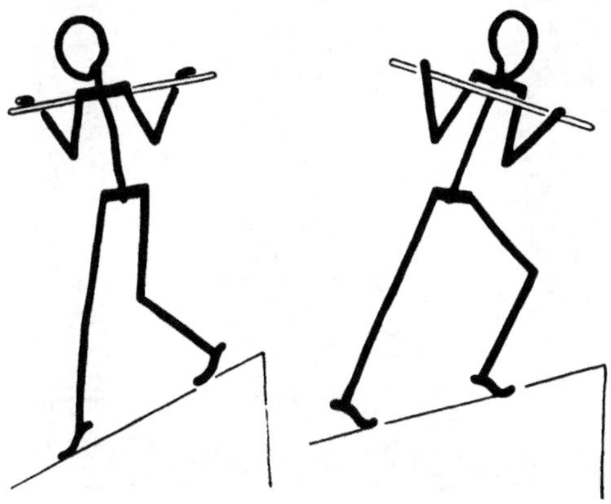

Abb. 61. Abb. 62.
Bergsteigerübung
für Plattfuß. für Hohlfuß.
(Aus HOHMANN-STUMPF: Orthop. Gymnastik.)

Welcher Gang ist der richtige, der mit *auswärts* gesetzten oder mit *geradeaus* gerichteten Fußspitzen? Diese Frage ist von GAULKOFER zugunsten der Geradeausrichtung beantwortet worden, was aber von seiten der Anatomen, vor allem von FRIEDEL, Gegnerschaft erfahren hat. FRIEDEL hat darauf hingewiesen, daß schon H. v. MEYER die Abhängigkeit der Fußstellung von der Becken- und Wirbelsäulenhaltung und umgekehrt erkannt hatte. Aus diesem Grunde ist man nicht berechtigt, für alle Menschen ein und dieselbe Fußhaltung zu verordnen oder einen bestimmten Fußwinkel anzunehmen. Letzten Endes ist das Becken mit seiner Stellung dafür sehr wesentlich entscheidend, hinzu kommt noch die in jedem Falle verschiedene Verdrehung oder Torsion der Ober- und Unterschenkelknochen. Diese Torsionsverhältnisse sind nicht von WEINERT, der ihnen nur einen neuen Namen „Verwringung“ gegeben hat, entdeckt worden. Eine Entdeckung waren sie nur für jene, welche die älteren Arbeiten der Anatomen, BROCAS und anderer, nicht kannten. Über die Stellung des Beckens hinaus ist auch die Haltung der Wirbelsäule, die von der des Beckens mit abhängig ist, zu beachten. Der Zusammenhang der Teile!

Bei steifem, ungeschicktem Gang lassen wir *Gehen mit Schwungübungen* ausführen. Zur Lockerung des Hüftgelenks schwingt das eine Bein aus dem Hüftgelenk heraus kräftig vor und zurück, indem der ganze Körper unter Erheben auf der Fußspitze des Standbeins mitschwingt. Nach 3maligem Schwingen wird das Bein mit der Fußspitze zuerst aufgesetzt, und alsbald beginnt das andere Bein ebenfalls aus der Hüfte zu schwingen usw.

Die *Bergsteigerübung*, d. h. Gehen auf der schiefen Ebene wird bei Plattfuß zunächst vorwärts abwärts (Abb. 61), und zwar auf den Zehen, darauf rückwärts aufwärts wiederum auf den Zehen geübt. Beim Hohlfuß geschieht die Übung gerade umgekehrt, vorwärts aufwärts und rückwärts abwärts zur Dehnung der Wadenmuskulatur (Abb. 62).

Eine ausgezeichnete Übung ist der *hohe Zehengang*. Sie muß bei vorgebeugtem Rumpf ausgeführt werden, um durch das vorverlagerte Körpergewicht eine vermehrte Stauchwirkung auf das Längsgewölbe des Fußes zu erreichen. Diese Stauchwirkung tritt dann ein, wenn die Schwerlinie vor das Sprunggelenk fällt (Abb. 63). Wird der Zehengang zu flach ausgeführt, dann tritt unter dem Druck des Körpergewichts das Gegenteil, eine Abflachung des Längsgewölbes ein.

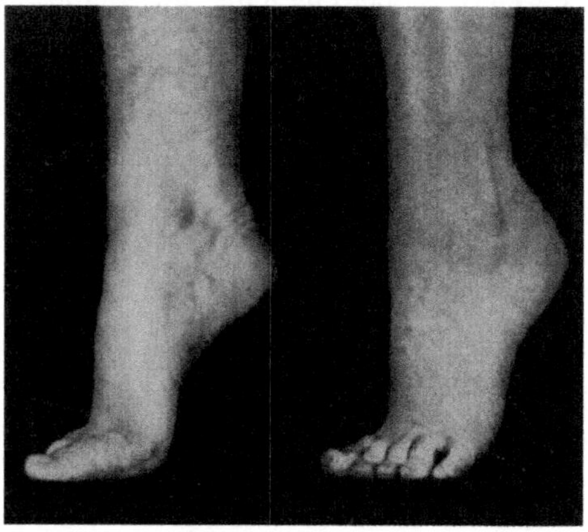

Abb. 63. Hoher Zehenstand. Man sieht am rechten Fuße das bei dieser Übung stärker ausgebildete innere, am linken das stärker ausgebildete äußere Längsgewölbe.

Laufen und *Springen* sind ebenfalls zur Kräftigung des Fußes sehr nützlich. Beim schnellen Gehen wird die Beugung des Knies des Spielbeins stärker, beim Laufen wird das Körpergewicht noch mehr nach vorn verlegt, der Fuß hebelt den Körper schnellend vom Boden ab, die Körperlast ruht nur kürzere Zeit als beim langsamen Gehen auf dem Fuß. Wir verordnen gern das *Hüpfen* und das *Seilspringen*. Das Hüpfen mit Armschwung, entweder mit parallel gesetzten Füßen oder in Schrittstellung einen Fuß vor, den anderen zurück mit abwechselnder Körpergewichtsverlagerung vor und zurück oder nach der Seite wechselseitig, sowohl nach rechts wie nach links, alles unter Schwung. Das bei Kindern beliebte Seilspringen, von PLATE als Übung für den Schwachfuß empfohlen, ist eine ausgezeichnete Übung vor allem für die Fuß- und Zehenbeuger. Man glaubt nicht, wie sich unter der Einwirkung dieser Übung die schlechten Füße beleibter Damen und die Ungelenkigkeit ihrer Glieder bessern.

Neben dem hohen Zehengang kommt auch als Übung am Ort *der hohe Zehenstand* in Betracht. Wie bei jenem wirken Fußbeuger und Zehenbeuger zur Erzielung dieser viel Kraft erfordernden Leistung zusammen: der Triceps surae, Flexor hallucis longus, Flexor digitorum longus communis, Peroneus longus, sowie die Supinatoren einerseits und die plantaren kurzen Fußmuskeln zur Betätigung der Zehen andererseits. Eine mächtige Muskelmasse wirkt hier zusammen zu dem gleichen Zweck, das Körpergewicht zu heben, auf die Fußspitze zu stellen und dort zu halten. Im Stand lassen wir die *aktive Supination des Rückfußes* so üben, daß der Übende mit parallel gestellten Füßen auf dem Vorfuß steht und den Rückfuß kräftig supiniert. Bei Innenrotation der im Knie gestreckten Beine drehen sich jetzt die Fersen auswärts, Füße und

Knie werden wieder geschlossen und der Übende geht in hohen Zehenstand über (Abb. 64a, b, c).

Von Übungen *im Sitzen* sei auch das abwechselnde *Heben und Senken* der Ferse und des Vorfußes bei parallel gestellten Füßen erwähnt, das allerdings nur dann einen Zweck hat, wenn jede Phase kräftig akzentuiert wird. Auch das *Fußrollen* soll nicht vergessen werden, das zwar keine Kraftleistung darstellt, aber zur Lockerung etwas versteifter Gelenke ganz nützlich ist. Schwieriger ist die isolierte Übung des *M. peroneus longus*, weil dieser zwei Komponenten, die Pronation des Vorfußes und die Abduction des Vorfußes hat, von denen wir bei

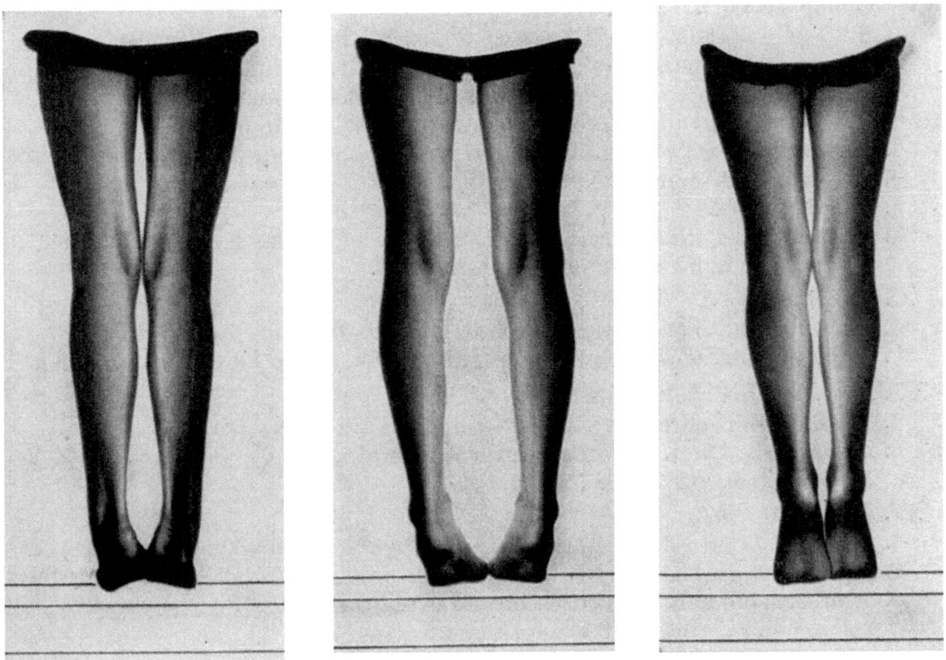

a — Aktive Supination des Rückfußes. b — Mittelstellung. c — Endstellung.

Abb. 64.

(Aus HOHMANN-STUMPF: Orthop. Gymnastik.)

der Übung die letztere, die Abduction ausschalten müssen. Dies geschieht entweder so, daß der Übende mit der Hand den Vorfuß am Außenrande festhält, während der mit dem Außenrand der Ferse auf seinem Knie liegende Fuß die Pronationsbewegung des Vorfußes ausführt, oder so, daß der Fuß mit Gurtschlingen fixiert gehalten wird.

Der Arzt wird oft gefragt, ob Radfahren, Rollerfahren, Stelzenlaufen bei schwachen Füßen der Kinder zu gestatten sei. Das Rollerfahren ist zu verbieten, weil der auf dem Rollbrett stehende Fuß unter der Belastung in Valgusstellung kommt, das Radfahren sollte man mit möglichst hochgestelltem Sattel erlauben, wobei die Füße mit der Zehenballengegend die Pedale treten, das Stelzenlaufen in der früher üblichen Weise, wo der Fuß mit seinem vorderen Tarsalteil auf den Steg der Stelze tritt, wirkt schädlich, weil hierbei der Fuß durch die Schwerkraft in Valgusstellung kommen muß. Er stützt sich nur am Außenrand

(Tuberos. M. 5 und Cuboid) auf und muß nach innen umfallen. Schon H. v. MEYER wies hierauf hin.

Ein Behandlungsschema für Zirkulationsstörungen in den Beinen und im Unterleib empfahl HANNE aus der SCHEDEschen Klinik, das ich hier wiedergeben möchte:

Übungen im Bett:

I. *In Rückenlage.*

1. Bettdecke zurückschlagen, Hände in den Nacken legen, Ellbogen zurück, tief atmen. 5mal.
2. Zehen beugen und strecken so ausgiebig wie möglich. 20mal.
3. Füße heben und senken. Besonders die Senkung der Fußspitze muß ausgiebig erfolgen. 10mal.
4. Füße einwärtskanten, Beine werden *nicht* mitgedreht. 10mal.
5. Einen Oberschenkel anziehen bis zum rechten Winkel, Knie beugen und strecken, leichte Pendelbewegung. Jedes Bein 10mal.
6. Tretbewegung mit beiden Beinen abwechselnd. 10mal.
7. Heben des gestreckten Beins bis zur Senkrechten. Abwechselnd 10mal,
8. Strecken des ganzen Körpers mit Heben des Gesäßes.
9. Wieder wie 1.
10. Wälzen. Drehen des ganzen Körpers von der Rückenlage in die Bauchlage und wieder zurück. 10mal ohne Armhilfe.

II. *In Bauchlage.*

1. Abwechselnd Kniebeugen, leichte Pendelbewegung. 10mal.
2. Beinstrecken nach rückwärts im Hüftgelenk. Jedes Bein 5mal.

III. *Aufsitzen im Bett mit gestreckten Knien.*

1. Straffes Aufrichten des Rumpfes, Hände in den Nacken, tief atmen.
2. Abwechselnd mit 1. Vorbeugen des Rumpfes, Finger berühren die Zehen, Knie bleiben gestreckt. 5mal.

IV. *Knien im Bett.*

1. Sitzen auf den Fersen. Das Gesäß soll die Fersen möglichst berühren.
2. Aus dieser Haltung Vorbeugung, Stirn berührt möglichst das Bett. 5mal.
3. Abwechselnd mit 1. Aufrichten des Rumpfes und der Oberschenkel, Ausbreiten der Arme, tief atmen. 5mal.

V. *Kalte Abgießung der Beine.*

1. Entweder mit dem Schlauch abspritzen von unten bis zum Unterleib.
2. Oder, wenn Kälte nicht vertragen wird, Frottage der Beine mit nassem Luffaschwamm.

VI. Sofort zurück ins Bett und zugedeckt liegen bleiben, bis die Beine sehr warm sind.

VII. Aufstehen: Entweder 5 Minuten Sprungseilübungen oder ½ Stunde in flottem Tempo spazieren gehen.

VIII. Die Hauptaufgabe jeder Behandlung von Zirkulationsstörungen ist die *Verhütung* von Stauungen. Das Auftreten von Stauungen kann nur durch immer wiederholte Entlastung und Entleerung der Beine erfolgen. Also: *Stündlich* notfalls noch öfter (auf dem Diwan oder dem Bett, oder auf einer Matte am Fußboden) Schuhe ausziehen und 5 Minuten lang die vorher beschriebenen Fuß- und Beinübungen in Rückenlage ausführen! *Sitzen ist die schlechteste Form der Ruhe!* Das beste ist die Abwechslung von energischer Bewegung mit wirklicher Ruhe im Liegen.

IX. Abends 3mal wöchentlich ein Wechselfuß- oder Sitzbad, 5 Minuten heiß, 5 Sekunden kalt. Unmittelbar darauf ins Bett.

Massage. Wenn auch die wissenschaftlichen Grundlagen für die Wirkungsweise der Massage nur zum Teil erarbeitet sind und mancherlei sehr verschiedene Annahmen das sichere Wissen noch ersetzen müssen, so ist die Wirkung einer sachgemäß ausgeführten Massage bei richtiger Diagnose und richtiger Indikation ohne allen Zweifel. Das gilt auch für ihre Anwendung bei den Fußkrankheiten.

Wir kennen ihre Kreislauf befördernde, Schwellungen aufsaugende, Verhärtungen lösende, Erregungszustände beruhigende und ihre anregende Wirkung und wir glauben mit Betonung bald des einen, bald des anderen Handgriffes den einen oder anderen Zweck besser erreichen zu können.

Vorausgeschickt sei auch noch, daß ich gegenüber der einseitigen Anwendung, sei es der Massage, sei es der Übung oder sonst eines Mittels skeptisch bin. Ich verspreche mir die günstigsten Wirkungen von einer Verbindung der Verfahren, so vor allem von Massage und Übung und warne vor den Massagemonomanen, deren es etliche gibt, die für alles in der Welt die Massage, aber eben nur die Massage wissen und alles aus einem Punkte heraus erklären und kurieren wollen.

Bei Schwellungszuständen am Fuß, soweit sie nicht durch Herz- oder Nierenerkrankung bedingt sind, als Ausdruck gestörter Zirkulation meist bei körperschweren, sich nicht genügend bewegenden und muskelschwachen Menschen, vorwiegend bei Damen mittleren Alters ist die Streichmassage am Ort und Knetmassage für die gesamte Fuß- und Beinmuskulatur wirksam. Oft quillt die Schwellung zwischen Oberleder und Spange des Halbschuhs kissenartig heraus, oft ist sie vorwiegend um die Knöchel herum ausgesprochen. Der Massage hat die Übung zu folgen und die gestörte Statik ist, wenn nötig, mit einer Einlage und entsprechendem Schuh auszugleichen. Oft hängen die Schwellungen am Vorfuß mit dem Spreizfuß zusammen und sind der Ausdruck einer Insuffizienz der M. interossei und lumbricales. Ich lasse nach einem heißen Salzwasserfußbad, in welchem der Patient kräftige Zehenübungen vornimmt, diese kurzen Fußmuskeln mit Streichung und Knetung so massieren:

Man bildet aus Daumen und Mittelfinger eine Zange und streicht nun, während der Daumen dorsal in einem Intermetatarsalraum, der Mittelfinger an der entsprechenden Stelle plantar liegt, von peripher nach zentralwärts allmählich immer tiefer auf die im Zwischenknochenraum liegenden Muskeln eindringend, diese leicht aus. Bei Metatarsalgie kann diese Massage anfangs etwas schmerzhaft sein, aber meist tritt alsbald hinterher ein Gefühl des Behagens und der Erleichterung ein.

Die eigentliche Sohlenmuskulatur beim Plattknickfuß, meist erschlafft, atrophisch, massiere ich so: man umfaßt mit der einen Hand den Vorfuß und drückt ihn mitsamt den Zehen plantarwärts, so daß eine Entspannung der Sohlenweichteile eintritt. Nun zersägt man gewissermaßen mit der kräftig aufgesetzten Ulnarkante der anderen Hand die gesamte Sohlenmuskulatur in Zickzackzügen von vorn nach rückwärts und zurück. Besonders empfiehlt sich dies auch bei den nicht seltenen Krampfzuständen im Abductor hallucis. Danach pflege ich die Sohlenmuskulatur mit der Ulnarkante der Hand quer zu hacken. Diese Massage wirkt kräftigend und erfrischend auf diese Muskeln.

Bei sehr schlaffen und lockeren Gelenkbändern, wie beim schlaffen Knickfuß, ist eine Reibmassage der Gelenkbänder am Platze. Das Pfannenband (Lig. calcan. navic.), die Bänder am oberen Sprunggelenk innen medial, vorn und außen lateral, werden mit dem Daumen oder dem Daumenknöchel gestrichen bzw. gerieben. Der Ansatz der Achillessehne und die hier häufig entwickelte, schmerzhafte Bursa sowie das bei der Achillodynie verdickte, paratendinöse Zellgewebe werden ebenfalls mit der Zange aus Daumen und Zeigefinger in der Richtung von unten nach oben ausgestrichen. Ein Exsudat in der Sehnenscheide des Tibialis posticus wird von peripher nach zentral vom Naviculare an um den inneren Knöchel nach oben hin ausgestrichen.

Sind die Unterschenkelmuskeln atrophisch oder schmerzhaft, so ist ihnen besondere Sorgfalt zu widmen. Man erschlafft die Wadenmuskulatur durch passives Plantarbeugen des Fußes und streicht und knetet mit Daumen bzw. zwischen Daumen und Fingerspitzen die unmittelbar hinter der inneren Tibiakante gelegenen Muskeln (Tib. post., Flexor hall. long. und Dig. long.) in längs- und wellenförmigen Zügen von peripher nach zentral. Bei Übermüdungszuständen in den Dorsalflektoren (Tib. ant., Extens. hall. und Dig. long.) werden diese mit dem Daumenknöchel oder mit den Fingerknöcheln der Faust kräftig von peripher nach zentral gestrichen. Sind Ödeme am Unterschenkel vorhanden, so ist mehr die Ausstreifung des ganzen Unterschenkels am Platze.

Besonders tief liegt der Flexor hallucis longus, er muß deshalb durch tiefes Hineingreifen erreicht werden. Über die *Muskelhärten* habe ich in einem besonderen Abschnitt gesprochen, sie spielen in der Unterschenkelmuskulatur eine große Rolle.

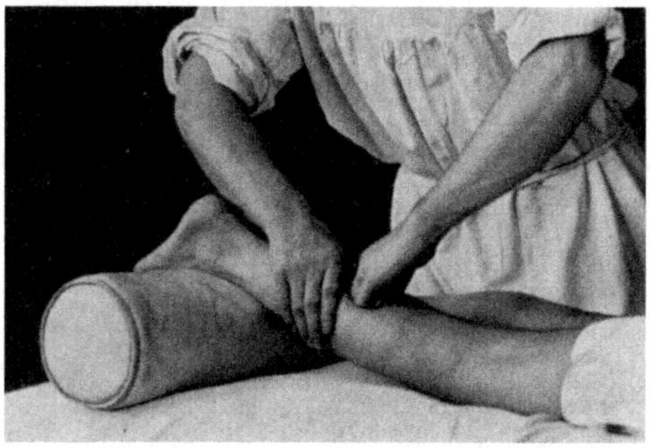

Abb. 65. THOMSENS Massagehandgriff unter Benutzung der Fingerknöchel oder Handkante.

Zur Verbesserung des Handgriffs der Knetmassage hat THOMSEN einen neuen Griff angegeben. Während die Knetmassage im allgemeinen so geübt wird, daß eine Hand die Muskulatur erfaßt und versucht, wo dies möglich ist, sie vom Knochen abzuheben, setzt weiter zentripetal die andere Hand an und tut das gleiche, so daß beide Hände sich dabei allmählich zum Zentrum hin fortbewegen. Die Muskulatur wird quer zu ihrer Längsfaserung von beiden Händen in gleichem Sinne seitlich zusammengedrückt. Zur besseren Lockerung und Durcharbeitung des Muskels läßt THOMSEN die zweite Hand in einer zu der ersten senkrechten Druckrichtung arbeiten. Abwechselnd folgt also auf einen seitlichen Druck ein dazu senkrechter Druck. Besonders geeignet hierfür ist unter anderem auch die Wadenmuskulatur (Abb. 65).

Bei alten *Venenknoten* mit Venensteinen oder nach früherer Thrombophlebitis massiere man sehr vorsichtig unter Umgehung dieser Stellen. Dagegen ist die hierbei immer schlaffe Muskulatur ein geeignetes Feld für die Massage. Daß eine frische Venenentzündung die Massage streng verbietet, wissen sogar die Laien.

Bei der *chronischen Arthrose* kommt die Massage als vorsichtige Reib- und Streichmassage der verdickten Gelenkkapsel, sowohl am inneren und äußeren Kniespalt als auch am Recessus suprapatellaris und in der Kniekehle in Betracht. Hier sind es auch besonders die Sehnenansätze der Beugemuskeln, die schmerzhaft sind und durch Reibung mit der Fingerspitze beeinflußt werden können. Bei stärkeren Reizzuständen solcher Gelenke mit intermittierenden Ergüssen ist die Massage weniger angezeigt, weil sie hierbei schlecht vertragen wird. Am besten wirkt sie noch an den zum Kniestreckapparat gehörigen Musculi vasti medial. und lateral., die namentlich bei der auf statischer Grundlage entstandenen Kniearthrose (bei O- und X-Bein) schmerzhaft infiltriert sein und ähnliche Verhärtungen aufweisen können, wie sie bei Ermüdungszuständen durch Plattfuß entstehen. Die gleichen Erscheinungen finden wir auch an den langen Oberschenkelmuskeln, so besonders an den Adduktoren, die bei statischem Mißverhältnis an ihrem Ansatz schmerzen können. Schließlich treffen wir am Hüftgelenk eine Reihe von Schmerzzuständen, die ein dankbares Feld für die Massage sind, so am oberen und hinteren Rand des Trochanter major, wo der Vastus lateralis und die Glutaeen ansetzen. Auch die tiefen Muskelhärten im Glutaeus maximus sind nicht zu vergessen. Reibmassage der Ansatzstellen und Knetmassage der Muskeln selbst bringen oft überraschende Besserungen hervor. Alles in allem verwende ich die Massage bei Arthrosen mehr zur Beseitigung der Folgezustände in den das Gelenk umgebenden, zu ihm gehörigen Muskeln als am Gelenk selbst, dessen Kapsel leicht gereizt wird.

Schließlich noch ein Wort über die Massage bei *Ischias*, ohne diese Therapie erschöpfend behandeln zu wollen. Bei Wurzelischias reibe ich mit Daumen oder Knöchel und verwende auch die Vibrationskugel. Ist der Nervenstamm selbst schmerzhaft, so streiche ich ihn in seinem Verlauf von peripher nach zentral mit dem Daumen oder bei sehr dicken Weichteilen mit dem Fingerknöchel. Schmerzhafte Äste am Unterschenkel werden mit dem Zeigefinger gestrichen.

Eine Abart der Massage ist die *Unterwassermassage*, die in Kliniken (SCHEDE) und Sanatorien mit den entsprechenden Einrichtungen geübt wird. Unter dem Wasserspiegel wird ein in Druck und Temperatur dosierbarer Strahl auf die betreffende Körperstelle gerichtet. Bei Arteriosklerose, Neurasthenie, entzündlichen Erkrankungen und alten Leuten ist dies Verfahren nicht so angezeigt. Es bringt eine kräftige Reaktion mit sich, gesteigertes Wärmegefühl, bessere Zirkulation usw.

δ) Die orthopädische Einlage.

Die große Zahl der Fußkranken hat sie zu einem sehr bekannten und viel angewendeten Heilmittel gemacht. In den Schaufenstern sogenannter orthopädischer Schuhmacher und Schuhgeschäfte liegt sie neben den Gipsabgüssen der hochgradigsten Fußdeformitäten, gleichsam als ob sie bei diesen helfen könne, in der Tagespresse wird sie angepriesen, und jeder Tag bringt ein neues System mit einem neuen Namen. Alle diese Neuerungen haben den einen Fehler gemeinsam, daß sie nicht individuell gearbeitet, sondern Massenfabrikate nach einem x-beliebigen Fußmodell sind, die einmal zufällig bei leichten Senkungsbeschwerden genügen können, aber in der Regel versagen. Wer sich etwas mit Fußbeschwerden befaßt hat, weiß, welche Fülle individueller Verschiedenheiten vorliegen kann, für die eben nur individuell und sehr sorgfältig konstruierte und angepaßte Stützeinlagen helfen können. Die vom Schuhmacher „eingearbeitete" Einlage ist oft ganz wertlos, sie ist nichts weiter als eine Lederversteifung am inneren Fußrand, die im Anfang, solange der Schuh neu ist, eine gewisse Stütze gewährt, aber sobald das Leder weich wird und nachgibt, ihre Wirkung einbüßt und dann nicht mehr geändert werden kann. Auch die sogenannten „Federn" der Schuhmacher nützen meist nicht viel, sie drücken sich nieder, von den Kork- und Gummikeilen und anderen ganz willkürlich gearbeiteten Konstruktionen ganz zu schweigen. Der Pneumette ist die einst mit ungeheurem Kraftaufwand von Reklame eingepumpte Luft in überraschend kurzer Zeit buchstäblich ausgegangen. Die internationale Scholleinlage, die Supinatoreinlage und andere haben eine gewisse Verbreitung gefunden, andere Modelle wie die Torsiolen sind inzwischen aufgetreten. Von ihnen allen gilt, was ich seinerzeit schrieb: eine orthopädische Einlage kann man nicht einfach kaufen, so wenig man eine Brille im Laden des Optikers oder so wenig man sich ein fertiges Gebiß kaufen kann. Und die Krankenkassen, die den Fußkranken an Stelle ärztlich verordneter und ärztlich verpaßter Einlagen in der Meinung Geld zu sparen, solche oder ähnliche Fabrikate geben, verwenden die zur Erhaltung oder Wiederherstellung der Volksgesundheit bestimmten Mittel schlecht. Nur in Fällen leichter Ermüdbarkeit bei gut erhaltener Fußform können mitunter, aber durchaus nicht immer, Fertigeinlagen ausreichen. Das gleiche gilt für die ohne Modell nach vorgestanzten Platten etwas zurechtgetriebenen oder nur vielfach angebogenen Halbfabrikate.

Die Verordnung und Anpassung einer Einlage ist eine ärztliche Angelegenheit, die man weder dem Schuhmacher noch dem Bandagisten überlassen darf, wenn man seinen Patienten wirklich nützen will. Weder sind die Techniker in der Lage, zu beurteilen, ob und was für eine Einlage im gegebenen Fall am Platze ist, noch können sie im allgemeinen, namentlich bei schwierigeren Fällen die oft mühsame Anpassung vornehmen.

In einer Arbeit über „Fortschritte in der Plattfußbehandlung" 1906 erinnerte ich an die Worte des Münchener Chirurgen PHILIPP V. WALTHER in einer 1841 erschienenen historischen Untersuchung über „das Verhältnis der Medizin zur Chirurgie", in der er sagt: „Die Chirurgie wurde auch später von schon laisierten literaten Ärzten um so mehr vernachlässigt, als zu ihrer Ausübung manche für geringfügig, ja entehrend gehaltene, dabei sehr mühsame und beschwerliche Dienstleistungen und Manualverrichtungen erforderlich sind, denen die bequemen und hochmütigen Ärzte sich nicht gern unterziehen wollten." Und indem er das Verhältnis der einstigen „gelehrten" Ärzte zu den „illiteraten" Chirurgen betrachtet, meint er, daß „einem solchen Mangel durch die *Teilung des Geschäftes*, wobei der *Arzt die Indikation* zur Vornahme einer chirurgischen Operation stellt und unter dessen Leitung ein *bloßer Techniker* sie ausführt, in *keiner Weise* abgeholfen werden könne".

So ist auch der Gipsabguß für die Einlage Sache des Arztes. Einlagen ohne Gipsabguß bloß nach Zeichnung gearbeitet, lehne ich im allgemeinen ab, weil sie oft nicht ihren Zweck erfüllen, da sie nicht genau genug der Fußform entsprechen. Gewiß hat auch das Maßverfahren des Gipsabgusses seine Fehlerquellen, und das Positivmodell bedarf oft der nachträglichen Bearbeitung und Korrektur. Zudem ist dem subjektiven Ermessen des Arztes zweifellos ein gewisser auf Erfahrung gegründeter Spielraum bei der Bestimmung des Grades der Korrektur der Fußfehlform gelassen. So mache ich mich anheischig, von dem gleichen Fuß hintereinander eine ganze Reihe von verschieden aussehenden Gipsabgüssen zu machen, nach deren jedem eine entsprechend andere Einlage gefertigt werden kann. Der Gipsabguß soll nicht vom belasteten, sondern *vom unbelasteten, aber korrigierten Fuß* genommen werden. Bei der Belastung senkt sich der Fuß, er gerät in die Fehlstellung, infolgedessen verbiegt er auch das Gipsmodell, so daß die danach gefertigte Einlage zu breit und flach wird und nachträglich erst wieder erhöht werden muß. Das Gipsnegativ soll die genauen Formen des korrigierten Fußes wiedergebend spiegeln. Punkte, die wir besonders heben wollen, wie das Naviculare, oder die wir berücksichtigen müssen, wie Schwielen an den Metatarsalköpfchen oder an der Unterfläche des Calcaneus bei Calcaneusexostose, bezeichnen wir mit Tintenstift, damit sie sich im Negativ abzeichnen. Nun bringt man den freihängenden Fuß in eine gute Korrekturstellung, gleicht also den Valgus aus, indem man die Ferse in Supination bringt, den Vorfuß in Pronation und Plantarflexion. Dadurch hebt sich das Gewölbe. Natürlich ist dies nicht möglich, wenn eine Contractur besteht. Bei Contracturen im Fuß kann auch die Einlage keine Korrekturwirkung erzielen, sie ist höchstens imstande eine gewisse Besserung der Beschwerden durch Stützung des Fußes und Entspannung der Bänder zu bewirken. Ein solcher Fuß muß, wie oben angeführt, zunächst redressiert, seine Contractur gelöst werden, dann erst ist eine Einlage zur Erhaltung des Resultates am Platze.

Von dem nun so in Korrekturstellung gebrachten Fuß wird der Abdruck genommen; ihn fertige ich nicht mehr wie früher und wie allgemein üblich an, indem ich eine Gipsbindeneinwickelung des Fußes mache, weil sich das Relief der Fußsohle in die angespannten zirkulär um den Fuß laufenden Gipsbindentouren nicht immer genügend hineinmodellieren läßt. Sondern nach Murk Jansen lege ich eine Längslage von vier bis fünf Gipsbindenstücken etwas länger und breiter als der Fuß an die Sohle an und streiche sie überall fest an. Mit einer lose darübergelegten zirkulären Gipsbindentour von einer Schicht befestige ich die Fußplatte und kann nun das Gewölbe und die übrigen Teile der Sohle gut ausmodellieren. Insbesondere ist es bei vielen Füßen sehr wichtig, die Gegend unmittelbar hinter den Metatarsalköpfchen durch Einmodellieren in den Gips gut zum Ausdruck zu bringen (v. Baeyer), um dadurch am Positiv eine Vertiefung an dieser Stelle zu haben, die für die Form der Einlage sehr wichtig, oft entscheidend ist. Diese Vertiefung soll nicht rund buckelförmig sein, wie sie neulich als abschreckendes Beispiel veröffentlicht wurde, sondern sich mehr als längsgerichtete Wölbung von den mittleren Metatarsalköpfchen nach rückwärts erstrecken und allmählich rückwärts verlaufen. Vorn muß sie am höchsten sein. Sie soll die mittleren Metatarsalien heben. Beim Modellnehmen drückt man deshalb die Randstrahlen I und V von oben her mit 2 ausgespreizten Fingern nach sohlenwärts, während 1 Finger der anderen Hand von unten her gegendrückt. So werden wir eine Korrektur des Vorfußes herstellen, so daß die Randstrahlen gegenüber den Mittelstrahlen entsprechend tiefer zu stehen kommen. Beim hängenden Fuß läßt sich der Vorfuß auf diese Weise, vorausgesetzt, daß noch keine Contractur besteht, am besten korrigieren. Der Fuß ist während der Erhärtung des Gipses zu modellieren, und vor allem ist auch darauf zu achten, daß die Korrekturstellung, die wir gegeben haben, erhalten bleibt und der Rückfuß nicht proniert, der Vorfuß nicht supiniert ist. Man drückt deshalb, wenn nötig, am Schluß den Vorfuß an seiner medialen Seite etwas plantarwärts, um die plantigrade Stellung der Metatarsalien zu sichern. Metatarsalköpfchenreihe und Fersenbeinunterfläche sollen in einer Ebene liegen. Ehe wir das Modell abnehmen, drücken wir zweckmäßig ein kleines Brettchen gegen die Ferse von unten her, um hier das Modell, das durch das Anmodellieren knapp anliegt, etwas breiter zu machen, da sich sonst gern die Fersenweichteile über den zu schmalen Fersenrand der Einlage nach außen schieben und gedrückt werden. Ist das Modell fest genug, so schneiden wir es auf dem Fußrücken auf unterlegtem Gurt, Strick oder Leiste auf, nehmen es ab und wickeln es wieder zu, um es mit Gipsbrei ausgießen zu können. Wir verwenden hierzu den grauen Gips, den wir mit Wasser zu einem dickflüssigen Brei anrühren. Ist der Brei erstarrt, wird der Gipsmantel entfernt und das Positiv mit dem Messer von Unebenheiten, die durch Falten der Haut entstanden sind, befreit und mit etwas dünnem Gipsbrei geglättet. Insbesondere achten wir darauf, daß die Fußform, wie wir sie gesehen haben, gut zum Ausdruck gekommen ist. Die eingedrückte Vertiefung hinter den Metatarsalköpfchen vertiefen wir noch etwas mit dem Messer oder verstärken die Wölbung an der Innenseite noch etwas (Abb. 66a, b). Handelt es sich um eine Calcaneusexostose, so nageln wir auf die kreisförmig angezeichnete Stelle am Fersenbein ein Stück an den Rändern abgeschrägten Sattlerfilz, um die Einlage zur Entlastung der schmerzhaften Fersenpartie hier hohl zu arbeiten. Das gleiche geschieht bei etwa an der Sohle vorhandenen Narben, dagegen nicht bei Schwielen unter den Metatarsalköpfchen. Wollten wir diese in Vertiefungen legen, wie dies manche orthopädische Schuhmacher mißverstehend tun, so würden diese an sich schon zu tief in die Planta eingesunkenen Köpfchen noch tiefer einsinken und das Übel nur größer werden. Wir müssen im *Gegenteil bestrebt sein, diese Köpfchen zu heben*, weshalb wir ja die Vertiefung *hinter* den Köpfchen am Negativ gemacht haben.

Nun beginnen wir die eigentliche Einlage zu arbeiten. Sie ist eine rein technisch-mechanische Angelegenheit, die der Orthopädiemechaniker nach unseren Anweisungen ausführen kann. Aber der Arzt selbst soll so ausgebildet sein, daß er in der Lage ist, gegebenenfalls die Einlage selbst zu machen, da er nur dann technische Fehler richtig beurteilen und verbessern kann. Man kann die Einlage aus verschiedenem Material herstellen. Ich selbst verwende Einlagen aus Celluloidfederstahl, Walkleder mit Federstahlverstärkung, Durana, Duraluminiummetall oder Alludur.

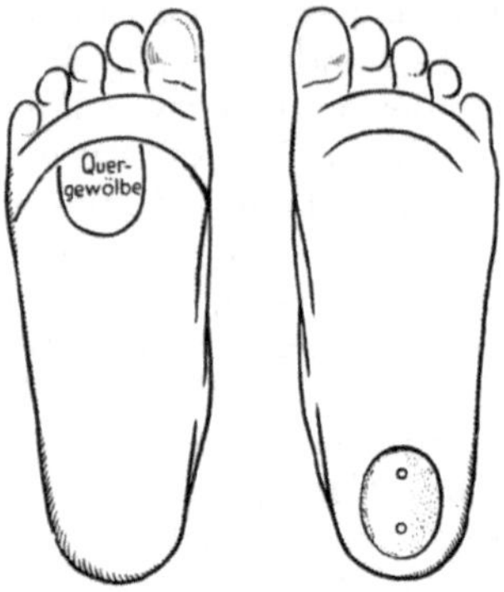

a Abb. 66. b

a Gipspositiv von der Sohlenseite mit aufgezeichneter vorderer Begrenzung für die Einlage und Vertiefung für die Quergewölbestütze beim Spreizfuß.
b Gipspositiv von der Sohlenseite mit aufgenagelter Filzauflage an der Ferse zur Entlastung dieser Stelle.

Die *Celluloidstahldrahteinlage* (Abb. 67), 1903 von LANGE angegeben, hat sich durchaus bewährt. Im Laufe der Jahre hat sie einzelne Änderungen durchgemacht. Insbesondere scheint mir der doppelte starre Außenrand an der Ferse und vor der Tuberositas metat. 5 nicht immer nötig. Ich gebe ihn im allgemeinen nur bei contractem Plattfuß oder bei sehr lockerem Knickplattfuß, weil bei diesem die Neigung des Vorfußes zum Abrutschen nach außen besteht. Das Abrutschen des Fußes von der schiefen Ebene nach außen geschieht dann besonders, wenn der Vorfuß beim Modellieren des Gipsabgusses nicht genügend korrigiert wurde, wenn er in Supination und Abduction blieb, während ein im Vorfuß richtig gestellter Fuß nicht so leicht abrutscht. Man legt zunächst eine Lage von 3 bis 4 cm breiten dünnen Matratzengurten, mit Celluloidbrei (3 Teile Celluloid auf 10 Teile Aceton bzw. einer Mischung von Aceton und Acetonersatz 1:1) bestrichen, nebeneinander in der Längsrichtung auf das Modell von der Ferse bis zu den Metatarsalköpfchen und wickelt dieselben mit ein paar Fäden fest. Diese erste Lage läßt man einen Tag trocknen. Es folgt die Metallverstärkung der Einlage. An Stelle des ursprünglich gewählten Rundstahldrahts wende ich seit über 20 Jahren lieber einen 1 cm breiten, $1\frac{1}{2}$ mm dicken Feder-

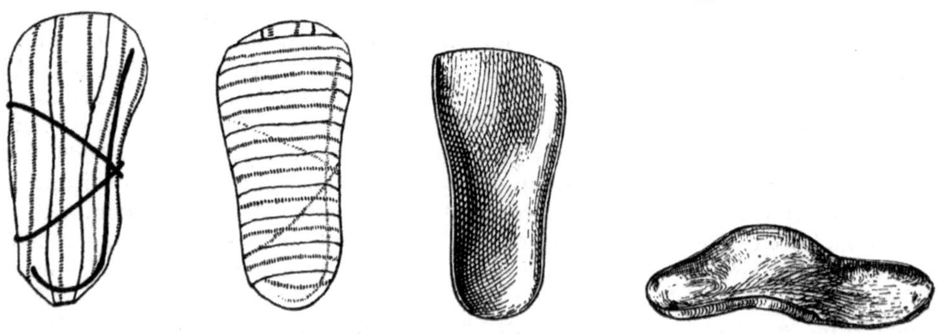

a b c d

Abb. 67. Herstellung der Plattfußeinlage nach LANGE: a 1. Lage Gurt und Drähte. b Nach Anlegung der 2. Lage Gurt. c Überzogene Einlage von innen gesehen. d Randeinlage von der Seite. (Aus LANGE: Lehrb. d. Orthop.)

stahl an, der die Einlage dünner macht. Ich biege 3 Querbänder genau an mit 2 Flachzangen, mit denen die Verschränkungen leicht zu biegen sind, und bette sie in dickeres Celluloid ein. Dazu kommt noch ein Längsdraht von 2 mm starkem Rundstahldraht, der bogenförmig um die Ferse gebogen und der Fußwölbung angepaßt wird (Abb. 68). Das Trocknen dieser in Celluloidbrei eingebetteten 2. Schicht dauert wieder mindestens 1 oder 2 Tage. Dann kann die 3. Schicht angelegt werden, die entweder aus quer nebeneinandergelegten Gurtstücken oder einem Stück Drell oder Köperstoff besteht, das wieder mit Celluloidmasse auf beiden Seiten bestrichen wird. Nach einem Tag kann die Einlage vom Modell abgenommen und an den Rändern glatt zugeschnitten werden. Um die Ferse noch etwas mehr in Supination zu bringen, kann man am Fersenteil der Sohle einen Keil aus Kork oder Linoleum von $^3/_4$ bis höchstens 1 cm Dicke mit Basis an der medialen Seite befestigen.

Bestehen Vorfußbeschwerden infolge relativer Plantarsenkung der mittleren Metatarsalköpfchen, so wird die Einlage so gearbeitet, daß auf die erste Gurtlage, die sich in die hinter den Mittelfußköpfchen geschaffene Vertiefung hineinschmiegt, ein Stück Sattelfilz, gerade in diese Vertiefung passend und an den Seitenrändern und nach hinten abgeschrägt, vorn jedoch nicht zulaufend, sondern dick gelassen, gelegt wird.

Die *Walkledereinlage* wird ähnlich gearbeitet. An Stelle der ersten Längsgurtlage wird ein Stück nicht zu dickes Walkleder, nach einem Papiermodell zugeschnitten, etwa $^1/_2$ Stunde in kaltes Wasser gelegt, auf das Gipsmodell aufgewalkt, d. h. fest über dasselbe gezogen und glatt angelegt. An den Rändern wird es mit kleinen Stiften befestigt. Um Stockflecke im Leder zu vermeiden, muß das Modell vorher gut ausgetrocknet sein und mit einer Lage Trikot oder Mull bespannt werden. Die übrige Technik der Metallverstärkung ist die gleiche wie oben. GOCHT weicht sogar teilgares Hartleder (Walkleder) 6 bis 8 Stunden in Wasser, knetet es durch, walkt es auf und nagelt es an. Nach 24 Stunden Trocknen werden $1^1/_2$ cm breite Stahlfedern angetrieben und festgenietet. Ähnlich ist die Heidelberger Einlage von VULPIUS konstruiert.

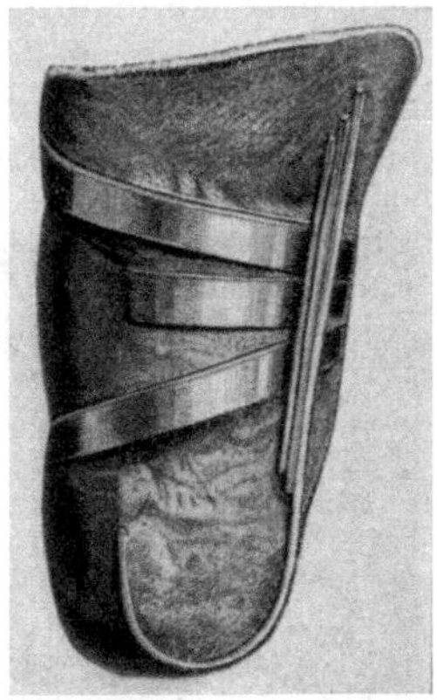

Abb. 68. Celluloid-Stahlbandeinlage nach LANGE im Rohzustand.

Von der Walkledereinlage mache ich sehr gern zur Bekämpfung der *Fersenschmerzen*, besonders, wenn sie durch einen Calcaneussporn bedingt sind, Gebrauch. Wir müssen hierbei die Belastung der Unterfläche des Tuber calcanei soweit möglich verringern. Ganz auszuschalten ist sie außer durch einen bis nach oben reichenden entlastenden Schienenhülsenapparat überhaupt nicht. Aber schon eine entsprechende Übertragung der Belastung auf das Längsgewölbe genügt meistens. Dadurch kann eine Entzündung des Periosts am Tuber und des an der Unterseite des Fersenbeins liegenden Schleimbeutels ausheilen. Gleichzeitig werden die durch die Senkung des medialen und lateralen Längsgewölbes gespannten kurzen Sohlenmuskeln, die am Calcaneus ansetzen und an den gereizten Ansatzstellen ziehen, entspannt. Die Walkledereinlage mit hohlgelegter Ferse eignet sich besonders zur Erreichung dieses Zieles. Die Hohllegung bewirke ich einmal durch die genannte Auflage am Gipspositiv, die an der Einlage als Vertiefung zum Vorschein kommt (Abb. 69), 2. durch eine Korkunterlage auf der Unterseite der Einlage (Abb. 70 und 71), die den Fersenteil freiläßt und die man individuell höher oder niedriger geben kann. Auch zur Nachbehandlung nach schlecht geheilten Fersenbeinbrüchen, bei denen der druckungewohnte, jetzt zum hinteren Stützpunkt gewordene Teil des deform geheilten Fersenbeins schmerzt, gebe ich mit Erfolg diese Art Einlage zur Entlastung.

Metalleinlagen aus Durana oder Duraluminium werden mit dem Treibhammer auf dem Bleiklotz getrieben und genau allen Vorwölbungen und Vertiefungen des Gipsmodells angepaßt, also an der Ferse vertieft, am Vorfuß hinter den Mittelfußköpfchen gewölbt. Zur Verstärkung der Supination der Ferse kann ein Holz-, Leder- oder Korkteil angenietet werden.

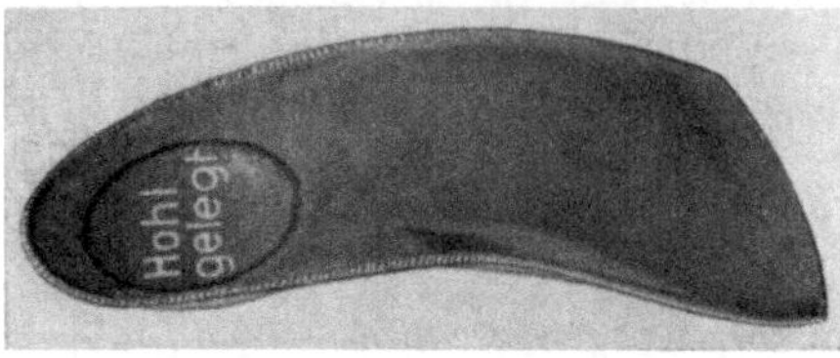

Abb. 69. Einlage zur Hohllegung des Fersensporns.

Auf einen noch sehr verbreiteten Fehler im Bau der orthopädischen Einlage sei hier aufmerksam gemacht. Viele Einlagen endigen vorn in einer *schrägen Linie*, die von innen nach außen abfällt, so daß die Einlage also am vorderen inneren Ende länger ist als am äußeren. Dieser Fehler ist sehr wesentlich, insbesondere wenn es sich um die Bekämpfung der Spreizfußbeschwerden handelt, die bei einer solchen Gestaltung der Einlage nicht gebessert werden können, da die Unterstützung gerade der mittleren überlasteten Mittelfußköpfchen hierbei nicht geschieht. Abgesehen davon aber widerspricht diese Form der Einlage auch ganz dem Bau des Vorfußes, an welchem die mittleren Mittelfußköpfchen, d. h. 2. und 3. fast immer etwas weiter nach vorn liegen als das 1. Wir stören auch die Abwicklung des Vorfußes vom Boden durch eine solche Formgebung der Einlage, besonders dann, wenn die Einlage mit ihrer vorderen inneren Ecke noch sehr lang ausgefallen ist, so daß sie das Köpfchen des 1. Strahls nicht zu Boden kommen läßt. Ist sie zu kurz ausgefallen, dann ist für die Unterstützung der Metatarsalköpfchen erst recht nichts geschehen.

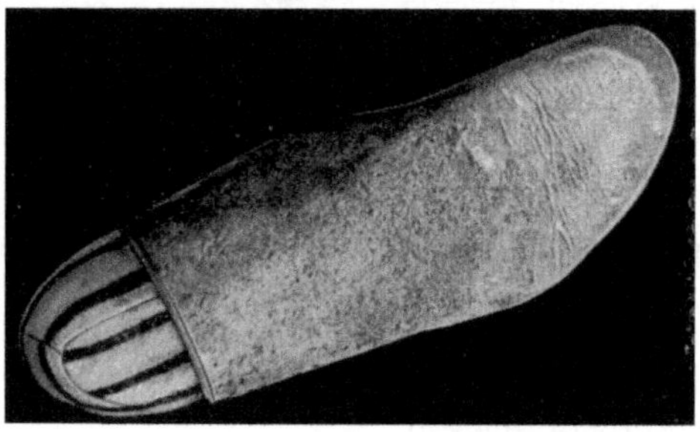

Abb. 70. Einlage zur Hohllegung des Fersenbeins von der Unterfläche.

Die Einlage soll vorn abgerundet sein, und zwar so, daß der Scheitel dieses Bogens den jeweils vornehmlich zu stützenden mittleren Mittelfußköpfchen entspricht (Abb. 72).

Wie lang soll die Einlage sein, d. h. wie weit darf sie nach vorn reichen? So weit, daß eine ungestörte Abwicklung des Vorfußes möglich ist und so lang, daß die stützungsbedürftigen Mittelfußköpfchen genügend gefaßt sind. Mit anderen Worten, die Einlage darf beim Fehlen von Spreizfußbeschwerden bis etwas hinter die Enden der Mittelfußköpfchen reichen, sie muß aber bei Spreizfußbeschwerden bis zum Gelenkspalt der Grundgelenke geführt werden. In dieser Frage schließe ich mich Fischer-Budapest durchaus an.

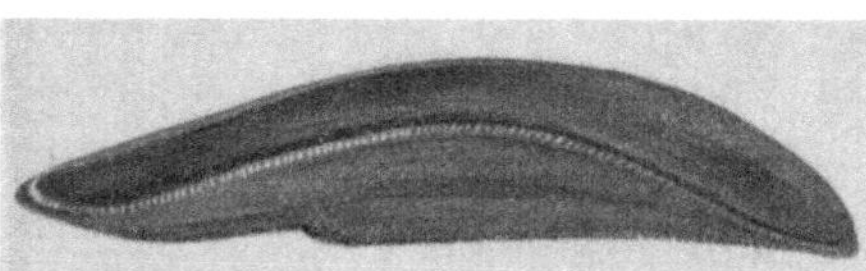

Abb. 71. Einlage zur Hohllegung des Fersensporns von der Seite.

Welche Art Einlage man anwendet, hängt, abgesehen von der Vorliebe für das eine oder andere Material, von folgenden Erwägungen ab:

Metalleinlagen sind schneller herzustellen als Einlagen mit der Celluloidtechnik. Sie sind in ein paar Stunden zu treiben. Sie sind gewöhnlich dünner und weniger kompendiös als die aus 3 Lagen bestehenden Celluloideinlagen und eignen sich deshalb besonders da, wo Rücksicht auf eine besonders kleine Einlage genommen werden muß. Die Duraluminiumeinlagen sind auch etwas leichter als die Celluloideinlagen, die Einlagen aus Durana oder Magnalium, einem messingähnlichen Metall, sind dagegen wesentlich schwerer als die Celluloideinlagen. Was die Haltbarkeit betrifft, so haftet allen Metalleinlagen der Nachteil an, daß sie durch Überspannung gern seitliche Risse bekommen, durch die die Einlage auseinanderbrechen kann, wenn sie nicht rechtzeitig durch eine untergenietete Schiene geflickt wird. Duraluminium hat ferner die unangenehme Eigenschaft, daß es durch den Schweiß des Fußes angegriffen und in ein graues Pulver verwandelt wird. Diese auflösende Wirkung hat die im Schweiß enthaltene Essigsäure. Für Patienten mit Fußschweiß eignen sie sich daher nicht. Auch eine auf die Einlage genietete Schutzlederschicht oder Anstreichen mit Celluloidacetonlösung kann die Schädigung des Metalls auf die Dauer nicht verhindern. Das Aludurmetall ist etwas schweißbeständiger. Von der I. G. Farben wurde ein nicht schweißempfindliches Aludurmetall hergestellt unter dem Namen Hydronalium, welches ich auch für Einlagen bei stark schwitzenden Füßen versucht habe. Eine etwas längere Lebensdauer als das gewöhnliche Metall scheint es zu haben. Die Lebensdauer der Celluloideinlage ist im allgemeinen eine viel längere, besonders wenn sie geschont und nicht zu oft durchnäßt wird, wodurch die Drähte rosten. Für schwerere Patienten eignet sich am besten eine Duranaeinlage, die schweißbeständiger ist und auch nicht so leicht unter der Wirkung des Körpergewichts die Form verliert, während die Celluloideinlage eher dazu neigt. Darum ist es für die Formbeständigkeit der Celluloideinlage besser, wenn die einzelnen Lagen etwas langsamer hintereinander gearbeitet werden, damit jede Lage gut trocknen und fest werden kann.

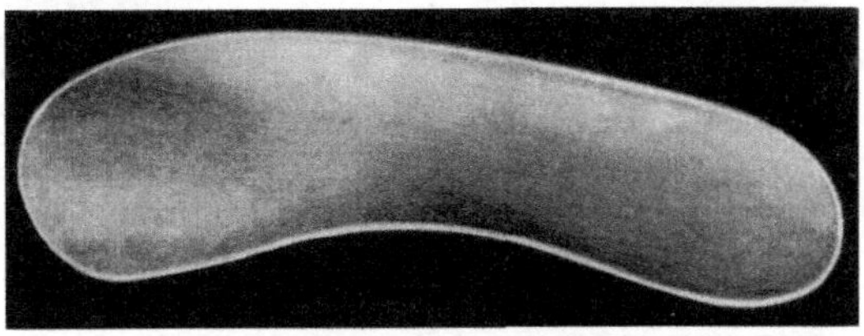

Abb. 72. Randlose Duraluminiumeinlage mit hochgetriebenem Quergewölbe für Spreizfuß.

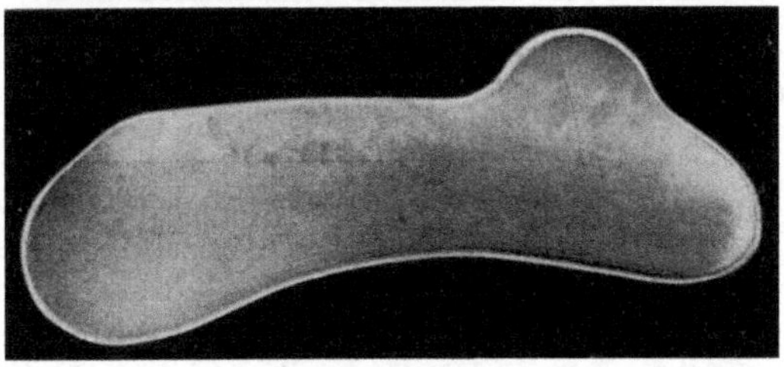

Abb. 73. Duraluminiumeinlage mit Fersenrand für Knickplattfuß.

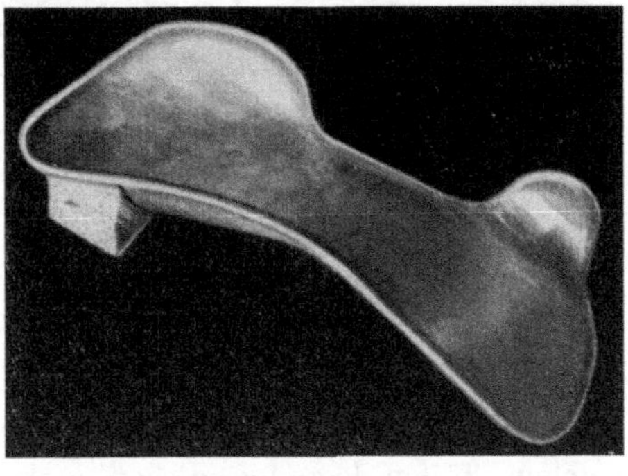

Abb. 74. Duraluminiumeinlage mit Fersenrand und vorderem Rand und schiefer Ebene am Fersenteil bei contracten Plattfüßen oder sehr schlaffen Knickplattfüßen.

Wann geben wir eine Einlage *mit*, wann *ohne Rand*? Der bänderschlaffe schwache *Knickfuß* in seinen höheren Graden ist oft nur mit einer Einlage in Korrekturstellung zu bringen und darin zu halten, die in ihrer Form der Torsion und Gegentorsion des normalen Fußbaues entspricht. Diese Einlage muß am Rückfuß leicht supiniert sein und dem Vorfuß an seiner Innenseite die Pronation erlauben. Damit der Fuß aber nicht nach außen abrutscht, wird sie am Fersenteil und vorn bei allen höheren

Graden einen festen Rand als Halt haben (Abb. 74) und in ganz schweren Fällen am Innenrande des Fußes bis über das Naviculare hinaufgeführt werden müssen. Letzteres hat SCHANZ in solchen Fällen geübt, indem er sogar noch den Malleolus internus mit einem Lederlappen der Einlage faßte. Bei leichteren Graden von Knickfuß genügt allerdings oft auch nur der Halt am Fersenteil (Abb. 73).

Der *Spreizfuß* (Pes transversus, in seinen verschiedenen Graden, locker oder fixiert) verlangt die Hebung der gesenkten Mittelfußknochen. Wir suchen dieses neben manchen anderen Maßnahmen durch die besondere Formgebung der Spreizfußeinlage zu erreichen (Abb. 72). Trotz GAUGELEs Kritik halten die Orthopäden an der „Buckeleinlage" fest, die für die dazu geeigneten Fälle eine Wohltat ist. Der Fall, den er in seiner Arbeit abbildet, ist ein „Ballenfuß" und etwas ganz anderes als der landläufige Spreizfuß, der zum Symptomenkomplex des Knickplattfußes gehört. Er bedarf freilich keiner Buckeleinlage, er gehört zum Hohlfußtypus und muß anders gestützt werden.

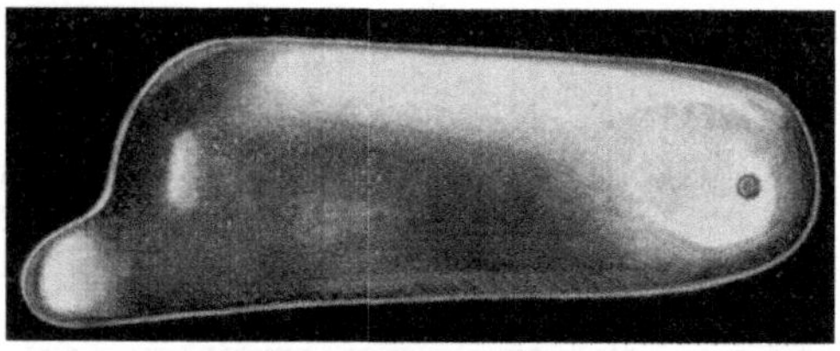

Abb. 75. Einlage bei hallux rigidus mit lappenartiger Verlängerung vorn innen zur Unterstützung des Großzehengrundgelenks.

Der *Hohlfuß* als umgekehrtes Spiegelbild des Plattfußes (BÖHLER) mit Supinationsstellung der Ferse und Pronationsstellung des Vorfußes muß auch gerade umgekehrt wie der Plattfuß gestützt werden. Er neigt wegen des Schiefstandes der Ferse zum Umkippen nach außen. Er hat häufig Druckschmerzen und Schwielen an den Metatarsalköpfchen I und V. Vor allem ist ja der erste Fußstrahl steil plantar gesenkt und das Fersenbein nach vorn steil aufgerichtet. Durch beides ist das hochgesprengte mediale Längsgewölbe bedingt. Die Einlage hat also eine ganz andere Funktion als beim Plattfuß zu erfüllen. Sie soll den ersten Strahl vorn dorsalwärts heben, darf also das Längsgewölbe nicht zu stark unterstützen und muß den Rückfuß von außen her fassen, um seine Varusstellung zu verbessern. Schon beim Gipsabguß modellieren wir deshalb den äußeren Fußrand gut heraus und wölben an der Einlage den lateralen Rand stärker. Auch müssen wir bisweilen unter die äußere Seite der Einlage noch eine schiefe Ebene aus Kork oder Linoleum unterlegen.

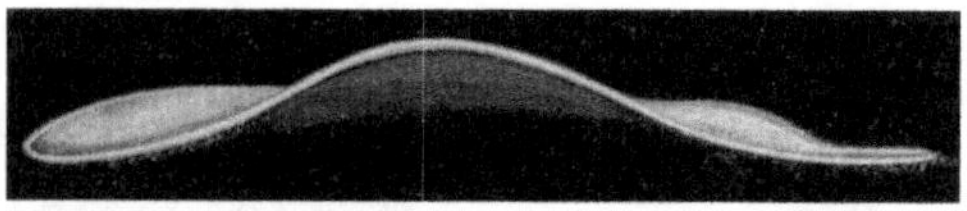

Abb. 76. Die Einlage von Abb. 75 in Seitenansicht. Man sieht die leichte dorsale Aufbiegung des vorderen Lappens.

Man sieht oft die Hohlfußeinlage fehlerhaft gestaltet, indem das Längsgewölbe zu hoch getrieben ist und der Scheitel desselben auf die gerade beim Hohlfuß oft stark gespannte und verkürzte Plantaraponeurose und die Sohlenmuskulatur, die wie ein Draht gespannt als Sehne im Bogen läuft, drückt. In solchen Fällen lege ich diesen gespannten Strang in der Einlage durch eine Längsrinne hohl, indem ich schon am Gipsmodell diesen gespannten Strang markiere und am Positiv an dieser Stelle eine längsverlaufende Auflage anbringe.

Beim *Hallux rigidus*, der Arthrose des Großzehengrundgelenks, gibt man mit Erfolg in gewissen Fällen eine Einlage mit einer lappenartigen Verlängerung am vorderen inneren Ende zur Unterstützung des contracten Großzehengrundgelenks. Der Fortsatz soll noch etwas nach vorn über dieses Gelenk hinausreichen, er soll die bei der Abwicklung des Vorfußes eintretende passive Dorsalflexion in diesem Gelenk verhindern oder mildern, da dieselbe infolge der degenerativen Veränderungen Schmerzen verursacht. Der Fortsatz muß ein wenig aufwärts gebogen sein (Abb. 75 und 76).

Ist nun die Einlage im Rohzustand fertig, so erfolgt die *Anpassung* an den Fuß. Alles Überflüssige an den Rändern wird weggeschnitten und die Einlage in den Schuh gelegt. Man achte darauf, daß die Einlage fest im Schuh sitzt und nicht schaukelt, was besonders beim höheren Damenabsatz geschieht. In diesem Fall muß die vordere Hälfte der Einlage gegenüber dem Fersenteil entsprechend etwas steiler nach abwärts gebogen werden, bis die Einlage fest liegt. Der Patient macht nun seine ersten Gehversuche. Meist gibt er anfangs an, daß die Einlage ihn im Gewölbe etwas drücke. Darauf soll man zunächst kein großes Gewicht legen. Meist verschwindet diese Empfindung sehr bald. Ist sie nach einem Tag noch vorhanden, so kann man die Einlage an der drückenden Stelle etwas ausklopfen oder ausbiegen. Wichtiger ist, was uns der Patient über den Einfluß der Einlage auf seine Fußbeschwerden sagt. Vielfach ist die Wirkung der Einlage eine ganz frappante, fast zauberhafte. Die Patienten, die noch eben mühsam unter Schmerzen und unter ängstlicher Vermeidung einer richtigen Abwicklung des Fußes ins Sprechzimmer gekommen sind, gehen alsbald leicht und elastisch umher und empfinden eine große Erleichterung. Bei anderen dauert es etwas länger, bis sich bei ihnen die Wirkung des Ausgleichs der statischen Störung geltend macht. Aber auch hier kommt, wenn unsere Diagnose richtig war, die Wirkung sicher, so daß solche Patienten, wenn ihnen der Arzt die Einlagen für kurze Zeit wegnehmen muß, um sie fertig ausarbeiten zu lassen, oft ganz unglücklich sind. Besonders bei den Patienten mit Fersen- und Metatarsalschmerzen ist die augenblickliche Wirkung der Einlage eine ganz augenfällige. Oft kehren wohl bei solchen Patienten nach anfänglicher Besserung die Beschwerden zu einem Teil wieder zurück, so daß wir dann an den betreffenden Stellen oder durch eine Veränderung der Stellung noch nachhelfen müssen, also eine Fersenvertiefung noch verstärken oder das Gewölbe noch mehr erhöhen, um die Last mehr zu verteilen und die Ferse zu entlasten, am Vorfuß die Auflage hinter den Mittelfußköpfchen noch etwas erhöhen usw. Auch ist es nötig, mitunter die schiefe Ebene an der Ferse noch etwas zu verstärken, wenn die Schmerzen unter dem äußeren Knöchel, dessen Spitze infolge der Valgusstellung gegen den Calcaneus preßt, noch nicht ganz nachgelassen haben. Umgekehrt können bei einer Überkorrektur der Valgusstellung ziehende Schmerzen an der äußeren Seite des Unterschenkels im Gebiete der Peronealmuskeln und der sensiblen Teile des Nervus peroneus entstehen, die eine Verminderung der schiefen Ebene verlangen. Immer kommt es darauf an, daß der Arzt sich nicht damit begnügt, dem Patienten eine Einlage gegeben zu haben, sondern durch sorgfältige Untersuchung, Beobachtung und Nachprüfung der Angaben des Patienten sucht die noch bestehenden Beschwerden zu erklären und auf ihre Abhilfe zu sinnen. Das erfordert mitunter viel Geduld von beiden Seiten, von Arzt und Patient. Aber die Behandlung ist meist eine dankbare.

Ist die Einlage gut angepaßt und erfüllt sie ihren Zweck, so überziehen wir die Celluloideinlage mit einem dünnen Leder (Ziegen-, Schaf-, Hundeleder) oder Stoff; auf Metalleinlagen nieten wir ein Stück dünnes Walkleder und schützen den vorderen Rand durch ein diesen bedeckendes Lederstück auf der Unterseite, damit der scharfe Metallrand nicht zu sehr in die Schuhsohle einschneidet. Die Walklederstahldrahteinlagen glätten wir in folgender Weise: Zuerst entfernen wir mit etwas Kleesalz- oder Zuckersäurelösung etwaige Stockflecken im Leder. Ist das Leder wieder trocken, so polieren wir es mit spirituöser Schellacklösung mit einem kleinen Bausch Wolle oder Mull durch leichtes kreisförmiges Reiben.

Wie erklären wir uns die Wirkung der Einlage? Zunächst anatomisch: Wie der Knickplattfuß mit einer Drehung seines hinteren Abschnitts im Sinne der Pronation beginnt, indem die Ferse sich um ihre schräge Längsachse nach einwärts dreht und in schwereren Fällen um ihre quere Achse und sich mit ihrem vorderen Abschnitt nach plantar senkt, wie von dieser primären Verschiebung alle anderen Stellungsänderungen am Fuße sich sekundär mit Notwendigkeit durch Druck und Gegendruck ausbilden, so wird er auch im wesentlichen durch die Korrektur der falschen Fersenstellung wieder aufgerichtet. Die Einlage wirkt zunächst als schiefe Ebene, überführt die Pronation der Ferse in Supination und hebt ferner durch ihre die Fußwurzelknochen unterstützende Wölbung den vorderen plantar gesenkten Teil des Calcaneus und weiter das medial plantar abgewichene Naviculare und indirekt auch den Taluskopf. Automatisch folgen die anderen Teile des Fußes, so das mit Fersenbein und Naviculare verbundene Cuboid, das sich ebenfalls gesenkt und gedreht hatte, sowie die nach vorn grenzenden Cuneiformia und Metatarsalien, die sich wieder mehr plantar senken und damit das Gewölbe herstellen. Auch SCHOTTE sieht den Hauptangriffspunkt zur Korrektur der Fußsenkung am Calcaneus, den er von unten her durch Anwölbung der Einlage an das Sustentaculum tali zu heben sucht. Wie weit dies von diesem einen Punkte aus möglich ist, d. h. ob an dieser Stelle ein stärkerer Gegendruck immer vertragen wird, ist eine andere Frage. Mit dem Ausgleich der Valgusstellung wird auch die Abduction des Vorfußes, die durch den Schub von hinten her entstanden war, beseitigt und der schädliche seitliche Gegendruck des Bodens gegen den abduzierten, supinierten, medial aufgebogenen Vorfuß ausgeschaltet. So erklärt sich die Besserung der Beschwerden am Vorfuß, an den mittleren Metatarsalköpfchen lediglich durch die Aufrichtung des pronierten Rückfußes. Müssen wir die Wirkung noch verstärken, d. h. liegen die mittleren Metatarsalknochen gegenüber den medialen und lateralen zu stark plantar, so können wir dies durch die oben beschriebene Hebung der mittleren Metatarsalien zum Teil erreichen.

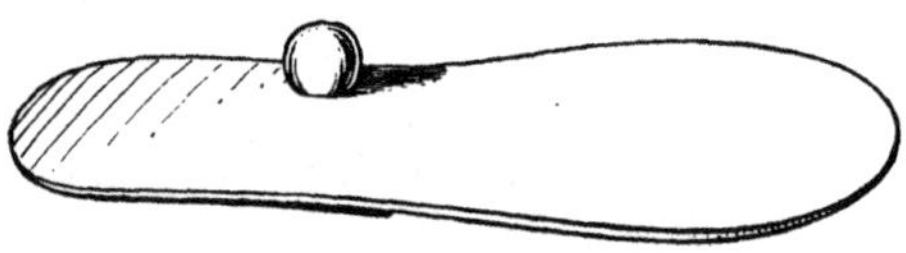
Abb. 77. Aktive Einlage SPITZYs.

Unter dem Einfluß dieser Stützung sehen wir ein Nachlassen der Schmerzen an den Bandverbindungen zwischen 1. Keilbein und Naviculare, zwischen diesem und dem Talus und dem Calcaneus, die offenbar durch Zerrung, Spannung und Verdrehung entstanden waren. Krampfzustände in der Sohlenmuskulatur, so im Abductor hallucis, der nicht mehr gedehnt wird, hören auf, desgleichen Schmerzen vor allem an der Dorsalseite des Fußes, an den sich gegenüberstehenden Kanten der Fußwurzelknochen, an denen durch Druck periostitische und arthrotische Erscheinungen entstanden sind. Durch Entspannung der Bänder, der Gelenkkapseln, durch Aufheben des Drucks der Knochen gegeneinander, durch Ermöglichung einer normalen Arbeit der Muskeln an der Sohle sowie am Unterschenkel, ja selbst am Oberschenkel und Hüftgelenk und durch Herstellung normaler Belastungsverhältnisse infolge der Aufrichtung des pronierten Fußes schwinden alle diese Beschwerden. *Die Einlage stellt die gestörte Statik des Beines so gut wie möglich wieder her.*

Ein anderes Prinzip hat SPITZY der Konstruktion von Einlagen zugrunde gelegt. Er hat eine „aktive“ Einlage hergestellt, indem er eine Kugel an der Innenseite einer ebenen Metallplatte an der Stelle befestigte, die etwa dem Scheitelpunkt des Gewölbes entspricht. Der Patient ist nun gezwungen, um dem Druck dieser Kugel auszuweichen, seinen Fuß im hinteren Abschnitt aktiv zu supinieren, hoch zu machen. Der Zweck ist, mit langsam verstärkter Dosierung (immer längere Zeit und größere Kugeln) die Muskelkraft des schlaffen Knickfußes zu heben, so daß der Fuß später auch ohne Mahner sein Gewölbe entsprechend halten kann (Abb. 77).

ε) Der Schuh.

Wir müssen unterscheiden zwischen dem orthopädischen Schuh und dem Schuh als allgemeinem Bekleidungsmittel. Der erstere soll einen fehlgängigen Fuß stützen und die Fehlform soweit ausgleichen, damit ihre Auswirkungen für das Stehen und Gehen möglichst gering werden. Er ist also für den krankhaft veränderten Fuß bestimmt und ist ein ärztliches Hilfs- oder Heilmittel. Der andere soll dem normalen Fuß für seinen Gebrauch dienen, ihn während der Belastung stützen, ihm beim Gehen den nötigen Halt geben, unnötige Muskelarbeit abnehmen und gleichwohl das freie Muskelspiel ermöglichen. Dadurch soll er den Fuß zu größter Leistung, wie sie in manchen Berufen oder beim Marschieren nötig ist, befähigen.

Wenn wir zunächst den *orthopädischen Schuh* betrachten, so müssen wir unterscheiden zwischen dem Schuh, der mit Recht diesen Namen verdient, und dem *sogenannten* orthopädischen Schuh gewisser Fabriken, der unter wohlklingenden Namen einhergeht, die auf sana oder sonst eine der Arzttätigkeit entlehnte Bezeichnung endigen. Diese Namen können irreführend sein, weil sie die Vorstellung erwecken, daß es sich dabei um ein Heilmittel handelt. Ein solches aber muß immer individuell nach dem vorliegenden Fuß- oder Beinfehler angefertigt und angepaßt sein. Solche Fehler sind Verkürzungen und Verkrümmungen des Beins mit ihren statischen Folgen für den Fuß und seine Form oder Deformierung des Fußes aus den verschiedensten Ursachen usw. Auch zur Verth bezeichnet den orthopädischen Schuh als einen Maßschuh, bei dessen Anfertigung im Hinblick auf chronische Körperschäden abweichend von der normalen Herstellungsart verfahren werden muß, eine fabrikmäßige Herstellung ist ausgeschlossen. Dem ärztlichen Ermessen bei der Gewährung eines orthopädischen Schuhes soll ein nicht zu enger Spielraum gegeben werden. Einzelheiten der Herstellung und Anwendung sind in den Spezialarbeiten, vor allem von Rosenfeld nachzulesen. Der sogenannte orthopädische Schuh kann die Leistungen nicht erfüllen, die vom wirklichen orthopädischen Schuh verlangt werden. Er leitet seinen Anspruch auf diesen Namen lediglich von dem Einbau irgend einer Feder oder einer Verstärkung der Brandsohle oder Verlängerung der Fersenkappe oder einer sonstigen mehr oder weniger fragwürdigen Ausstattung ab.

Was uns hier beschäftigen soll, ist die Frage, *wie der normale Schuh gebaut sein muß*, damit er den an ihn zu stellenden Anforderungen entspricht.

Alle Abhandlungen über den Schuh fangen mit einer ehrenden Zitierung Petrus Campers, des holländischen Anatomen und Arztes an, der schon um 1783 es beklagte, daß man die Sorge für die Füße der Pferde und Ochsen bis auf Kleinigkeiten erstrecke, während man die menschlichen Füße vernachlässige und sie den Gesetzen einer lächerlichen Mode und einem verdorbenen Geschmack ausliefere. Im übrigen ist die Literatur über den Schuh mit einzelnen Ausnahmen nicht allzu gründlich und ergiebig. Gewiß werden einzelne wichtige allgemeine Forderungen mit Nachdruck erhoben, so daß der Schuh nicht zu schmal, spitz und kurz, daß das Maß im belasteten und unbelasteten Zustand zu nehmen, der Absatz nicht zu hoch und seine Unterstützungsfläche nicht zu klein, daß der Sohlen- und Gelenkteil des Schuhes fest gearbeitet sei, daß die zweiballigen Schuhe, die die asymmetrische Gestalt des Fußes nicht achten, zu verwerfen seien. Über die Form des Schuhes aber gehen die Meinungen weit auseinander. Das ist jedoch die Hauptsache. Für viele ist noch die Meyersche Linie des

Fußes maßgebend, die aus dem Mittelpunkt der Ferse durch die Mitte des ersten Mittelfußknochens in die Spitze der Großzehe geht. Bevor MEYER mit seinen kritischen Darlegungen über die Form der Schuhe hervortrat, wurden die Schuhe im allgemeinen so geschnitten, daß die beiden Längsränder der Sohle, der äußere und innere, vollständig symmetrisch gegen die gerade Mittellinie gelegt wurden, als ob der Fuß ein symmetrisches Gebilde sei. Es war die Zeit der zweiballigen Schuhe, von denen jeder für jeden Fuß getragen werden konnte. Die MEYERschen Ausführungen fanden einen starken Widerhall, vor allem in England und Amerika, und es wurden nun Schuhe geschnitten, deren Sohle nach der MEYERschen Linie geformt wurde. So kamen die Formen auf, die den Vorfuß in starke Adduktion brachten, so daß der Fuß fast wie ein Klumpfuß erschien. Noch sieht man bisweilen solche kraß übertriebenen Formen. Das konnte aber unmöglich das Richtige sein, da es in keiner Weise der wirklichen Gestalt des Fußes entsprach (Abb. 78). Das Verdienst v. MEYERs bleibt es aber, gegen die unnatürliche spitze Form des vorderen Schuhteils, welche eine laterale Ablenkung der Großzehe mit allen ihren Folgen bewirken muß, mit seiner ganzen Autorität aufgetreten zu sein und einen geraden Schnitt der Sohle an ihrem Innenrand gefordert zu haben.

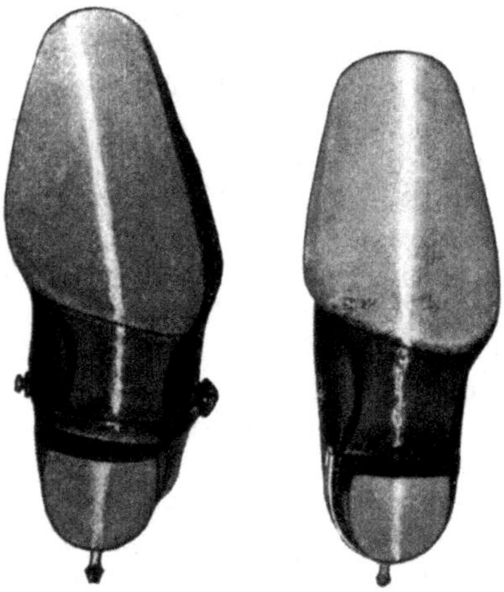

a Abb. 78. b

a Schuhsohle nach der MEYERschen Linie geschnitten.
b Gerader Sohlenschnitt (aus SCHANZ).

Was soll der Schuh leisten? Er soll den Fuß schützen gegen die Härte, Unebenheit und Gefahr des Bodens, gegen Nässe, Schmutz und Kälte. Er soll ihn weiter gegen die Überlastung durch Unterstützung von unten und von den Seiten her, besonders an der Ferse schützen (SCHANZ). Sitzt der Schuh an der Ferse locker, so fehlt die nötige Stütze und der Halt. Daraus geht schon die *ausschlaggebende Bedeutung der Stellung der Ferse* für die Abweichungen des Fußes von der Norm hervor. Der Schuh soll bei festem Sitz aber auch das Spiel der Muskeln nicht so beeinträchtigen, daß es ausgeschaltet wird und die Muskeln an Untätigkeit zugrunde gehen. Er soll eine Bewegung der Zehen mindestens in einer Ebene dorsal- und plantarwärts erlauben, was bei zusammengepreßten, über- und untereinander gelagerten und verkrümmten Zehen ausgeschlossen ist. Er soll die durch den ganzen Bau des Fußes gegebene Bedeutung desselben als eines elastischen Hebels zur Fortbewegung des Körpers vom Boden nicht nur erhalten, sondern noch verstärken. Dazu dient der feste Halt, den er dem Fuß gibt, die Richtung, in der er den Fuß auftreten und sich abwickeln läßt und andererseits und letztlich die Unterstützung von hinten her durch den Absatz, der das Körpergewicht etwas anhebt und es von da aus leichter nach vorn bringt.

Von der ausschlaggebenden Bedeutung der *Stellung der Ferse* für den Fuß habe ich bei der Darstellung des Baues des normalen Fußes und dem Werdegang des Knickplattfußes gesprochen. Die Ferse muß auch im Schuh richtig und sicher stehen und gegen Abweichungen unter der Wirkung der Belastung nach Möglichkeit geschützt sein. In dieser Hinsicht haben wir von WEINERT manche Anregung erhalten, der den ursprünglichen Gedanken des Magdeburger Schuhmachers SIEBERT aufgriff und eine Reform des Leistenbaues in Angriff nahm. WEINERT zeigte, daß die Form vieler Schuhleisten nicht nur für die Fabrikstiefel, sondern, da die meisten Schuhmacher für ihre Maßkunden keine eigenen Leisten herstellen lassen und nur fertige Leisten ein wenig zurichten, auch für die Mehrzahl der Maßstiefel eine *falsche Form* haben. Sie sind vielfach als *Valgusleisten* zu bezeichnen. Wenn man einen solchen Leisten entsprechend seiner Längsmittelebene durchsägt, kann man an den Querschnitten sehen, daß die *größere Masse des Leistens* im Fersen- und Fußwurzelabschnitt (Spann) *auf der Innenseite* liegt. Natürlich muß dann in einem nach solchem Leisten angefertigten Schuh auch die größere Masse der Fußwurzelknochen im hinteren Abschnitt nach innen gedrängt werden. Dies wird noch verstärkt durch das Aufsetzen des Fußes in Außendrehung beim Auswärtsgehen. Viele dieser Leisten zeigen auch noch einen anderen Fehler, sie heben die Tuberositas metatarsi V zu stark und hebeln damit den Fuß wieder in Valgusstellung hinüber, und schließlich liegt bei vielen Leisten der Großzehenballen zu hoch gegenüber dem Ballen des 5. Mittelfußknochens, so daß der Vorfuß auf einer schiefen Ebene ruht, von der er nach lateral abrutschen muß. Die Zehen treten dann an der Außenseite des Vorfußes unter Vordrängen des Oberleders über den Außenrand der Sohle heraus. Schließlich zeigen viele Leisten eine konvexe Gestalt der Unterfläche der Ballengegend, wodurch die randständigen

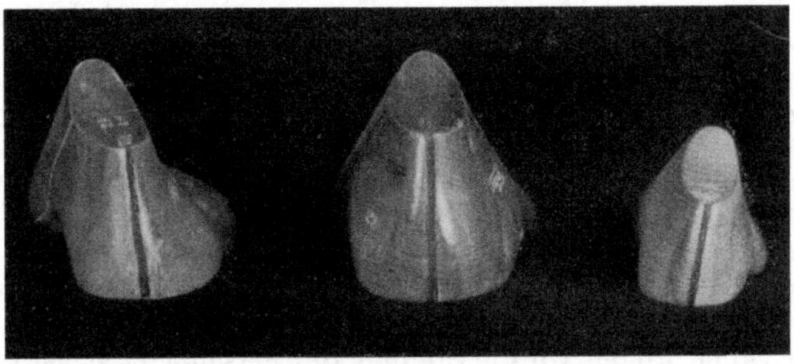

Abb. 79. Schuhleisten für den rechten Schuh. Von links nach rechts: Valgusleisten, normaler Leisten, Varusleisten.

Metatarsalien in die Höhe gedrängt und die Neigung der mittleren Metatarsalien einzusinken vermehrt wird. Aus allen diesen Beobachtungen heraus hat WEINERT eine neue Leistenform herstellen lassen, und zwar eine für den normalen Fuß, bei dem die Fußwurzelmasse besonders in ihrem hinteren Teile gleichmäßig zur Längsmittelebene verteilt ist und die Ballen I und V gleich weit vom Boden abstehen, so daß der Fuß vorn plantigrad aufgesetzt wird. Einen 2. Leistentyp, den *Varusleisten*, hat WEINERT für den beginnenden oder ausgebildeten Knickfuß bestimmt. Hier ist die Masse der Fußwurzel so verteilt, daß die Längsmittelebene in diesem Teile in derjenigen Richtung verwunden ist, welche den Knickbestrebungen entgegengesetzt gerichtet ist. Der Fersenteil dieses Leistens zeigte also eine leichte *Varusform* (Abb. 79).

Was ist aus diesen Anregungen und Versuchen geworden? Die extreme Form des Varusleistens hat sich nicht gehalten, die Schuhe wurden im Fersenteil deformiert und man wurde gezwungen von der übertriebenen Varusform des Fersenteils wieder zur geraden Stellung der Ferse zurückzukehren. Immerhin haben die grundsätzlichen kritischen Erwägungen WEINERTs sichtlichen Einfluß auf die Gestaltung der Leisten gehabt, die wir unter anderem aus den Bemühungen der fortschrittlichen Leistenfabrik Faguswerk in Alfeld a. L. sehen. Die neuen Veröffentlichungen WEINERTs, die von einer propellerartigen Bewegung des Fußes sprechen, dürften auch wohl von ihm selbst wieder richtiggestellt werden.

Der Fuß hat in seinem Bau und seiner Funktion mit einem Propeller nicht das mindeste zu tun.

Wir lernen aber aus solchen Versuchen. So auch das, daß das Fersenbein *von der Seite her* weder durch die Varusform des hinteren Leistenteils, noch durch eine Verlängerung der Fersenkappe in die richtige Stellung gebracht oder an einer falschen Stellung gehindert wird. Auch den anderen Versuch haben wir wieder aufgegeben, durch eine *Schiefstellung des Absatzes*, innen höher als außen, die Stellung des Fersenbeins zu beeinflussen. Es rutscht von dieser schiefen Ebene nach außen ab und dreht sich erst recht in Valgusstellung. Eine sehr wichtige Angelegenheit für die sichere Aufstellung der Ferse ist die *Gestaltung des Bodens des Schuhes im Fersenteil.* Wenn wir die Unterfläche des Fersenbeins betrachten, so finden wir, daß dieselbe keineswegs gleichmäßig horizontal steht. Es bestehen hier große Verschiedenheiten der Form, die noch lange nicht genügend beachtet und berücksichtigt worden sind. In der Mehrzahl der Fälle scheint das Fersenbein mit dem am tiefsten liegenden medialen Tuber aufzutreten, in anderen Fällen ist das laterale Tuber ebenso stark entwickelt, so daß beide Tubera in der gleichen Ebene liegen, in einigen Fällen kann das laterale Tuber stärker als das mediale ausgebildet und tiefer sohlenwärts gelagert sein. Abb. 6 der Fersenbeine Farbiger (H. Virchow) zeigen solche Variationen. Ein verschiedener Auftritt ist die Folge. Der gerade waagerechte Boden des Fersenteils des Schuhes ist im allgemeinen nicht geeignet, ein sicheres Ruhen dieses wichtigen Knochens im Schuh bei der Belastung zu gewährleisten und es gegen Abweichungen zu sichern. Aus diesem Grunde sind Versuche fortschrittlich gerichteter Schuhfabrikanten wie Lattemann-Waldfischbach, die Ferse entsprechend zu betten, auf dem richtigen Wege. Durch eine ausgehöhlte Form des Fersenteils des Schuhes läßt sich dies erreichen. Entsprechend den genannten Variationen der unteren Fläche des Fersenbeins muß diese unter Umständen verschieden geformt sein. Der orthopädische Arzt kann durch seine Feststellung auch hier bei der Auswahl des Schuhes mitwirken.

Die zweite Stelle, an der wir die Stellung des Fersenbeins sicherer beeinflussen können, liegt an seinem vorderen inneren Teil, unter dem Sustentaculum tali des Calcaneus. Wenn hier der Schuh eine Stütze gibt, sichert er nicht nur das Fersenbein, sondern durch dessen richtige Stellung das Längsgewölbe des Fußes. Es ist ein Irrtum zu meinen, daß durch eine Verstärkung der Brandsohle das Längsgewölbe genügend gestützt werden könne. Die Brandsohle muß bei ungenügender Sicherung des Fersenbeins mit der Zeit sich durchbiegen. Ist so die Ferse gesichert, dann sitzt sie auch fester im Schuh und die Klagen über das Herausrutschen aus dem Fersenteil hören auf. Auch kann der Fuß im Schuh nicht so leicht nach vorn rutschen und an den Zehen gedrückt werden, worüber auch viele Menschen klagen. Schanz hat in seinen Schuhstudien für die „*Fußfeder*", wie er den Fuß auffaßt, zwei Widerlager für nötig erachtet, eins hinten an der festen Fersenkappe, eins vorn an dem sich hier trichterartig verjüngenden Vorterteil des Schuhes, in den sich der Vorfuß hineinpreßt. Mit dieser Auffassung kann ich nicht einig gehen. Eine wirksame Stützung dieser Feder vorn in einem spitz zulaufenden Schuh ist nur unter Mißhandlung der Zehen und unter Ausschaltung der Zehenmuskeln denkbar. Die Sicherung am Rückfuß macht eine Anstützung und Einpressung an der Spitze unnötig. Schotte hat mit seiner Gestaltung der orthopädischen Einlage, die unter dem Sustentaculum angreift, ebenfalls den Punkt erkannt, wo das Fersenbein wirksam gestützt werden kann.

Der *Absatz* nach Höhe und Form ist ein wichtiges Kapitel. An sich erleichtert er die Abwicklung und macht den Gang elastischer. Eine gewisse Höhe zwischen 3 und 4 cm scheint im allgemeinen das richtige zu sein. Allein die Höhe des Absatzes hat sich nach der Fußform zu richten. Füße vom Hohlfußtypus mit etwas verkürzter, gespannter Achillessehne brauchen etwas mehr Absatz als andere. Oder wenn ein Patient durch lange Zeit hindurch sich an höhere Absätze gewöhnt hat und sich eine Verkürzung des Wadenmuskels durch Anpassung ausgebildet hat, ist es oft nicht ratsam, sofort zu einer niedrigeren Höhe überzugehen, weil schmerzhafte Spannungen in der Wadenmuskulatur auftreten. Über die Frage, ob und wie der höhere Absatz eine Überlastung des Vorfußes bedingt, sind die Meinungen geteilt. An sich bedeutet er zunächst eine Überwälzung des Gewichts nach vorn. Daran kann gar kein Zweifel sein. Dieser sucht der Mensch auszuweichen, dessen Statik durch die Erhöhung unter der Ferse alsbald beeinflußt wird. Jede Gewichtsverschiebung im Gefüge des Körpers löst zur Aufrechterhaltung des Gleichgewichts eine Verschiebung anderer Teilgewichte aus. Zunächst kommt es nicht, wie HERMANN MEYER glaubt, zu einer Überstreckung der Kniegelenke, sondern zur Verhütung des Vornüberfallens gerade zu einer leichten Beugehaltung derselben zur Entspannung der Wadenmuskulatur, die bei Vorverlagerung des Körpergewichts sich aktiv sehr stark anspannen muß, um den Körper vor dem Vornüberfallen zu bewahren. Ausgenommen ist die stramm militärische Haltung mit vorverlagertem Körpergewicht und Durchdrücken der Kniegelenke beim Stehen. Mit dem Beugen der Kniegelenke aber rückt der Schwerpunkt etwas nach rückwärts, infolgedessen entspannen sich die großen Gesäßmuskeln, das Becken kippt nach vorwärts. Dies wiederum sucht der Körper dadurch auszugleichen, daß er den Oberkörper unter stärkerer Ausbiegung der Lendenwirbelsäule nach rückwärts wirft. Selbst der Soldat kann in der vorgeneigten Haltung des Oberkörpers beim Strammstehen nicht allzulange verharren. Die Anspannung der Rücken-, Gesäß- und hinteren Oberschenkelmuskeln erlahmt, das Becken kippt nach vorn, es entsteht eine stärkere Ausbiegung der Lendenwirbelsäule, ein Hohlkreuz, die Kniegelenke beugen sich, die Last wird wieder mehr auf den Vorfuß übertragen. Das geht auch aus den Schwerpunktsuntersuchungen von LOWETT-REYNOLD hervor. So trippeln denn die Damen mit den hochgestöckelten Schuhen mit gebeugten Kniegelenken Pferden gleich einher, sie werden zu Zehengängern, eine normale Abwicklung des ganzen Fußes kann nicht mehr stattfinden.

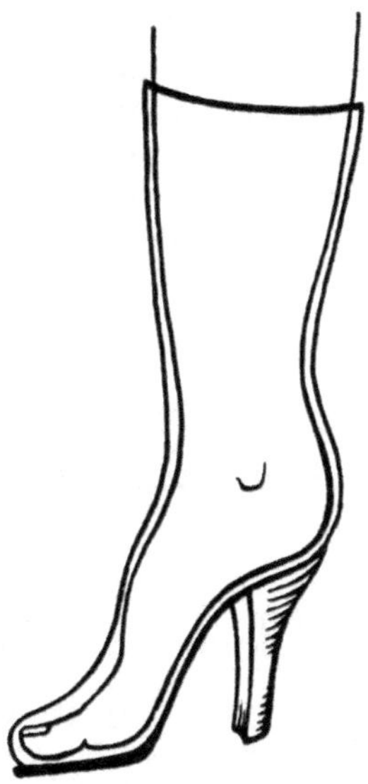

Abb. 80. Lage des Fußes im Stiefel mit überhohem Absatz. Der Fuß steht in starker Spitzfußstellung, die ganze Last ruht auf dem Vorfuß. Der Absatz ist nicht nur zu hoch sondern auch an der Unterstützungsfläche zu klein, was Unsicherheit des Ganges und leichtes Umknicken bedingt. (ROUX.)

Wann ist ein höherer, wann ein niedrigerer Absatz angezeigt? Der niedrigere bei Arthrosis deformans im Großzehengrundgelenk, weil beim Abstoßen vom Boden dann die an sich gehemmte Dorsalflexion der Großzehe nicht so weit nötig ist als beim hohen Absatz. Das gleiche gilt für Metatarsalbeschwerden. Der höhere Absatz empfiehlt sich vor allem bei Verkürzung der Wadenmuskulatur. ROMICH ist bei Untersuchung über die individuelle Absatzhöhe von den beiden Konstitutionsfußtypen, Flachfuß und Hohlfuß ausgegangen, bei denen der Bewegungsumfang der Dorsal- und Plantarflexion verschieden ist (Flachfuß geringere Plantar-, größere Dorsalflexion, Hohlfuß, stärkere Plantar-, geringere Dorsalflexion). Er sieht mit Recht als zweckmäßigste Stellung des Fußes im Stehen die Mittelstellung zwischen der möglichen äußersten Plantar- und Dorsalflexion an und ermittelt diese durch einen kleinen Meßapparat. Nach seinen Messungen betrug danach die *Höhe des Absatzes beim Flachfuß 2,96 cm, beim Hohlfuß 4,32 cm.*

Die rechnerische Durchschnittshöhe betrug 3,61 cm, was etwa den empirisch gefundenen geltenden Anschauungen entspricht.

Die *Form* des Absatzes ist ebenfalls wichtig. Eine zu kleine Unterstützungsfläche bedingt Unsicherheit, besonders bei bänderschwachen Knöchelgelenken, die zum Umknicken neigen. Eine gewisse Breite des Absatzes gibt erhöhte Sicherheit.

Zwischen Absatz und Vorschuh liegt das sogenannte *Gelenk*, das eine gewisse Sprengung und besonders eine gewisse Festigkeit gegen zu frühe Abnutzung haben muß. Es kann durch Federn verstärkt werden. Der Grad seiner Sprengung hängt von der Absatzhöhe ab.

Der Vorschuh besteht aus *Sohle* und *Oberleder*. Er umhüllt den Mittelfuß und die Zehen und soll die freie Tätigkeit der diese bewegenden und zusammenhaltenden Muskeln ermöglichen. Dies geschieht durch den möglichst geraden Schnitt der Sohle an der Innenseite und genügender Breite auch an der Kleinzehenseite, so daß ein Zusammenpressen der Zehen vermieden wird. *Ein Schuh, der es nicht erlaubt, daß man in ihm seine Zehen in einem gewissen Grade beugen kann, ist zu eng.* Wenn wir von vielem Stehen und Gehen fußmüde geworden sind, und sich Beschwerden am Vorfuße einstellen, wie wohl tut es uns da, wenn wir im Schuh unsere Zehen beugen und einige Male solche Greifübungen machen können! Oft vergehen damit allein die Ermüdungsschmerzen, und wir

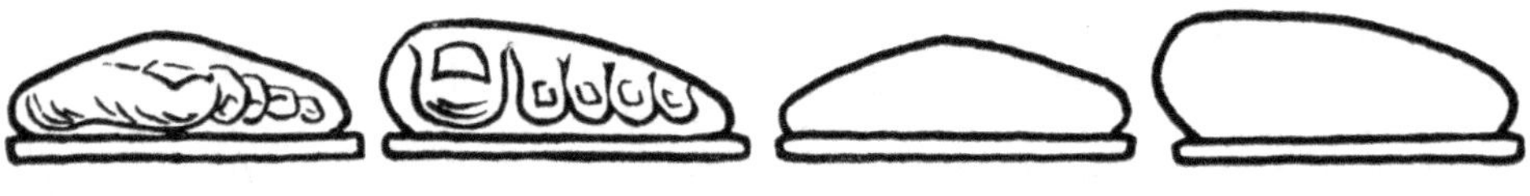

Abb. 81. Querschnitte durch den Stiefel in der Gegend des Großzehengrundgelenks: a falscher Schnitt des Stiefels, die höchste Höhe liegt hier in der Mitte, während der Fuß am Großzehenballen am dicksten ist; b richtiger Schnitt des Stiefels; c falscher; d richtiger Schnitt. (ROUX.)

sind wieder leistungsfähig. In einem engen Schuh aber können wir die Zehen nicht aktiv beugen. Die meisten Schuhe der Damen erlauben keinerlei aktive Bewegung der Zehen im Schuh, höchstens eine passive beim Abwickeln des Fußes vom Boden zusammen mit der Sohle. Aber jene Tätigkeit der Zehen, die ich eben schilderte, die Abstoßung vom Boden in der letzten Phase des Gehens, die feineren Leistungen der Zehen zur Erhaltung des Gleichgewichts usw. gehen im engen Schuh allmählich verloren, und die Zehen werden zu passiven, nicht mehr beherrschten Anhängseln des Fußes, die in ihrer hilflosen Häßlichkeit oft fast lächerlich wirken. Nur der Gebrauch erhält die Organe, der Nichtgebrauch tötet sie.

Starre oder biegsame Sohle? heißt eine weitere Frage. Die erstere hindert das freie Zehenspiel, insbesondere die Plantarbeugung, die letztere ist günstiger. Jeder merkt dies am steifen unelastischen Gehen in einem neuen Schuh mit harter Sohle. Beim Kinderfuß habe ich schon auf die Wichtigkeit der weichen Sohle hingewiesen. Die starre Sohle ist für manche krankhaften Veränderungen notwendig, für die ein stärkeres Aufbiegen der Sohle nach oben ungünstig ist, so für die Arthrosis deformans des Großzehengrundgelenks und den versteiften Spreizfuß. Das Oberleder sei geschmeidig und weit genug, aber nicht zu weit wegen Faltenbildung. Daß der Vorschuh im Querschnitt nicht wie Abb. 81 a und c gebaut sein, sondern seine höchste Höhe entsprechend dem dicksten Gelenk, dem Großzehengrundgelenk haben muß, ist selbstverständlich. Die Aufbiegung der Spitze des Schuhes, die Spitzensprengung steht ebenfalls in einem bestimmten Verhältnis zur Absatzhöhe, sie schwankt zwischen 0,8 mm und 1 cm.

Die Lagerung der Mittelfußköpfchen und Zehen soll auf der ebenen Sohle des Vorschuhes und nicht auf einer nach unten ausgebogenen erfolgen, wie man das manchmal sieht. Vertiefungen in der Sohle für die gesunkenen mittleren Mittelfußköpfchen anzubringen, ist sinnlos, da diese nur noch weiter einsinken. Wenn der Boden des Vorschuhes aus elastischem Material besteht, können sich die Zehen ein Bett schaffen, in dem sie gewissermaßen haften.

Welchem Schuh sollen wir den Vorzug geben, dem Halbschuh oder dem Stiefel, dem Schnürschuh oder dem Spangenschuh? Die Antwort ist je nach dem Bedürfnis verschieden. Das Militär ist vom geschlossenen Stiefel zum Schnürstiefel übergegangen. Der geschlossene Schaftstiefel sitzt nur dann fest, wenn Spann- und Fersenmaß dem Fuß genau entspricht. Leute mit niedrigem Spann haben sich die Stiefel oft mit Marschriemen fester anschnallen müssen, während der Schnürstiefel leichter eine Regulierung erlaubt, was auch wegen Schwellung des Fußes nach Anstrengungen erwünscht ist. Die Schnürung soll beim neuen Stiefel immer etwas offen stehen, um sie bei Bedarf oder bei Dehnung des Leders fester nachziehen zu können.

Bei starker Schwäche des Bandapparates am Knöchelgelenk eines Fußes, der leicht umknickt, sind wir oft zum Schnürstiefel gezwungen, ebenso für das Bedürfnis des anstrengenden längeren Gehens. Sonst sind wir mehr und mehr zum Halbschuh übergegangen, der gegenüber dem Schaftstiefel den einen großen Vorzug hat, daß in ihm die langen Unterschenkelmuskeln den Fuß in seinen Gelenken besser bewegen und beherrschen können, und dann den anderen der besseren Ventilation der Haut.

Von den Halbschuhen ist natürlich dem *Schnürschuh* gegenüber dem Spangenschuh der Vorzug zu geben. Er hält das Quergewölbe besser zusammen und verhindert *Schwellungszustände bei insuffizienten* Füßen, die zwischen der einschneidenden schmalen festgeschlossenen Spange und dem Oberlederteil kissenartig bei so vielen Frauen zu sehen sind. Wie oft muß man ihnen sagen, daß dies viel weniger schön ist als ein eleganter Schnürhalbschuh. Gegen den Spangenschuh heute Sturm zu laufen, scheint mir aber ein aussichtsloses Unternehmen. Er ist der Schuh der Mode. Man sollte aber seine Patienten dahin beraten, daß sie dann wenigstens einen Schuh wählen, der durch die Bettung der Ferse, wie oben besprochen, einen guten und festen Halt des Rückfußes gewährt.

Es fehlt noch an einem den schwächeren Fuß stützenden geeigneten *Sport- oder Turnschuh*. Patienten, welche auf orthopädische Einlagen angewiesen sind, müssen während des Sports oder Turnens auf diese verzichten, da sie sich durch ihre starre Form nicht mit dem biegsamen Sportschuh vertragen. Auch hier scheint mir die Lösung in einer genügenden Sicherung der Ferse zu liegen, die auch im Turnschuh zu schaffen möglich sein müßte.

Über die *Sandale* des Kindes habe ich beim Kinderfuß schon gesprochen. Für längeres Stehen und Gehen ist sie nicht ausreichend. Beim Erwachsenen mit kräftiger Muskulatur ist im allgemeinen nichts dagegen zu sagen, wie z. B. die Beobachtungen BARDENHEUERs bei rheinischen Ordensbrüdern zeigen, die eine Art Sandalen, sogenannte Trippen, tragen und deren Füße er als gut entwickelt und mit kräftiger Muskulatur ausgestattet bezeichnete. Es kommt alles darauf an, ob ein Fuß schwach ist, zum Knicken in Valgusstellung neigt und schnell ermüdet, um für ihn eine Sandale gestatten zu können.

Der *Plattfußschuh*, d. h. ein Schuh für einen schwer deformierten Plattfuß, muß im Gelenk besonders fest gebaut sein. Die Schuhmacher fügen meist eine Feder ein. BEELY führte den Absatz an der Innenseite weiter nach vorn zur Unterstützung des Gewölbes am vorderen Ende des Fersenbeins, STAFFEL baute einen Eisenblechwinkel zum Halt an der Außenseite der Ferse zwischen

Kappe und Oberleder, den horizontalen Teil unter der Brandsohle ein. Es bleibt oft der Kunst des orthopädischen Schuhmachers überlassen für schwer deformierte Plattfüße, die in den Wurzelgelenken versteift sind, eine platte oder nach unten walzenförmige Sohle haben und für die keine passende Einlage anzufertigen ist, einen Schuh herzustellen, der das Gehen erleichtert. Für diese Fälle sind auch die von LETTERMANN angegebenen plastischen Einlagen sehr geeignet, welche dem Fuß und seinen Muskelkräften, in Verbindung mit der Belastung, die Formung der ihm gehörigen Unterstützung überlassen. Sie bestehen aus einer Stoffhülle, die gefüllt ist mit einer gummiartigen Masse. In erwärmtem Zustand wird sie in den Schuh gelegt und in 10 Minuten tritt sich der Patient seine Form zurecht. Dann erstarrt die Masse, behält aber ihre Elastizität. Für manche Fälle sind diese Einlagen durchaus geeignet. In einigen Fällen sah ich Versager.

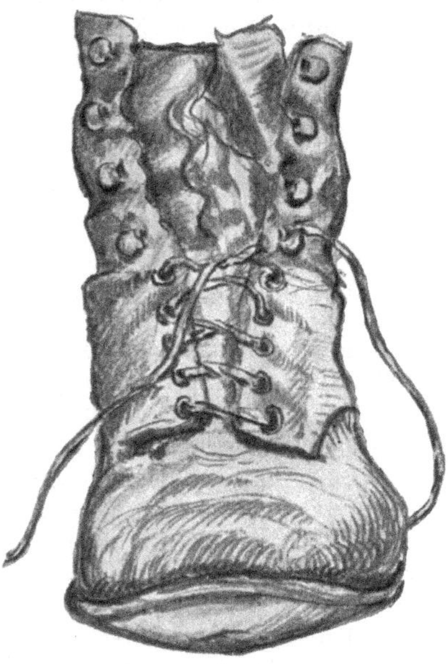
Abb. 82. Ausgetretener Schuh mit unten konvexer Sohle.

Oft versagen orthopädische Einlagen ihren Dienst, weil sie den mittleren Teil des Schuhes, das Gelenk herunterdrücken und ihre Wirksamkeit einbüßen. Vielfach ist der Schuh für sie ganz ungeeignet, das Gelenk zu schmal und schwach, das Oberleder am Vorschuh zu knapp. Am besten ist sicher für eine Einlage ein Maßschuh, aber es gibt auch genug Patienten, bei denen der geschickte Arzt beides, Serienschuh und Einlage, miteinander vereinigen kann.

Ich habe die Schuhfrage etwas ausführlicher behandelt, weil man ganz ruhig von einem Schuhelend sprechen kann, trotz der neuen und vielfachen Anpreisungen der Industrie, geradeso, wie wir von einem Fußelend sprechen, angesichts der Massenerscheinung der Fußerkrankungen. Fuß und Schuh gehören zusammen. Aus dem getragenen Stiefel läßt sich oft schon die ganze Leidensgeschichte ablesen. In das Oberleder hat sich der Großzehenballen halbkugelig hineingebohrt, am äußeren Fußrand quillt der Fuß über den Sohlenrand hinüber, und der Ballen des 5. Metatarsale oder eine hakenförmig gekrümmte 5. Zehe zeichnet sich durch das Leder hindurch ab. Hammerzehen beulen das Oberleder nach oben aus. Das Gelenk in der Mitte ist bodenwärts vorgetrieben, die Fersenkappe in Valgusform heillos verbogen, der Absatz schief getreten, die Sohle am Vorfuß in der Mitte konvex nach unten gebogen, unter der Wirkung der mittleren, allein belasteten Metatarsalköpfchen, nach Verlust des vorderen Querbogens (Abb. 82). Oft braucht der Patient gar nicht viel zu sagen, beredt klagt uns der Stiefel seine Leiden. Arzt und Schuhmacher müssen zusammenarbeiten. Aber auch Arzt und Schuhindustrie können sich gegenseitig beraten. Die Beschuhung ist ihre gemeinsame Aufgabe.

ζ) Verbände. Der Heftpflasterverband.

Unter den Verbänden am Unterschenkel nimmt der Heftpflasterverband die wichtigste Stelle ein. Ihn in seiner Technik zu beherrschen und in seiner Anwendungs- und Wirkungsweise bei den verschiedenen Leiden zu kennen, ist nicht nur für den orthopädischen Facharzt, sondern ebenso auch für den praktischen Arzt einfach notwendig. Er verdrängt in manchen Fällen den Gipsverband, weil er im Gegensatz zu diesem die Gelenkbewegung weiter zuläßt und deshalb der Versteifung durch Schrumpfung der Kapsel oder Bildung von Adhäsionen entgegenwirkt. Zudem bleibt das Muskelspiel in einem gewissen Umfang erhalten, was ebenfalls für die spätere Funktion von großer Bedeutung ist. Er bewirkt gerade so viel Fixation, als eben notwendig ist, und übt auf die entsprechenden Teile eine heilsame Kompression aus. Sein Anwendungsgebiet ist recht groß. Wir wenden ihn bei der *Distorsion* im Fußgelenk, die durch die allgemein verbreitete Schwäche der Fußgelenksbänder ungemein häufig geworden ist, an. Diese Distorsion sehen wir vom einfachen Umknicken mit dem Fuße, der auf einem hohen Absatz mit winziger Unterstützungsfläche balanciert, bis zu den wirklichen schweren Verletzungen durch Sturz auf der Treppe, beim Skifahren im Gebirge usw. Ein weiteres Anwendungsgebiet sind gewisse schmerzhafte *Reizzustände beim schlaffen Plattfuß*. Hier wirkt er oft wohltätig. Ferner empfiehlt er sich bei chronischer *Arthritis* des Fußgelenks dann, wenn ein Reizzustand durch Fortschritt des Prozesses eingetreten ist. Eine wichtige Rolle spielt er auch bei den nicht seltenen *Sehnenscheidenentzündungen* am Unterschenkel, und zwar im Bereich des Tibialis anticus, sowie bei der schmerzhaften *Achillodynie*. Je nachdem, was wir im einzelnen Fall erreichen wollen, ändert sich die Technik der Anlegung des Verbandes.

Der Musterverband, von GIBNEY in New York angegeben und von HOFFA in Deutschland eingeführt, wird von mir im allgemeinen nicht ganz nach der ursprünglichen Vorschrift, wie sie in den Lehrbüchern der Verbandskunst mitgeteilt wird, ausgeführt, wenn auch das Prinzip von dachziegelförmig sich deckenden Längs- und Querstreifen gewahrt wird. Allein die Unkosten eines echten Gibney mit ca. 12 m 2 cm breiten Heftpflasters verbieten heute oft die klassische Ausführung. Zudem scheint mir eine gewisse Modifikation auch die Wirkung des Verbandes, z. B. bei den Distorsionen, zu erhöhen. Bei der üblichen Distorsion des Fußgelenks durch Umknicken des Fußes, wobei die Fußsohle sich einwärts wendet, handelt es sich immer um eine Dehnung oder Zerreißung der vom äußeren Knöchel zur Fußwurzel ziehenden Bänder. Es besteht meist eine starke Schwellung um den äußeren Knöchel, besonders unmittelbar vor ihm und im Sinus tarsi und an der gleichen Stelle eine charakteristische lebhafte Druckempfindlichkeit. Wenn der Patient im Bett auf der Außenseite des Fußes liegt, hat er meist viel mehr Schmerzen als bei umgekehrter Lage. Wir müssen deshalb *durch die Zugsrichtung der Heftpflasterstreifen* gerade diese gedehnten, eingerissenen und bei geringster Beanspruchung stark schmerzenden Bänder ruhig zu stellen und festzuhalten suchen. Mir hat sich hierbei folgende Art des Verbandes besonders bewährt: Zunächst nehme ich nicht das vorgeschriebene schmale Heftpflaster von 2 cm, sondern anstatt des üblichen Germania- oder Leukoplast das festere 4 bis 6 cm breite *Segelleinenheftpflaster*, auch unter der Marke Germaniaplast von Blank, Bonn, hergestellt, wie es zu Streckverbänden angewendet wird. Der erste und wichtigste Streifen ist etwa 40 bis 50 cm lang. Während der Patient den Fuß rechtwinklig hält, wird der Streifen etwas von unterhalb der Mitte des Unterschenkels, und zwar von der lateralen vorderen Seite, also etwa am Extensor digit. beginnend, schräg über die Tibiakante nach medial abwärts über die vordere Hälfte des inneren Knöchels steigbügelartig vor der Ferse um die Sohle nach der lateralen Seite geführt. Hier steigt er wieder auf, und zwar wiederum die vordere Hälfte des äußeren Knöchels bedeckend und in der Furche zwischen Fußwurzel und Knöchel liegend. Nach oben schneidet er schräg die Tibiakante in der unteren Drittelgrenze und überbrückt hier den Anfang des Streifens, um an der medialen Seite des Unterschenkels etwa in der gleichen Höhe wie sein Anfang zu enden (Abb. 83, 84). *Wichtig ist hierbei, daß der Streifen in der gewünschten Richtung fest angezogen wird.* Man erreicht dies am besten so, daß man zuerst den Anfang gut anklebt, den Streifen gespannt nach unten bis zum lateralen Fußraum führt und nun an diesem Zügel den Fuß in Pronation zieht. In dieser Stellung, die dem Patienten alsbald außerordentlich wohltuend ist, legt man den Streifen fest nach oben an. Der 2. Streifen ist ein Querstreifen, wiederum aus demselben Segelleinen etwa 30 cm lang. Er wird in der Höhe des Naviculare quer um den Fuß von vorn medial um die Ferse herum nach vorn lateral angelegt. Ich beginne den Streifen etwa am Cuneiforme 1 und lasse ihn enden etwa am vorderen Ende des Cuboid. Er schmiegt sich in den Fußgelenkspalt ein und faßt inneren und äußeren Knöchel. Die beiden Enden gehen nach vorn zum Fußrücken, ohne sich jedoch zu berühren. Ein Stück Fußrückenhaut bleibt frei. Auch dieser Streifen muß

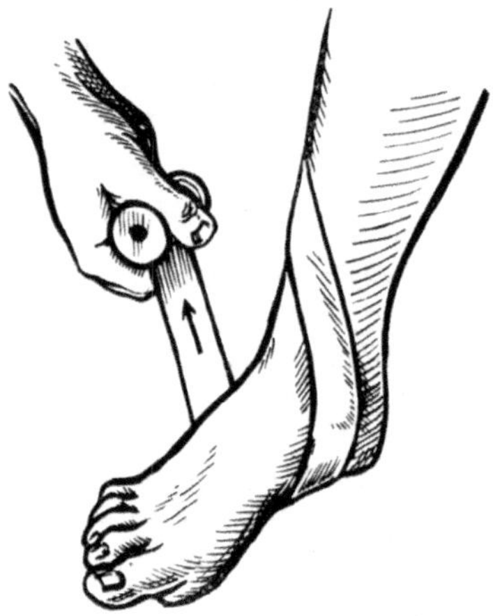

Abb. 83.

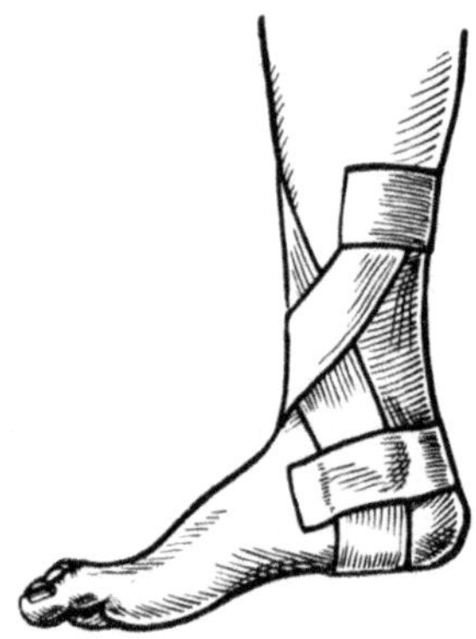

Abb. 84.

Abb. 83. Heftpflasterverband bei Fußdistorsion, besonders durch Umknicken des Fußes nach außen, wobei die Fußsohle nach innen sieht. Um die schmerzhaften Bänder an der Außenseite des Fußgelenks zu fixieren, wird ein Längsstreifen angelegt und in der Richtung des Pfeils an ihm der Fuß in etwas Pronation gezogen. (HOHMANN.)

Abb. 84. Der Längsstreifen ist befestigt und wird mit Querstreifen fixiert.

fest angelegt werden. Nun kann man das billigere und dünnere Germania- oder Leukoplast, wie es gewöhnlich gebraucht wird, zur Fertigstellung des Verbandes benutzen. Ich verwende in der Regel noch 2 Längsstreifen abwechselnd mit 2 Querstreifen, die in der gleichen Richtung angelegt werden, und zwar lege ich den einen Längsstreifen etwas mehr nach vorn und den anderen etwas mehr nach hinten von dem ersten Segeltuchhauptstreifen an und lasse ihn von diesen beiden Sekundärstreifen je zur Hälfte decken. Von den Querstreifen deckt der eine den Hauptquerstreifen zur Hälfte, der andere wird um die oberen Enden der Längstreifen am Unterschenkel zu deren Fixierung angelegt. Eine Mullbinde hält die Streifen etwas fest, kann aber später weggelassen werden.

Die Wirkung dieses Verbandes ist eine Fixierung des lateralen Bandapparates des Fußgelenks. Dabei kann der Mensch gehen und ist auch im Gehen nicht wesentlich behindert. Bei chronischer Fußgelenkarthritis wende ich die gleiche Verbandart an. Handelt es sich um eine Sehnenscheidenentzündung im Bereich des Tibialis anticus, so wende ich lieber die Form des alten GIBNEYschen Verbandes an, d. h. Längsstreifen an beiden Seiten des Unterschenkels bis etwas über die Mitte der Wade, die steigbügelartig um die Sohle gehen, etwa 3 Streifen 4 bis 5 cm breites Germaniaplast von 70 bis 80 cm Länge, die die Seiten des

Unterschenkels von hinten her, von der Achillessehne bis nach vorn bedecken und die Vorderseite freilassen. Abwechselnd mit ihnen werden Querstreifen von 20 bis 30 cm Länge vom Naviculare an aufwärts wie beim vorigen Verband angelegt, die sich dachziegelartig decken sollen (Abb. 85). Dieser Verband soll die Dorsal- und Plantarflexion des Fußes beim Gehen einschränken und so die Sehne etwas ruhigstellen. Die Wirkung ist eine prompte. Handelt es sich schließlich um die Achillodynie, so kann man entweder den eben beschriebenen GIBNEYschen Verband anwenden, oder man kann nach SCHANZ die Ruhigstellung der Achillessehne und ihren Schutz vor Dehnung durch einen breiten Heftpflasterstreifen, vom Ansatz der Zehen über Fußsohle und Ferse bis über die Wade herauf in leichter Plantarflexion angelegt, erreichen. Der Streifen wird durch ein paar quere Streifen festgehalten. Ist der Plattfuß vorübergehend zu fixieren, so wende ich den eben beschriebenen Verband an, aber mit der Änderung, daß ich den ersten Hauptlängsstreifen nicht über den inneren Fußrand herunter und nach dem äußeren heraufsteigen lasse, wobei ich den Fuß an dem Zügel in Pronation ziehe, sondern umgekehrt den Streifen zuerst über die laterale Seite herabführe und dann an dem Zügel den Rückfuß, Ferse und Cuboid in Supination ziehe und in dieser Stellung den Streifen am inneren Fußrand in die Höhe führe. In gleicher Weise werden auch die beiden anderen Längsstreifen angelegt.

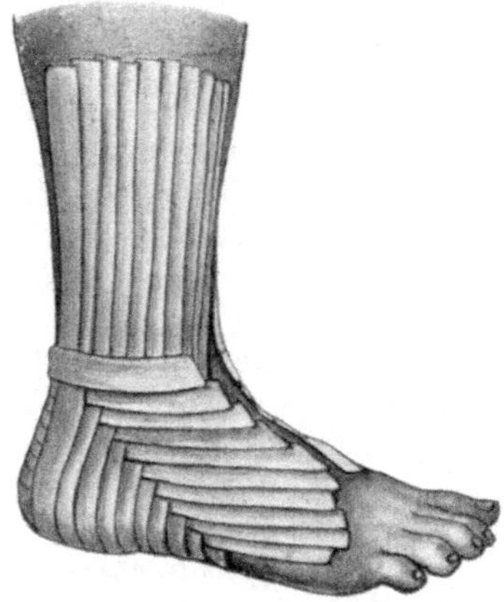

Abb. 85. GIBNEYscher Verband.

Für die Behandlung der Fußgeschwulst hat BLECHER einen wirksamen Heftpflasterverband angegeben, der sich auch bei den infolge Spreizfußes so überaus häufigen Metatarsalschmerzen bewährt. Ich lege ihn so an: Bei rechtwinkliger Fußstellung wird ein 4 cm breiter Segeltuchpflasterstreifen (40 cm lang) von der Dorsalseite des 1. Metatarsalköpfchens zur Fußsohle, schräg über diese hinweg bis etwa zur Tub. metat. 5, dann schräg über den Fußrücken an die Innenseite des Unterschenkels, etwas nach hinten verlaufend, angelegt. Ein 2. Streifen beginnt auf der Dorsalseite des Köpfchens des 5. Metatarsale, geht schräg über die Fußsohle nach der Basis des 1. Metatarsale, von da auf den Fußrücken und zur Außenseite des Unterschenkels. Die beiden Streifen kreuzen sich in der Mitte der Fußsohle und vor dem Fußgelenk. Ein 2. Streifenpaar, etwas weiter nach hinten angelegt, deckt das erste dachziegelförmig. Die Streifen müssen in starker Spannung angelegt werden, um das vordere quere Fußgewölbe durch Abwärtsziehen des medialen und lateralen Strahls wieder herzustellen (Abb. 86). Diesen Verband wende ich auch beim Digitus V an, wenn das durch die Ab-

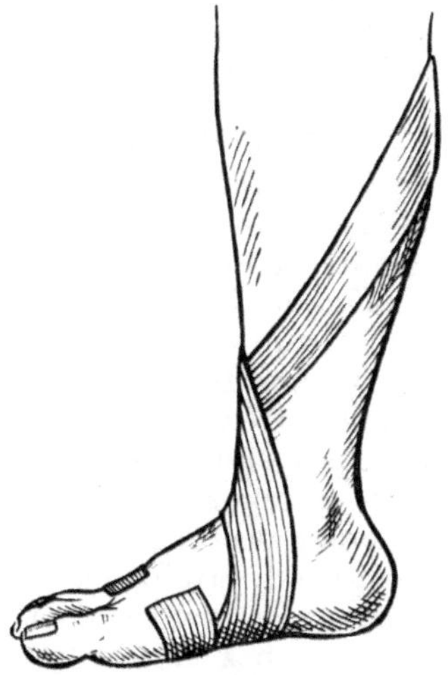

Abb. 86. Heftpflasterverband bei Spreizfuß - Metatarsalschmerzen. Die beiden Heftpflasterstreifen, die von der Dorsalseite des 1. und 5. Metatarsalköpfchens aus nach unten ziehen, sich in der Sohle schräg kreuzen und über das Fußgelenk nach dem Unterschenkel gehen, wirken auf die beiden Fußstrahlen im Sinne der Plantarflexion und dadurch der Wiederherstellung des Quergewölbes des Vorfußes. (BLECHER.)

spreizung des 5. Metatarsale lateral herausstehende Gelenkköpfchen desselben Druckerscheinungen macht. Um auch das Baden mit diesen Verbänden zu ermöglichen, kann man über dieselben eine Elastoplast- oder Trikoplastbinde wickeln, die die Streifen genügend fest hält.

η) Operative Behandlung.

Das Entscheidende für den Erfolg einer operativen Behandlung des Knickplattfußes ist die richtige Indikationsstellung. Bei der Darstellung der einzelnen Formen und Arten dieser Fehlform in den verschiedenen Altersstufen habe ich hierüber schon einiges gesagt.

Den typischen angeborenen Plattfuß mit Steilstellung des Talus und Walzenform der Sohle biege ich im ersten Lebensjahr mit Hilfe des ALSBERGschen Instrumentes um und behandle ihn wie den angeborenen Klumpfuß, d. h. in der umgekehrten Richtung. Jenseits des ersten Lebensjahres komme ich damit aber nicht mehr aus. Zur Vervollkommnung des Resultats sind anschließend an die Umformung Eingriffe am Skelet, Keilosteotomie am Talushals usw. nötig.

Beim *schlaffen bänderschwachen Pes valgus* bzw. planovalgus des Kindes und Jugendlichen suche ich wo irgend möglich ohne Operation auszukommen. Sind die Bänder aber zu sehr gedehnt, sinkt der Fuß ohne Einlage bei der Belastung um, dann führt die konservative Behandlung mit Übung, Massage und Einlage nicht immer zum Ziel. SCHEDE pflegt in diesen Fällen eine Arthrodese des Talonavicular-Gelenks durch Wegnahme des Knorpels beider Knochen zu machen, um dem ersten Strahl in diesem Gelenk einen Halt zu geben. Die Versteifung bleibt nach Erfahrung nicht für die Dauer bestehen. Die Natur bildet unter der Funktion wieder ein Gelenk.

Den *kindlich-jugendlichen Fuß* mit Contractur im vorderen unteren Sprunggelenk mit Supination des 1. Strahls biege ich im Osteoclasten schonend um, wobei auf die Plantarflexion und Pronation des 1. Strahls das Hauptgewicht zu legen ist. Genügt das nicht, so kommt für diese Fälle wie die übermäßig bänderschlaffen die Bildung *künstlicher Haltebänder aus Seide* in Betracht. Ich habe dies Verfahren in einer Anzahl von Fällen angewendet, indem ich das Fußgerüst an der Plantarseite mit starken Seidenfäden verspannt habe. Ich habe diesen Versuch auf zwei Arten unternommen, je nach den Komponenten, die zu berücksichtigen waren. Die einfachere Aufgabe war z. B. bei dem doppelseitigen leicht contracten Pes planovagus eines Dreizehnjährigen. Nach dem leichten Redressement zur Lockerung der Contracturen, Beseitigung der Abduction des Vorfußes und Supination des 1. Strahls handelte es sich darum, eine *Sicherung des 1. Strahls* in der erreichten Plantarflexion-Pronation zu schaffen. Von kleinem Hautschnitt an der Innenseite des hinteren Fortsatzes des Fersenbeins Bohrung zweier quer diesen durchsetzenden parallelen Kanäle und Durchführen eines Seidenfadens durch diese beiden Kanäle, nachdem an der Außenseite ein kleiner Einschnitt den Knochen zur Rückführung des Fadens freigelegt hatte. An der Innenseite wurden beide Fäden geknüpft und so ein fester hinterer Halt geschaffen. Die Fäden wurden nun mit einer gebogenen Kornzange hart an der plantaren Seite des medialen Skeletrandes bis zum Talo-navicular-Gelenk geführt, hier von einem kleinen Einschnitt aus der überschüssige Teil des Naviculare samt Os tibiale abgeschlagen und die Posticussehne fest angezogen. Die Fäden wurden aus dieser Wunde herausgeleitet und weiter mit der Kornzange, immer in enger Fühlung mit der Plantarseite der Knochen, zwischen diesen und den Sohlenmuskeln nach vorn zum Hals des Metatarsale I geführt, wo sie nach Durchführung des einen Fadens durch einen schräg von unten hinten nach oben vorn verlaufenden Bohrkanal miteinander unter Anspannung nach Korrektur der Fußfehlform, d. h. unter Zusammenstauchung des Fußes, verknüpft wurden. Gips in dieser Fußstellung. Abb. 87 zeigt das Schema dieses Verfahrens am Skelet. Man sieht die starke Plantarrichtung des 1. Strahls. Der Erfolg war ausgezeichnet. Nach 8wöchigem Gipsverband waren die Füße fest in der gewollten Stellung und bewährten sich auch funktionell gut.

Wenn eine erhebliche *Spreizfußkomponente* mit dem Knickplattfuß verbunden ist, so daß 1. und 5. Strahl stark abgespreizt sind, kommt eine andere Art von Verspannung in Frage, die ich im Spreizfußkapitel beschreibe und die sich ebenfalls bewährt hat. Und beim Hallux valgus habe ich ebenfalls von diesem Verfahren in mehreren Fällen wieder in anderer Weise Gebrauch gemacht, was ich beim Hallux-valgus-Problem beschreiben will.

Der Versuch, durch künstliche Verstärkung der Fußbänder das Problem der Bänderlockerung zu lösen, ist ja schon öfter gemacht worden. Ich erinnere an die LÖFFLERsche Bänderplastik mit umgeschlagenem gestielten Periostlappen von der Tibia zur Verstärkung des inneren Knöchelbandes. Ich habe diese Methode öfter versucht, aber bin vom Erfolg nicht ganz befriedigt. Das ist auch erklärlich. Denn auf dieses Band kommt es beim Knickplattfuß nicht so sehr wesentlich an. Die Methode eignet sich mehr für Verletzungen dieses Bandes. Verstärkung medialer Bänder von Knochen zu Knochen, die auch versucht wurden, nützen deshalb

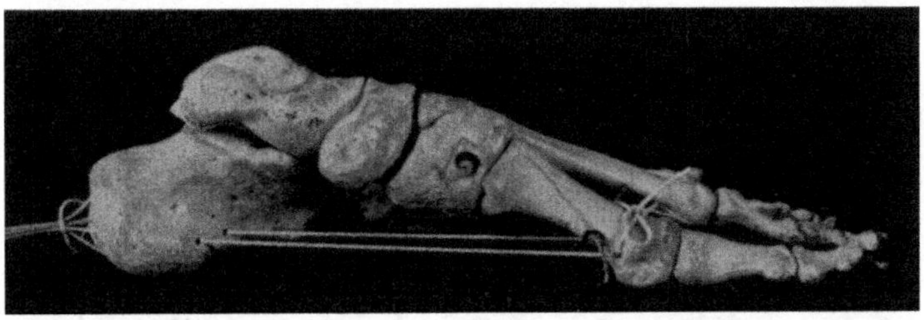

Abb. 87. Haltebänder aus Seide nach Korrektur der Plattfußfehlform. (HOHMANN.)

nicht viel, weil sie infolge ihres kurzen Hebelarmes leicht unter der Belastung nachgeben. Ich empfehle die Methode, die eine neue Anwendung der LANGEschen Seidenbänder darstellt, zur Nachprüfung. Sie scheint mir für ausgewählte Fälle, besonders bänderschwache, aussichtsreich. Für schwerer contracte Füße dürfte sie nicht so in Frage kommen, weil bei diesen knöcherne Hemmungen geschaffen werden müssen.

Beim *spastisch fixierten Knickplattfuß* des älteren Kindes oder Adoleszenten handelt es sich darum, ob er nur muskulär oder schon ligamentär fixiert ist. Im ersteren Falle, vorausgesetzt daß noch keine Schrumpfungsverkürzung der Muskeln entstanden ist, führt die beschriebene konservative Behandlung zum Ziel, im anderen Falle ist die *schonende Umformung* im Osteoclasten und folgende Gipsfixierung angezeigt. Alle Komponenten der Fehlform sind zu berücksichtigen. Eine scharfe Unterscheidung der beiden Formen ist nicht immer sicher zu treffen, beide gehen oft ineinander über.

Über das sogenannte modellierende Redressement, das schon von ROSER angegeben, von FERD. SCHULTZE-Duisburg als ausschließliche Methode verfochten und ausgebaut wurde, einige Worte. Das wirksamste Instrument hierzu ist der Osteoclast von SCHULTZE. Von ihm stammt die direkte, genau auf bestimmte Knochenpunkte zu lokalisierende Kompressionstechnik mit verschieden großen und geformten, auswechselbaren Pelotten und die methodische Korrektur der einzelnen Komponenten der Deformität. Ich habe mir einen ähnlichen

Redresseur konstruiert, der ebenfalls die Pelottenkompression ermöglicht und bei dem die Lokalisierung auf den gewünschten Knochenpunkt durch eine größere Verschieblichkeit der seitlichen Pelottenträgersäulen erreicht wird. Ferner ist mein Redresseur nicht auf einem Tisch montiert, sondern auf einer transportablen, festen Holzplatte, was für das Operieren an verschiedenen Stellen praktischer ist (Abb. 88). Auf sonstige Einzelheiten des Apparats gehe ich hier nicht ein. SCHULTZE beschreibt seine Technik folgendermaßen: „Um eine Korrektur zu erreichen, ist in erster Linie die denkbar größte Spitzfußstellung zu entwickeln. Der Fuß wird im Osteoclasten I fixiert und mittels Dorsalzuges energisch zum Spitzfuß entwickelt. Ist dies erreicht, so folgt in Bauchlage die weitere Bearbeitung des Fußes durch die *Kompression* in folgender Weise. Es werden 2 Druckpunkte wahrgenommen, einer innen und einer außen.

Die Calx wird in ihrer ganzen Länge gleichmäßig komprimiert, und zwar 2- bis 3mal je 30 bis 60 Sekunden. Diese Kompression verlangt eine energische Anwendung des Hebels, die Kraft einer Hand genügt nicht, um hier eine Veränderung der Knochenstruktur hervorzubringen, Hebel und Schraube muß in Kraft treten. Dann folgt eine weitere Kompression durch Wahrnehmung verschiedener Druckpunkte, der eine außen am proximalen Ende der Calx, der andere auf der Innenseite, in Höhe des Sustentaculum tali. Auf diese Weise erreichen wir eine veränderte Form und Stellung des Calcaneus in sich und zugleich in seinem Verhältnis zum aufruhenden Talus. Diese sichtbar wirkende Kompression zeigt uns dann eine Umwandlung der Calcaneusdeformität zugunsten einer Varusform. In zweiter Linie folgt in Rückenlage anschließend die weitere Korrektur in folgender Weise: Flächenhafter Druckpunkt des Calcaneus auf der Außenseite, 2. Druckpunkt auf der Innenseite, in Höhe des Talushalses bzw. der Artic. talo-navicularis, die ganze Operation unter Rotation des Beins nach außen. Die in dieser Stellung erfolgende Mobilisation des Fußes muß so weit getrieben werden, bis der Vorfuß zum Rückfuß in rechtem Winkel steht und sich ohne sonderliche Anstrengung in dieser Stellung durch einen Gipsverband fixieren läßt. 4 Wochen verharrt der Patient in dieser Stellung. Dann folgt die Überführung zur Mittelstellung und anschließend die Verlängerung der Achillessehne. Eine Korrektur der sämtlichen Zehen ist vorzunehmen."

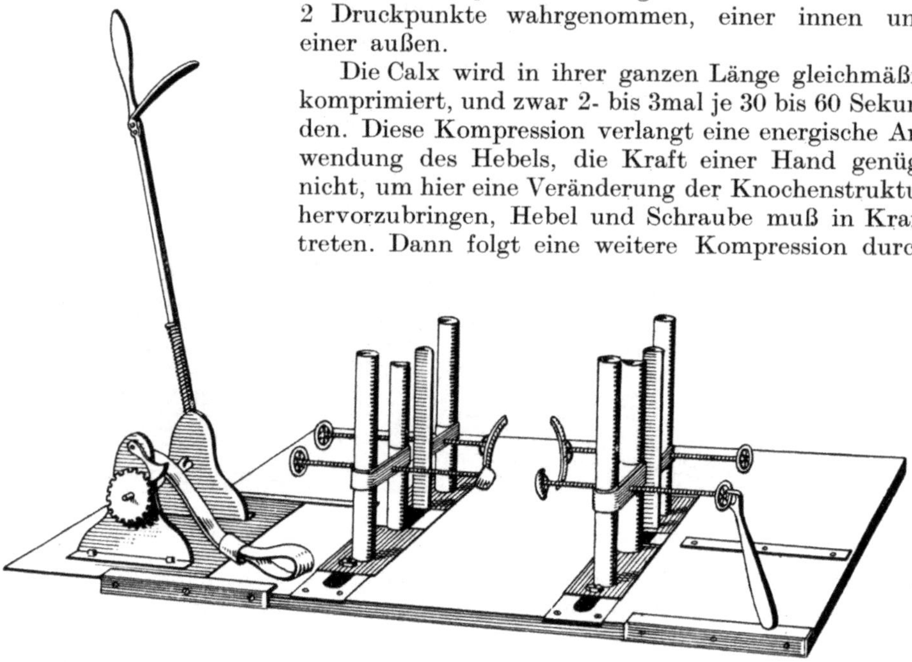

Abb. 88. Redressionsapparat mit Pelottendruckwirkung für Platt-, Hohl- und Klumpfüße.

Ich verwende den Apparat in dem Sinne, daß ich nach dem Prinzip der dreifachen Pelottenwirkung Vorfuß und Rückfuß gegeneinander unter Zug und Druck zu verschieben und die einzelnen Komponenten der Fehlform möglichst gut zu korrigieren suche (Abb. 89) und zwar mit Druck gegen das Fersenbein von lateral her, Gegendruck gegen Taluskopf bzw. Naviculare von medial unten her und Zug am Vorfuß von lateral nach medial. Wenn die Plantarflexion und Pronation

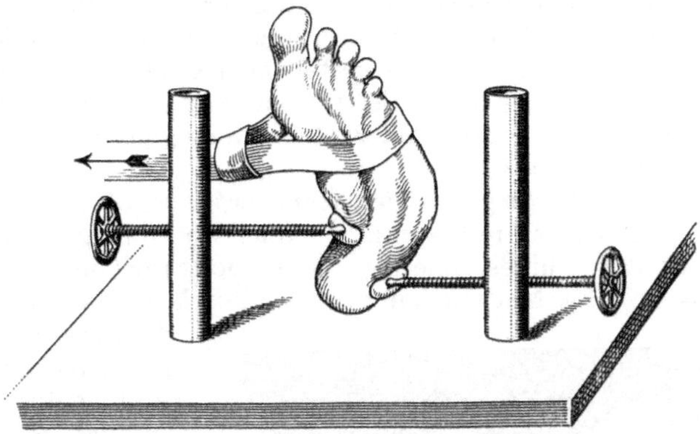

Abb. 89. Schema der Redression des Plattfußes mit 3facher Pelottenwirkung.

damit nicht genügend hergestellt werden kann, helfe ich mit meinem Detorsionshebel am Vorfuß des im Apparat fixierten Fußes nach (Abb. 90).

Mit dem Redressement verbinde ich jetzt in den meisten Fällen eine *Z-förmige Verlängerung der verkürzten Achillessehne*, weil nur dadurch der Calcaneus aus seiner vorn plantaren Senkung in eine andere Lage geführt werden kann. Erst dann wird er frei und mit ihm können auch die mit ihm verschobenen Fußwurzelknochen wieder zurückgebracht werden. Unter keinen Umständen darf der M. peroneus longus tenotomiert, d. h. geschwächt werden, den wir als einen gewölbeerhaltenden Muskel kennengelernt haben. Die Ferse habe ich schon früher oft mit einem Haken heruntergeholt. SCHEDE hat neuerdings hierfür ein besonderes Ferseninstrument hergestellt, das an einem durch den Calcaneus gezogenen KLAPPschen Drahtbügel angreift (Abb. 91).

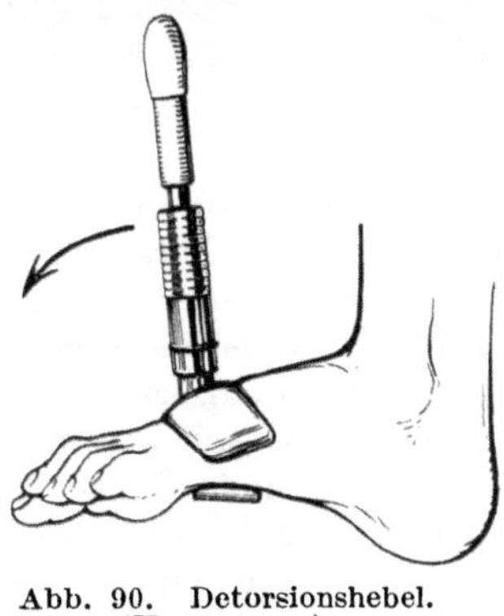

Abb. 90. Detorsionshebel. (HOHMANN.)

Wenn ich über das Redressement ausführlicher gesprochen habe, so lehne ich trotzdem das Originalverfahren von SCHULTZE aus mehreren Gründen ab. Einmal ist eine Umformung der einzelnen Fußwurzelknochen, so wie er sie sich vorgestellt hatte, mit diesem Verfahren nicht möglich, außer durch knöcherne Versteifung des ganzen Fußes in sich. Niemals hat SCHULTZE auch nur einigermaßen beweisende und befriedigende Röntgenbilder der Füße nach dem Redressement gezeigt. Insbesondere habe ich nie feststellen können, daß eine „Lockerung des Calcaneusgefüges“ mit Umformung dieses Knochens erfolgt sei. Was wir sehen, sind Verschiebungen der voneinander abgewichenen Knochen gegeneinander, und was wir weiter sehen, und das halte ich für bedenklich, sind die stumpfen Verletzungen der Fußwurzelgelenke. Ich habe solche Absprengungen vom Rande der Knochen mit sekundärer Ankylose oder was schlimmer ist, mit sekundärer Arthrosis deformans gesehen. Das betont auch LEXER sehr nachdrücklich. Bedenklich ist auch die Vernachlässigung der Verkürzung der Achillessehne. SCHULTZE gipste den Fuß in ziemlich starker Spitzfußstellung ein und verschob die Dehnung der Achillessehne auf die gymnastische Nachbehandlung. Damit aber beging er einen wesentlichen Fehler, weil dadurch eine Wiederaufbiegung des eben richtig gestellten plantarflektierten Vorfußes bewirkt werden muß.

Wenn ich trotzdem in gewissen Fällen redressiere, so geschieht dies so schonend wie möglich, ohne die Vollkorrektur unter allen Umständen erreichen zu wollen. Entweder bei leichteren nicht zu lange bestehenden Contracturen oder bei schwereren Fällen, als Vorbereitung des Fußes für eine Seidenbandplastik, wie oben beschrieben, oder für eine Operation am Skelet, um möglichst viel Knochenmaterial bei der Osteotomie zu sparen.

Ich sprach von der *Verlängerung der Achillessehne* als oft notwendigem Eingriff bei Plattfußoperationen. Damit wende ich mich aber energisch gegen die quere Durchschneidung der Achillessehne von NICOLADONI zur Ausschaltung des Zuges des Wadenmuskels. Diese Methode ging von der Überlegung aus, daß der Calcaneus alsdann dem Zuge der Sohlenmuskeln überlassen, aus plantarer Senkung in eine Steilstellung gezogen wird, wodurch der Plattfuß korrigiert werde. Allein der Verlust der Wirkung dieses mächtigen Muskels, des Triceps surae, ist von geradezu verhängnisvollen Folgen für das Stehen und Gehen, weil wir mit diesem Muskel den Fuß vom Boden abheben, mit ihm in den Zehenstand kommen, Treppen und Berge steigen und nur mit seiner Hebelkraft schnell laufen können. Sein Verlust durch eine Verletzung ist immer sehr ungünstig, die Ferse tritt mit dem Processus posterior klappend auf, wird überlastet, schmerzt und der Gang ist ermüdend und schleppend. Die Ausschaltung des Wadenmuskels bringt aber auch gar keine Korrektur des Plattfußes zustande, eine neue Fehlform entsteht durch sie: der *Hackenfuß*, mit dem man noch schlechter als mit einem Plattfuß gehen kann. Es kann sich für uns nur um eine Verlängerung des Muskels handeln, wenn er verkürzt ist und der Korrektur der Fehlstellung des Fersenbeins Widerstand leistet, niemals um seine Ausschaltung.

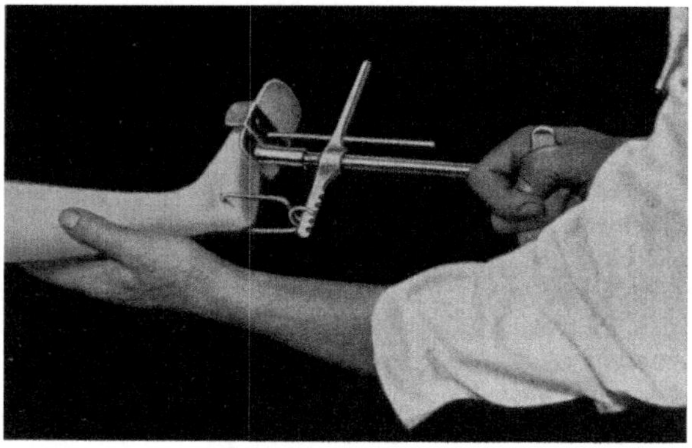

Abb. 91. Ferseninstrument. (SCHEDE.)

Die blutige Operation des Plattfußes stellt ein Problem dar, das trotz der großen Zahl bekannt gewordener Methoden noch nicht als völlig gelöst bezeichnet werden kann. Eingriffe an den *Sehnen* haben sich meist als unzureichend erwiesen. ERNST MÜLLER verpflanzte die Sehne des M. tibialis anticus auf das Naviculare, indem er sie durch einen Kanal desselben zog, ebenso verfuhr später NIEDERECKER, nachdem er den Fuß in einem Pelottenredresseur umgeformt hatte. HASS verpflanzte nach Tenotomie der Achillessehne die beiden Peronei auf das Naviculare, RYERSON auf das 1. Keilbein. Dies widerspricht unseren anatomisch-physiologischen Vorstellungen. GOCHT dagegen hat die verlängerte Achillessehne auf die Innenseite des Calcaneus versetzt, was zweckmäßig ist und einer richtigen Vorstellung entspricht. LANGE verpflanzte den M. peroneus brevis auf die Innenseite des Calcaneus oder bildete eine seidene Sehne vom Gastrocnemius zum

Fersenbein. Ludloff verstärkte den M. tibialis posticus durch Verpflanzung des Peroneus brevis auf ihn, doch hat Stoffel darauf hingewiesen, daß seine Verlaufsrichtung bei einer Verlagerung nach innen und vorn für sein Funktionieren ungünstig ist. Erlacher stärkte den geschwächten Flexor hallucis longus durch Verbindung mit dem Peroneus brevis und Schulze-Gocht verband Peroneus longus und brevis miteinander, um ersteren zu verstärken. Erlacher und Brandes haben den M. peroneus brevis am Ansatz abgetrennt, die Peroneus-longus-Sehne durchschnitten, den brevis mit der distalen Longussehne vereinigt, um die Longuswirkung zu erhalten und den Peroneus longus als Supinator verwendet. Hübscher, der von der Vorstellung ausging, daß vornehmlich der Flexor hall. longus am Plattfuß schuld sei, führte ihm Kraft durch Verpflanzung eines Drittels des Tibialis posticus zu. So sehen wir eine vielseitige Vertauschung der Fußmuskeln untereinander, aber man kann nicht behaupten, daß jeder dieser Wege genügend durchdacht ist. Nach wie vor stehe ich auf dem Standpunkt, daß ohne eine ausreichende Korrektur der Fußfehlform eine Sehnenverpflanzung, heiße sie wie sie wolle, nicht zu dem gewünschten Ziele führen kann. Der verlagerte Muskel wird eine Fehlform nicht korrigieren und ihr Fortschreiten nicht aufhalten können. Etwas anderes ist es, wenn man zu einer blutigen oder unblutigen Umformung des Fußes noch *als Plus eine Sehnenplastik* hinzufügen will.

Gegen die zuerst von Meyer empfohlene Ausschaltung der Musculi peronei durch *Chloräthylvereisung* beim spastischen Plattfuß ist einzuwenden, daß eine Ausschaltung *beider* Peronei unstatthaft erscheint, weil der Peroneus longus eine wichtige gewölbebildende Komponente besitzt. Ferner wird durch die Vereisung eine bereits vorhandene ligamentäre oder muskuläre Verkürzung nicht beeinflußt und schließlich liegt die Ursache des Spasmus der Pronatoren nicht in diesen Muskeln, sondern in dem Plattfußdeformationsprozeß. Wir müssen also diesen beeinflussen und nicht an einem Symptom, einer Reaktion dieses Prozesses herumkurieren. Harmloser als die Vereisung des Nerven, nach welcher Alsberg und andere auch dauernde sensible und motorische Ausfälle gesehen haben, ist die von Brandes empfohlene Aufquellung der M. peronei mit Novokaininjektionen. Hinzukommt zu der, wenn auch nur temporär gedachten Lähmung des Nervus peroneus neben der Ausschaltung der Pronatoren die Mitschädigung der Dorsalflektoren (Tibialis anticus und Extensor hallucis longus), weshalb Stracker eine operative Isolierung der Äste des N. peroneus und Vereisung nur der zu den Pronatoren ziehenden Äste vornahm. Alle diese Methoden, die am N. peroneus angreifen, gehen übrigens auf Anzoletti zurück, der mit einem zirkulär umgelegten Gummischlauch in der Höhe des Wadenbeinköpfchens dem Nerven eine Drucklähmung beibrachte.

Die bisher beschriebenen Operationsmethoden sind mehr oder weniger für den *kindlichen* und *jugendlichen* Plattfuß gedacht. Für den schwerer deformierten und älteren Fuß können sie nicht ausreichen. Für diese Formen sind ebenfalls zahlreiche Verfahren versucht worden. Jenseits des 30. Lebensjahres pflege ich nur noch ausnahmsweise eine operative Korrektur des Plattfußes auszuführen. Wohl gelingt auch dann noch ein befriedigendes kosmetisches Resultat durch Herstellung einer besseren Form, nicht so oft aber mehr ein gutes funktionelles zu erreichen, weil die Anpassung der einzelnen Gelenke des Fußes an die neue Form nicht mehr ausreichend erfolgt und meist schon chronisch arthrotische Prozesse im Fuße bestehen, die das Resultat der Operation beeinträchtigen. Ferner eignen sich infektarthritische contracte Plattfüße nicht für operative Eingriffe am Skelet, wenigstens nicht für solche, die eine Rekonstruktion des Fußes bezwecken, höchstens für Arthrodesen.

Wenn wir die bisher schon geübten Operationsmethoden am Skelet mit kritischem Auge betrachten wollen, so versuchte die TRENDELENGURG-HAHNsche supramalleoläre Osteotomie, ursprünglich nur nach in Valgusstellung geheilten Knöchelbrüchen geübt, den Pes valgus zu beseitigen. Sie kommt nicht mehr in Betracht, da sie den Fuß im ganzen zum Unterschenkel in Supination d. h. auf die Kante stellt, aber die Deformität im Fuße selbst nicht angreift.

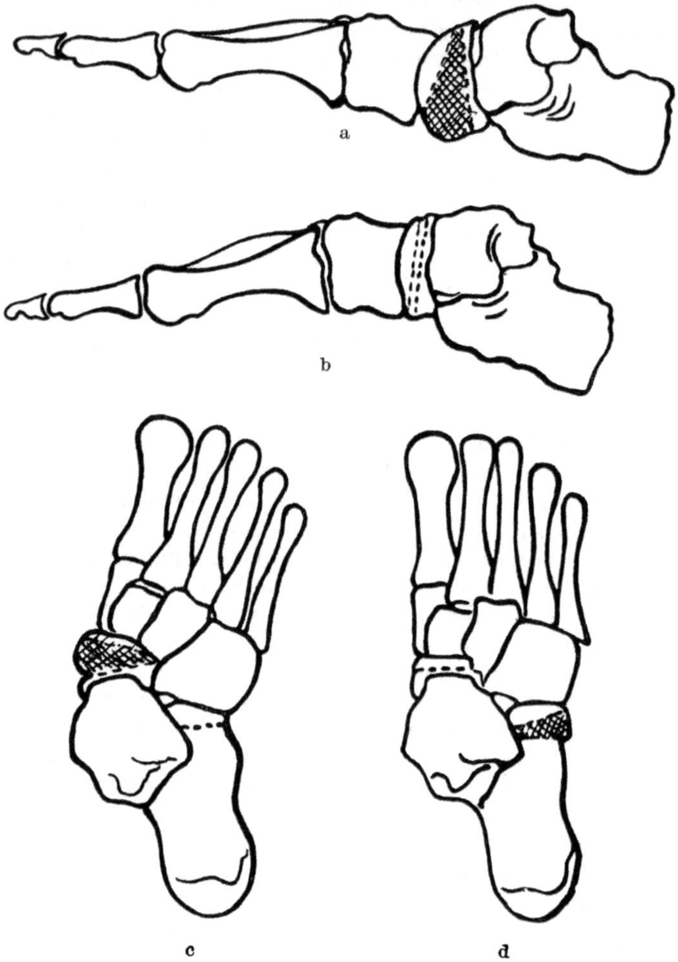

Abb. 92 a bis d. Osteotomie nach PERTHES. Einsetzung des aus dem Naviculare entnommenen Keils in die Außenseite des Calcaneus.

Die GLEICHsche schräge Durchmeißelung des Proc. posterior des Calcaneus nach Tenotomie der Achillessehne, und die Verschiebung des Bruchstücks nach plantar und vorn, um den hinteren Stützpunkt durch Aufrichtung des Calcaneus wieder zu schaffen, scheint begründet. Die Erfolge sind gleichwohl hinter den Erwartungen zurückgeblieben, weil dies nur eine Komponente der Deformität ist und die anderen unberücksichtigt bleiben. Ich selbst habe einmal eine quere horizontale Keilosteotomie des Calcaneus vorgeschlagen, um die Formveränderung dieses Knochens auszugleichen, und MAU hat das untere Fragment nach dieser Osteotomie samt Achillesansatz nach medial verschoben. Ohne zusätzliche

Korrekturmaßnahmen am übrigen Fuß halte ich diese Eingriffe aber im allgemeinen nicht für ausreichend. ABBOT fügte nach Redressement des Fußes einen Tibiaspan in den vertikal durchmeißelten Calcaneus von außen her ein (greffe osseuse).

Die Entfernung eines ganzen Knochens aus dem Gefüge der Fußwurzel, so des Talus, bringt neben der Verstümmelung und Gelenkschädigung eine Verkürzung von 1½ cm. Besser ist die Entfernung des Os naviculare von GOLDING-BIRD und DAVY, die aber nur für besonders hochgradige Fälle eventuell in Frage kommt. Bestechend wirkt die Einpassung des konvexen Talus-

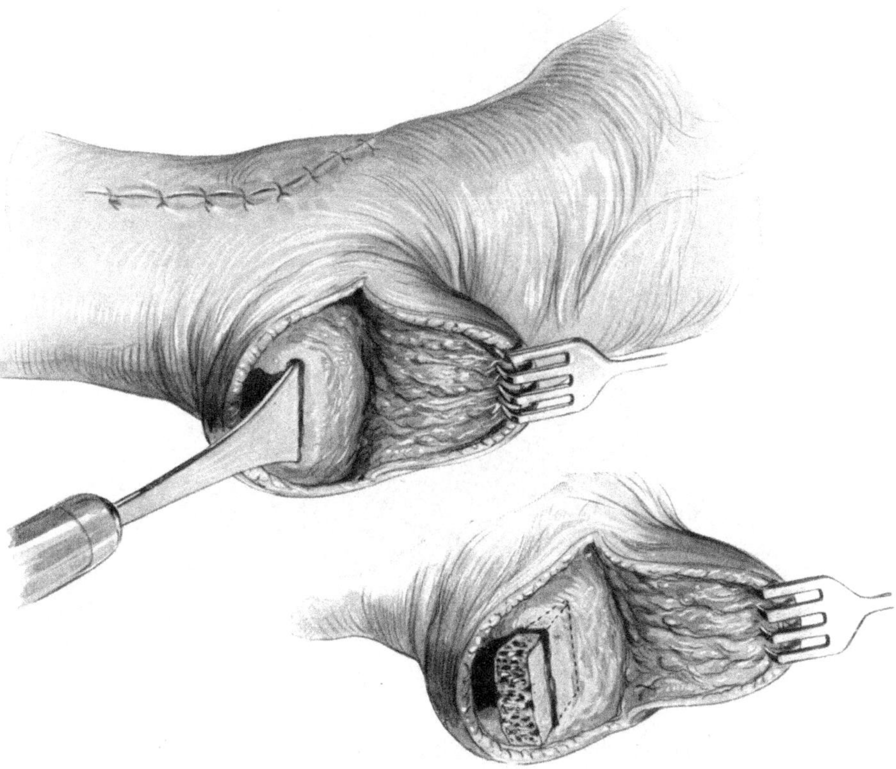

Abb. 93. Operation nach LEXER am Fersenbein.

kopfes in die konkave Pfanne des 1. Keilbeins nach Redressement der Abduction des Vorfußes. Andererseits bedeutet die Entfernung des Gewölbeschlußsteins unter Umständen erst recht ein Durchsinken des Längsbogens, wie ich bei von anderer Seite operierten Fällen gesehen habe. Also nur bei hochgradigster Deformierung in Betracht zu ziehen und dann besser mit Arthrodesierung des neuen Talo-cuneiforme-Gelenks zur Sicherung des Längsbogens.

OGSTON beschrieb 1884 die Arthrodese des Talo-navicular-Gelenks, und KIRMISSON ergänzte diese durch reichlichere Knochenentfernung vom Talus wegen ungenügenden Erfolges in schwereren Fällen. MAGNONI fügte noch die Arthrodese des Naviculo-cuneiforme-Gelenks hinzu.

Folgen die keil- oder trapezförmigen, modellierenden Osteotomien der Fußwurzel, vornehmlich die am weitesten zentral angreifende von STOKES aus dem

Talushals mit unterer Basis, um den Kopf des Talus zu mobilisieren und zu heben. BECHER legte die Basis des Keils dorsal, was vielleicht der Hebung des Kopfes günstiger, der Beseitigung der Abduction des Vorfußes und Supination des 1. Strahls aber ungünstiger ist. Er fügte auch eine Raffung der Sehne des M. tibialis posticus hinzu und WITTEK die Verpflanzung des M. peroneus brevis auf den inneren Fußrand. In der Tat läßt sich mit diesem Eingriff die Abduction des Vorfußes und die Supination des 1. Strahls bei Erhaltung des Talo-navicular-Gelenks gut ausgleichen. Ich pflege der STOKESschen Keilosteotomie noch die Einpflanzung dieses medial entnommenen Keils in den lateralen Fußrand zu-

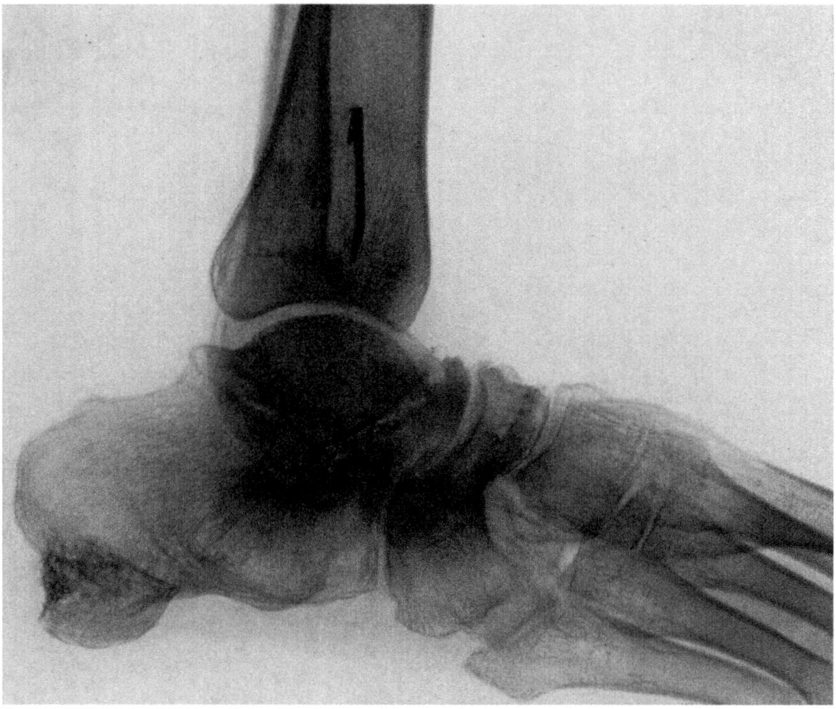

Abb. 94. Nach Aufrichtung des Calcaneus nach LEXER.

zufügen, da ich nach dem Redressement des Vorfußes ein Klaffen des Calcaneo-Cuboidal-Gelenkspalts sah. Ich pflanze den Keil in einen queren Osteotomiespalt des vorderen Teils des Calcaneus von lateral her nach dem Vorbild von PERTHES ein.

CAUCHOIX führte eine trapezförmige Osteotomie aus dem inneren Fußrand (Talus und Naviculare) aus und PERTHES gab eine sehr sinnreiche Methode an. Er entfernte aus dem deformierten Naviculare einen Keil mit der Basis unten innen unter Schonung der Gelenkfläche des Knochens und pflanzte ihn in einen Osteotomiespalt im vorderen Calcaneusabschnitt ein, wodurch die Abduction des Vorfußes dauernd beseitigt und der Vorfuß in Adduction gedrängt wird (Abb. 92, a bis d). VON BAEYER hat den Keil in den von außen eröffneten Sinus tarsi eingefügt, der bei Überführung des Rückfußes in Supination oft klafft. Zu multiplen Einzelosteotomien unter Schonung der Gelenkflächen flüchtete sich HACKENBROCH bei schwer deformierten Füßen.

Gut begründet scheint mir für schwere Plattfüße die Methode von LEXER, der unter Ablehnung der gewaltsamen unblutigen Umformung wegen Schädigung von Knochen, Kapsel, Bändern und Ablehnung von Gelenkversteifungen seine

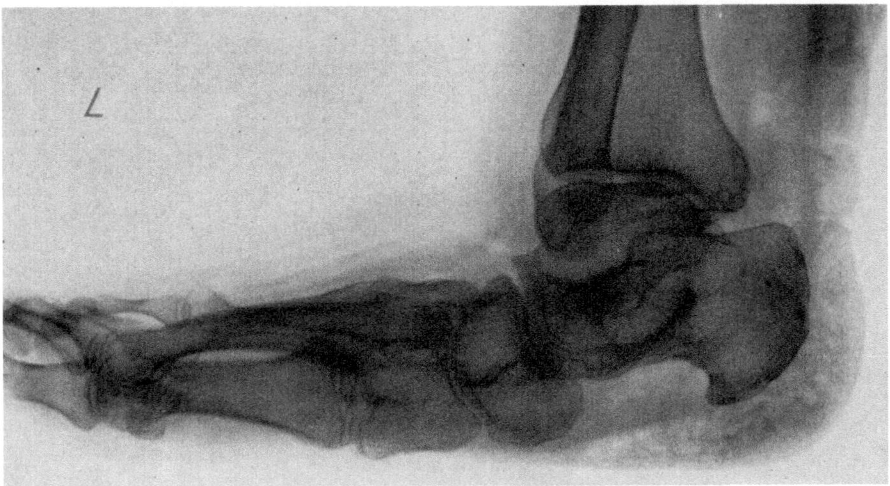

Abb. 95 a. 7. Mai 1932. Linker Fuß.

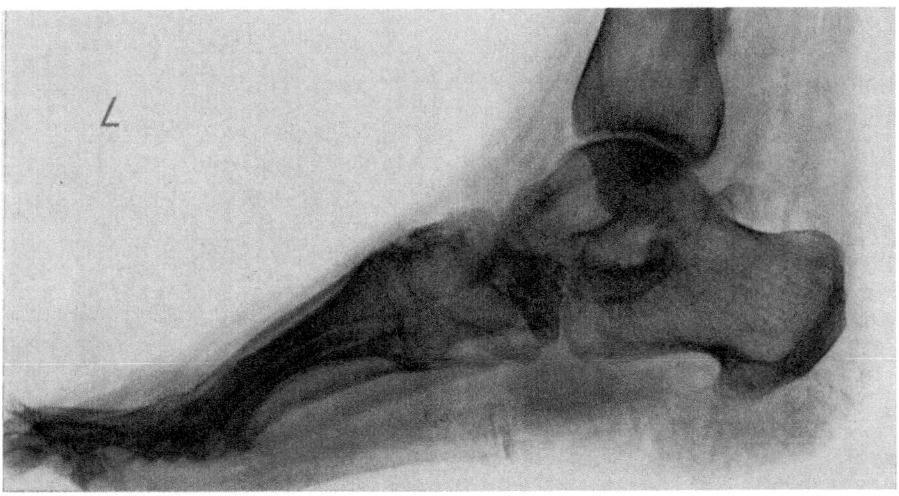

Abb. 95 b. 2. September 1932. Linker Fuß.

knöchelbruchartige Osteotomie ausarbeitete. Nach supramalleolärer, subperiostaler, schräger Durchmeißelung der Fibula wird der Tibiaknöchel im Zusammenhang mit dem Lig. deltoideum abgeschlagen und nach abwärts gezogen, wodurch es möglich wird, den hinteren Fußabschnitt in die richtige Stellung zu bringen und wodurch gleichzeitig der durch Innentorsion des unteren Tibiaendes nach hinten verlagerte innere Knöchel nach vorn gebracht werden kann. Die Achillessehne wird nicht tenotomiert, sondern nach GOCHT auf die Innenseite des Calcaneus gesetzt. Aus dem Naviculare wird eine Keilosteotomie und eine bogenförmige aus dem Talus von innen her gemacht, der M. tibialis posticus wird nach HOFFA

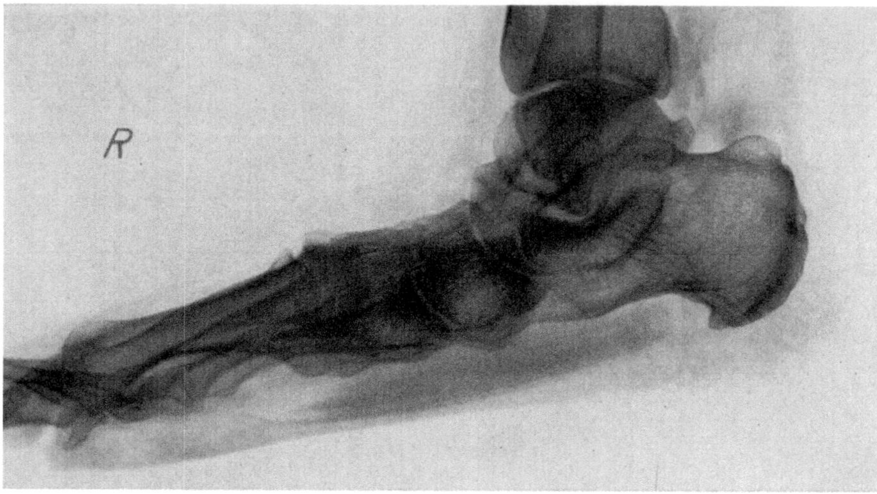

Abb. 95 c. 7. Mai 1932. Rechter Fuß.

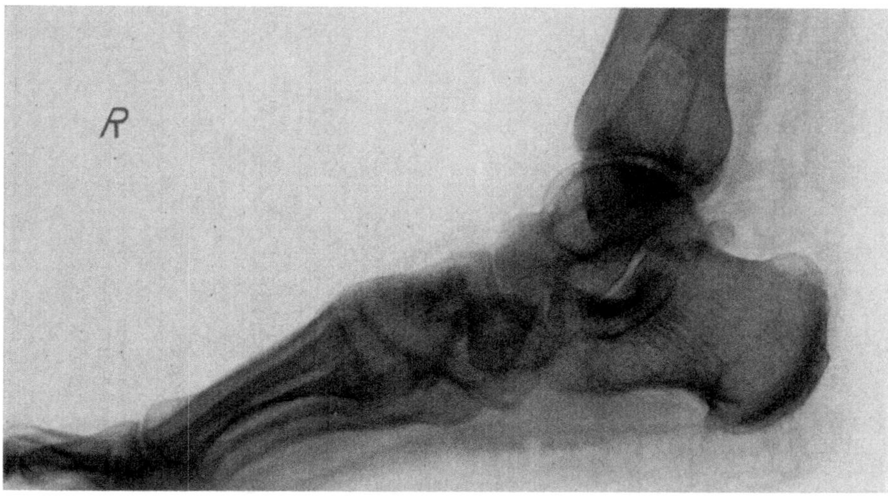

Abb. 95 d. 2. September 1932. Rechter Fuß.

verkürzt oder nach NICOLADONI durch Abtrennung der Hälfte der Achillessehne und schleifenförmige Durchziehung dieser Hälfte durch den Tibialis posticus verstärkt. Sodann wird durch eine unvollständige quere Osteotomie der Tuber posterior des Calcaneus nach unten geklappt und ein Tibiaspan in den Spalt eingekeilt. Der innere Knöchel wird nach vorn mit einem U-Nagel befestigt (Abb. 93, 94). Ich habe diesen Eingriff ebenfalls mit Erfolg ausgeführt.

Bleiben noch die schwersten Fälle mit hochgradiger deformierender Arthrosis und starken Gehbeschwerden. Hier dürfte, vielfach wenigstens, die ursprünglich von RENDU, neuerdings vor allem von LANGE empfohlene Arthrodese im Talocalcaneal-Gelenk eine Verbesserung der Gehfähigkeit bringen.

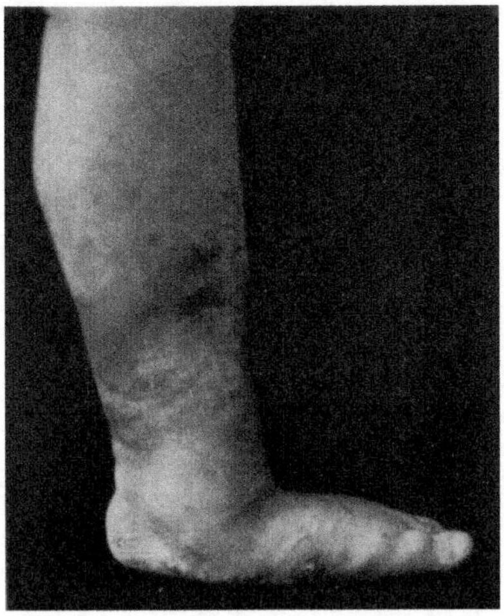

Abb. 95 e.

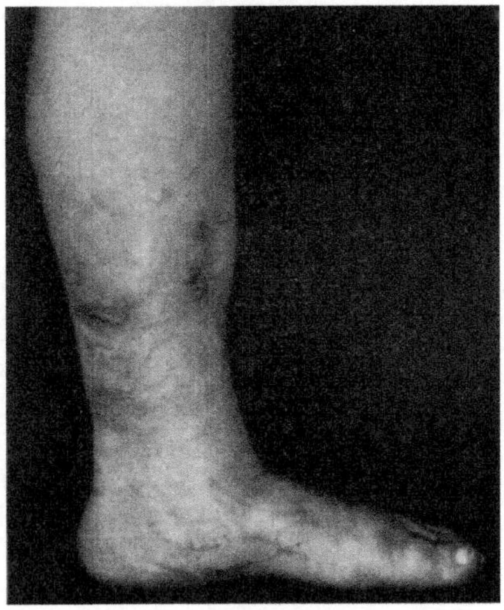

Abb. 95 f.

Abb. 95. 33jährige Patientin: e Schwerste deformierte Plattfüße im Anschluß an rachitische Beinverkrümmungen. (7. Mai 1932.)
f Nach Keilosteotomie mit Arthrodese des Talo-navicular-Gelenks. (2. September 1932.)

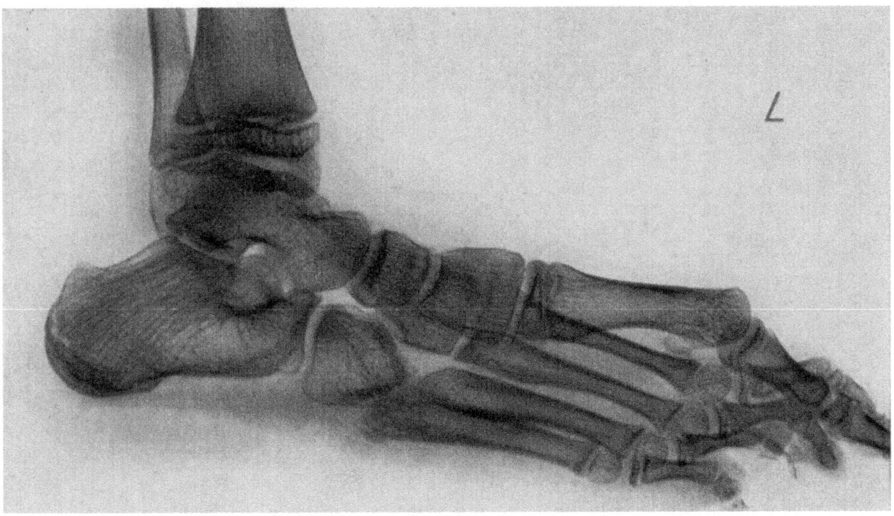

Abb. 96 a. 6. Juli 1932. Linker Fuß.

Abschließend möchte ich sagen, daß es vom Grade der Fehlform und vom ganzen Zustande des Fußes (Arthrosis!) abhängt, auf welche Weise wir vorgehen. Ist fortgeschrittenes Alter und mit ihm deformierende Arthrosis vorhanden, wird man eher auf Beweglichkeit in den Fußwurzelgelenken verzichten dürfen als sonst. Die Stabilität eines Fußes nach einer Arthrodese im Talonavicular-Gelenk ist sicher ein Vorteil, die Fußform wird gut, die Funktion kann auch recht befriedigend werden (Abb. 95a bis d). Glaube ich Beweglichkeit im Talonavicular-Gelenk erhalten zu können, so kommen für mich entweder die

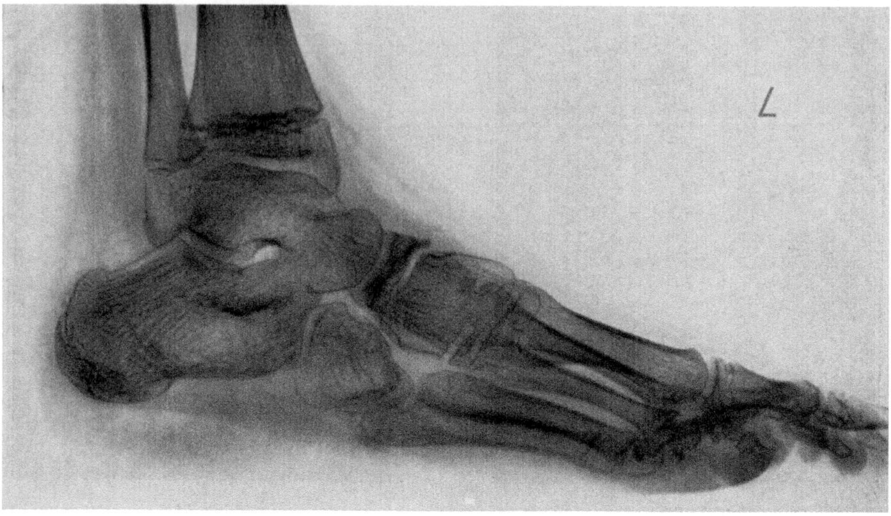

Abb. 96 b. 3. September 1932. Linker Fuß.

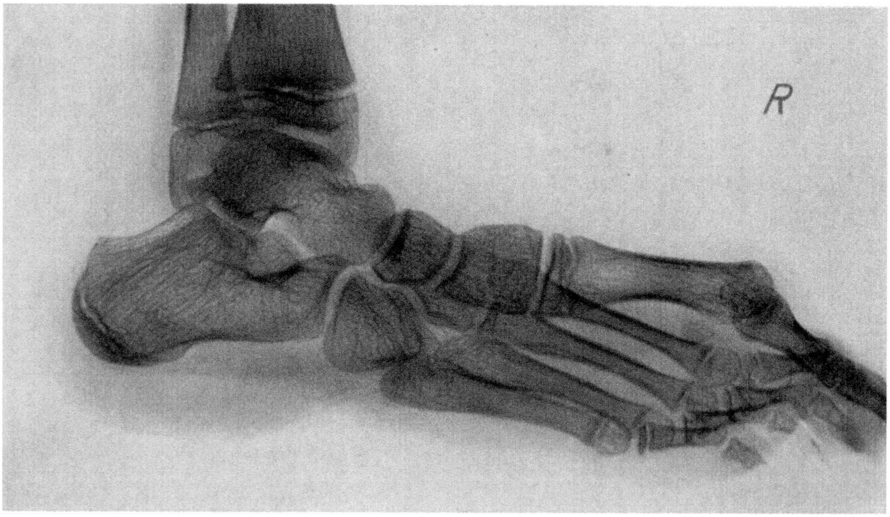

Abb. 96 c. 6. Juli 1932. Rechter Fuß.

Keilosteotomie aus dem Naviculare unter Erhaltung des Talo-navicular-Gelenks (Abb. 96a bis d) oder die STOKESsche Keilosteotomie aus dem Talushals mit Einpflanzung in den vorderen Calcaneusteil von lateral her und Achillotomie in Betracht (Abb. 97a, b), mit der ich recht gute Resultate erzielt habe, oder bei Einwärtstorsion des unteren Tibiaendes die LEXERsche Methode. Das Angreifen weit zentral an dem am meisten deformierten, nach innen verbogenen und nach unten gerichteten Talushals und -kopf, gegen den sich der Vorfuß nach lateral in Abduction verschoben hat, ist das für mich Bestimmende. Sollte es zu spät für diese modellierenden und gelenkerhaltenden Verfahren sein, bleibt uns nur noch

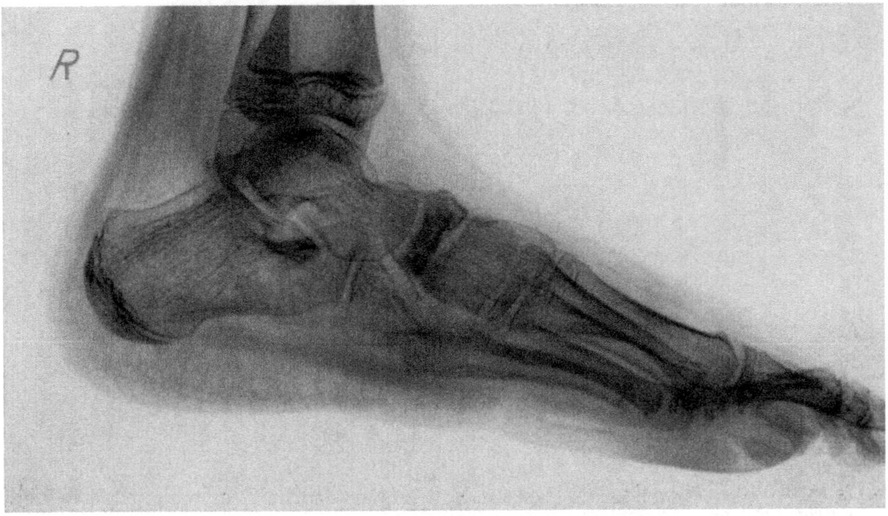

Abb. 96 d. 3. September 1932. Rechter Fuß.

Abb. 96. 13jähriger Patient: Schwere deformierte Plattfüße mit Flexionscontractur der Großzehengrundgelenke. (6. Juli 1932.) Nach Operation (Redressement und Keilosteotomie aus Naviculare). (3. September 1932.)

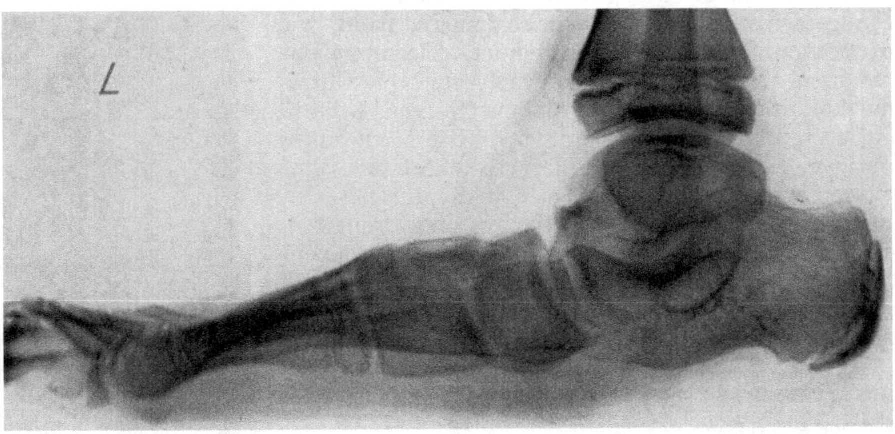

a

Abb. 97. Hochgradig deformierter Plattfuß eines 13jährigen Knaben. Der Talus ist mit seinem Kopf plantar-medial gerichtet. Einsattelung zwischen Talus und Naviculare. Linker Fuß. (Eigene Beobachtung.)

die Arthrodese. Allen Skeletoperationen aber schicke ich ein leichtes schonendes Redressement voraus, um die Korrektur nach der Osteotomie zu erleichtern.

Über den *Gipsverband* nach der Operation sind einige grundsätzliche Bemerkungen notwendig. Daß wir nicht in der Gebetstellung der Füße, d. h. der Supination des ganzen Fußes eingipsen dürfen, wobei die Sohlenflächen gegeneinander gerichtet sind, darauf haben früher schon GOCHT, v. BAEYER, LENGFELLNER und andere hingewiesen. Durch die Darlegungen von BÖHLER und mir

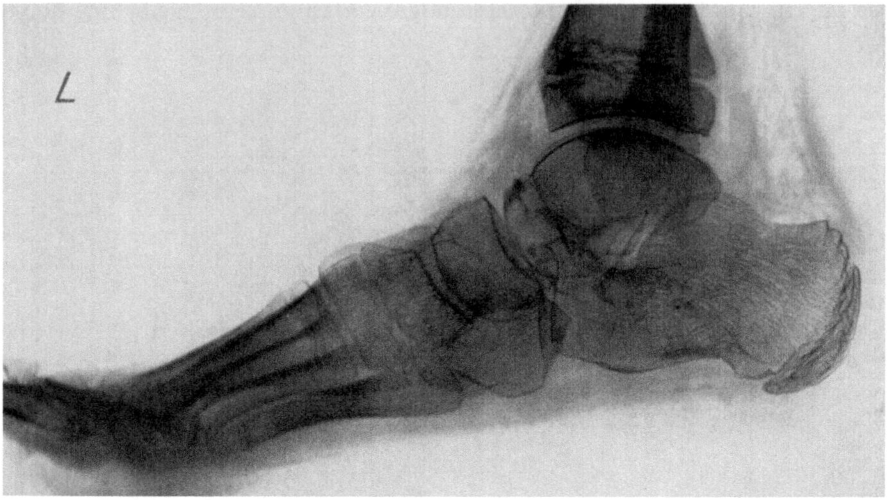

b

Abb. 97. Nach der Osteotomie des Talushalses. Der Taluskopf ist nach dorsa verlagert und artikuliert richtig mit dem Naviculare. Das mediale Längsgewölbe ist wieder hergestellt. Linker Fuß. (Eigene Beobachtung.)

dürfte es jedem klargeworden sein, wie er zu verfahren hat. *Bleibt der Vorfuß in Supination stehen, so bedeutet dies Anfang und Ursprung des Rezidivs.* Manche haben den Gips zweiteilig angelegt, notwendig ist es im allgemeinen nicht. Der Gipsschienenverband, wie ihn BÖHLER grundsätzlich anwendet, erleichtert das Verfahren. Man legt an die Rückseite von Unterschenkel und Fuß eine Gipslanguette von 4 bis 5 Gipslagen und wickelt sie mit einer Gipsbinde unter richtigem Halten von Vorfuß zu Rückfuß an ohne zirkulär einzuschnüren: die Ferse in Supination, den Vorfuß in Adduction, Plantarflexion und Pronation. Die Zehen dürfen nicht übereinander, sondern nebeneinander, der Vorfuß muß plantigrad stehen. THOMSEN hat eine Verbesserung des Gipsverbandes eingeführt, indem er zum Gehen unter die Gipssohle eine Fußrolle

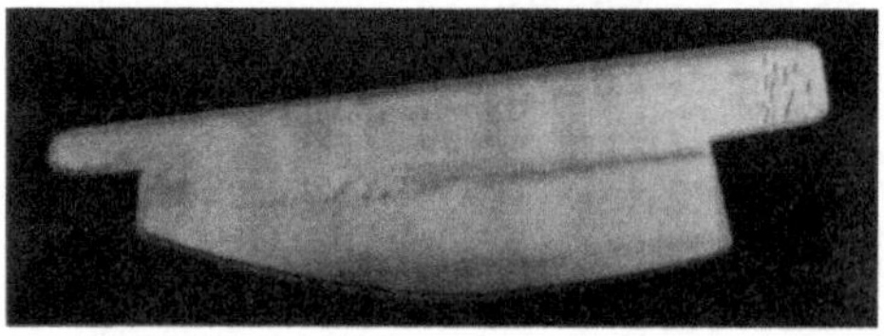

Abb. 98. Fußrolle nach THOMSEN.

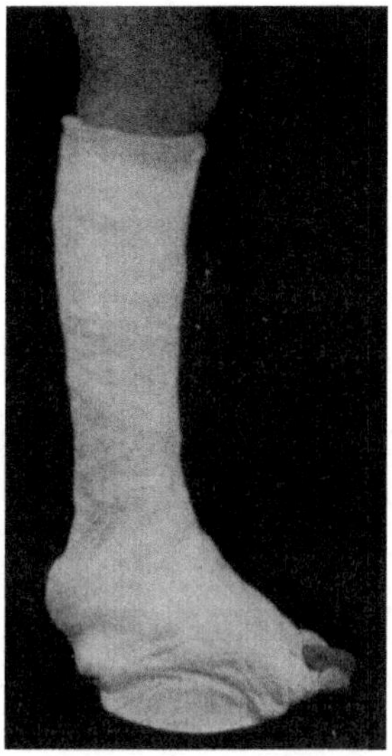

Abb. 99. Fußrolle nach THOMSEN am Gipsverband angebracht.

angipste (Abb. 98 und 99), durch die das Abwickeln erleichtert und schädliche Dorsalabbiegung des Vorfußes beim Gehen vermieden wird. Nachdem ich früher nur 4 bis 5 Wochen Gipsverband gab, bin ich unter dem Einfluß größerer Erfahrung zu 6 bis 8wöchentlicher Fixierung, davon die Hälfte im Gehgipsverband übergegangen. Man sieht im Anfang oft eine für die Belastung nicht gleichgültige Knochenatrophie in den Fußwurzelknochen und muß deshalb länger unter Belastung fixieren. Dann mit richtiger Einlage, Massage und Fußgymnastik langsam zur vollen Belastung übergehen. Mit diesem Verfahren habe ich vielen schweren Fußkranken helfen können, die schon wegen ihres Fußleidens verzweifeln wollten.

4. Hallux valgus und Spreizfuß.

Im Volksmunde wird das ungemein häufig verbreitete Leiden „Frostballen“ genannt, obwohl es ursächlich mit dem Frost nichts zu tun hat, sondern über dem Ballen wegen der hier sehr verdünnten und gefäßarmen Haut bisweilen Frostbeulen auftreten.

Da er beim weiblichen Geschlecht weitaus häufiger als beim männlichen vorkommt, hat seine Erklärung als Folge des spitzen und hochgestöckelten Schuhwerks immer eine Rolle gespielt. Da er sich aber bei allen Gesellschaftsklassen findet, bei der Arbeiter- und Bauernfrau ebenso wie bei der einfachen Hausfrau und der Gesellschaftsdame, dürfte die vestimentäre Erklärung ebenfalls nicht ausreichen. Wir begegnen ihm auch in allen Altersklassen, von der späteren Kindheit und Pubertät an, wo er im Entstehen zu beobachten ist, bis in die höchsten Jahre. In diesen scheint er wohl meist nicht mehr zu entstehen, höchstens infolge von Fußverletzungen, Lähmungen oder schwereren gichtisch-arthritischen Prozessen.

Den Hallux valgus sehen wir als eine *Belastungsdeformität*, und zwar als eine Teilerscheinung des *Spreizfußprozesses* an. Wenn man von der Studie Payrs absieht, in der die Knochenverhältnisse auf Grund von 128 Leichenuntersuchungen eingehend behandelt sind, finden wir in der älteren Literatur wenig über die gelenkmechanischen, funktionellen und anatomischen Verhältnisse dieser Fehlform. Volkmann richtete 1856 vor allem seinen Blick auf die „Exostose“ und nahm zu ihrer Entstehung einen lokalen Prozeß an, eine primäre Arthritis deformans mit einer intrakapsulären, besonders in der Nähe des Ansatzes des Lig. lat. intern. lokalisierten Knochenwucherung. Diese Stelle werde von einem dichten Zottenkonvolut ausgefüllt, welches den Knorpelüberzug weiter und weiter atrophiert und direkt von dem Knochen zu entspringen scheint. Während hier die Zotten durch immer weitere Tochtersprossenbildung peripherisch auswachsen, vereinigen sie sich in der Tiefe zu einer fibroiden faserknorpelartigen Wucherung, welche überdies durch reichlichere Knorpelzellenbildung aus Kalkinkrustation noch eine größere Festigkeit gewinnen kann. Diese Bildung wuchert frei in die Gelenkhöhle hinein.......“ Dadurch komme es zu der Auftreibung des Metatarsuskopfes und zwar nur seiner medialen Hälfte, so daß von dieser schiefen Gelenkfläche die große Zehe naturnotwendig abrutschen müsse. Die Anschauung Volkmanns behielt 40 Jahre lang Geltung. Heubach widerlegte sie. Röpke und Payr ergänzten das wahre Bild des Hallux valgus weiter. Insbesondere wies Payr nach, daß im allgemeinen beim Hallux valgus von einer primären deformierenden Arthritis des Großzehengrundgelenks keine Rede ist, daß die pathologisch-anatomischen Befunde mehr atrophisch degenerative Vorgänge zutage förderten, insbesondere an der zerklüfteten und zerfasert erscheinenden Gelenkkapsel, sowie am Gelenkknorpel der medialen Hälfte des Köpfchens. Durch die Abweichung der Großzehe ist sie außer Gelenkkontakt gesetzt und zeigt Usuren, Zerfaserung und Zerklüftung des Knorpels, mitunter auch warzen- oder drusenartige oder kolbige Auswüchse an der inneren seitlichen Gelenkkopffläche, offenbar als Ausdruck des Reizes der abnormen Belastung. Von Wichtigkeit sind seine Befunde an der plantaren Fläche des Köpfchens, wo in schweren Fällen eine Richtungsänderung der normalerweise gerade nach vorn verlaufenden Sesambeinfurchen am Knochen durch den veränderten Muskelzug der Flexorsehnen festgestellt wurde, wodurch sie in ihrem distalen Teile deutlich lateralwärts abgelenkt erscheinen. Mitunter sieht man ferner die in der Mitte zwischen beiden Sesambeinfurchen längsverlaufende Crista durch den lateralwärts gerichteten Zug förmlich abgeschliffen.

Als *Ursache* des Leidens wird von fast allen älteren Darstellern immer wieder der seitliche Druck des spitzen Schuhes gegen die Innenseite der Großzehe angegeben. Früher wurden besonders auch die zweiballigen Schuhe, die abwechselnd am einen und anderen Fuß getragen wurden, verantwortlich gemacht, die das Vorkommen des Leidens besonders bei der Landbevölkerung erklären sollten (Payr). Inzwischen sind die zweiballigen, an beiden Seiten symmetrisch geschnittenen Schuhe, die in keiner Weise dem asymmetrisch gebildeten Fuße entsprechen, aus den Schuhläden bis auf gewisse Hausschuhe, die diese Form noch haben, verschwunden, das Leiden ist aber nicht seltener, sondern wahrscheinlich häufiger geworden. Ohne den schädlichen Einfluß des schlechten, spitzen, engen, hochgestöckelten Schuhwerks auf den Fuß irgendwie leugnen zu wollen, scheint mir doch die Entstehung des Hallux valgus nicht ganz so einfach vor sich zu gehen, wie dies im allgemeinen bisher angenommen wurde. Die Mechanik der Entstehung dieses Übels ist viel verwickelter. Nicht dem in seitlicher Richtung wirkenden Druck gegen die Großzehe ist die Ablenkung allein oder in der Hauptsache zuzuschreiben, so plausibel es auch erscheinen mag, sondern die Wirkung des schlechten Schuhes geht offenbar in anderer Weise vor sich und gesellt sich zu den anderen ursächlichen Faktoren, die den Fuß in seiner Form und seiner Funktion so unheilvoll verändern.

Unsere Auffassung von der Entstehung des Spreizfußes und damit auch des Hallux valgus hat sich durch das fortgesetzte Studium des Fußproblems gegen früher in einigem geändert. Während wir früher den Spreizfuß *allein* von rückwärts her als Auswirkung der Knickfußabweichung erklären zu müssen glaubten, haben wir bei genauerer Beobachtung jugendlicher Fälle festgestellt, daß auch ohne einen Pes valgus sich ein Spreizfuß mit lateraler Abweichung der Großzehe entwickeln kann. Wir sind hierin bestärkt worden durch die Untersuchungen von Kalmus aus dem Tandlerschen anatomischen Institut in Wien an 1333 Mädchen im Alter von 10 bis 19 Jahren mit voll funktionsfähigen Füßen ohne wesentliche Defekte an ihrem Gewölbebau. Bei diesen fand sich:

bei 531 im Alter von 10 bis 12 Jahren in 26% Hallux valgus
bei 578 im Alter von 13 bis 16 Jahren in 34% Hallux valgus
bei 218 im Alter von 17 bis 19 Jahren in 53% Hallux valgus

Die Fälle mit Insuffizienzerscheinungen am Fuß zeigten entsprechend 8%, 12% und 11% Hallux valgus. Kalmus beobachtete bei Füßen mit gutem Fußgewölbe, daß beim Herabhängen des Fußes der Hallux sich unter Anspannung der Extensorsehne in leichte laterale Abweichung stellte, während bei leicht Plattfüßigen dies nicht der Fall war. Sie schloß daraus, daß der Hallux valgus das Primäre, der Plattfuß das Sekundäre sei. Die Entstehung des Hallux valgus erklärt sie damit, daß im Schuh die Großzehenbeugemuskulatur weniger beansprucht werde und an Tonus verliere, während die Arbeit der Streckmuskeln ungestört bleibe und ihr Tonus deshalb gleich bleibe oder sogar zunehme. Da der M. extensor hallucis longus infolge seiner Richtung von außen oben nach innen unten eine abductorische Komponente für den Großzeh besitzt und nur bindegewebig und nicht besonders stark am Knochen der Großzehe fixiert ist, gibt er unter verstärktem Zuge leicht nach, um so mehr, als keine genügende Gegenwirkung seitens des M. abductor hallucis, dem entgegen auch der M. adductor zieht, vorhanden ist. PLATE hat schon früher auf diese Wirkung des M. extensor hall. long. infolge seiner Lage aufmerksam gemacht, dessen Sehne auf der Haut mit Zinkweiß bestrichen und dann geröntgt. Wir haben einen feinen biegsamen Draht über der durchtastbaren und sichtbaren Sehne angebracht. Aus dem Röntgenbild (Abb. 100) sieht man die Lage der Sehne deutlich. KALMUS wies auch darauf hin, daß wenn man die Füße mit dem Innenrand aneinander legt und die Großzehen dorsalflektiert, diese in Valgusstellung abweichen, während sie sich alsbald bei Plantarflexion gerade richten. Im Gehen tritt nun unter der Fortdauer dieses Mißverhältnisses der Arbeitsleistung von Beugern und Streckern allmählich die Deformität des Hallux valgus auf.

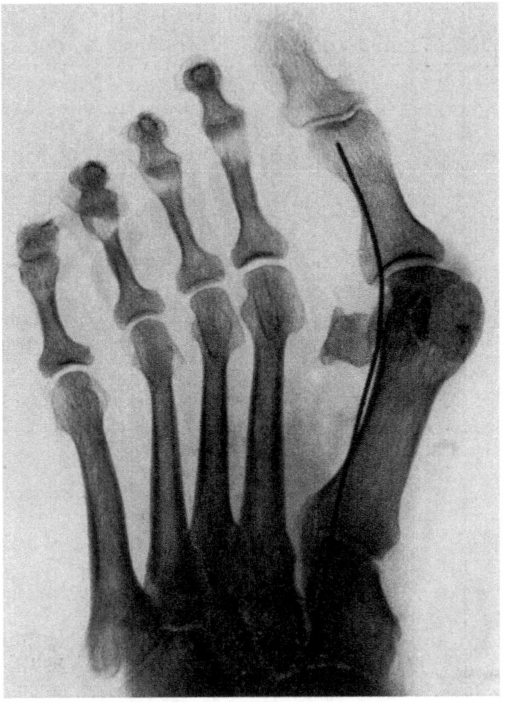

Abb. 100. Röntgenbild eines Hallux valgus mit Sichtbarmachung des Sehnenverlaufs des M. extensor hallucis longus.

Diese anatomisch-funktionellen Beobachtungen verdienen jedenfalls unser Interesse. Ich wies in meinem Vortrag über den Spreizfuß (Verh. dtsch. orthop. Ges. 1933) darauf hin, daß wir zwei Gruppen von Spreizfüßen unterscheiden müssen, den Spreizfuß beim hochgesprengten Gewölbe vom *Hohlfuß- oder Ballenfußtypus*, für den die Erklärung von KALMUS Geltung haben könne, und den Spreizfuß als Auswirkung des *Knickplattfußprozesses*.

Das Röntgenbild des *Hohlspreizfußes* zeigt außer dem hochgesprengten Längsgewölbe (Abb. 101) eine Anordnung der Fußstrahlen im Sinne eines *Metatarsus varus*, d. h. eine mediale Adduction der ersten 3 Strahlen (Abb. 102) und eine ausgesprochene Abspreizung der randständigen Mittelfußknochen: des 1. nach medial, des 5. nach lateral mit Hallux valgus einerseits und Digitus varus 5 andererseits. Dieses Bild ist ein ganz anderes als bei den Spreizfüßen beim Knickplattfußtyp. Bei diesem besteht eine solche nach medial gerichtete Anordnung der ersten 3 Fußstrahlen nicht, sie ist nur dem stark gewölbten Fuße eigen und ist nichts anderes als die Auswirkung der *Varuslage* des Rückfußes einschließlich des Tarsus, wie sie eben der Hohlfußtyp zeigt. Meines Wissens ist dies noch nicht beachtet worden, nur DREESMANN weist auf eine solche Beziehung von Metatarsus varus und Hallux valgus hin. Umgekehrt sehen wir beim Knickplattfuß höheren Grades eine laterale Richtung der Fußstrahlen, besonders der mittleren als Ausdruck der Abduction des Vorfußes.

Die Erklärung der Hallux-valgus-Abweichung ist demgemäß bei beiden Fußformtypen verschieden. Beim Ballenhohlfußtyp gibt ganz offenbar die medial gerichtete Stellung der Fußstrahlen dem Zuge der Zehenstrecker, deren verstärkten Tonus infolge Lahmlegung der Zehenbeuger durch die Schuhwirkung wir annehmen wollen, einen günstigen Angriffspunkt, um die Zehen lateral abzulenken, was Abb. 100 deutlich zeigt. Je stärker der Zug des Extensor hallucis longus aber wirkt, um so stärker muß auch die mediale Abspreizung des an sich besonders beweglichen Metatarsale I werden, an dem dieser Zug als Sehne im Bogen wirkt, um so mehr muß dieser Zug auch als Druck auf das Capitulum Metatarsale I in der Richtung nach medialwärts wirken. Der geradeaus in der Längsrichtung des Fußes stehen gebliebene 4. Strahl ist von dieser Ablenkung seiner Zehe infolge seiner geraden Stellung verschont geblieben. Kommt der Fuß nun noch in Valguslage, und das ist auch bei einem an sich hochgesprengten Gewölbebau durchaus nicht selten, denn diese Individuen zeigen oft eine erhebliche konstitutionelle Bänderschwäche, dann verstärkt sich dieser ablenkende

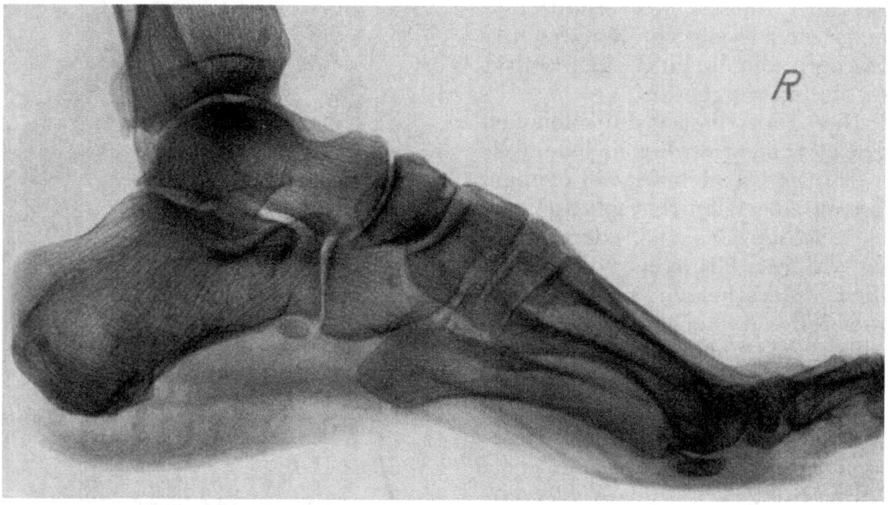

Abb. 101. Hochgesprengter Fuß von der Seite vom Typus des Ballenfußes.

Zug der Zehenstrecker naturgemäß noch mehr. Was die Abspreizung des 5. Strahls betrifft, so ist die Bänderschwäche seiner Intermetatarsalverbindung hierfür an sich eine gewisse Disposition, die Abspreizung selbst erfolgt durch den Zug des M. peroneus brevis, der bei Valguslage des Fußes erst recht zur Wirkung kommt und das Metatarsale V weit nach lateral abzieht.

Ich weiß nicht, ob diese Erklärung der Spreizfußentstehung beim hochgesprengten Fuß ausreicht, möchte aber mit Nachdruck die Aufmerksamkeit auf die bei der Umformung des Fußes zweifellos wirksamen aktiven Muskelkräfte hinlenken. Ganz sicher dürfte beim hochgesprengten Fuß eine Störung des Muskelgleichgewichts der Zehenbeuger und Zehenstrecker im Sinne von KALMUS vorhanden sein. Bei normaler Fußlage ohne hohen Absatz halten sich beide Muskelgruppen die Waage, zumal sie sich in ihrer Richtung *überkreuzen:* Die Beuger kommen von medial her an die Zehen heran und die Strecker von lateral her. Wird die eine Gruppe geschwächt, wie hier die Beuger durch abnorme Plantarflexion des Vorfußes, so wirkt die andere, die Streckergruppe, die von lateral her an die Zehen herankommt, eben stärker auf die Stellung derselben ein.

Anders der Spreizfuß beim *Knickplattfußprozeß*. Ein eigentlicher Planus muß durchaus nicht immer vorhanden sein. Es kommt vor allem auf die Valguslage des Rückfußes an. Mit der Pronation des hinteren Tarsusabschnittes, insbesondere des Calcaneus, tritt das Naviculare mehr medial und plantar, vom Talus von rückwärts her vorgeschoben. Gegen diese mediale Verschiebung des mittleren Fußabschnitts stellt sich der Vorfuß zwangsläufig in laterale Abduction. Auf den Druck der Belastung des Körpergewichts von oben und hinten her antwortet der Boden, gegen den der Fuß gepreßt wird, mit einem dem gegen ihn ausgeübten Druck gleich großen Gegendruck. Ohne diesen Gegendruck wären so weit gehende Formveränderungen des Fußes nicht denkbar; wie wir ja auch an der oberen Extremität, wo dieses Moment fehlt, bei weitem nicht so schwere Deformitäten

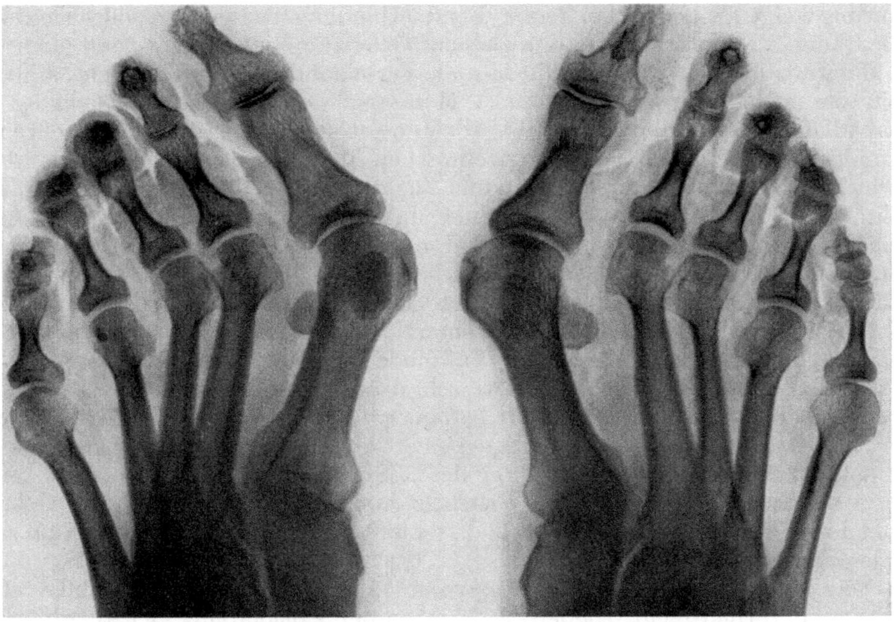

Abb. 102. Derselbe mit ausgesprochenem Spreizfuß (Hallux valgus, digitus V varus, Adduction der Strahlen 1 bis 3) = Hohlspreizfuß.

sehen wie an der unteren Extremität. Der Gegendruck des Bodens wirkt insbesondere bei der Abwicklung des Fußes vom Boden beim Gehen auf den vordersten Abschnitt des Fußes ein, auf Zehen und Metatarsus. Infolge der Valgusstellung des Rückfußes, der medialen plantaren Verschiebung des mittleren Fußteiles und der lateralen Abduction des Vorfußes geht der Mensch mit vermehrter Auswärtsrotation des Fußes und wickelt den Fuß über den inneren Rand, und zwar besonders über die mediale Seite der Fußspitze ab. Aus diesem Grunde wirkt der Gegendruck des Bodens zuerst und am nachhaltigsten auf die mediale Seite des Vorfußes, d. h. auf den 1. Strahl. *Dieser von unten innen kommende Druck wirkt in der Richtung nach oben und lateral auf den ersten Strahl ein.* Beim Pes valgus wird so der Fuß in sich verdreht, indem der *Pronation des Rückfußes die supinatorische Aufbiegung des Vorfußes* folgt, und zwar eine supinatorische Aufbiegung nicht des Vorfußes in toto, sondern unter der Wirkung des von der Innenseite her kommenden Druckes von unten, vor allem *des Innenrandes des Vorfußes.* Die supinatorische Aufbiegung des 1. Strahls, um den es sich hierbei im wesentlichen handelt, bedeutet nun weiter infolge der dorsalen Verschiebung des im Metatarsalköpfchen I gelegenen vorderen medialen Stützpunktes eine Abflachung des vorderen Quergewölbes des Fußes und gleichzeitig eine Lockerung, Dehnung der Bandverbindungen, die den 1. Strahl an den 2. fesseln. Dies ist der Beginn der pathologischen medialen Abduction des 1. Strahls, der bei hochgradigen Hallux-valgus-Fällen recht beträchtliche Grade erreichen kann und im wesentlichen die außerordentliche Verbreiterung des Vorfußes beim Hallux valgus bedingt. Der 1. Strahl entfernt sich mit seinem peripheren Teile vom 2. nach medialwärts. Das Röntgenbild zeigt uns dies sehr augenfällig an dem breiten Spalt zwischen 1. und 2. Metatarsale. Nicht bei jedem Pes valgus kommt es nun infolge der supinatorischen Aufbiegung des Vorfußes zu einer Hallux-valgus-Bildung, wie die tägliche Erfahrung zeigt. Sondern bei fester Bandverbindung zwischen Großzehengrundglied und 1. Metatarsale und zwischen Gelenkköpfchen des 1. und dem des 2. Metatarsale bleibt einerseits die laterale Verschiebung der großen Zehe, andererseits die mediale Verschiebung des 1. Metatarsale aus, und es wird lediglich ein Pes valgus abductus erzeugt. Gibt jedoch die Gelenkverbindung im Großzehengrundgelenk nach, und bei bänderschwachen Menschen ist dies meist der Fall, so lockern sich an der durch Druck und Zug am meisten beanspruchten medialen Seite dieses Gelenks Kapsel und Bänder und die Großzehe kann sich jetzt mehr und mehr nach lateral verschieben, d. h. sie subluxiert nach dieser Richtung hin. Wir sehen dann das Gelenkköpfchen des 1. Metatarsale mehr und mehr außer Gelenkkontakt kommen, der sich schließlich nur auf die laterale Hälfte, oft auf noch weniger beschränkt, während die mediale Hälfte frei ist und als kugelige Prominenz am medialen Fußrande zu sehen und zu fühlen ist. Im dorso-plantaren Röntgenbild sehen wir sehr deutlich die Verdrehung des 1. Strahls, der in hochgradigen Fällen relativ supiniert bzw. außengedreht zum Rückfuß ist. Und zwar außer an dem Vorragen einer lateralen Ecke am Köpfchen als der Projektion der bei normaler Stellung des 1. Strahls dorsal liegenden, jetzt durch die Außendrehung seitlich zum Vorschein kommenden Randleiste des Gelenkköpfchens, vor allem an dem medial vorspringenden *Epicondylus medialis* des Gelenkkopfes.

Dies ist die ,,Exostose“ der Hallux-valgus-Literatur. Eine eigentliche Exostose existiert natürlich nicht, sondern es ist eben der Epicondylus, der allerdings im Laufe der Entwicklung des Hallux valgus durch Wanderung der Gelenkfläche des Köpfchens nach lateral von dem übrigen Kopf wie durch eine Schnürfurche abgegrenzt erscheint. Natürlich sehen wir auch Unebenheiten und Unregelmäßigkeiten der äußeren Begrenzung des Köpfchens an seiner nach medial schauenden, von Gelenkkontakt freien, oft knorpelusurierten Fläche, die dem Druck der Umwelt besonders ausgesetzt ist. Das radikale schematische Abschlagen dieses medialen Teils des Köpfchens halte ich nach wie vor für falsch und eine Zurückhaltung für geboten.

Ist einmal das 1. Metatarsale nach medial abgespreizt und außenrotiert, ist sein Köpfchen unter Lockerung der Bandverbindung mit dem 2. nach medial gerückt und ist gleichzeitig die Großzehe, Druck und Zug folgend, nach lateral abgewichen, so ist im allgemeinen kein Halt mehr auf dieser schiefen Ebene.

Mit Hilfe der abgerutschten Zehe wirkt der Bodendruck weiter gegen das Köpfchen des 1. Metatarsale und drängt dies noch weiter nach medial heraus (Abb. 103).

In der Schilderung der Entstehung des Krankheitsbildes habe ich bisher von Knochen und Bändern gesprochen, aber auch den *Muskeln* kommt ein sehr bedeutsamer Einfluß zu. Mit der Verschiebung der Skeletteile gegeneinander ändert sich naturgemäß auch ihre Lage zu diesen und damit auch ihre Zugsrichtung. Und so sehen wir diese Veränderung der Muskelzugverhältnisse zu einer weiteren Verstärkung der Deformität beitragen. Beim Hallux valgus kommt es schon sehr bald zu einer *Störung des Muskelgleichgewichts* am Fuße selbst. Von der abducierenden Wirkung des M. extensor halluc. long. auf die Großzehe habe ich bereits gesprochen. Aber auch den kleinen Fußmuskeln kommen bedeutsame Einflüsse zu.

Ich habe seinerzeit das Verhalten des Musculus abductor hallucis und seiner Antagonisten in diesem pathologischen Komplex dargestellt, nachdem schon früher von MAX HOFMANN-Meran und später von DEBRUNNER auf die Bedeutung des Abductor hallucis hingewiesen, seine Rolle als Gewölbespanner und seine Beziehung zum Hallux valgus betont wurde. Ich erinnere in diesem Zusammenhang an die schematischen Bilder der beiden extremen Fußtypen, des Plattfußes und des Hohlfußes in ihren charakteristischen Unterschieden des Skeletbaues und der sich diesen anpassenden Muskelverhältnisse, die uns seinerzeit MAX HOFMANN nebeneinander gestellt hat: den stark entwickelten Abductor hallucis beim Hohlfuß, der in dem hochgesprengten medialen Gewölbebogen wie als tragende Wand eingebaut ist und die Bogenspannung mit zu erhalten wohl berufen ist. Von der medialen vorderen Fläche des Tuber calcanei und vom Ligamentum laciniatum erstreckt sich dieser Muskel bis zum Grundglied der Großzehe, an deren medialer Seite in ihrer unteren Hälfte er mit seiner Endsehne ansetzt, nachdem diese über die mediale Seite des Cap. met. I gezogen ist, mit der medialen Gelenkkapsel, ihr offenbar als Spanner dienend, durch Faserzüge fest verbunden. Außer als Miterhalter des Gewölbebogens wirkt er als Abductor der Großzehe und als Erhalter der Großzehe in ihrer gestreckten, die Fußlängsachse fortsetzenden Lage. Ein Muskel, lange Zeit unbeachtet geblieben und doch, wie wir sehen werden, von erheblicher Bedeutung in diesem ganzen Prozeß.

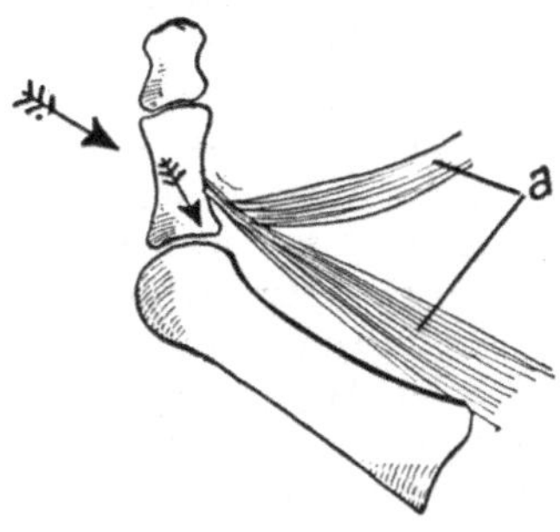

Abb. 103. Schematische Darstellung der Wirkung des Bodendrucks und Muskelzugs. (HOHMANN.)

Ganz anders beim extremen Plattfuß. Die hochgradigen Veränderungen der Lage der einzelnen Knochen zueinander (Pronation und Senkung des Calcaneus, Einwärtsdrehung, Senkung und Medialvorwärtstreten des Talus und Naviculare und Aufwärtsbiegung des Vorfußes) üben einen starken Einfluß auf die kurzen Fußmuskeln, in erster Linie besonders den Abductor hallucis, sekundär auch die übrigen Muskeln des 1. Strahls aus. Spannungs- und Lageverhältnis der zwischen Calcaneus und Großzehe ausgespannten Muskulatur werden durch die Drehung und Senkung des Calcaneus, den direkten Druck des medial-plantar verschobenen Talus und Naviculare und die Aufwärtsbiegung des Vorfußes verändert. Und zwar wird der am meisten medial liegende Abductor hallucis gedehnt und plantar verlagert. Seine Endsehne rutscht von der medialen Kapsel ab bzw. verschiebt sich mit ihr zusammen plantarwärts, sein Ansatz an der Basis des Grundgliedes an der Großzehe erfolgt mehr und mehr je nach dem Grade der Deformität plantar, indem diese sich mit ihr pronierend dreht. Hierdurch tritt eine folgenschwere Störung des Muskelgleichgewichts am Vorfuße ein. Während am normalen Fuß bei Muskelgleichgewicht die Extensoren die Zehe in gerader Richtung dorsal, die Flexoren plantar, der Abductor medial, der Adductor lateralwärts ziehen, ist das Muskelgleichgewicht bei Erschlaffung, Überdehnung und plantarer Abweichung des Abductor hallucis gestört. Dieses

Moment hatte schon der Franzose QUEVEDO insofern beachtet, als er die gestörte Gleichgewichtslage durch das Übergewicht der adduzierenden Muskeln erkannte und die Zugswirkung der Großzehenmuskeln schematisch darstellte, ohne indes die zugrunde liegende, gelenkmechanisch statische Ursache dieser Gleichgewichtsstörung zu sehen. Je nach dem Stadium, in dem wir den Hallux valgus antreffen, finden wir nun diese Veränderungen mehr oder minder deutlich und fortgeschritten ausgeprägt: von der bloßen Erschlaffung des Abductor hallucis mit Lockerung der medialen Kapsel in leichten Fällen, wobei man durch Zug am Muskel ohne weiteres die Abweichung der Großzehe korrigieren kann, bis zur vollständigen Plantarwanderung seines sehnigen Ansatzes in hochgradigen Fällen, wo eine Korrektur der Großzehe nicht mehr möglich ist, wo also eine *Contractur* eingetreten ist.

Wir sahen die Sehne des Abductor hallucis nach plantar abgewichen, was schon von H. VIRCHOW in seiner anatomischen Untersuchung eines Hallux-valgus-Präparates festgestellt worden war. Und nun wirkt sich die Störung des Muskelgleichgewichts im Sinne des Fortschreitens des Deformationsprozesses aus. Der über die mediale Seite des Capitulum metatarsi I gespannte Halt, der Abductor hallucis, ist abgewichen; er kann das Heraustreten des Gelenkköpfchens nach medial nicht mehr hindern, zugleich tritt eine Verschiebung des ganzen übrigen plantaren Teiles des in sich zusammenhängenden, den 1. Strahl umgebenden Muskelmantels nach lateralwärts ein. *Der funktionelle Ausfall des Abductor bedeutet die Alleinherrschaft des Adductor*, der den mit ihm zusammenhängenden, vom gleichen Nerven versorgten lateralen Bauch des Flexor hallucis brevis und mit diesem auch den medialen Bauch dieses Muskels mit sich nach lateral nimmt. Mit dem Flexor hallucis wird schließlich auch der mit ihm durch Muskelfasern verbundene Abductor mit hinübergezogen, der seine Rolle als medialer Abductor längst ausgespielt und mit der Rolle eines Flexor vertauscht hat. Bei dieser Lateralwanderung wirkt nun auch der oben gewürdigte Flexor hallucis longus mit, der bei der Aufbiegung des medialen Fußrandes eine lateralwärts gerichtete Wirkung auf die Großzehe erhalten hat und der nun zusammen mit den kurzen Muskeln an der bereits abgewichenen Großzehe im Sinne der lateralen Subluxation zieht. *Diese Muskeln sind jetzt Sehne im Bogen*, ziehen die Zehe lateral und drücken gleichzeitig das Metatarsale immer weiter medialwärts heraus. Da ihre Ansatzpunkte sich einander genähert haben, verkürzen sich die Muskeln entsprechend und wirken, je hochgradiger der Fall ist, um so stärker als federndes Hindernis einer Korrektur der Zehe. Mit den Sehnen des Flex. hall. brev. müssen auch die in sie eingewebten Sesambeine und die plantare Gelenkkapsel sich mit auf die Reise nach lateral begeben. Wir sehen im dorso-plantaren Röntgenbild die Verschiebung der Sesambeine, das laterale im erweiterten 1. Intermetatarsalraum, das mediale unter der Mitte oder der lateralen Hälfte des Capit. met. I. Es muß über die Barriere der plantaren sagittalen Crista hinübergleiten, kann sie abschleifen und sogar eine Richtungsänderung der gerade nach vorn verlaufenden Sesambeinfurchen am Köpfchen nach lateralwärts hervorbringen, was PAYR gezeigt hat. Jetzt begreifen wir, warum die Gelenkkapsel Zeichen von Degeneration, Zerfaserung und Zerklüftung aufweist, warum sie außerdem meist zu einem weiten Sack ausgedehnt ist. Auch können in schweren, veralteten Fällen von Hallux valgus Verwachsungen zwischen dieser degenerierten Kapsel und dem abgeschliffenen knorpelusurierten Gelenkkopf eintreten, die bei der Operation eine Reposition des lateral verschobenen Muskelmantels samt Sesambeinen nicht immer erlauben, sondern, wie ich mehrmals erlebte, erst durch einen Einschnitt in die Kapsel gelöst werden mußten. Es ist noch kurz der pronierten Stellung der großen Zehe zu gedenken, die um ihre Längsachse in diesem Sinne bei fast allen Fällen von Hallux valgus gedreht ist. Dem Caput transversum des Adductor hallucis kommt offenbar ein guter Teil dieser Pronationsdrehung der großen Zehe zu, wie ich bei Leichenuntersuchungen feststellen konnte, andererseits scheint die Pronationsdrehung der Großzehe auch mit durch den Zug des M. extensor hallucis longus bedingt zu sein.

H. Virchow hat das Verhalten der beiden Extensoren genau beschrieben. Die Sehne des Extensor hall. longus, die an der Endphalanx ansetzt und diese streckt, gleitet beim Hallux valgus lateral ab. Man sieht und fühlt diese gespannte Sehne deutlich, die oft genug zur freilich meist nutzlosen Tenotomie eingeladen hat. Der Extensor hallucis brevis dagegen, dessen Muskelbauch von hinten lateral her kommt, biegt mit seiner Sehne am normalen Fuß in die Richtung der Sehne des Longus ein, durch ein besonderes Retinaculum gehalten. Er betritt die Zehe nicht lateral von der Longussehne, sondern an derselben Stelle, wie diese, von ihr bedeckt. Beim Hallux valgus ist seine Sehne nicht wie die des Longus von der Basis der 1. Phalanx nach der lateralen Seite abgeglitten, sondern mit der Basis der 1. Phalanx verbunden geblieben.

Damit ist die Schilderung des Krankheitsbildes des Hallux valgus nach Wesen und Werden keineswegs erschöpft. Und es ist nicht nur theoretisches Interesse, die weiteren mit der Abweichung der Großzehe eng verknüpften Veränderungen des Vorfußes zu besprechen. Die stark verbreiteten *Metatarsalschmerzen* in der Mitte des Vorfußes stehen zum größten Teil im Zusammenhang mit den besprochenen Veränderungen. Wir haben die Wirkung zu erörtern, die die festgestellte supinatorische Aufbiegung des 1. Strahls für den übrigen Vorfuß hat. Mit ihr ist dem Fuße der im Köpfchen des 1. Metatarsale gelegene vordere mediale Stützpunkt, der *Hauptstützpunkt des Fußes verloren gegangen* und die benachbarten mittleren Metatarsalköpfchen (vor allem II und III) sind notgedrungen zu vorderen Stützpunkten geworden. Damit ist der *vordere Querbogen des Fußes aufgehoben*, ein Zustand, den wir Pes transverso-planus anterior nennen (Lange). In den leichteren Graden läßt sich der Querbogen mit Fingerdruck von unten her gegen die plantar prominierenden Metatarsalköpfchen wieder herstellen, aber im Laufe der Zeit kommt es meist auch hier zur *Contractur* des ,,eingesunkenen" Vorfußes, die Metatarsalien werden in ihrer pathologischen Stellung zueinander fixiert (Pes transverso-planus contractus). Es sei ausdrücklich bemerkt, daß es sich bei diesem ,,Einsinken" des vorderen Querbogens keineswegs um ein plantarwärts Tiefertreten der mittleren Metatarsalköpfchen handelt, wie manche zu meinen scheinen, sondern im Gegenteil nur um ein Höherrücken des 1. Metatarsale durch die besprochene dorsale mediale Aufbiegung des 1. Strahls, so daß nur von einer relativen Senkung gegenüber ihren Nachbarn gesprochen werden kann. Als extremes und sehr anschauliches Beispiel verweise ich auf Abb. 104.

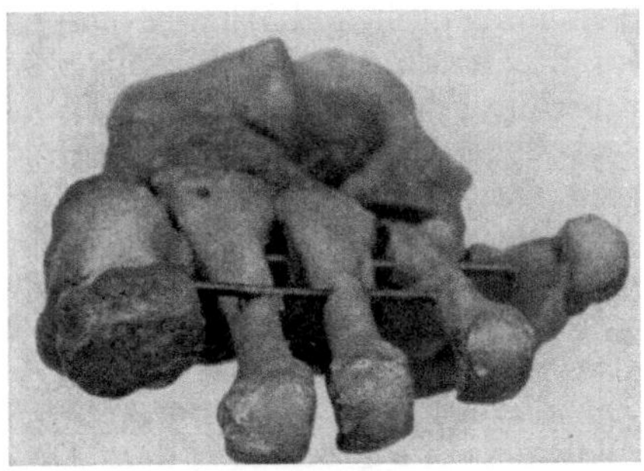

Abb. 104. Schwer deformierter Plattspreizfuß von vorn gegen die Köpfchen der Ossa metatarsalia gesehen. Der Talus ist gegenüber dem Calcaneus nach innen verschoben, zudem ist er stark proniert, seine obere Gelenkfläche steht nicht mehr wagerecht, sondern schief nach innen geneigt. Vordere Stützpunkte des Fußes sind nicht mehr die Köpfchen der Ossa metatarsalia 1 und 5, sondern 2 und 3. Der 1. und 5. Strahl sind dorsalwärts verschoben. So ist eine relative Senkung der mittleren Metatarsalköpfchen entstanden. Der vordere Querbogen des Fußes ist dadurch ,,eingesunken", d. h. aufgehoben. (H. Virchow.)

Hier sehen wir die Erscheinungen des Plattfußprozesses, den gegenüber dem Calcaneus nach innen verschobenen pronierten Talus mit schief nach innen geneigter oberer Gelenkfläche, die Ersetzung der normalen vorderen Stützpunkte, die in den Gelenkköpfchen der Metatarsalien I und V lagen, durch die Köpfchen des 2. und 3., die dorsale Verschiebung des 1. Strahls und — ein Symptom dieses hochgradigen Deformationsprozesses — auch des 5. Metatarsale. Dadurch entsteht die relative Senkung der mittleren Metatarsalien. Als Folge der Überlastung dieser stützungsungewohnten mittleren Metatarsalköpfchen sehen wir Schwielen, Clavi und Schmerzen an der Sohle des Vorfußes auftreten.

Durch die mediale Abspreizung des 1. Strahls beim Hallux valgus und die dadurch entstandene Abflachung des vorderen Querbogens ist der Vorfuß erheblich breiter geworden. Wir sprechen von einem *Spreizfuß*. Schon ehe es zu einer Abweichung der Großzehe kommt, kann man diese Verbreiterung bei sehr bänderschwachen Individuen oft schon im jugendlichsten Alter wahrnehmen. Außer am 1. Metatarsale aber kann sich diese Verbreiterung auch am 5. Metatarsale äußern, wie schon oben erwähnt wurde. Auch dieses kann sich von seinem Nachbarn entfernen, spreizt sich nach lateral ab, und die ihm zugehörige 5. Zehe richtet sich nach medial. Das kann so weit gehen, daß die Zehe in ihrem Grundgelenk nach medial herüber subluxiert und das Köpfchen des 5. Metatarsale am lateralen Fußrand halbkugelig prominiert, schmerzhaftem Druck des Stiefels preisgegeben und mit der Zeit Träger eines empfindlichen Schleimbeutels und Hühnerauges wird. Dabei pflegt sich die 5. Zehe in Supination zu drehen und unter ihren Nachbarn zu legen (Quintus varus ENGELMANN). Im Röntgenbild sehen wir in solchen Fällen die laterale Abspreizung des 5. Metatarsale, den vergrößerten Intermetatarsalraum, die Varusstellung der 5. Zehe und das infolge dieser Zehensubluxation lateral vorspringende, durch Drehung des Metatarsale vergrößert aussehende Capitulum metatarsale 5.

Wie ist diese Teilerscheinung des Gesamtbildes (Hallux valgus — Spreizfuß) zu erklären? Einerseits müssen wir daran denken, das die randständigen Metatarsalien 1 und 5 an ihren Basen viel weniger fest verankert sind als die mittleren, vor allem 2 und 3, die hier außerordentlich fest verkeilt sind. Die randständigen Metatarsalien geben also dem Druck und Gegendruck viel leichter nach als die mittleren. Andererseits, und das ist das Entscheidende, wirken die kurzen Fußmuskeln der Sohle auf die randständigen Strahlen (Metatarsalien + Zehen) unter den besprochenen pathologischen Belastungsverhältnissen in charakteristischer Weise ein. Für den 1. Strahl habe ich das ausführlich dargestellt. Beim 5. Strahl liegen die Verhältnisse so:

Auch er ist von einem Muskelmantel umgeben, dessen einzelne Teile entsprechend der geringeren Bedeutung des 5. Strahls nicht von der Stärke sind, wie beim 1. Strahl. Auch er hat einen Abductor digit. 5, der ähnlich, wie am 1. Strahl durch die laterale Abspreizung des 5. Metatarsale außer Wirkung gesetzt und plantar verlagert wird, so daß der Adductor die Herrschaft über die 5. Zehe erhält, zusammen mit dem in der Mitte der Fußsohle gelegenen starken Flexor digit. brevis, der die 5. Zehe in Flexion und Adduction zieht. Und die „Exostose“ am lateralen Fußrande ist, wie ich schon gesagt habe, so wenig eine wirkliche Exostose wie am Großzehenrande die Prominenz des adduzierten und supinierten Capitulum metatarsale 1. Bisher ist darauf noch von keiner Seite hingewiesen oder der Versuch gemacht worden, die Prominenz am lateralen Fußrande zu erklären. Meine Untersuchungen gehen dahin, daß die auch im Röntgenbilde deutlich erscheinende Vergrößerung des Köpfchens des Metatarsale 5 nichts anderes ist als die Projektion des lateralen Condylus dieses Köpfchens, die durch die *laterale Abduction und die gleichzeitige Pronation* bzw. Einwärtsrotation des Metatarsale 5 in die Erscheinung tritt. Der pronierte Calcaneus und plantar gesenkte Calcaneus zieht das mit ihm fest verbundene Cuboid in die gleiche

Richtung hinein. Auch dieses tritt plantarwärts, und so senkt sich der äußere Fußbogen, dessen Scheitelpunkt das Cuboid darstellt. Das plantargesenkte und pronierte Cuboid aber nimmt in diese Richtung ferner das mit ihm verbundene Metatarsale 5 mit sich, so daß auch dieses eine pronatorische Drehung erfährt. Mit dieser pronatorischen Drehung ändert sich auch die Lage der oben genannten Kleinzehenballenmuskeln, besonders des Abductor digiti 5, so daß dessen Antagonisten, der Adductor und der Flexor digiti brevis das Übergewicht erhalten und die Lage der kleinen Zehe im oben genannten adductorischen Sinn verändern. Dem Flexor digiti brevis werden wir bei Besprechung der Klauenzehen noch einmal begegnen.

Ich habe versucht, eine eingehende Darstellung des Wesens und Werdens des Hallux valgus zu geben, so wie sie sich mir auf Grund eingehender anatomischer und klinischer Studien an einem großen Material von Fußkranken herausgebildet und immer von neuem wieder bestätigt hat: *Als hauptsächlichste Ursache dieser Art des Hallux valgus sehe ich die auf einer konstitutionellen Schwäche des Stützgewebes beruhende ungeheuer verbreitete, schon in der Jugend in die Erscheinung tretende Knick-Plattfußbildung an.* Damit stimmt auch die Beobachtung überein, die Payr in seiner genannten anatomischen Studie über den Hallux valgus mitteilt, daß er dem Hallux valgus schon im 7. und 8. Lebensjahr und am häufigsten im 14. bis 16. Lebensjahr begegnet ist, den Jahren, in denen die konstitutionelle Schwäche des Stützgewebes bereits außerordentlich wirksam in die Erscheinung zu treten pflegt.

Aber auch den Einfluß des schlecht gebauten *Schuhwerks* will ich nicht unterschätzen. Nur daß ich seine Wirkung viel allgemeiner deuten möchte, nicht nur als direkte Ablenkung der großen Zehe von der Längsachse des 1. Strahls, sondern vielmehr als erhebliche Schädigung der gesamten Muskulatur des Fußes. Wie kann sich in einem engen Schuh, der den Vorfuß zusammenschnürt, ein natürliches Spiel der Fußmuskeln entfalten? In ihm sind kurze und lange Fußmuskeln zum großen Teil zur Untätigkeit verurteilt. Wie kann der lange Großzehenbeuger, wie der kurze Zehenbeuger, wie die Interossei und die Lumbricales und die übrigen Muskeln ihre Aufgabe erfüllen? Sie sind in einem spitzen, kurzen, engen Schuh gehemmt. An der Untätigkeit aber werden die Muskeln krank und schwach, und es leiden auch die Bänder. Und aus dem aktiven Organ, das der Fuß sein sollte, wird er allmählich zu einem bloß passiven. Der Belastung können die entarteten Muskeln und Bänder nicht mehr standhalten, das Gefüge des Fußes gibt nach. Die Leidensgeschichte des Fußes vom Knickfuß an mit Spreizfuß, Hallux valgus, Krallenzehen bis zum vollendeten Plattfuß nimmt ihren Anfang zu einem guten Teil in der Unterdrückung der lebendigen Kräfte des Fußes durch das zu enge, spitze, kurze, hochgestöckelte Schuhwerk, das wir besonders bei der weiblichen Jugend schon bisweilen vom 10. Jahre an und von da an aufwärts immer häufiger zu sehen bekommen. Natürlich sind die Schuhe nur zu einem Teile schuld. Der andere bei weitem größere Teil der Schuld muß der ererbten konstitutionellen Schwäche des Stützgewebes zugeschoben werden, die letzten Endes in der menschlichen Zivilisation seinen Grund haben dürfte, zu der wiederum die Bekleidung des Menschen, also auch der Füße gehört. Und so wären wir auch hier wieder beim Schuh angelangt.

In diesem Zusammenhang wären noch die von Young (1910) und Ewald (1912) aufgestellten Theorien über die Entstehung des Leidens durch *Variationen des Fußwurzelskelets* zu erwähnen, obwohl sie heute als erledigt gelten können. Young glaubte eine Varietät des Os intermetatarseum gesehen zu haben, welche durch Verschmelzung mit der Basis des Metatarsale 1 diese verbreitert und dadurch eine Spannung des Flexor brevis und Extensor hallucis erzeuge, wodurch die inneren seitlichen Metatarsophalangealbänder geschwächt würden und der Hallux valgus entstehe. Diese gekünstelte Ansicht hat wenig Anhänger gefunden. Ewald glaubte bei einer größeren Zahl von Hallux-valgus-Fällen eine trapezförmige Gestalt des Cuneiforme 1 zu sehen, welche die Adductionsstellung des 1. Metatarsale bedinge. Simon und andere haben diese Feststellung Ewalds als einen Irrtum zurückgewiesen und gezeigt, daß der infolge der angeblichen

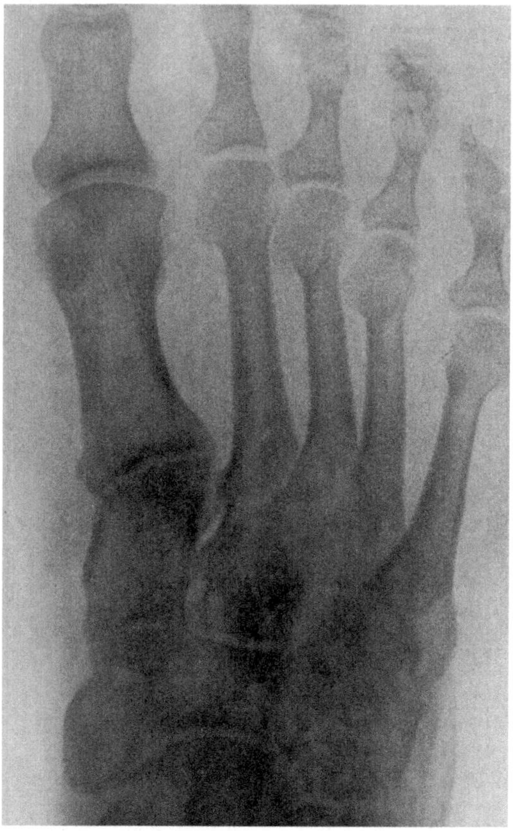

Abb. 105. Dorsoplantare Aufnahme eines annähernd normalen Fußes. Gelenklinie zwischen Cuneiforme I und Metatarsale I verläuft schräg. (Nach Simon.)

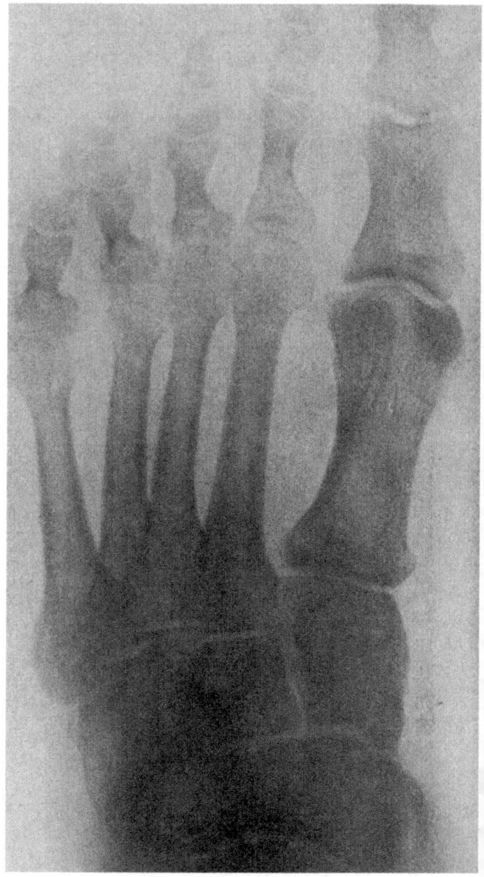

Abb. 106. Derselbe Fuß wie in Abb. 105, jedoch plantodorsal aufgenommen. Cuneiforme I erscheint kürzer und mehr rechteckig, da die Gelenklinie zwischen ihm und Metatarsale I gerader verläuft. (Nach Simon.)

Trapezform des Cuneiforme schräge Verlauf der Gelenklinie im Röntgenbild lediglich durch Deckungsfiguren zu erklären sei (Abb. 105, 106).

Die *Behandlung* des Hallux valgus ist im *jugendlichen* Alter, wenn er entsteht, eine rein *konservative*. Ist ein Knickfuß vorhanden, so wird er durch Einlage ausgeglichen und durch Gymnastik versucht, dem Fuß wieder den natürlichen Halt zu geben. Gleichzeitig wird man bei dieser Form ebenso wie beim Ballenspreizfuß die fächerartig auseinandergewichenen Metatarsalien durch einen Vorfußverband nach Schanz mit einer 5 bis 6 cm breiten Idealbinde (Abb. 107, 108) oder einer weichen Ledermanschette (Lehr, Hohmann) oder einer schlaufenartigen Bandage, die Vorfuß und Rückfuß zusammenstaucht (zur Verth, Schede) zusammennehmen (Abb. 109). Die Wirkung dieser Bandagen kann

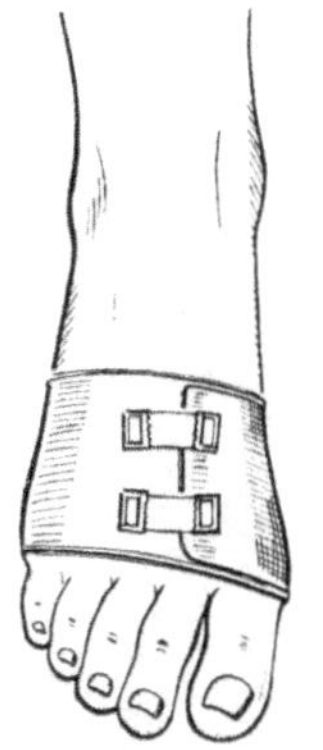

Abb. 107. Spreizfußverband mit Idealbinde.

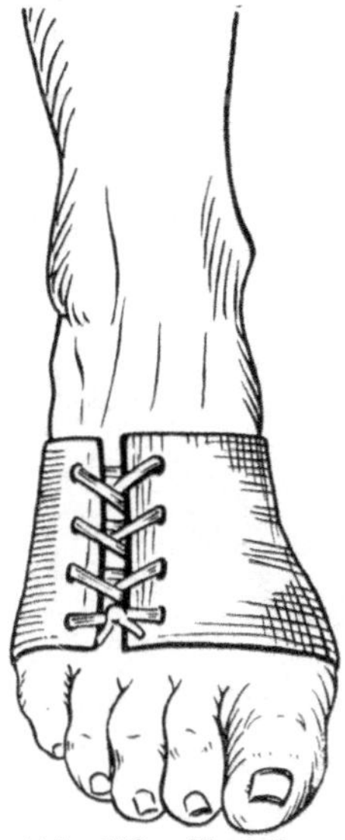

Abb. 108. Vorfußmanschette.

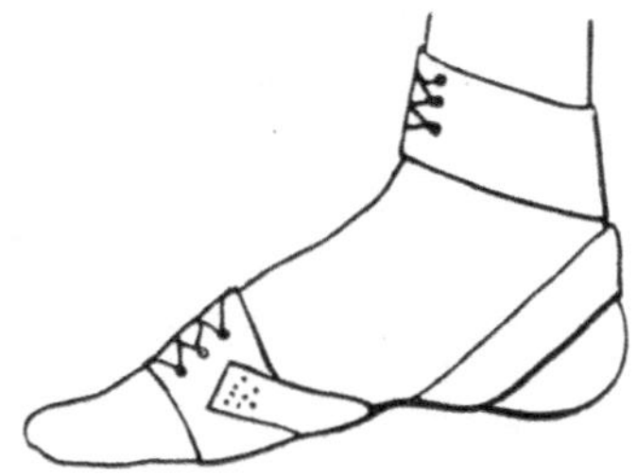

Abb. 109. Lederschlaufbandage zur Zusammenstauchung des Fußes. (Schede.)

man sehen, wenn man den bänderschwachen, in den Metatarsalien fächerartig auseinandergewichenen, noch nicht contracten Vorfuß mit der Hand zusammendrückt. Alsbald streckt sich die lateral abgewichene Großzehe und gleichzeitig spreizen sich auch die übereinandergelagerten anderen Zehen. Auch Nachtsandalen nach Schede mögen nützlich sein. Dagegen kann ich mich nicht so sehr für die „Ballensohle" von Salis erwärmen, die durch ein verstellbares Spreizscharnier zwischen Großer und 2. Zehe die Ablenkung des Hallux zu beseitigen sucht. Der Schaden, der durch die laterale Abdrängung der an sich schon nach lateral gewanderten 2. Zehe geschieht, scheint mir größer als der an sich fragliche Nutzen des ganzen Geräts. Vor allem kommt es darauf an, den Fuß bis zur Festigung seines Band- und Muskelapparates vor einer weitergehenden Deformierung zu bewahren. Zur Kräftigung der Muskeln verwenden wir gern die Übung des Zehenbeugens unter Zugwiderstand von Stumpf (Abb. 110 bis 112), bei der die beiden Großzehen in einer gemeinsamen Zugschlinge miteinander verbunden sind und so aneinander genähert und gefesselt plantarwärts beugen. Wir sprachen vorhin davon, daß sich bei der Beugung unter der Einwirkung der Zehenbeugemuskeln die vom Zehenstrecker lateral gezogene Großzehe gerade richtet. Je mehr der Fuß bei dieser Übung im oberen Sprunggelenk dem rechten Winkel genähert ist, um so ausgiebiger kann die Plantarbeugung der Zehe sein. Auch die übrige Zehengym-

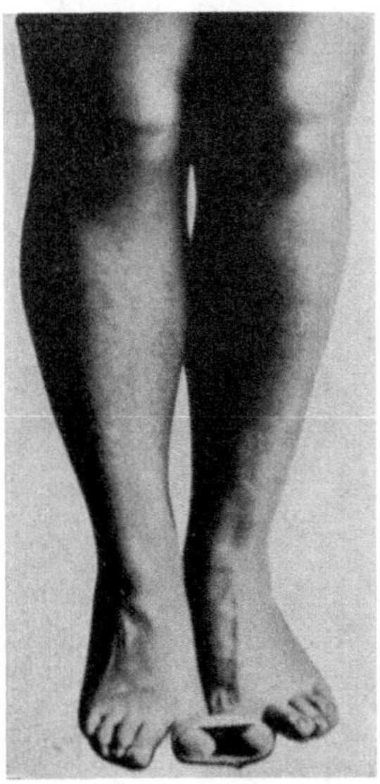

Abb. 110. Hallux-valgus-Übung. (Hohmann-Stumpf: Orthop. Gymnastik.)

nastik, besonders das Greifen, ist hier am Platze. Mit Knet- und Hackmassage suchen wir ferner die Sohlenmuskeln zu kräftigen.

Den gleichen Weg beschreiten wir beim Erwachsenen, solange ein Erfolg wahrscheinlich ist und solange nicht die Hochgradigkeit der Zehenabweichung

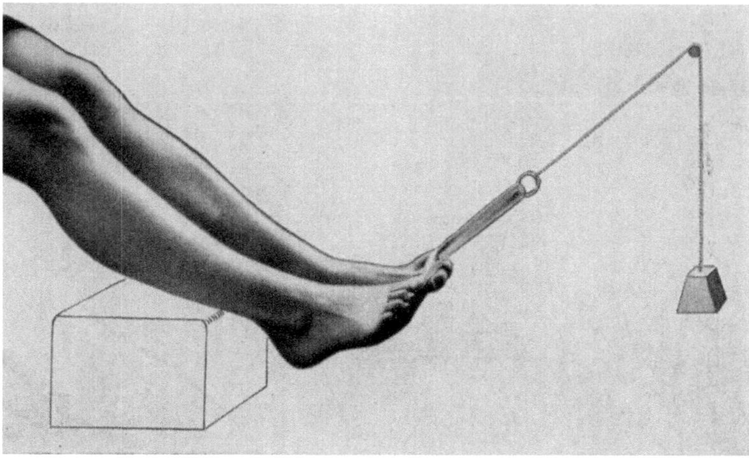

Abb. 111.

zu dauernder Belästigung im Schuh führt. BRAGARD versuchte mit einem Haken an der Innenseite der Einlage hinter dem Köpfchen (als Gegenhalt natürlich 2 Außenhaken) durch Entlastung Erleichterung zu schaffen. Natürlich muß der Schuh einen geraden Schnitt an der Innenseite der Sohle haben. Den

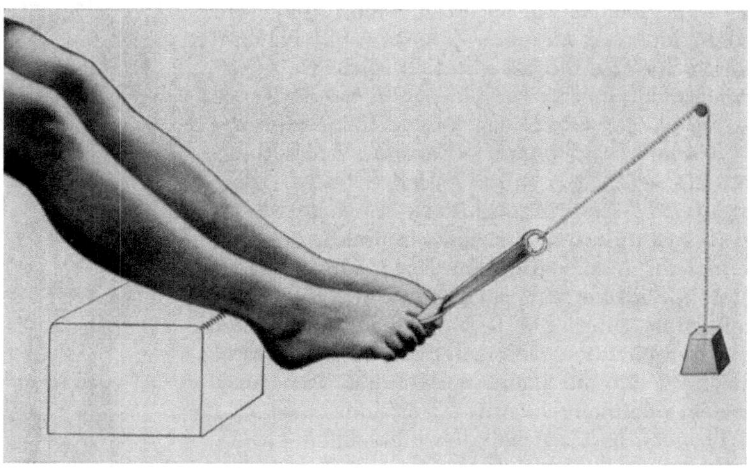

Abb. 112. Hallux-valgus-Übung. (HOHMANN-STUMPF: Orthop. Gymnastik.)

größten Jammer hat bekanntlich der Halluxpatient, wenn ein neuer Schuh den oft bis zur Kuriosität abgetragenen alten Stiefel ablösen soll, in den er sich im Laufe der Zeit die nötigen Ausbeulungen unter Qualen eingetreten hatte. Wir können solchen Kranken die Beschwerden mit einem entlastenden Filzring (Abb. 113, 114) etwas erleichtern, den wir mit 2 Leukoplaststreifen oder mit Mastisol befestigen. Insbesondere werden wir so vorgehen bei allen Fällen, wo eine Operation abgelehnt wird oder wegen Alter, Diabetes, Arteriosklerose nicht in Frage kommt.

Zu *operativem* Vorgehen sind wir einmal gezwungen, wenn der Schleimbeutel aufgebrochen ist und eine Fistel mit synovialem Sekret entstanden ist, die sich nicht schließen will. Sie kann zu einer Gefahr werden, wenn eine Infektion von außen dazukommt. Das Gelenk kann ergriffen werden und versteifen, wenn nichts Schlimmeres geschieht. Gelingt es nicht, die Fistel oder eine Entzündung mit Bädern usw. zu beseitigen, müssen wir den Schleimbeutel ohne Eröffnung des Gelenks mit einem myrtenblattförmigen Stück der bedeckenden Haut ausschneiden und in Bettruhe die Heilung abwarten. Da ein Recidiv wahrscheinlich ist, werden wir in diesem Falle später, etwa $^1/_4$ Jahr nach vollständiger Abheilung den Hallux valgus operativ geraderichten.

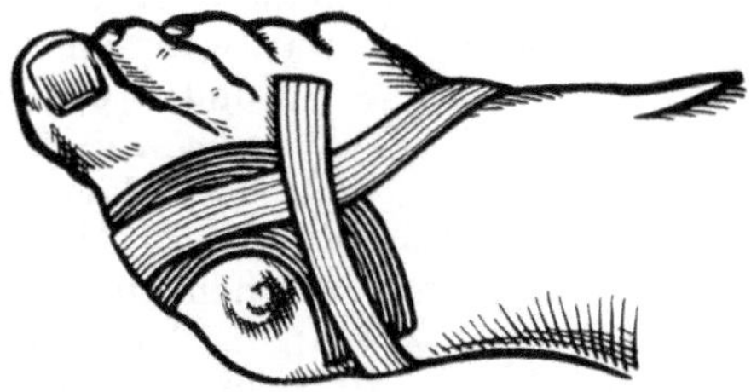

Abb. 113. Filzschutzring zur Entlastung der schmerzhaften „Exostose“ bei Hallux valgus. Der Filz, der mit zwei dünnen Heftpflasterstreifen befestigt wird, übernimmt den Druck, der sonst auf den Ballen wirkt.

Die 2. Indikation zur Operation bilden hochgradige Beschwerden, die konservativ nicht genügend zu beseitigen sind. Was wollen wir erreichen? 1. *Den Schiefstand der Großzehe* und die in ihrem Gefolge eingetretene Abweichung der übrigen Zehen beseitigen; 2. die *pathologische Abspreizung des 1. Metatarsale* korrigieren und damit das Hervortreten des Ballens beseitigen, womit das 1. Metatarso-phalangeal-Gelenk sich wieder an das 2. anlegt; 3. das *Muskelgleichgewicht* am Fuße wieder herstellen; 4. den *Spreizfuß* mit der relativen Senkung der mittleren Metatarsalien korrigieren, wodurch wir den verlorengegangenen vorderen medialen Stützpunkt des Fußes wiederherstellen und gleichzeitig die pathologische Verbreiterung des Vorfußes beseitigen.

Wenn wir an diesen Forderungen die bisher bekannten und geübten Operationsmethoden prüfen, so lehnen wir alle Verfahren ab, welche durch Beseitigung eines Gelenks oder Gelenkteiles oder einer Zehe verstümmelnd wirken. Dies betrifft die Abmeißelung der „Exostose“, ebenso wie die eingreifenderen Verfahren, auf die ich noch zu sprechen kommen muß. Die meines Wissens von M. SCHEDE inaugurierte Abmeißelung der medialen Hälfte des Metatarsalköpfchens ist nichts anderes als eine Behelfs- oder Palliativoperation, sie kann keinen Anspruch darauf erheben, als eine physiologische Methode bezeichnet zu werden. Sie wirkt rein symptomatisch durch Beseitigung des Knochenvorsprungs, läßt aber die laterale Abweichung der Großzehe unberührt. Dabei bedeutet sie gleichwohl eine Eröffnung des Gelenks. Auch der Spreizfuß bleibt dabei bestehen. Diese Nachteile erkannte wohl REVERDIN, der zu ihr noch die Excision eines Keils aus dem 1. Metatarsale dicht hinter dem Köpfchen mit medialer Basis fügte, um eine Geraderichtung der Zehe zu erreichen. RIEDEL schloß sich später REVERDIN an, nachdem er anfangs die von HÜTER empfohlene Resektion des Metatarsalköpfchens ausgeführt hatte. Der Grund der Änderung seines Standpunkts war die bekannte schlimme Erfahrung, über die er in voller Offenheit im Jahre 1886 berichtete:

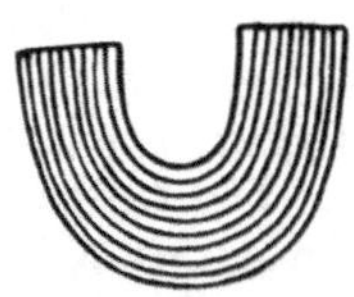

Abb. 114. Der halbmondförmige Filzschutzring. (LANGE.)

„Ein junges Mädchen konnte in den ersten Monaten nach Ausführung der HÜTERschen Operation noch ganz gut gehen. Allmählich traten heftige Schmerzen beim Gehen in der Sohle des Vorfußes ein. Immer deutlicher fühlte man die Metatarsalköpfchen hier vortreten, bis sie sich 1 Jahr nach der Operation nur noch mühsam an einem Stock fortbewegen konnte. RIEDEL sah sich gezwungen, die Metatarsalköpfchen zu resezieren. Danach gestaltete sich die Funktion gut, doch war nach RIEDEL dieser schwere Eingriff, der gut verlief, als bedauerliche Konsequenz eines anscheinend gut legitimierten Verfahrens zu betrachten."

Ganz richtig erklärt RIEDEL das Zustandekommen dieses Mißerfolgs aus der Entfernung des vorderen Stützpunkts des Längsgewölbes, so daß dieses einsinken und die nun überlasteten Capitula sich in die Planta einbohren mußten. Auch NASSE sah einen ähnlichen Fall, der danach nur sehr mühsam gehen konnte. Andere erlebten mit dieser Methode nicht zu selten Ankylosen im Großzehengrundgelenk. ROUX-Lausanne warnt ebenfalls vor dem Verfahren und bildet einen Mißerfolg ab, bei dem die Großzehe von dem zu spitz geratenen Metatarsalstumpf lateral abgerutscht war, während der Hallux valgus weiterbestand (Abb. 115 und 116). Trotz dieser Erfahrungen wird das Verfahren von verschiedener Seite auch heute noch geübt und empfohlen, wenn auch mit gewissen Modifikationen. MAYO, MÜHSAM, GOCHT, TORSTEN SANDELIN sind hier zu nennen. MAYO schlägt nach Resektion des Köpfchens in den Gelenkspalt die gestielt abgelöste Bursa ein, um Ankylose zu vermeiden. MÜHSAMS Erfahrungen sind von LANDAUER unter genauer Angabe der Technik mitgeteilt und über GOCHTS Anschauungen hat ENGEL kürzlich ausführlich berichtet. TORSTEN SANDELIN-Helsingfors schließlich hat in 88% der Fälle gute Resultate gehabt, er empfiehlt das Verfahren für alle Fälle mit Ausnahme derer mit Hammerzehen und mit Hervortreten der Metatarsalköpfchen, schließt also gerade die schweren Fälle, die besonders nach Abhilfe verlangen, davon aus, so daß ihm in der Diskussion BÜLOW HANSEN-Kristiania sagen mußte, daß beim Hallux valgus in der Regel Hammerstellung der Zehen vorhanden sei, während FRISING-Lund in der gleichen Aussprache über Fälle berichtete, bei denen von anderer Seite mit schlechtem Erfolg die Operation ausgeführt worden war und EKEHORN-Stockholm falsche Stellungen nach Resektion des Köpfchens sah. Dahingegen erlebte GUILDAL-Kopenhagen gute Erfolge mit der Dekapitation. Die Meinungen sind also sehr geteilt.

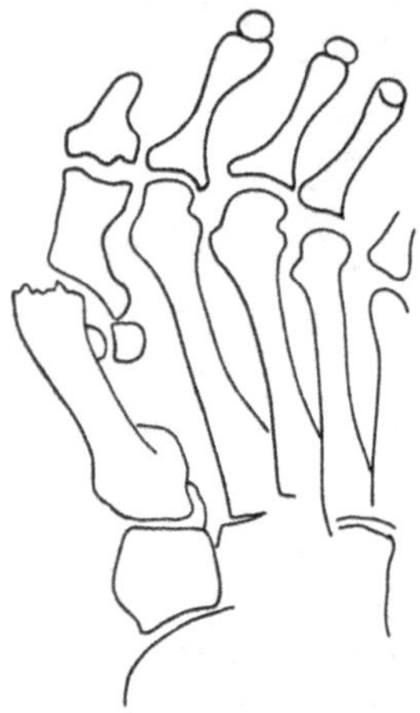

Abb. 115. Nach ROUX.

Die Operationsmethode übergehe ich mit Stillschweigen, die das Übel durch Amputation bzw. Exartikulation der Großzehe beseitigen will. Das scheint mir nicht die Arbeit und Aufgabe eines Arztes zu sein.

Ich wende mich zu den Methoden, die das Übel mit Eingriffen an den Sehnen zu beseitigen suchten. Zunächst hat man vielfach, früher mehr als heute, die straff gespannt vorspringende Extensor-hallucis-longus-Sehne durch Tenotomie zu verlängern und damit das Repositionshindernis auszuschalten gesucht. Es war wohl immer vergeblich. Andere gingen daran, durch Sehnenverlagerungen die Zehe in der geradegerichteten Stellung zu erhalten. WEIR, ALBRECHT, RATH und DELBET verlagerten die Sehne des Extensor hallucis longus teils vollständig, teils zur Hälfte an die Innenseite der Großzehe, um ihr so einen Halt zu geben. ULLMANN sah in der Flexor-hallucis-longus-Sehne ein Repositionshindernis und vernähte diese nach Entfernung der Sesambeine an die Extensorsehne. Nachahmung haben diese Methoden anscheinend nicht in größerem Umfange gefunden. Von Sehnenoperationen sei noch die von LEXER angegebene Methode erwähnt, die darin besteht, daß nach Entfernung der „Exostose" und Anfrischung des Köpfchens dieses mit Fettgewebe bekleidet und dann die Adductionsstellung des

1. Metatarsale dadurch beseitigt wird, daß die lange Strecksehne der 5. Zehe abgeschnitten und fest um das 1. und 2. Metatarsale geschlungen wird. Dazu wird noch die Extensor-hallucis-longus-Sehne an der Innenseite der Großzehe befestigt.

Eine Anzahl von Modifikationen der genannten Operationsmethoden will ich hier erwähnen, die zeigen, daß die Resultate mit den verschiedenen Verfahren anscheinend recht ungleich gewesen sind (Abb. 117). SCHWARZMANN empfahl nach der Abtragung des vorspringenden Teils des Köpfchens die Fixierung des vorher sorgfältig mit Stiel ausgelösten Schleimbeutels an das Periost des Metatarsale.

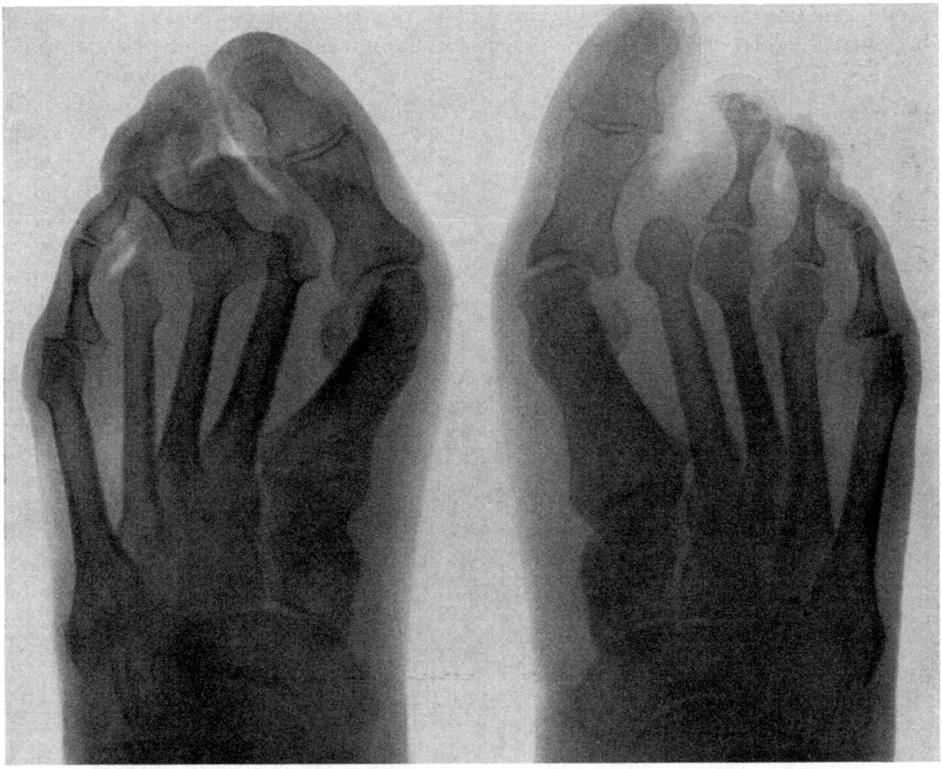

Abb. 116. Hallux valgus, von anderer Seite nach HÜTER operiert. Auf dem zugespitzten Metatarsalstumpf ist die Großzehe wieder lateral gerutscht. Fehlerhafterweise sind auch mehrere Zehen wegen Krallenbildung entfernt worden. Auch an den Köpfchen des Metatarsale 5 sind die lateralen Hälften abgeschlagen, die Zehen sind medial subluxiert. Patientin leidet unter starken Metatarsalbeschwerden. (Eigene Beobachtung.)

LANDAUER wendet die HÜTERsche Methode an mit der Abänderung, daß das Köpfchen samt einem Stück aus dem Schaft des Metatarsale entfernt wird. Komplizierter ist KESZLYs Vorschlag. Nach Abmeißelung der „Exostose“ wird aus dem Köpfchen ein Keil mit medialer Basis geschlagen und ein Lappen der Sehne des Musculus extensor hallucis longus an die mediale Seite der Grundphalanx der Großzehe genäht. WYMER reseziert ebenfalls die „Exostose“, verlängert die Sehne des Extensor hallucis longus, vernäht den Längsschnitt am medialen Seitenband (+ Kapsel + Periost) quer, ebenso den Hautlängsschnitt, besonders nach Entfernung der Schwiele.

Die Bedeutung des Musculus abductor hallucis für das Fußgewölbe und insbesondere für die Großzehe wurde offenbar schon von FULD beachtet, der nach Abmeißelung der „Exostose“ am Metatarsalköpfchen sowohl wie an dem proximalen Ende der Grundphalanx die vorher durchtrennte Sehne des Musculus abductor hallucis mit Draht- oder Katgutnaht an der medialen Fläche der Grundphalanx befestigte. Auch MOUCHET legt nach Resektion der „Exostose“ (MAX SCHEDE) oder des Capitulums (HÜTER) mit Zwischenlagerung Wert darauf, die Kapsel zu raffen und eine Plastik oder Tenodese der Sehne des Abductor vorzunehmen, um Rezidive zu vermeiden.

Schließlich sei noch in diesem Zusammenhang über das Verfahren berichtet, das PAYR bei leichten und mittelschweren Fällen anwendet. Er greift an Gelenkkapsel und Gelenkbändern an, und zwar nicht durch vermehrte Kapselspannung an der medialen, sondern Entspannung an der lateralen Seite. Als Ursache für das Zurückfedern der Zehe in die falsche Stellung fand er erhebliche Schrumpfung der Lig. collateralia an der Außenseite des Gelenks, einschließlich der Verstärkungsbänder der fibrösen Kapsel. Auch ein Band zwischen lateralem Sesambein und Kapsel trägt mit zur Erhaltung dieser krankhaft vermehrten Kapselspannung bei. Die Gelenkkapsel wird vom Dorsum her ausgiebig unter Erhaltung und Beiseiteziehen der Strecksehnen gespalten, durch Abziehen der Haut der ganze laterale Kapselabschnitt dem Auge zugänglich gemacht und, dem Gelenkspalt folgend, bis an die Beugeseite und an das laterale Sesambein gespalten. Nun läßt sich die Großzehe ohne große Mühe geraderichten und bleibt nach Abtragung der „Exostose“ ohne jede weitere Maßnahme ganz von selbst in dieser Stellung. Der Eingriff besteht also aus Schleimbeutelexcision, Abmeißelung der „Exostose“ und ausgedehnter Kapselbänderdurchschneidung, eventuell Excision an der lateralen Gelenkseite. Fälle mit einem Ablenkungswinkel bis 45⁰ sind durch diesen einfachen Eingriff noch gut zu beherrschen.

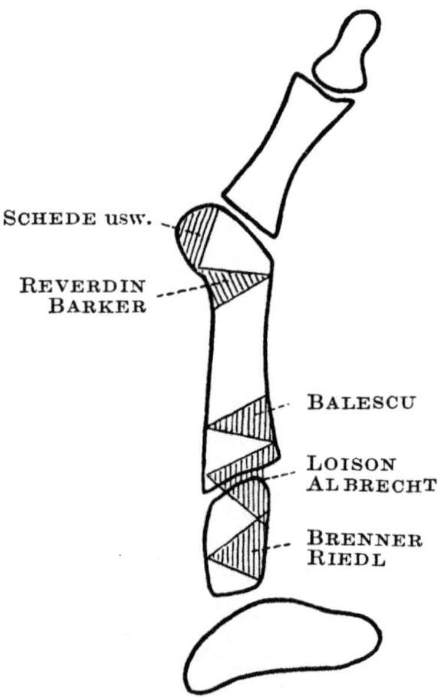

Abb. 117. Schematische Darstellung der verschiedenen Osteotomien. (Nach MAUCLAIRE.)

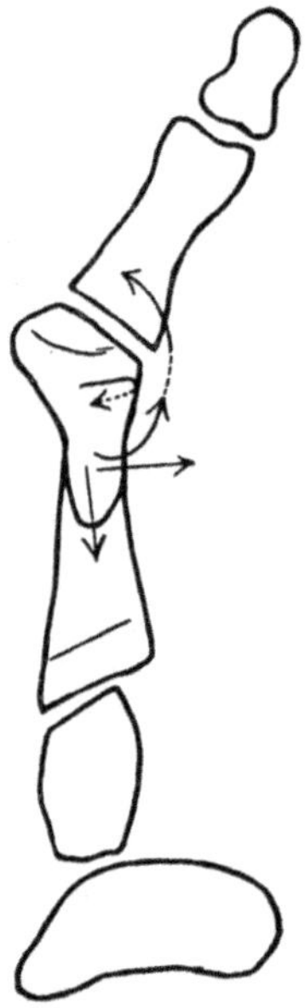

Abb. 118. Schematische Darstellung der LUDLOFFschen Osteotomie. (Nach SIMON.)

Auch F. SCHEDE übt eine Operation an den Weichteilen aus. Er beschreibt sie so:

„Längsschnitt an der Innenseite, plantar um den Schleimbeutel herum, vom Ansatz des Tibialis anticus bis zur Mitte des Grundgliedes; am dorsalen Rande des Abductor geht man sofort bis auf den Knochen ein und schiebt Periost und Weichteile dorsalwärts ab, bis das ganze Grundgelenk frei liegt und die Sehnenscheide des Extensor sichtbar wird. Nun wird vom gleichen Schnitt aus das laterale Seitenband und der Ansatz des Adductor tenotomiert und die Zehe reponiert. Dann folgt die Rückverlegung des Tibialis anticus vom gleichen Schnitt aus. Der Tibialis anticus wird etwas mobilisiert und auf eine Strecke von 4 cm vom Ansatz aus mit der Aponeurose des Posticus straff vernäht. Dadurch wird das Metatarsale I stark plantarflektiert und dem Metatarsale II genähert. Dann wird die etwaige Exostose abgemeißelt und der ganze Weichteilmantel so vernäht, daß der dorsale Rand des Abductor in enge Nachbarschaft mit der Sehnenscheide des Extensor kommt. Der Abductor wird nicht abgetrennt. Etwaige überschüssige Periost- und Kapselmassen werden als Duplikatur verwandt. Dann Gipsverband auf 14 Tage, dann Hallux-valgus-Nachtschiene und Zehenkammereinlage. Beides muß 1 Jahr getragen werden und ist für das Endresultat von ausschlaggebender Bedeutung."

Im Jahre 1918 veröffentlichte LUDLOFF eine neue Operationsmethode zur Beseitigung des Hallux valgus, und zwar durch die schräge planto-dorsale Osteotomie des Metatarsale 1. Er durchsägte mit der Kreissäge den Knochen in schräger Richtung von vorn unten nach hinten oben und korrigierte durch scherenartige Verschiebung der Fragmente gegeneinander die laterale Abweichung der Großzehe. Die Spannung der verkürzten Weichteile wurde durch die mediale Kapsel samt Schleimbeutel, der zungenförmig mit peripherer Basis abgelöst wurde, straff nach rückwärts vernäht. Wenn die Korrektur bei schwereren Deformitäten nicht genügte, wurden noch die Fragmente an ihren Spitzen mit der Knochen-

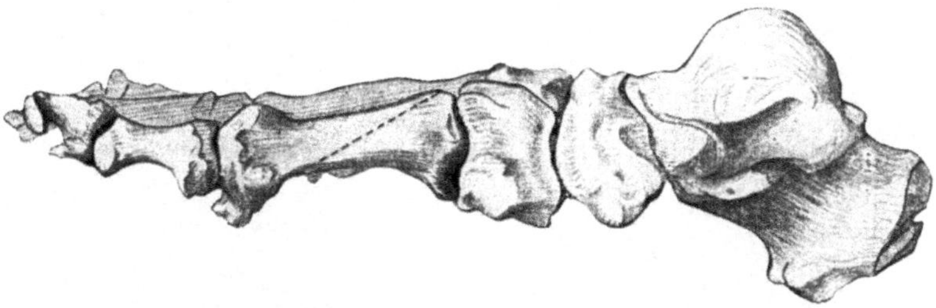

Abb. 119. Die LUDLOFFsche Osteotomie. (Nach SIMON.)

schere gekürzt. Gleichzeitig wurde die Hallux-valgus-Frage von LUDLOFFS Schüler SIMON ausführlich unter besonderer Berücksichtigung der LUDLOFFschen Operation behandelt. Das Verfahren fand vielfach Aufnahme und wird oft geübt. Den Wert der Methode erblickt SIMON nicht in einer symptomatischen Entfernung oder Korrektur der äußerlich sichtbaren Anomalien, sondern in einer möglichst vollkommenen Rekonstruktion des physiologischen Status quo ante. Ja er nennt sie die „physiologische" Operation des Hallux valgus, da alle einzelnen Komponenten der Deformität korrigiert werden, die Adduction des 1. Metatarsale, die Verschiebung der Sesambeine, die Schiefstellung der Großzehe und zudem eine gute Funktion erzielt wird. Die Abb. 118 bis 121 zeigen das Wesen der Methode und Resultate aus der SIMONschen Arbeit.

Ich kann aus eigener Erfahrung mit der Methode bestätigen, daß sie für eine Anzahl von Fällen gewiß ausreichende Resultate ermöglicht, daß aber auch weniger gute Ergebnisse, namentlich bei schwereren Fällen, erzielt wurden. Um den Grund dieser weniger guten Erfolge zu finden, habe ich mich mit der ganzen Frage nach dem Wesen und der Entstehung des Hallux valgus eingehend an der Hand von Leichenuntersuchungen befaßt und bin zu meiner Methode gekommen.

Was die Muskelverhältnisse betrifft, so handelt es sich darum, den bei allen schwereren Fällen deutlich plantar verlagerten Musculus abductor hallucis wieder an den ihm zugehörigen Platz zu bringen und an seiner normalen Stelle wieder anzuheften, um seine natürliche Funktion wieder herzustellen und das verlorengegangene Muskelgleichgewicht wieder zu ermöglichen. Das geschieht durch die Ablösung des Muskels und die Wiedervernähung an der medialen Seite der Basis des Grundglieds der Großzehe und der Kapsel in der unteren Hälfte derselben, also eine Muskelplastik. Um die Deformität zu korrigieren, wählte ich eine Osteotomie des Metatarsale und zwar nicht die LUDLOFFsche schräge, sondern eine in einer anderen Ebene. Denn es handelt sich ja, wie wir gesehen haben, keineswegs nur um eine seitliche Abweichung der Großzehe, die durch eine scherenförmige Verschiebung der Fragmente beseitigt werden kann, sondern es besteht ja neben dieser noch eine Drehung des Metatarsale um seine Längsachse und ferner ist ein nicht unwesentlicher Punkt zu berücksichtigen, die dorsale Verschiebung des Metatarsale, die supinatorische Dorsalbiegung des 1. Strahls. Dieses nirgends beachtete Moment, auf das jetzt, ich nenne außer meinen Arbeiten vor allem SCHEDES Ausführungen, mit Nachdruck hingewiesen wird, ist von grundsätzlicher Bedeutung.

Durch die supinatorische Dorsalbiegung des 1. Strahls ist der mediale vordere Stützpunkt des Fußes, sein Hauptstützpunkt verlorengegangen und die mittleren

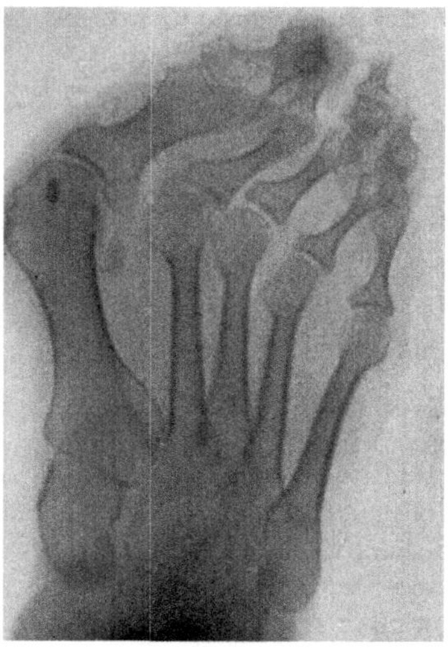

Abb. 120. Hallux valgus vor der Operation.

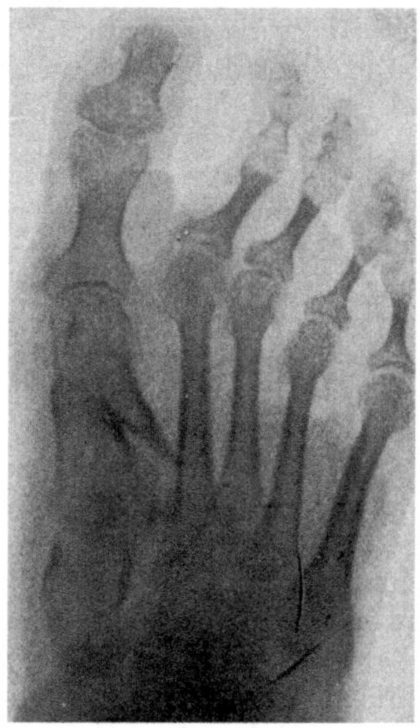

Abb. 121. Derselbe nach LUDLOFF operiert. (Nach SIMON.)

Metatarsalköpfchen (2 und 3) sind zu vorderen Stützpunkten geworden. Darum prominieren sie an der Sohle des Vorfußes plantarwärts und tragen als Folgen dieser ihrer Bestimmung nicht entsprechenden Belastung Schwielen und Clavi und sind Stellen heftiger Schmerzen. Wir haben diesen Zustand bei der Besprechung des Spreizfußes kennengelernt. Auf diesen Punkt hat die Operation, welche eine Rekonstruktion des Fußes erzielen soll, zu achten. Mit ihr muß unter allen Umständen auch der mediale Stützpunkt wieder hergestellt werden, um die Überlastung der schmerzenden mittleren Köpfchen zu beseitigen und eine normale Funktion des Fußes überhaupt zu erzielen. Mit der kosmetischen muß die funktionelle Wiederherstellung des Fußes und zwar in allererster Linie verbunden werden. Das können wir auf zweierlei Arten erreichen. Ich wies seinerzeit darauf hin, daß eigentlich die ideale Methode zur Korrektur des Hallux valgus die Beseitigung des grundschuldigen Pes valgus sei, bei der die einzelnen Komponenten der Deformität, so wie sie nacheinander sich zwangsläufig entwickelt haben, beseitigt werden. Diese Methode wäre das gründliche Redressement, das Zurechtbiegen des verbogenen Fußes, bei dem nicht nur die

Valgusstellung der Ferse, die mediale plantare Verschiebung der mittleren Tarsalknochen und die Abduction des Vorfußes beseitigt wird, sondern auch die supinatorische Aufbiegung des Vorfußes und mit ihr die mediale Adduction des ersten Strahles und danach die laterale Abduction der Großzehe zurückgeführt werden. Das wäre die eigentliche physiologische Methode, und SCHEDE tritt auch für sie ein in den Fällen, wo die sekundären Weichteilverkürzungen, vor allem die der Muskeln, noch nicht so groß geworden sind, daß sie ein erfolgreiches Redressement erlauben. Die leichteren Fälle sind es, für die dieses Verfahren als ausreichend erachtet werden kann. Für alle schwereren Fälle genügt es nicht, und ob das bloße Redressement vor dem Rezidiv schützt, d. h. ob sich die vorher überdehnten Bänder zwischen den Metatarsalien, sowie der überdehnte Abductor hallucis usw. wieder ohne weiteren Eingriff so verkürzen und straffen, wie es nötig ist, darüber liegen noch keine Erfahrungen vor. Sicher ist das eine, daß eine rationelle Methode der Beseitigung des Hallux valgus an einer Valgus-Stellung des Fußes nicht vorübergehen darf, sondern bestrebt sein muß, auch diese zu beseitigen oder wenigstens zu bessern.

Vom Standpunkt meiner oben aufgestellten Forderungen aus gesehen, lehne ich alle verstümmelnden Verfahren ab, also auch die totale oder partielle Resektion des Metatarsophalangealgelenks oder die Entfernung der Großzehe, die auch schon gelegentlich vorgenommen wurde. Die Resektion des ganzen Gelenks geht fast immer mit Ankylose desselben aus, ja auch nach partieller Resektion, wie sie die Dekapitation darstellt, sind öfters Ankylosen beobachtet worden. Mit einer Ankylose dieses wichtigen Gelenks aber geht der Mensch dann sehr schlecht, wenn die Ankylose in Streck- oder gar in leichter Plantarbeugestellung erfolgte. Nur wenn die Zehe in etwas nach dorsal aufgebogener Stellung im Grundgelenk versteift ist, ist meist der ungünstige Einfluß auf den Gang kein großer. Man wickelt dann den Vorfuß wie mit einer Art Wiegenkufe ab. Noch schlechter sind Resektionsresultate, wie das schon genannte RIEDELs, wo nach Verlust des vorderen medialen Stützpunkts die mittleren Metatarsalköpfchen sich in die Sohle unter starken Belastungsschmerzen einbohrten oder das von ROUX mitgeteilte, wo die Großzehe von dem Metatarsalstumpf nach lateral abgerutscht war. Solche Veränderungen des Fußes können die Gehfähigkeit außerordentlich schädigen. ENGEL hat dagegen eingewendet, daß das eben schlecht oder mangelhaft ausgeführte Operationen gewesen seien. Das will ich zugeben, aber ich behaupte, daß in der Methode selbst ein großer Gefahrenquotient steckt.

Ich lehne weiter die Palliativoperation der Abmeißelung der ,,Exostose“ als meist ungenügend ab. Sie beseitigt nur ein Symptom, die störende, dem Druck des Stiefels und den Insulten des täglichen Lebens ausgesetzte ,,Exostose“, während die Schiefstellung der Großzehe und der übrigen Zehen bestehenbleibt und weder an der medialen Abspreizung des 1. Metatarsale noch an den übrigen Spreizfußerscheinungen etwas geändert wird. Dazu verletzt die Operation das Gelenk, entfernt einen Teil des Gelenkköpfchens und kann bisweilen durch empfindliche Narben über dem Kopfrest, die hier gern verwachsen, lange Zeit rechte Schmerzen hinterlassen (Abb. 116).

Überhaupt ist die Eröffnung dieses Gelenks nicht immer ganz gleichgültig. Ich verweise auf die Untersuchungen WYMERs, der auf Grund des nicht glatten Verlaufs mancher Hallux-valgus-Operationen den Inhalt des Schleimbeutels unter aseptischen Kautelen untersuchte und feststellen konnte, daß in allen 10 untersuchten Fällen in ihm Staphylokokken anwesend waren. Dabei untersuchte er durchaus nicht etwa Schleimbeutel, welche schon äußerlich Anzeichen einer abgelaufenen Entzündung oder Fistelbildung aufwiesen, sondern auch solche, die unter anscheinend vollkommen intakter Haut lagen. Auch LUDLOFF fand 2 Fälle von schwerer Wundinfektion als Folge einer offenbar latenten Infektion im Frostballen. HERZBERG sah in einem Fall, der von anderer Seite technisch einwandfrei operiert war, beide distale Knochenhälften heraussequestrieren, wodurch eine schwere Schädigung der ganzen Fußfunktion die Folge war. Es dürfte deshalb richtig sein, die Eröffnung des Gelenks zu vermeiden, was aber sowohl bei der Abmeißelung der „Exostose" mit oder ohne LUDLOFF als auch bei der totalen wie partiellen Resektion geschieht.

Was die korrigierenden Osteotomien am Metatarsale oder Cuneiforme 1 betrifft, so sind sie gewiß imstande, die Abweichung der Großzehe und die Abspreizung des Metatarsale zu korrigieren. Wir machen davon bei schwerster Form von Abweichung des 1. Metatarsale Gebrauch.

Gegen die LUDLOFFsche Methode haben ich und andere insbesondere noch eingewendet, daß bei hochgradigen Fällen das periphere Fragment sich bei der

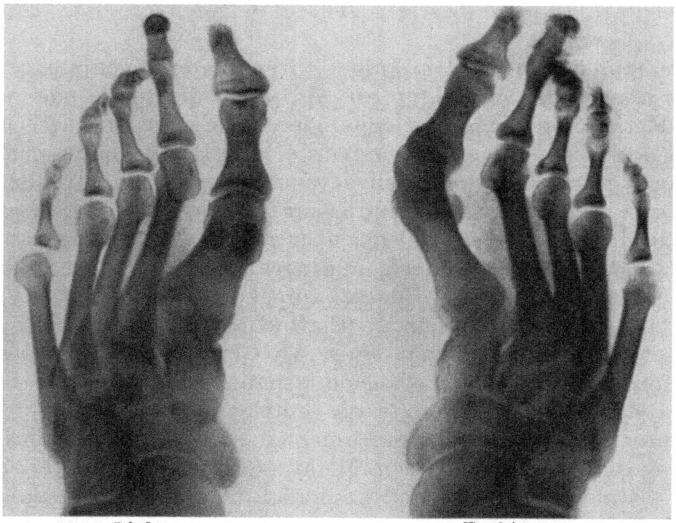

Links. Rechts.

Abb. 122. Röntgenbilder nach Hallux-valgus-Operation nach LUDLOFF. Rechts mit anatomisch schlechteren Formen waren die Metatarsalbeschwerden geringer als links mit der anatomisch besseren Stellung der Zehe, aber mit dem weiter rückwärts gerückten Grundgelenk. (Nach KÖHLER.)

Korrektur gern in den Zwischenknochenraum einbohrt, wo es an das 2. Metatarsale anstoßen muß, falls es nicht ganz erheblich gekürzt wird, wozu sich LUDLOFF entschließen mußte. Abb. 121 aus SIMONs Arbeit zeigt einen solchen Fall. Das aber hat bedenkliche Folgen anderer Art, wie aus einer Nachuntersuchung von 64 nach der LUDLOFFschen Methode operierten Patienten aus der BIERschen Klinik von KÖHLER hervorgeht. Zunächst schienen die Erfolge befriedigend, es stellte sich aber heraus, daß 52 = 80% der Nachuntersuchten klinisch ein schlechtes, anatomisch ein etwas besseres Resultat aufwiesen. Der Spreizfuß war bei allen stärker geworden und verursachte mehr Beschwerden. Besonders eindeutig gaben einseitig Operierte diese Klagen an. Die Röntgenbilder zeigten, daß bei den Operierten mit besonders starken Beschwerden das Großzehengrundgelenk sehr weit rückwärts, d. h. proximal verlagert war. Sehr auffällig war dieser Befund bei doppelseitig Operierten, wo die Beschwerden auf der Seite stärker waren, auf welcher das Grundgelenk weiter nach hinten als auf der anderen Seite gerückt war (Abb. 122). Mit Recht hebt KÖHLER hervor, daß das Großzehengrundgelenk meist schon ein wenig proximalwärts in der Reihe der Gelenke steht, was aber dadurch ausgeglichen werde, daß das Köpfchen des Metatarsale I etwas tiefer plantarwärts stehe. Durch die LUDLOFFsche Operation werde das Köpfchen aber durch die Strahlverkürzung nicht nur rückwärts, sondern auch dorsalwärts in die Höhe gehoben, ein Nachteil, den auch ERLACHER erwähnt. MAU, der ebenfalls häufiger Metatarsalbeschwerden nach diesem Eingriff sah, suchte dies durch Änderung der Osteotomierichtung von distal oben nach proximal unten zu beheben, wodurch das Köpfchen mit dem distalen Fragment nicht nach oben dorsal, sondern nach unten plantar rückt. Wegen der häufig beobachteten Versteifung des Grundgelenks vermied MAU auch die Eröffnung des Gelenks und die Abmeißelung der Exostose. Auch verband er die Methode mit der von HOHMANN angewendeten Vernähung des M. abductor hallucis an die mediale Seite. DEUTSCHLÄNDER wählte zur Vermeidung der Strahlverkürzung die bogenförmige Osteotomie. Und BRAGARD suchte der Verkürzung durch doppelte Osteotomie des Metatarsale und folgende Drahtextension zu entgehen. Auch er wies überzeugend auf die Bedeutung der *Verzerrung* des Quergewölbes durch Strahlverkürzung hin. Bessere Resultate sah BRANDES, der nach LUDLOFF und HOHMANN operierte (50% sehr zufrieden, 41% zufrieden, nur 9% nicht zufrieden, unter letzteren auch palliative Eingriffe).

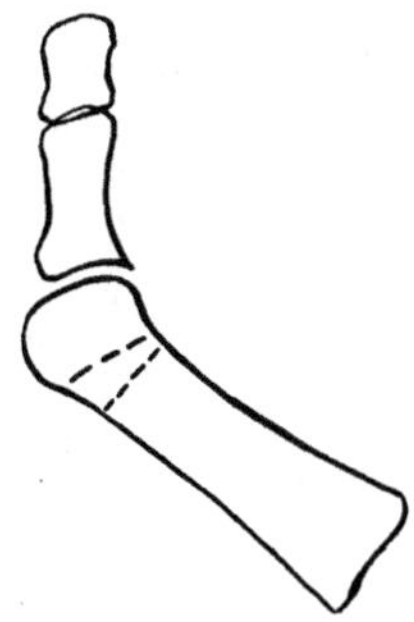

Abb. 123. Schematische Zeichnung der Keil- bzw. Trapezosteotomie. (HOHMANN.)

Meine Operationsmethode, die ich nun seit 13 Jahren anwende, und inzwischen in einigen Punkten verbessert habe, besteht in folgendem:

1. Durch eine in leichten Fällen lineäre, in allen schwereren Fällen aber, d. h. in solchen, bei denen eine sekundäre Weichteilschrumpfung eine Verkürzung der Knochenstrecke nötig macht, keil- bzw. trapezförmige Osteotomie des Metarsale I unmittelbar hinter dem Köpfchen, also extraarticulär, mit der Basis des Keils an der medialen Seite, suche ich die Adduction des Metatarsale I und die laterale Subluxation der Großzehe zu beseitigen (Abb. 123). Nach der Osteotomie gelingt es fast immer, die Zehe mitsamt dem Köpfchen geradezurichten, das Köpfchen lateralwärts gegen das 2. zu schieben und so auf das zentrale Fragment aufzusetzen. Teilweise läßt sich hierbei auch die Subluxation im Gelenk selbst beseitigen. An der Innenseite springt jetzt kein „Ballen", keine „Exostose" mehr vor. Selten war es nötig, noch ein Stück des Köpfchens zu entfernen. Durch die Verkürzung des 1. Strahls ist die Verkürzung der gespannten Sehnen und Muskeln dieses Strahls beseitigt, welche die Korrektur der Zehe hinderten und jedem Korrekturversuch widerstanden. Die Länge der Basis des Keils oder Trapezes beträgt ½—1, höchstens 1½ cm. Da die mediale Kapsel meist sehr ausgeweitet ist, muß sie zur Erhaltung der Korrektur mit 1 bis 2 Catgutnähten nach rückwärts an das Periost des Metatarsale angespannt werden. Damit schon erhält sich die Korrekturstellung während der Operation. Wichtig ist die Stellung, welche wir dem durch die Osteotomie mobilisierten Köpfchen geben. Denn wir müssen bei der Korrektur unser Augenmerk vor allem auch auf den bei dem Deformierungsprozeß verlorengegangenen vorderen medialen Stützpunkt des Fußes, den vorderen Hauptstützpunkt, richten. Ihn müssen wir wiederherstellen und dadurch auf den Pes valgus einen korrigierenden Einfluß ausüben. Dies vermögen wir durch die Art, wie wir das Köpfchen auf den Metatarsalstumpf aufsetzen. Da das 1. Metatarsale beim Pes valgus an sich schon durch die supinatorische Aufbiegung des 1. Strahls dorsal verschoben ist, müssen wir jetzt das Köpfchen etwas plantar verschoben aufsetzen und hier bis zur Anheilung festhalten. Dann haben wir das Köpfchen tiefer-

gestellt als die Köpfchen 2 und 3, so wie es der Norm entspricht, und die Belastung des Vorfußes kann wieder in normaler Weise erfolgen. Um die plantare Verschiebung des Köpfchens und seine Erhaltung an dieser gewünschten Stelle zu erreichen, legen wir den herauszunehmenden Keil oder das Trapez nicht einfach quer zur Längsachse des Metatarsale an, sondern etwas schräg von oben peripher nach unten zentral, wie dies die Abb. 124 deutlich zeigt.

2. Der zweite wichtige Punkt ist die Wiederherstellung des gestörten Muskelgleichgewichts. Hierzu löse ich den verlagerten Abductor hallucis an seiner pathologischen Anheftungsstelle ab und befestige ihn wieder an der medialen Seite des Gelenks und der Basis des Grundglieds der Großzehe in ihrer unteren Hälfte. Der Zug des Muskels über die mediale Seite des Gelenks hält das Metarsale 1 fest gegen das 2. an, beseitigt damit dessen Adduction und sichert das Resultat der Operation, weil jetzt wieder eine normale Funktion dieses wichtigen Muskels möglich wird.

3. Der Pes valgus wird einmal durch die eben besprochene Wiederherstellung des vorderen Stützpunkts bekämpft, andererseits durch entsprechende Nachbehandlung mit stützenden Einlagen, Massage und gymnastischen Übungen. Handelt es sich um einen contracten Pes valgus, wenn auch nur mit einer Contractur im vorderen unteren Sprunggelenk, so tut man gut, diesen *vor* der eigentlichen Hallux-valgus-Operation zu redressieren. BÖHLER tut dies ganz allgemein, auch beim nicht contracten Pes valgus, und man muß sagen, daß dies eigentlich die logische Fortführung der Gedankengänge ist, die ich vorgetragen habe. Ob dies allgemeine Redressement in praxi auch beim lockeren Pes valgus absolut nötig ist, lasse ich dahingestellt.

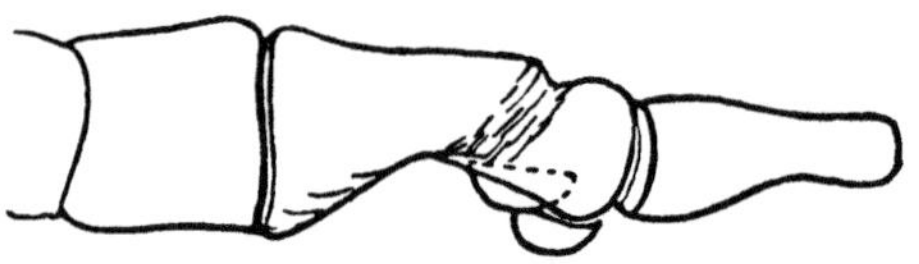

Abb. 124. Schräge Anlage der Osteotomie zur plantaren Verschiebung des Köpfchens. (HOHMANN.)

4. Handelt es sich außer der pathologischen medialen Adduction des 1. Metatarsale noch um eine pathologische laterale Abduction oder Abspreizung des 5. Metatarsale, also um den Symptomenkomplex des vollendeten Spreizfußes, trägt also nicht nur das 1. Metatarsale, sondern auch das 5. eine sogenannte Exostose, einen „Ballen", in diesem Falle also das vortretende Köpfchen des 5. Mittelfußknochens, so müssen wir zur Erzielung eines vollkommenen Resultates auch den Spreizfuß bekämpfen. Ich habe hierfür seinerzeit einen kleinen ergänzenden Eingriff angegeben, der sich im Laufe der Jahre außerordentlich bewährt hat. Ich durchmeißele das 5. Metatarsale ebenfalls am Hals hinter dem Köpfchen und zwar fast immer lineär, nur bei sehr hochgradigen Fällen keilförmig und verschiebe das Köpfchen nach medial gegen das 4., dann spanne ich die laterale Kapsel nach rückwärts mit einem Catgutfaden an das Periost des Metatarsale und den Abductor digiti 5 an, den ich so an die laterale Seite des Gelenks und das Grundglied der 5. Zehe heranziehe. Die anfangs geübte völlige Loslösung dieses Muskels habe ich nicht mehr für nötig gefunden. Durch diesen Zug richtet sich die vorher adduzierte, gegen die 4. Zehe gerichtete, oft unter diese gelegte 5. Zehe wieder gerade, spreizt sich von der 4. ab und der Vorfuß wird durch das Verschwinden des herausstehenden lateralen Ballens schmäler. Die dort geklagten Druckschmerzen hören auf. Niemals meißele ich diese „Exostose" mehr ab, seit ich die Erkenntnis von ihrem Wesen gewann.

5. Schließlich dürfen wir auch die lateral abgedrängten und krallenförmig verkrümmten Zehen 2 bis 4 nicht vergessen, da auch sie dem Patienten manche Beschwerden verursachen können. Bei schmerzhaften Krallenzehen werden wir oft die Hammerzehenoperation ausführen, so wie ich sie angegeben habe

(siehe diese), die nur seitlich verschobenen Zehen werden manuell redressiert und im Gipsverband mit Heftpflasterstreifen nach medial hingezogen. Sie legen sich allmählich wieder an die Großzehe an. Es ist ein Mangel, wenn wir sehen, wie oft nach Hallux-valgus-Operationen die lateralen Zehen weitabgespreizt von der Großzehe stehen.

Nach diesen die Grundlage meines Verfahrens darstellenden Erörterungen, die etwas ausführlicher waren, um meinen Standpunkt genau zu begründen, will ich die Operationsmethode beschreiben:

Meist in Lokalanästhesie, selten in Narkose, führe ich die Operation aus. Ich injiziere eine 1%ige Novokain-Adrenalin-Lösung an der Basis des 1. Metatarsale rechts und links von ihm, bis die Nadel an der Sohle unter der Haut fühlbar wird, unter Umspritzung des Periosts des Metatarsale und Infiltration der Linie des Hautschnitts, wobei besonders die Ballengegend wegen reichlicher

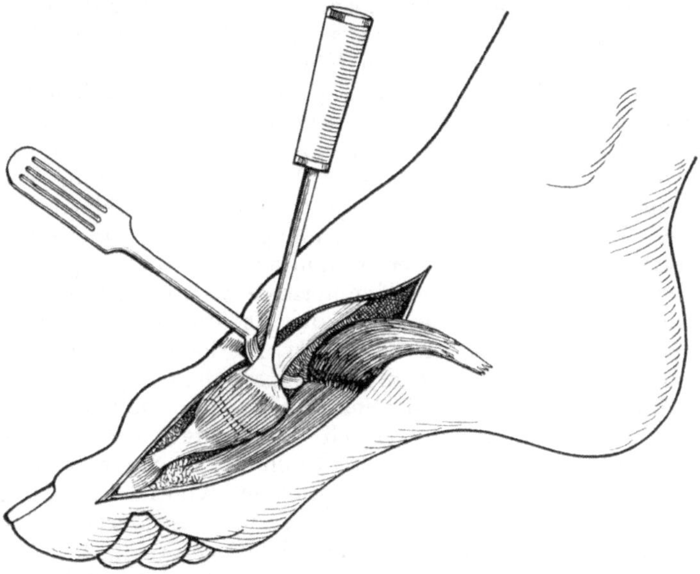

Abb. 125. Nach Ablösung des Abductor hallucis Osteotomie. (HOHMANN.) I.

Nervenversorgung gut zu anästhesieren ist. Von einem ganz leicht bogenförmigen Hautschnitt am inneren Fußrand von der Mitte des Grundgliedes der Großzehe bis zur Basis des 1. Metatarsale, etwa an der unteren Begrenzung des prominierenden Ballens, aber nicht tiefer, um die Narbe nicht zur Belastung zu bringen, durch das Fett hindurch bis auf das Metatarsale lege ich den Abductor hallucis frei. Nur die Haut des unteren, plantaren Wundrandes wird vom Muskelbauch des sofort sichtbaren Abductor hallucis abgelöst, bis er frei zutage liegt. Um die Ernährung der Haut nicht zu gefährden, wird die Haut des oberen Wundrandes nicht weiter abgelöst. Vom Muskelbauch aus geht man nach vorn zu seiner Sehne und löst diese vorsichtig von der Gelenkkapsel, ohne diese einzureißen, und trennt schließlich die Sehne an ihrem Ansatz an der Basis des Großzehengrundglieds ab. Indem man das abgelöste Sehnenende mit einer feinen Hakenpinzette faßt, mobilisiert man den Muskel nach rückwärts und trennt ihn vom Flexor hallucis brevis, mit dem ihn einige Muskelfasern verbinden, die durchschnitten werden. Man macht den Muskel etwa bis zur Mitte des 1. Metatarsale hin frei, um ihn dann entsprechend verlagern zu können (Abb. 125). Es folgt die Osteotomie des Metatarsale. Mit einem besonderen dünnen Schutzhebel, den ich um den Metatarsalhals unmittelbar hinter dem Köpfchen herumführe, schütze ich die Weichteile vor dem Meißel und schlage mit einem dünnen LEXERschen Meißel einen Keil bzw. ein Trapez hier aus dem Knochen heraus. Die Basis, $\frac{1}{2}$ bis 1 bis $1\frac{1}{2}$ cm breit, liegt an der medialen Seite und stellt die Strecke dar, um die das Metatarsale verkürzt werden muß. Es kommt ganz auf den Grad der Deformität und die damit zusammenhängende sekundäre Schrumpfung der kurzen Muskeln und Bänder an, wie breit wir die Basis nehmen. Es muß jedenfalls ein zwang- und müheloses Geraderichten der Großzehe möglich sein, um ein auch kosmetisch ordentliches Resultat zu erzielen. Die laterale Seite des Trapezes ist etwa 3 bis 4 mm lang. Es folgt die Reposition der Großzehe samt Gelenkkopf, indem man das Gelenkköpfchen nach lateral und plantar verschiebt und so auf das Metatarsalende aufsetzt. Eine Übertreibung dieser Verschiebung ist nicht gut, da sonst eine zu starke Bajonettstellung erfolgt. Das Köpfchen muß auf dem Metatarsale aufsitzen. Wenn die Geraderichtung der Großzehe erfolgt ist, stellen sich die Sesambeine wieder richtig unter dem Köpfchen ein, indem der Muskelmantel sich unter dem Köpfchen wieder richtig befindet, bzw. indem das Köpfchen wieder über den betreffenden Teil des Muskelmantels, besonders über den Flexor brevis geschoben ist. Man sieht dies später im Röntgenbild deutlich. Dies ist ein Kennzeichen einer guten Korrektur. Wenn die Reposition Schwierigkeiten macht, so kann daran die erwähnte Verwachsung der Kapsel samt Sesambeinen mit der durch Abschleifung arrodierten, unregelmäßig gestalteten, oft knorpelentblößten Unterfläche des Köpfchens schuld sein. Zur Erzielung eines funktionell befriedigenden Resultates aber ist eine normale Zugwirkung des Flexor hallucis brevis bei Gleiten der Sesambeine notwendig. Es kommen solche Verwachsungen im allgemeinen nur in schwersten Fällen vor. Ich habe sie mehrmals erlebt. Da habe ich durch einen Einschnitt in die Kapsel, bzw. durch ein Ablösen der Kapsel am Hals des Köpfchens die Verwachsung lösen müssen und alsbald die Reposition erreicht. Da ich fast stets ein Röntgenbild vor der Operation aufnehme, bin ich über die Kopfform und Stellung der Sesambeine unterrichtet. Sollte nach der Reposition noch ein größerer Knochenvorsprung vorragen, was bisweilen der Fall ist, so kann man ihn zur Verschönerung des Resultates abschlagen, nachdem man die Gelenkkapsel lappenförmig, Basis des Lappens peripher, abgelöst hat. Es kommt dies nur bei sehr deformierten übermäßig vergrößerten Köpfen und bei chronisch deformierender Arthrosis des Großzehengrundgelenks vor, wo dann eine wirkliche Exostose, aber an der dorsalen Seite des Köpfchens, als dorsaler Gelenkrandwulst sitzt. Den Schluß bildet die Spannung der Kapsel und die Annähung des Abductor hallucis. Die stets stark erweiterte und erschlaffte mediale Kapsel verlangt direkt nach einer Verkürzung. Während die Zehe vom Assistenten unverrückt in ihrer reponierten Lage gehalten wird, spanne ich mit zwei starken Catgutnähten, eine weiter dorsal, eine weiter plantar, die Kapsel samt Schleimbeutel stark nach rückwärts an das Periost des Metatarsale bzw. an die es bedeckenden Weichteile an (Abb. 126). Wie an zwei Zügeln wird dadurch die Zehe fest in ihrer Lage gehalten. Der Assistent braucht von jetzt an die Zehe nicht mehr zu halten. Nun wird auch der Abductor angenäht. Unter einer gewissen Anspannung hefte ich ihn mit einem Catgutfaden an die mediale Seite der Gelenkkapsel in ihrer unteren Hälfte mit dem hinteren Teil seiner Sehne, um so seine kapselspannende Wirkung wiederherzustellen, und das Sehnenende an die mediale Seite des Grundglieds der Großzehe ebenfalls in ihrer unteren Hälfte (Abb. 127). Catgut bevorzuge ich vor Seide, um nicht unter Umständen langdauernde Ausstoßung von Fäden zu bekommen, was bei der schlechternährten Glanzhaut der Ballengegend durch

Hautrandnekrosen vorkommen könnte. Um solche Nekrosen zu vermeiden, schneide ich auch die oft nicht sehr schön aussehende und verdickte Glanzhaut des Ballens nicht mehr aus, auch wenn ein Hautüberschuß entsteht. Durch Schrumpfung bildet sich dieser von selbst zurück. Und die Nekrose wird sicher vermieden. Auch den Schleimbeutel lasse ich unangetastet und verdanke dem wohl auch die glatten Heilungen, zumal ich hier an die erwähnten Ergebnisse

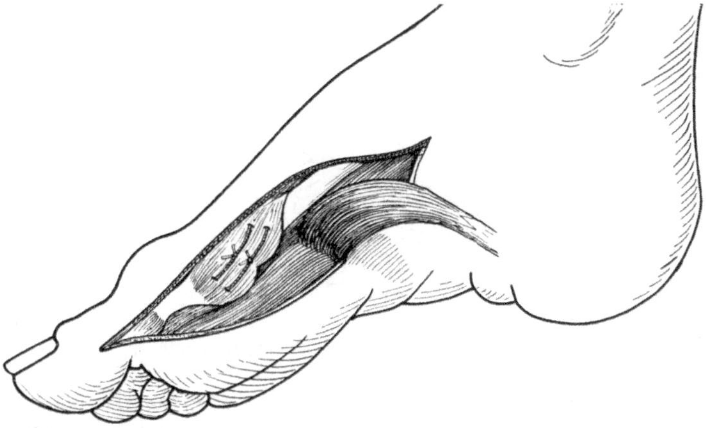

Abb. 126. Nach Osteotomie und Reposition Kapselspannung. (HOHMANN.) II.

der Schleimbeuteluntersuchungen WYMERs erinnere. Schließlich sei noch erwähnt, daß ich bei der Annähung der Sehne vermeide zuviel Gewebe zu umschnüren, ebenfalls wegen der Gefahr der Nekrose. Ich führe den Faden wie bei Sehnennähten dicht nebeneinander ein- und ausstechend durch. Zum Schluß kann

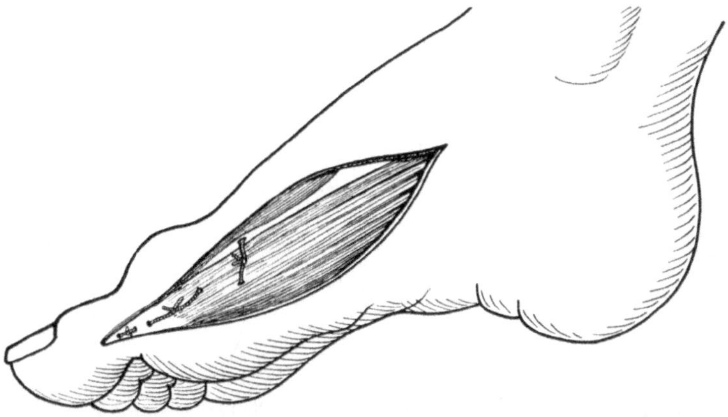

Abb. 127. Annähung des Abductor hallucis an Kapsel und Grundglied. (HOHMANN.) III.

man noch den Muskelbauch mit einer dünnen Naht an das Metatarsale anheften, besonders dann, wenn der Muskel vorher sehr stark plantar verlagert gewesen war. Es folgt die Hautnaht. Damit ist die Korrektur der Großzehe beendet. Die Operation dauert nicht lang, jedenfalls bei weitem nicht so lang, wie ihre Beschreibung eben gewährt hat. In 10 bis 15 Minuten längstens ist sie erledigt.

Die lateral abgedrängten Zehen 2 bis 4 werden mit dem Finger redressiert, eine Hammerzehe wird eventuell geradegerichtet, aber niemals entfernt, damit sich nicht ihre Nachbarn in die Zehenlücke verschieben, wie ich das öfter beobachtet habe.

Besteht eine Abspreizung des 5. Metatarsale mit Ballenbildung am lateralen Fußrand, so kommt u. U. noch die *Spreizfußoperation* in Betracht, die ich seinerzeit angegeben habe und die sich trefflich bewährt hat (Abb. 128). Das Röntgenbild belehrt uns über den Grad der Abspreizung des Metatarsale. Wenn das

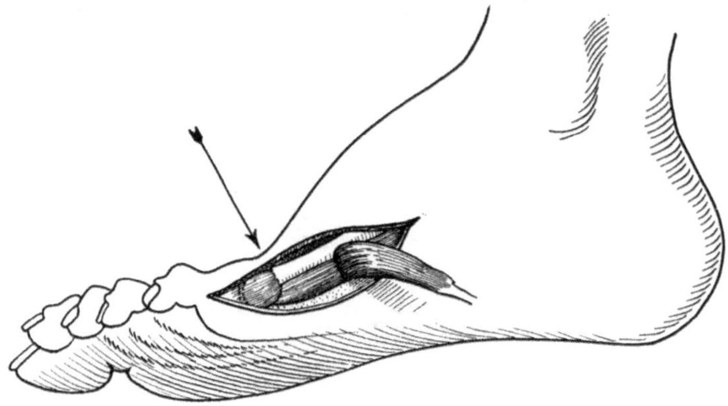

Abb. 128. Spreizfußoperation am Hals des Metatarsale 5. (HOHMANN.)

Köpfchen 5 stark nach außen prominiert, schmerzhaftem Druck ausgesetzt ist, die 5. Zehe in Adduction steht und sich unter ihre Nachbarn legt, wenn dazu noch stärkere Metatarsalschmerzen an den mittleren Köpfchen bestehen, die eine Wiederherstellung des vorderen Querbogens verlangen, so können wir ohne

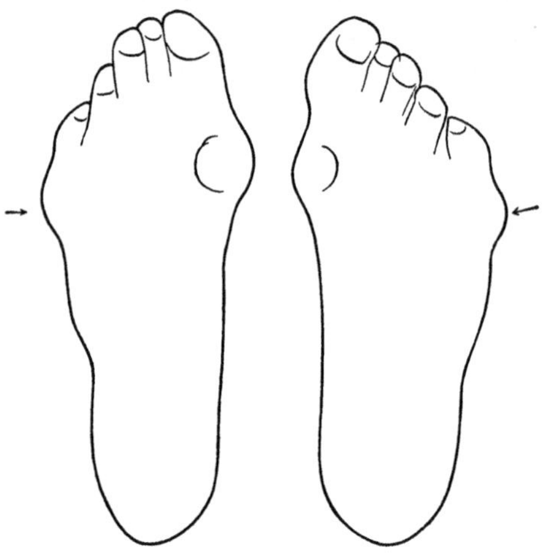

Abb. 129. Hallux valgus und Spreizfuß vor der Operation. (HOHMANN.)

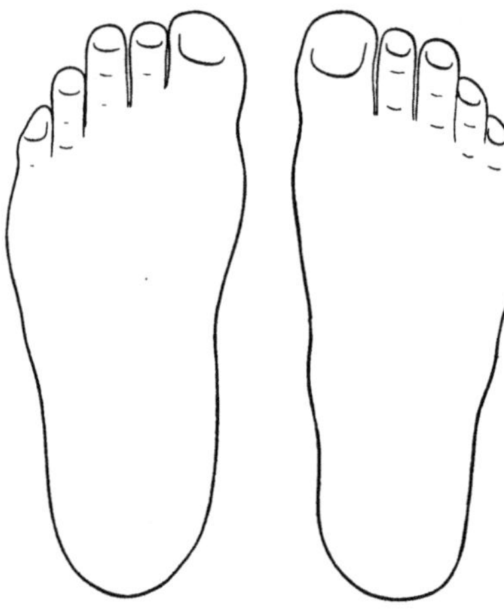

Abb. 130. Derselbe Fall 5 Monate nach der kombinierten Hallux-valgus-Spreizfußoperation. (HOHMANN.)

Frage mit dem kleinen ergänzenden Eingriff das Resultat der Operation wesentlich verbessern. Ich führe diese Operation auch dann aus, wenn kein Hallux valgus, sondern *nur ein Quintus varus* besteht, der dem Patienten Beschwerden verursacht. Nach Umspritzung des Metatarsale 5 in der Gegend des Köpfchens, seines Halses und des Grundgliedes der kleinen Zehe lege ich von einem kleinen Hautlängsschnitt von etwa 3 bis 5 cm Länge den Hals des Metatarsale frei, durchmeißele ihn quer und schiebe das Köpfchen nach medialwärts gegen das 4. hin und ebenfalls leicht plantarwärts wie bei der Großzehe. Nun straffe ich die

Kapsel durch eine Catgutnaht gegen das Metatarsale, wobei ich gleichzeitig den Abductor digiti 5, ohne ihn wie früher abzutrennen, straff gegen die Kapsel ziehe. Durch diese Anspannung richtet sich die bis dahin adduzierte Zehe geradeaus und bleibt so stehen, der Ballen am Außenrande des Fußes ist verschwunden. Also auch hier wird keine „Exostose" abgemeißelt. Die Operation erreicht eine Anlegung des abgespreizten Metatarsale.

Bei jeder Hallux-valgus- oder Spreizfuß-Operation wird ein Gipsverband zur Sicherung des Resultats angelegt, der bei ganz dünner Polsterung bis etwas über die Malleolen *unter Herausmodellierung des vorderen Quergewölbes der Sohle* reicht. Man umfaßt hierzu den mit Gips umwickelten Fuß von rückwärts her so, daß die Daumen beider Hände auf dem Fußrücken liegen und die 4 Finger

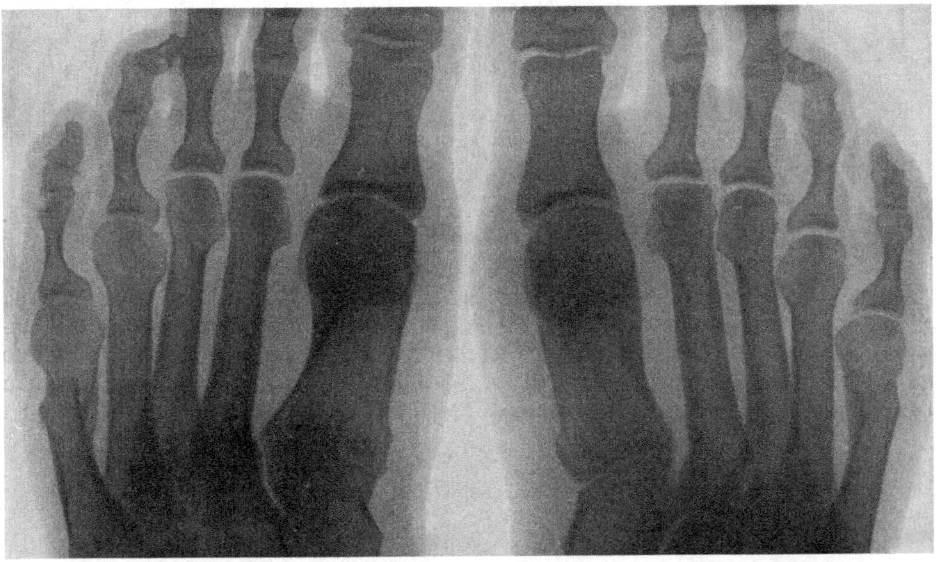

Abb. 131. Derselbe Fall von Abb. 129 und 130 im Röntgenbild 5 Monate nach der Operation. Die Korrekturstellen am 1. und 5. Metatarsale sind sichtbar. (HOHMANN.)

sich von beiden Seiten her in die Sohle legen. Während nun die Daumen den medialen und lateralen Randstrahl plantarwärts drücken, greifen die anderen Finger in die Mitte von unten her ein und modellieren in der Metatarsalgegend und besonders unmittelbar hinter der Köpfchenreihe eine ordentliche Vertiefung ein. Diese Modellierung fixiert das Resultat besonders sicher. Zur Fixierung der Zehe wird ferner ein Gipszügel um sie herum angelegt. Er muß eine Verschiebung des peripheren Fragments verhüten und leistet dies auch, falls er gut anmodelliert ist. Bei der kleinen Zehe tut man gut, zuerst einen Heftpflasterzügel umzulegen und erst dann den Gipszügel darumzuführen. Die redressierten Zehen 2 bis 4 werden mit Heftpflasterzügeln nach medialwärts gezogen, die am Gipsverband angeklebt werden. So bleiben sie in ihrer neuen Lage erhalten und gewöhnen sich an diese Stellung. Den ersten Gipsverband lasse ich 9 bis 10 Tage, den zweiten ebensolange liegen. Dann gebe ich auf alle Fälle einen kleinen Zinkleimverband von der Fußspitze bis über die Knöchel, um ein Ödem zu verhindern oder in Schranken zu halten, das beim Aufstehen sonst regelmäßig einzutreten pflegt. Erst nach 4 Wochen lasse ich den Fuß belasten. Zur Nachbehandlung gebe ich individuell gearbeitete Einlagen mit Hebung der mittleren Metatarsalien, zeige dem Patienten selbst auszuführende Massage der kurzen Fußmuskeln und Übungen wie Fußrollen und Zehengreifübungen, um die atrophische, inaktive, funktionsgestörte Muskulatur allmählich wieder zur normalen Tätigkeit zu bringen. Sind noch Zehencontracturen vorhanden, so werden diese allmählich manuell redressiert und eventuell mit einer kleinen korrigierenden Zehenschiene, die ich angegeben habe, 2- bis 3mal täglich $\frac{1}{2}$ Stunde behandelt (Abb. 150).

Meine Hallux-valgus-Operation, eventuell kombiniert mit der Spreizfußoperation, ist eine einfach auszuführende Methode. Sie ist gefahrlos, weil sie die

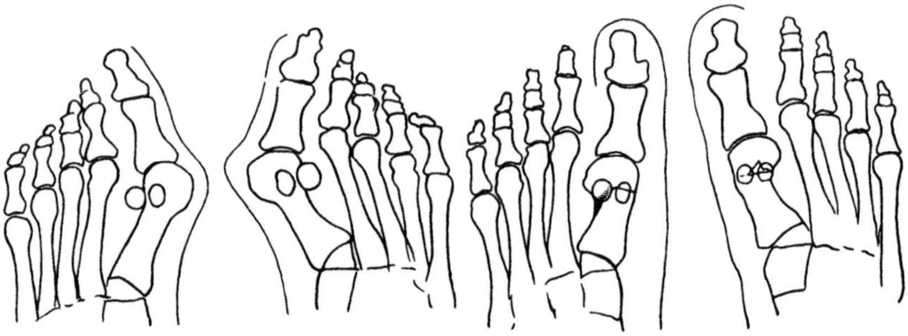

Abb. 132a und b. Halluces valgi vor und nach der Operation im Röntgenbild (56jährige Köchin). (HOHMANN.)

Eröffnung des Gelenks vermeidet, sie erhält die Beweglichkeit des Grundgelenks, sie stellt die normalen Verhältnisse an Metatarsale und Zehe wieder her, insbesondere den vorderen Hauptstützpunkt des Fußes. Darum habe ich sie eine *physiologische Methode* genannt. Das Alter meiner Patienten schwankt zwischen 16 und 65 Jahren. Sie ist zudem eine Methode, welche außer der funktionellen

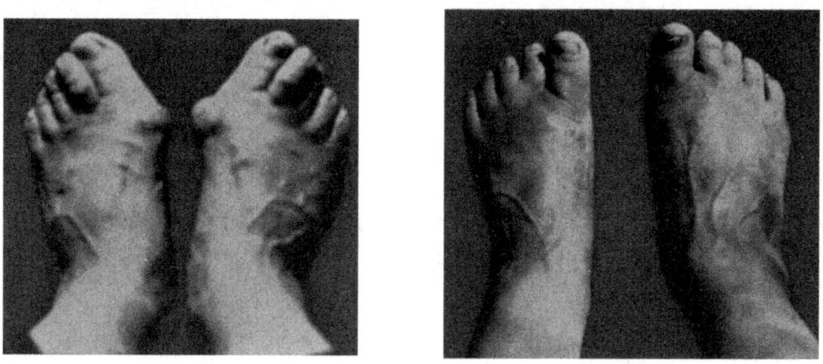

a b

Abb. 133a und b. Derselbe Fall im Lichtbild. (HOHMANN.)

Wiederherstellung ein schönes kosmetisches Resultat erzielt. Außer bei Personen der arbeitenden Stände wie Köchinnen und Arbeiterinnen und, die ich dazu rechnen möchte, bei Hausfrauen, habe ich sie bei Gesellschaftsdamen mit dem besten Erfolg angewendet. Wie mir Kollegen wie BÖHLER, BLENCKE, GAUGELE, ELSNER, HOFFMANN-Leipzig, OEDER u. a. mitteilen und teilweise publiziert haben, hat sie sich auch bei ihnen anderen Methoden überlegen gezeigt (Abb. 129 bis 135 zeigen Resultate mit dieser Methode).

Ich behaupte nicht, daß man nun jeden Patienten mit Hallux valgus auf diese Weise vollkommen zufriedenstellen kann. Das ist bei keiner Methode möglich.

Auch heißt es *Fehler bei der Operation vermeiden.* Ich habe Füße gesehen, die angeblich nach meiner Methode operiert wurden, für die aber nicht die Methode, sondern die mangelhafte Ausführung derselben verantwortlich zu machen ist. Ich bilde solche Fehler ab. Abb. 136 zeigt die Osteotomie nicht unmittelbar hinter

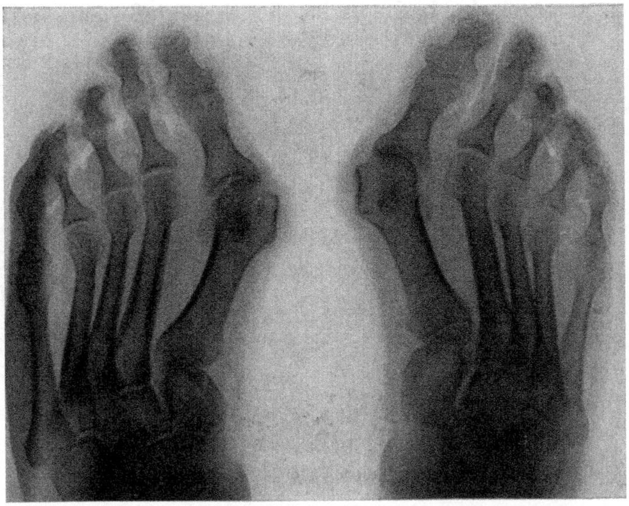

Abb. 134 a.

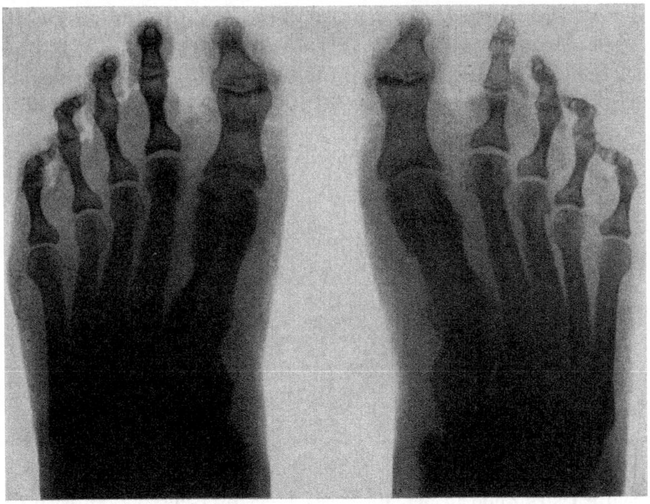

Abb. 134 b.

Abb. 134a und b. Halluces valgi vor und nach der Operation im Röntgenbild (23jährige Schauspielerin). (HOHMANN.)

dem Köpfchen, sondern fast in der Mitte des Metatarsale und zeigt zudem noch eine Aufbiegung des peripheren Bruchstücks. In Abb. 137 sind die peripheren Bruchstücke, d. h. die Köpfchen falsch auf das Metatarsale aufgesetzt. Allerdings gelingt es nicht immer die Sesambeine direkt unter das Köpfchen zu bringen, weil sie aus ihrer Gleitbahn herausgekommen und an ihrem neuen Ort durch bindegewebige Verwachsungen fixiert sind. Auch MATHEIS hat deshalb die

Durchtrennung der geschrumpften lateralen Kapsel empfohlen, um das laterale Sesambein aus seiner Einklemmung zu befreien. Ferner muß die Verkürzung des Strahls nach Möglichkeit vermieden oder äußerst beschränkt werden. Und schließlich soll das Köpfchen so tief wie möglich plantarwärts aufgesetzt sein.

Eine Quelle für das Rezidiv ist ferner die weiterbestehende *mediale Abspreizung des 1. Metatarsale.* Dadurch ist der Spreizfuß nicht beseitigt und der

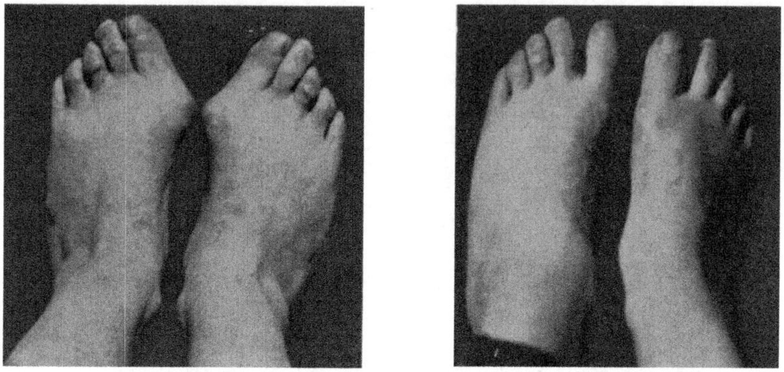

a b

Abb. 135a und b. Derselbe Fall im Lichtbild. (HOHMANN.)

Muskelzug, besonders auch der des M. extensor hallucis longus, kann von neuem auf die Großzehe einwirken. Diese Komponente des Hallux valgus ist schon immer Sorge des Operateurs gewesen und Versuche durch eine zweite Osteotomie an der Basis des Metatarsale oder des Cuneiforme I sind zur Anlegung des 1. Strahls von SILFVERSKIÖLD u. a. gemacht worden. Insbesondere begegnen wir diesen Schwierigkeiten beim Hohlspreizfuß mit seiner Bänderschlaffheit.

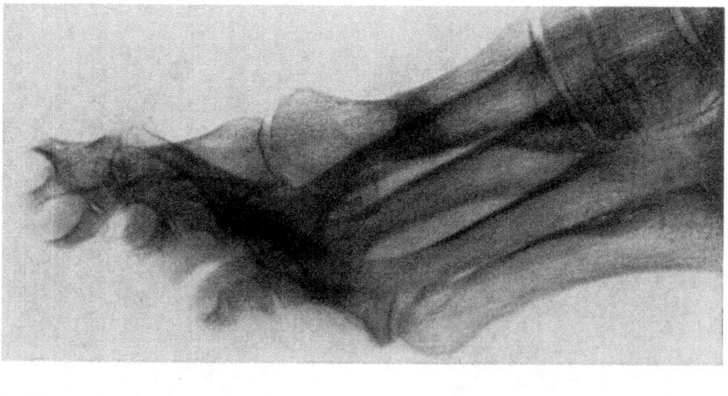

Abb. 136. Fehlerhafte Osteotomie in der Mitte des 1. Metatarsale und Aufbiegung des peripheren Bruchstückes.

Ich bin einen anderen Weg gegangen und wurde dazu angeregt durch LEXER, der die frisch entnommene Strecksehne der 5. Zehe um Metatarsale I und II dicht hinter dem Köpfchen schlingenartig mit doppelter Umführung legte, um eine Annäherung des I. an den II. Strahl zu erreichen, und durch GOEBELL, der einen freien Fascienstreifen aus der Fascia lata zwischen Metatarsale I und V an der plantaren Seite ausspannte, den er nach Durchbohrung des Knochens vernähte. Letzterer versuchte dadurch den Pes transverso-planus zu bekämpfen und die Querwölbung wieder herzustellen. Da namentlich die Fascie auf die

Dauer nicht genügenden Halt gibt, habe ich nach den Erfahrungen LANGES mit der Bildung seidener Gelenkbänder *Seide* verwendet. Nach der Osteotomie des Metatarsale I zur Hallux-valgus-Operation habe ich unmittelbar hinter der Osteotomiestelle einen doppelten starken Seidenfaden zwischen Metatarsale I und V plantar ausgespannt und am Metatarsale I nach kräftigem Anziehen verknotet. Erst dann reponierte ich das Metatarsalköpfchen und vernähte in der üblichen Weise Kapsel und Abductor hallucis. Abb. 138 zeigt die Anlegung von 1. Strahl an 2. und 5. an 4. unter Geraderichtung der zugehörigen Zehen deutlich. Die Einheilung erfolgte in einem Falle reizlos, in einem zweiten stießen sich die Fäden nach anfänglicher Heilung nach 4 Wochen ab, inzwischen aber hatte sich die Anlegung der vorher abgespreizten Randstrahlen gefestigt, so daß der Faden entbehrt werden konnte. Nach 4wöchentlicher Bettruhe im Gips begann ich mit Vorfußpflasterverbänden und Einlagen vorsichtig die Belastung. Der anatomische und funktionelle Erfolg war bisher ein guter.

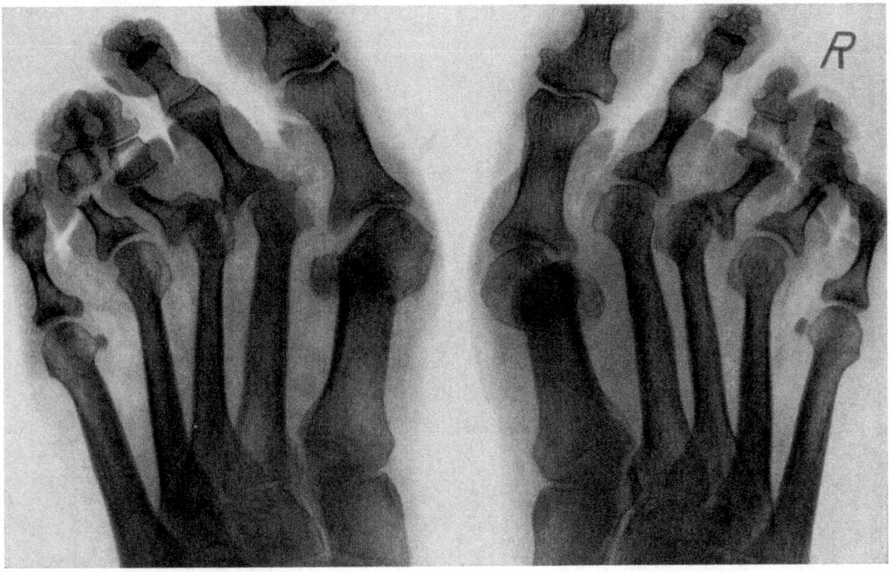

Abb. 137. Fehlerhafte Stellung der Köpfchen nach der Osteotomie (mediale Verschiebung).

In den letzten Jahren haben in Deutschland ALSBERG und BRANDES versucht, in ganz anderer Weise die Abweichung der Großzehe zu korrigieren. Die Geschichte ihrer Methode habe ich beim Hallux rigidus oder flexus, bei dem sie zuerst 1887 von DAVIES-COLLEY angewandt wurde, geschildert. Während ALSBERG die ganze Grundphalanx der Großzehe von peripher nach zentral vorgehend auslöste und nach Bedarf das Metatarsalköpfchen unter Entfernung des Schleimbeutels modellierte, ging BRANDES nicht so weit, sondern begnügte sich mit einer $^2/_3$-Resektion des Grundglieds. Im Ausland nennt man dies Verfahren die Debasierung des Grundglieds. Es hat den Vorzug, daß das 1. Metatarsale nicht verkürzt und der im 1. Metatarsalköpfchen liegende vordere Stützpunkt des Fußes nicht verrückt wird. Es hat weiter den Vorteil, daß die Kranken nach der Operation nicht so lange liegen müssen, wie zur Heilung einer Osteotomie. Es hat aber den Nachteil, wenigstens die ALSBERGsche Entfernung des ganzen Grundglieds, daß der Fuß durch die groteske Verkürzung der Großzehe unschön aussieht und daß diese Zehe schlottert. Auch bei der $^2/_3$-Resektion des Grundglieds fehlt der nötige Kraftschluß für das Grundgelenk. Das geht u. a. auch aus der interessanten Beobachtung DENGLERs hervor, der 2mal nach dieser Operation DEUTSCHLÄNDERsche Metatarsalerkrankung sah, d. h. es trat mangels genügender Kraftwirkung der Großzehe beim Abwickeln Überlastung der mittleren Metatarsalien ein. Ein weiterer Mangel des Verfahrens liegt darin, daß es den Spreizfuß als solchen, d. h. die Abspreizung der Randstrahlen unbeeinflußt läßt, was auch ALSBERG, SCHANZ und RAVEN zugaben. RAVEN sah auch arthrotische Zackenbildung mit Beschwerden in dem neugeformten Gelenk. Ich habe ebenfalls mehrfach solche gesehen. Abb. 139, 140 zeigen einen von anderer Seite operierten Fall mit arthrotischen Zacken und lateraler Verschiebung der Zehen mit

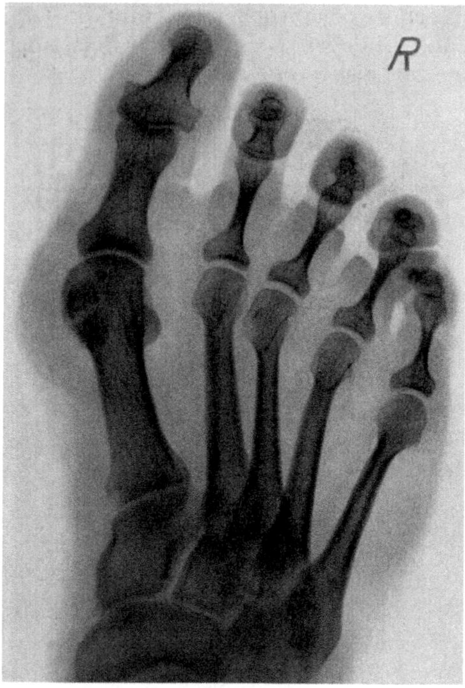

a

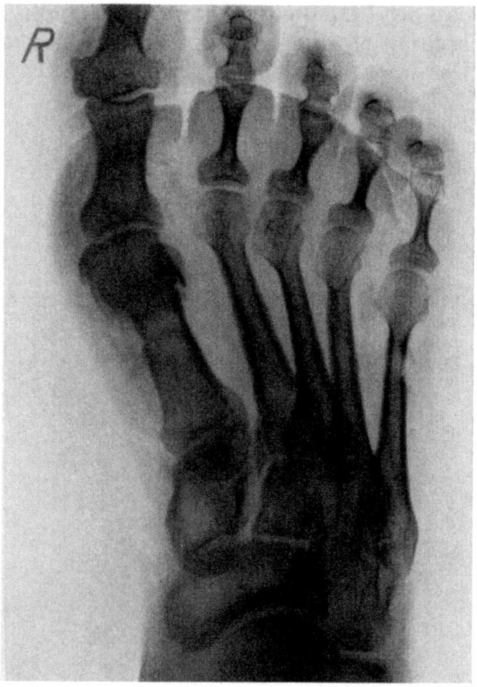

b

Abb. 138. Hallux valgus und Spreizfuß. a Vor der Operation. M. I und V sind weit abgespreizt, die Metatarsalien stehen fächerartig auseinander. b Nach der Operation (Halsosteotomie, Abductor-hallucis-Verlagerung und Seidenfadenumschlingung um M. I und V.) Die Anlagerung der Strahlen ist deutlich. (Eigene Beobachtung.)

erheblichen Schmerzen beim Gehen. In einem Falle meiner eigenen Beobachtung trat die Zackenbildung erst einige Monate nach anfänglich guter Form und Funktion auf.

Wenn ich diese Mängel des Verfahrens betone, so lehne ich es gleichwohl nicht ganz ab, sondern empfehle es unter ganz bestimmten Indikationen. Bei fortgeschrittenem Alter und bei chronischer deformierender Arthrosis und Arthritis mit mehr oder minder großer Versteifung des Gelenks ist eine Abkürzung der Liegezeit wünschenswert. Bei letzterer beseitigt die Operation die Versteifung. Auch bei sehr hochgradigem Hallux valgus wie in Abb. 141 ist die Debasierung besser geeignet als eine Osteotomie, weil letztere nur mit großer Strahlverkürzung die Zehe geradezurichten vermag. Die Operation gestaltet sich nach BRANDES Vorschrift so:

In Lokalanästhesie mit $\frac{1}{2}$%iger Novocainlösung wird von einem leicht bogigen dorsalen Schnitt aus (Abb. 142) die Sehnenscheide des M. extensor hall. long. freigelegt, nicht eröffnet und lateral verzogen. Medial von ihr wird das

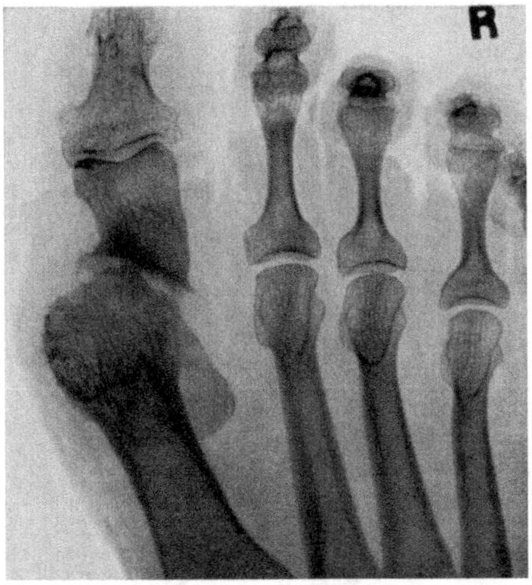

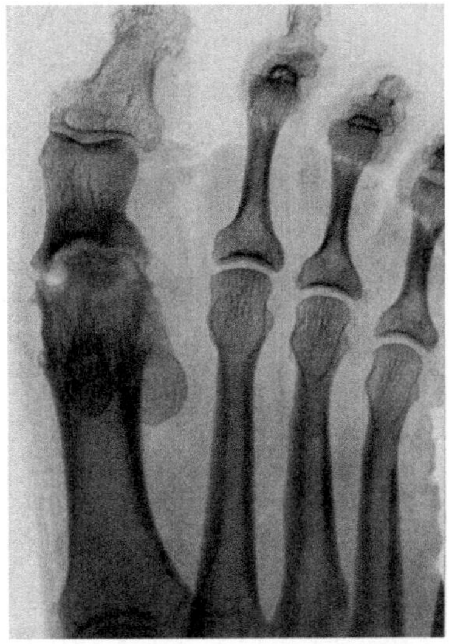

Abb. 139 und 140. Arthrotische Zackenbildung und Subluxation nach Debasierung des Grundglieds.

Gelenk eröffnet, die ,,Exostose" freigemacht, ohne Rücksicht auf Eröffnung des Schleimbeutels, und dieselbe mit einem Meißelschlag in Höhe der bekannten Gelenkfurche fortgenommen. Nach weiterer Eröffnung des Grundgelenks und Freilegung des Grundglieds ohne Abhebelung des Periosts wird dieses mit 2 Raspatorien aus der Wunde etwas herausgehoben und an der Grenze zwischen distalem und mittlerem Drittel mit einer Zange nach und nach vorsichtig durchgeschnitten (Schonung der Sehne des Flex. hall. long.!). Ein scharfer Einzinker wird dann in die distale Wundfläche des proximalen Stücks der Grundphalange eingesetzt und dieses Stück von $^2/_3$ der Phalange (von distal zum Gelenk hin) mit dem Resektionsmesser herauspräpariert. Das übrig gebliebene distale Drittel des Grundglieds wird geglättet und das Köpfchen des 1. Metatarsale eventuell noch von Osteophyten befreit. Nach genauer Blutstillung wird zurückpräpariertes Gewebe als deckende Schicht über die klaffenden Gelenkteile zurückgeschlagen und vernäht. Der laterale Teil der anfangs zurückpräparierten Gewebsschicht hat sich stets unter die Sehne des M. ext. hall. long zurückgerollt und muß von hier vorgezogen werden. Nach subcutaner Naht wird die Haut exakt vereinigt.

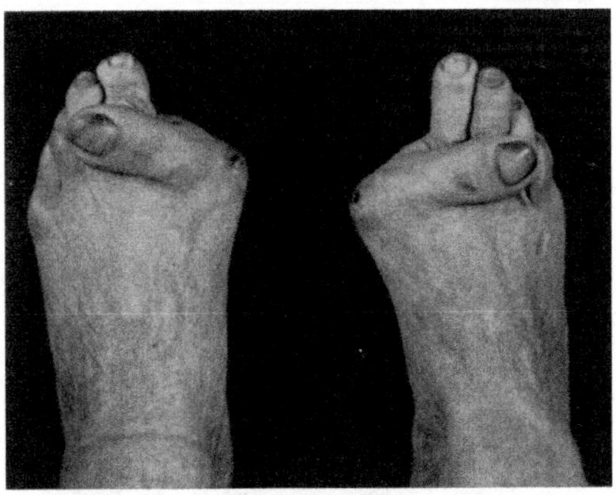

Abb. 141. Hochgradiger Hallux valgus. Hier ist Debasierung angezeigt. (Eigene Beobachtung.)

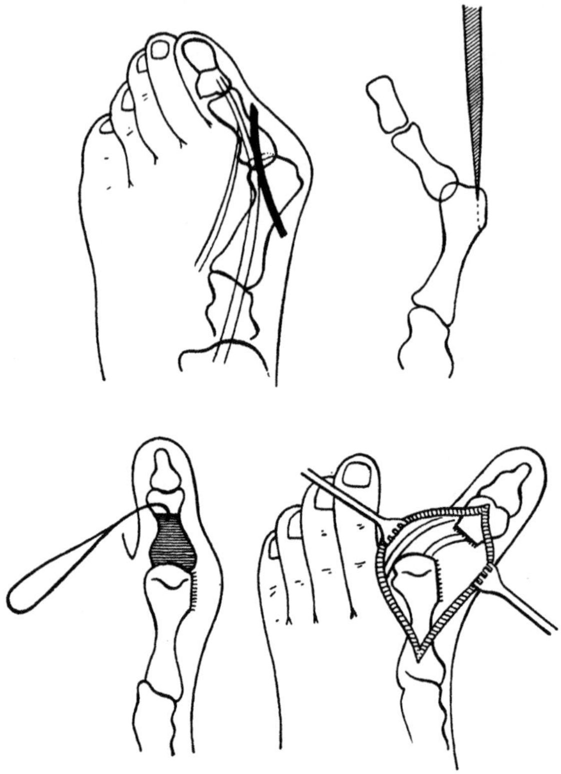

Abb. 142. Die $^2/_3$ Resektion des Grundglieds nach BRANDES in ihren einzelnen Phasen.

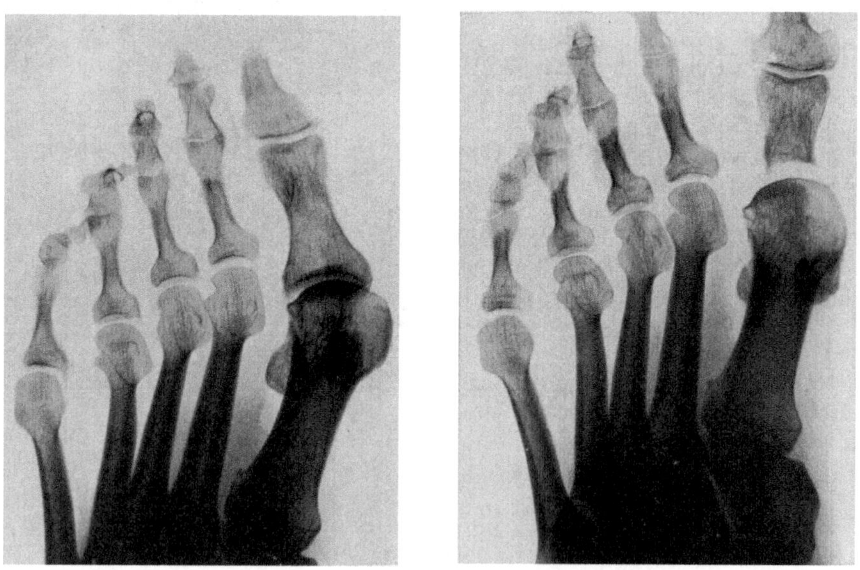

Abb. 143. Hallux valgus mit leichter Arthrose. Debasierung.

Die Großzehe muß in leichter Plantarflexion und Adduction eingegipst werden. Nach 14 Tagen Beginn mit Aufstehen. Hierfür wird der Mittelfuß gegen die Spreizfußbildung mit einigen Zinkleimbinden zusammengenommen und eine entsprechende Einlage gegeben. Nachbehandlung in der üblichen Weise mit Bewegungsübungen, Bädern, Heißluft, Massage.

Im großen und ganzen habe ich mit dieser Methode bei Auswahl der dazu geeigneten Fälle befriedigende Erfolge erzielt (Abb. 143).

5. Metatarsalgie.

(Mortonsche Neuralgie, Fußgeschwulst, Deutschländersche Erkrankung des Mittelfußes.)

Dieses Kapitel ist eigentlich eine Fortsetzung des vorigen, insofern die Metatarsalgie nichts anderes ist als eine Teilerscheinung des Spreizfußes, des Pes

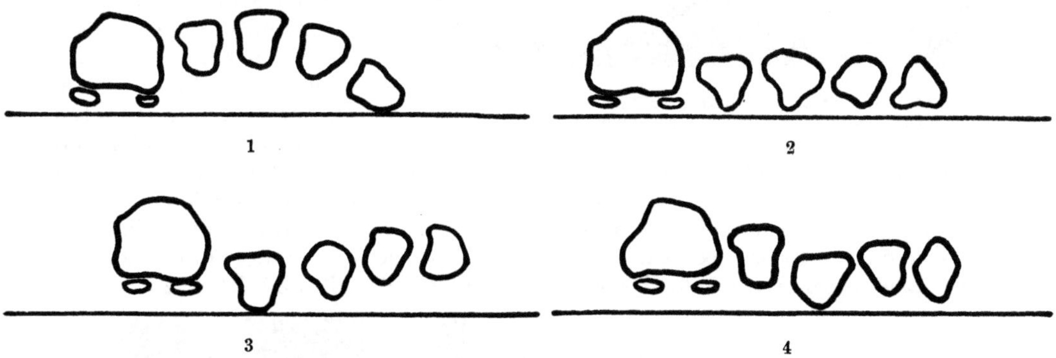

Abb. 144. Schemata der Anordnung der Ossa metatarsalia in der Gegend der Köpfchen: 1. der normale Fuß mit Stützpunkten in Köpfchen 1 und 5, 2. schlaffer Spreizfuß, bei dem die Köpfchen nebeneinander in einer Ebene liegen. 3. Contracter Spreizfuß, Pes transverso-planus contractus, bei dem Köpfchen 2 zum vorderen Stützpunkt geworden ist. 4. Derselbe, bei dem Köpfchen 3 vorwiegend Stützpunkt ist. (Bilder nach Seitz.)

transverso-planus, wie der Hallux valgus und der Digitus varus V auch. Über das Quergewölbe und den Spreizfuß habe ich das Nötige schon gesagt. Das Bild des „eingesunkenen“ Quergewölbes ist uns geläufig, jede Sprechstunde bringt es uns in seinen verschiedenen Gradabstufungen, als lockeren und als versteiften Spreizfuß, mit relativer Senkung meist des 2. und 3. Köpfchens, oft auch des 4. (Abb. 144 bis 146). Schon beim älteren Kinde kann dies ausgesprochen sein (Abb. 147).

Alle diese Patienten klagen über starke Schmerzen am Vorfuß. Diese sitzen vorwiegend an der Sohlenseite des Vorfußes entsprechend den Gelenkköpfchen des 2., 3. oder auch 4. Metatarsale und zwar teils an ihrer Unterfläche, teils etwas nach vorn von dieser an ihrer Vorderfläche. Besonders diese Vorderfläche kann sehr druckschmerzhaft sein. Die Form des Vorfußes ist meist eine ganz charakteristische. Während normal die Metatarsalköpfchen in einem leicht dorsalkonvexen Bogen stehen, ist hier dieser Bogen wie eingesunken. Der Vorfuß ist breit geworden und sieht flach aus, ja in hochgradigeren Fällen sieht man auf der Dorsalseite eine leichte Einsenkung in der Gegend der Köpfchen und des distalen Teils der mittleren Metatarsalien. Besonders deutlich sind die Veränderungen an der Sohlenseite. Hier prominieren die mittleren Metatarsalköpfchen 2 und 3, weniger 4, sichtbar sohlenwärts und wölben hier den Vorfuß in der Mitte der Sohle vor. Man fühlt die Köpfchen deutlich an dieser Stelle. Sie sind druckschmerzhaft. Auf ihnen sind Schwielen und Clavi zu sehen. Die Zehen befinden sich in den meisten Fällen in den Grundgelenken in Contracturstellung. Oft stehen sie in Krallenstellung, das Grundglied etwas überstreckt bis zur Subluxation auf das Dorsum des Mittelfußgelenkköpfchens, die Endglieder in Beugecontractur. In leichten Fällen sieht man einfach eine Streckcontractur in den Grundgelenken. Die Zehen stehen gerade, können wohl aktiv überstreckt, aber weder aktiv noch passiv plantarwärts gebeugt werden. Jeder Versuch dazu verursacht Schmerzen. Es ist eine Schrumpfung der dorsalen und lateralen Kapselteile eingetreten; vor allem wirken die exzentrisch angebrachten seitlichen Gelenkbänder im Sinne der Überstreckung und hemmen die Beugung, wie dies analog an den Fingergrundgelenken der Fall sein kann. Infolge der ungenügenden Plantarbeugung können die Zehen den Boden nicht erreichen und nicht mehr zum Abwickeln des Fußes beansprucht werden. Sie stehen in der Luft, und die ganze Last beim Abwickeln des Fußes haben die Mittelfußköpfchen zu tragen.

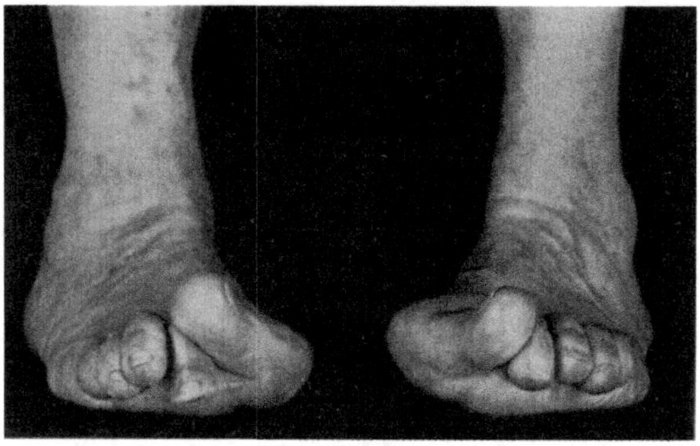

Abb. 145. Spreizfuß mit plantarer Prominenz des Metatarsalköpfchens. (Eigene Beobachtung.)

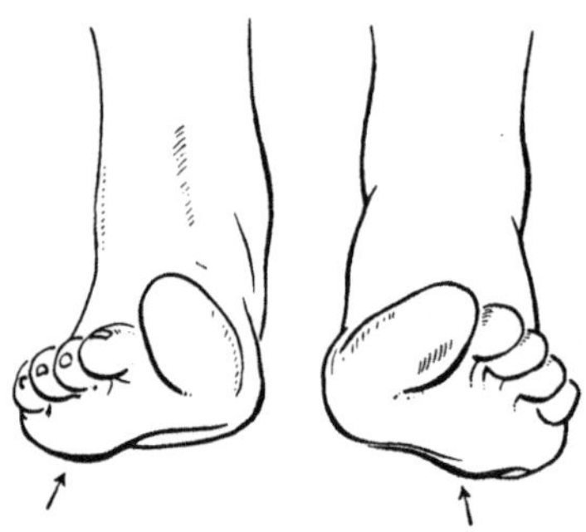

Abb. 146. Spreizfuß mit plantarer Prominenz des 4. Metatarsalköpfchens. (Eigene Beobachtung.)

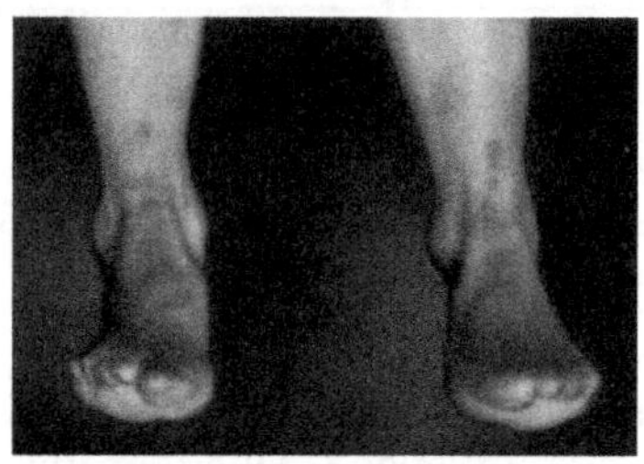

Abb. 147. Senkung des Metatarsalbogens bei einem 8jährigen Kinde, Füße von vorn her gesehen. Die Sohlenseite des Ballens ist in der Mitte durch die Aufbiegung des 1. und 5. Strahls konvex nach unten gestaltet. (HOHMANN.)

An ihnen sitzen infolge der Überlastung die lebhaften Schmerzen, über die die Patienten zu klagen haben. Ihr Sitz ist, wie oben bemerkt, an ihrer Unterfläche und fast mehr noch an ihrer Vorderfläche, die infolge der dorsalen Verschiebung der Zehen frei liegt, beim Abwickeln vom Boden direkt gedrückt und durch die Dorsalverschiebung der Zehen eine Zerrung ihrer Gelenkkapsel erleidet. Dieser Teil der *Grundgelenkkapsel* reagiert auf diese *Zerrung* und diesen *Druck* mit einem entzündlichen Zustand, der das ganze Gelenk ergreifen kann, so daß es auf allen Seiten, oben, unten, seitlich und vorn stark druckschmerzhaft ist. Man sieht auch oft an der dorsalen Seite hier eine umschriebene Schwellung.

Durch die aufbiegende Wirkung des Bodendrucks beim Gehen kommt es oft auch zu einer Lockerung des Gefüges, d. h. der Verbindungen der Metatarsalien mit den Tarsalien, vor allem des *4. Strahls*, so daß ein ziemlich typisches, in der Literatur allerdings bisher noch nicht beachtetes Symptomenbild entsteht. Ich bezeichne es als *Lockerung des 4. Fußstrahls.* Bei einiger Genauigkeit der Untersuchung läßt es sich leicht feststellen. Bisweilen klagt der Patient über einen Schmerz beim Gehen, den er an die laterale Seite des Fußrückens verlegt. Bei der Untersuchung finden wir einmal einen ausgesprochenen Druckschmerz am Fußrücken in der Gegend der Gelenkverbindung des 4. Mittelfußknochens mit dem Würfelbein, außerdem an dieser Stelle eine bald stärkere, bald geringere zackige Unebenheit von knöcherner Beschaffenheit und schließlich, was das Wichtigste und Eindrucksvollste ist, eine sehr deutliche Lockerung der genannten Gelenkverbindung. Wenn wir den 4. Fußstrahl vorn an seinem Metatarsalköpfchen fassen und nach dorsal und plantar bewegen, können wir diese sehr einfach feststellen. Am deutlichsten erkennen wir die Lockerung in diesem Gelenk durch Vergleich mit dem anderen Fuß, wenn dieser gesund ist, nicht schmerzt und dieses Gelenk von normaler Festigkeit ist. Bei der Untersuchung des gelockerten Fußstrahles, d. h. bei den passiven Bewegungsversuchen an demselben tritt ein charakteristischer Schmerz in dem Gelenk zum Würfelbein ein, und der Patient gibt alsbald an, daß dies der Schmerz sei, der ihn beim Gehen belästige.

An sich ist dieses Gelenk ziemlich stabil und fest gebaut. Das zentrale Ende des 4. Mittelfußknochens ist fest eingefügt zwischen dem des 3. und 5. und ist mit kurzen straffen plantaren Bändern gesichert und zwar mit Querbändern, die zwischen den Basen dieser Knochen ausgespannt sind und mit längsverlaufenden Bändern, die vom Würfelbein zu den Basen ziehen. Insbesondere ist durch diese Querbänder der 5. Strahl, der an sich der am wenigsten feste Fußstrahl ist, an den 4. gebunden. Auch die kurzen hier ansetzenden Fußmuskeln dürften mit einen Halt geben, so der schräge Kopf des M. adductor hallucis, der an der Basis des 4. Mittelfußknochens und zwar an der nach dem 3. zu gelegenen Seite ansetzt und zur Basis des Großzehengrundgliedes zieht, ferner die M. interossei.

Beim Plattfuß kommt es bekanntlich zur plantaren Senkung des vorderen Teils des Calcaneus, dem das mit ihm verbundene Würfelbein ohne weiteres folgen muß und in schweren Fällen oft zum tiefsten Punkt der Sohle wird. Gegenüber diesem Fixpunkt, auf den sich der Plattfuß in seinem hinteren Abschnitt aufstützt, biegt sich bei der Abwicklung vom Boden der Vorfuß, d. h. in diesem Falle der 4. und 5. Strahl nach dorsalwärts auf. Dadurch müssen die plantaren Bandverbindungen dieses Gelenks gelockert werden. Infolge dieser Lockerung kommt es durch die beständige Aufbiegung beim Gehen zu einer Druckwirkung an den dorsalen Knochenkanten, zu kleinen Randzacken, d. h. zu einer lokalen Arthrose. Oft sehen wir daneben noch eine Abspreizung des 5. Strahls, so daß auch nach der lateralen Seite die Festigkeit dieser Gelenkverbindung nachläßt. Auch die Dehnung der genannten kurzen plantaren Fußmuskeln, die hier ansetzen, dürfte bei dem Plattspreizfußprozeß mit zu der mangelhaften Festigkeit beitragen. Zur Behandlung dieser meist ganz genau lokalisierten und isolierten Fußbeschwerden dient mir eine Einlage, bei der ich die Stelle dieser Gelenkverbindung von unten her durch besondere Herausmodellierung beim Gipsabguß unterstütze, und ferner länger dauernde Segeltuchheftpflasterverbände um die Tarso-Metatarsal-Gegend. Die Beschwerden verschwinden und bisweilen sieht man sogar das gelockerte Gelenk mit der Zeit wieder fester werden.

Auch an den Gelenkverbindungen zwischen Metatarsale II oder III mit den zugehörigen Cuneiformia können arthrotische Zacken mit hier lokalisierten Schmerzen beim Gehen entstehen.

In vielen Fällen bleibt es zeitlebens bei dem lockeren Spreizfuß. Sehr oft aber entwickelt sich durch die fortgesetzte Belastung eines solchen Fußes aus wiederholten Entzündungen der Grundgelenke heraus, wie ich sie oben beschrieben habe, eine *Contractur des „eingesunkenen" Vorfußes*. Die Metatarsalien sind in der pathologischen Stellung zueinander fixiert und lassen sich nicht mehr in ihre richtige Lage zueinander zurückbringen. An den contracten Pes valgus und valgo-planus schließt sich der *contracte Pes transverso-planus* nach vorn an, beide mitunter, aber keineswegs immer miteinander verbunden. Jetzt sind die *mittleren Metatarsalköpfchen vordere Stützpunkte* geworden, nachdem die Köpfchen 1 und 5 durch ihr Höherrücken ausgeschaltet worden sind. Die neuen Belastungsstellen, die die Köpfchen 2 und 3, bzw. 2 oder 3 in der Regel umfassen, stellen eigentlich nur eine Fläche dar, über die der Fuß bei der Ablösung vom Boden hinüber muß, während normalerweise die Last auf mehrere Punkte zweckmäßig verteilt ist. Kein Wunder, daß auf dieser neuen Belastungsstelle Schwielen und Hühneraugen wachsen. Der Gang ist unelastisch und wegen der Schmerzen meist mühsam und ermüdend. Holperiges hartes Pflaster, wie es in unseren Kleinstädten noch vielfach ist, oder kleine Steinchen am Boden werden als sehr störend und schmerzhaft empfunden. Diese Beschwerden nehmen mehr und mehr zu, je mehr unter der stetigen Wirkung des Drucks des Bodens das schützende Fettpolster unter den Metatarsalköpfchen schwindet und der blanke Knochen, nur von fettarmer und meistens harter, schwieliger Haut bedeckt, der Belastung ausgesetzt ist. Abb. 104, auf die ich früher schon hingewiesen habe, stellt das Extrem eines deformierten contracten Pes transverso-planus dar, der sich im ursächlichen Zusammenhang mit einem schweren deformierten Plattfuß, vermutlich angeborenen Charakters, entwickelt hat.

Ein anderes Bild der Metatarsalgie stellt der von THOMAS G. MORTON 1876 beschriebene Schmerzzustand am 4. Metatarso-Phalangeal-Gelenk dar, als Morton disease bekannt. Nach längerem Gehen, Spielen, Tanzen, manchmal auch plötzlich in der Ruhe treten heftige Schmerzanfälle am Köpfchen meist des 4., seltener des 3. Metatarsale auf, von der Art einer Neuralgie, von stechendem, reißendem Charakter und derart intensiv, daß die Kranken stillestehen und zur Erleichterung ohne Rücksicht auf die Umgebung den Schuh ausziehen. Auch Massieren beruhigt den heftigen Schmerz. Nicht immer sind die Schmerzen so heftig, oft mehr dumpf und bohrend. MORTON glaubte, daß der Zweig des Nervus plantaris externus, der zwischen 4. und 5. Metatarsalknochen verläuft, zwischen den Köpfchen dieser beiden Knochen durch den Schuh oder durch eine fehlerhafte Bewegung zusammengedrückt werde. Er beobachtete auch, daß oft das 5. Metatarsale infolge Schlaffheit der Bänder beim Gehen nach oben gegen das 4. Metatarsale verschoben wird. POULLOSSON sah bei einem Arzt den Schmerz nachlassen, wenn er die Köpfchen der mittleren Metatarsalknochen etwas mit den Fingern nach oben drückte, während der Schmerz beim Nachlassen des Drucks wieder auftrat. Er glaubte, daß durch Erschlaffung der queren Metatarsalbänder ein Köpfchen, besonders das 3. plantarwärts verschoben und dadurch die den Knochen beiderseits begleitenden Nerven gedrückt würden. THOMAS S. K. MORTON untersuchte excidierte Stücke vom Gelenk und Nerven, ohne eine krankhafte Veränderung zu finden. GRÜN, der selbst an den Beschwerden litt, glaubte sie durch Einsinken des Gewölbes mit folgender Verlängerung und Verbreiterung des Fußes erklären zu sollen. TUBBY und ROBERT JONES fanden in zwei Fällen an dem exstirpierten Metatarsalköpfchen Verdickung mit osteophytischen Wucherungen, in 2 Fällen Entzündung mit Rötung und Verdickung der Digitalnerven, in 1 Fall ein Fibrom der Plantaraponeurose, in 1 Fall einen starken Callus nach Fraktur in der Nähe des Köpfchens.

Auch ich sah einmal eine erhebliche arthrotische Deformierung der Basis des Grundglieds der 2. Zehe. Dieselbe war verbreitert und zeigte eine dorsale spitze Ausziehung, die auch vom Dorsum aus zu fühlen war. Die Bewegung in dem Gelenk war plantarwärts etwas eingeschränkt. Die anfallsweisen Schmerzen strahlten bis in die Zehenbeere aus. Bei den übrigen Patienten fand ich keine anatomischen Veränderungen, außer der auch sonst festgestellten auffallenden Bänderschlaffheit im Gefüge des Vorfußes. Die einzelnen Metatarsalien lassen sich weitgehend auseinanderziehen und gegeneinander nach oben und unten verschieben. Dies sehe ich auch als die Ursache dieser eigentümlichen Schmerzzustände an, die durch *Zerrung oder Druck* der intermetatarsal zu den Zehen verlaufenden *Nerven* entstehen dürften.

Eine andere Art von Beschwerden am Vorfuß tritt in der Regel nach stärkerer Anstrengung der Füße mit einer Schwellung am Fußrücken im Bereiche des Mittelfußes auf, was als *Fußgeschwulst* bekannt geworden ist.

Murk Jansen ist in einer eingehenden Studie dem Wesen der Erkrankung nachgegangen. Man wurde vor allem beim Militär auf die Fußgeschwulst aufmerksam, fand sie aber auch bei der Zivilbevölkerung. Während ein großer Teil der Militärärzte mit ihr stets eine Metatarsalfraktur in Zusammenhang brachte, muß festgestellt werden, daß bei den untersuchten Soldaten nur in $^1/_3$ der Fälle eine Fraktur, in $^2/_3$ eine Knochenhautentzündung vorlag. Besonders bei Rekruten wurde das Leiden nach einem längeren Marsch beobachtet. Ohne ein Trauma entsteht eine am Fußrücken sichtbare Schwellung am Mittelfuß, die sich bis auf die Zehen erstrecken kann. Zudem besteht Druckschmerz im Gebiet der Schwellung und Beschwerden beim Gehen. Jansen stellte 3 Kardinalsymptome fest: Periostverdickungen der Metatarsalien, besonders 2 und 3, Fußinsuffizienz- bzw. Plattfußerscheinungen, Krampfzustände der Interossei. Diese letzteren leiten die Erkrankung ein. Sie verursachen eine Erschwerung der seitlichen Beweglichkeit der Zehen. Jansen untersucht diese so, daß er von einem Assistenten rechts und links von der zu prüfenden Zehe je 1 Nachbarzehe zur Seite halten läßt und nun, die zu prüfende Zehe fassend, mit ihr seitliche Bewegungen ausführt. Dabei fühlt man einen Widerstand. Gleichzeitiger Druck auf ein der Schwellung entsprechendes Spatium interosseum bewirkt eine Zunahme der Bewegungshemmung in der Richtung, die der Bewegung des gedrückten Interosseus entgegengesetzt ist, also bei Druck im 1. Spatium Hemmung der fibularen Abduction der 2. Zehe, bei Druck im 2., 3., 4. der Adduction der 2., 3., 4. Zehe. Auch die Abductoren der großen und 5. Zehe sowie der Adductor der Großzehe können am Krampf beteiligt sein. Der Krampf entsteht durch Übermüdung der Muskeln auf der Grundlage des Pes valgus. Die Periostveränderungen treten erst im 2. Stadium der Erkrankung in die Erscheinung als Verdickungen des Periosts, die an die Ursprungsstellen der Interossei gebunden sind und hier offenbar durch ihren Zug die Knochenhaut reizen. Der Krampf erschwert die Durch- und Abfuhr des venösen Blutes und der Lymphe, wodurch die dorsale Schwellung entsteht. Diese erhöhte Flüssigkeitsspannung macht sich auch in den Metatarsalien geltend und beeinträchtigt auf die Dauer ihre Festigkeit, so daß unmerklich Frakturen entstehen können. Jansen sieht also die Frakturen nicht als die Ursache, sondern als die Folge der Erkrankung an. Das von Jansen so klar beschriebene und einleuchtend erklärte Krankheitsbild der Fußgeschwulst wird neuerdings von Deutschländer in ganz anderer Weise zu deuten versucht.

Deutschländer beschrieb 1921 eine eigenartige Erkrankung am Mittelfuß, deren Haupterscheinungen eine ohne erkennbare Ursache, ohne Trauma oder Überanstrengung auftretende, örtlich umschriebene Schmerzhaftigkeit an der

Grenze des mittleren und distalen Drittels des 3. oder 2. Metatarsale ist, die auch auf Druck und bei Widerstandsbewegungen der zugehörigen Zehe bei Beugung und Streckung auszulösen ist. Bewegung anderer Zehen vermag diese Beschwerden nicht hervorzubringen. Im Anfang ist das Röntgenbild negativ, nach 4 Wochen sieht man im Röntgenbild eine schräge, die Knochenmarkhöhle durchsetzende Verdichtungszone an der Grenze des mittleren und distalen Drittels, ähnlich der Frakturlinie eines Schrägbruchs. Das nächste Röntgenbild 5 Wochen später zeigt eine periostale Neubildung am Knochen, die geschwulstartig den Diaphysenschaft an dieser Stelle allseitig umgibt. Mit der offenbar die Heilung anzeigenden Knochenneubildung schwinden die Beschwerden. Ein weiteres Röntgenbild im 5. Monat der Erkrankung zeigt einen beträchtlichen Abbau der periostalen Knochenneubildung. Das Leiden wurde nur im mittleren Lebensalter beobachtet. Als Ursache nimmt DEUTSCHLÄNDER, da er bisweilen, aber nicht immer auch leichte Temperatursteigerungen beobachtet hatte, eine abgeschwächte bakterielle Infektion der Markhöhle durch die an dieser Stelle in den Knochen eintretende Art. nutritia an, die zu einer subakuten Ostitis und Periostitis führe. Die Knochenproduktion entstehe durch den vermehrten Reiz der Bakterien. Der Erklärungsversuch DEUTSCHLÄNDERs ist nicht ohne Widerspruch geblieben.

HACKENBROCH lehnt eine entzündliche Genese ab und ist davon überzeugt, daß eine mechanisch-statische Insuffizienz des Metatarsale zum Umbau des Knochens führe, worin ihn die erwähnten Beobachtungen von Fußgeschwulst nach operativer Verkürzung des 1. Metatarsale bestärkten. W. MÜLLER scheidet diese Insuffizienzerkrankungen der Metatarsalien in solche, die auf mechanisch-statische Insulte zurückgehen, in solche, die bei abnormem Schwächezustand des Knochens wie Atrophie nach Ischiadikusverletzung, Osteomalacie, Spätrachitis und Hungerosteopathie entstehen und solche, die durch innersekretorische Störungen bedingt sein können. Aus der letzteren Gruppe sah er eine 21jährige Basedowkranke, die ihren Fuß nicht weiter angestrengt hatte, und einen 34jährigen Mann ebenfalls mit Struma, Basedow und Diabetes insipidus. Schließlich weist er auf die Fälle hin, wo Beanspruchung des Fußes mit einer Schwäche des Skeletsystems zusammentrifft, wie in der Adoleszenz beim Hochwuchs durch starke körperliche Anstrengung.

Aus alledem glaube ich, daß es nicht nötig ist, ein eigenes Krankheitsbild der DEUTSCHLÄNDERschen Erkrankung aufzustellen. Wir bleiben bei der *Fußgeschwulst.*

In einem Teil der Fälle kommt es zu einer wirklichen Fraktur der Metatarsalien, in einem anderen bleibt es bei der Periostverdickung. Auch der negative Befund des 1. Röntgenbildes ist bei einer Fissur nichts Außergewöhnliches, oft hat man Mühe, die Fissur, die nur einen kleinen schrägen Riß der Corticalis darstellen kann, zu erkennen. Gleichwohl kommt es danach im Laufe der nächsten Wochen zu einer periostalen Callusbildung, die um so stärker ist, je mehr der Patient noch mit seinem kranken Fuß geht. Auch die von DEUTSCHLÄNDER als charakteristisch für die Erkrankung bezeichnete spätere periostale Neubildung ist nichts Außergewöhnliches, da die Callusbildung beim Menschen sehr verschieden verläuft. Wir müssen diese nicht seltenen Sprünge im 2. und 3. Metatarsale auf *Veränderungen der Belastung des Fußes* beziehen. In der Tat sehe ich in meinen Röntgenbildern solcher Fissuren fast immer gleichzeitig eine deutliche *Spreizfußbildung*, ein mehr als normales strahlenförmiges Auseinandergehen der Metatarsalien, wodurch es, wie oben auseinandergesetzt, zu einer vermehrten Belastung der mittleren Metatarsalköpfchen kommt. Auch andere Kritiker DEUTSCHLÄNDERs beobachteten bei ihren Fällen schon äußerlich eine Senkung des Quergewölbes oder die Anfänge einer solchen. Auch zeigt DEUTSCHLÄNDERs erster abgebildeter Fall eine deutliche Hallux-valgus-Bildung. Wir sehen auch sehr häufig schmerzlose isolierte Periostverdickungen einzelner Metatarsalien, und zwar stets des 2., 3. oder auch des 4., die als Reste einer abgeheilten Metatarsalfissur anzusehen sind. Die abnorm belasteten, relativ gesenkten, mittleren Metatarsalien sind auf unebenem, hartem Boden den unvermeidlichen Stößen und Stauchungen erheblich ausgesetzt, so daß Biegungsinfraktionen leicht möglich sind, insbesondere, wenn hohe Absätze den Vorfuß über Gebühr mit dem Körpergewicht belasten, worauf H. BLENCKE aufmerksam machte.

Für die *Behandlung* der Metatarsalgie, die eine Art Sammelbegriff für verschiedene Krankheitsbilder darstellt, kommen folgende Gesichtspunkte in Betracht: Wir müssen, wenn möglich die *Fehlform des Fußes ausgleichen*, wenn es sich um einen Pes transverso-planus contractus handelt, indem wir die einzelnen Contracturen durch Redressieren zu lösen suchen. Ist dies wegen Alter oder aus sonstigen Gründen nicht möglich, dann bestreben wir uns

1. durch eine das Längs- und Quergewölbe stützende Einlage günstigere Bedingungen für die Belastung des Fußes zu schaffen. Durch eine hinter dem plantar vorspringenden Metatarsalköpfchen an der Einlage angebrachte Wölbung oder Auflage entlasten wir außerdem die schmerzhaften Köpfchen und ermöglichen weiterhin durch die Hebung der betreffenden mittleren Metatarsalien eine relative Senkung der benachbarten seitlichen Streben.

2. Bei der Fußgeschwulst, wie sie MURK JANSEN beschrieben hat, ist sehr wichtig Ruhe für die Muskeln für einige Tage unter Umschlägen, bis Schwellung und Schmerz verschwunden sind. Warme Fußbäder wirken ebenfalls günstig, während bei dem vorhandenen Reizzustand die Massage schlecht vertragen wird.

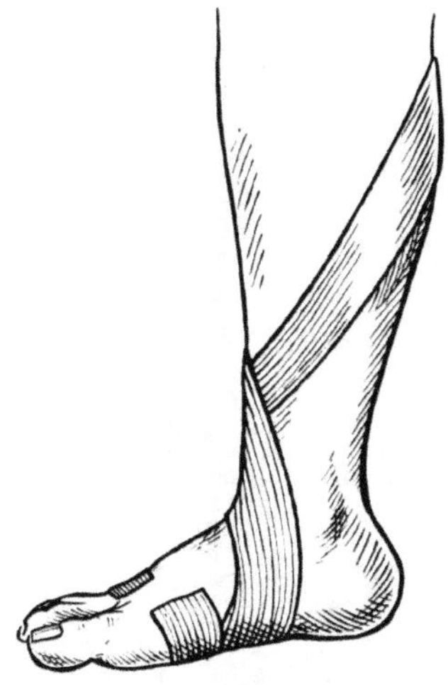

Abb. 148. Heftpflasterverband bei Spreizfuß - Metatarsalschmerzen. Die beiden Heftpflasterstreifen, die von der Dorsalseite des 1. und 5. Metatarsalköpfchens aus nach unten ziehen, sich in der Sohle schräg kreuzen und über das Fußgelenk nach dem Unterschenkel gehen, wirken auf die beiden Fußstrahlen im Sinne der Plantarflexion und dadurch der Wiederherstellung des Quergewölbes des Vorfußes. (BLECHER.)

3. Ist der Vorfuß sehr breit geworden und die Metatarsalien sehr lose in ihren vorderen Verbindungen untereinander, so kann mitunter ein Zusammenhalten des Vorfußes die Schmerzen wesentlich bessern. Dem dient der von SCHANZ-LEHR angegebene zirkuläre Heftpflasterstreifen um den Vorfuß oder eine Schnürbandage, wie ich sie früher beschrieb. An der Sohlenseite befindet sich an ihr ein gewölbtes Stück Sattelfilz oder Schwammgummi, das unter die mittleren Metatarsalien und zwar gerade unmittelbar hinter die schmerzenden Gelenkköpfchen zu liegen kommt.

Aber nicht alle Patienten vertragen ein solches zirkuläres Zusammenhalten des Vorfußes mit dem Heftpflasterstreifen oder eine Schnürung. In diesen Fällen hat sich ein besonderer Heftpflasterverband, von BLECHER angegeben, bewährt, der das Quergewölbe herzustellen versucht (Abb. 148).

4. Durch aktive und passive Übungen ist die Streckcontractur der Grundgelenke zu beheben oder zu bessern. Dies ist um deswillen wichtig, weil nur dann, wenn die Zehen wieder aktiv gebeugt werden können, sie beim Gehen beim Abwickeln des Fußes vom Boden mitwirken können und dadurch die Metatarsalköpfchen zum Teil entlasten und vor allem den vorderen Anteil der Gelenkkapsel

des Grundgelenks vor dem Druck des Bodens und der Zerrung schützen, die mangels einer aktiven Anklammerung der Zehen an den Boden bei der Abrollung notwendig geschieht. Zur aktiven Gymnastik dienen vor allem die Zehengreifübungen, durch welche die kurzen Fußmuskeln in Tätigkeit versetzt werden. Wir können diese Übung ohne oder mit Widerstand ausführen lassen. Den Widerstand leistet die Hand oder ein Rollenzugapparat. Ich habe hierzu einen einfachen Widerstandsübungsapparat für Vorfuß und Zehen konstruiert (Abb. 149). Der Apparat besteht aus einer Sohlenplatte aus Eisenblech von etwa 30 cm Länge, die in der Gegend der Metatarsophalangealgelenke durch ein Scharniergelenk nach oben und unten beweglich gemacht ist. Diese Sohlenplatte ruht auf einer schiefen Ebene auf, die unter 35 bis 40⁰ Neigung auf einem horizontalen, 70 cm langen Grundbrett montiert ist. Diese schiefe Ebene reicht nach vorn nur bis zu dem Scharniergelenk der Sohlenplatte, so daß der Vorfußteil derselben frei nach abwärts bewegt werden kann. Am hinteren Rand der Sohlenplatte ist ein 3 bis 4 cm hoher Rand als eine Art Fersenkappe angebracht. Drei Schnallengurte befestigen den Fuß auf dieser Sohlenplatte, einer schräg von der Ferse zum Fußgelenkspalt, einer für den Mittelfuß unmittelbar hinter den Metatarsophalangealgelenken, einer für die Zehen. Von dem Grundbrett aus erhebt sich etwa an der hinteren Drittelgrenze desselben senkrecht ein Bandeisengalgen 70 cm hoch in die Höhe, an dessen oberem Ende eine aufrechtstehende, sagittale Rolle befestigt ist. Von der vorderen Spitze der Sohlenplatte aus geht eine Schnur über diese Rolle nach hinten, an der ein Birnengewicht hängt. Eine Walklederfilzplatte liegt zum Schutz des Fußes auf der Eisenblechsohle. Die Übung wird so vorgenommen, daß der Kranke mit dem Vorfuß den angebrachten Widerstand überwindet, indem er die Zehen kräftig sohlenwärts beugt. Diese Übung ist ausgezeichnet zur Kräftigung vor allem der kurzen Sohlenmuskulatur und dient dadurch auch zur Mobilisierung der versteiften Zehengrundgelenke. Dem gleichen Zweck dient die THOMSENsche Rolle.

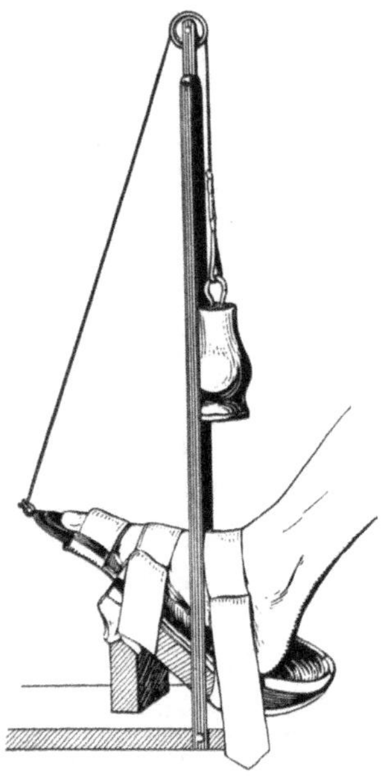

Abb. 149. Fuß im Widerstandsapparat. Die Zehen werden aktiv plantar flektiert. (HOHMANN.)

Zur passiven Bewegung der Zehen in den Grundgelenken dienen manuelle Biegungen der Grundglieder sohlenwärts, um die geschrumpften Kapselbandteile zu dehnen. Um dies mit Dauerwirkung zu verbinden, habe ich ein kleines Schienchen hergestellt, mit dem die Zehen plantarwärts für beliebig lange Zeit gebeugt gehalten werden können. Es besteht aus einer Art Manschette aus Eisenblech, die über den Fußrücken von der lateralen Seite her geschoben und an der medialen mit einem Riemen zusammengehalten wird und die an der Sohlenseite einen zungenförmigen Fortsatz nach der Ferse zu hat. Am Fuß wird sie durch einen hinten um die Ferse herumgehenden Riemen festgehalten. Mit ihr wird der Vorfuß bis zu den Grundgelenken fixiert. An der Sohlenseite der Manschette befindet sich ein rechteckiger, 5 cm langer und 6 cm breiter Bügel. Gegen diesen werden die Zehen durch eine kleine, schmale Blechplatte mittels Riemen nach sohlenwärts gezogen und an Knöpfen an demselben befestigt. Der Zehenriemen geht über die Grundglieder der Zehen und kann entweder nur eine oder mehr Zehen nach abwärts ziehen. Der zungenförmige Fortsatz an der Sohlenseite dient als Gegenhalt, Abb. 150 zeigt die Schiene am rechten Fuße anliegend. Sie wird als Dauerschiene 2- bis 3mal täglich je $^1/_4$ bis $^1/_2$ Stunde angelegt, wobei der Zug an den Zehen allmählich durch stärkeres Anziehen vermehrt werden kann.

5. Sind, wenn der Reizzustand vorüber ist, die atrophischen Interossei, Lumbricales und sonstigen kurzen Sohlenmuskeln, als für die Spannung des Fußbaues von großer Bedeutung, durch Massage zu kräftigen. Die häufig vorhandenen Schwellungszustände an der Dorsalseite der Metatarsalien werden durch nicht zu energische Massage ebenfalls gebessert.

6. Die Amerikaner empfahlen mit Recht dicke Sohlen zum Schutze des Vorfußes und den sogenannten vorderen Absatz, den ich in Abb. 207 beim Hallux rigidus erwähnt habe. Der Schuh sei vorn nicht zu eng. Er darf aber auch nicht zu breit sein, da sich sonst der Vorfuß zu sehr verbreitern kann.

7. Thermische Anwendungen aller Art, Heißluftbäder, heiße Salzfußbäder, Priesnitzumschläge und dergleichen bessern die Contracturen und chronisch arthritische Prozesse in diesen Gelenken.

8. Bei Knochenerkrankungen ist Phosphor oder Strontium angezeigt.

9. Helfen alle diese Maßnahmen nicht genügend, so bleibt noch das *operative* Vorgehen übrig. BOLTEN resezierte bei MORTONscher Neuralgie das 4. Metatarsalköpfchen. Auch injizierte er Alkohol zwischen die Köpfchen 3 und 4, um den Nerven zu lähmen. Einige Male hatte ich mit der Injektion Erfolg, aber nur vorübergehend, was auch verständlich ist, da es keine kausale Therapie ist.

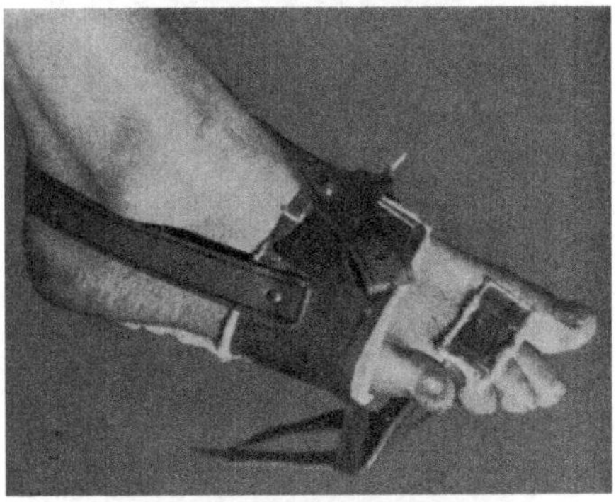

Abb. 150. Mobilisierungsschiene für Zehencontracturen, am Fuße anliegend. (HOHMANN.)

Gegen die Entfernung eines Metatarsalköpfchens, die auch TUBBY und ROBERT JONES beim Versagen aller anderen Mittel ausführten, habe ich gewichtige Bedenken. Wir zerreißen damit das Quergefüge des Vorfußes erst recht und dürfen uns nicht wundern, wenn eine Überlastung der Nachbarn mit anderen Beschwerden danach entsteht.

Beim *contracten* Querplattfuß mit plantarer Prominenz sehr schmerzhafter Metatarsalköpfchen hat GOCHT eine Osteotomie am Halse der Köpfchen ausgeführt, wonach die tief in die Planta stehenden Köpfchen nach dorsal rutschen. Ich habe seinerzeit ohne Kenntnis des GOCHTschen Vorgehens den gleichen Eingriff empfohlen.

Beim lockeren Spreizfuß mit neuralgischen Anfällen im Sinne von MORTON habe ich neuerdings die Seidenfadenplastik ausgeführt, entweder wie beim Hallux valgus beschrieben, quer zwischen Metatarsale I und V oder mit einer *schrägen überkreuzten Verspannung von Vor- und Rückfuß.* Ich brauche hierzu 4 kleine Schnitte. Von einem Schnitt an der Außenseite der Ferse aus führte ich durch die vordere Ecke des Tuber laterale am Proc. posterior durch ein schräges Bohrloch einen dicken Seidenfaden, den ich hier festknotete und mit langer gebogener Kornzange plantar von der Sehne des M. peroneus longus in schräger Richtung mit dem Skelet in Fühlung nach dem Metatarsale I etwas vor dessen Mitte führte. Hier wurde er von einem 2. kleinen Schnitt herausgeleitet, durch einen schrägen Bohrkanal des Knochens geführt und nochmals zurück nach dem Außenrand zur Ferse, wo er mit dem dort verknoteten Ende nach starkem Anziehen verbunden wurde. Dabei stellte sich das 1. Metatarsale in Plantarflexion und in Pronation und legte sich an das 2. an. Von einem weiteren Schnitt am inneren Fußrand am Talo-navicular-Gelenk legte ich das Pfannenband frei, verknotete mit demselben einen zweiten Seidenfaden, führte diesen mit der Kornzange schräg nach dem äußeren Fußrande, wieder hart an den Knochen entlang in der Fußhöhlung bis etwas vor der Mitte des 5. Metatarsale, wo ich ihn wieder durch einen Bohrkanal durchzog, nach Anspannung verknotete und zurück nach dem Ausgangspunkt am Pfannenband mit der Kornzange brachte, wo er unter Anziehen gleichfalls fest verknotet wurde. Dabei senkte sich das 5. Metatarsale ebenfalls etwas plantar und legte sich an das 4. an, von dem es sehr weit lateral abgespreizt war (Abb. 151 zeigt das Schema der Fadenführung). Nach 6wöchigem Gipsverband in Bettruhe Beginn mit Belastung, Einlage und zunächst festem, den Fuß bis über die Knöchel zusammenhaltenden Pflasterverband. Der Erfolg war ein voller. Die MORTONsche Neuralgie am 4. Metatarsalgelenk der 25jährigen Patientin ist beseitigt. Vorfuß und Rückfuß sind fest zusammengespannt geblieben. Eine technische Verbesserung würde ich empfehlen, nämlich die Befestigung der Fäden noch weiter vorn an den Metatarsalien, hinter dem Köpfchen, um die Zugwirkung noch zu erhöhen.

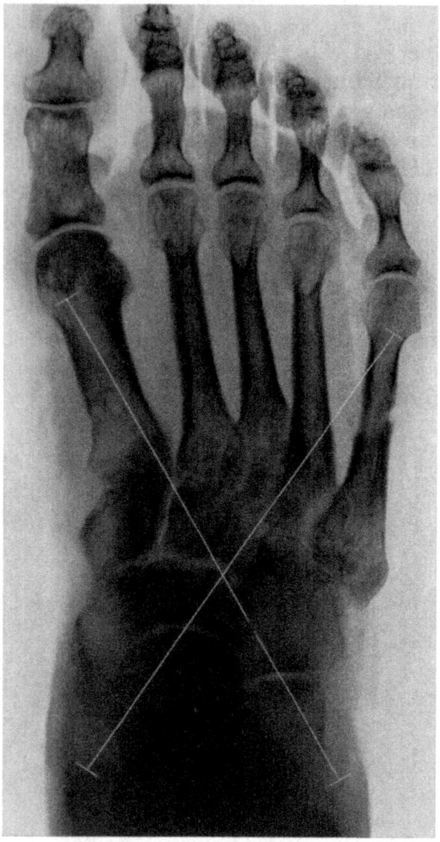

Abb. 151. Schema der Verspannung von Vor- und Rückfuß mit Seidenfäden bei bänderschlaffem Fuß mit MORTONscher Neuralgie. (Eigene Beobachtung.)

6. Ballenfuß und Hohlfuß.

Diese Fußbildung ist äußerlich hauptsächlich charakterisiert durch die über die Norm vermehrte Ausbildung des medialen Längsgewölbes. Über die Einteilung der einzelnen Formen herrscht noch keine Einheitlichkeit. Ich unterscheide: 1. den noch im Bereich des Normalen liegenden *hochgesprengten*, in seinen Knochenelementen straff gebundenen Fuß, den *Fuß mit hohem Spann*. Diese Form gilt als der Typus des schönen Menschenfußes gegenüber dem Typus des *flachen* Fußes. Letzterer braucht durchaus noch kein Plattfuß zu sein, er ist schmal, langgestreckt, mit langen geraden Zehen, nicht allzu fleischig, mehr knochig, nur mit einer geringeren Krümmung des Gewölbebogens. Dem hochgesprengten Typus gehört ein sehr großer Teil der menschlichen Füße an, vielleicht sogar die Mehrheit. Diese Füße gelten auch im allgemeinen als die leistungsfähigsten. Über die Ursachen der Ausbildung verschiedener Fußtypen wissen wir nur wenig, wir sprechen von konstitutioneller Bedingtheit. Tritt nicht zufällig oder durch Überlastung eine Störung ein, so macht dieser Fuß keine Beschwerden.

2. Der *Ballenfuß*, wie ihn GAUGELE genannt hat (Abb. 152). Er ist eine Übertreibung des eben genannten Fußes mit dem hohen Spann. Er wird neben der hohen Längswölbung dadurch charakterisiert, daß beim freien Herabhängen des Fußes der stark ausgebildete Großzehenballen tiefer herabhängt gegenüber dem Kleinzehenballen. Setzt der Patient seinen Fuß auf den Boden auf, so tritt er scheinbar normal auf, man bemerkt wenigstens äußerlich außer dem hohen Gewölbe und der stärkeren Ballenausprägung nichts besonderes. Nimmt man den Fuß in die Hand und untersucht ihn genauer, so fällt eine leichte Supinationsstellung der Ferse und ihr gegenüber eine deutliche Pronationsstellung des Vorfußes auf. Der Vorfuß ist etwas breiter als normal. Diese Form ist früher von GAUGELE auch als „abnorme Plantarflexion der Mittelfußknochen" mit einem gewissen Recht bezeichnet worden, weil in dieser Steilstellung der Metatarsalien ein Charakteristikum dieser Form besteht und weil diese Steilstellung auch die Ursache des hohen Gewölbes ist. Er dürfte sich aus dem Fuß mit dem hohen Spann entwickeln, tritt oft einseitig auf und verdankt wahrscheinlich Muskelwirkung seine Entstehung. GAUGELE beobachtete ihn bei solchen, die am anderen Fuße eine schwerere Funktionsstörung durch Lähmung usw. aufwiesen, wodurch der gesunde Fuß zu dauernder Überarbeit gezwungen wurde, so daß sich insbesondere seine kurzen Sohlenmuskeln sehr kräftig entwickelten. Ob diese Auffassung zu Recht besteht, weiß ich nicht. Man kann auch daran denken, daß in einem solchen Fall, wo auf der einen Seite ein schwerer gelähmter Fuß besteht, der Hohlfuß auf der anderen Seite sich nach einer leichteren abortiven Lähmung dieses Fußes, wie wir das bei der spinalen Kinderlähmung oft sehen, entwickelt hat. Ein vorübergehender Ausfall der Dorsalflektoren könnte ein solches Übergewicht der kurzen plantaren Muskeln verursachen. Ich selbst sah jüngst einen 13jährigen Knaben, der links einen kongenitalen jetzt ausgeglichenen Klumpfuß besaß und bei dem eine Verkürzung dieses Beins um $1\frac{1}{2}$ cm zurückgeblieben war und bei dem sich rechts in den letzten Jahren ein immer mehr zunehmender Hohlfuß entwickelte. Da zudem eine Spina bifida occulta bestand und bei dieser sowohl Klump- als Hohlfüße beobachtet werden, möchte ich die Arbeitshypertrophie als Ursache des Hohlfußes in diesem Falle nicht ohne weiteres annehmen. An sich scheint mir einstweilen nur das Entstehen eines Mißverhältnisses zwischen Dorsalflektoren und kurzen Plantarmuskeln festzustehen und weiterhin eine deutliche übermäßige Wirkung des *M. peroneus longus*, der den Großzehenstrahl in Plantarflexion und Pronation zieht. Auf dessen Wirkung hat vor allem DUCHENNE in seinen ausgezeichneten Untersuchungen hingewiesen. Solche einseitigen Fälle von Hohlfußbildung scheinen mir auf eine abortive Lähmungsform hinzudeuten, die ja oft zunächst nicht weiter festgestellt wird. Bei dieser Form können durch Überlastung des Großzehenballens beim Gehen Beschwerden entstehen. 3. Hier schließt sich zwanglos der *Lähmungshohlfuß* an, wie er durch sicher festgestellte Poliomyelitis häufig bedingt ist. Ich möchte hier den ebenfalls oft als Lähmungsfolge entstehenden *Hackenfuß* ausscheiden, da er eine ganz andere Form darstellt und am Schluß in Gegenüberstellung gebracht wird. Durch isolierte Lähmung des M. tibialis anticus gewinnt der M. peroneus longus ein

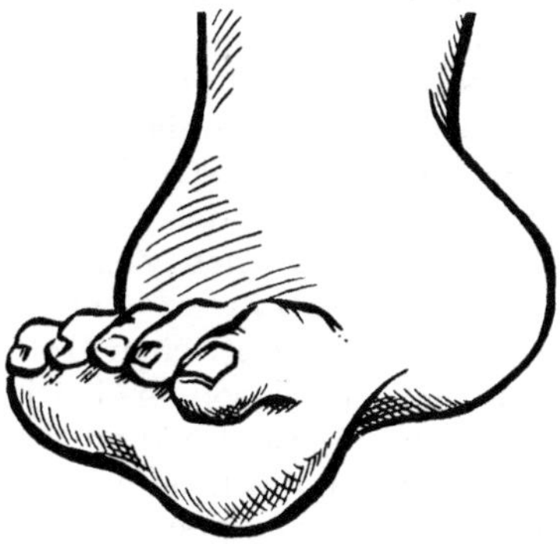
Abb. 152. Ballenfuß.

starkes Übergewicht Während der M. tibialis eine supinierende Wirkung auf den 1. Strahl ausübt, übt der M. peroneus longus die entgegengesetzte, eine pronierende aus. Die Gleichgewichtsstörung zwischen diesen beiden Muskeln sehen wir als häufigsten Befund beim paralytischen Hohlfuß. 4. *Der Hohlfuß bei Myelodysplasie*, dem vorigen verwandt, wenn auch nicht so einfach wie dieser zu erklären. Wegen seiner typischen Zehenstellung wird er auch als *Klauenhohlfuß* bezeichnet. Es sind das die Fälle, bei denen eine Spina bifida occulta besteht. Diese Form tritt oft erst im schulpflichtigen Alter in Erscheinung und schreitet unbehandelt fort. Sie wird schon von Duchenne, dem sich vor allem Scherb anschließt, auf ein Versagen namentlich der Interossei bezogen. Scherb geht in seiner Erklärung der Entstehung des Klauenhohlfußes davon aus, daß der verspätete Entwicklungsabschluß des unteren Rückenmarksabschnitts oft noch allmählich nachgeholt wird und die kleinen Fußmuskeln dann mit der Zeit wieder funktionsfähig werden können. Die Interossei beugen die Grundphalangen gegen die Metatarsalien. Sind sie insuffizient, wie bei Myelodysplasie, so geraten die Zehen in Hammerzehenstellung, um so mehr als die langen Zehenstrecker die Zehen in Dorsalflexion in den Grundgelenken ziehen, während die langen Zehenbeuger die Endglieder passiv in Beugung bringen. Werden nun im Laufe der Zeit die Interossei durch Entwicklungsabschluß im Rückenmark wieder aktionsfähig, so können sie gleichwohl nicht mehr als Beuger der Zehengrundglieder wirken, weil sich durch die Dorsalflexionsstellung der Grundglieder die Verlaufsrichtung der Interossei nach mehr dorsal verschoben hat. Dadurch wirken sie nun gleichsinnig zusammen mit den langen Zehenstreckern, halten die Deformität aufrecht oder verstärken sie gar. Diese Form des Klauenhohlfußes hat häufig Schmerzen an den Ballen der großen und kleinen Zehe. Sie ist meist charakterisiert durch eine auffallende Spannung der kurzen Sohlenmuskeln ebenso wie der langen Zehenstrecker, so daß man sie den spastischen Hohlfuß genannt hat. Derselbe ist auch von auffallender Starrheit, was besonders bei der Belastung in Erscheinung tritt, wobei er seine Form nicht verändert. Er kann auch nach der Seite ausweichen, meist im Sinne des Klumpfußes, mitunter auch im Sinne des Knickfußes, je nachdem wie das Kräfteverhältnis der langen Fußmuskeln beschaffen ist. Ob der von Hasebroek seinerzeit so genannte „atavistische Spannungsfuß“ unter dieses Bild gehört, kann ich nicht sagen. Klinisch hat er mit ihm große Ähnlichkeit. Hasebroek sucht ihn aus der Entwicklungsgeschichte abzuleiten und mit dem Kletterstützgang unserer Stammesvorfahren in Zusammenhang zu bringen. Auch bei spastischen Lähmungen, wie Little, spastischer Hemiplegie, progressiver Muskeldystrophie, Friedreichscher Ataxie, Syringomyelie usw. wird Hohlfußbildung beobachtet, die auf eine Störung des Muskelgleichgewichts am Fuße zurückgeführt werden muß. Von diesen Formen wollen wir im folgenden aber nicht weiter sprechen.

Allen Hohlfußformen ist eine Einschränkung der Dorsalflexion des Fußes eigen, die auf eine Anspannung der Achillessehne, nicht auf ihre Verkürzung zurückzuführen ist. Diese passive Anspannung der Achillessehne geschieht durch die Steilstellung des Calcaneus, welcher unter dem Zuge der verkürzten kurzen Sohlenmuskeln und vor allem durch die Verkürzung der Plantaraponeurose zustande gekommen ist. Von einem *Spitzfuß*, der vom Rückfuß aus durch eine Verkürzung des Wadenmuskels bedingt ist, kann man beim Hohlfuß nicht reden, die Spitzfußstellung bezieht sich nur auf den Vorfuß und ist der Ausdruck der abnormen Plantarflexion der Mittelfußknochen. Der Hohlfuß ist im allgemeinen kürzer und gedrungener als ein normaler Fuß gebaut. Der Rist, Reihen oder Spann, d. h. der Fußrücken ist hoch, das meist kräftige Fersenbein steht mit seinem vorderen Abschnitt steiler als gewöhnlich in die Höhe und der mediale Gewölbebogen neigt sich nach vorn mit dem ersten Fußstrahl steiler als sonst zu Boden. Beides, die stärkere Plantarflexion des ersten Strahls, wie die Steilstellung des Calcaneus bilden eben das hochgesprengte mediale Längsgewölbe. Aber auch das äußere Längsgewölbe ist hoch gebaut. Das Fersenbein steht meist in Supination, der Vorfuß in Adduction zum Rückfuß, der 1. Strahl in Pronation zum Rückfuß. Infolge der Adduction des Vorfußes tritt die Tuberositas M. V. stärker am Außenrand des Fußes hervor. Außer den Längsgewölbebögen ist auch das tarsale und mit ihm das metatarsale Quergewölbe stärker als normal ausgebildet.

Sehr charakteristisch ist die *Fußspur* des gehenden Hohlfußes (Abb. 52c), von einem Hohlfuß mittleren Grades genommen. Der Fuß ist im ganzen verkürzt, der äußere Fußrand stärker gekrümmt, mit breiter Fläche ruht die Ballengegend dem Boden auf, was beim Vergleich mit dem daneben stehenden Plattfuß sehr deutlich ist. Der Großzehenballen ist nicht nur nach medial in Adduction verschoben, sondern auch nach rückwärts nach der Ferse zu verlagert, wodurch die Verkürzung und Verkrümmung des Fußes bedingt ist. Dadurch steht auch die

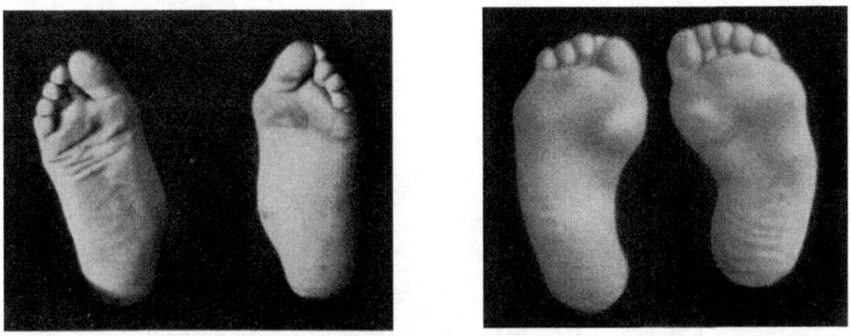

a b

Abb. 153a und b. Sohlenbild vom deformierten Knickplattfuß a und Hohlfuß b. (Eigene Beobachtung.)

Großzehe gegenüber der 2. weiter zurück. Die übrigen Zehen sind näher als sonst an die Ballenauftrittsfläche herangerückt. Die Höhlung ist sehr stark ausgebildet, sie erstreckt sich weit in die Planta hinein, so daß der Fuß nur mit einer schmalen Kante des Außenrandes auftritt.

Der Hohlfuß ist sehr fleischig, muskelstark. Die Sohlenmuskeln sind meist sehr kräftig entwickelt. Wenn wir versuchen, den Hohlfuß passiv zu strecken, indem wir den 1. plantarflektierten Strahl dorsalwärts biegen, so spannt sich ein dicker Strang unter dem inneren Längsgewölbe hart an. Dieser entspricht der Plantaraponeurose. In diese Konstruktion des Fußskelets sind die kurzen Fußmuskeln eingefügt. Sie sind niemals atrophisch wie beim Plattfuß, bei dem sie gedehnt und gedrückt werden, sondern zeigen schönes kräftiges Muskelfleisch. Ihre Form ist unter dem Einfluß der anderen Form des Skelets eine besondere. An der medialen Seite folgt der Abductor hallucis in seinem Verlauf dem stärker gekrümmten Gewölbebogen und steht mit seiner Fläche fast vertikal im Bogenfeld. Auf den charakteristischen Unterschied des Baues dieses Muskels beim Plattfuß und Hohlfuß wies schon Max Hofmann an Muskeluntersuchungen hin. Ich selbst habe die Muskelverhältnisse am *äußeren* Gewölbe untersucht und hierbei das analoge Verhalten des M. abductor digiti 5 gefunden, der nach Form, Lage und Entwicklung das Spiegelbild des Abductor hallucis darstellt. Der hintere Teil des Muskels, von der vorderen Fläche des Calcaneus entspringend, spannt sich zwischen Calcaneus und Tuberositas metatarsi 5 aus und ist ungemein kräftig entwickelt, fast von Daumenballendicke. Dieser Teil ist wohl eine laterale Portion der mächtig entwickelten Sohlenmuskulatur und ist auch von der gemeinsamen Plantaraponeurose überzogen, obwohl eine gesonderte Ausbildung deutlich erkennbar ist. Diesen äußeren Gewölbebogen füllt er mit seiner Muskelmasse aus, er spannt und unterstützt offenbar diesen Bogen. Ganz anders beim Plattfuß. Hier ist er schmächtig entwickelt. Wird er doch auch durch das plantar gesenkte Cuboid, das den Scheitel des äußeren Bogens bildet, von oben her gedehnt, gedrückt und außer Funktion gesetzt. Die langen Strecksehnen der Zehen sind gespannt und halten die Zehen in Krallenstellung, die Grundglieder überstreckt, die Mittel- und Endglieder plantarwärts gekrümmt, so daß sie oft nicht mehr den Boden erreichen. Von den Zehen ist meist die große in starker Klauenstellung, ihr Grundglied überstreckt und dorsal subluxiert auf das Köpfchen M. I und das

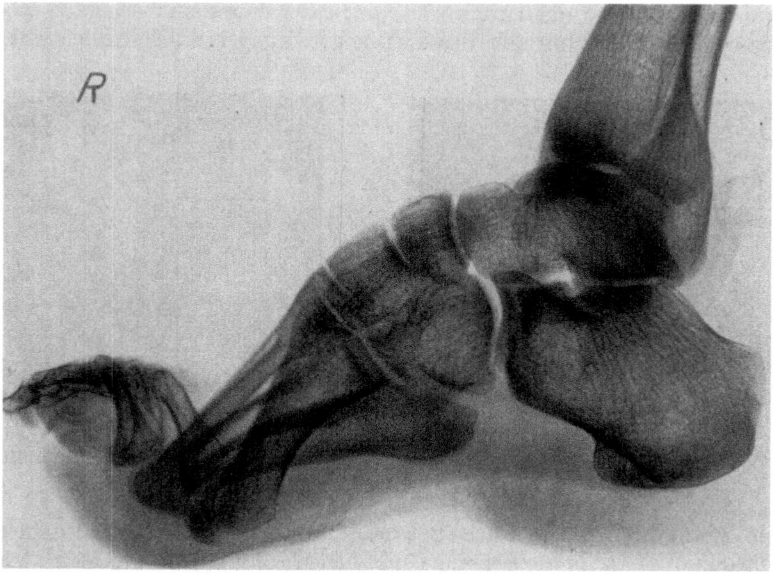

Abb. 154. Typischer Hohlfuß im Röntgenbilde: Steilstellung von Ferse und 1. Strahl, Überschneidung vom 1. und 5. Strahl, Rückwärtsverlagerung von Tibia und Fibula über dem Talus. (Eigene Beobachtung.)

Endglied geradeaus oder nach plantar gerichtet. Auf der Dorsalseite des Zwischengliedergelenks entsteht durch Druck des Schuhes eine schmerzhafte Schwiele oder ein Schleimbeutel. Man nennt diese Form den Hallux malleus. Die Entstehung der Krallenzehen ist einmal im Sinne von Scherb zu erklären, andererseits ist die passive Spannung der Zehenextensoren durch die stärkere Wölbung des Fußes und die hierdurch wieder bedingte passive Spannung der Zehenbeuger, die auf die Endglieder der Zehen wirken, verantwortlich zu machen.

Das *Röntgenbild* ist sehr charakteristisch: wir sehen im Seitenbild das hohe innere Längsgewölbe, den steil aufgerichteten Calcaneus, den auf ihm liegenden Talus, dessen vorderer Abschnitt oft ganz horizontal, d. h. dorsal gerichtet ist, so daß die obere Begrenzungslinie des Sattels und des Kopfes fast in gleicher Höhe liegt. An den Taluskopf schließt sich nach vorn im absteigenden Bogen das Naviculare an, als Schlußstein des Gewölbebogens oft keilförmig mit dorsaler Basis zusammengedrückt. Mit dem 1. Keilbein und dem 1. Metatarsale senkt sich der innere Bogen mit seinem Köpfchen als vorderem Fußpunkt des Bogens steil zu

Boden. Mit dem steil aufgerichteten Calcaneus ist auch das Cuboid als Schlußstein des ebenfalls hochgesprengten äußeren Längsbogens hochgeschoben. An dieses setzt sich das 5. Metatarsale an, nicht steil zu Boden, sondern wie beim normalen Fuß geradeaus gerichtet. Von der Seite gesehen überschneiden sich demgemäß 1. und 5. Metatarsale in ihrer Richtung sehr stark, oft in einem halben Rechten. Die Metatarsalien 2 bis 4 sind ebenfalls steiler als sonst zu Boden gerichtet, ihre Plantarflexion nimmt vom 2. zum 4. Metatarsale allmählich ab. Die Zehen sehen wir in ihrer charakteristischen Krallenstellung. Ein Wort ist noch über die Stellung der Knöchel zum Fuße notwendig. Wenn der Talus bei hochgradigen Fällen horizontal gerichtet ist, sitzt das untere Tibiaende sehr weit nach hinten auf der Talusrolle und noch weiter nach hinten erscheint die Fibula verlagert. Das hat seinen Grund auch in der *Außentorsion des unteren Tibiaendes* beim Hohlfuß (Abb. 154).

Im Aufsichtsröntgenbild sehen wir vor allem die Metatarsalien 1 bis 4 nach Art des *Metatarsus varus* medial gerichtet und das 5. mehr oder weniger vom 4. abgespreizt.

Das Röntgenbild der *Knöchelgabel* von vorn nach hinten zeigt ebenfalls ein charakteristisches Bild. Infolge des durch die Außentorsion des unteren Tibiaendes nach hinten verlagerten unteren Fibulaendes sieht man den Fibulaknöchel nicht neben, sondern hinter dem unteren Tibiaende.

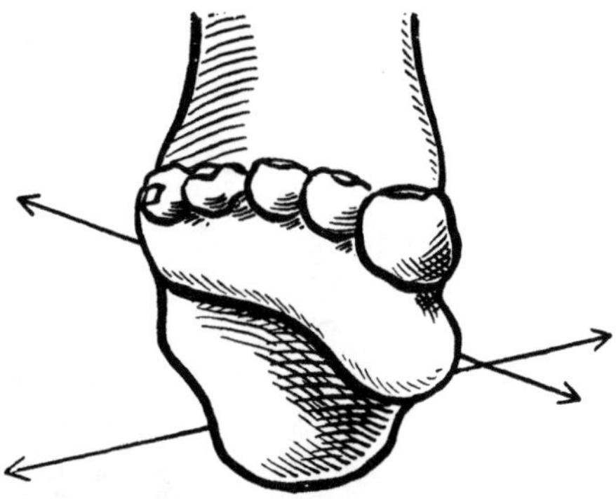

Abb. 155. *Hohlfuß* von vorn gegen die Fußspitze gesehen. Die Ferse steht in Supination, der Vorfuß in Pronation. Die Stellung von Vor- zu Rückfuß ist also umgekehrt wie beim Plattfuß. Der Ballen der Großzehe steht infolgedessen tiefer als der Kleinzehenballen. Die gedachten Querachsen von Vor- und Rückfuß schneiden sich umgekehrt wie beim contracten Plattfuß. (Bild nach HASEBROEK.)

BÖHLER hat mit Recht den Hohlfuß das *umgekehrte Spiegelbild des Knickplattfußes* genannt. Die Supinationsstellung des Calcaneus und die Pronation des 1. Metatarsale, die gegenseitige Verdrehung von Vorfuß zu Rückfuß sind gerade umgekehrt wie beim deformierten Plattfuß. STRASSER bezeichnete den Hohlfuß demgemäß als Pes postice varus-supinatus (detorsus), antice torsus. Infolge der Supinationsstellung des Calcaneus neigt der Fuß zu häufigem Umknicken in Varusstellung. Auch die starke Plantarflexion des 1. Strahls wirft den Fuß durch das Tiefstehen des 1. Metarsalköpfchens auf die laterale Seite. Damit deformieren sich auch die Schuhe in entsprechender Weise (Abb. 155).

Die *Funktion* des Hohlfußes leidet unter der gehemmten Dorsalflexion, das Bergaufgehen und das Gehen auf ebenen harten Straßen ist oft erschwert. Fast alle Hohlfüßigen benötigen einen etwas höheren Absatz. Im übrigen können sie durch schmerzhafte Schwielen, vor allem unter dem Metatarsalköpfchen I, bisweilen auch V, belästigt sein. Wegen Druck auf den hohen Spann finden sie oft keine passenden fertigen Stiefel und müssen Maßschuhe tragen. Stärkere Beschwerden stellen sich ein, wenn eine Hohlfußdeformität im jugendlichen Alter bei Spina bifida occulta zunimmt, oder wenn ein Hohlfuß durch Überanstrengung insuffizient wird. Andererseits finden wir Hohlfüße, bei denen die Starrheit der Verbindungen der Fußknochen weniger ausgesprochen ist, sondern oft geradezu eine *Schlaffheit der Bänder* besteht, so daß der Hohlfuß bei der Belastung nachgibt und sich senkt. Dann entstehen ähnliche Beschwerden wie beim lockeren einsinkenden Pes plano-valgus. Der Sitz dieser Beschwerden ist vornehmlich zwischen Naviculare und Cuneiforme I, wo eine ausgesprochene Druckempfindlichkeit und mitunter auch eine leichte Schwellung zu finden ist. Weiter schmerzen diese Füße im Gewölbe, und zwar sind offenbar infolge Dehnung die Plantarmuskeln und die Plantaraponeurose druckempfindlich und gespannt. Schließlich finden sich gern Schmerzen an der lateralen Seite des Fußrückens und am äußeren Knöchel, besonders dann, wenn der Fuß nach außen öfters umkippt. Auch die Steilstellung von Fersenbein und Metatarsale I kann Schmerzzustände verursachen. Durch Überlastung des Fersenbeins entwickeln sich Fersenschmerzen, und oft sehen wir bei diesen Formen sich einen Calcaneussporn entwickeln.

Dem Hohlfuß gegenüber steht der *Hackenfuß*, der Pes calcaneo-valgus sensu strictiori NICOLADONIs, entstanden durch Lähmung des Triceps surae oder trau matischer bzw. operativer Ausschaltung des Wadenmuskels (Sensenverletzung,

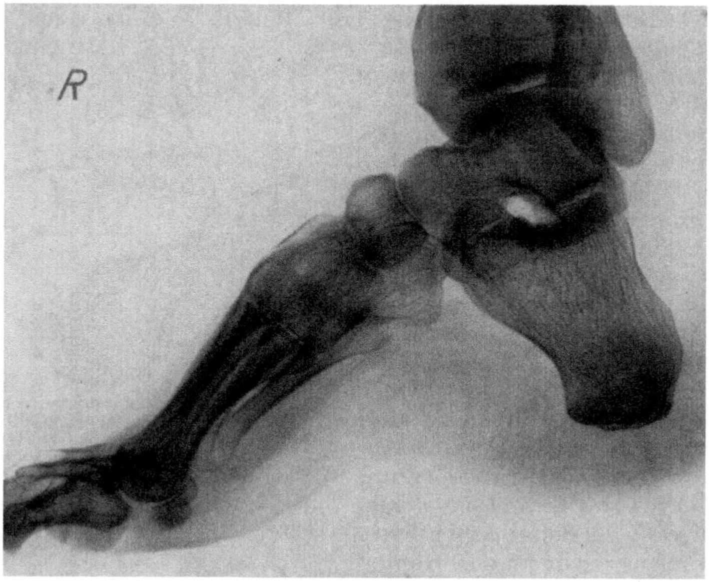

Abb. 156. Hackenfuß durch Kinderlähmung. (Eigene Beobachtung.)

zu ausgiebiger Verlängerung der Achillessehne bei *Little* usw.). Infolge der Ausschaltung des Wadenmuskels ist es zu abnormer Steilstellung des Calcaneus gekommen, der dem Zuge der kurzen Sohlenmuskeln überlassen wurde. Dazu kommt eine Abweichung des Fußes im Valgussinn (Abb. 156, 157), wenn außerdem noch der M. tibialis posticus gelähmt war. Das Gewölbe ist ähnlich hochgestellt wie beim Hohlfuß, die Zehen sind aber selten in Krallenstellung contract. Von einer Detorsion des Vorfußes im Sinne der Pronation ist beim Fehlen der Rückfußsupination keine Rede. Der Kranke tritt nur mit dem Fersenbein auf und zwar mit dessen druckungewohnter Hinterfläche, die zur Unterfläche geworden ist. Die Knöchelgabel ist auf der Talusrolle weit nach rückwärts verschoben. Der Fuß droht im oberen Sprunggelenk nach hinten umzukippen. Der Talus liegt völlig horizontal auf dem senkrecht stehenden Calcaneus. Der Mechanismus des Ganges ist deshalb auch ein ganz anderer als beim Hohlfuß. Von einer Abwicklung des Fußes wie beim Hohlfuß ist keine Rede, stampfend, klappend tritt der Hackenfuß auf dem Fersenbein auf und vermag seinen Vorfuß nicht zum Abstoßen vom Boden zu benutzen, da dieser oft in der Luft steht und mit weicher unbeschwielter

Sohlenhaut bedeckt ist. Die verkürzten kurzen Sohlenmuskeln und die Plantaraponeurose halten das Fersenbein in seiner Stellung. Der Kranke kann sich nicht auf der Fußspitze erheben, da ihm die hebende Kraft des Wadenmuskels fehlt. Sein Gang ist mühsam. Er kann nicht schnell gehen und ermüdet bald. Seine Behandlung ist operativ. Ich will hier nicht weiter darauf eingehen.

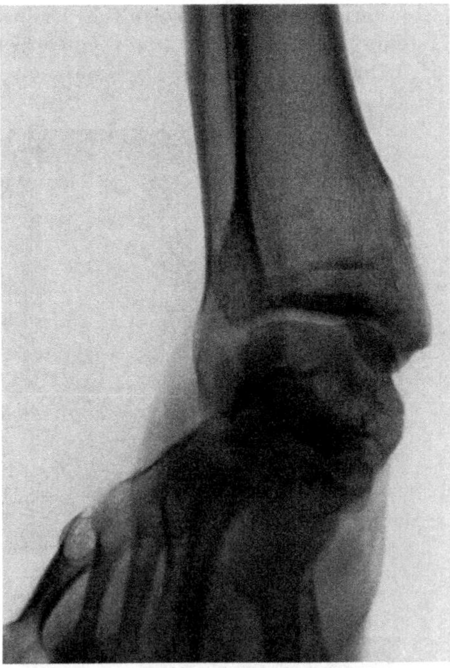

Abb. 157. Der Fuß von Abb. 156 in der Aufsichtsaufnahme der Knöchelgabel: die Valgusstellung des Fußes ist sehr deutlich. (Eigene Beobachtung.)

Die *Behandlung* des Hohlfußes im Kindesalter geschieht mit dehnenden Maßnahmen an den gespannten und verkürzten Sohlenweichteilen, wie Massage und Übungen. Von letzteren empfehle ich besonders die Bergsteigerübung (Abb. 62) auf der schiefen Ebene vorwärts aufwärts und rückwärts abwärts, wobei eine Dehnung der Muskulatur erfolgt. Einlagen sind möglichst zu vermeiden, nur bei schmerzhaften Schwielen an den Metatarsalköpfchen sind sie zur Entlastung derselben unter Hebung des distalen Teils, vor allem des Metatarsale I und unter Unterstützung des lateralen Fußrandes gegen das Umkippen (siehe Einlage), angezeigt. Die Einlage muß die Ferse pronieren und den 1. Strahl supinieren und gleichzeitig seine übermäßige Plantarflexion zu korrigieren suchen. GOCHT redressiert den Säuglingshackenfuß manuell und bindet den kindlichen Hohlfuß mit einer Spannlasche über den Fußrücken gegen eine flache Sohle, teils als Nachtverband, teils als Tagsohle zum Gehen. Bei Spannungszuständen der Fußmuskeln hilft Massage. Krallenzehen werden in der üblichen Weise geradegerichtet. Dem Stiefel geben wir gern einen nach außen ausladenden Absatz zur Abstützung gegen das Umknicken (Abb. 158).

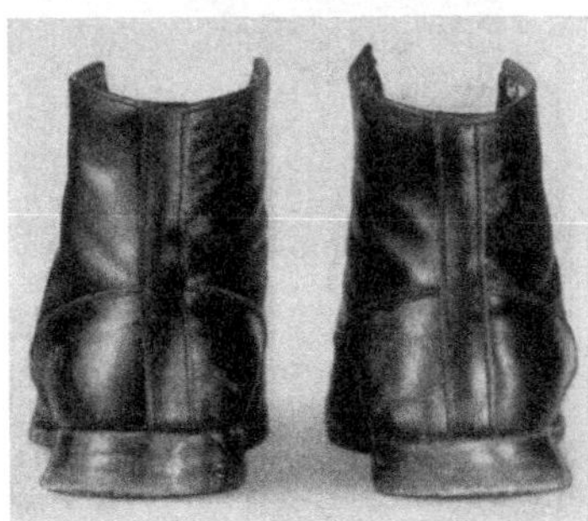

Abb. 158. Absatz bei Füßen, die im Varussinn abweichen (Hohlfüße, Klumpfüße usw.).

Beim höheren Grad des Hohlfußes und beim Fortschreiten der Deformität müssen wir operativ vorgehen. Bei kindlichen Hohlfüßen genügt oft ein unblutiges Umformen im ALSBERG oder SCHULTZE. Allerdings sieht man danach nicht so selten mit der Zeit Rezidive eintreten, besonders in den Fällen, wo an sich durch die Myelodysplasie eine Progredienz des Leidens gegeben ist. Der blutige Eingriff wird je nach dem Grade der Fehlform nur an den Weichteilen oder an Weichteilen und Skelet ausgeführt. An den Weichteilen kommt in den leichteren Fällen die *quere Durchschneidung* der stark gespannten *Plantaraponeurose* von einem medialen bogenförmigen Schnitt nach Lösung von den Sohlenmuskeln in Frage. Danach kann man oft sofort den Hohlfuß genügend ausgleichen, in der Plantaraponeurose klafft dann ein mehrere

Zentimeter breiter Spalt. Nicht immer genügt das. Dann lösen wir noch die kurzen Sohlenmuskeln von diesem Schnitt aus vom medialen Längsbogen des Skelets ab, worauf eine weitere Streckung des Fußes gelingt. In schweren Fällen verwenden wir den Pantoffelschnitt nach SPITZY rings um die Ferse, klappen die Fersenweichteilkappe nach unten und trennen die Sohlenmuskeln und die Plantaraponeurose am Calcaneus ab, wir lassen sie rutschen und sehen alsbald

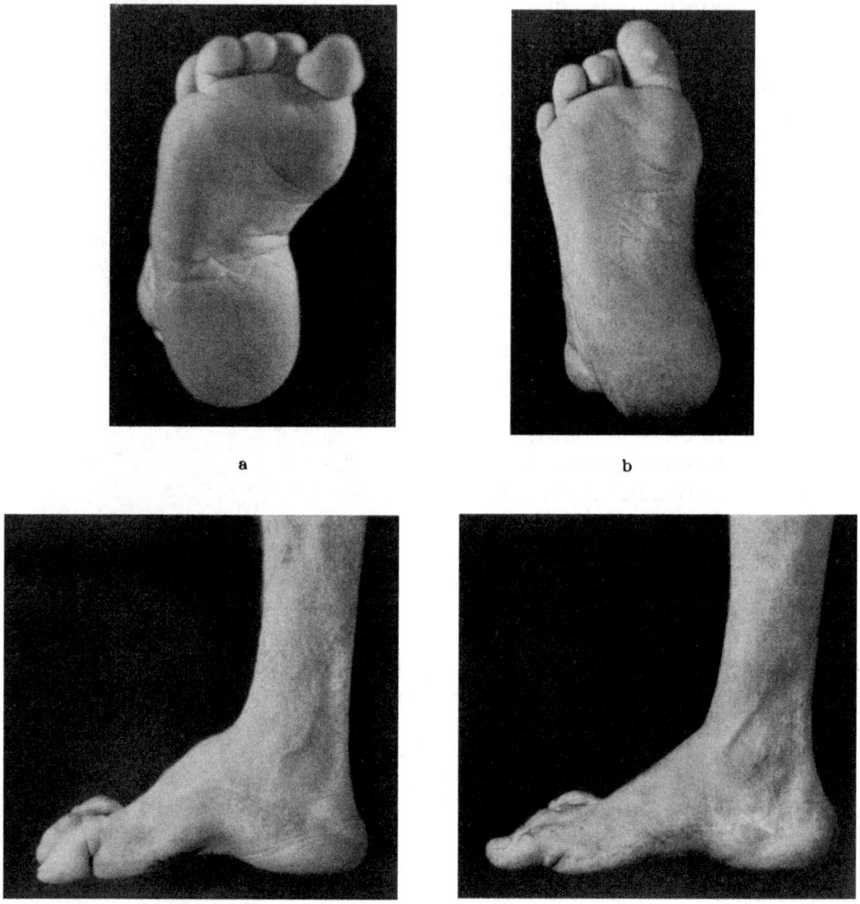

a b c d

Abb. 159. Paralytischer Hohlfuß vor und nach operativer Behandlung. Von der Seite und von der Sohle her. (Eigene Beobachtung.)

ein wesentliches Hindernis der Fußstreckung verschwinden. Auch GALEAZZI geht so vor. Er durchschneidet auch, wenn nötig, die Bänder des CHOPARTschen Gelenks mit einem Tenotom.

Ist eine erhebliche Varuskomponente vorhanden, so ist man oft gezwungen, den M. tibialis posticus an seinem Ansatz freizulegen und zu verlängern. Etwaige akzessorische Ansätze zum 2. und 3. Metatarsale sind festzustellen und abzulösen.

SCHERB hat eine sinnreiche Methode für den Klauenhohlfuß angegeben, die darin besteht, daß er den M. extensor hallucis longus in der Höhe des Grundgelenks durchtrennt und ihn durch einen Bohrkanal hinter dem Metatarsalköpfchen durchzieht und unter Anspannung vernäht. Damit hebt er das Metatarsale I. Das gleiche führt er nach Bedarf an den übrigen Strahlen aus. Ich habe mich dieser Methode ebenfalls mit Erfolg bedient und zwar, nachdem ich von einem medialen Bogenschnitt aus, wie oben, die Plantaraponeurose zur Beseitigung ihrer Verkürzung durchschnitten hatte, was auch SCHERB für schwerere Fälle empfohlen hat. Wenn das supinatorische Übergewicht des Triceps surae + Tibialis posticus zu stark ist, verlagert er die Achillessehne auf die laterale Seite des Fersenbeins. Auch BRANDES verpflanzt die Sehne des M. ext. hall. long. auf das Metatarsale I.

Bei Erwachsenen mit schwerster Deformation, wo die Fußwurzelknochen bereits stark formverändert sind und erhebliche Gehbeschwerden bestehen, ist man bisweilen zu Eingriffen am Skelet gezwungen. Keilförmige Osteotomie aus der Fußwurzel *am Scheitel* mit dorsaler Basis oder Entfernung des Naviculare und gleichzeitige Keilentnahme aus dem Cuboid, um die Varusstellung zu korrigieren, haben sich mir in solchen Fällen bewährt. Vorher pflege ich aber auch da die verkürzten plantaren Weichteile zu verlängern (Abb. 159 a bis d). Gegen die von STEINDLER empfohlene Keilosteotomie aus dem Talushals mit dorsaler Basis habe ich das Bedenken, daß hier nicht der Scheitel der Deformität liegt, daß der Talus schon dorsal verlagert ist und eine Keilosteotomie aus seinem Hals seine Dorsallagerung nur vermehren würde. Die Verlängerung der am Calcaneus ansetzenden Sohlenweichteile billige ich selbstverständlich.

Ein Wort zum Schluß noch gegen die von mancher Seite noch immer geübte grundsätzliche *Verlängerung der Achillessehne* beim Hohlfuß. Sie widerspricht jeder Erkenntnis der hier vorliegenden Veränderungen. Es besteht im allgemeinen kein Spitzfuß im üblichen Sinn, kein echter Pes equinus, sondern für gewöhnlich handelt es sich, wie BRANDES sich ausdrückt, nur um einen Equinismus des Vorfußes. Die Durchschneidung der Achillessehne muß die Deformität verstärken, das Fersenbein wird erst recht dem Zuge der plantaren Muskeln und der Aponeurose preisgegeben. Die Abwicklung des Fußes ist erst recht erschwert. Die Kraftlosigkeit von Füßen, die so operiert wurden, macht uns erschrecken. Nur wenn nach sorgsamer Korrektur der verschiedenen Komponenten der Fehlform noch eine wirkliche Verkürzung der Achillessehne übrig bleiben sollte, die einen genügenden Ausgleich verhindert, ist eine vorsichtige Verlängerung erlaubt.

7. Die Malacie der Metatarsalköpfchen (A. KÖHLER II).

Nachdem schon 1914 FREIBERG 6 Fälle einer krankhaften Veränderung des Os metatarsale II im Anschluß an eine Verletzung beschrieben hatte, wurde dieses Leiden 1915 von A. KÖHLER als eine selbständige Erkrankung dargestellt und trägt seitdem seinen Namen als A. KÖHLERsche Erkrankung II zum Unterschied von der ebenfalls von ihm entdeckten Veränderung des Os naviculare, die als A. KÖHLERsche Krankheit I bezeichnet wird. Das Leiden ist nicht allzu selten, eine große Literatur darüber ist inzwischen entstanden. Wenn es auch im Alter von 10 bis 65 Jahren beobachtet wurde, so sind doch $^2/_3$ der beschriebenen Fälle sicher zwischen 10. und 18. Lebensjahr entstanden. 4mal häufiger sah man das Leiden beim weiblichen als beim männlichen Geschlecht, und in $^2/_3$ der Fälle am rechten Fuße. Beiderseits wurde es nur einmal beschrieben. In Abb. 160 zeige ich ebenfalls einen solchen Fall. BRAGARD sah es einmal familiär bei Bruder und Schwester vorkommen. Im ausgebildeten Zustand besteht es in einer Deformierung meist des 2., mitunter des 3. und seltener des 4. Metatarsalköpfchens. Einige Male sah ich den Krankheitszustand am 2. und 3. Köpfchen gleichzeitig. Das Leiden beginnt mit Schmerzen in der Gegend des betreffenden

Metatarsalköpfchens beim Gehen und zwar bei der Abwicklung des Vorfußes und auf Druck und mit deutlicher Schwellung auf der dorsalen Seite. Auch in Ruhe können die Beschwerden mitunter anhalten. Die Bewegung der Zehe im Mittelfußgrundgelenk ist deutlich eingeschränkt, besonders die plantare Beugung, die Zehe selbst steht in diesem Gelenk in leichter Überstreckung. Passive Beugung der Zehe im Grundgelenk ist erheblich schmerzhaft, ebenso wie die seitliche Zusammenpressung des Quergewölbes. In diesem Stadium zeigt das Röntgenbild oft noch keine erheblichen charakteristischen Veränderungen, außer einer etwas unscharfen Begrenzung des Köpfchens und einer leichten Demineralisation desselben. Der Gelenkspalt ist meist noch in seiner Weite unverändert. Allmählich kommt

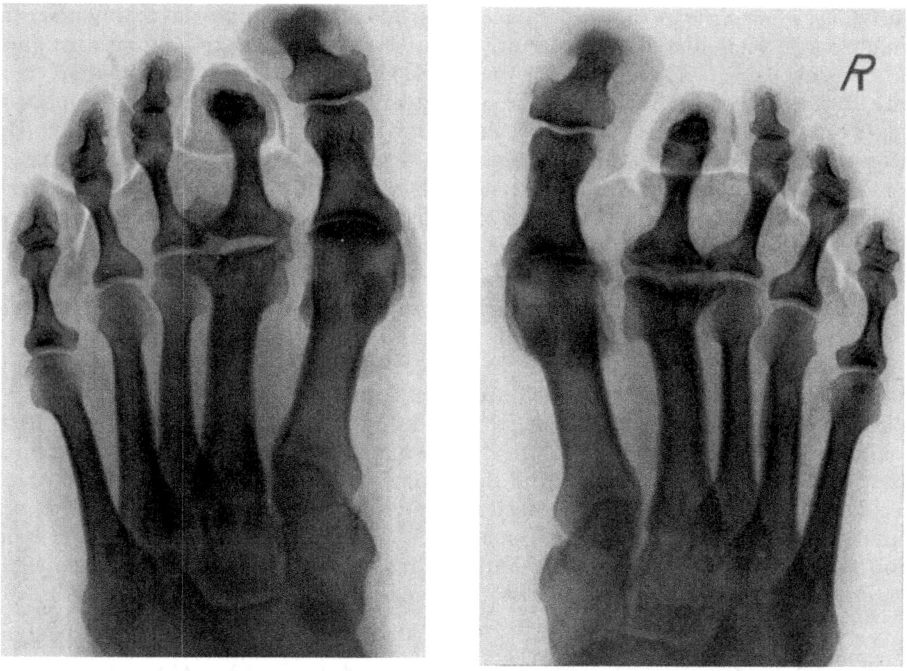

Abb. 160. Bei 50jähriger Frau beiderseits alte abgelaufene KÖHLERsche Erkrankung des 2. Metatarsophalangeal-Gelenks und gleichzeitig chronisch deformierende Arthrosis des rechten 1. Grundgelenks, ohne daß Patientin je Beschwerden gehabt hat. (Eigene Beobachtung.)

es aber ohne zweckmäßige Behandlung zu einer Zerstörung der Form des Köpfchens, seine vordere, dem Zehengrundglied zugewandte Gelenkfläche verliert die Rundung, wird flacher und eine mehr oder weniger deutliche Zerklüftung derselben tritt ein. Mit der Abflachung der Rundung geht eine Abnahme der Höhe des Köpfchens (von der Aufsicht aus zu verstehen) und eine Verbreiterung einher. Mit der Abnahme der Höhe wird auch der Gelenkspalt weiter. Seine Verbreiterung kann im voll ausgebildeten deformierten Zustand das Doppelte betragen. Das Köpfchen sieht dann wie eingedrückt aus. Die unregelmäßige Form, die nun entstanden ist, macht damit auch den Gelenkspalt unregelmäßig, seine laterale Hälfte ist meist breiter als seine mediale, so daß der Gelenkspalt schräg von medial vorn nach lateral hinten verläuft. In anderen Fällen wieder zeigt das Köpfchen vorn eine dellenartige Einziehung in der Mitte. In dieser Delle oder Mulde kann ein losgelöstes Knochenstückchen, ein Sequester liegen. Es ist dies das Stadium des Zerfalls der Kopfkappe und man sieht im Röntgenbild öfter kleine rundliche Knochenschatten wie von losgelösten abgebröckelten Knochenstückchen im Gelenkspalt liegen. Durch die Abflachung der Höhe des Köpfchens wird das ganze Os metatarsale natürlich etwas kürzer. Es zeigt außerdem meist eine Verdickung seiner distalen Hälfte, so daß oft keine eigentliche Halseinschnürung mehr vorhanden ist, worauf besonders A. KÖHLER hingewiesen hat. Die gleichmäßige Vergrößerung betrifft Markhöhle wie Corticalis (Abb. 163). Das seitliche Röntgenbild zeigt den Defekt in der Hauptsache im dorsalen Anteil des Köpfchens (Abb. 165). Einige Male ist der Erweichungsherd auch im plantaren Anteil des Köpfchens beschrieben worden, so von WEIL, AXHAUSEN, HEITZMANN und BRAGARD. Dann ist Schwellung und Schmerz auch mehr in der Sohlengegend festzustellen. Während im Anfang ein Kalkschwund besteht, tritt im weiteren Verlauf eine gewisse Kalkdichte auf. Anfangs sehen wir den oberen eingedrückten Teil vom übrigen Metatarsale durch eine Aufhellungszone abgegrenzt. An dieser Stelle tritt allmählich die stärkere Verdichtung in Erscheinung. Hier entwickelt sich im Endstadium des Prozesses ein die ganze Breite des deformierten Köpfchens einnehmender unregelmäßig gestalteter, etwas gezackter Randwulst auf der dorsalen Seite. Ihn kann man bei der Untersuchung deutlich fühlen und, wenn man die Zehe plantar beugt, oft auch durch die Haut hervortreten sehen. Mitunter fühlt man auch Gelenkreiben bei der Bewegung der Zehe. Mit der Deformation ist der eigentliche Prozeß abgeschlossen.

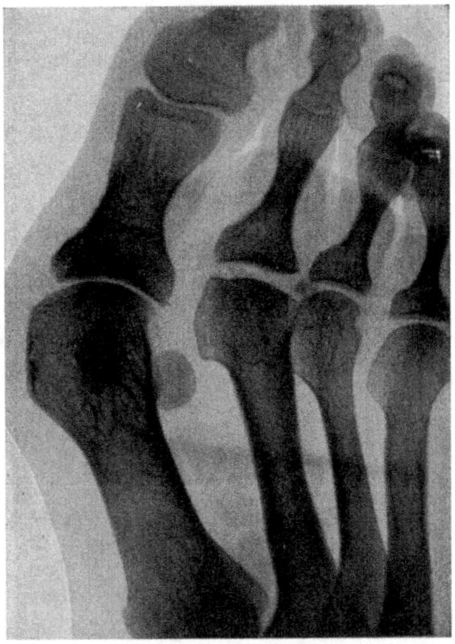

Abb. 161. Osteoarthrosis deformans des 2. Metarso-phalangealgelenks: das Köpfchen ist verbreitert, die normale Rundung ist verlorengegangen, lateral von ihm befindet sich ein anscheinend losgelöstes Knochenstückchen, der Gelenkspalt ist verbreitert, ebenso das Gelenkende des Grundglieds, das Metatarsale 2 ist verdickt. Der Fuß selbst zeigt eine ausgesprochene Hallux-valgus-Bildung. (HOHMANN.)

Die Beschwerden können fortdauern oder verschwinden. Mitunter habe ich ältere Leute mit Plattfuß getroffen, bei denen ich zufällig einen solchen abgeschlossenen KÖHLERprozeß fand, von dem sie nichts wußten. Er hat ihnen anscheinend keine Beschwerden gemacht. Das sind aber Ausnahmen. Die Beschwerden sind durch die Arthrose des Gelenks bedingt und werden beim Spreizfuß durch die stärkere Belastung des Gelenks stärker in Erscheinung treten.

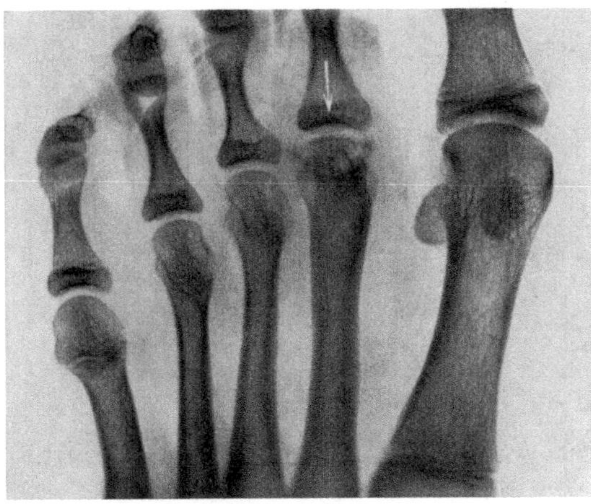

Abb. 162. Beginnender Zerfall der Kopfkappe des Metatarsale II.

HUECKs und HÜHNEs histologische Befunde bei 2 Mädchen von 15 Jahren ergaben den pathologisch-anatomischen Zustand von Knorpel und Knochen wie bei ausgebildeter Arthritis deformans: Knorpeldegenerationen und Wucherung von Markraumgefäßen durch die Verkalkungszone hindurch in den unverkalkten Knorpel hinein, ferner Randwulstbildungen und Infraktionen des Gelenk- oder Epiphysenknorpels mit Trümmerfeldern unter oder über den Infraktionsstellen. Die Trümmerfelder enthielten nekrotische Partien. Auch bei der Malacie des Lunatum stellten sie die gleichen Befunde fest.

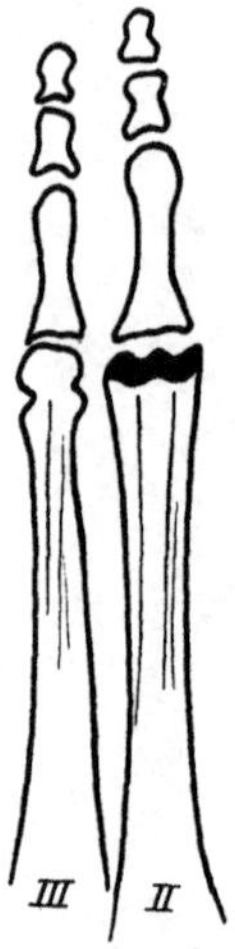

Abb. 163. Köhler II. Am Köpfchen des M. II. Der distale Teil des Schaftes des Metatarsale ist stark verdickt. Der Hals verschwindet dadurch.

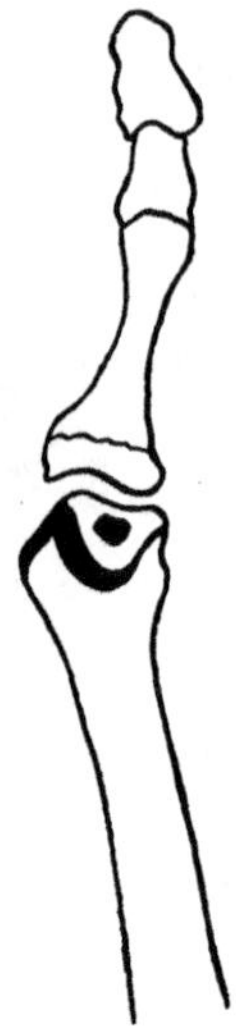

Abb. 164. Köhlersche Erkrankung des 3. Metatarsale, noch vor der Deformierung des Köpfchens. Die Struktur des Köpfchens ist aufgehellt, in seiner Mitte sieht man eine umschriebene Verkalkung liegen, nach proximal wird der aufgehellte Bezirk von einer sklerosierten Zone abgegrenzt.

Auch Lang aus der Schule Pommers betrachtet diese Erkrankung als gleichen Wesens mit der Mondbeinerkrankung, der Perthesschen, der Schlatterschen und der Osteochondritis dissecans, indem er bei ihnen gleiche histologische Veränderungen feststellte. Er geht damit auch auf die ursächliche Erklärung ein und sieht in *traumatischen* Einwirkungen die Ursache ihrer Entstehung, indem er sich gleichzeitig gegen die Erklärung Axhausens als einer embolisch veranlaßten Nekrose des Knochens wendet. Er ist der Auffassung, daß „anamnestisch nicht feststellbare Traumen, die örtlich zu Zusammenhangsstörungen und zu deren Folgen im besonderen zu Callusbildungen führen, zugleich hier und davon abhängig, auch anderweit mit fortwirkenden Schädigungen der Elastizität des Knorpels einhergehen, die dann unter entsprechenden Umständen, d. h. bei dem Zusammenwirken der erforderlichen funktionellen und anatomischen Momente, Arthritis-deformans-Veränderungen zur Entstehung bringen.“ Gegen Axhausens Anschauung wandte sich auch Kappis, der zwischen Knorpeldecke und Knochen kleine Höhlen und ein chondroides Gewebe und Knorpelreste fand und auf Grund dessen an Frakturfolge glaubte.

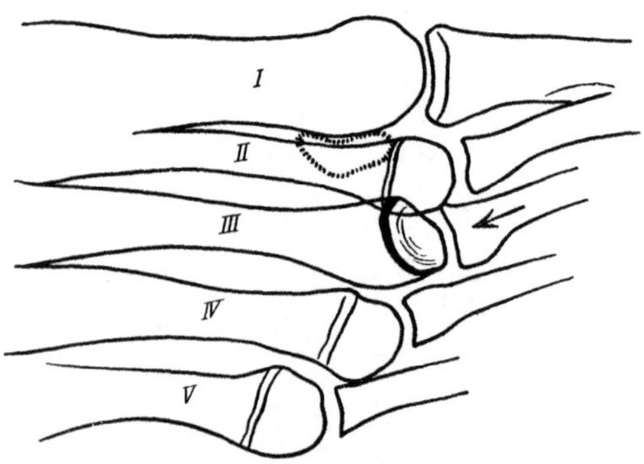

Abb. 165. Halbseitenaufnahme. Köpfchen M. III. zeigt dorsalen Defekt.

Lieck fand die Gelenkkapsel ungleichmäßig verdickt, das Gelenkköpfchen aufgerauht, den Knorpelüberzug größtenteils zerstört und in der eingedrückten Kopfkappe ein losgelöstes Knochenstückchen und von ihm entfernt zwei weitere Stückchen, von denen das eine durch eine dünne Knochenbrücke, das zweite nur noch durch einen bindegewebigen Strang mit dem Knochen zusammenhing. Am Übergang des Knorpels in den Knochenschaft fanden sich unregelmäßige Knochenauflagerungen (Randwülste). Die Gelenkfläche des Grundglieds der Zehe war normal. Nach Entfernung der losgelösten Knochenstückchen Naht der Kapsel. Zunächst war keine Veränderung im Befund. Ja, das Röntgenbild zeigte noch eine weitere kleine Knochenablösung. Erst nach einem Jahr war eine wesentliche Wiederherstellung der Form des Köpfchens festzustellen und die längsverlaufenden Knochenbälkchen bis unter die Knorpelkappe zu verfolgen. Auch die Verdickung der Diaphyse war zurückgegangen. In einem zweiten Fall (15jähriges Bauernmädchen), bei dem seit einem halben Jahr Schmerzen und Schwellung des 2. Mittelfußgrundgelenks ohne bekannte Ursachen bestanden, war ebenfalls der Kopf eingedrückt, verbreitert, die Knorpelkappe abgehoben und unter ihr ein graupenkorngroßes, anscheinend losgelöstes Knochenstück im Röntgenbild zu sehen. Bei der Operation sah man nach weiterem Ablösen der Kapsel eine schmale an der Vorderfläche des Metatarsale entlang der Knochenknorpelgrenze verlaufende Fissur, von der kleine seitliche Fissuren in den Knorpel hineingingen. Schon bei ganz leisem Druck hob sich unter dem Elevatorium die Knorpelkappe völlig ab. An der unteren Fläche des losgelösten Knorpels lag eine dünne Knochenschicht und spärliches Granulationsgewebe.

Fromme fand subchondral callusartiges Gewebe mit fibrillärem Bindegewebe, Faserknorpel, Hyalinknorpel und osteoide Substanz, Axhausen in 2 Fällen subchondrale Herde mit Knochen- und Marknekrose nebst Kalkeinlagerung, darum eine Resorptionszone mit dichtem, zugleich leukocytenfreiem Bindegewebe und noch weiter darum reaktive Apposition, ferner Deckknorpel erhalten und zugleich verdickt, höchstens in der Tiefe etwas nekrotisch und schließlich in der Synovialis Zottenhyperplasie und Randwulstbildung nach Art der Arthritis deformans.

Mit Köhler bin ich der Meinung, daß wohl für die Mehrzahl der Fälle ein gröberes einmaliges Trauma nicht für die Entstehung des Leidens angenommen werden kann, wenn es nicht einwandfrei in der Anamnese feststeht. Aber ich glaube mit ihm, daß immer wiederholte mechanische, vor allem Druckwirkungen ähnlich wie Traumen anzusehen sind. Diese Druckeinwirkungen auf das 2. und 3. Metatarsalköpfchen sind beim muskel- und bänderschwachen Fuß des Jugendlichen, der in Valgusstellung ausweicht, gegeben. Am Vorfuß kommt es zu *Spreizfuß* und mit ihm zu einer *Mehrbelastung der mittleren Metatarsalköpfchen* bei der Abwicklung. Mit der Einsenkung des Quergewölbes, d. h. mit dem relativen Tieftreten der 2. oder 3. Metatarsalköpfchen gegenüber ihren Nachbarn beim Spreizfuß werden diese mittleren Köpfchen erheblich mehr beansprucht. Das 2. Metatarsale ist das längste und schlankeste und dadurch auch gegenüber stärkerer Belastung am meisten gefährdete und exponierte. Ferner sind beide Metatarsalien *an ihren Basen außerordentlich fest verankert*, viel fester als alle anderen, die darum bei Stößen und Druck viel leichter ausweichen können, während die Wucht eines Stoßes oder Druckes jene weit härter und ohne Abschwächung treffen muß. Das 4. Metatarsale nimmt eine Mittelstellung zwischen den lockeren randständigen und den fest eingefügten mittleren ein. Ist es auffallend gelockert, so entstehen an seiner Basis im Metatarso-cuboidal-Gelenk unter Umständen durch Druck, Reibung und Torsion arthrotische Prozesse (siehe über Lockerung des 4. Strahls). Beim Abrollen des einwärts gestellten Fußes wird das 3. und 4. Metatarsalköpfchen mehr in Anspruch genommen. Es bleibt zu untersuchen, ob bei dem seltenen Vorkommen der Köhlerschen Erkrankung am 4. Köpfchen eine Gangstörung etwa durch Einwärtstorsion der Tibia besteht. Fast immer sehen wir dieses Leiden an schwachen Füßen auftreten. So wie die Arthrosis deformans des Jugendlichen, über die ich eingehend im Kapitel Hallux rigidus gehandelt habe, teils mechanisch, teils konstitutionell, teils durch beides zusammen bedingt sein dürfte, scheint es mir auch hier zu sein.

Für die meisten Fälle glaube ich mit Bragard und anderen die Arthrosis deformans als eine sekundäre Erscheinung ansehen zu sollen. Daß außer diesen vermuteten ursächlichen Faktoren noch andere, wie Infekte verschiedenster Art (BRAGARD) in Frage kommen, die die Widerstandsfähigkeit der Struktur des Köpfchens herabsetzen, so daß dann die statische Überbelastung durch den Spreizfuß im Sinne unseres Krankheitsprozesses zu wirken vermag, halte ich durchaus für möglich und wahrscheinlich, so wenig es uns auch bisher gelungen ist, immer den Schuldigen zu finden. Das gilt auch für die Annahme einer Gefäßschädigung, so plausibel sie erscheint. PAYR glaubt an eine mechanische Gefäßstörung der Kapselgefäße, aus der Überlegung, daß solange die Epiphysenfuge besteht, die Epiphyse kein Blut von der Diaphyse aus erhält (NUSSBAUM). Sie wird von den zahlreichen Periostkapselgefäßen aus ernährt. Bei Krallenzehenbildung (hohe Absätze) werden die plantaren Kapselgefäße durch Spannung verengert. Auch BENTZON verweist auf eine Schädigung dieser Gefäße durch Kontusion oder Überstreckung.

Unter den von mir inzwischen beobachteten zahlreichen Fällen sah ich oft gleichzeitig einen ausgesprochenen Hallux valgus, durch welchen ja die Belastung auf das 2. und 3. Metatarsalköpfchen rückt, einmal bisher sah ich bei KÖHLERscher Erkrankung des 2. Köpfchens gleichzeitig eine typische Callusverdickung am 3. Metatarsale in der Mitte wie nach Metatarsalfraktur- bzw. -fissur im Sinne der Marschgeschwulst. Auch in diesem Falle war ein ausgesprochener Hallux valgus, also Spreizfuß vorhanden. Das Moment der Überbelastung hat sich also hier am 2. und 3. Strahl auf zweierlei Art ausgewirkt.

Ein von mir beobachteter Fall verlief so: 35jährige Kriegspflegerin, früher immer gesund, niemals Beschwerden an den Füßen, sprang Mai 1915 in Syrien von einem laufenden Kamel ab, um einem gestürzten Kranken zu Hilfe zu kommen. Beim Abspringen auf die Fußspitze spürte sie einen heftigen Schmerz im linken Vorfuß. Sie ging aber weiter hinkend umher, der Fuß schwoll an. Allmählich gingen die Beschwerden zurück, traten aber besonders nach langem Gehen wieder auf. Im Frühjahr 1919 nahmen sie wieder zu und blieben dauernd. Behandlung mit Heißluftbädern war erfolglos. Januar 1920 wurde sie im Garnisonslazarett in Berlin operiert, da das Röntgenbild einen freien Körper am 2. Mittelfußzehengelenk gezeigt hatte. Die Operation habe eine Gelenkmaus von zackiger Form ergeben, ferner einen abgesprengten Knorpel. Trotz der Entfernung der losen Stücke und Nachbehandlung mit Heißluft und Massage blieben Schmerzen beim Gehen im Großzehen- und 2. Mittelfußgrundgelenk, außerdem im unteren Drittel des Unterschenkels bei größerer Anstrengung. Bei meiner Untersuchung März 1921 bestand Verdickung, Druckschmerz und Crepitation am linken Großzehengrundgelenk, dessen Dorsalflexion erheblich eingeschränkt war. Auch das 2. Mittelfußgrundgelenk war druckschmerzhaft. Zur Entlastung ging die Patientin mit Supinationshaltung des Vorfußes, wodurch andererseits wohl die Muskelschmerzen im Unterschenkel entstanden. Das Röntgenbild (Abb. 166) zeigt eine abgeschlossene KÖHLERsche Erkrankung am 2. Metatarsalköpfchen mit breitem Gelenkspalt, deformiertem Köpfchen und verdicktem Metatarsale. Auch das Grundglied der 2. Zehe wies gewisse Veränderungen an der Basis auf, dieselbe war verbreitert und lief an den Seiten in Zacken aus. Außerdem bestand am Großzehengrundgelenk eine typische deformierende Arthrosis mit Verschmälerung des Gelenkspalts, Abplattung der Kopfrundung und erheblichen Osteophyten, vor allem an der lateralen Ecke des Köpfchens, aber auch an der Basis des Grundglieds der großen Zehe.

Hier bestand also der gleiche Prozeß am 1. und 2. Mittelfußgrundgelenk, eine ausgesprochene *deformierende Osteoarthrosis,* die nach der einwandfreien Angabe der sehr urteilsfähigen Patientin sich unmittelbar nach einem festgestellten einmaligen Trauma, dem Abspringen von einem laufenden Kamel in heftigsten

Schmerzen an dem bis dahin schmerzfreien Fuße geäußert hatte. Der Fuß schwoll an und die Schmerzen ließen nicht nach. Normalerweise wird eine Kontusion oder Distorsion bei einem 35jährigen nach vorübergehender Schwellung und Schmerzhaftigkeit wieder voll abklingen. Hier zeigte sich ein progressiver Prozeß, bei dem die Ablösung eines freien Knochenkörpers und Ablösung eines Knorpelstückes später festgestellt wurde. Auch wenn man eine konstitutionelle Bereitschaft annehmen will, wird man doch in diesem Falle dem Trauma zum mindesten einen auslösenden Einfluß beimessen müssen. Beim Abspringen auf die Fußspitze trifft der Stoß durch die dabei stark dorsalflektierten Zehen hindurch die Metatarsalköpfchen vor allem an ihrer vorderen oberen Fläche. Hier sieht man ja auch meist den keilförmigen Defekt.

Die Verdickung des von der Köhlerschen Krankheit betroffenen Metatarsale muß als sekundäre Anpassung des in seiner Länge verkürzten Strahls an die Stützfunktion aufgefaßt werden, wie wir das ja auch sonst z. B. nach Verlust der Stützfunktion des 1. Metatarsalköpfchens beobachten.

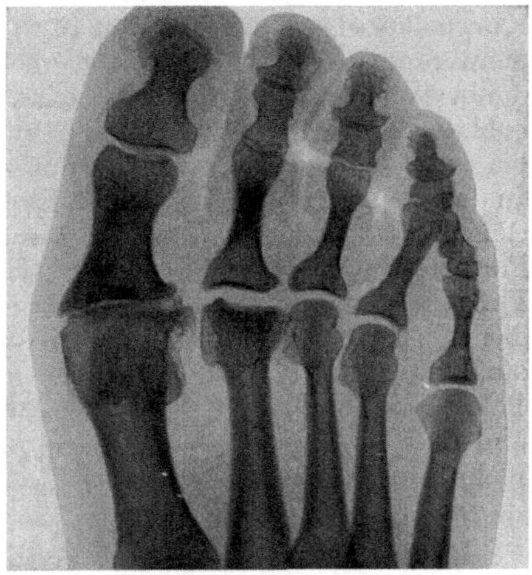

Abb. 166. Osteoarthrosis deformans des 2. Metatarso-phalangeal-Gelenks: das Köpfchen ist verbreitert, statt der Rundung zeigt es eine Eindellung, das 2. Metatarsale ist verdickt, das Gelenkende des Grundglieds zeigt ebenfalls eine Verbreiterung und leichte Deformierung. Der Gelenkspalt ist verbreitert. Das Großzehengrundgelenk ist auch deformiert. Außer der starken Abplattung und Verbreiterung des Köpfchens hat es am lateralen Eck knopfartige Exostosen, der Gelenkspalt ist verengt und das Gelenkende des Grundglieds verbreitert und deformiert, es zeigt medial und lateral exostotische Zacken. Der Fuß ist ein Spreizfuß, das Os metatarsale 5 ist abduciert, die 5. Zehe adduciert. (Hohmann.)

Die *Behandlung* muß alles daran setzen, den Endausgang in Deformierung womöglich zu verhüten, ganz ebenso wie wir danach auch beim beginnenden Perthes streben. Also muß die Diagnose früh gestellt werden und die zielbewußte Behandlung sofort einsetzen und konsequent durchgeführt werden. In diesem Frühstadium ist möglichste Entlastung nötig. Wir legen einen queren Heftpflasterverband um den Vorfuß, geben eine das Quergewölbe stützende und genügend lange Einlage und an der Sohle des Vorfußes wie Bragard die vordere Rolle zur Schonung bei der Abwicklung, daneben zur Zirkulationsanregung heiße Bäder. Bei plantarem Herd gab Bragard mit Erfolg einen zweiteiligen entlastenden Gipsverband wie bei Fußtuberkulose. Ist das destruktive Stadium zu Ende, so sind Bewegungsübungen zur schonenden Beseitigung der Streckcontractur und zur Kräftigung der Sohlenmuskeln angezeigt. Nur für die Fälle, wo es nicht gelingt, mit den konservativen Mitteln der Stützung und Entlastung die Beschwerden zu bessern, kommt die Operation in Frage, die in der Herausnahme von freien Körpern und der Abtragung von Zacken zur Glättung des Gelenkendes besteht. Mit der Resektion des Köpfchens sei man zurückhaltender, da nicht selten sekundär Beschwerden an den benachbarten entstehen.

8. Arthrosis und Arthritis deformans der Fußgelenke.

Die chronisch deformierende Arthrosis ist oft statisch bedingt und dann meist, aber nicht immer, mit der Plattfußbildung verbunden. Zweifellos löst die jahrelange falsche Belastung des Fußes solche Prozesse aus. Durch die Verschiebung der Knochen gegeneinander entstehen aus bisher kongruenten Gelenkflächen inkongruente, andere Teile der Knochen kommen miteinander in Berührung, ein Umbau mit Formveränderung derselben tritt ein, besonders nachdem der Knorpelbelag teils außer Kontakt, teils unter abnormen Druck gesetzt ist. In beiden Fällen leidet er Schaden, entweder geht er durch mangelhafte Ernährung, da ihn nur die Funktion am Leben erhalten kann, atrophisch zugrunde oder er wird zwischen den Mühlsteinen zerrieben, zerfasert. Wenn der natürliche Schutz des Knochens, der elastische Knorpel, fehlt, muß auch der Knochen selbst Schaden leiden.

Die ersten pathologischen Veränderungen zeigen sich aber zweifellos am Gelenkknorpel, worauf bereits Heine 1858 und nach ihm vor allem Beneke 1897 hinwies. Dann erst entstehen die Veränderungen der anderen Gewebe an der Knorpelknochengrenze, in den subchondralen Markräumen und in der Synovialmembran. Pommer spricht von der „Erschöpfung der Knorpelelastizität und deren Folgewirkung (der mangelhaften Sicherung der subchondralen Knochengebiete vor Druck, Stoß und Abscherung) bei andauernder Überbelastung oder bei exzessiven Stößen und Erschütterungen". Aus der Auffaserung des Knorpels an den Gelenkrändern mit folgender Verknöcherung entstehen die an allen übrigen Gelenken bekannten zackigen Randwülste oder Osteophyten, die oft bizarre Formen annehmen können. Die Arthrosis kann sich auf nur eines oder wenige Fußgelenke beschränken, wobei am häufigsten wohl das Talo-navicular-Gelenk, das eigentliche Plattfußgelenk, betroffen ist, in dem die Drehungen des Fußes um die Längsachse zum Teil vor sich gehen. Aber fast ebenso häufig ist auch das Talo-calcaneal-Gelenk, das bisher unteres Sprunggelenk genannt wurde, betroffen und das an dieser Drehbewegung ebenfalls immer beteiligt ist. Auch zwischen Kahnbein und erstem Keilbein, zwischen Fersenbein und Würfelbein sind solche spornartige Zacken zu finden.

Als Ursachen lokalisierter Arthrosen kommen Schädigungen der Gelenke durch Traumen, Gelenkfrakturen oder wiederholte Zerrungen mit Blutergüssen und Kapsel-Bänderschädigung oder Quetschungen in Betracht. Vor allem sind Gelenkfrakturen im Talo-navicular-Gelenk mit Absprengungen oft von sekundärer Arthrose dieses Gelenks mit mehr oder minder großer Bewegungseinschränkung und in diesem Gelenk lokalisierten Schmerzen gefolgt. Abrisse des inneren oder äußeren Knöchelbandes mit oder ohne Abriß eines Knochenstückes des Epicondylus ziehen nicht selten schwere dauernde Schädigung des Sprunggelenks nach sich, eine erhebliche Unsicherheit des Gelenks mit häufigem Umknicken, Gelenkergüssen und sicher mit der Zeit eintretender chronischer Arthrose. In einzelnen Fällen kann die Schädigung der Festigkeit des Gelenks so weit gehen, daß der Talus in der Gabel nicht mehr fest gefaßt wird, sondern sich nach außen oder innen in derselben verschiebt. Hierüber liegen Beobachtungen von Möhring, Faber und Dehne vor (siehe auch unter Distorsion des Sprunggelenks).

Einen sehr nachhaltigen Einfluß auf die Sprunggelenke üben die nicht genau reponierten Knöchelfrakturen und auch die mit Dislokation geheilten Unterschenkelfrakturen oberhalb der Knöchel aus. Auf die statischen Bedingungen hatte schon Preiser in seinen „statischen Gelenkerkrankungen" hingewiesen. Wenn ein Knöchelbruch eine mangelhafte Wiederherstellung der Knöchelgabel hinterläßt, wie wir dies sowohl bei den Supinations- als auch bei den Pronationsfrakturen sehen, wenn dann der Talus samt dem mit ihm verbundenen Calcaneus im Sinne der Varus- oder der Valgusstellung ausweicht und wenn dann oft noch beim Abriß des Volkmannschen Dreiecks durch den hierbei erfolgenden Kapselabriß eine Subluxation des Fußes im oberen Sprunggelenk nach vorn oder hinten, je nachdem ob das Dreieck hinten oder vorn an der Tibia abgerissen ist, bleibt, dann sind die Bedingungen für eine statische Arthrosis deformans der Fußgelenke gegeben. Dann tritt unter der Einwirkung der fehlerhaften Belastung und Funktion eine degenerative Veränderung der Gelenke ein, d. h. ein früher Aufbrauch oder Verschleiß des Knorpels und des Knochens. Eine Abweichung der Achse des Unterschenkels nach den verschiedenen Richtungen kann allmählich den gleichen Effekt erzielen. Wir sehen dies bei dem von der Kindheit ins Erwachsenenalter hinübergenommenen O-Bein, bei dessen höheren Graden es zu einer Schiefstellung der Querachse des oberen Sprunggelenks kommen kann und wobei sich dann das Fibulaende in den Calcaneus förmlich einbohrt. Die mit dem O-Bein meist verbundene Torsion der Tibia um die Längsachse nach innen übt dann durch die Einwärtsdrehung des Rückfußes und die daran sich anschließende Abduction des Vorfußes einen überaus schädlichen Einfluß auf die Gelenkmechanik des ganzen Fußes aus. Aber auch die nach Tibiafrakturen im unteren Drittel nicht selten bleibende Rekurvationsstellung der Bruchstücke ist statisch ungünstig und bewirkt ebenfalls frühzeitigen Verschleiß.

Auch die deform geheilte *Kompressionsfraktur des Fersenbeins* zerstört den Fußmechanismus empfindlich (siehe dieses Kapitel).

Ohne Zweifel vermag auch die *kindliche Rachitis* durch Verbiegung der Unterschenkelknochen einen schweren Plattfuß zu erzeugen, der die Arthrose auslöst. Auch andere dyskrasische Prozesse an den Knochen können das gleiche bewirken. Jeder hochgradige *deformierte Plattfuß* wird mit der Zeit arthrotische Veränderungen in den verschiedensten Fußgelenken zeigen. Dazu kommt als weiteres schädigendes Moment die *funktionelle Überlastung*, Härte des Bodendrucks und Erschütterungen wirken insbesondere im jugendlichen Alter bei allgemeiner Schwäche des Stützgewebes in diesem Sinne. Die Veterinärmedizin kennt den Spat, die Arthrosis deformans des Sprunggelenks der Pferde als eine häufige Erkrankung. Sie sieht sie fast nur beim Stadtpferd und schickt dies zur Erholung seines kranken Gelenks von dem harten Pflaster mit seinen Stauchungen aufs Land mit dem weicheren Boden.

Sah man früher vielfach noch die Arthrosis allein als Aufbrauchskrankheit, als eine natürliche Erscheinung des vorgerückten Alters an, in dem sie ja am häufigsten wohl zur Beobachtung kommt, so haben doch die neueren Beobachtungen auch schon im jugendlichen Alter die ersten Anfänge des Leidens festgestellt. Ich habe wohl zuerst auf die in der Jugend auftretende Arthrosis deformans des Großzehengrundgelenks aufmerksam gemacht (siehe Hallux rigidus). Meine Beobachtungen sind durch Mau bestätigt worden. Pitzen hat auch auf andere Erscheinungen am Fußskelet des Jugendlichen hingewiesen, feine spitze Zackenbildungen am vorderen Ende des Talus oder am Naviculare und Cuneiforme oder am vorderen oberen Fortsatz des Calcaneus am Calcaneo-Cuboidal-Gelenk eines 14jährigen. Die Füße dieser Jugendlichen zeigten im übrigen Abflachung des Längsgewölbes, Valgität und nicht selten Contracturen.

Außer diesen mehr auf einzelne, allerdings funktionell besonders beanspruchte Fußgelenke beschränkten arthrotischen Erscheinungen sehen wir nun bisweilen, aber doch verhältnismäßig seltener, die degenerative Arthrose ganz allgemein über den ganzen Fuß verbreitet und jedes einzelne der vielen Gelenke am Fuß davon befallen. Dies finden wir bei Menschen, die auch an anderen Gelenken ihres Körpers Arthrosen aufweisen, so daß wir hier eine konstitutionelle, nicht näher zu erklärende Disposition annehmen müssen. Mit echten Entzündungen, die auf Infekte zurückzuführen sind, haben diese Dinge offenbar nichts zu tun, es fehlen auch die für diese charakteristischen sonstigen klinischen Erscheinungen. Sie sind als degenerative Prozesse am Skelet bzw. Knorpelsystem anzusehen. Ein solches Beispiel ist der in Abb. 167 wiedergegebene Fuß eines älteren Menschen, der von H. VIRCHOW nach Form zusammengesetzt wurde. Der degenerative Prozeß hat alle Gelenke ergriffen und die meisten Knochen, besonders die der Fußwurzel, hochgradig deformiert. Bizarre Randwülste und Zacken finden sich an den einander gegenüberstehenden Gelenkrändern der

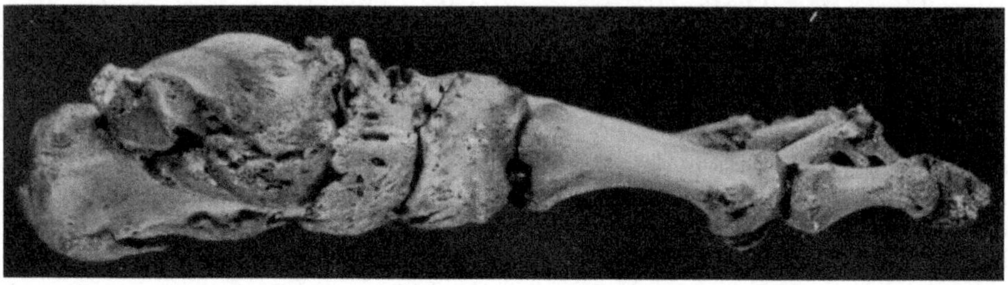

Abb. 167. Schwere Arthrosis deformans der verschiedensten Fußwurzelgelenke (nach Form von H. VIRCHOW aufgestellt).

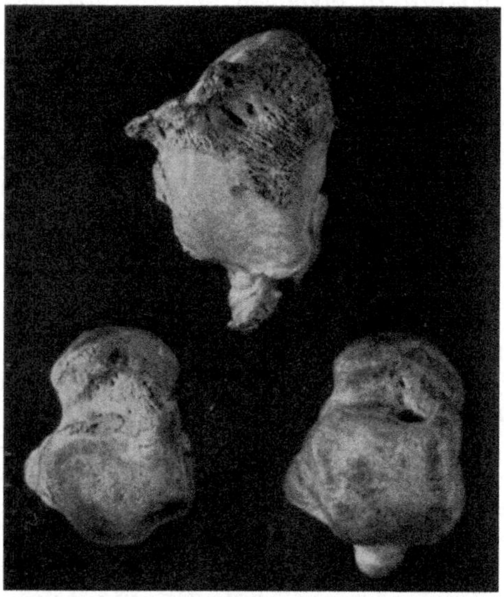

Abb. 168. *Oben* arthrotischer linker Talus, von oben gesehen, mit deformiertem Kopf, zackiger proc. posterior, der spitz ausgezogen ist. *Unten* links: normaler Talus, ohne proc. posterior. Rechts: normaler Talus mit normalem proc. post.

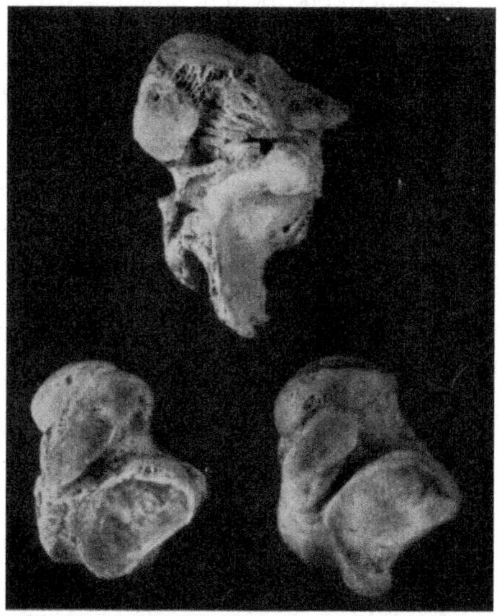

Abb. 169. *Oben* arthrotischer linker Talus, von unten gesehen, die deformierte Facies articularis calcan. posterior ist sehr deutlich. *Unten* normale Tali ohne und mit ausgebildetem proc. posterior mit normalen Gelenkflächen zum Calcaneus hin.

Knochen, nach Usur des Knorpels ist die Corticalis vielfach zerstört, so daß die Spongiosa frei zutage liegt. Atrophie und rückläufige Entwicklung wechselt mit produktiven Erscheinungen, mit Knochenwucherung ab, so daß eine unförmige Gestalt der einzelnen Wurzelknochen entstanden ist. In Abb. 168 bis 171 habe ich als Beispiele den Calcaneus und den Talus dieses Fußes in Photo und Röntgenogramm wiedergegeben, und zwar neben dem Bilde eines normalen Knochens, wobei ich vom normalen Talus zwei vorkommende Typen, den mit und den ohne stärker ausgebildeten Processus posterior zum

Vergleich gewählt habe, da der arthrotische Talus einen sehr stark ausgebildeten Processus posterior aufweist.

Die klinischen Erscheinungen und Lokalisationen der Arthrose an den einzelnen Gelenken des Fußes erfordern noch einige Bemerkungen.

Die *pathologischen Gewebsveränderungen* entsprechen denen bei Arthrosen anderer Gelenke, wie Verdickung der Gelenkkapsel und Gelenkbänder, Exsudate besonders im Talo-crural- und Talo-navicular-Gelenk, bisweilen auch im Naviculare-cuneiforme-Gelenk oder im Gelenk zwischen Calcaneus und Cuboid, Osteophyten an den Knochenrändern, Contracturen und nicht selten Vermehrung des pararticulären Fettgewebes vor und hinter dem Fibula- oder Tibiaknöchel usw. Von den intraarticulären Veränderungen, den Knorpelusuren, Schleiffurchen und Schleifflächen ist oben schon die Rede gewesen. Die Fettanhäufungen können manchmal so stark werden, daß sie halbapfelgroß namentlich vor dem Fibulaknöchel erscheinen und Druckschmerzen verursachen. Von ihnen ist an anderer Stelle noch die Rede.

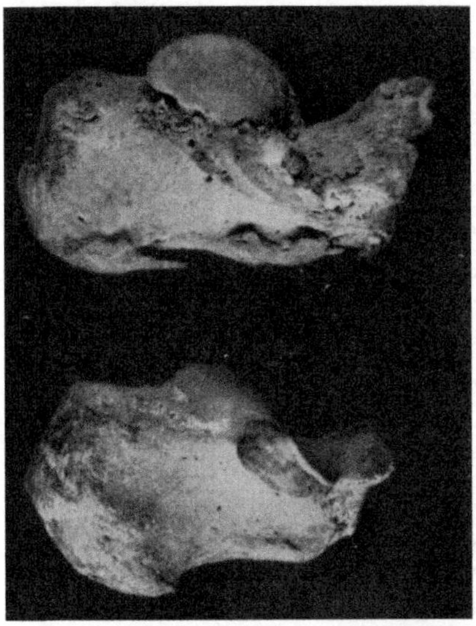

Abb. 170. *Oben* deformierter arthrotischer linker Calcaneus mit zackiger Gestaltung des vorderen oberen Endes und der Veränderung der hier befindlichen Gelenkflächen. *Unten* normaler linker Calcaneus, von der Innenseite gesehen.

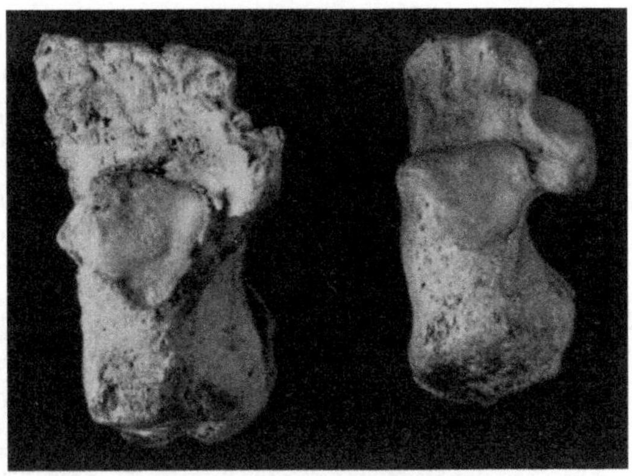

Abb. 171. *Links* arthrotischer linker Calcaneus, von oben gesehen. Man beachte das deformierte sustentaculum tali mit der mißgestalteten med. Gelenkfläche sowie die veränderte hintere Gelenkfläche. *Rechts* normaler linker Calcaneus.

Von besonderer Bedeutung sind die *Contracturen*. Wir wollen sie bei den einzelnen Lokalisationen besprechen. Man kann unterscheiden zwischen:

1. Einer *Arthrosis des bisher sogenannten oberen Sprunggelenks*, des Talocrural-Gelenks. Röntgenologisch finden sich Veränderungen an der Malleolengabel, bald gröbere, bald feinere Zacken zwischen Fibula und Calcaneus (Abb. 172), am Tibiaepicondylus, wo das mediale Knöchelband ansetzt, Verminderung der Höhe der Talusrolle, Verengerung des Gelenkspalts durch die wie aufeinander gepreßten Knochen (Tibia und Talus) infolge des Knorpelschwundes. Hans Virchow fand wiederholt geradlinige, oberflächlich zarte Schleifrinnen am Knorpel im oberen Sprunggelenk als Ausdruck funktioneller Abnutzung. Der Knochen unter dem Knorpel war intakt. Klinisch finden wir Verdickungen der Weichteile um die Knöchel, Exsudate im Gelenk, Schmerzen, dagegen Bewegungsbehinderung nur in schwereren Fällen, besonders nach Frakturen und Bänderzerreißungen mit Absprengung von Gelenkkörperteilen.

2. *Arthrosis deformans des bisher sogenannten unteren hinteren Sprunggelenks,* des Talo-calcaneal-Gelenks, die oft isoliert vorzukommen scheint, noch wenig beachtet, aber praktisch sehr wichtig ist. Durch den Verschiebungsprozeß beim Plattfuß muß dies Gelenk zwangsläufig in Mitleidenschaft gezogen werden. Der zu Boden gesenkte pronierte, mit dem hinteren Abschnitt lateral gerückte Calcaneus zwingt den mit ihm gelenkig verbundenen Talus, welcher aber fest in der Malleolengabel stehen bleibt, mit dieser nach einwärts und unten. Von der sicheren Unterstützungsfläche des Calcaneus rutscht der Talus nach einwärts unten ab (Abb. 173). An schwer deformierten Skeleten können wir feststellen, wie sich diese Verschiebung nach allen Seiten hin auswirkt. Es entstehen dann phantastische Zacken an dem spitz nach hinten ausgezogenen hinteren Fortsatz des Talus,

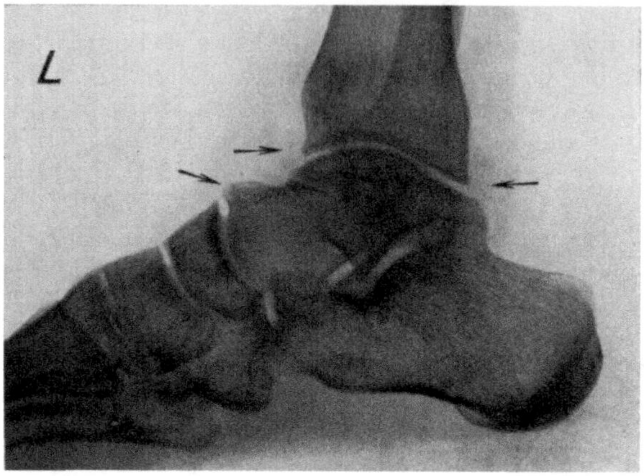

Abb. 172. Arthrosis deformans des oberen und vorderen unteren Sprunggelenks. Die Pfeile zeigen auf die spitzen Ausziehungen am vorderen und hinteren Ende der Tibia und auf den gröberen Randwulst am Taluskopf sowie die spitze Zacke am gegenüberliegenden Rand des Naviculare. Der obere Sprunggelenkspalt ist etwas verengert, die Talushöhe vermindert.

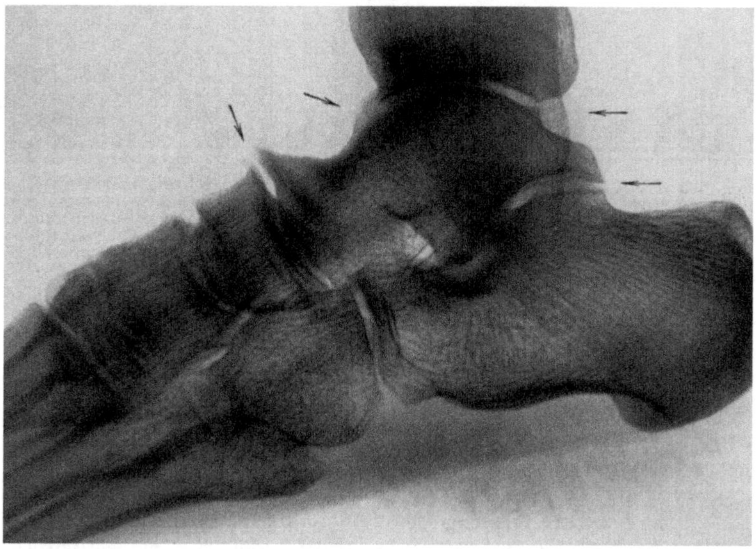

Abb. 173. Chronisch-deformierende Arthrosis der Fußwurzelgelenke (Tibio-talar-, Talo-navicular-, Talo-calcaneal-, Calcano-cuboidal-Gelenke).

dem gegenüber Randwulstbildung an der Oberseite des Calcaneus, nach vorn zu zum Naviculare ebensolche. Dies würde uns zu der Arthrosis führen, die das ganze kombinierte Sprunggelenk befällt und verändert, was in allen schwereren Fällen geschieht. Hier aber sei nur hingewiesen auf die sehr häufige isolierte Form der Arthrosis allein dieses sogenannten hinteren unteren Sprunggelenks, das viel häufiger erkrankt als das obere. Der Grund dafür liegt wohl darin, daß das obere Sprunggelenk nur in einer Ebene, der Sagittalebene des Körpers zur Dorsal- und Plantarflexion beansprucht wird und im allgemeinen nur nach Knöchelbrüchen mit bleibendem Klaffen der Gabel und Schiefstellung des Talus erkrankt. Dagegen hat das untere Sprunggelenk einen ganz anderen und komplizierteren Bewegungsablauf. Es dreht sich um eine schräge Achse und ist *Verdrehungen* und *Verzerrungen* ganz anders ausgesetzt, es hat die federnde Anpassung des Fußes an die Unebenheiten des Bodens zu bewirken und empfängt von da aus die Einwirkungen der Härte des Bodens, der Stöße und Erschütterungen. Dazu leidet es sehr erheblich an jeder statischen Störung. Da bei jeder normalen Belastung eine Drehbewegung im Talo-calcaneal-Gelenk im Sinne der Pronation eintritt, die um die schräge Talo-calcaneal-Längsachse verläuft, so wird das arthrotisch erkrankte Gelenk schon durch die normale Drehbewegung sehr empfindlich gereizt. Diese Reizung trifft vor allem die krankhaft veränderten Gelenkweichteile und ruft Schmerzen hervor, analog der Einwärts- und Auswärtsrotation am arthrotischen Kniegelenk. Wie bei allen arthrotischen Gelenken sind auch hier die Schmerzen beim Aufstehen nach längerem Sitzen und nach längerem Gehen und Stehen charakteristisch. Auch gibt der Patient an, daß er auf unebenem Boden besonders unsicher gehe und leicht mit dem Fuße umknicke, wobei der Fuß sehr empfindlich schmerze, besonders unterhalb des äußeren Knöchels, und auch meist für längere Zeit schmerzhaft und geschwollen bleibe. Diese Angabe des Patienten läßt uns immer alsbald nach arthrotischen Zeichen suchen. Wir finden: eine gewisse Schwellung unter dem äußeren Knöchel, etwas Schwellung an der inneren Seite des Gelenks, vor allem typische Druckempfindlichkeit genau dem Gelenkspalt zwischen Talus und Calcaneus entsprechend, oft ein Tieferstehen des äußeren Knöchels, eine geringere Höhe des Rückfußes. Besonders aber findet sich fast immer eine *Schmerzhaftigkeit* der passiven Bewegungen in diesem Gelenk, vor allem der *Supination* und eine deutliche *Einschränkung* derselben. Eine stärkere Abflachung des Längsgewölbes braucht an sich nicht vorhanden zu sein. Röntgenologisch ist der Gelenkspalt zwischen Talus und Calcaneus verengt, mitunter fast aufgehoben, was teils infolge der Valguscontractur durch Projektion, teils durch tatsächliche Verengerung infolge Knorpelschwund zu erklären ist. Um den Gelenkspalt richtig darzustellen, hat REGELE angegeben, nicht die gewöhnliche Seitenaufnahme zu machen, sondern beide Füße des auf dem Tisch liegenden Patienten mit den Sohlen sich berührend seitlich zu lagern, bei maximaler Abduction der Hüften und rechtwinkliger Beugung der Knie. Bei dieser Lage fällt der Röntgenstrahl unter dem entsprechenden Winkel ein und außerdem gewinnt man dabei das notwendige Vergleichsbild. Die Röntgenröhre ist auf 50 cm Entfernung auf die Berührungsstellen der Fersen zentriert. Wir sehen außer der Verengerung des Gelenkspalts, die bis zu seiner völligen Aufhebung gehen kann, oft den hinteren Fortsatz des Talus spitz zackig ausgezogen und am Calcaneus ihm gegenüber den entsprechenden Randwulst.

Jetzt begreifen wir, warum der Patient das unebene Gelände, das holprige Pflaster seiner Kleinstadt fürchtet, weil eben gerade das Gelenk erkrankt und leistungsgestört ist, das für die bei jedem Schritt und Tritt notwendigen Drehungen des Fußes um seine Längsachse, für Supination und Pronation da ist und beim Balancieren auf den Huppeln des Bodens im Sinne der Dehnung und Zerrung beansprucht wird. Beim Bergabwärtsgehen, wobei die Ferse die Hauptlast trägt, verengt sich naturgemäß der Talo-calcaneale Gelenkspalt, während die vorderen Gelenke sich erweitern. Der Patient mit seiner Arthrosis im unteren Sprunggelenk hat hierbei meist auch vermehrte Beschwerden, teils durch diesen Druck, teils durch die beim Bergabgehen vermehrte Auswärtsdrehung der Füße.

3. Arthrosis des bisher sogenannten *vorderen unteren Sprunggelenks*, des Talonavicular-Gelenks, die oft mit der des hinteren unteren Sprunggelenks kombiniert ist, oft auch ganz isoliert auftritt. Auch hier kann ein Gelenktrauma das Leiden auslösen, Absprengungen im Gelenk, die den normalen Mechanismus der Drehung mehr oder weniger hindern. Meist jedoch findet sie sich beim schweren deformierten Plattfuß als Folge des Verschiebungsprozesses in den Fußwurzelknochen mit ihren abnormen Druckwirkungen gegeneinander. Talus wie Naviculare sind oft erheblich formverändert, das Naviculare keilförmig zusammengepreßt, mit plantarer Basis infolge des aufwärts, dorsalwärts gerichteten Druckes von seiten des aufgebogenen Vorfußes. Am Talus hingegen sehen wir meist an seiner lateralen Seite einen dorsalen Osteophytenwall, der fühlbar und mitunter sogar sichtbar vorspringt. Nachdem beim schwer deformierten Fuß der Talus nach medial unten verschoben ist, trifft der Hauptbelastungsdruck beim Abwickeln des Fußes den Talus vorn lateral. Ihm gegenüber steht ein gleicher Wall am Naviculare.

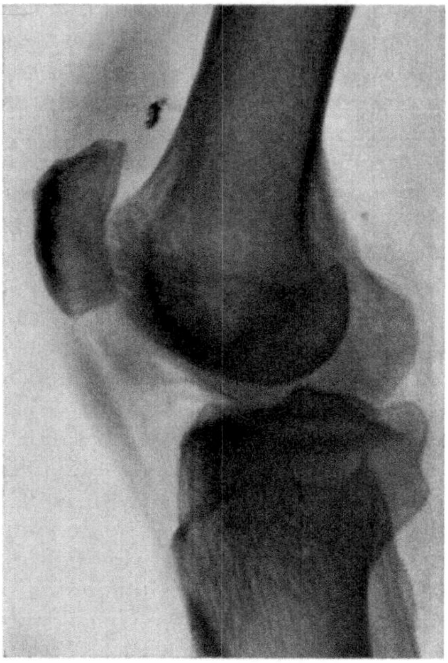

Abb. 174.

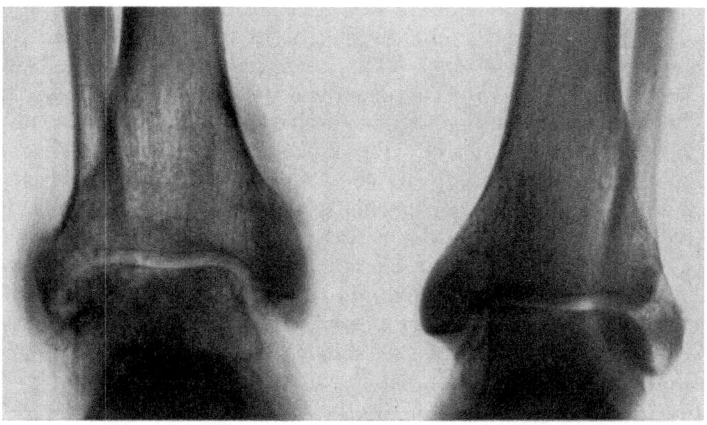

Abb. 175. Röntgenbilder einer Infektarthritis (Tonsillen und Zahnwurzelherde) des Knie- und Sprunggelenks mit fleckiger Aufhellung und Ergüssen. (Eigene Beobachtung.)

Der Knorpelbelag ist oft zerstört. Meist ist in diesem Gelenk eine Contractur vorhanden, die Drehfähigkeit des Fußes ist mehr oder minder eingeschränkt. Mit der Zeit kann sich sogar eine Ankylose ausbilden, wodurch der Patient wenigstens Ruhe bekommt. Im Beginn des Leidens kann die Diagnose schwieriger sein, solange noch keine gröberen Formveränderungen der Knochen da sind. Pitzen hat darauf hingewiesen, daß die Verengerung des talo-navicularen Gelenkspalts im Röntgenbild, besonders im seitlichen Bild dafür charakteristisch ist.

4. *Arthrosis im Calcaneo-Cuboidal-Gelenk*, im Anfangsstadium als umschriebene Schmerzstelle an der dorsalen Seite dieses Gelenks bei der Belastung, beim Abwickeln vom Boden und auf Druck wahrzunehmen. Oft findet sich hier auch ein umschriebenes deutlich fühlbares Exsudat. In hochgradigen Fällen sind durch die Pressung der beiden Knochen gegeneinander barocke Osteophytenwälle am dorsalen vorderen Rande des Calcaneus und hinteren Rande des Cuboids entstanden. Im Verlauf des deformierenden Plattfußprozesses sind beide Knochen plantar gesunken, am tiefsten das Cuboid, einst der Scheitel des äußeren Längsgewölbes, und der Vorfuß preßt bei der Abwicklung durch seine Aufbiegung die Knochen mit ihren dorsalen Rändern stark gegeneinander.

5. *Arthrosis der Keilbeingelenke* mit Osteophyten an den dorsalen Kanten vor allem des Cuneiforme I und Metatarsale I. Beschwerden entstehen vor allem durch Stiefeldruck. Damen mit Spangenschuhen haben darunter nicht zu leiden, da die Exostose gerade in die Öffnung des Schuhes fällt. Ich habe diese Form in dem Kapitel über den dorsalen Knochenhöcker am 1. Mittelfuß-Keilbeingelenk besonders dargestellt.

6. Die *Arthrosis des Großzehengrundgelenks* habe ich ebenfalls an anderer Stelle beim Hallux rigidus behandelt.

Wir sehen nun außer diesen chronisch deformierenden Arthrosen in den einzelnen Gelenken des Fußes auch die echt entzündlichen Erkrankungen, die *Arthritiden*, die meist als Infektarthritiden zu erklären sind. Rheumatische, gonorrhoische, septische Prozesse kommen hierbei ursächlich in Betracht. Die Beschwerden sind an sich die gleichen, wenn auch meist stärker ausgeprägt als bei den chronisch degenerativen Veränderungen. Unter den klinischen und pathologischen Erscheinungen tritt vor allem fast immer eine stärkere Weichteilschwellung, oft teigiger Art, um die Gelenke hervor, die bei den degenerativen Arthrosen meist zu fehlen pflegt. Von ihr sind oft auch die regionären Sehnenscheiden befallen. Und im Röntgenbild tritt eine deutliche Knochenatrophie und unscharfe, aufgelockerte Begrenzung der betreffenden Knochen in die Erscheinung. Sie sehen wie aufgefasert, aufgerauht aus. Meist sind diese Infektarthritiden auch nicht so auf *ein* Gelenk beschränkt, wie die degenerativen Arthrosen, sondern haben die verschiedensten Gelenke in gleicher Weise befallen. Die Contracturen sind auch hartnäckiger und gehen mit einem starken reflektorischen Spasmus der entsprechenden Muskeln einher, so vor allem die Pronationscontractur bei Arthritis des unteren Sprunggelenks (Abb. 174 und 175).

9. Arthrosis und Arthritis deformans des Kniegelenks.

Neben den Fußkranken nehmen die Kniearthrotiker in der Sprechstunde des orthopädischen Arztes die erste Stelle ein. Oft klagen diese Patienten über Schmerzen in Fuß und Knie. Und meist besteht auch ein innerer und zwar hauptsächlich statischer Zusammenhang zwischen beiden. Die statische und funktionelle Einheit des ganzen Beines tritt uns hierbei sehr deutlich vor Augen, und ein Orthopäde, der nur das Knie untersucht und nicht zugleich die Beinachse und die Stellung des Fußes mit und ohne Belastung, im Liegen und im Gehen, läßt ein auch für die Behandlung bedeutsames Moment außer Acht. Häufiger als das Fußgelenk wird das Kniegelenk von degenerativen und entzündlichen Veränderungen befallen.

a) Die Ursachen.

Die Ursachen sind ähnliche wie beim Fuß. Im Vordergrund steht die *übermäßige* und die *falsche Belastung* des Beins. Übermäßig durch die oft schon im wachsenden Alter einwirkende zu lang dauernde Belastung im Beruf, vor allem im Stehen, wo die ersten Zeichen der Erkrankung in Form von Schmerzen im Knie und sogar Ergüssen schon sichtbar werden können. Auf dieser Grundlage schreitet das Leiden weiter fort und führt zum frühen Altern der Gelenke, vorzeitigem Verschleiß, der Aufbrauchkrankheit im Sinne von PAYR. Übermäßig in einem späteren Abschnitt des Lebens, in den 40er und 50er Jahren, wo durch Fettleibigkeit ein zu hohes Körpergewicht auf den Kniegelenken lastet und wo auch innersekretorische Störungen in der Zeit des Abbaues eine Wirkung ausüben dürften.

Falsche Belastung durch die häufige Achsenabweichung des Beins im Sinne des X- oder O-Beins mit gleichzeitig vermehrter Torsion nach innen oder außen ist die zweite hauptsächliche Ursache der degenerativen Kniegelenksveränderungen des Erwachsenenalters. Diese Achsenabweichung, welche meist schon in früher Jugend durch eine Rachitis entstanden und nicht ganz beseitigt wurde, wird vielfach zunächst vom Publikum als ein Schönheitsfehler angesehen, der orthopädische Arzt beurteilt sie aus seiner Erfahrung heraus anders. Er sieht im Erwachsenenalter, wenn der Mensch durch seinen Beruf mehr stehen und gehen muß, an Körpergewicht zunimmt und älter wird, typische Beschwerden in den Gelenken auftreten, die vielfach zwar als „rheumatische“ oder „gichtische“ gedeutet werden, die aber auf den Aufbrauch der Gelenke zurückgeführt werden müssen. Was in der Jugend mit der Unterlassung der Korrektur eines O- oder X-Beines versäumt wurde, weil alte Tanten den Rat des Arztes zunichte gemacht haben, muß der Erwachsene oft genug büßen. Die Achsenabweichung führt zu ungleichmäßiger Belastung der Kniegelenksflächen an Femur und Tibia und außerdem zur Anspannung und Torsion der Gelenkkapsel und Gelenkbänder.

Wir müssen zwischen *2 verschiedenen Formen von O-Bein* unterscheiden, dem mit Innentorsion und dem mit vermehrter Außentorsion der Tibia. Das erstere hat seinen Scheitel gewöhnlich unterhalb der Mitte des Knochens, etwa im unteren Drittel, das außentorquierte weiter oben, meist im oberen Drittel, wenn es nicht einen gleichmäßigen, sich über die ganze Tibia erstreckenden Bogen bildet. Unter der Torsion versteht man die Tatsache, daß der größte Querdurchmesser des distalen Tibiaendes gegen den des proximalen Endes einen Winkel bildet (BRAUS). Beim Neugeborenen ist der Winkel $=0$. BRAUS hält die postfötale Änderung möglicherweise für eine Folge der beim Kulturmenschen gewohnheitsmäßigen und für die sichere Unterstützung des Körpers zweckmäßigen Auswärtsdrehung der Fußspitzen. Je nach dem Grad der Tibiatorsion ist die Fußspitze um 5 bis 20^0 gegen die Medianebene auswärts gedreht, wenn die Querachse des oberen Tibiaendes frontal steht. Bei Menschenaffen ist die Drehung entgegengesetzt der beim Menschen. Die Auswärtstorsion ist der Grund dafür, daß der äußere Knöchel weiter hinten als der innere steht. MIKULICZ hat an 134 unteren Extremitäten nachgewiesen, daß die Torsion des Schienbeins individuell zwischen 0 und 48^0 schwankt, die quere Achse der Knöchelgabel entweder frontal steht oder auswärtsgekreiselt ist (bei $^2/_3$ aller Fälle betrug die Verdrehung 5 bis 20^0). Eine Torsion im umgekehrten Sinne, nach einwärts, wie dies bisweilen beim Femur der Fall ist, kommt *normalerweise* beim Schienbein nicht vor. Zu ähnlichen Ergebnissen kommt GRUNEWALD in seinen Studien über die Knochenformen. Über die Ursachen der normalen Torsion gehen die Meinungen auseinander. Während die einen sie auf Druck- und Zugwirkungen zurückführen (Druck des Talus gegen den Tibiaknöchel bei der gewohnheitsgemäßen Auswärtssetzung der Fußspitzen und Zugwirkung der Muskeln), erklärt sie GRUNEWALD allein durch Muskelzug, insbesondere durch den Zug des Gastrocnemius. Spezielle Untersuchungen über das Verhalten der Muskeln bei Einwärtstorsion des Unterschenkels fehlen noch gänzlich.

Eine flüchtige Durchsicht von etwa 40 unteren Extremitäten des Präpariersaals der Münchener Anatomie (noch nicht skeletiert) zeigte mir, daß nur bei 3 Beinen (2 davon einer Leiche gehörig) eine gewisse, nicht sehr hochgradige, schätzungsweise 20^0 betragende Einwärtstorsion des unteren Tibiaendes sich vorfand. Diese 3 einwärtstorquierten Beine zeigten: eine S-förmige Gestalt der Tibia bzw. ein geringes O-Bein im unteren Drittel der Tibia bzw. einen deutlichen Pes valgus abductus.

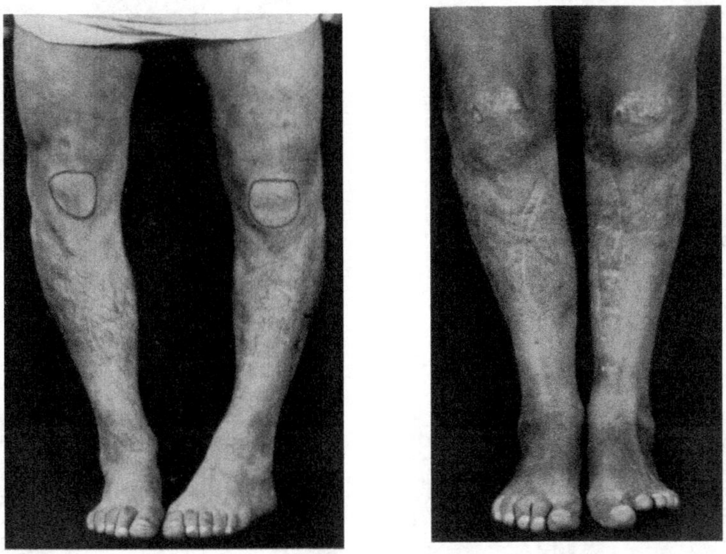

a b

Abb. 176a und b. Innentorsion der Tibia mit O-Bein vor und nach operativer Korrektur beim Erwachsenen.

Auch die klinischen Beobachtungen sind gering. Unabhängig von mir hat seinerzeit nur SCHEDE auf diese Verhältnisse aufmerksam gemacht. Größere Beachtung hat die bei der normalen Belastung eintretende Rotation des Unterschenkels auf dem Fuße in ihren Beziehungen zum Pes valgus gefunden. Wird der normale Fuß belastet, so erfolgt dabei stets eine leichte Pronation im Talocalcaneal-Gelenk, dem bisher so genannten unteren Sprunggelenk, d. h. eine Innendrehung des Fersenbeins. In der gleichen Richtung dreht sich der auf dem Fersenbein ruhende Talus. Bei der Belastung macht der Unterschenkel, besonders beim Stehen auf einem Fuße, eine deutliche Rotation nach einwärts, die um so stärker ist, je mehr der Bandapparat durch konstitutionelle Schwäche gelockert ist. Es entsteht dadurch der bänderschwache lockere Knickfuß. Mit zunehmendem Körpergewicht verstärkt sich derselbe und der Senkungsprozeß des Fußes nimmt zu. Vielfach klagen die Patienten über *Schmerzen an der Innenseite des Kniegelenks* und zwar offenbar infolge der Torsion der Gelenkkapsel durch die Einwärtsdrehung des Unterschenkels. Ganz besonders aber tritt dies in Erscheinung, wenn der Unterschenkel noch dazu im Sinne des O-Beins verkrümmt ist. Dann

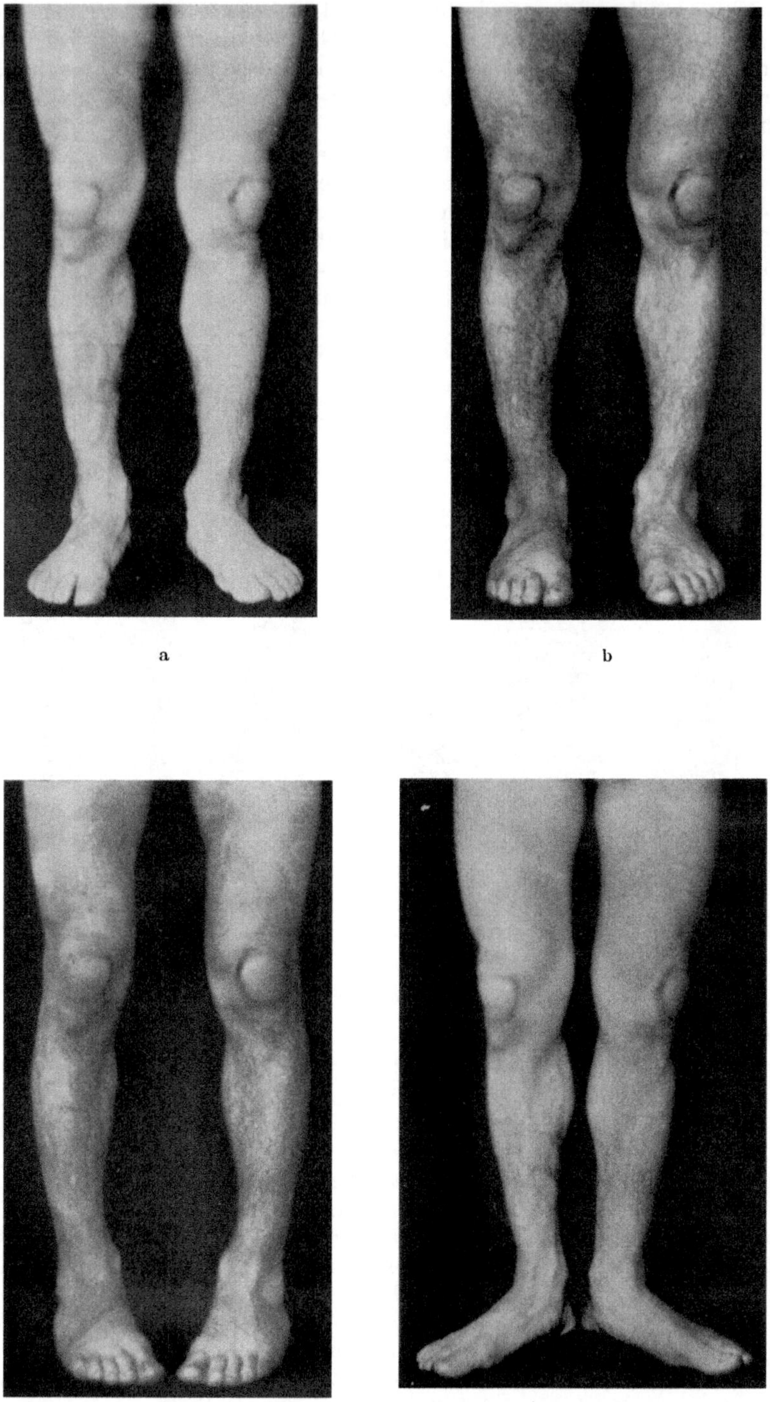

a b c d

Abb. 177a bis d. O-Beine mit Einwärtstorsion der Tibia und schweren Plattfüßen in verschiedenen Stellungen der Füße. (Eigene Beobachtung.)

ruft das O-Bein eine ausgleichende Valgusstellung des Fußes hervor, die um so stärker ist, je größer die Einwärtstorsion des Unterschenkels ausgesprochen ist.

An sich muß der O-Beinige mit Einwärtstorsion der Tibia mit der Fußspitze einwärtsgehen und wir sehen auch bisweilen, daß er über seine Fußspitze stolpert und sich, wie man sagt, mit den Füßen „verhakelt". Aber er sucht dies dadurch zu vermeiden, daß er seine Beine im ganzen von der Hüfte aus auswärtsdreht. Aus diesem Grunde wird die Einwärtstorsion des Unterschenkels bei flüchtiger Prüfung häufig nicht beachtet. Wir müssen deshalb die Untersuchung auf Torsionsabweichungen immer so vornehmen, daß wir die Beine parallel so nebeneinanderlegen, daß die Kniescheiben gerade nach vorn gerichtet sind. Dann sehen wir an der Stellung der Füße, ob eine wirkliche Einwärtstorsion vorhanden ist. Abb. 176a zeigt ein hochgradiges O-Bein eines Erwachsenen mit erheblicher Einwärtstorsion, besonders des linken Unterschenkels und das Resultat der

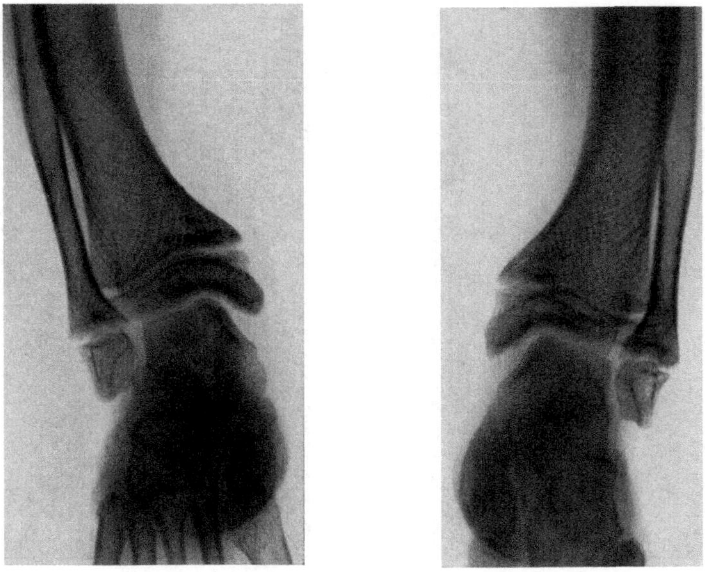

a b

Abb. 178. O-Bein einer 12jährigen mit Scheitel im unteren Drittel. Schiefstand der oberen Sprunggelenksachse. Kompensatorischer Pes valgus-abductus.

operativen Korrektur von O-Bein und Einwärtstorsion in b. Und Abb. 177a bis d zeigt die Stellung der Kniescheiben bei verschiedener Stellung der Füße bei O-Beinen mit Einwärtstorsion und schwerem Plattfuß: bei a werden die Fußspitzen leicht auswärts gehalten, das O-Bein und die Einwärtstorsion tritt dabei nicht in Erscheinung, aber die Kniescheiben sind nach auswärts gerichtet; bei b stehen die Füße parallel nebeneinander, das O-Bein ist schon deutlicher, die Kniescheiben sind noch leicht nach auswärts gerichtet; bei c stehen die Kniescheiben gerade nach vorn, jetzt erscheint erst der wahre Grad des O-Beins und zugleich die Einwärtstorsion an den einwärts gesetzten Fußspitzen; bei d stehen die Füße im rechten Winkel zueinander, ein O-Bein und eine Einwärtstorsion ist nicht erkennbar, aber die Kniescheiben sind durch die Auswärtsdrehung der Beine in den Hüftgelenken stark nach auswärts gerichtet.

Der O-Beinige mit Einwärtstorsion braucht seine Beine beim Gehen nur dann nicht krampfhaft in den Hüftgelenken auswärts zu drehen, wenn sein sekundärer

Plattfuß sich so deformiert hat, daß der Vorfuß in stärkere Abduction gekommen ist, wie dies bei allen schwereren Graden geschieht. Besonders schlecht sind die O-Beinigen daran, die außer der Varuskrümmung der Unterschenkel noch eine Varusverbiegung der Oberschenkel und eventuell dazu noch eine Verbiegung der Schenkelhälse haben, was alles durch die Rachitis entstehen kann. Das Röntgenbild der Abb. 178 zeigt die schiefstehende Querachse der Sprunggelenke sehr deutlich und macht weitere Ausführungen über die dadurch notwendig sich ausbildende kompensatorische Knickplattfußbildung unnötig. Da der Mensch nicht auf der äußeren Kante seines Fußes zu gehen vermag, wozu ihn die O-Beinkrümmung mit der Varusstellung des in der Knöchelgabel festgehaltenen Sprungbeins zwingen würde, weicht das Fersenbein unter dem Sprungbein nach lateral in Valgusstellung ab, und die weiteren Folgen der Fußveränderung stellen sich zwangsläufig ein.

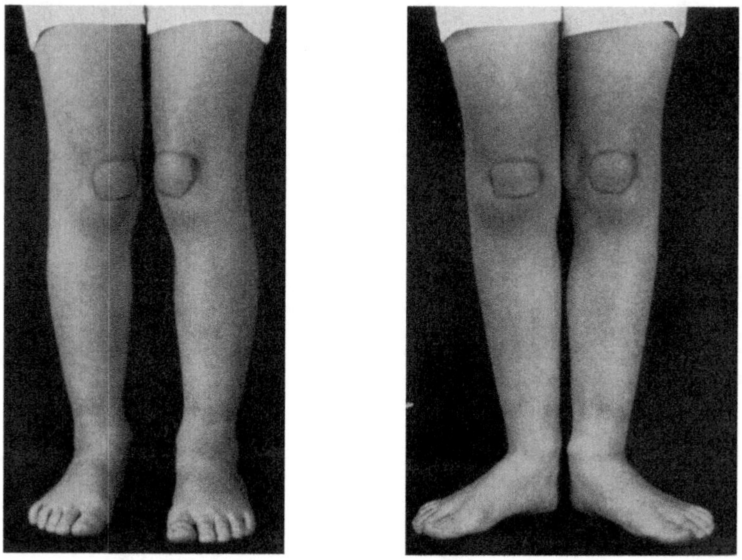

a b

Abb. 179a und b. Außentorsion der Tibia mit O-Bein und Knickfüßen bei verschiedenen Fußstellungen. (Eigene Beobachtung.)

Ist nun ein *O-Bein* mit einer *Außentorsion der Tibia* verbunden, was weniger häufig zu beobachten ist, so stellen sich die Füße ebenfalls in Knickfußstellung, die aber niemals die Grade wie bei der Einwärtstorsion erreicht. Sie dürfte hier aus dem Bestreben entstehen, eine zu starke Außendrehung der Beine zu vermeiden, weshalb diese Patienten oft schon von der Hüfte aus das Bein einwärts drehen, wodurch es dann sekundär ebenfalls zu einer Einwärtsdrehung des Beins auf dem Fersenbein kommt. Abb. 179a zeigt einen solchen Fall mit O-Bein und Auswärtstorsion der Tibia bei Parallelstellung der Füße. Hierbei sind die Kniescheiben nach einwärts gerichtet; bei b sind die Füße im rechten Winkel zueinander gestellt, erst bei dieser Fußstellung sehen die Kniescheiben nach vorn. Beim Gehen weichen bei dieser Form die Fersen an sich leicht im Varussinn aus. Der Patient korrigiert dies aber oft durch Einwärtsdrehung von der Hüfte aus, so daß die Ferse dadurch doch im Valgussinn abweicht.

Das normale Verhältnis der Achsen der 3 Beingelenke (Hüfte, Knie, Fuß) zueinander bzw. zur Medianebene ist von STRASSER in Abb. 180 schematisch dargestellt. Abweichungen von diesem Verhältnis durch Verbiegungen der Knochen und Gelenke müssen Funktionsstörungen des Beins nach sich ziehen.

Wie das O-Bein wirkt auch das *X-Bein* auf das Kniegelenk statisch ungünstig ein, je länger es besteht, um so nachhaltiger verändert sich das Kniegelenk im Sinne der Gelenkabnützung, d. h. es entwickelt sich in ihm eine nicht mehr auszugleichende chronische Arthrosis deformans. Ich verweise besonders auf die ausgezeichnete Studie von BRAGARD über das Genu valgum, in welcher diese Formabweichung nach jeder Richtung erschöpfend durchforscht ist. Während beim O-Bein das arthrotische Knie besonders am inneren Gelenkspalt schmerzt, sitzen die Beschwerden beim X-Bein mehr am äußeren Gelenkspalt, der Stelle des stärksten Belastungsdrucks.

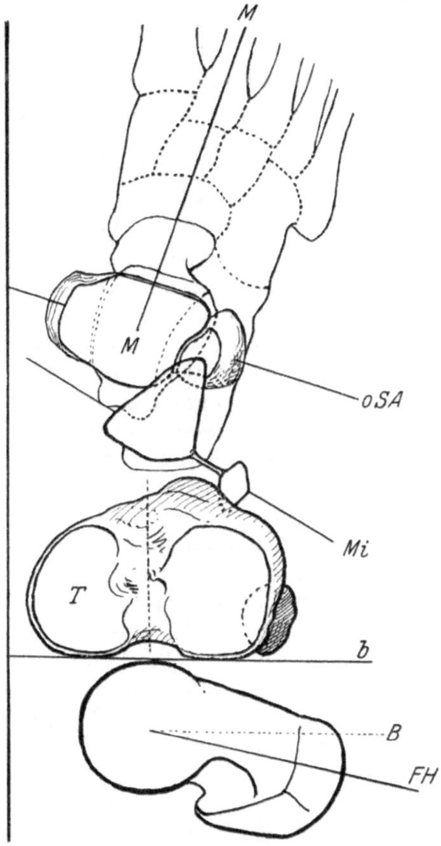

Abb. 180. Orientierung des Beinskelets zur Medianebene beim aufrechten geraden Stand. *M M*. Hauptebene des oberen Sprunggelenkes, *oSA* Achse des oberen Sprunggelenkes, *Mi* Ebene der Membrana interossea in der Mitte des Unterschenkels, *b* hintere Berührungsebene des oberen Endes der Tibia, *B* Bestimmungsebene des Femur (Epikondylenlinie), *FH* Hauptebene des Femur (Schenkelhalsachse); alles in der Projektion auf die Horizontalebene. (STRASSER.)

BRAGARD untersuchte die Beziehungen zwischen X- und O-Bein und Arthrosis deformans an 95 unteren Gliedmaßen von Erwachsenen und 321 Röntgenbildern. Er ging davon aus, daß er jede Abweichung der Schwerlinie von der Kniemitte, welche 0,5 cm überschritt, als krankhaft ansprach und 2 Grade der Verkrümmung aufstellte: eine Verbiegung 1. Grades mit einer Ablenkung der Kniemitte von der Traglinie von 0,6 bis 1,5 cm und eine Verbiegung 2. Grades mit einer Entfernung zwischen Kniemitte und Traglinie von 1,6 bis 3,0 cm. Größere Abweichungen sah er bei seinem Leichenmaterial nicht. Er fand nun:

1. Arthrosis deformans bei 92 Beinen: erkrankt waren 66 Kniegelenke, 23 Sprunggelenke, 28 Talo-navicular-Gelenke, 37 Großzehengrundgelenke,

2. Zusammentreffen der Arthrosis deformans des Knies und den häufigsten Gestaltsabweichungen des Beins:

44 X-Beine, davon	1. Grades 32,	gesund 6,	Arthrosis def.	26
	2. „ 12,	„ 2,	„ „	10
26 O-Beine, davon	1. „ 18,	„ 4,	„ „	14
	2. „ 8,	„ 0,	„ „	8
22 gerade Beine, davon mit Plattfuß	10,	„ 6,	„ „	4
„ ohne „	12,	„ 8,	„ „	4
Gesamtzahl:	92,	gesund 26,	Arthrosis def.	66

Diese Ziffern sind bedeutsam.

Von den auf *traumatischer* Grundlage entstandenen X- und O-Beinen sei vor allem auf die Brüche der Kondylen oder die nahe den Kondylen hingewiesen, die beide Deformitäten bewirken können und die, da sich das Knie hierbei im oder nahe dem Scheitel der Krümmung befindet, das Gelenk besonders bald und besonders stark in Mitleidenschaft ziehen. Von den anderen Ursachen eines X- oder O-Beins (Geschwülste, Entzündungen, Lähmungen, Erweichungsprozesse der Knochen usw.) will ich hier nicht weiter sprechen.

b) Die Krankheitserscheinungen.

Die chronisch deformierende Arthrosis verläuft außerordentlich schleichend. Lange Zeit bevor sich Beschwerden fühlbar machen, pflegen schon Veränderungen im Röntgenbilde sichtbar zu sein, was man gelegentlich von Unfallbegutachtungen nachweisen kann, wenn zufällig vorher ein Röntgenbild gemacht worden war. Das erste Zeichen ist oft eine gewisse Steifigkeit im Knie, besonders beim Aufstehen nach längerem Sitzen, überhaupt eine unbehagliche Empfindung in den während längeren Sitzens gebeugt gehaltenen Kniegelenken. Dann treten leichte, unbestimmte, ziehende oder dumpfe Schmerzen im Gelenk auf, die an der Vorderseite unter oder neben der Kniescheibe, am inneren oder äußeren Gelenkspalt oder auch in der Kniekehle ihren Sitz haben können, je nach dem Teil der Gelenkkapsel, der mehr ergriffen und verändert ist. Besonders charakteristisch ist eine spannende Empfindung in der Kniekehle, die besonders nach längerem Sitzen oder auch nach längerem Gehen auftritt, wobei die Kranken übereinstimmend das Gefühl haben, als sei in der Kniekehle etwas zu kurz geworden. Man kann dann auch bei der Untersuchung oft schon eine deutliche Einschränkung der Streckung des Kniegelenks gegenüber der anderen Seite feststellen. Der Versuch, es passiv durchzudrücken, schmerzt. Übereinstimmend geben die Kranken weiterhin gewöhnlich an, daß langes Stehen ihnen Beschwerden verursacht und sie bald Sitzgelegenheit aufsuchen. Auch das Treppensteigen löst Schmerzen aus, mehr das Treppab- als Treppaufsteigen. Das gleiche gilt für bergiges Gelände. Selbst im Bett hören die Beschwerden nicht immer auf; besonders wenn der Kranke im Schlaf eine andere Lage einnehmen will, wecken ihn schmerzhafte Empfindungen auf. Ihm ist es wohler, wenn er bei Rückenlage sich ein dünnes Kissen unter die Kniekehle legt. Ist ein O-Bein vorhanden, so ist die Lage auf der Innenseite des kranken Kniegelenks unangenehm, umgekehrt beim X-Bein, wegen der dabei entstehenden Spannung und Verdrehung der Kapsel. Bei Bewegungen fühlt und hört man Gelenkgeräusche, die vom feinen Reiben, wie wenn man Sand im Gelenk hätte, bis zu grobem Knirschen und Krachen abgestuft sind. Besonders charakteristisch ist oft als Anfangssymptom ein Reiben unter der Kniescheibe, wenn man dieselbe leicht auf die Femurunterlage aufdrückt und von oben nach unten oder nach rechts und links verschiebt. Man hat das Gefühl, als ob rauhe Flächen gegeneinander scheuern. Mitunter haben die Kranken dabei einen leichten Schmerz. Verdickungen der Gelenkkapsel fühlt man besonders am oberen Rande des Recessus suprapatellaris, wo die Umschlagstelle dieses Sacks, seine obere Nische, als querer verdickter Wulst zu fühlen ist. Mitunter treten auch schon im Anfang intermittierende Gelenkergüsse auf, die bei Punktion ein gelbliches, klares, fadenziehendes, synoviales Sekret darstellen. Besonders bei den jugendlichen Formen, die oft primär degenerativer Natur auf konstitutioneller Grundlage sind, findet man solche Ergüsse häufiger. Ist das Leiden mehr fortgeschritten, so zeigen sich stärkere Verdickungen der Gelenkkapsel, vor allem tritt auch das gewucherte Fettgewebe neben und unter dem Ligam. patellae stärker hervor. Man fühlt dann auch deutliche knöcherne Randwulstbildungen und Kanten an den seitlichen Gelenkspalten. Hier besteht auch stärkere Druckempfindlichkeit. Auch der mediale

Meniscus kann verdickt und druckschmerzhaft gefühlt werden. Mitunter besteht etwas erhöhte Hautwärme über dem Gelenk, besonders wenn es sich gerade in einem Reizzustand befindet. Das arthrotische Gelenk schmerzt nicht immer gleichmäßig, Zeiten der Besserung der subjektiven Empfindungen wechseln mit einer Zunahme der Beschwerden ab. Insbesondere steigern sich diese nach körperlichen Anstrengungen im Stehen und Gehen oder bei Witterungswechsel, insbesondere bei niedrigerer Temperatur. Das Gehen wird eingeschränkt. Wenn der Patient nach längerem Sitzen die anfängliche Steifigkeit im Knie überwunden und sich „eingegangen" hat, dann geht es eine Weile ganz gut, bis eine Grenze für sein Gehvermögen gekommen ist und erneute Schmerzen auftreten, die ihn zum Niedersitzen nötigen. Ist eine, wenn auch geringe, Einschränkung der Streckfähigkeit des Knies vorhanden, so hinkt der Kranke deutlich. Mitunter treten auch Einklemmungserscheinungen bei gewissen Verdrehungen des Kniegelenks auf mit plötzlichen heftigen Schmerzen und vorübergehender Sperre, ähnlich einer Meniscuseinklemmung.

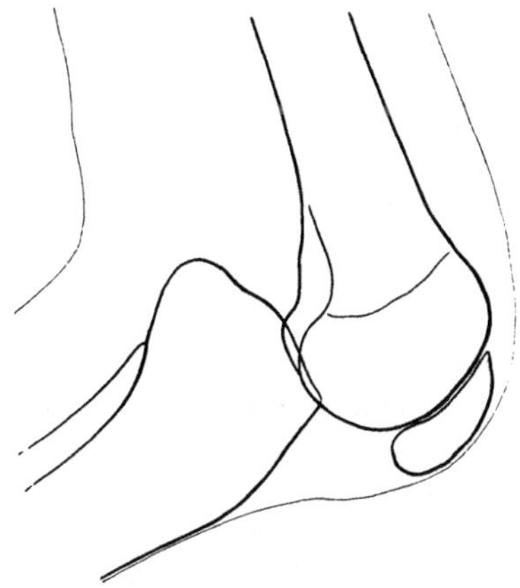

Abb. 181. Schwer deformiertes Kniegelenk bei Infektarthritis (Polyarthritis chronica deformans) mit Subluxation des Gelenks. (Eigene Beobachtung.)

Mitunter können dieselben auch durch einen arthrotisch degenerierten, zerfaserten Meniscus, der sich ablöst, verursacht sein, meist sind sie durch Fettzotten der Plicae alares oder vergrößerte Synovialzotten, die auch verkalkt sein können und von vorn her ins Gelenk hineinhängen, veranlaßt. Schließlich gibt es auch Fälle, die mehr den Charakter der Arthrosis dissecans haben, bei denen abgelöste Gelenkmäuse sich festklemmen können.

So schreitet das Leiden allmählich und unaufhaltsam fort. Vielfach wird es als „gichtisch" oder „rheumatisch" angesehen und demgemäß mit wechselndem Erfolg behandelt. Bei manchen Kranken nimmt im Laufe der Jahre die Kniebeugecontractur mehr und mehr zu, bei anderen eine schon vorhandene O-Bein-krümmung, so daß die Gehfähigkeit immer schlechter wird. Je größer die Deformität, um so mehr leidet die Festigkeit des Gelenkbandapparates. Das Gelenk wird in seitlicher

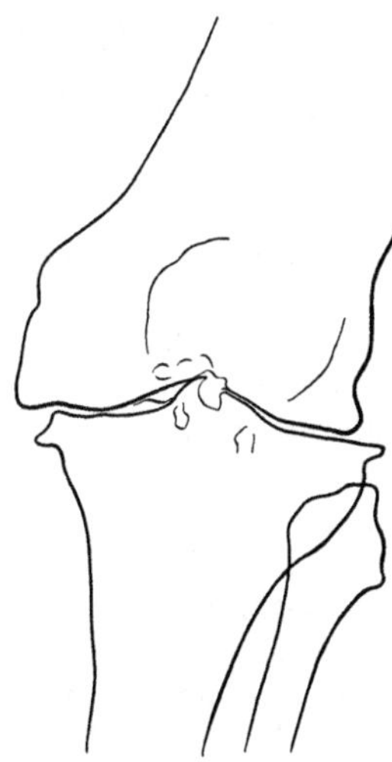

Abb. 182.

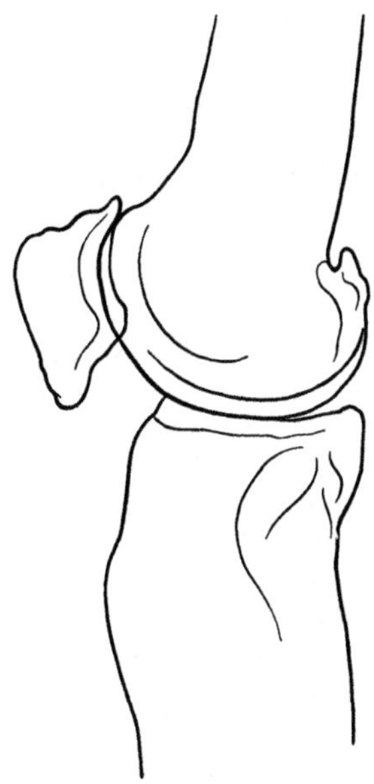

Abb. 183.

Abb. 182. Schwer deformiertes Kniegelenk im Anschluß an eine handbreit oberhalb des Gelenks erlittene lang eiternde Schußfraktur. (Eigene Beobachtung.)

Abb. 183. Dasselbe Kniegelenk von der Seite.

Hinsicht wackelig, wodurch die Standfestigkeit erschwert wird und der Kranke selbst nach einer Stützung verlangt.

Das *Röntgenbild* zeigt im Beginn oft nichts anderes als spitze Ausziehungen der Eminentiae cruciatae, sonstige Randwülste und Randzacken fehlen noch. Mitunter zeigt auch die Kniescheibe am oberen und unteren Pol eine solche zugespitzte Begrenzung im Seitenbild, oft ist auch an ihrer Unterfläche eine mehr oder weniger spitze Vorwölbung des Längswulstes zu sehen, der dieselbe in einen lateralen und medialen Abschnitt teilt. Auch an den medialen oder lateralen Ecken von Femur und Tibia sieht man bisweilen schon im Anfang spitze kleine Auszackungen. Bis zu den schwersten Formen der deformierenden Arthrose mit Aufhebung des Gelenkspalts, auch des Spalts zwischen der schwer deformierten Patella und dem Femur und dicken, klobigen Randwülsten an den Knochenecken am Gelenk gibt es viele Übergänge. In schwersten Formen von Kniearthrose mit Beugecontractur kann es sogar zu einem gewissen Grad von Subluxationsstellung kommen.

Die schwersten Veränderungen zeigen freilich die *Infektarthritiden* bei der chronisch deformierenden Polyarthritis, wo hochgradige Subluxationen und Deformierungen zu sehen sind (Abb. 181). Infolge von Herden in der Nähe des Gelenks, durch lang eiternde Schußfrakturen bei Kriegsverletzten, die nicht ins Gelenk durchbrachen, die aber das pararticuläre Gewebe mit in den Entzündungsprozeß hineinzogen und außerdem oft durch die mit Achsenknickung geheilte Fraktur das Knie noch statisch schädigten, sieht man nicht selten hochgradige deformierende Kniearthrosen entstehen (Abb. 182, 183).

Die *Infektarthritis* macht im Anfang oft nur eine gewisse fleckige Atrophie der Gelenkkörper neben den nie fehlenden teigigen Weichteilschwellungen (Abb. 174). Erst später kommt es, wenn der Prozeß weiterschreitet, zu Deformierungen schwersten Grades mit völliger Zerstörung des Gelenks. Selten bleibt die Krankheit auf ein Gelenk beschränkt, meist beginnt sie mit den kleinen Gelenken an Hand, Fingern, Fuß und Zehen und greift erst allmählich auf die größeren Gelenke über.

10. Arthrosis und Arthritis deformans des Hüftgelenks.

Sie gehören zu den schmerzhaftesten Gelenkleiden des Beins, die die Gehfähigkeit am meisten herabsetzen. Auch hier spielen unter den Ursachen die statischen Momente, übermäßige und falsche Belastung, eine große Rolle. Neben den Abweichungen der Achsen des Beins, wie wir sie im letzten Kapitel besprochen haben, kommt am Hüftgelenk vor allem die Schenkelhalsverbiegung und besonders die Coxa vara in dieser Hinsicht in Betracht. Die Coxa vara kann angeborenen Ursprungs sein und dann unter Umständen zur schwersten Deformation, der Coxa vara trochanterica sich im Laufe der Zeit entwickeln, oder sie kann durch rachitische Erweichung des Skelets, verbunden mit Varusverbiegung der Oberschenkelknochen, und schließlich noch in der Pubertät als Coxa vara adolescentium mit oder ohne Verschiebung der gelösten Epiphyse entstehen. Außer diesen drei typischen, scharf umrissenen Krankheitsbildern gibt es noch eine Reihe von anderen Ursachen, die zu einer Coxa vara führen können, ein mit Deformierung ausgeheilter Entzündungsprozeß an Schenkelkopf und Schenkelhals, ein mangelhaft geheilter Schenkelhalsbruch, Verletzungen, die das Hüftgelenk treffen, mit Absprengungen u. a. mehr. Die Coxa vara führt im Laufe der Zeit zur Arthrosis deformans des Hüftgelenks. Dazu kommen angeborene Entwicklungsfehler der Pfanne und des Gelenkkopfes, die zu einer fehlerhaften Gelenkbildung und frühzeitiger Abnutzung Veranlassung geben, wie die Coxa plana, die Coxa valga luxans, ferner die Spätfolgen der angeborenen Hüftluxation mit Abplattung des Gelenkkopfes, des Perthes und ähnliche Prozesse. Ihnen allen ist gemeinsam eine Inkongruenz von Pfanne und Kopf. Weitaus am häufigsten aber ist die chronisch deformierende Arthrose des Hüftgelenks als eine Aufbrauchkrankheit des Lebens aufzufassen, das *Malum coxae senile*, eine Begleiterscheinung des höheren Lebensalters, ohne daß immer andere direkte Ursachen festgestellt werden können. Kienböck hat diese Form als „trophostatische Arthrose" bezeichnet. Außer diesen Ursachen aber sehen wir auch die primär degenerative Arthrose des Hüftgelenks oft schon in Jugendjahren beginnen.

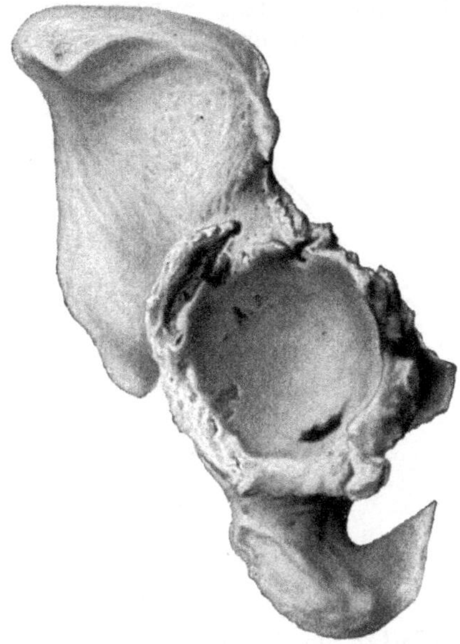

Abb. 184. Arthrosis def. der Hüftpfanne. (Aus Burckhardt: A. def. u. chron. Gelenkkrankh.).

Wir beobachten *zwei Formtypen* des deformierten Gelenkkopfs, einen, bei dem der Kopf walzenförmig gestaltet ist und wie ein Hut mit seinen Rändern über den Schenkelhals gestülpt erscheint (Abb. 187a, b) und einen, bei dem er pilzförmig deformiert auf einem kurzen, plumpen, rechtwinklig abgebogenen Schenkelhals sitzt. Während nach unserer Beobachtung die erstere Form des Walzenkopfes mehr bei Jugendlichen zu finden ist und vielleicht die primär degenerative Form

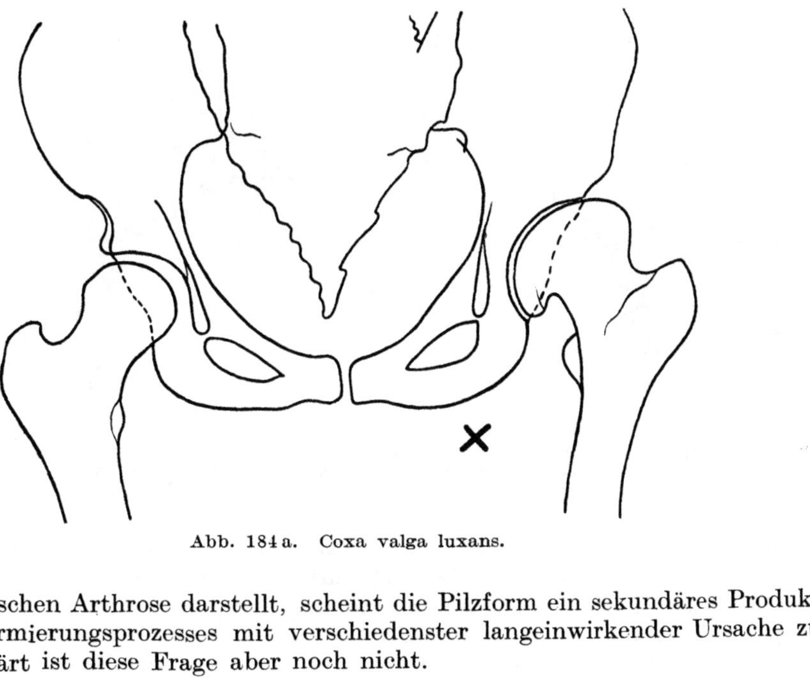

Abb. 184 a. Coxa valga luxans.

der chronischen Arthrose darstellt, scheint die Pilzform ein sekundäres Produkt eines Deformierungsprozesses mit verschiedenster langeinwirkender Ursache zu sein. Geklärt ist diese Frage aber noch nicht.

Funktionsstörungen sind meist schon *vor* der eigentlichen groben Deformierung vorhanden. Sie beginnen mit Schmerzen beim längeren Gehen, die meist ins Kniegelenk verlegt werden. Bei der Untersuchung finden wir in diesem Stadium immer schon eine charakteristische *Einschränkung der Beweglichkeit des Hüft-*

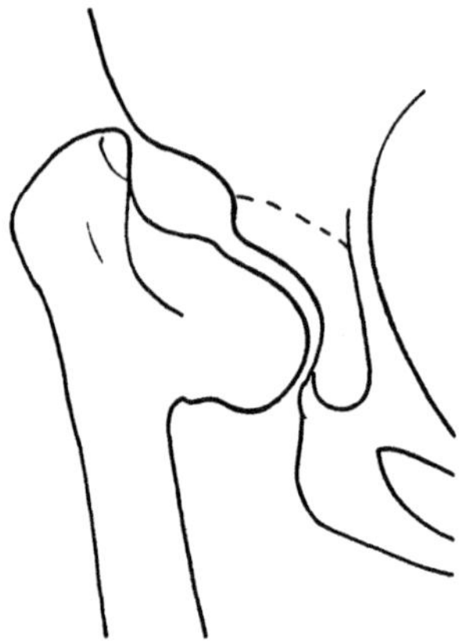

Abb. 185. Coxa vara trochanterica.

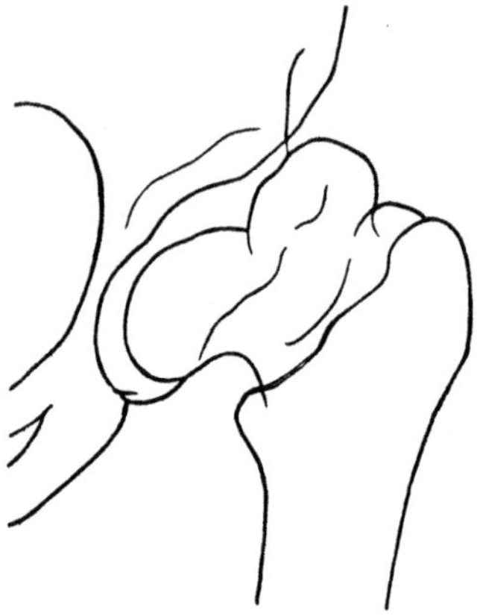

Abb. 186. Hüftkopf- und Pfannendeformierung, offenbar nach kindlichem Perthes.

gelenks: die Abduction und die Innenrotation sind gehemmt, bald mehr, bald weniger. Das Bein wird gewöhnlich im Hüftgelenk etwas außenrotiert gehalten. Die ersten Zeichen der Krankheit im *Röntgenbild* sind meist am Pfannendach für den geübten Untersucher zu erkennen. Ich stimme mit KIENBÖCK hier weitgehend überein. Abgeflachter und mitunter welliger Verlauf der Pfannendachlinie, be-

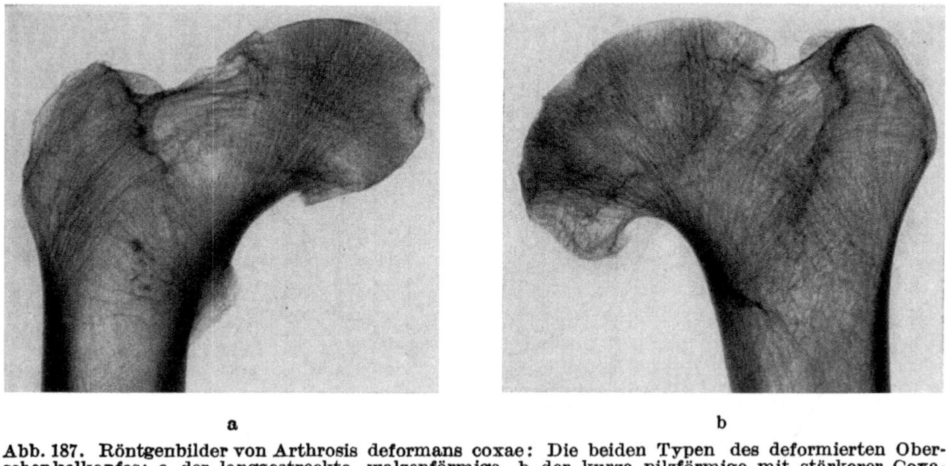

a b

Abb. 187. Röntgenbilder von Arthrosis deformans coxae: Die beiden Typen des deformierten Oberschenkelkopfes: a der langgestreckte, walzenförmige, b der kurze pilzförmige mit stärkerer Coxa-vara-Bindung des Schenkelhalses. (Eigene Beobachtung.)

sonders im lateralen Teil mit deutlicher Randsklerose am Pfannendach sind meist die ersten Erscheinungen (Abb. 188). Femurkopf und Pfannenboden sind in diesem Stadium meist noch nicht sichtbar verändert. KIENBÖCK nennt diese Veränderungen: initiale Pfannendachimpression. Er erklärt sie durch trophische Störungen in den Knochen, durch Art und Stärke der Belastung und Beanspruchung. Ich selbst habe außer diesen Veränderungen im Frühstadium des Leidens auch schon leichte Ausfaserungen am lateralen Eck des Pfannendachs gesehen, aus denen dann osteophytäre Bildungen werden. Beim weiteren Fortschreiten des Leidens greift der degenerative Prozeß auf den übrigen Teil der Pfanne und den Oberschenkelkopf über. KIENBÖCK gibt zu, daß es auch Fälle gebe, in denen der Beginn

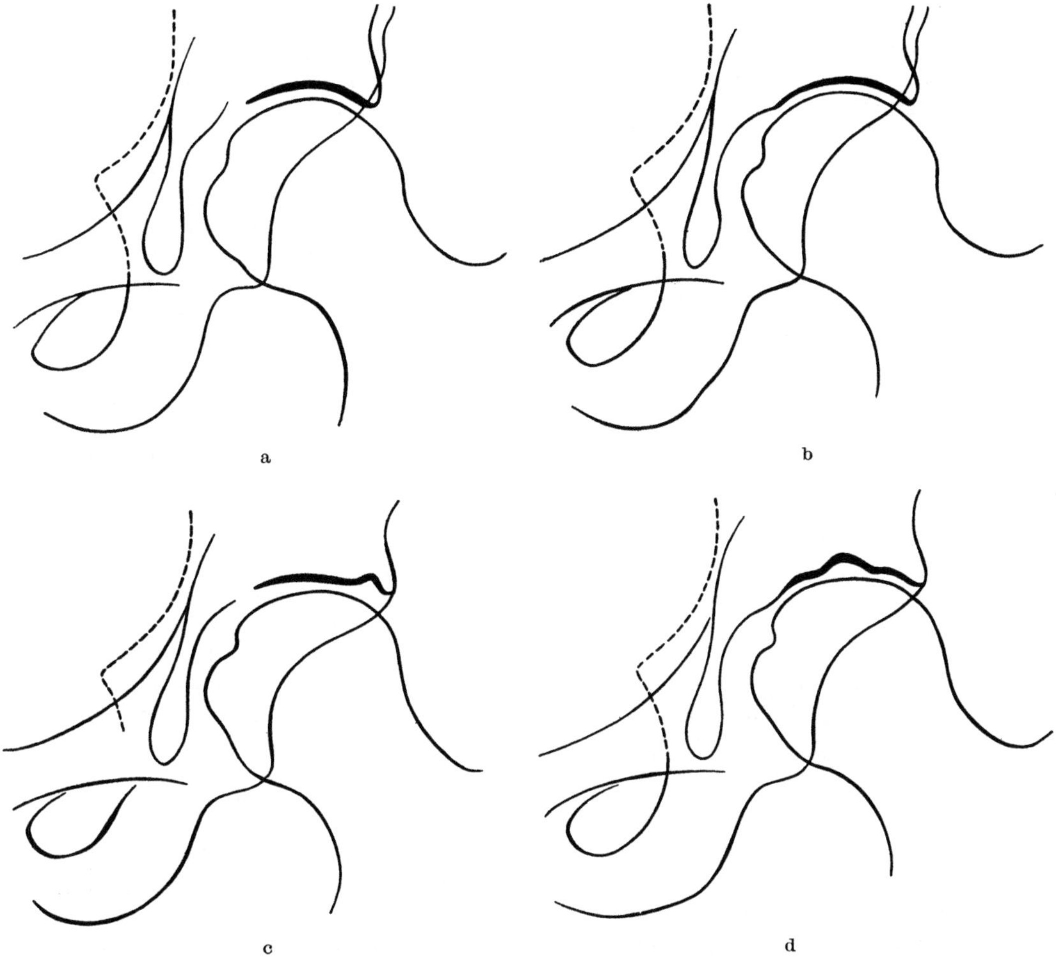

Abb. 188a bis d. Röntgenskizzen. a *Normaler Zustand.* Die Pfannenlinie zeigt sich in jeder Beziehung normal (gesundes Gelenk), und zwar ist sie unterbrochen: zwischen dicker Pfannendachlinie und feiner Pfannenbodenlinie findet sich ein *Spalt*, der Rand des oberen Teiles der Facies lunata. b *Normales Gelenk*, jedoch zeigt die Pfannenlinie an jener Stelle *keine* Unterbrechung. c *Osteoarthrose.* Die *Pfannendachlinie* ist gehoben, abgeflacht (*eingedrückt*), sie zeigt nahe dem lateralen Pfannenrand eine umschriebene tiefere *Konkavität*, der Pfannenrand ist abgesprengt. d *Osteoarthrose.* Die Veränderungen am *Pfannendach* sind noch stärker, die Pfannenlinie ist sehr gehoben und verläuft stark wellig. (KIENBÖCK.)

im Schenkelkopf und zugleich auch im Pfannendach stattfinde. Mit den Veränderungen im Schenkelkopf wird im Röntgenbild der Gelenkspalt deutlich schmäler, ein Zeichen des Knorpelschwundes. Die Deformierung der Kopfform ist auch in ihren Anfängen deutlich erkennbar. Dann sind auch meist schon Osteophyten am unteren Pfannenrand zu sehen. In besonders schweren Fällen kann auch das Bild der *Protrusio acetabuli* bestehen, die Gelenkköpfe stehen tief in der Pfanne, deren Grund auffallend dünn erscheint, ja manchmal buchten sie diesen leicht konvex nach dem Beckeninnern vor. Meist haben diese Patienten eine gewisse Abflachung des Schenkelhalses im Sinne der Coxa vara, die wegen des hierbei immer vorhandenen doppelseitigen Vorkommens und der Form der Coxa vara wohl auf eine frühere Rachitis zurückzuführen ist. Die schwersten Fälle von Protrusio acetabuli gehören nicht hierher, sie dürften auf eine malacische Erweichung des Knochens anderer Art zurückzuführen sein (SILFVERSKIÖLD) (Abb. 190).

Das *klinische Bild* einer ausgeprägten Hüftarthrose wird beherrscht von der Gehstörung, den Schmerzen, die ein längeres Gehen verbieten, den Beschwerden beim Erheben aus längerem Sitzen, wie bei der Kniearthrose, dem Gefühl der Steifheit des Gelenks, dem Hinken. Je tiefer die Sitzgelegenheit ist, um so stärker sind die Beschwerden beim Aufstehen. In diesem Stadium der Krankheit besteht nun nicht mehr wie im Anfang nur eine Beschränkung der Abduction im Hüftgelenk, sondern jetzt ist es bereits zu einer fixierten *Adductionscontractur* gekommen. Zugleich ist auch die vermehrte Außenrotationshaltung des Anfangsstadiums fixiert worden und ferner besteht auch eine mehr oder weniger ausgebildete Beugecontractur im Gelenk. Adduction, Beugung und Außenrotation bezeichnen die Fehlstellung des arthrotischen Hüftgelenks. Dadurch ist es auch zu einer Verkürzung des Beins gekommen, und deshalb hinkt der Patient. Die Beugecontractur kann hohe Grade erlangen und wenn sie, wie ich mehrmals sah, in beiden Hüftgelenken eingetreten ist, bedeutet sie ein schweres Gehhindernis. Mit der Zeit versteift das Hüftgelenk durch die weitere Deformierung und stärkere Randwulstbildung mehr und mehr, ohne jedoch immer zur vollen Ankylosierung zu kommen, was wenigstens einen großen Teil der Beschwerden beseitigen würde. Von allen Gelenkarthrosen habe ich die unglücklichsten Patienten unter den Hüftarthrotikern gefunden. Oft wird das Leiden anfangs übersehen, weil die Kranken nicht über Schmerzen in der Hüfte, sondern im Knie klagen und dieses nun behandelt wird. Eine Prüfung der Beweglichkeit des Hüftgelenks führt auf den richtigen Weg. Viele haben auch Schmerzen im Kreuz, die durch die Beuge-Adductionscontractur des Hüftgelenks bedingt sind.

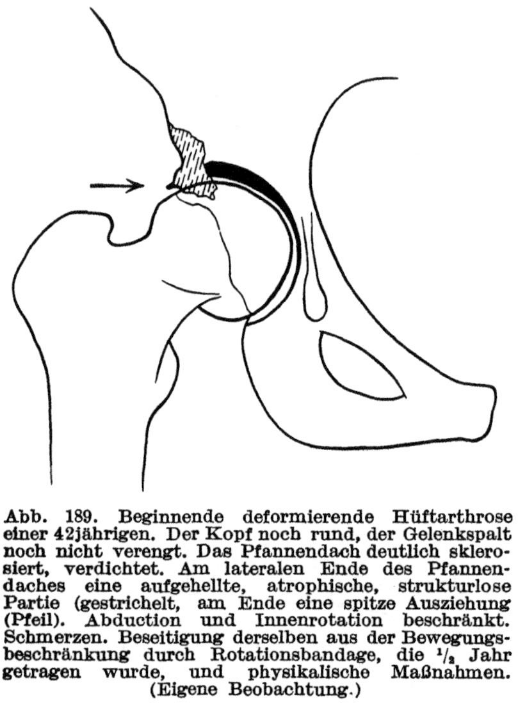

Abb. 189. Beginnende deformierende Hüftarthrose einer 42jährigen. Der Kopf noch rund, der Gelenkspalt noch nicht verengt. Das Pfannendach deutlich sklerosiert, verdichtet. Am lateralen Ende des Pfannendaches eine aufgehellte, atrophische, strukturlose Partie (gestrichelt, am Ende eine spitze Ausziehung (Pfeil). Abduction und Innenrotation beschränkt. Schmerzen. Beseitigung derselben aus der Bewegungsbeschränkung durch Rotationsbandage, die 1/2 Jahr getragen wurde, und physikalische Maßnahmen. (Eigene Beobachtung.)

Welcher Art sind die *Gewebsveränderungen,* die hier vorliegen? In schweren Fällen ist das Knochengewebe des Gelenkkopfs an den Stellen, wo der Druck der Belastung am stärksten ist, verdichtet und verhärtet, der Knorpel fehlt hier und der Knochen ist oft völlig glattgeschliffen. Das Lig. teres sieht man meist zugrunde gegangen. Die Ränder des Gelenkkopfs ragen dachförmig über das Halsende herüber, der Kopf ist pilzförmig deformiert. An den formveränderten Gelenkkörpern sehen wir regressive und progressive Vorgänge nebeneinander, partielle Atrophie und Nekrose des Knochens, Knorpelverlust und ebenso Sklerosierung und Knochenwucherung. Wenn auch die geänderte Form der Gelenkkörper und die ungünstige Contracturstellung einen vom normalen Gang abweichenden Bewegungsablauf des Gelenks notwendig machen, so sind diese knöchernen Veränderungen ganz offensichtlich nicht in erster Linie für die subjektiven Beschwerden der Kranken, die Schmerzen, verantwortlich zu machen, bzw. sind sie offenbar nicht der hauptsächliche Sitz der Beschwerden. Außer den knöchernen Gelenkkörpern, Pfanne und Kopf, sind bei der chronischen Arthrose vor allem die Gelenkweichteile, Kapsel und Bandapparat, sowie die zugehörige Muskulatur verändert. Das Kapselgewebe ist verdickt, verkürzt, der Kapselschlauch dadurch eingeengt, im Innern dem Gelenk zu ist sie mit vergrößerten Synovialzotten besetzt, es bestehen oft Verwachsungen der eng aufliegenden Kapsel mit den zackigen Rändern des Gelenkkopfes. Mit der Kapsel sind die in sie eingewebten Hüftgelenksbänder durch Schrumpfung verkürzt. Hierdurch ist die Contracturstellung des Gelenks bedingt.

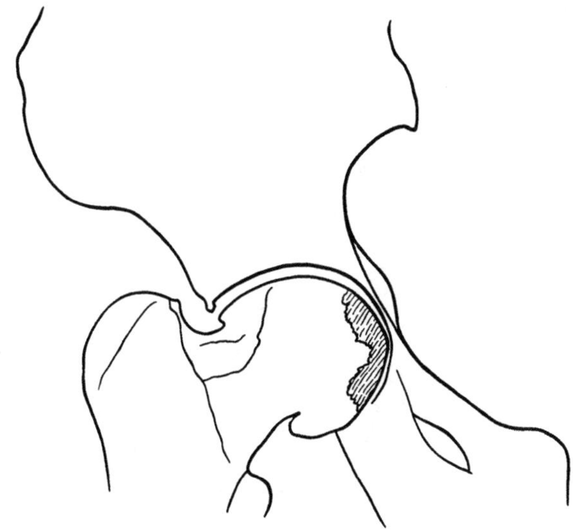

Abb. 190. Protrusio acetabuli, beiderseits gleich ausgeprägt, mit Beugecontractur der Hüftgelenke, fast völliger Aufhebung der Drehbewegungen, stark eingeschränkter Abduction. Der Kopf tief ins Cavum der Pfanne gepreßt. Verdünnter Pfannenboden mit Vorwölbung ins Becken. Die gestrichelten Partien am Kopf (mediale Seite) sind stark atrophisch, in der Struktur aufgelockert. (Eigene Beobachtung.)

Die Formveränderung der Gelenkkörper und die Contracturstellung bedingen ganz natürlich einen vom normalen Gang *abweichenden Bewegungsablauf* des Gelenks. An Stelle des runden Femurkopfes ist ein breiter pilzförmiger oder ein walzenförmiger getreten, der gegenüber dem Trochanter major nach abwärts gewandert erscheint, so daß der Schenkelhalswinkel sich im Sinne der Coxa vara geändert hat. Hierdurch wird die Achse, um die die Bewegung des Hüftgelenks vor sich geht, eine andere. Es geht nicht nur der diesem Gelenk eigentümliche Charakter eines Kugelgelenks verloren, so daß die rotierenden Bewegungen sehr eingeschränkt oder in schweren Fällen fast aufgehoben sind, sondern es weicht auch die Bewegungsbahn, die das Bein beim Vor- und Rückwärtspendeln beschreibt, in typischer Weise von der normalen ab. Diese Vorgänge hat v. Baeyer studiert und in einem einfachen Bewegungsmodell sehr anschaulich dargestellt, wie die Änderung des Schenkelhalswinkels diese Bahn verändert. Während das Bein unter normalen Verhältnissen beim Vor- und Rückwärtspendeln, bzw. Vor- und Rückwärtsführen im Hüftgelenk eine Bahn beschreibt, die etwa in der Sagittalebene liegt, beschreibt es bei Coxa vara — und bei den fortgeschrittenen Fällen von chronisch deformierender Hüftarthrose vom pilzförmigen Kopftypus ist eine Coxa vara bald mehr, bald weniger ausgeprägt vorhanden — einen außen konvexen Bogen (bei Coxa valga einen außen konkaven).

Je mehr nun das Gelenk verändert ist, um so mehr ist seine Beweglichkeit eingeschränkt, teils durch die Schrumpfungsvorgänge im Kapselbandapparat, teils durch die besprochene Deformierung der Gelenkkörper. Hierzu kommt noch eine weitere Hemmung der Beweglichkeit, die schon im Beginn des Leidens, wo noch keine größere Formveränderung vorhanden ist, eintritt, eine spastisch reflektorische Anspannung der Muskulatur zur teilweisen Ruhigstellung des Gelenks, und später eine Verkürzung dieser Muskeln durch die Dauerstellung, die das Gelenk mit dem Fortschreiten des Krankheitsprozesses einnimmt, die Adduction, Flexion und Außenrotation. Adductoren und Beuger werden mehr und mehr verkürzt und Abductoren und Strecker arbeiten in erhöhter Tätigkeit jenen entgegen.

Die Schmerzen bei diesem Leiden sind nach meinen Beobachtungen und Überlegungen *weniger durch die Belastung des Gelenkkopfes*, als vielmehr vorwiegend durch Zerrungen und Dehnungen der krankhaft veränderten Gelenkweichteile, besonders der Kapsel beim Gehen bedingt. Beim Gehen kommt es zu *Drehungen des Beins um die Längsachse* und hierbei wird die Gelenkkapsel, die verkürzt, verdickt, mit den Excrescenzen an Kopf- und Pfannenrand verwachsen ist, torquirt. Wenn wir ein solches Bein beim liegenden Patienten untersuchend im Sinne der Beugung und Streckung bewegen, entsteht nur selten ein stärkerer Schmerz, erst wenn wir mehr auswärts und besonders einwärts rotieren, treten erheblichere Beschwerden auf. Das gleiche geschieht beim Gehen, das ja nicht nur in einer Pendelbewegung in der Sagittalebene besteht, sondern mit Drehbewegungen einhergeht. Gewiß mag es einzelne schwere Fälle geben, in denen auch der Belastungsdruck auf das Gelenkende mit seinem aufgefaserten und usurierten Knorpelüberzug einen Schmerz auslösen kann, wie z. B. bei der Arthritis ulcerosa, wo das knorpelentblößte Knochengewebe wohl stärker schmerzempfindlich ist. Im allgemeinen aber dürfte wohl deshalb, weil der Gelenkknorpel gefäß- und nervenlos ist, dahingegen die Gelenkkapsel und namentlich die fibröse sehr stark mit sensiblen Nervenelementen versorgt ist, der Schmerz mehr auf die Gelenkkapsel zu beziehen sein. Die hauptsächlichsten gröbsten Veränderungen an Kopf und Pfanne spielen sich zudem vorwiegend nicht an den Stellen ab, wo der Druck der Belastung durch das Körpergewicht beim Gehen und Stehen auf den Hüftkopf trifft, sondern an den Rändern, auf denen kein besonderer Druck ruht. Am Kopfpol selbst sehen wir allerdings die oben erwähnten Knorpelusuren. Auch ist natürlich zu beachten, daß der Gelenkspalt infolge des Knorpelschwundes meist verengt ist. Diese Beobachtungen und Überlegungen haben mein Verfahren zur Behandlung der Beschwerden wesentlich beeinflußt, indem ich, wie im Behandlungskapitel näher dargelegt wird, für das Gehen die Bewegung des Gelenks für Beugung und Streckung möglichst freilasse, für Rotation aber hemme.

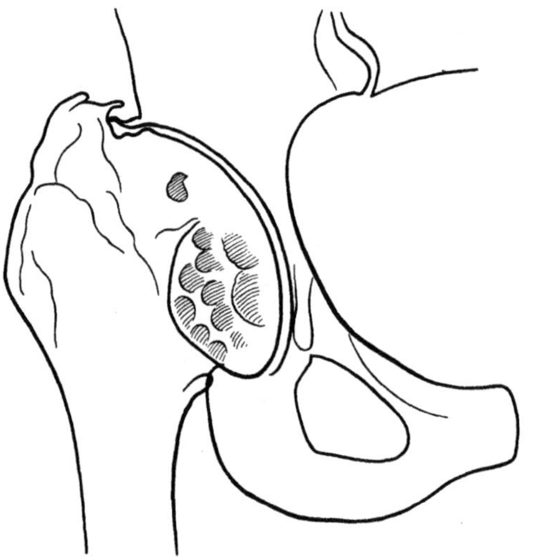

Abb. 191. Schwerste chronisch deformierende Hüftarthrose einer 58jährigen, mit starker Adductions-Außenrotations-Beugecontractur mit breit deformiertem Kopf, in dem zahlreiche herdartige Aufhellungen atrophischer Art (gestrichelt) zu sehen sind. Zacken an oberem Pfannenrand und Trochanter. Wesentliche Besserung der Gehbeschwerden durch Hüftrotationsbandage. (Eigene Beobachtung.)

11. Die Behandlung der Arthrosen und Arthritiden.

Sie ist eine allgemeine und eine lokale. Für die Krankheitszustände an Fuß-, Knie- und Hüftgelenk gelten die gleichen Gesichtspunkte für die allgemeine Behandlung.

a) Allgemeine Maßnahmen.

Außer symptomatischen schmerzstillenden inneren Mitteln (Antineuralgicis) sind Badekuren in Moor-, Schlamm-, Thermal-, Soole-, Schwefel- und Radiumbädern zu versuchen.

Die *Reizkörperbehandlung* mit Injektion von Eiweiß-, Jod- und Schwefelpräparaten, Atophanyl oder Ameisensäure bringt mitunter eine Besserung der Beschwerden, mitunter läßt sie völlig im Stich. Man hat den Eindruck, daß die Reaktionsbereitschaft für die einzelnen Mittel auch individuell verschieden ist. Deshalb wechselt man beim Versagen mit dem Mittel. Man belehre sich bei A. ZIMMER und in den Vorträgen über die Rheumaprobleme in Aachen über die Erfahrungen mit den einzelnen Maßnahmen.

Radiumtrinkkuren werden für Arthritiden vielfach, so besonders von SCHITTENHELM und STRASBURGER empfohlen. Von inneren Mitteln sahen wir bei chronischen Arthritiden mitunter Gutes von Ichtoterpan (aus dem schwefelhaltigen Ichthyol und Terpan bestehend), 14 Tage lang 3mal täglich 1 Pille, dann für 4 Wochen 3mal täglich 2 Pillen nach dem Essen, bei endokrin bedingten Formen verwandten wir das Hormo-Ichtoterpan, das Hormone von Testis, Ovar und Hypophyse enthält. Im allgemeinen haben wir allerdings von Hormonpräparaten wenig deutliche Einwirkung auf die Gelenkprozesse feststellen können.

Bei *Infektarthritiden* heißt es in erster Linie die Infektquelle zu finden und zu beseitigen (Zähne röntgen, Tonsillen, Nebenhöhlen, Gallenblase, Urogenitalapparat fachmännisch untersuchen lassen). Bei Verdacht auf gonorrhoische Ätiologie hat sich die Provokation, die Reizung, mit intravenöser Arthigoninjektion bewährt. Wenn sie neben der bedeutungslosen Allgemeinreaktion eine Herdreaktion hervorruft, wozu man vor und nach der Provokation noch eine Prostatamassage ausführt, ist sie beweisend. SCHEDE gibt 0,05 ccm Arthigon intravenös (= 5 Millionen Keime) und steigt, wenn sich danach kein Schmerz, Ziehen, vermehrte lokale Wärme zeigt, mit zweitägigem Intervall auf 0,5 bis 1,0 höchstens. Bei positiver Reaktion ist Arthigon oder Gonargin als Heilmittel wirksam. Es wird mit eintägigem Intervall die Injektion je um 0,1 ccm gesteigert. Nur bei konsequenter Fortsetzung dieser Behandlung ist ein Erfolg zu erwarten.

Bei Infektarthritiden anderer Ätiologie (Tonsillen, Zähne usw.) ist ein Versuch mit intraglutäalen Elektrokollargolinjektionen zu raten. Auch Solganalinjektionen sind mitunter erfolgreich.

b) Lokale Maßnahmen.

Hierher gehören in erster Reihe alle *hyperämisierenden* Maßnahmen, trockene Wärme in Form von Heißluft- bzw. Glühlichtbädern, Tiefendurchwärmung mit Diathermie, feuchte Hitze in Gestalt von heißen Salzvoll- oder Moorbädern, Dampfduschen oder Heißwasserstrahlduschen auf die Gelenke, welche eine kräftige Reaktion hervorrufen, heiße Salzwasserumschläge ums Gelenk für die Nacht mit über wasserundurchlässigem Stoff aufgelegter Gummiwärmflasche, Fango- oder Moorpackungen, Paraffinpackungen der Gelenke mit dem zuerst bekannten französischen Ambrine oder dem deutschen Paraffisan (Helipharm-Hannover), 3 Stunden lang einwirkend, oder nachts Auflegen von Antiphlogistin oder Enelbin, Einreibungen mit Hyperämie hervorrufenden Reizmitteln wie Embrokation,

Doloresum tophiment, Veratrin u. a. Mitteln, Badekuren in Moor-, Schlamm-, Thermal-, Sool- und Radiumbädern. Alle diese Mittel dürften dazu beitragen, durch eine bessere Durchblutung vor allem der Gelenkweichteile die regressiven Veränderungen zu beeinflussen und die Gewebe für die folgende Bewegungsbehandlung vorzubereiten.

Unter den lokalen Maßnahmen hat sich die *Röntgentiefenbestrahlung* besonders bei der Arthrosis deformans bewährt, während sie bei der Infektarthritis geringere Erfolge aufzuweisen hat. PANNEWITZ stellte bei 2000 nachuntersuchten Kranken fest, daß 15% unbeeinflußt, 18% gebessert, 37% wesentlich gebessert, 30% beschwerdefrei geworden waren. Besonders günstig waren die Erfolge auch hinsichtlich der Dauer bei 1- bis 2maliger Wiederholung der Bestrahlungsserie. Die Dosierung ersieht man aus dem Röntgenschrifttum.

PAYR, dem wir viele wertvolle Erkenntnisse auf dem Gebiete der Gelenkkrankheiten verdanken, legt bei der Behandlung auf die Entfaltung des geschrumpften Kapselschlauchs großen Wert und sucht diese durch Erzeugung eines künstlichen Gelenkergusses zu erreichen. Während er seit langem Phenolkampfer ins Gelenk einspritzt: Rp. acid. carbol. liquefact. puriss. 30,0; Camphor. tritae japonic. 60,0; Alkohol absolutiss. 10,0, hat er seit einigen Jahren mit seinem Schüler KÖNIG zusammen in dem Immetal (I. G. Farben), einem hochmolekularen Fettsäureester in fester organischer Verbindung mit 36% Jod, ein Mittel gefunden, das sehr lange Zeit im Gelenkraum verbleibt und als künstliche Gelenkschmiere wirkt. Um Reizungen des Gelenks zu vermeiden, werden nur kleine Mengen von 1 bis 2 ccm nach Anästhesierung des Gelenks eingespritzt. Der danach auftretende Gelenkerguß ist erwünscht. Mitunter ist eine Wiederholung erforderlich. Von verschiedenen Seiten werden sehr günstige Erfolge berichtet, doch muß man nach meiner Erfahrung sehr individuell verfahren und lieber, wie auch KÖNIG empfiehlt, kleinere Mengen bei empfindlichen Patienten anwenden.

Zu den nicht zu vergessenden Maßnahmen bei den Gelenken der unteren Extremität gehört noch die Schonung des Beins bezüglich *längeren Stehens*, das die Kranken fast stets als unangenehm empfinden. Der langdauernde gleichmäßige Druck des Körpergewichts auf den Gelenkknorpel schädigt diesen, während das Gehen mit seinem intermittierenden Druck und der Betätigung des Muskelbandapparates geradezu nützlich ist.

Von größter Bedeutung ist die *Bewegungsbehandlung*. Wir müssen die durch die erzwungene Inaktivität atrophierten Muskeln kräftigen, die verkürzten dehnen und die infolge dauernder Überarbeit zur Feststellung des schmerzhaften Gelenks entstandenen chronischen Verhärtungen in den Muskeln, die Myogelosen, beseitigen (siehe Kapitel über Muskelhärten). Die atrophischen Muskeln werden sachgemäß mit Knetmassage bearbeitet, die spastisch erregten mit Streichgriffen beruhigt, die verkürzten mit manueller Gymnastik oder mit Dehnlagerung mit Hilfe der einfachen F. LANGEschen Rollengewichtszüge behandelt (siehe die Ausführung der einzelnen Übungen in HOHMANN-STUMPF: Orthopädische Gymnastik, Leipzig: Thieme 1933).

Wenn diese Mittel zur *Beseitigung der Contracturstellung* des Gelenks nicht ausreichen, kann man auch bei geeigneten nicht zu alten Kranken in kurzer Narkose mit Schraubenzug am Hüftgelenk die Adductoren dehnen oder sie eventuell mit dem Tenotom subcutan am Schambein einkerben. Oft gibt dann die Adductionscontractur sofort nach und man fixiert die erreichte Abduction in einem Beckenbeingips für 2 bis 3 Wochen, um dann unter günstigeren Bedingungen die Bewegungsbehandlung aufzunehmen. Am Kniegelenk handelt es sich darum, die Beugecontractur zu beseitigen, was durch Dehnlagerung oder schonendem Redressieren gelingt.

Auch von länger dauernder *Extensionsbehandlung* machen wir bei solchen muskulären oder Kapselschrumpfcontracturen Gebrauch. BRAGARD hat mit der rhythmischen intermittierenden Extension gute Erfahrungen gemacht, indem er z. B. bei Kniegelenkserkrankung ein Gewicht von 5 bis 15 Pfund mittels Gamasche 2- bis 3mal hintereinander 5, höchstens 10 Minuten mit einer Reizerholungspause von jedesmal einigen Minuten an den Fuß anhängt. Diese wechselnde Extension geht auf Versuche v. BAEYERS zurück, der von dem intermittierenden Zug eine Hyperämie der Gelenkkapsel durch Saugwirkung erwartet und Pendelübungen mit am Fuß angehängtem Gewicht anwendet. An Stelle des Pendelapparates verwende ich seit langem hierzu ein am Fuß angehängtes Gewicht von 2 bis 3 Pfund. Der Kranke sitzt bei Kniеerkrankung auf einem Tisch und läßt das mit dem Gewicht beschwerte Bein im Knie in Beugung und Streckung ohne zu schleudern, um Zerrungen zu vermeiden, hin- und herpendeln. Bei Hüfterkrankung steht er mit dem gesunden Fuß auf einem kleinen Schemel und schwingt das kranke, am Fuß beschwerte Bein im Hüftgelenk nach vor- und rückwärts. Jede Übung nur 2 bis 3 Minuten lang 2- bis 3 mal täglich. Wir glauben, daß durch solche *ohne Belastung* ausgeführten Bewegungen ein gewisses Einschleifen der kranken Gelenke allmählich stattfindet. Sehen wir doch oft bei Sektionsbefunden arthrotischer Gelenke, besonders des Kniegelenks, charakteristische, glatt polierte Schliffflächen und Schleiflinien, die als eine Art Heilungsvorgang anzusprechen sein dürften (Abb. 192). Schon VOLKMANN hat sie beobachtet und mit den Gleisen vielbefahrener Wege verglichen. Es ist wohl die Funktion des Gelenks, die diese Spuren hinterlassen hat. Wir dürfen daraus schließen, daß ihr ein nicht unwesentliches, Schäden ausgleichendes Moment zukommt, und verwenden sie deshalb in der Behandlung. Auch H. VIRCHOW hat auf diese Schleifspuren hingewiesen.

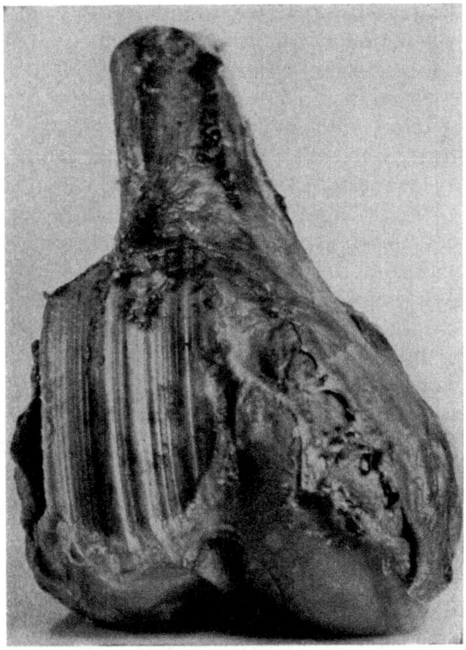

Abb. 192. Schleifspuren an einem arthrotischen Kniegelenk. (PLATE.)

Je leichter die Erkrankung ist, um so einfacher gestaltet sich natürlich diese Art von Behandlung. Wir kommen mit den gebräuchlichen Widerstandsübungen der Gelenke aus, die wir aber alle *ohne Belastung* ausführen lassen.

Die Behandlung der *schweren Fälle* ist langwierig, erfordert viel Mühe und Geduld, ist aber letzten Endes oft recht dankbar. Vielfach gelingt es selbst langjährige Contracturen wieder zu bessern und Gehunfähige, die seit Jahr und Tag zu Bett liegen mußten, wieder auf die Beine zu bringen. Zunächst müssen die Contracturen beseitigt werden, ohne die eine richtige Statik nicht herzustellen ist. Wir haben hierbei mit den schonenden MOMMSENschen Quengelgipsverbänden oft erstaunliche Wirkungen erzielen können. NEIDECK berichtet aus der SCHEDEschen Klinik, daß er bei sehr schmerzhaften Contracturen in Etappengipsverbänden eine Beruhigung der spastisch erregten Muskulatur und damit einen Bewegungsfortschritt eintreten sah. Sind die Contracturen ausreichend ausgeglichen, wird der Gipsverband zur Schale geschnitten, um eine *schmerzfreie Lagerung* der Glieder in der übungsfreien Zeit und in der Nacht zu gewährleisten. Denn das muskelschwache Bein rollt nach außen und durch Verdrehung entstehen Zerrungsschmerzen der Gelenkkapsel. Auf die richtige Lagerung solcher kranker Gelenke hat vor allem PLATE hingewiesen. Zur Vorbereitung des Gehens müssen die atrophischen Muskeln aktiviert werden; Schwellstrom, Massage, willkürliche Anspannung der Muskeln ohne Gelenkbewegung und erst allmählich leichte Widerstandsübungen.

Das *Gehen* stellt neue erhöhte Anforderungen an die Gelenke. Außer der Belastung sind schon normalerweise in den 3 Gelenken des Beins (Hüfte, Knie, Fuß) mit den Bewegungen in der Sagittalebene, dem Beugen und Strecken, Drehbewegungen um die Längsachse verbunden. Das krankhaft veränderte Gelenk, das meist in einer gewissen Contracturstellung (Hüftgelenk in Außenrotation, Kniegelenk in Beugestellung und Außenrotation, Fuß in Einwärtsrotation) steht, reagiert nun auf die Beanspruchung im Sinne der Rotation oft mit gesteigerten Beschwerden, während es die Bewegungen des Beugens und Streckens anstandslos verträgt. Am meisten tritt dies auf unebenem Gelände, beim Treppensteigen usw. zu Tage. Die veränderte Gelenkkapsel, infiltriert, entzündet, verkürzt, wird bei diesen Rotationsbewegungen in besonderer Weise angespannt und schmerzt, während der Belastungsdruck bei weitem nicht ähnliche Beschwerden auslöst. Aus diesen Beobachtungen heraus habe ich für die Gelenke der unteren Extremität besondere Stützbandagen bzw. -schienen zusammen mit dem Leiter meiner orthopädischen Werkstätte, Herrn HABERMANN, konstruiert, die darauf beruhen, dem kranken Gelenk die Beugung und Streckung freizulassen, aber die Rotation zu sperren. Eine Entlastung des Gelenks, wie in den Apparaten vom HESSINGschen Typus, ist in den meisten Fällen wenigstens nicht nötig.

c) Das Hüftgelenk.

Für das kranke *Hüftgelenk* ist die Aufgabe gestellt, eine stärkere Außendrehung beim Gehen zu verhindern. Ich habe dies durch die bekannte Rotationsbandage zu erreichen versucht. Dieselbe besteht aus einem schmalen Stahlbandbeckengurt, der rings um das Becken zwischen Darmbeinkamm und Trochanter major gelegt wird. Von ihm geht seitlich eine Schiene aus, die ein Scharniergelenk für das Hüftgelenk, für Beugung und Streckung offen, trägt. Diese Schiene läuft an der Außenseite des Oberschenkels abwärts und wendet sich im unteren Drittel in einem Bogen nach der Vorderseite des Oberschenkels und von da nach der Innenseite hin, wo sie in einer handbreiten Pelotte endigt, die den Oberschenkel von innen her festhält. Einfache Gurte verbinden diese Pelotte mit dem Oberschenkel, ein weiterer Gurt mit kleiner Pelotte an der Außenseite ist oben unterhalb des Hüftgelenks um den Oberschenkel gelegt. Durch diese Schienenführung wird das Bein in der jeweils möglichen Innenrotation bzw. gehemmten Außenrotation gehalten. Das offene Scharniergelenk erlaubt Beugung und Streckung im Hüftgelenk für Gehen und Sitzen (Abb. 193, 194). Die ganze Bandage ist leicht und einfach. Im Vergleich zum HESSINGschen Schienenhülsenapparat mit Beckenkorb bedeutet sie für den Kranken eine große Erleichterung. Natürlich muß die Anpassung sehr sorgfältig geschehen, ganz individuell, nach Gipsabguß von Becken und Oberschenkel, und unter entsprechender möglicher optimaler Drehstellung und Abduction des Beins im Hüftgelenk. Fabrikmäßig können solche Bandagen nicht hergestellt und bezogen werden, sie erfordern ein Zusammenarbeiten von Arzt und Orthopädiemechaniker am Kranken selbst.

Mit dieser Bandage habe ich Dutzenden von Kranken ihre zum Teil recht lästigen Gehbeschwerden erleichtern können. Wo die Bandage versagte, handelte es sich entweder um sehr alte Kranke mit sehr hochgradiger Deformierung und stärkerer Beuge-Adductionscontractur der Hüfte. Ich habe deshalb für solche Fälle die Bandage weiter ausgestaltet. Bei länger bestehender Hüftbeugecontractur pflegt der M. glut. max., der Strecker, der Aufrichter des Beckens, nachdem er lange Zeit einen immer aussichtloser werdenden Kampf gegen die Beugestellung geführt hatte und die Spuren dieser ständigen Überanstrengung in schmerzhaften Muskelhärten aufwies, sehr schwach zu sein. Um ihn zu unterstützen und dadurch zu entlasten, habe ich einen festen Lederriemen hinten an der Bandage angebracht, ähnlich wie er als Streckzug bei Hüftgelähmten als Glutaeusersatz bekannt ist. Er geht von einem drehrunden Querbügel des festen Beckengurtes aus, liegt beim Gehen hinten und wird beim Sitzen zur Ermöglichung der Beugung des Hüftgelenks auf diesen Querbügel mit einem Griff durch die Kleider hindurch nach vorn seitlich geschoben, so

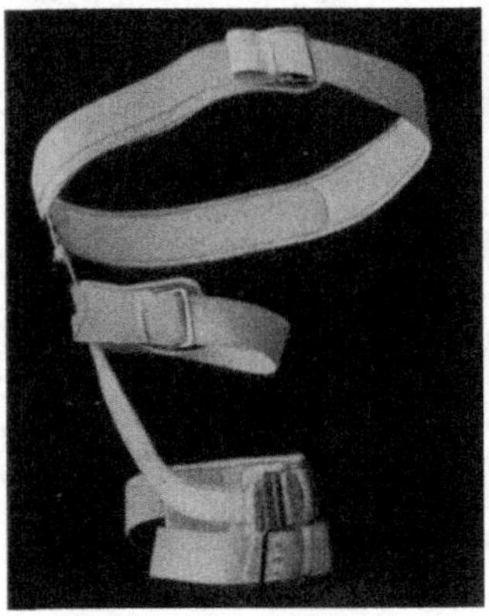

Abb. 193. Hüftrotationsbandage. (HOHMANN.)

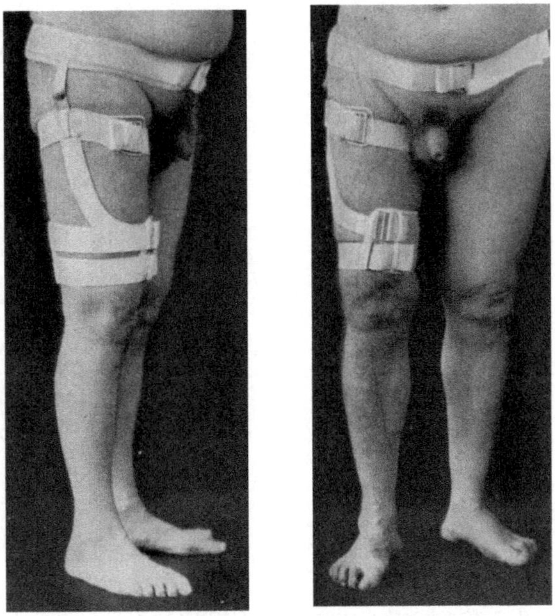

Abb. 194. Bandage am Patienten.

daß die Sperrung des Hüftgelenks beseitigt ist. Meist gab ich in solchen Fällen, wenn es sich um Fettleibige oder sonstige Bauchmuskelschwache handelte, noch eine an der Bandage angebrachte, gut angepaßte Leibbinde, um das Gewicht des das Becken nach vorn ziehenden Bauches anzuheben. Abb. 195 zeigt diese Form der Hüftbandage. Und in ganz besonders schweren Fällen mit erheblicher Vorwärtsneigung des Beckens habe ich vom Beckenring hinten nach abwärts eine dem Kreuzbein anliegende und ihm nach Gipsabguß angeformte, außen konkave Pelotte angefügt, die durch den Druck gegen das Kreuzbein die das Becken aufrichtende Wirkung des Streckzuges und der Bauchbinde noch verstärkt (Abb. 196).

Die Bandagenbehandlung vermag freilich eine ausgebildete Hüftarthrose nicht zu heilen, sie erleichtert aber meist das Gehen, weil sie die Schmerzen vermindert oder ganz beseitigt, indem die hartnäckigen Muskelhärten zurückgehen, die Kapselschmerzen besser werden und auch die ins Knie ausstrahlenden bzw. dort durch die falsche Belastung entstehenden Druck- und Zerrungsschmerzen zurückgehen. Bei beginnender Hüftarthrosis ist der Einfluß der Bandage infolge der schonenden Führung der Gelenkbewegung von noch nachhaltigerem Einfluß auf das Leiden, das, soweit es sich bisher sagen läßt, zum Stillstand zu kommen scheint.

Außer bei Hüftarthrose und Hüftarthritis habe ich diese Bandage bei Coxa valga luxans mit arthrotischen Beschwerden, bei Coxa vara trochanterica des Erwachsenen, bei sonstiger Deformierung des Hüftgelenks, altem Perthes usw. und vor allem bei der Schenkelhalspseudarthrose meist mit Erfolg angewendet. Wenn bei letzterer ein operativer Eingriff nicht in Frage kommt, wirkt die Bandage stützend und preßt zudem die Bruchstücke fest gegeneinander, so daß eine fibröse feste Verbindung hergestellt wird, die es erlaubt, später auch ohne

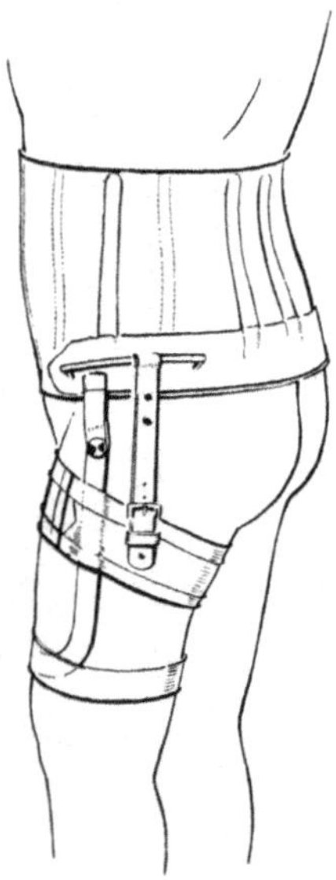

Abb. 195. Hüftbandage mit angefügter Leibbinde und verschiebbarem Glutaeuszug zur Aufrichtung des Beckens.

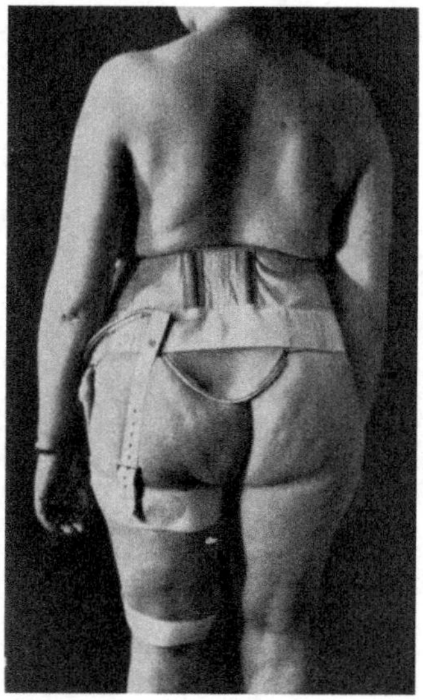

Abb. 196. Hüftrotationsbandage (HOHMANN) mit Kreuzbeinpelotte bei starker Beugecontractur mit Beckenkippung.

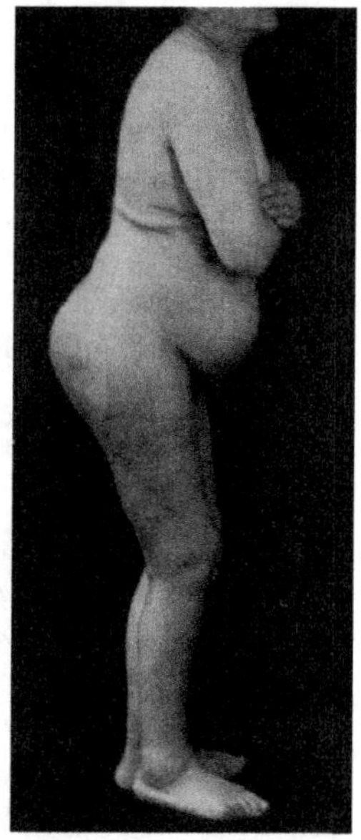

Abb. 197. Hüftbeugecontractur bei schwerer chron. def. Hüftarthrosis einer 60jährigen.

einen solchen künstlichen Halt beschwerdefrei zu gehen. In einem Fall sah ich sogar eine deutliche Callusbildung entstehen.

Die Anwendung der Bandage soll auch nicht etwa den Wert der anderen Heilmaßnahmen herabsetzen, dieselben müssen ebenfalls gepflegt werden. Vor allem gilt dies für die *Massage*, die außer der Kräftigung atrophischer Muskeln die etwaigen Muskelhärten im Glutaeus zu beseitigen hat. Das gilt auch für Knie- und Fußgelenk, wo sie im Vastus internus oder externus, im Sartorius, in den Peronei, den Tibiales und dem Gastrocnemius zu sitzen pflegen.

d) Das Kniegelenk.

Die einfachste statische Beeinflussung einer *Kniearthrose* geschieht mit einer richtig gebauten *orthopädischen Einlage*, welche durch Aufrichtung des Fußes eine Innendrehung des Unterschenkels auf dem Fuße korrigiert und entspannend auf das Knie wirkt. Benötigt das Knie einen besonderen Halt, so kommt ein *Knieverband* in Frage, wie er in einem eigenen Kapitel beschrieben ist. Von ausgezeichneter Wirkung ist oft der bei Varicen übliche Zinkleimverband, der Fuß und Unterschenkel einschließt, den BÖHLER mit Recht auch zur Besserung der Beschwerden im arthrotischen Kniegelenk empfohlen hat. Offenbar nimmt er den am Kniegelenk ansetzenden Muskeln, in Frage kommen die Gastrocnemii, durch seine stützende Wirkung Arbeit ab und entspannt sie, so daß eine durch ihre spastische Zusammenziehung bedingte Kniebeugehaltung gebessert wird. Diese Fernwirkung des Zinkleimverbandes entspricht etwa der von mir mit Erfolg versuchten Beeinflussung der Schmerzen bei Epicondylitis des Ellenbogens durch

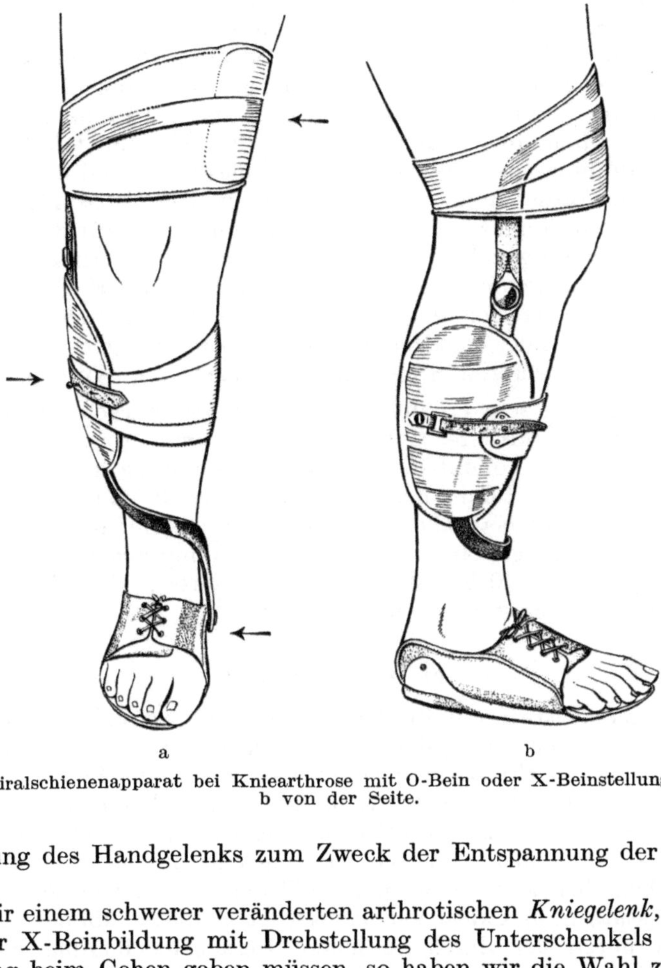

Abb. 198. Spiralschienenapparat bei Kniearthrose mit O-Bein oder X-Beinstellung. a von vorn, b von der Seite.

eine Fixierung des Handgelenks zum Zweck der Entspannung der Handstreckmuskeln.

Wenn wir einem schwerer veränderten arthrotischen *Kniegelenk*, das oft noch von O- oder X-Beinbildung mit Drehstellung des Unterschenkels begleitet ist, eine Führung beim Gehen geben müssen, so haben wir die Wahl zwischen dem HESSINGschen Schienenhülsenapparat, einem Schienenbandolett-Apparat und den von mir veröffentlichten neuen Bandagen. Ich gebe entweder die Kniehülse mit dem physiologischen Kniegelenk oder, da meist mit dem Knieleiden auch eine durch O-Bein und damit zusammenhängende Innendrehung des Unterschenkels verursachte Knickplattfußstellung verbunden ist, meine Spiralschiene. Ausgehend von der täglich zu machenden Beobachtung, daß sich eine Abweichung des Beins im Kniegelenk bei der Belastung nach unten bis zum Fuße auswirkt, versuchte ich diese Innendrehung auf dem Fuße mit der spiralig verlaufenden Schiene wieder zurückzudrehen. Der Apparat besteht aus einer nach

Gipsabguß angefertigten Duraluminiumeinlage mit Außenrand an Ferse und Vorfuß zum Halten des Fußes, von welcher von der Innenseite aus eine Schiene mit einem Scharniergelenk in Knöchelhöhe aufsteigt und sich etwa in der unteren Drittelgrenze spiralig nach vorn und nach der Außenseite des Unterschenkels wendet, wo sie mit einer gepolsterten Pelotte anliegt. Von da steigt die Schiene weiter nach oben, trägt ein Scharniergelenk in Höhe der queren Knieachse und wendet sich dann etwas über Handbreite oberhalb des Kniespalts wiederum spiralig über die Vorderseite des Oberschenkels nach der Innenseite, wo sie wiederum in einer breiten Pelotte endigt. Gurte fixieren sie am Ober- und Unterschenkel (Abb. 198a, b). Knie und Fuß, die ja eine physiologische, statisch-mechanisch-funktionelle Einheit bilden, werden durch die doppelte Spiralschienenführung unter möglichster Korrektur der Abweichungen zusammengekoppelt und die Bewegung in Knie-, Fußgelenk unter Ausschaltung der Drehung um die Längsachse geführt. Schon durch die Aufrichtung des Knickplattfußes allein sieht man die Innendrehung des Unterschenkels zurückgehen und dadurch eine Entspannung in Kniekapsel- und -bändern eintreten. Die Fortsetzung der Schiene über das Kniegelenk hinaus vermehrt den Halt und verstärkt die Führung. Dies ist besonders dann notwendig, wenn es im Verlauf der Gelenksveränderung zu einem Wackelgelenk gekommen ist und ein Halt erforderlich wird. Ich habe diese Schiene inzwischen bei einer ganzen Reihe von chronischen Kniearthrosen mit und ohne Arthritis des contracten Fußes mit Erfolg angewendet und gebe ihr oft vor dem viel schwereren Schienenhülsenapparat den Vorzug.

Ist das Kniegelenk sehr erheblich deformiert mit stärkerer Beugecontractur und Subluxation, so daß eine Gehfähigkeit auch mit Apparat sehr erschwert oder unmöglich ist, so kommt die operative Versteifung dieses zerstörten Gelenks in Frage. Man spart dann den Apparat und erzielt ein standsicheres Gehen. Bei der Operation muß man allerdings sorgfältig auf Herstellung einer geraden Achse unter Vermeidung von X- oder O-Beinstellung achten und das Knie in einer Beugestellung von 10 bis 20 Grad versteifen lassen, da volle Streckstellung und erst recht ein Rekurvatum ungünstig ist.

e) Die Fußgelenke.

Es kommt zunächst darauf an, die Belastung des erkrankten Fußes mit dem Körpergewicht so zu gestalten, daß der Fuß nicht in die pathologische Stellung, also in Knick- und Plattfußstellung gerät. Deshalb muß der Fuß entsprechend gestützt werden. Die hierzu in erster Linie in Betracht kommende orthopädische Einlage muß je nach der Lokalisation des Leidens individuell konstruiert sein. Bei Pronationscontractur im unteren Sprunggelenk muß sie einen äußeren Rand zum Halt haben, bei Lokalisation nur im Talo-navicular-Gelenk muß sie dieses entsprechend stützen, im Calcaneo-cuboidal-Gelenk dieses, um das äußere Längsgewölbe von unten her durch besondere Herausmodellierung heben. Wenn der Fuß trotzdem nach außen umknickt, habe ich bisweilen mit Erfolg nach dem Vorbild von Keck die Einlage mit dem Fuß durch eine Gurtführung verbunden, so daß vom Rand der Einlage aus ein 3 bis 4 cm breiter Gurt über den Fußrücken zur Sohle um die Einlage herum, wieder nach der Dorsalseite um das Knöchelgelenk in Schrägtouren und zurück zum Fuße läuft, wo er an einer Schnalle am Rande der Einlage festgemacht wird (Abb. 199). Diese teilweise Fixierung des Sprunggelenks schaltet schmerzhafte Drehungen und Zerrungen aus und verhindert das Umkippen. Wo dies nicht genügte, gab ich auch eine fixierende, vorn schnürbare Walklederhülse. In einem Falle bestanden auch nachts stärkere Schmerzen, wenn der Patient bei Seitenlage auf der Außenseite des kranken Fußes lag und dabei offenbar die Gelenkweichteile dehnte. Eine hintere Gipsschiene, nachts angewickelt, oder eine Lederhülse beseitigt diese Beschwerden. Bisweilen ist man auch genötigt, in schwersten Fällen einen Schienenhülsenapparat zu geben.

Neuerdings habe ich mit meiner *Spiralschieneneinlage* in solchen schweren Fällen, die mit Einlagen nicht schmerzfrei wurden und mit dem Fuße immer wieder unter großen Beschwerden umknickten, helfen können. Sie besteht aus einer nach genauem Gipsabguß des möglichst korrigierten Fußes angefertigten Duraluminiumeinlage mit Außenrand an der Ferse und am Vorfuß, um das seitliche Ausweichen zu verhindern. Diese Einlage wird mit einem gewalkten Lederschuh am Fuß befestigt. Von ihr steigt an der Innenseite eine Schiene auf, die ein genietetes Scharniergelenk für die Dorsal- und Plantarflexion des Fußes hat und die sich nun von der Innenseite des Unterschenkels oberhalb des Knöchels *spiralig* nach der Vorderseite des Unterschenkels wendet, um sich vor der Tibiakante weiter nach der lateralen Seite des Unterschenkels hinauf zu begeben. Hier liegt sie mit einer kleinen gepolsterten Platte fest am Unterschenkel an und wird mit einem Gurt festgehalten (Abb. 200). Man muß sie entsprechend der Tibiakante hohl arbeiten, da hier nicht der geringste Druck vertragen wird. Wir legen sie so an, daß zunächst der Fuß auf die Einlage gesetzt und diese mit der Schnürung am Vorfuß befestigt wird. Hierauf wird die nun noch nach medial abstehende Schiene an den Unterschenkel angelegt, befestigt, und sie zieht damit den in der Einlage korrigiert gehaltenen Fuß in ihrer spiraligen Drehung mit sich. In dieser Weise verwende ich die Schiene in Fällen von Arthrose im Sprunggelenk, in denen es zu einer Bewegungseinschränkung in diesem Gelenk gekommen ist.

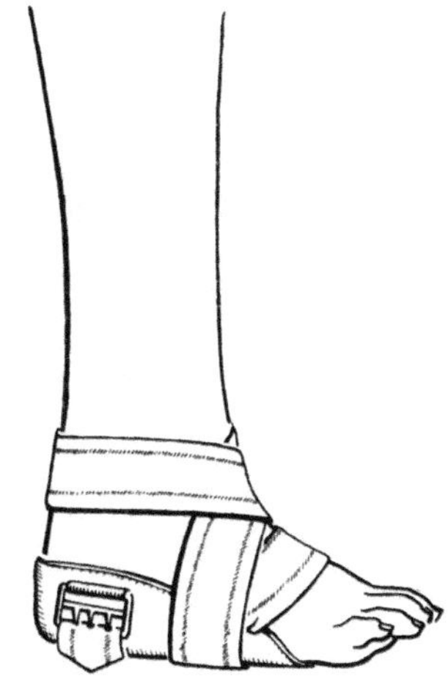

Abb. 199. Randeinlage bei Arthrosis deformans am Fuße mit der Gurtführung befestigt.

Sitzt die Arthrose hauptsächlich im Calcaneo-cuboidal-Gelenk oder besteht eine *Hohlfußbildung*, so läßt man die Schiene *umgekehrt von der Außenseite* der Einlage aus aufsteigen. Der Halterand muß hierbei an der Innenseite des Fußes bis zum Großzehenballen gegeben werden. Abb. 201a zeigt die Schiene vor der endgültigen Anlegung, wobei die Varusstellung des Fußes deutlich ist. In Abb. 201b ist dann die Schiene angelegt. Die Korrektur der Fußstellung ist gut zu erkennen. Bei schweren contracten Plattfüßen mit arthrotischen Veränderungen habe ich die Schiene oft mit dem Erfolg gegeben, daß der Fuß beim Gehen schmerzfrei wurde.

Desgleichen konnte ich mit dieser Spiralschieneneinlage in vielen Fällen von schlecht geheilten Knöchelbrüchen, die oft unter sehr erheblichen Gehbeschwerden leiden, helfen. Wenn in diesen Fällen eine nachträgliche operative Geradestellung nicht mehr in Frage kommt, die sich verbietet, sobald schon arthrotische Erscheinungen infolge der Achsenstörung eingetreten sind oder sich neue Gelenkflächen eingeschliffen haben, so haben wir oft nur mehr die Wahl zwischen einer operativen Versteifung des Gelenks, einer Arthrodese, oder dem Versuch mit der Spiralschiene. Die letztere ist in mancher Hinsicht vorzuziehen. Durch die Führung des Sprunggelenks und Hemmung der Rotation schwinden oft die Beschwerden und die Gehfähigkeit wird besser. Auch bei Verbiegung des Unterschenkels im Sinne des O-Beins oder Säbelbeins durch Ostitis deformans

Paget mit statischer Schädigung des Fuß- und Kniegelenks habe ich von dieser Spiralschieneneinlage erfolgreich Gebrauch gemacht und eine gute Stützung des

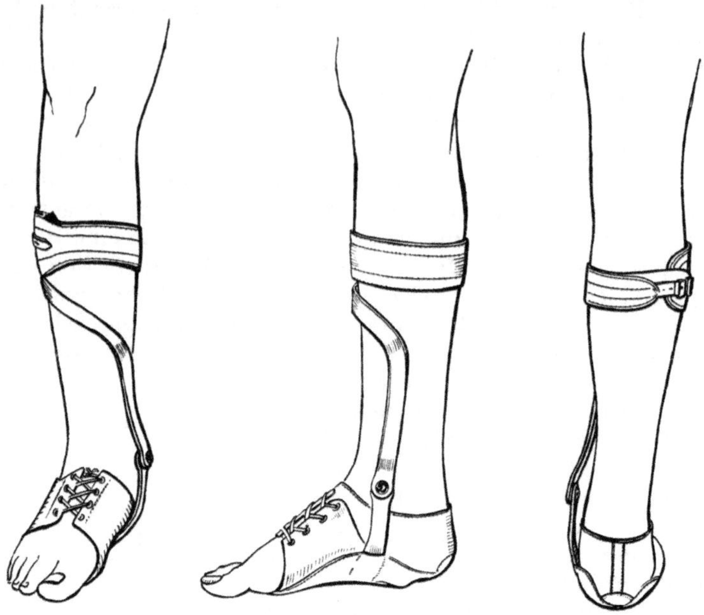

Abb. 200. Spiralschieneneinlage (HOHMANN) bei contractem Knickplattfuß, Arthrose im Sprunggelenk und schief geheilten Pronationsknöchelbrüchen.

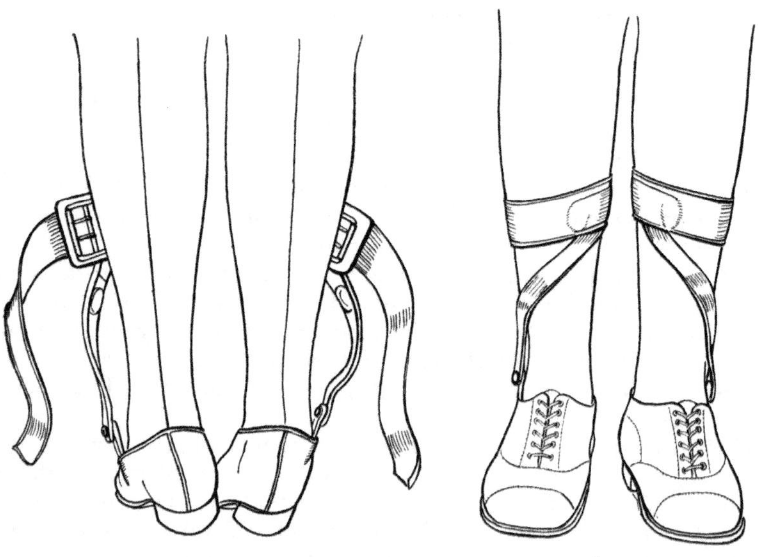

a b

Abb. 201 a und b. Spiralschieneneinlage (HOHMANN) bei Hohlfuß, schief geheilten Supinationsknöchelbrüchen und gewissen Formen von Arthrosis des Fußes. a die Schiene noch abstehend, der Fuß noch nicht korrigiert. b angelegt unter Korrektion des Fußes.

Beines bewirkt. Die Außenpelotte wird dabei weiter nach oben verlegt (Abb. 202).

Die letzte Zuflucht ist die *operative Verödung* des Gelenks, die Arthrodese des

Sprunggelenks oder des Talo-calcaneal-Gelenks oder beider, wie sie auch MAX LANGE bei schwer arthrotischen deformierten Plattfüßen vorgeschlagen hat. Ich habe auch öfters das Talo-navicular-Gelenk und Calcaneo-cuboidal-Gelenk, in einem Falle auch das Gelenk zwischen Cuboid und 4. Metatarsale, weil es infolge Lockerung des 4. Strahls arthrotisch erkrankt war und schmerzte, verödet.

f) Die Behandlung des Gelenkergusses.

Besteht ein Gelenkerguß, so werden wir versuchen, durch intensive Anwendung von heißen Salzwasserumschlägen, die öfters gewechselt werden, etwa 10 mal unmittelbar hintereinander, oder durch Teilheißluftbäder fürs Knie, ½ bis 1 Stunde lang, 70 bis 100° C, den Erguß zur Wiederaufsaugung zu bringen, auch die zentral vom Knie am Oberschenkel angewendete sogenannte indirekte Streichmassage unterstützt die Aufsaugung bzw. Zurückführung in den Lymphstrom. Die direkte Massage der Gelenkkapsel selbst ist in diesem akuten Schubstadium der Arthritis sehr schmerzhaft und wirkt oft gar nicht günstig auf den Entzündungsprozeß ein. Viel besser wird eine direkte Kompression des Gelenks mit einer Paragummibinde (4 bis 5 cm breit, 2 bis 3 cm lang) vertragen. Wir wenden diese Kompression, die auf VOLKMANN zurückgeht und besonders bei akuten Blutergüssen nach Distorsionen die Aufsaugung sehr beschleunigt, so an: unter die Kniekehle wird ein etwa 6 Querfinger breites, 35 cm langes, gepolstertes Brettchen oder Schiene zum Schutze des Gefäßnervenbündels der Kniekehle gelegt und um das Knie die Gummibinde von peripher nach zentral fortschreitend, unter entsprechendem Anziehen der Binde, mit sich zur Hälfte deckenden Touren bis an den oberen Rand des Recessus suprapatellaris gewickelt. Man kann auch rechts und links neben die Kniescheibe Gummischwamm auflegen, gegen welchen die Gummibinde drückt. Die Kompression bleibt etwa 15 Minuten liegen und wird 2- bis 3mal täglich so angewendet.

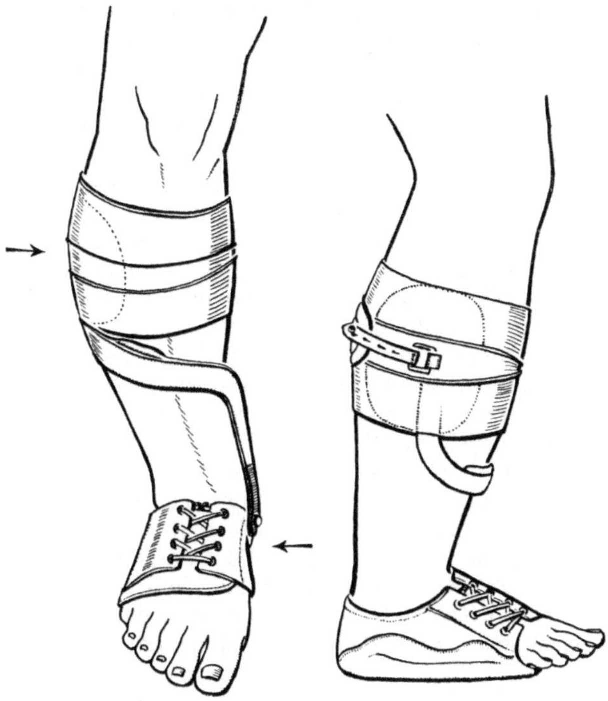

Abb. 202. Spiralschieneneinlage bei O-Bein durch Ostitis deformans Paget. Von vorn a. Von der Seite b.

Sind freie Körper im Gelenk nachweisbar, so sind sie zu entfernen, da sie sich einklemmen. Oft sind sie gestielt und zerren an der Kapsel. Sie rufen immer neue Ergüsse hervor, desgleichen gewucherte Fettzotten, die sich einklemmen.

Geht ein Erguß weder durch Wärmeanwendung noch durch Kompression zurück, so empfehle ich die Entfernung des Ergusses durch Punktion. Dies gilt besonders für das Kniegelenk. Denn die Beugung des Knies wird durch die pralle

Füllung der Gelenkkapsel gehemmt und ist auch durch den bei stärkerem Abbiegen entstehenden Druck des Exsudates gegen die Gelenkkapsel schmerzhaft. Die Punktion hat unter strengster Asepsis zu geschehen, da sie einen Eingriff ins Gelenk bedeutet. Eine Nadel von mittlerer Stärke, etwa zeigefingerlang, wird von der lateralen Seite her in den gefüllten Recessus, den man sich mit der anderen Hand von medial her entgegendrücken kann, eingestoßen. Sobald die Nadel im Recessus ist, fließt alsbald der Synovialerguß ab, den man mit der Spritze völlig absaugt. Er ist meist von grünlichgelber Farbe, klar, leicht fadenziehend und enthält nur selten etwas Fibrinflocken. Man kann bis zu 80 ccm aus einem solchen Gelenk entleeren. Dann folgt unmittelbar eine Injektion ins Gelenk. Mit der gleichen Spritze bringe ich 2 bis 3 ccm sterilisiertes Jodoformöl (nicht Jodoformglycerin) oder Schwefelöl ins Gelenk und lege für 8 bis 10 Tage eine ungepolsterte Gipshülse mit 1 bis 2 Gipsbinden ums Gelenk, von der Mitte der Wade bis zur Mitte des Oberschenkels. Damit sie sich nicht verschiebt, muß man sie oberhalb der Femurkondylen und oberhalb der Anschwellung der Wadenmuskulatur beiderseits seitlich gut anmodellieren. Mit der Hülse kann der Patient umhergehen. Nach Abnahme des Verbandes wickelt er das Knie noch eine zeitlang mit einer Trikotschlauch- oder Idealbinde und setzt die unterbrochene Heißluftbehandlung wieder fort. Mitunter bildet sich noch einmal ein geringer Erguß, der aber meist unter Wärmeanwendung sich bald aufsaugt. Bisweilen habe ich ein zweites oder drittes Mal punktieren müssen. Ich lege der Injektion nach der Punktion einen besonderen Heilwert bei. Die Wirkung sowohl des Schwefelöles (Sulf. depur. 1,0, Ol. oliv. 100,0), das ich auch sonst bei chronischen Arthritiden intramuskulär injiziere ($^1/_2$ bis 1 ccm alle 8 Tage), als auch des Jodoformöles (Jodoform 10,0 Ol. amygdal. dulc. 90,0), dürfte wohl nach heutigen Anschauungen als Reizkörperwirkung zu erklären sein. Die Patienten haben abends nach der Punktion meist etwas Temperatursteigerung, besonders stark nach Schwefelöl, und fühlen sich nicht ganz wohl, am nächsten Tag ist alles wieder vorbei. Die Besserung nach dieser intraartikulären Einwirkung ist oft eine auffallende und langanhaltende.

Die Punktion des Gelenkergusses mit folgender Injektion ist aber nicht nur als Heilmaßnahme, sondern oft auch zur *Klärung der Diagnose* von großer Bedeutung. Bei Infektarthritis pflegt das Punktat trübe zu sein, ebenfalls bei tuberkulöser Erkrankung, wo es mehr grünlich oder gar blutig verfärbt sein kann. Zur bakteriologischen Untersuchung und, da diese oft negativ ist, auch gleich zum Tierversuch, kann diese Maßnahme entscheidende Bedeutung gewinnen.

12. Hallux rigidus oder flexus.

Dieses an sich nicht sehr seltene Leiden, zwar den Chirurgen in seinen ausgesprochenen Formen als Arthritis deformans des Großzehengrundgelenks schon lange geläufig, namentlich den Engländern, die ihm auch nach seinem Hauptsymptom, der *Starrheit des Gelenks* den sehr bezeichnenden Namen: Hallux rigidus gaben, ist unter den praktischen Ärzten noch nicht genügend bekannt. Praktisch ist es sehr wichtig, da es seinem Besitzer fast immer schwer zu schaffen macht. Der Patient klagt über Schmerzen in der Ballengegend. Die Beschwerden sitzen vorwiegend auf der Dorsalseite des Gelenks und da oft an der lateralen Seite, mitunter aber auch an der belasteten Plantarseite. Fast immer wird angegeben, daß das Oberleder des Schuhes einen schmerzhaften Druck auf das Gelenk ausübe. Die stärksten Schmerzen treten vor allem bei Anstrengungen im Gehen auf. Das Stehen ist weniger empfindlich. In fortgeschrittenen Fällen ist die Gehfähigkeit sehr beschränkt, besonders schmerzhaft wird vielfach das

Bergauf- und -abgehen und das Treppensteigen empfunden. Zehenstand und Tanzen ist oft unmöglich oder nur mit Beschwerden auszuführen. Äußerlich ist das Großzehengrundgelenk im ganzen verdickt, verbreitert (Abb. 203). Mitunter sieht, immer aber fühlt man eine Exostose von mehr oder weniger höckeriger Gestalt, die sich kamm- oder leistenförmig quer über die Dorsalseite des Köpfchens des 1. Mittelfußknochens herüberzieht und die an der lateralen Seite in einem oft ebenfalls fühlbaren knöchernen Zacken endigt. An dieser Stelle pflegt der Fingerdruck besonders schmerzhaft zu sein. Die Haut über der knöchernen Verdickung ist besonders infolge des Schuhdruckes meist etwas gerötet.

Außerordentlich charakteristisch ist die *Beschränkung der Beweglichkeit* des Gelenks: die aktive und passive Dorsalflexion ist in den meisten Fällen deutlich eingeschränkt, im fortgeschrittenen Zustand oft so gut wie aufgehoben. Im allgemeinen ist sie nur bis höchstens zur Mittelstellung, d. h. der geraden Streckstellung möglich, vielfach besteht aber eine ausgesprochene Beugecontractur der Großzehe in diesem Gelenk. Diese kann allerdings für den oberflächlichen Untersucher nicht ohne weiteres erkennbar sein, wegen der fast stets im Verlauf des Leidens sich zum Ersatz der verlorengegangenen Dorsalflexion im Grundgelenk ausbildenden Überstreckbarkeit im Endgliedgelenk der Großzehe. Beim Abwickeln des Fußes lockert der Bodendruck allmählich dieses an sich sehr straffe Gelenk, das normalerweise nur bis zur geraden Streckstellung aufzubiegen ist. Beim Versuch passiver Dorsalflexion im Grundgelenk hat man den Eindruck eines sehr festen, je nach dem Grade des Leidens mehr federnden oder mehr knöchernen Widerstandes. Auch die Plantarflexion ist etwas beschränkt, und zwar scheint mehr die aktive als die passive behindert zu sein, doch wird dies oft durch die vorhandene Beugecontractur etwas verdeckt. Für die Abwicklung des Vorfußes beim Gehen ist natürlich die Beschränkung der Dorsalflexion ein erhebliches Hindernis. Durch den Bodendruck wird die große Zehe dorsalwärts gepreßt, wobei einerseits die verkürzten, gespannten, plantaren Weichteile des Gelenks, die Kapsel, Muskeln und Sehnen gedehnt werden, andererseits die Basis des Grundgliedes gegen das Köpfchen des Mittelfußknochens sich anstemmt, wobei, wie mir Operationsbefunde zeigten, auch entzündlich verdickte, mit dem Gelenkkörper weitgehend verwachsene Kapselteile sich im dorsalen Gelenkspalt einklemmen können. Hierdurch sind wohl die besonders beim Gehen auftretenden Schmerzen an der dorsalen und plantaren Seite des Gelenks bedingt. Nach anstrengendem Gehen können auch nachts Beschwerden andauern. Die Schmerzen sind nicht immer gleich stark, auf Zeiten größerer Empfindlichkeit folgen schmerzfreiere Zwischenräume, besonders wenn der üble Stiefeldruck beseitigt wird. Manche ältere Patienten geben auch Witterungseinflüsse als schmerzsteigernd an. Das Leiden findet sich mitunter einseitig, meist allerdings beiderseits, es kann aber am einen Fuß weiter vorgeschritten als am anderen sein.

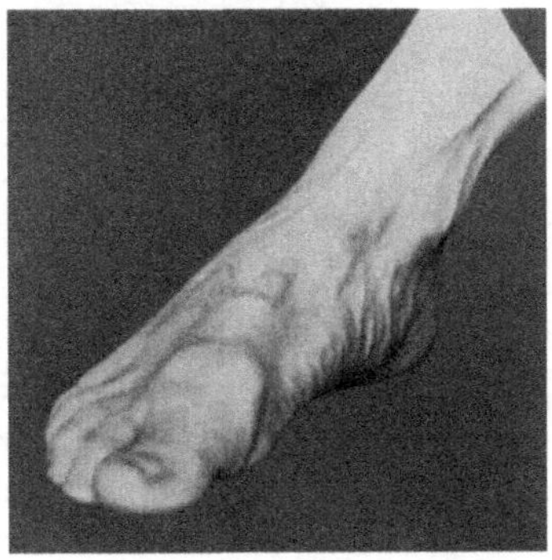

Abb. 203. Großzehenarthrosis.

Infolge der Beugecontractur der Großzehe kann es nicht zu einer normalen Abwicklung des Vorfußes vom Boden kommen. Dieselbe geht nicht über das 1. Metatarsalköpfchen vor sich, da der Fuß mit der plantaren Fläche des Metatarsalköpfchens bzw. seiner Sesambeine in dieser Phase des Ganges den Boden nicht berührt und gewissermaßen in der Luft hängt, sondern sich allein auf das tiefer plantar stehende Zehenendglied aufstützt. Die Folge davon ist eine auffallend weiche Sohlenhaut am Ballen und meist eine derbe Gehschwiele an der Sohlenfläche des Endgelenks. Durch die Erschwerung und Hemmung der Abwicklung über den Großzehenballen aber wird nun fast immer automatisch die Abwicklung des Vorfußes weiter nach lateral verschoben und geht über die anderen Metatarsalköpfchen vor sich, die entsprechende Beschwielung aufweisen. Je ausgeprägter die Versteifung im Großzehengrundgelenk ist, um so weiter rückt die Abwicklung nach lateral ab, um dann über 3., 4. oder sogar 5. Metatarsalköpfchen zu erfolgen. Die Patienten merken dies teils an Belastungsbeschwerden an den betreffenden Stellen der Sohle, teils am Auftreten auf dem äußeren Fußrand mit Deformierung des Schuhes und stärkerer Abnützung der äußeren Hälfte der Sohle, während die innere intakt bleibt.

Während man früher das Leiden nur bei Erwachsenen beobachtete, weil man eben nur die extremen Fälle erkannte, ist die besondere Aufmerksamkeit jetzt auf die Anfangsstadien gerichtet, die es im Interesse der Heilung rechtzeitig zu erkennen gilt. Meines Wissens wies ich seinerzeit zuerst auf das Vorkommen schon *im jugendlichen Alter* hin, meine Beobachtungen wurden dann

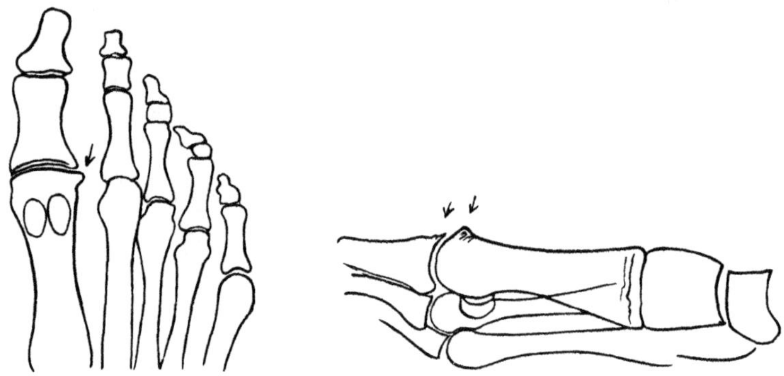

a b

Abb. 204. a Beginnende Arthrosis deformans des Großzehengrundgelenks bei 16jährigem Mädchen: Köpfchen verbreitert und kleine Exostose am lateralen Eck desselben. b Derselbe Fall von der Seite gesehen: Das Großzehengrundgelenk steht in leichter Beugestellung, das Köpfchen des Metatarsale prominiert dorsal und zeigt als charakteristischen Befund eine leichte spitze Vorragung, unter der im Röntgenbild eine aufgehellte Partie zu sehen ist (Pfeil). Ferner findet sich an der Dorsalseite des Gelenkendes des Grundgliedes eine osteophytische Zacke (Pfeil). (HOHMANN.)

durch MAU, SAXL, PITZEN, KINGREEN, WATERMANN und andere bestätigt. Schon bei 9- bis 13jährigen kann man eine schmerzhafte Sperrung des Gelenks finden. In diesem Alter ist gewöhnlich noch keine dorsale Exostose an dem durch die Beugecontractur prominierenden Gelenkköpfchen fühlbar. Und in Narkose pflegt in diesem Stadium die Sperre auch meist zu verschwinden, sie ist durch einen reflektorischen Spasmus der kurzen Beuger der Zehe bedingt. Erst allmählich bilden sich Exostose und bleibende Verkürzung der Gelenkweichteile, Kapsel und Beugemuskeln infolge der Entwicklung einer typischen chronisch deformierenden Arthrose dieses Gelenks.

In jedem stärker ausgebildeten Fall findet man die bei Arthrose charakteristische Crepitation bei Bewegungen des Gelenks, aber man findet oft auch im Nagelendgliedgelenk solche Reibegeräusche, besonders, wenn dieses Gelenk, wie oben bemerkt, infolge der Versteifung des Grundgelenks ausgedehnt ist und beim Gehen passiv übermäßig dorsalflektiert wird. Dann können in diesem Gelenk auch Schmerzen entstehen.

Das *Röntgenbild* zeigt je nach dem Grade des Leidens verschiedene Befunde. Im Anfangsstadium in der Adoleszenz sieht man weder im Seiten- noch im

Aufsichtsbild eine eigentliche Exostose, im ersteren nur die Beugestellung des Gelenks und das dorsale Prominieren des noch völlig runden Köpfchens, im letzteren infolge Überschneidung der Umrisse eine Verschmälerung oder Aufhebung des Gelenkspalts. In einem späteren Stadium ist oft eine feine spitze dorsale Ausziehung am Köpfchen im Seitenbild und eine laterale Randzacke in der Aufsicht erkennbar (Abb. 204 a, b). Auch an der Basis des Grundgliedes der Großzehe können jetzt schon feine Ausziehungen mehr am oberen, weniger am unteren Ende vorhanden sein. Außerordentlich charakteristisch und nicht zu verkennen aber sind die Veränderungen, die das ausgebildete Leiden im Röntgenbild zeigt: im Seitenbild (stets Innenseite des Fußes auf Platte) sieht man der Dorsalseite des Metatarsalköpfchens einen rosendornartigen Knochenzacken, mit der Spitze proximalwärts gerichtet, aufsitzen (Abb. 205 und 206). Das proximale Gelenkende des Grundgliedes der Großzehe, seine Basis, ist oft becherartig vertieft durch spitze Ausziehung seiner dorsalen und plantaren Ränder. Der Gelenkspalt ist verengt. Die

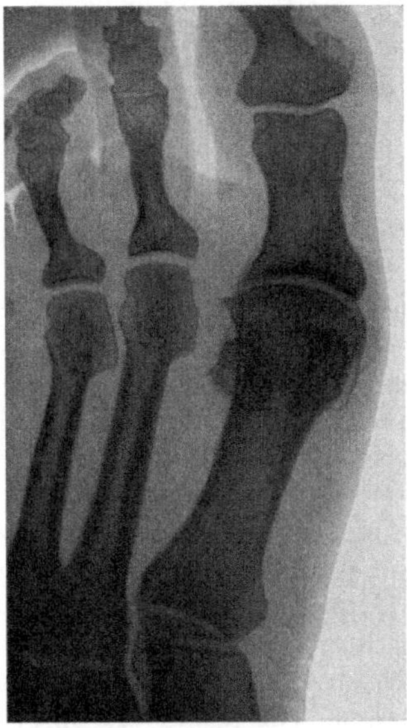

Abb. 205. Deformierende Arthrosis des Großzehengrundgelenks einer Erwachsenen. Außer der Verbreiterung des Köpfchens sieht man am lateralen Eck eine spitze Exostose. Auch das laterale Sesambein ist deformiert und trägt eine Zacke. (HOHMANN.)

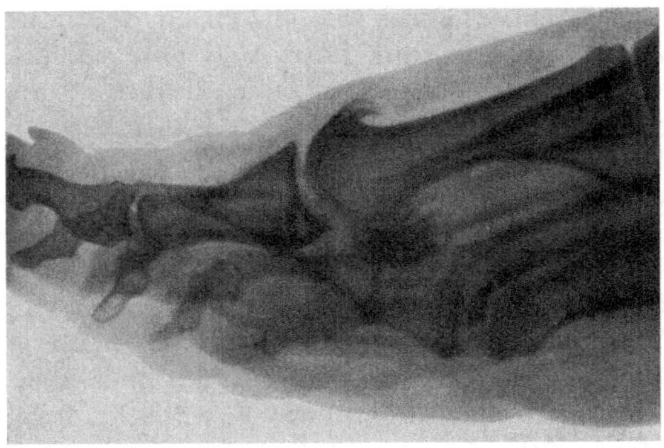

Abb. 206. Derselbe Fall von der Seite gesehen. Das Köpfchen trägt an der Dorsalseite eine dornartige mit der Spitze nach hinten gerichtete Exostose. Das Gelenk steht in leichter Beugestellung, und die dorsale und plantare Ecke des Gelenkendes des Grundglieds zeigen ebenfalls ausgezogene Spitzen.

Beugecontractur ist deutlich zu sehen, oft besteht direkt eine gewisse Subluxation des Gelenks. Bei der Aufsichtsaufnahme (Sohle auf Platte) erscheint der Gelenkspalt oft noch mehr verengt, durch Überdecken der Umrisse infolge der Beugecontractur. Unter Verlust der ursprünglichen Rundung ist die Form des Gelenkköpfchens verbreitert. Sehr charakteristisch sind die seitlichen Randwucherungen am Köpfchen und an der Basis des Grundgliedes: spitze, zackige Exostosen, die in hochgradigen Fällen phantastische Formen annehmen können. Oft sind die Osteophyten an den beiden sich gegenüberstehenden Gelenkrändern so stark gewuchert, daß sie sich berühren und wie miteinander verhakt erscheinen. Exostotische Wucherungen sieht man bisweilen auch noch proximal vom Köpfchen, selbst die Sesambeine können unregelmäßig vergrößert und verbreitert sein. Fast nie vermißt man eine größere spitze Zacke an der lateralen Ecke des Köpfchens, die wie eine dreikantige Pyramide demselben aufsitzt. Diese Zacke ist nichts anderes als das erwähnte laterale Ende des queren leisten-, oder kammartigen Randwulstes auf der Dorsalseite des Köpfchens, der in der Profilansicht als Dorn imponierte. Stärkere Hallux-valgus-Bildung fehlt im allgemeinen, höchstens kann eine geringe laterale Abweichung der Großzehe vorhanden sein. Zeichen von Osteoporose sind meist nicht zu sehen, eher bestehen sklerotische Verdichtungen des Knochengewebes, besonders an der Basis größerer Osteophyten. Aussparungen, wie bei Gichtprozessen, sind nicht vorhanden.

Das eben erwähnte Fehlen einer stärkeren Abweichung der Großzehe im Sinne des Hallux valgus beim Hallux rigidus hat seinen Grund darin, daß beim Hallux rigidus offenbar von Anfang der Entstehung des Leidens an die miterkrankte Gelenkkapsel, in die die Bänder eingewebt sind, schrumpft, sich verkürzt, derb, straff wird und dadurch ein Ausweichen der Großzehe ebenso wie des 1. Mittelfußknochens verhindert. Aus dem gleichen Grunde bleiben auch die Sesambeine beim Hallux rigidus immer in ihrer Lage, direkt unter dem Köpfchen, gehalten von der plantaren Kapsel und den Sehnen des M. flexor hallucis brevis, in die sie eingelassen sind. Umgekehrt sehen wir beim Hallux valgus eine sehr schlaffe überdehnte Gelenkkapsel und ein Abrutschen der Sesambeine nach lateral in den 1. Zwischenknochenraum.

Ich erwähne dies, weil es mir wichtig erscheint für die *Differentialdiagnose* zwischen der Form der chronisch deformierenden Arthrose dieses Gelenks, die zum Hallux rigidus führt und den sekundär arthrotischen Erscheinungen, die sich im Laufe der Zeit beim Hallux valgus einstellen. Beide Krankheitsbilder sind aber sowohl nach ihren klinischen Erscheinungen als nach der Art ihrer Entstehung scharf voneinander zu scheiden, wenn auch PREISER, dem wir sonst gute Beobachtungen verdanken, diese verschiedenen Krankheitsbilder in einem Atem nennt. Die Arthrose, welche zum Hallux rigidus führt, scheint eine primäre Erkrankung aus Ursachen, die später zu erörtern sind, zu sein, während die beim älteren, lang bestehenden Hallux valgus zu beobachtenden arthrotischen Veränderungen immer sekundärer Natur sind. Beim Hallux valgus sieht man auch in den schwersten Graden fast niemals auch nur annähernd derartige Knochenwucherungen, wie regelmäßig beim Hallux rigidus, sondern höchstens kleine Zäckchen an Stellen direkten Druckes, im übrigen vor allem Atrophieerscheinungen am Knochen, besonders an der sogenannten Exostose des Hallux valgus, d. h. dem außer Gelenkkontakt geratenen und von der neuen Gelenkfläche oft durch eine Leiste abgeschnürten Teil des Köpfchens. Gegenüber diesen mehr *regressiven* Prozessen sehen wir beim Hallux rigidus geradezu ausgesprochen *produktive*, offenbar begünstigt durch die ständige Reibung, den Druck und die Pressung der Gelenkkörper gegeneinander. Ein solcher Druck findet beim Hallux valgus ja eigentlich nur an der lateralen Ecke des Metatarsalköpfchens statt, gegen welche die laterale Hälfte der Basis der Großzehe bei der Abwicklung des Vorfußes vom Boden unter Mitwirkung des lateral wirkenden Zuges des M. extensor hallucis anpreßt. Hier kann bisweilen beim Hallux valgus eine gewisse Spornbildung vorhanden sein. Zu größerer Osteophytbildung aber kommt es nicht. Gewiß sind auch sekundäre Veränderungen an den Gelenkweichteilen beim älteren Hallux valgus anzutreffen, wie sie PAYR beschrieben hat, verdickte Gelenkkapsel, oft zottenbesetzt, Zerfaserung des Gelenkknorpels, aber eben hauptsächlich an dem medialen, außer Kontakt geratenen Teil des Gelenkkopfes und nur in geringem Maße auch am lateralen Teil desselben.

Noch eines anderen Unterschiedes ist zu gedenken, der erwähnten *Wanderung der Gelenkfläche* beim Hallux valgus *nach lateral* als Folge der veränderten Gelenkbewegungen. „Die sphärische Gelenkfläche sitzt dem 1. Metatarsale schief auf, mit ihrer stärksten Konvexität lateralwärts gerichtet“ (PAYR). Der seitliche Druck (Gegendruck des Bodens bei der Belastung unter Abwicklung des Fußes über den inneren Fußrand an seiner vorderen Spitze) hat diese veränderte Artikulation und diese Verschiebung der Gelenkfläche geschaffen. Im allgemeinen findet sich diese Wanderung der Gelenkfläche beim Hallux rigidus nicht, nur wenn ein geringer Grad von Hallux valgus mit ihm verbunden ist, kann eine solche leichten Grades vorhanden sein, sie ist eben dann auf die Wirkung der Zehenabweichung zurückzuführen und hat mit dem Hallux rigidus nichts zu tun. Dagegen sehen wir *beim Hallux rigidus eine Verschiebung der Gelenkfläche in anderer Richtung*, und zwar kommt infolge der Beugecontractur, oft verbunden mit leichter Subluxation, ein anderer Teil der Gelenkfläche zur Artikulation, und zwar ihr unterer, plantarwärts gelegener Anteil, während durch den Druck der flektierten Zehe der obere Gelenkrand wie hinaufgeschoben, haubenartig aufgekrempelt ist, eben die wiederholt erwähnte dorsale Randleiste.

Gegenüber der *Arthritis urica* ist die Unterscheidung einfach. Einmal zeigt das Röntgenbild, wie erwähnt, keine für dieses Leiden charakteristische Defekte, während die typische Randwulstbildung des Hallux rigidus bei Arthritis urica fehlt. Ferner ist die typische Gichterkrankung mit Röte, Hitze, enormer Schmerzhaftigkeit, die nicht einmal den Bettdeckendruck verträgt, etwas ganz anderes als der chronische Entzündungs- oder Reizzustand beim Hallux rigidus, der sich freilich von Zeit zu Zeit nach Anstrengungen oder durch Stiefeldruck einmal steigern und dann auch etwas Rötung der Hautbedeckung des Gelenks hervorbringen kann. Bei Arthritis urica ist ferner nur im akuten Anfall, im Schmerz- und Schwellungsstadium infolge Infiltration der Kapsel und reflektorischer Spannung der Sehnen eine Einschränkung der Beweglichkeit zu finden, die nach dem Abklingen der Reizerscheinungen wieder verschwindet. Etwas anderes ist es, wenn zufällig in einem Hallux-rigidus-Gelenk ein akuter Gichtanfall auftritt, wenn also eine *Kombination beider Zustände* vorhanden ist, was ich bei einer sehr großen Krankenzahl bisher allerdings nur 2mal gesehen habe.

Die Anschauungen über die *Ätiologie* des Leidens sind nicht ganz einheitlich. Kingreen glaubt an die Möglichkeit einer Epiphysennekrose nach der Art des Perthes, da er bei einem 13jährigen nicht mit Plattfuß behafteten Mädchen mit beiderseitigem Hallux flexus ohne röntgenologische Veränderung der übrigen Knochenstruktur am Grundglied der Zehe Aufhellungen der plattgedrückten Epiphysenkerne sah, wie er sie sonst bei Gleichaltrigen nicht gefunden hatte. Soweit man das nach der Wiedergabe des Röntgenbildes sagen kann, handelt es sich hier aber nicht um eine Epiphysenstörung, sondern um die bisweilen beobachtete Kernteilung der Epiphyse des Großzehengrundgliedes in 2 Stücke, der keine pathologische Bedeutung zukommt, die aber schon wiederholt als krankhafte Veränderung angesehen worden ist.

Eine andere Erklärung versucht Nilsonne. Er glaubt in der ungewöhnlichen Länge des 1. Metatarsalknochens gegenüber dem 2. eine Ursache für Hallux flexus und Hallux valgus zu sehen. Phylogenetisch betrachtet sei der 1. Strahl infolge der übernommenen Stützfunktion länger geworden als er zu der Zeit war, da er als Klammerorgan wirkte. Morton beschrieb nur das Vorkommen eines zu kurzen 1. Metatarsale, das er Metatarsus atavicus nannte. Nilsonne durchmusterte das Röntgenmaterial der Klinik hinsichtlich der relativen Länge von Metatarsale I und II und stellte danach 3 Typen auf: Index plus, wenn I länger als II ist, Index minus, wenn I kürzer als II ist, und Index plus-minus, wenn beide gleich lang sind. In der Mehrzahl der normalen Füße herrschte der Minusindex vor, während bei Hallux valgus und Hallux flexus die Regel ein markanter Plusindex war.

Nach einer Durchsicht meiner eigenen Röntgenbilder des Fußes kann ich diese Befunde von Nilsonne nicht bestätigen. Eine Regel ließ sich nicht aufstellen. PFITZNER, der 183 Füße, die er selbst ausmacerierte, genau in ihren Längenverhältnissen untersuchte, stellte dabei fest, daß der Großzehe überhaupt, im ganzen wie in ihren einzelnen Abschnitten, eine relativ größere Variationsbreite zukommt, als den übrigen Zehen. Strahl I fand er größer als Strahl II in 3 Fällen, ebenso groß wie II in 3 Fällen und kleiner als II in 62 Fällen. Er ist auch der Meinung, daß der gestreckte Fußtypus der ursprüngliche sei und „die Verkürzung eine rezente Reduktionserscheinung, eine Verkümmerung" darstelle.

Für die Mehrzahl der Fälle dürfte wohl die *funktionelle Überbeanspruchung* des Großzehengrundgelenks als ursächliches Moment anzusehen sein, eine Anschauung, die einmal sich auf die Lehren von POMMER und BENEKE gründet und für welche andererseits gerade die jugendlichen Fälle zu sprechen scheinen. Hier stimme ich mit MAU, PITZEN und TIMMER überein, die in einem schwachen Fuß mit Neigung zum Pes valgus oder Plano valgus die Grundlage zur Entstehung des Leidens sehen. MAU hat sicher recht, wenn er den Anfang des Leidens in der spastischen Zehencontractur, d. h. in einem reflektorischen Krampfzustand der Zehenbeugemuskeln sieht, die das Gelenk feststellen.

Die Entstehungsweise infolge der funktionellen Überbeanspruchung beim schwachen Fuß hat neben SALIS und BARTSCH vor allem SCHEDE mechanisch zu erklären versucht. Er ging von den Verhältnissen beim normalen Fuße aus. Wenn man beim Stehen das Körpergewicht etwas nach vorn legt und den Vorfuß belastet, ist es nicht möglich, weder die Großzehe noch die übrigen Zehen passiv zu dorsalflektieren, ja je mehr man das Gewicht nach vorn verlegt, um so stärker werden die Zehen an den Boden angepreßt. Schreitet man aber nach vorn und wickelt den Fuß vom Boden ab, so löst sich diese Sperre. Dieselbe besteht nach SCHEDE in einer Anspannung der langen Zehenbeuger, welche durch die bei der Vorneigung eintretende Dorsalflexion im oberen Sprunggelenk und die dabei mit erfolgende Einwärtsdrehung des Unterschenkels auf dem Fuß geschieht. THOMSEN wies dem gegenüber auf die Anspannung der Plantaraponeurose hin, die zum Zehengrundgelenk zieht und eine starke Hemmung bei der Dorsalflektion bildet. Bei der Abwicklung kommt es zu einer aktiven Plantarflexion des Fußes mit Auswärtsdrehung des Unterschenkels und zu alsbaldiger Entspannung der Muskeln. Geschieht diese Entspannung nicht und bleibt sie auch beim unbelasteten Fuße, bleibt also die Sperre bestehen, so ist dies auf pathologische Veränderungen des Fußes zurückzuführen. Diese entstehen bei der Senkung des Fußes. Infolge des Durchknickens in der Mitte kann der Fuß nicht mehr als Ganzes abgewickelt werden, sondern der 1. Strahl biegt sich dorsalwärts auf, was die Spannung der Beuger verstärkt, so daß diese bei der Abwicklung auch nicht mehr entspannt werden, sondern *die Gelenkflächen mit starkem Druck aneinanderpressen*. Im Laufe der Zeit kommt es dadurch zur Arthrose im Grundgelenk. Nicht immer aber tritt diese Folge auf. Wenn nämlich der 1. Strahl bei lockerem Bändergefüge dem aufbiegenden Druck nachgibt — und dies ist weit häufiger der Fall — so geschieht dies so, daß das 1. Metatarsale in einem medial- und dorsalwärts gerichteten Bogen (supinatorische Aufbiegung des Vorfußes) ausweicht. Hierbei tritt aber eine Entspannung der Beuger auf, die nunmehr lateral von dem medial verschobenen 1. Mittelfußknochen liegen und dadurch eine veränderte Zugrichtung erhalten, d. h. die Zehe im Sinne des Hallux valgus ziehen.

Auch direkte *Traumen*, die das Gelenk treffen, können natürlich das Großzehengrundgelenk schädigen. Einer meiner Patienten führte, wie ich schon früher erwähnte, das Leiden auf eine vor 4 Jahren erfolgte schwere Quetschung durch einen auf den Vorfuß gefallenen Ziegelstein zurück. Damals entstand eine blutende Wunde mit folgenden lymphangitischen Erscheinungen. Seit $^3/_4$ Jahren bestehen nun die Beschwerden im Großzehengrundgelenk. In diesem Falle stand die große Zehe in spastisch fixierter Beugestellung mäßigen Grades. Auch Mau führt einen ähnlichen Fall an. Eine 13jährige Kranke bekommt nach Stolpern mit dem linken Fuß über eine Stufe und alsbaldigen heftigen Schmerzen, die nach anfänglichem Abklingen später wieder stärker werden, eine allmählich zunehmende Beugecontractur der Großzehe. Das Röntgenbild zeigte eine leichte Fissur an der Ecke der Epiphyse der Grundphalanx. An der lateralen Ecke des Metatarsalköpfchens entstand eine kleine Zacke. Ein hochgradiger Fall Saxls führt das Leiden auf einen Hufschlag in früher Jugend zurück, der diese Zehe getroffen und nur an ihr die Veränderungen, die zu fast völliger Versteifung führten, hervorgerufen hatte. Auch Dieterich sah unter seinen Fällen zwei, wo das Leiden im Anschluß an ein Trauma entstand und zwar durch Hängenbleiben an den Zehen. 3 Wochen danach traten die Beschwerden auf und bei der Operation fand sich außer Hyperämie auch Narbengewebe, so daß ein Einriß in die Kapsel angenommen wurde.

Ferner wies ich seinerzeit auf die Rachitis als mögliche Ursache hin, insofern als durch sie schon frühzeitig Skeletdeformierungen entstehen, wie der Pes planus, wodurch dann wiederum eine Ursache für eine stärkere Abnutzung dieses Gelenks bei der Abwicklung gegeben ist.

Neben den Fällen, wo eine sekundäre chronische Arthrose auf Grund statisch-mechanischer Verhältnisse anzunehmen ist, dürfte es auch solche geben, die im Sinne von Payr als *primäre* Arthrosis deformans schon im jugendlichen Alter beginnen, Adhäsionen und Kapselschrumpfung zeigen und mit Vorliebe beim konstitutionell asthenischen Typus gesehen werden.

Schließlich sei auch noch darauf hingewiesen, daß die relative Jugend der Anpassung des Großzehengrundgelenks bzw. des Capitulum Metatarsi I zum medialen Stützpunkt des Fußes bei der Erwerbung des aufrechten Standes und Ganges in einen ursächlichen Zusammenhang mit den häufigen Erkrankungen und Formveränderungen des 1. Fußstrahls (Hallux valgus und Grundgelenkarthrose) gebracht werden kann. Ich möchte hinweisen auf die verschiedentlich versuchte Erklärung gewisser Schwächezustände am Körper (Ptosen, Hernien, Varizen) als noch nicht völlig hergestellte und gefestigte Anpassung des Organismus an die aufrechte Haltung. Da ist es vielleicht nicht weniger begründet, die überaus häufigen Veränderungen am Fuße mit der relativen Jugend seiner Entwicklung in einen Zusammenhang zu bringen. Diese relative Jugend der Umformung des Fußes drückt sich u. a. darin aus, daß noch beim Fötus zwischen Metatarsale I und Cuneiforme I ein freie Beweglichkeit zulassendes Sattelgelenk als letzte Erinnerung an den Greifdaumen zu finden ist. Dieses anfangs noch freie Gelenk bildet sich in der fötalen Entwicklung zu der festen, straffen Amphiarthrose um, die wir zur Abwicklung des Fußes beim aufrechten Gehen brauchen.

Zusammenfassend sei über die Entstehung des Leidens gesagt, daß der 1. Fußstrahl als medialer vorderer Stützpunkt des Fußes, besonders in der Phase des Abstemmens vom Boden, wobei die Körperlast zuerst auf dem Capitulum I und dann weiter zuletzt noch auf der Plantarfläche der großen Zehe aufruht, um sich mit ihr abzuhebeln, eine ganz außerordentliche funktionelle Belastung erfährt. Die Abnutzung des Großzehengrundgelenks ist deshalb eine besonders starke. Ferner ist es den direkten Beschädigungen des täglichen Lebens sehr ausgesetzt: Quetschungen oder Stößen durch unelastisches Aufspringen mit Schädigung des Knorpels oder Knochens. Und wie diese Momente auch an den großen Gelenken der unteren Extremität, besonders am Knie- und Hüftgelenk Ausgangspunkt einer deformierenden Arthrose werden können, so ist dies am Großzehengrundgelenk in gleicher Weise anzunehmen. Denn als Hauptstützpunkt des Fußes ist es fest fixiert und nicht imstande immer alsbald auszuweichen. Besonders gilt dies für die Adoleszenz, wo die Verknöcherung der Epiphysenkerne mit den zugehörigen Knochen an den Metatarsalien stattfindet (etwa im 14. Lebensjahre). Hier können Überanstrengung, falsche Belastung (Pes valgus), Stöße, Quetschungen die normale Ossifikation leicht stören und durch Formveränderungen des Gelenks eine deformierende Arthrosis hervorrufen, was wir ja in diesem Alter nicht so selten sehen.

Die *Behandlung* richtet sich einmal nach dem Grade der Entwicklung des Leidens oder, wenn ein operativer Eingriff in Frage steht, nach den Rücksichten auf Alter und sonstigen Gesundheitszustand des Kranken. Im ersten muskulärcontracten Stadium hat MAU die Contractur in Narkose gelöst und hinterher in dorsalflektierter Stellung der Großzehe einen Gipsverband um den Fuß für 4 Wochen angelegt, den er mit einem Gehbügel als Gehverband einrichtete. Danach Einlage und medikomechanische Nachbehandlung. SCHEDE hebt das Verschwinden der Zehencontractur nach Zurechtbiegen des Plattfußes hervor. Mit diesem Verfahren kommt man in den leichten beginnenden Fällen aus. Es dürfen aber noch keine knöchernen Veränderungen (spitze Zacken) als Ausdruck einer bereits eingetretenen Arthrose vorhanden sein, sonst kommt es zum Rezidiv. Auch im zweiten bereits ligamentär fixierten Stadium macht MAU noch einen Versuch mit Redressement in Narkose. Mißlingt dieser, so kommt ein operativer Eingriff in Betracht.

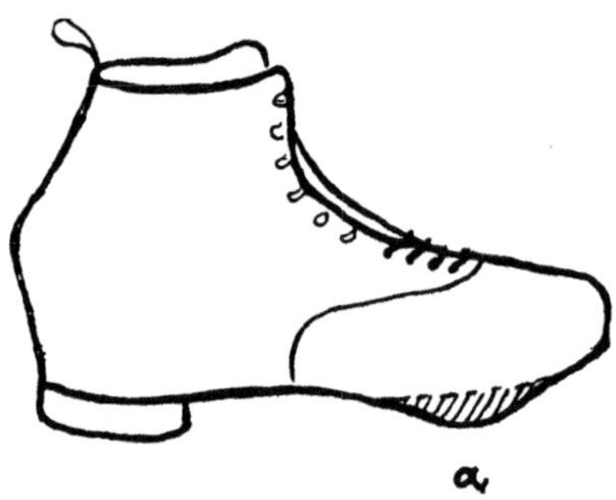

Abb. 207. Rolle am Stiefel zur leichteren Abwicklung.

Verbietet sich dieser wegen Alter oder Krankheit, so stehen uns eine Anzahl von orthopädischen Behelfen zur Verfügung, mit denen es gelingt, wenigstens eine wesentliche Besserung der Beschwerden und der Gehfähigkeit zu erreichen. In erster Linie müssen wir dafür sorgen, daß der lästige Druck des Oberleders des Schuhes auf die dorsale Exostose beseitigt wird. Chevrauxleder, genügende Weite, die aber nicht zu wiederum drückenden Querfalten führen darf, und ein Ausarbeiten des Schuhes an der Stelle der Verdickung sind von Bedeutung.

Um die Abwicklung des Vorfußes zu erleichtern, hat BRADFORD seinerzeit den sogenannten „vorderen Absatz" angebracht, d. h. eine Art Leitersprosse, eine etwa 1 cm hohe, 2 bis 3 cm lange quere Lederleiste außen an der Schuhsohle unter den Metatarsalköpfchen, welche nach vorn und hinten allmählich abfällt (Abb. 207). ROMICH aus SPITZYs Klinik, SCHEDE u. a. sind ebenfalls dafür eingetreten. Solche Metatarsalleisten können an jedem beliebigen Schuh angebracht und durch Abschrägen an der Außen- und Innenseite auch äußerlich unauffällig gemacht werden. Gleichzeitig soll ein möglichst niedriger Absatz getragen werden. Mitunter, aber nicht immer, hat sich mir eine zwischen Brandsohle und dicke Sohle eingefügte Stahlfeder bewährt, die nach vorn über das Großzehenmittelfußgelenk bis zum Grundglied der Zehe verläuft. Dieselbe bewirkt eine teilweise Ruhigstellung des Gelenks, indem sie etwas die schmerzhafte Aufbiegung bei der Abwicklung hemmt.

HEUSNER, der viel über den Fuß nachgedacht hat, teilt den erfolgreichen Versuch eines Schuhmachers mit, der einem Arzt das sehr schmerzhafte Gehen mit seiner contracten arthritischen Großzehe durch eine Holzsohle erleichterte, die an der der Fußsohle zugekehrten Seite gerade verlief und nur entsprechend dem Endglied der Zehe etwas aufgebogen war. Um die durch die Versteifung gestörte Abwicklung zu ersetzen, rundete er die untere Fläche der Sohle ab, so daß die Sohle unter dem Großzehengrundgelenk am dicksten und nach dem Fuße und den Zehen hin dünner war.

Auch mit einer richtig gebauten orthopädischen *Einlage* kann man viel helfen. Einmal soll diese das Zehengelenk durch Hebung des hinter dem Gelenk liegenden Fußabschnitts, d. h. des eingesunkenen Fußes, entlasten und die gespannten Muskeln, soweit es noch möglich ist, entspannen helfen. Andererseits kann man in manchen Fällen die Einlage mit einer lappenförmigen Verlängerung am vorderen inneren Ende zur Unterstützung des contracten Großzehengrundgelenks versehen (Abb. 75), womit ich manchen befriedigenden Erfolg erzielt habe.

Einen anderen Ausgleich empfiehlt SAXL namentlich für schwerere Fälle mit ausgesprochener Beugecontractur. Er füllt den Zwischenraum zwischen dem bei Beugecontractur sozusagen in der Luft schwebenden und nicht zur Belastung kommenden Metatarsalköpfchen und der Schuhsohle so weit aus, daß der Fuß sich mit dem Köpfchen aufstützen kann. Er bringt zu diesem Zweck vorne an der Einlage eine Erhöhung aus elastischem Material an, die hinter der Köpfchenreihe beginnt und so geformt ist, daß sie im Bereic des 1. Köpfchens nur als schmale Leiste besteht und den Raum für die plantar gebeugte große Zehe samt Köpfchen ausspart, während sie unter den übrigen Zehen nach vorne reicht. Mit dieser nach innen verlegten Sohlenerhöhung geschieht die Abwicklung. Die Schuhkappe muß natürlich entsprechend höher gearbeitet sein.

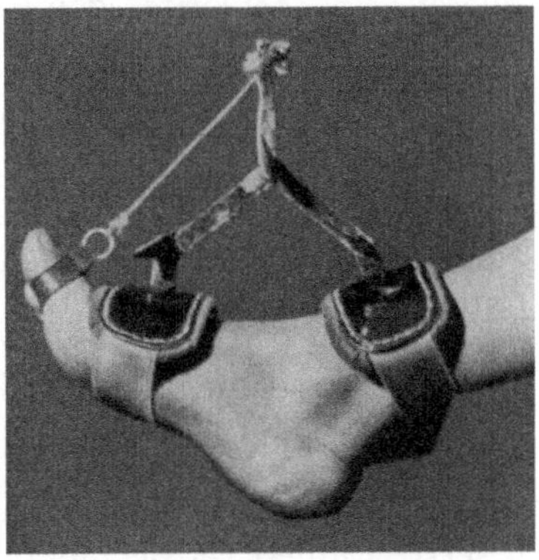
Abb. 208. Mobilisierungsschiene für Zehencontracturen. (HOHMANN.)

Im übrigen rät man zur Vermeidung größerer Anstrengungen, besonders im Bergabgehen und versucht durch hyperämisierende Maßnahmen (heiße Salzfußbäder, Alkoholumschläge, Einreibungen usw.) jeweilige Reizzustände in dem Gelenk zu bekämpfen. Auch mit Bewegungsübungen, aktiven und passiven, kann man mitunter einen gewissen Erfolg erzielen. Zur Dehnung der verkürzten Weichteile verwende ich die von mir früher angegebene Mobilisierungsschiene (Abb. 208). Meist schreitet das Leiden trotz aller dieser Bemühungen langsam fort, das Gelenk versteift mehr und mehr. Ist es ganz steif geworden, dann sind oft auch keine wesentlichen Beschwerden mehr vorhanden, weil Zerrungen an den entzündeten Gelenkweichteilen ausgeschaltet sind. Aber die langen Jahre, bis dieser Ausgang erreicht ist, können dem Besitzer des Leidens manche ungemütliche Stunde bereiten.

Sind die konservativen Mittel nicht ausreichend, bleibt uns der *operative* Weg, der in den meisten Fällen zu einem guten Erfolge führt. Während früher meist die Resektion des erkrankten Gelenks ausgeführt wurde (MAX SCHEDE, W. MÜLLER, RIEDEL, TUBBY, WARRINGTON, HAWARD u. a.) und eine Ankylose entstand, stellen wir heute andere Anforderungen. Zwar geben die genannten Autoren an, daß die Patienten ihre Beschwerden verloren und mit dem Erfolg zufrieden waren. Ich habe vor Jahren auch in einem Falle mit schwerster Deformierung des Gelenks die Ankylose angestrebt, aber in einer leichten Dorsalflektionsstellung, so daß der Vorfuß eine Art Kufen- oder Wiegenform erhielt und gut abwickeln konnte. Die Patientin war noch nach Jahren immer sehr zufrieden mit dem Erfolg.

Auf O. HILDEBRAND gehen die Versuche zurück, durch die sogenannte operative Modellierung der Gelenke ihre Funktion wiederherzustellen. Das Verfahren besteht in der Abtragung der Randwucherungen, der Entfernung aufgefaserten Knorpels, der Herausnahme freier Körper, der Ausschneidung von Kapselverdickungen mit Zottenbildung und dem Zurechtformen abnorm gestalteter Gelenkenden. HILDEBRAND hat es beim Hüft- und Kniegelenk mit gutem Dauererfolg angewendet und gibt ihm den Vorzug vor der Verödung der Gelenke durch die Resektion.

Dieses Verfahren habe ich vor 10 Jahren auch für das Großzehengrundgelenk angewendet und bin so vorgegangen, daß ich in Narkose oder Lokalanästhesie das Gelenk von einem medialen bogenförmigen Schnitt mit dorsaler Basis, ebenso wie PAYR bei Beugecontractur der Großzehe, freigelegt habe. Nach Beiseiteziehen der Strecksehnen eröffnete ich das Gelenk mit einem dorsalen Längsschnitt. Was sehen wir da? Meist ist die Kapsel mit der oben beschriebenen queren Knochenleiste, dem aufgekrempelten dorsalen Randwulst verwachsen, so daß man sie ablösen muß.

Dieser dorsale Randwulst, der aufgekrempelte Rand des Gelenkkopfs, ist von höckeriger unregelmäßiger Gestalt. An einzelnen Stellen ist er mit Knorpel überzogen, teils noch mit hyalinem, teils schon mit gelblichem Faserknorpel, an einigen Stellen fehlt der Knorpelbelag. Der Randwulst geht lateral in eine spitze Exostose aus. Peripher von diesem Randwulst ist die Form des Gelenkkopfs dorsal und vorn normal rund gestaltet. Sein glatter Knorpelbelag ist in weniger vorgeschrittenen Fällen hyalin, in älteren faserknorpelig oder usuriert. Der Gelenkteil des Grundglieds ist becherförmig vertieft, weil seine Gelenkränder vor allem an der dorsalen und plantaren Seite spitzzackig ausgezogen sind. Die Gelenkkapsel zeigt einen charakteristischen Zustand. Sie ist wesentlich verdickt, in einem Falle auf etwa das Vierfache des Normalen, oft mit kleinen Zotten dicht besetzt. Einmal ist sie mit dem Randwulst fest verwachsen und muß von der höckerigen Knochenoberfläche mühsam mit dem Messer gelöst werden. Ferner ist sie ebenso fest mit den spitz ausgezogenen Gelenkrändern des Grundglieds verwachsen und spannt sich straff über die Dorsalseite des Gelenks. In einzelnen Fällen ist sie in den dorsalen Gelenkspalt faltenartig eingezogen und kann dann bei der Dorsalflexion der Zehe zu Einklemmungserscheinungen führen. Auch an der lateralen Seite des Gelenks kann die Kapsel weitgehend mit den Gelenkenden bis nahe an den Gelenkspalt verwachsen sein. Mit der straffen, wenig verschieblichen Kapsel können auch die Strecksehnen fest verwachsen sein. Auch zwischen den in die plantare Kapsel eingewebten Sesambeinen samt Sehnen des Flexor hall. brevis und der plantaren Seite des Gelenkkopfs fand ich einmal beim Aufklappen des Gelenks solche Verwachsungen. Vor allem ist meist die plantare Kapsel stark verdickt und verkürzt und stellt zusammen mit den mit ihr verbundenen straff gespannten Flexorsehnen das *hauptsächlichste Hindernis für die Dorsalflexion der Großzehe* dar.

Die histologische Untersuchung abgemeißelter Exostosen bei einer 18jährigen Patientin (durch Prosektor Prof. OBERNDORFER) ergab: Während der Hauptteil der Exostose von hyalinem Knorpel bedeckt wird, in dem die Knorpelzellkapselbildung ausgesprochen ist, wird gegen den Rand zu die Zeichnung des Knorpelgewebes verwaschen, faserig; kleinste Einschmelzungen beginnen; die Knorpelzellen sind hier auffallend klein, ohne deutliche Kapselbildung. Die Oberfläche ist hier zerfasert, unregelmäßig. Die Knorpelfasern lassen sich in den angrenzenden Spongiosabälkchen noch in ihren Fortsätzen erkennen. Diagnose: *Anfangsstadium* deformierender Gelenkentzündung.

Bei der Operation ging ich immer so vor, daß ich nach dorsaler Eröffnung des Gelenks zunächst den queren Randwulst mit der Zacke am lateralen Eck mit einem flachen Hohlmeißel abschlug, den Knochen mit der Knochenschere glättete, dann die spitz zulaufenden Gelenkränder des Grundglieds nach Ablösung der Kapselverwachsungen abkniff und nun feststellte, ob die Dorsalflexion noch gehindert war. In diesem Falle habe ich nach dem Vorbild von PAYR-KLEINSCHMIDT nach Zurseiteziehen der Sohlenhaut und der beiden unter der Plantarfascie gelegenen Äste des N. plantaris digit. commun. zu beiden Seiten des Flexor hall. brevis, medial vom inneren und lateral vom äußeren Sesambein, die Sehnenscheide des Flexor hall. long. längsgespalten, seine Sehne mit einem stumpfen runden Haken heraus und zur Seite gezogen. Unmittelbar distal von den Sesambeinen habe ich dann die beiden Endsehnen des Flexor hall. brevis quer durchschnitten, worauf meist die Dorsalflexion der Großzehe frei wurde. Genügte das nicht, so mußte noch das fibröse Zwischenstück zwischen den Sesambeinen, die basale Kapselplatte durchtrennt werden. Die Durchschneidung des Flexor brevis muß deshalb *vor* den Sesambeinen erfolgen, weil die Sesambeine selbst meist nicht rückwärts d. h. proximalwärts verschoben sind, wie etwa bei Schrumpfungsprozessen durch Narben nach Verletzungen oder Eiterungen. Sie sind die feststehende Unterlage, gegen welche der Vorfuß bei der Abwicklung wie in einer Gelenkpfanne bewegt wird. Das schematische Bild (Abb. 209) zeigt dies bei der Erhebung auf dem Ballen. Nach Naht der dorsalen Kapselwunde, des Unterhautgewebes und der Haut wird die Großzehe in größtmöglicher Dorsalflexion auf einer Gipsschiene für etwa 2 Wochen bei Bettruhe fixiert. Dann kann der Patient mit einem Zinkleimverband von den Zehengrundgelenken bis zur Mitte der Wade und einer orthopädischen Einlage gehen, und das Gelenk wird aktiv und vorsichtig passiv bewegt. Zu letzterem hat sich die oben erwähnte Mobilisierungsschiene bewährt. Im allgemeinen ist nach 6 bis 8 Wochen die Bewegungsfähigkeit und Gehleistung eine ausreichende. Die Erfolge mit dieser modellierenden Operation waren bei den noch nicht zu sehr fortgeschrittenen Fällen gute, aber bei hochgradiger Deformierung des Gelenks nicht genügend. Erneute Schrumpfung der Gelenkweichteile führte zu Verengerung des Gelenkspalts und neuer Hemmung der Dorsalflexion.

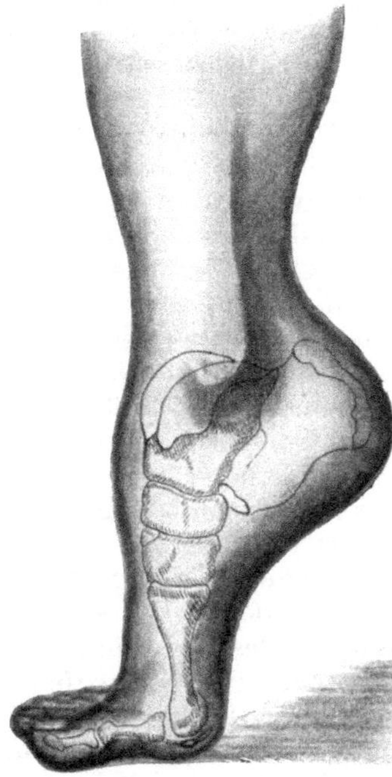

Abb. 209. Zehenstand des Fußes. Die Last ruht auf dem Ballen des Vorfußes, besonders des 1. Strahls, unter dessen Köpfchen die Sesambeine liegen. Das Köpfchen dreht sich wie in einem Gelenk in diesen, die gegen den Boden angepreßt werden. Das Gewölbe ist bei dem Zehenstand stark gewölbt. Der Zehenstand wird als Übung zur Kräftigung der kurzen Fußsohlenmuskeln und des Flexor hallucis longus angewendet. Letzterer muß bei dieser Übung die Großzehe kräftig gegen den Boden pressen. (Nach HERMANN V. MEYER.)

Ich bin deshalb bei allen fortgeschrittenen Fällen zur *Resektion des proximalen Teils des Grundglieds* übergegangen. Diese Methode ist zuerst von DAVIES-COLLEY 1887 für den Hallux flexus angegeben worden. 1897 wurde sie von HEUBACH und 1900 von CLARKE beim Hallux valgus ausgeführt. Die totale Entfernung des Grundglieds wurde zuerst von WITZEL Ende des vorigen Jahrhunderts beim Hallux varus vorgenommen und 1908 von VAN DAM bei Hammerzehen.

1924 empfahl sie ALSBERG für den Hallux valgus. OLIVECRONA hat 1925 bei Hallux valgus $^1/_3$ bis $^1/_2$, BRAUNECK bis $^1/_2$ der Grundphalanx entfernt und 1929 empfahl auch SCHANZ, der bis dahin beim Hallux valgus die LUDLOFFsche Methode angewendet hatte, die Resektion der proximalen Hälfte des Grundglieds. In diesem Jahre berichtete auch BRANDES über 3jährige Erfahrungen an über 100 Operationen mit dieser Methode. Er reseziert $^2/_3$ der Grundphalanx und empfiehlt das Verfahren für den Hallux valgus wie den Hallux rigidus und die Beugecontractur der Großzehe. Durch ihn ist die Methode in weiteren Kreisen bekannt geworden. Ich beschrieb sie beim Hallux valgus ausführlich. Beim Hallux rigidus wird an Stelle der Abmeißelung der medialen „Exostose" des Hallux valgus die dorsale Randwulstexostose abgetragen. Nach meiner Erfahrung hat sich eine Resektion der proximalen Hälfte der Grundphalanx als ausreichend erwiesen. Hierdurch wird ein genügender breiter Spalt geschaffen, der die nötige Dorsalflexion der Zehe erlaubt. Auf die genaue Beachtung der Vorschriften ist bei Ausführung der Methode zu achten, insbesondere ist eine Subluxation nach dorsal oder nach der Seite zu vermeiden, die sehr störend ist, wie ich mich mehrfach bei anderwärts operierten Kranken überzeugen konnte. Das Gute an der Methode ist die Schonung des im 1. Metatarsalköpfchen gelegenen vorderen medialen Stützpunkts des Fußes und die Abkürzung der Liegezeit nach der Operation. Auf entsprechende Nachbehandlung mit Massage und Übungen ist Wert zu legen.

Andere haben eine Arthroplastik nach LEXER mit Zwischenlagerung von Fett oder Fascie empfohlen, während früher mehr die Resektion des Capitulum ausgeführt wurde, gegen die ich gewichtige Bedenken schon beim Hallux valgus geäußert habe. WATERMANN empfahl schließlich eine Keilosteotomie mit dorsaler Basis aus dem 1. Metatarsale, wohingegen SCHANZ eine solche aus der Basis des Grundgliedes mit Aufbiegung des peripheren Teils derselben ausführte. Nach allen operativen Eingriffen ist das Tragen orthopädischer Einlagen, welche die Fußstellung korrigieren und das Großzehengrundgelenk entlasten, zu raten.

Es ist lehrreich, die Häufigkeit und Art von krankhaften Veränderungen im Bereich der großen Zehe und ihre Verteilung auf die verschiedenen Altersklassen und Geschlechter kurz zu betrachten. In einer statistischen Untersuchung der Krankheitsfälle der GOCHTschen orthopädischen Klinik Berlin stellte NAUMANN unter 18897 Fällen der Jahre 1926 und 1927 600 Fälle von Erkrankungen der großen Zehe fest. Das sind 3,2%, woran das weibliche Geschlecht 5mal so stark beteiligt war als das männliche. Bei diesen 600 Fällen waren 35 Fälle von Erkrankungen des Großzehengrundgelenks ohne Stellungsanomalie der großen Zehe = 5,8% und beide Geschlechter annähernd gleich beteiligt, 539 Fälle von Stellungsanomalien der großen Zehe ohne Erkrankung des Gelenks = 89,8%, darunter 75 männlich, 464 weiblich (in der Hauptsache hallux valgus!), 26 Fälle von Verbindung der Stellungsabweichung der Zehe mit Erkrankung des Gelenks = 4,4%, darunter 5 männlich, 21 weiblich. Von Erkrankungen des Gelenks fanden sich: Arthritis deformans, Arthritis urica, Arthropathia tabica, von Stellungsabweichungen Hallux valgus, Hallux varus, Hallux malleus.

An *Arthritis deformans* fanden sich 58 Fälle, Arthritis urica 2 Fälle, Arthropathia tabica 1 Fall. Die Arthritis-deformans-Fälle verteilten sich auf die verschiedenen Altersklassen:

männliches Geschlecht:

10. bis 20. Lebensjahr	1 Fall	=	1,7%
30. „ 40. „	3 Fälle	=	5,1%
40. „ 50. „	7 „	=	12,1%
50. „ 60. „	5 „	=	8,6%
60. „ 70. „	3 „	=	5,1%

weibliches Geschlecht:

10. bis 20. Lebensjahr	1 Fall	=	1,7%
20. „ 30. „	4 Fälle	=	6,9%
30. „ 40. „	8 „	=	13,9%
40. „ 50. „	20 „	=	34,5%
50. „ 60. „	6 „	=	10,4%

Die Zahl der *Hallux-valgus-Fälle* betrug 562 = 2,9%. 2mal fand sich Hallux varus, 1mal Hallux malleus.

Unter den 562 Fällen von Hallux valgus waren

rechtsseitig	65 Fälle	=	11,5%
linksseitig	17 „	=	3,1%
beiderseitig	480 „	=	85,4%

Die Fälle verteilen sich auf die Altersklassen so:

männliches Geschlecht:

10. bis 20. Lebensjahr	4 Fälle	=	0,7%
20. „ 30. „	7 „	=	1,2%
30. „ 40. „	11 „	=	2,0%
40. „ 50. „	19 „	=	3,4%
50. „ 60. „	27 „	=	4,8%
60. „ 70. „	10 „	=	1,8%
70. „ 80. „	2 „	=	0,4%

weibliches Geschlecht:

1. bis 10. Lebensjahr	2 Fälle	=	0,4%
10. „ 20. „	21 „	=	3,7%
20. „ 30. „	52 „	=	9,3%
30. „ 40. „	96 „	=	17,1%
40. „ 50. „	134 „	=	23,8%
50. „ 60. „	117 „	=	20,8%
60. „ 70. „	51 „	=	9,1%
70. „ 80. „	8 „	=	1,4%
80. „ 90. „	1 Fall	=	0,1%

Daraus geht einmal das Überwiegen des Hallux valgus an sich und beim weiblichen Geschlecht hervor, wofür konstitutionelle und vestimentäre Gründe in Frage kommen. Was die Feststellung des Hallux valgus im kindlichen und jugendlichen Alter betrifft, so kommt er nach meinen Erfahrungen hier häufiger vor, ebenso die Arthritis bzw. Arthrosis deformans. Daß die Deformität des Hallux valgus mit zunehmenden Jahren häufiger wird bis zu 23,8% im Alter von 40 bis 50 Jahren, geht auch mit meinen Beobachtungen überein.

13. Hallux malleus.

Wenn die Großzehe in Krallenstellung gerät, so ist dies immer durch die Fußform bedingt. Schon der gewöhnliche Hohlfuß kann eine gewisse leichte Krallenstellung bewirken. Ganz erhebliche Grade aber erreicht diese Zehendeformität bei den Hohlfußbildungen, die im Anschluß an Kinderlähmung oder Muskeldystrophie entstehen. Die Zehe stellt sich in Bajonettstellung, das Grundglied in extreme Überstreckung, wobei es auf der Dorsalseite des 1. Metatarsalköpfchens reitet, das Endglied in Plantarflexion. Das periphere Köpfchen des Grundgliedes prominiert nach oben, unerträglichen Beschwerden durch Stiefeldruck preisgegeben (Abb. 210). Mit der Beseitigung des Hohlfußes durch Redressement oder Osteotomie verschwindet oft auch gleichzeitig die Krallenzehe des Hallux, da infolge der Verkürzung bzw. der Abflachung des Gewölbebogens die Spannung der Extensorensehnen aufhört. Es wiederholt sich hier der gleiche Vorgang wie beim Plattfuß, bei dem mit dem Redressement gleichzeitig auch die Hallux-valgus-Bildung sich etwas korrigiert. Freilich geht die Korrektur nur so weit, als nicht sekundäre Kapsel- und Bänderschrumpfungen sie hindern. Wenn nun in einem Falle von Hallux malleus eine Korrektur des Hohlfußes aus irgendeinem Grunde nicht in Frage kommt, so läßt sich die Deformität der Zehe auf

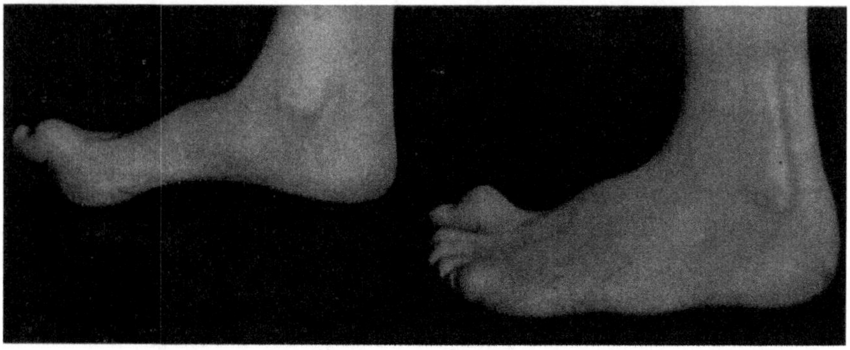

Abb. 210. Hallux malleus bei einem Hohlfuß infolge Muskeldystrophie. (Hohmann.)

dieselbe einfache Weise beseitigen, wie ich sie für die Hammerzehen beschrieben habe. Die Zehe wird gestreckt, die Prominenz an ihrem Rücken verschwindet, und der Patient geht schmerzfrei. Görres aus der Vulpiusschen Klinik empfiehlt den Flexor hallucis longus, der am Endglied der Großzehe ansetzt, dort abzulösen und an dem Grundglied zu befestigen, um eine Plantarflexion des überstreckten Grundglieds zu bekommen. Die Zehe richtete sich in seinen Fällen gerade, konnte wieder aktiv gebeugt und gestreckt werden, und die Beschwerden besserten sich.

14. Beugecontractur der Großzehe.

Während Contracturen in den anderen Zehen außer in den Grundgelenken auch in den Zwischengliedergelenken bestehen können, ist dies an der Großzehe anders. Selten entwickelt sich im Zwischengliedergelenk eine Contractur. Nur bei deformierender Arthrosis des Grundgelenks kann manchmal durch die auf dies Gelenk übertragene Dorsalbeugung bei der vorhandenen Behinderung dieser Bewegung im Grundgelenk eine sekundäre Arthrosis in diesem vorderen Gelenk auftreten. Sonst sehen wir eine Beugecontractur der Großzehe mitunter bei schweren Formen von Plattfuß, bei denen sie offenbar in dem Bestreben, durch eine krampfhafte plantare Beugung der Großzehe das Gewölbe zu heben und so den Fuß zu entlasten, entstehen mag. Diese Form ist als Hammerzehenplattfuß beschrieben worden, bei ihr sieht man die Hammerzehenbildung meist auch gleichzeitig an den anderen Zehen. Sonst kommt diese Contractur nur vor durch Narbenbildung nach Verletzungen oder Entzündungen oder nach langdauernder Ruhigstellung im Verbande, wenn der Verband die Zehe nicht genügend von unten her gestützt hat, so daß sie über seinen Rand herabhing. Kleinschmidt aus Payrs Klinik hat das Krankheitsbild genau beschrieben. Es handelt sich dabei meist um eine Verkürzung des Flexor hallucis brevis sowie des Adductor und

Abductor der Großzehe. Dadurch werden die Sesambeine nach rückwärts gezogen, was im seitlichen Röntgenbild zu sehen ist. Sekundär treten Formveränderungen der Sesambeine ein, die kleiner werden, wie plattgetreten aussehen, Schwund und Fissuren des Knorpelbelags zeigen und sogar mit dem Gelenkköpfchen verwachsen können. Um dieser Störung vorzubeugen, soll man bei Fixationsverbänden die Zehe nicht absolut ruhig stellen, um nicht eine Inaktivität ihrer Muskeln zu bekommen, und soll sie oft, namentlich nach dorsalwärts flektieren lassen. Für die schweren Fälle von Beugecontractur im Großzehengrundgelenk haben PAYR-KLEINSCHMIDT eine sehr zweckmäßige Operationsmethode angegeben, die in der Entfernung der Sesambeine besteht und die Muskulatur dadurch wieder freimacht. Von einem Lappenschnitt an der Innenseite des Gelenks mit oberer Basis werden nach Zurückpräparieren des Sohlenteiles der Haut zuerst die beiden Nervenäste der N. digitalis plantares communes in dem Sohlenfett freipräpariert, die unter der Plantaraponeurose auf beiden Bäuchen des Flexor hallucis brevis an den beiden Sesambeinen direkt vorbeilaufen. Haut, Aponeurose und Nerven werden zur Seite gezogen. Nun wird die Sehnenscheide des Flexor hallucis longus längsgespalten und die Sehne sohlenwärts abgezogen. Zwischen der Sehne des Abductor hallucis und dem medialen Sesambein dringt man nun durch die Basalplatte des Gelenks, indem man das Sesambein umschneidet und entfernt. In gleicher Weise wird auch das laterale Sesambein weggenommen. Ist danach noch keine ausreichende Dorsalflexion der Zehe möglich, so muß auch noch das zwischen den Sesambeinen gelegene fibröse Zwischenstück, das die Sehnenscheide des Flexor hallucis longus trägt, quer durchschnitten werden. Naht des Subcutangewebes und der Haut und Fixierung der Zehe in möglichster Dorsalflexion. Die Erfolge mit dieser Methode sind recht gute, der Patient kann danach wieder ungehindert seinen Fuß abwickeln.

15. Gichtische Gelenkerkrankungen.

Alle möglichen Fuß- und Beinbeschwerden werden von Laien und auch von Ärzten als gichtische Erscheinungen angesehen und haben oft nichts mit der wirklichen Gicht, der Arthritis urica, zu tun. Die Tatsache der Verdickung, Schmerzhaftigkeit und Crepitation eines Gelenks ist ja an sich durchaus nicht das wichtigste Kriterium für die Feststellung der Gicht. Meist handelt es sich dabei um die chronisch deformierende Gelenksentzündung. Die echte Gicht ist sicher viel seltener als dieses Leiden. Um einen gestörten Stickstoffwechsel, die Grundlage der Gicht, anzunehmen, sind komplizierte diagnostische Untersuchungsmethoden notwendig, die dem inneren Arzt, ja dem Kliniker, vorbehalten sind. Ich kann an dieser Stelle nicht darauf eingehen. Es handelt sich bei der Gicht vornehmlich um Ablagerungen von Harnsäure in verschiedenen Organen und ein erhöhtes Vorhandensein im Blute, das allerdings während des akuten Anfalls, wo die Harnsäure in Krystallform sich in den Gelenken oder an anderen Stellen niederschlägt, heruntergehen kann. Die Gichtdepots in den Gelenken usw. bestehen aus Natriumurat. Außer den bekannten akuten Gichtanfällen sehen wir chronische Veränderungen der Gelenke.

Im *Röntgenbild* sehen wir die Gichtherde als halb- oder dreiviertelkreisförmige Defekte an den Gelenken, wie mit dem Locheisen ausgestanzt, sowie Knochenverschmälerungen und Knochenaushöhlungen durch den mechanischen Druck der Tophi von außen auf die Knochen. Und innerhalb des Markraums liegen Herde von lichtdurchlässigen Stellen, rund oder oval, die auf Uratablagerungen innerhalb der Knochensubstanz beruhen (JAKOBSTAL).

Die *Behandlung* der Gicht gehört in der Hauptsache in die Hand des inneren Arztes, der die Ernährung regeln muß (Einschränkung des Alkohols und Fleisches, Bevorzugung von Milch, Obst und Gemüse). Innerlich hat sich das Atophan, Novatophan und neuerdings das von TANNHAUSER angegebene Arthrosin (BÖHRINGER), ein Atophanderivat, 0,3 g 3- bis 5mal täglich in der ersten Woche gegeben, während es in der zweiten und den folgenden Wochen nur je 3 Tage lang verabreicht wird, bewährt. Lokale Wärmebehandlung, Heißluft, Salzbäder, 38 bis 42 Grad C, Dampfbäder, feuchte Umschläge helfen den akuten Anfall allmählich beseitigen. Sehr wichtig ist für den Gichtkranken zur Beförderung des Stoffwechsels Arbeit und Körperbewegung, Gehen, Bergsteigen, Radeln, Rudern, Schwimmen, Reiten, Turnen, Skifahren und dergl. Insbesondere soll er, sobald der Anfall vorüber ist, bald aufstehen und sich bewegen. Dabei ist die Schuhfrage nicht unwichtig. Er soll nicht zu lang weiche Hausschuhe und Pantoffeln, sondern bald passende, feste Schnürstiefel tragen, da bei jedem Gichtkranken, besonders bei großem Körpergewicht, die Bänder erschlaffen, sich überdehnen und Belastungsschmerzen eintreten. Oft ist eine Einlage recht nützlich. Zur Behebung von Versteifungen erkrankt gewesener Gelenke (besonders Fuß und Knie) sind gymnastische Übungen erfolgreich.

16. Hammerzehen, Krallenzehen, Klauenzehen, Varuszehen.

Bis auf die angeborene Form der Hammerzehe (hammertoe — orteil en marteau), die eigentliche Hammerzehe der Literatur, und die meines Wissens noch nicht beschriebenen, ebenfalls angeborenen, seitlichen Abweichungen der Zehen, die von mir so genannten Varuszehen, sind alle diese Zehenverkrümmungen, ebenso wie der Hallux valgus, nichts für sich Bestehendes, nichts von sich aus Entstandenes, sondern nichts anderes als die Auswirkungen einer bestimmten Fußveränderung an der Peripherie. Bis zur Zehenspitze hin reicht die deformierende Kraft als eine vis a tergo. Meist sind diese so häufig vorkommenden Zehenveränderungen durch den Knickplattfuß oder durch den Hohlfuß bedingt.

a) Die angeborenen Formen.

Als ersten Anfang einer Hammerzehe sehen wir bisweilen bei ganz kleinen Kindern, ja bei solchen, die noch nicht zu gehen begonnen haben, ein leichtes dorsalwärts Hervortreten meist der 2. Zehe über das Niveau der anderen. Mit dem Finger läßt sich die im 1. Zwischengliedergelenk leicht gebeugte, im Grundgelenk überstreckte Zehe noch geraderichten. Eine eigentliche Contractur besteht in diesem Alter noch nicht. Da das Kind noch nicht zu gehen begann, also auch kein Schuh die Zehe vergewaltigen konnte, muß die Ursache irgendwo anders gesucht werden. Durch ganze Generationen sehen wir diese eigentliche Hammerzehenform, die fast immer die 2. Zehe betrifft und meist, aber nicht immer, symmetrisch an beiden Füßen vorkommt, wiederkehren. Sie muß daher als etwas Ererbtes angesehen werden, ohne daß wir über die Art und den Grund ihrer Entstehung etwas Genaueres wissen. Wenn wir zufällig Gelegenheit haben, einen solchen Fall durch Jahre hindurch zu beobachten, so sehen wir, falls die Zehe unbehandelt bleibt, aus diesem leichten Hervorragen der Zehe eine typische Hammerzehe werden. Die Behandlung ist die gleiche, wie bei den erworbenen Hammerzehen.

Außerdem sehen wir als angeborene und vererbte Form seitliche Abweichungen einzelner Zehen, von denen man bisher noch keine Notiz genommen hat, die aber wegen der durch sie verursachten Beschwerden ebenfalls Beachtung verdienen. Gewöhnlich findet sich die Veränderung symmetrisch an ein bis zwei, manchmal auch drei Zehen. Meist ist es die 3. und 4., einmal sah ich auch außerdem die 5. Zehe so verändert. Teils ist nur das Nagelglied nach medial verbogen, teils Nagel- und Mittelglied gegenüber dem Grundglied, das immer geradesteht. Ich möchte diese Zehenabweichung als *Varuszehen* bezeichnen (Abb. 211). Die Fehlstellung der Zehen ähnelt der auch am 5. Finger beobachteten ebenfalls familiären und symmetrischen Varusstellung, die ich einmal beschrieben habe, bei der das Endglied oder die beiden letzten Glieder dieses Fingers nach dem 4. Finger zu abgebogen sind. Die von Rubritius und C. Hofmann beschriebene *Klumpzehenbildung*, die sich beim vorher vorhandenen schweren Plattfuß entwickelt, hat mit dieser Form der Zehenstellung nichts zu tun. Unsere beobachteten Fälle zeigten alle eine normale Fußbildung und die Zehenstellung war schon von Geburt an vorhanden.

Gewöhnlich legen sich die Endglieder unter die benachbarte mediale Zehe und heben diese empor. Im Röntgenbild kann man mitunter eine Formveränderung des Köpfchens der Phalange sehen, eine schräg nach medial abfallende

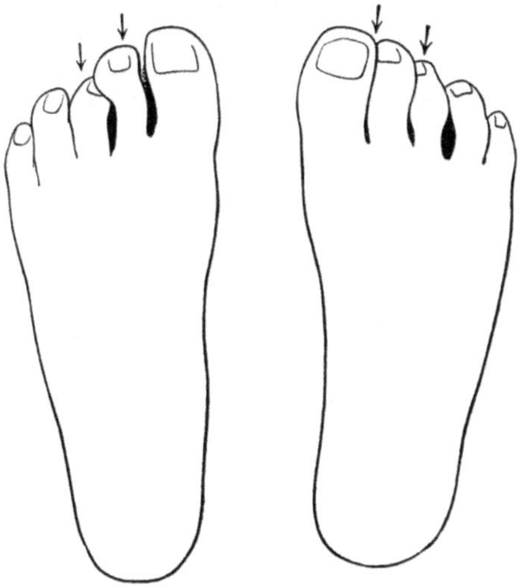

Abb. 211. Varuszehen.

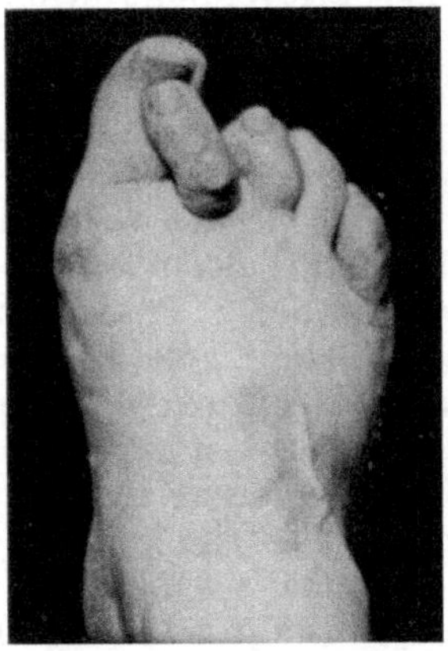

Abb. 212. Varus-Hammerzehe mit ungewöhnlicher medialer Adductionsstellung. (Eigene Beobachtung.)

Gelenkfläche. Bei längerem Bestehen verursacht die Fehlstellung durch Druck Clavi oder Entzündungen am Nagelbett. In dem hier abgebildeten Fall war außerdem das Endglied der 2. linken Zehe nach lateral abduziert. Die Behandlung bestand in einer Keilosteotomie mit lateraler Basis dicht hinter dem Köpfchen der Phalanx, die die Abweichung bedingte. Dadurch ließ sich in allen Fällen die Geraderichtung der Zehen und Beseitigung der Beschwerden erreichen.

Eine *Kombination von Hammerzehe und Varuszehe* sah ich einmal bei einem Erwachsenen, bei dem es an der 2. Zehe zu einer dorsalen Subluxation im Grundgelenk gekommen war. Die Varusstellung der 2. Zehe, die auf der großen liegt, ist besonders hochgradig, die der übrigen Zehen geringer. Durch Resektion des proximalen Gelenkendes des Grundglieds ließ sich die Zehe geraderichten (Abb. 212).

b) Die erworbenen Formen.

Meist wird das schlechte Schuhwerk, besonders der zu kurze Schuh, aber auch der zu kurze Strumpf, welcher die 2. Zehe, die meist die längste ist, allmählich verkrümme, als Urheber beschuldigt. Das soll auch nicht bestritten werden.

Aber daneben werden auch andere Ursachen mit Recht angegeben. Bei gewissen Lähmungsformen der spinalen Kinderlähmung, bei denen es zu einer Störung des Muskelgleichgewichts der Zehenbeuger- und -strecker gekommen ist, bei Hemiplegien, bei Tabes, Syringomyelie, bei progressiver Muskeldystrophie, im Anschluß an die Hohlfußbildung bei Spina bifida occulta, nach Rückenmarkstraumen sehen wir hammerzehenartige Verkrümmungen auftreten, und zwar oft nicht nur an den Zehen 2 bis 5, sondern vor allem auch an der großen Zehe, die sich in Z-Form stellt und dem Patienten durch Stiefeldruck gegen das prominierende Köpfchen des Grundglieds ziemliche Beschwerden machen kann. Aber auch periphere Ursachen kommen in Betracht, Traumen, Frakturen, mit Schädigungen der Muskeln und mit Gelenkversteifungen durch lange Immobilisierung oder ungünstige Stellung der Fragmente, Weichteilnarben, Verbrennungen und dergl. Auch Gelenkerkrankungen, wie der chronische Gelenkrheumatismus, Gicht oder Arthritis deformans können an den Zehengelenken zu solchen Contracturen führen. Man nennt sie vielfach nicht Hammer-, sondern Krallen- oder Klauenzehen.

Alle diese verschiedenen Ursachen aber stehen zahlenmäßig weit zurück hinter der übergroßen Anzahl von Fällen, die durch die Massenerscheinung der statischen Fußveränderungen im Sinne des *Knickplattfußes* hervorgerufen werden. Schede weist darauf hin, daß bei der Belastung des normalen Vorfußes die Zehen 2 bis 4 durch Spannung der Zehenbeuger sich dem Boden anpressen, indem sie sich mit der 2. und 3. Phalanx gegen den Boden krümmen, während die Grundphalangen gestreckt bleiben. Gleichzeitig legt sich der Hallux flach an den Boden an. Das hat seinen Grund in der Verschiedenheit des Ansatzes der Flexoren. Am Hallux setzt der Flexor brevis und der Abductor am Grundglied, der Flexor longus an der 2. Phalanx an. An den übrigen Zehen aber heftet sich der Flexor brevis an der 2., der Flexor longus an der 3. Phalanx an, während das Grundglied von direkter Flexorenwirkung freibleibt. Bei der Senkung des Fußes sehen wir unter der Belastung offenbar nach Überdehnung der Plantaraponeurose eine passive Spannung des Flexor digitorum brevis und longus eintreten, wodurch eine Klauenstellung der Zehen entsteht.

Auch der *Spreizfuß* führt durch das relative Tiefertreten der mittleren Metatarsalien, während die randständigen I und V aufgebogen sind, zu einer Krallenstellung der Zehen. Solange sich noch keine Contractur des Spreizfußes ausgebildet hat, kann man mit einem Fingerdruck von unten her gegen die mittleren Metatarsalien diese heben und alsbald eine Streckung der Zehen herbeiführen.

Dasselbe gilt für die Fälle, wo eine *übermäßige Plantarflexion* der sämtlichen Metatarsalien beim sogenannten Ballenfuß aus denselben Gründen zu einer Klauenstellung der Zehen geführt hat. Durch die Hebung der Metatarsalien entspannen sich die Flexoren und die Zehen strecken sich. Beim *Ballenfuß* und beim eigentlichen *Hohlfuß* ist die Klauenstellung ebenfalls mechanisch zu erklären. Infolge der vermehrten Fußwölbung, der hochgesprengten Form des Fußes tritt eine passive Spannung der über die Konvexität des Bogens ziehenden Strecker ein. Am deutlichsten tritt dies an der großen Zehe in Erscheinung, deren Strecksehne sichtbar vorspringt. Allmählich verkürzen sich die Muskeln und halten die Zehen im Grundgelenk in dorsalflektierter Stellung fixiert, während die Zehenbeuger dadurch in passive Spannung versetzt werden und die Endglieder beugen. Mit der Zeit kann es hierbei zu einer immer stärker werdenden Dorsalverschiebung der Zehen in den Grundgelenken kommen, die bis zur dorsalen Subluxation führen kann.

Das Grundglied steigt auf den Rücken des Metatarsalköpfchens und übt gegen dieses einen nicht unerheblichen Druck aus, so daß es dadurch zu plantarer Prominenz des Köpfchens mit Metatarsalschmerzen kommt. H. Virchow hat einen solchen Fall anatomisch beschrieben. Das auf den Rücken des Metatarsale gestiegene Grundglied bildete dort eine neue Artikulation. Auch langwirkende Spitzfußstellung kann durch die sich dabei entwickelnde stärkere Sprengung des Längsgewölbes und durch das Aufbiegen der Zehen beim Gehen ebenfalls zu einer solchen dorsalen Verschiebung des Zehengrundgliedes führen. Der Gegendruck des Bodens gegen die überlasteten Zehen nach dorsal, wie er durch hohe Absätze entsteht, die die Zehen dorsal drängen, hilft auch zur dorsalen Subluxation der Zehen. Einen hochgradigen Spitzfuß, der sich als Ausgleich einer Beinverkürzung gebildet hatte, konnte ich nach der Amputation untersuchen und fand folgende Veränderungen: alle 5 Zehen waren mit ihren Grundgliedern auf den Rücken ihrer Metatarsalköpfchen gerutscht, standen im Grundgelenk in Überstreckung, und in den Zwischengliedergelenken in Krallenstellung. Die Gelenkkapsel des Grundgelenks hatte die Verschiebung mitgemacht und war dem Zuge des Grundglieds auf den Rücken des Metatarsale gefolgt. Ferner hielten die Musculi interossei die Überstreckcontractur fest fixiert mit ihren Sehnen, die an den beiden Seiten von unten zentral vom Metatarsale her nach oben peripher zur Basis des Grundgliedes zogen. Abb. 213 zeigt die Umrisse der Röntgenbilder dieser 5 Strahlen mit der Subluxation der Zehen. Kapsel samt Seitenbändern und Interossei verhindern in fortgeschrittenen Fällen durch ihre Verkürzung die Geraderichtung der Zehen. Sind sie noch nicht geschrumpft, so kann man oft die dorsal subluxierte Zehe mit Fingerdruck wieder in ihre normale Lage reponieren, aus der sie aber bei Loslassen des Drucks wieder herausspringt. Während es im Grundgelenk zu einer Überstreckcontractur kommt, bildet sich vor allem im 1. Zwischengliedergelenk oder nur im 2. eine Beugecontractur aus (Abb. 214, 215). Payr wies auf die Schrumpfung der Lig. collateralia hin, die etwas plantar von der Mitte des Gelenks liegen und durch ihre Verkürzung die Geraderichtung der Zehe ebenso verhindern, wie wir dies am Grundgelenk sehen, wo sie mehr dorsal liegen.

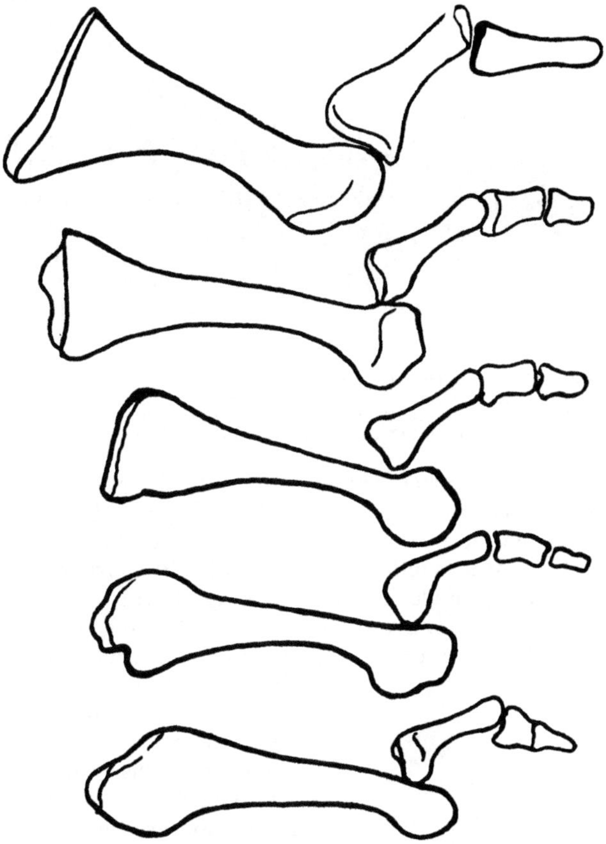

Abb. 213. Röntgenbilder der 5 Strahlen eines Spitzfußes mit Krallenzehenbildung. (Hohmann.)

An der Großzehe sehen wir dieselben Verhältnisse wie an den anderen Zehen, nur daß sie, da sie nur aus 2 Gliedern besteht, eine Bajonettstellung einnimmt, während die dreigliedrigen Zehen zur eingeschlagenen Kralle werden. Wenn man der Contractur der Großzehe einen besonderen Namen geben will, kann man sie analog der Hammerzehenbezeichnung *Hallux malleus* oder Großklauenzehe nennen. Das periphere Ende des Grundglieds, welches infolge der Überstreckstellung im Grundgelenk dorsal prominiert, ist ebenso wie bei den übrigen Zehen, ja fast noch stärker, Druckbeschwerden ausgesetzt. Auf der Höhe der Prominenz entwickelt sich oft ein Schleimbeutel, über welchem die Haut gerötet ist.

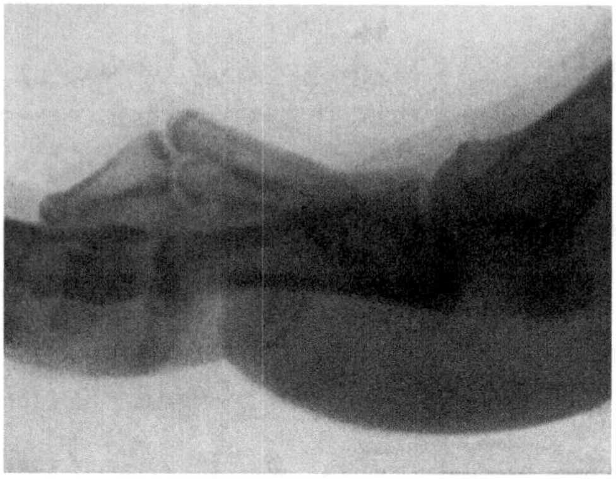

Abb. 214. Seitliches Röntgenbild einer leichten Hammerzehe. Über der Prominenz des peripheren Gelenkendes des Grundgliedes entwickeln sich die Druckerscheinungen. (Eigene Beobachtung.)

Böhrs aus dem pathologischen Institut G. B. Grubers hat 12 Hammerzehen histologisch untersucht und fand in allen Fällen Veränderungen am Kapselapparat und dem Gelenkknorpel, weniger konstant und nur bei vorgeschrittenen Fällen auch am Knochen, den Sehnen und dem periartikulären Gewebe. An der Synovialis fanden sich Bindegewebswucherungen am Kapselansatz in den Gelenknischen, die bisweilen auch den Knorpel pannusartig überzogen. Stark gewucherte und sehr gefäßreiche Zotten gingen von der Synovialis aus, die auch in den Gelenkspalt hineinragten und dort mit dem Knorpel verwachsen waren. Der dorsal klaffende Gelenkspalt bei Beugecontractur der Zehe wurde vielfach von keilförmig verdickter fibröser Kapsel ausgefüllt, in die häufig Faserknorpel eingelagert war.

Auch die eng mit der dorsalen Kapsel verwachsene Strecksehne zeigte solche Faserknorpeleinlagerung, einmal eine schleimige Degeneration.

Im periartikulären Gewebe fanden sich Entzündungsherde, ebenso im Knochenmark.

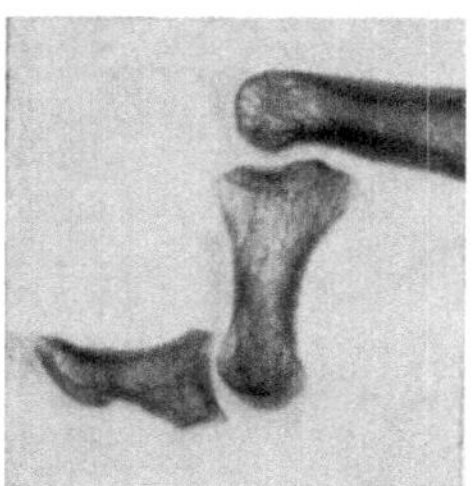

Abb. 215. Seitliches Röntgenbild einer hochgradigen Hammerzehe mit rechtwinkligen Contracturen. (Eigene Beobachtung.)

Der Knorpel war immer verändert, mit Quellung, Zellverminderung bis zum Zellverlust und zur Auffaserung seiner Oberfläche und Loslösung von Lamellen als Degenerationserscheinung infolge mangelhafter Funktion.

Auch der Knochen ist im Sinne der Inaktivitätsatrophie verändert.

So unbedeutend an sich das Leiden dieser Zehenverkrümmungen ist oder vielmehr scheint, so sehr werden doch die Patienten von den Schmerzen geplagt. Und der Arzt erwirbt sich dauernde Dankbarkeit, der sie davon befreit. Unter der Wirkung des ständigen Drucks des Stiefels auf die Höhe der Prominenz gekrümmten Zehe stellen sich Clavi, Schwielen, Periost- und Schleimbeutelentzündung ein, meist über dem Köpfchen des Grundglieds, bisweilen auch über dem des Endglieds. Wenn sich eine Beugecontractur nur auf das Endglied beschränkt, dann krallt sich die Zehe mit dem Endglied förmlich in den Boden ein, so daß sie mit ihrer *Vorderfläche* belastet wird. Hier entwickelt sich dann oft eine besonders schmerzhafte Schwiele oder ein Clavus. Infolge des Schneidens der Clavi kann es zu Infektionen mit Sepsis kommen, oft sehen wir als Folge einer solchen Eröffnung des Schleimbeutels sich langdauernde Fisteln bilden.

Viele sind bereit, die Zehe zu opfern, um nur von den Schmerzen befreit zu werden.

Die Behandlung ist aussichtsreich und vermag die lästigen Beschwerden zu beseitigen. Manche Ärzte sind geneigt, die Übeltäter radikal zu beseitigen, doch kann ich die Entfernung der verkrümmten Zehen nicht ohne weiteres und immer als einen harmlosen und unbedenklichen Eingriff gutheißen.

Wenn man öfters die schlimmen Folgen verstümmelnder operativer Eingriffe an den Zehen oder gar ihrer Entfernung sieht, kann man sich dies nur aus der geringen Einschätzung ihres funktionellen Wertes erklären. Darum scheint mir an dieser Stelle ein deutliches Wort hierüber am Platze. Ich rufe MOLLIER an, der über sie sagt:

„Tritt also beim Fuß die Bewegung der Zehen im Vergleich mit der Hand zurück, so sind doch die Zehen durch ihre Aufgabe, die Unterstützungsfläche des Körpers zu vergrößern und zu verkleinern und dieser Fläche verschiedene, sich stets neu anpassende Form zu geben, von größter Bedeutung beim Gehen. Als elastische, am Ende des Fußgewölbes angebrachte und verstellbare Federn werden sie beim Gehen, Laufen, Springen unentbehrlich, und der Verlust der Zehen bedeutet eine schwere Schädigung der normalen Leistungsfähigkeit unseres Körpers. Gut gebildete und bewegliche Zehen geben dem menschlichen nackten Fuß eine sehr veränderliche Form. Sie suchen den Boden, um fest zu stehen, sie spielen mit größerer oder geringerer Kraft bei der Erhaltung des Gleichgewichts, sie passen sich geschickt der Unterlage an."

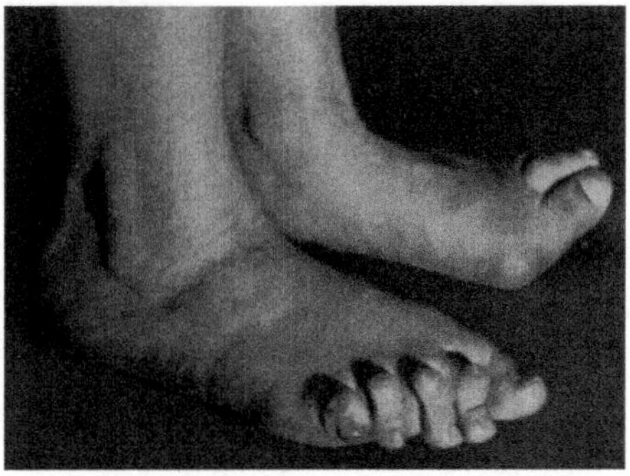

Abb. 216. Hammer- bzw. Krallenzehenbildung bei Hallux valgus. (Eigene Beobachtung.)

Am ehesten halte ich eine Zehenentfernung noch für erlaubt, wenn es sich um eine sehr hochstehende Krallenzehenbildung an der 2. Zehe bei gleichzeitigem, hochgradigem Hallux valgus handelt. Durch die große Schiefzehe wird die 2. Zehe aus ihrer Lage gedrängt, hochgeschoben und steht nun unter ständiger sehr schmerzhafter Druckwirkung seitens des Stiefeloberleders. Das Rationellste wäre in diesem Falle wohl die operative Geraderichtung der großen Schiefzehe, wodurch wieder ein Zwischenzehenraum zwischen 1. und 2. Zehe und damit Platz für die verdrängte 2. Zehe entsteht, und dann die operative Geraderichtung der 2. krallenförmigen Zehe, so daß dieselbe im 1. Zwischenzehenraum Platz hat. Die Geraderichtung ohne gleichzeitige Korrektur des Hallux valgus ist nicht immer erfolgreich, weil die Großzehe die 2. Zehe doch wieder aus ihrer Lage verdrängen muß, um so mehr als die 2. Zehe oft nicht nur im 1. oder 2. Zwischengliedergelenk in Beugestellung contracturiert ist, sondern auch im Mittelfußgrundgelenk nach dorsal subluxiert oder gar luxiert sein kann. In diesem Falle würde eine einfache Korrektur der Beugestellung in den Zwischengliedergelenken nicht viel nützen, weil trotzdem die Zehe dorsal verlagert bleiben und erneutem Druck ausgesetzt sein würde.

Deshalb muß man hier der Geraderichtung der Zehe in den Zwischengliedergelenken die Beseitigung der Luxation im Grundgelenk hinzufügen, was meist nur durch Resektion der Basis, d. h. des zentralen Endes des Grundgliedes von einem dorsalen Schnitt aus gelingt. Dann läßt sich die Zehe wieder in das Gelenk einfügen. Diese Debasierung ist auch um deswillen zu raten, weil durch den

Druck der auf den Rücken des Mittelfußköpfchens luxierten Zehe infolge der Zugspannung der Extensorsehne das Mittelfußköpfchen in der Sohle tiefer tritt und eine größere schmerzhafte Belastung erfährt. Man sieht meist nach Reposition der Zehe im Mittelfußgelenk diese Metatarsalbeschwerden zurückgehen.

Die Entfernung der 2. Zehe bei geringerem Grad von Hallux valgus halte ich für schädlich, da dadurch die laterale Ablenkung der Großzehe durch den dann fehlenden Halt noch stärker wird.

Viel folgenschwerer aber gestaltet sich oft die *Entfernung der 5. Zehe.* Manche entschließen sich leichten Herzens zu diesem Eingriff, wenn die 5. Zehe durch ihre Hammerzehenform zu heftigen Druckschmerzen im Schuh Anlaß gibt und einen entzündeten Schleimbeutel und Clavus auf der Höhe der Krümmung bekommt. Zunächst scheint nach der Entfernung des Störenfrieds alles gut, die quälenden Schmerzen sind beseitigt. Doch der Wahn ist kurz und die Reue lang. Sehr bald melden sich neue Beschwerden und zwar an dem Köpfchen des 5. Mittelfußknochens, der seiner Zehe beraubt, am lateralen Fußrande stärker vorspringt und nun dem gleichen Druck ausgesetzt ist, wie vordem seine Zehe. Der Vorsprung rötet sich, ist druckempfindlich, oft bildet sich über ihm ein Schleimbeutel, und das alte Elend ist wieder da. Das ist auch nur zu begreiflich für den, der über die Fußmechanik nachgedacht hat. Durch die Exartikulation der 5. Zehe sind die Ansätze der Muskeln des 5. Strahls am Grundglied der Zehe zerstört worden, die den Strahl mit der Zehe verbunden haben, und ein Abweichen des 5. Mittelfußknochens nach lateral, also eine stärkere Abspreizung ist unvermeidlich. Infolge derselben tritt nun sein Köpfchen am lateralen Fußrande stärker hervor. Wenn auch die Muskeln des Kleinzehenballens schwächer ausgebildet sind und keine allzu große aktive Wirksamkeit für die Fußbewegung mehr haben, so bedeutet ihre Ausschaltung durch die Entfernung der 5. Zehe doch eine wesentliche Schwächung des ganzen Vorfußverbandes, nachdem wir wissen, daß die kurzen Fußmuskeln zwar differenziert, aber miteinander doch eng verbunden sind.

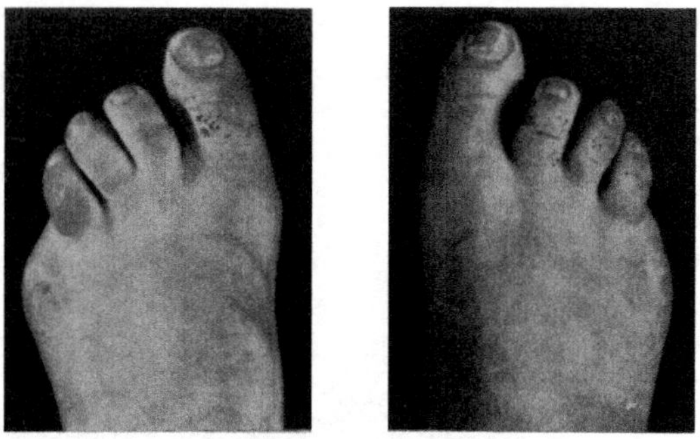

Abb. 217. Nach operativer Entfernung der 5. Zehen wegen Hammerzehenbildung entstandener schwerer Spreizfuß mit starker lateraler Abspreizung des 5. Metatarsale.

Ich sah einen Fall, der lehrreich genug ist, daß ich ihn hier mitteilen möchte. Einem Patienten mit nicht wesentlich contracturierten Krallenzehen 2 bis 5 waren die 5. Zehen entfernt und von den Zehen 2 bis 4 von den distalen Enden der Grundglieder über die Hälfte entfernt worden. Die dorsalen Clavi waren wohl verschwunden, aber die allerschwersten funktionellen Gehstörungen waren die Folge, einmal die druckschmerzhafte Prominenz der jetzt abgespreizten 5. Mittelfußköpfchen, dann aber, und das war das Wesentlichere, die Überlastung der mittleren Metatarsalköpfchen durch den Wegfall der Hilfsaktion der Zehen beim Abwickeln des Vorfußes. Die kurzen Zehenstummeln erreichten den Boden nicht mehr, sondern hingen locker an dem Fuß als unnütze Attrappe (Abb. 217). Zu der Störung der Funktion trat eine schwere psychische Beeinträchtigung. Ich warne daher insbesondere vor der Entfernung der 5. Zehe.

Sehr beweisend für die funktionelle Bedeutung der Zehen ist die Beobachtung von SCHNEK an dem Fuße eines Erwachsenen, dem im Alter von 9 Jahren wegen einer schweren Fußverletzung 2., 3. und 4. Zehe exartikuliert waren. Das Röntgenbild des beschwerdefreien Fußes zeigte eine abnorme Vergrößerung der entsprechenden Mittelfußknochen, insbesondere der 2. und 3., die um fast die normale

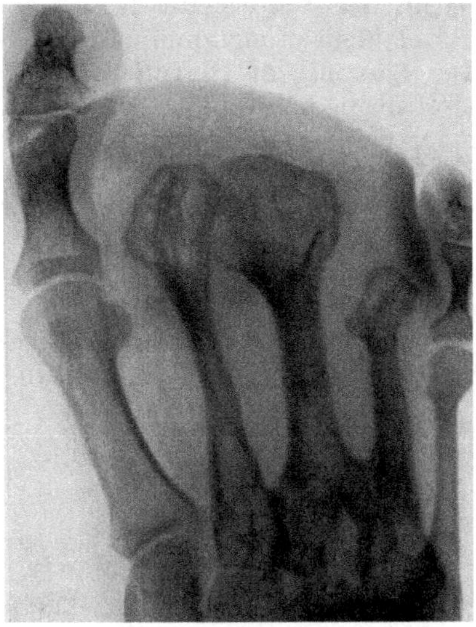

a

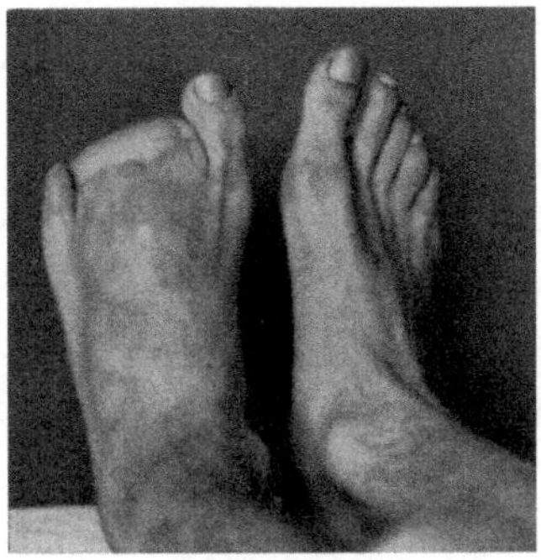

b

Abb. 218a und b. Übermäßige Vergrößerung der 2. und 3. Metatarsalien nach Exartikulation der Zehen. Schaufelartige Umbildung der Köpfchen zum Ersatz der verlorengegangenen Stützfunktion. (SCHNEK.)

Zehengröße verlängert und dazu im Schaft- wie im Köpfchenbereich massig, verdickt und verbreitert waren, so daß die Köpfchen des 2. und 3. Metatarsale wie schaufelartige Knochenplatten erschienen (Abb. 218). Der vermehrte Wachstumsreiz ist wohl zwanglos auf das Bestreben des Ersatzes der verlorengegangenen Funktion der Zehen als Abstützorgane beim Abwickeln des Fußes zurückzuführen, wo sie in der letzten Phase des Ganges in Kraft treten und einen Teil des Körpergewichts übernehmen.

Die *Behandlung* der Hammerzehen ist im Kindesalter vorwiegend eine konservative. Mit kleinen Zehenschienchen, gegen die man die verkrümmte Zehe zieht, lassen sich beginnende Hammerzehen noch korrigieren, vorausgesetzt, daß die Behandlung mit der nötigen Geduld fortgesetzt wird. Als sehr brauchbares Schienchen möchte ich auf das GOCHTsche Zehenschienchen verweisen (Abb. 219). Es ist 14 bis 16 cm lang, aus 10 mm breitem, 0,5 mm dickem Federstahl, mit weichem Leder überzogen. Am peripheren Ende befindet sich eine weiche Lederschlaufe, in der die Zehe gehalten wird, am zentralen Ende zwei Baumwollbänder, die um Fußwurzel und Knöchel gehen.

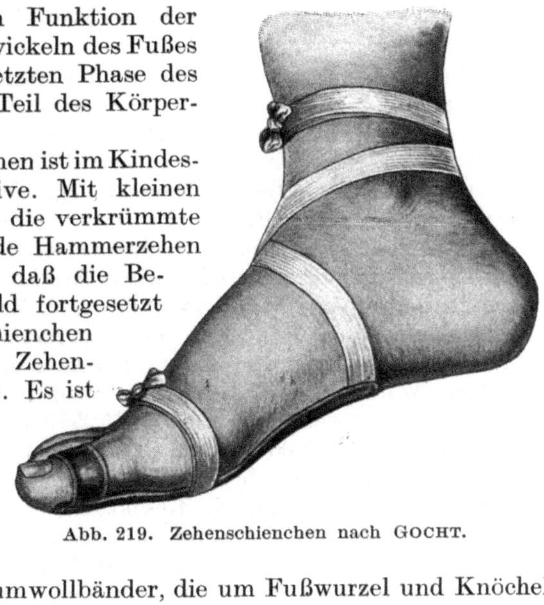

Abb. 219. Zehenschienchen nach GOCHT.

Beim älteren Kinde und beim Erwachsenen hat die konservative Behandlung ihre Grenzen. Man kann wohl durch einen entlastenden Filzring, der auf die Höhe der Prominenz gelegt wird, die schmerzenden Clavi vom Druck des Stiefels befreien, man kann auch die Schwiele an der Vorderseite des Endglieds der krummen Zehe durch ein kleines Filz- oder Schwammgummipolster, das an der Plantarseite des Endglieds mit Mastisol oder einem Heftpflasterstreifen oder einem Ringband befestigt ist, schmerzfrei machen, weil dieses Polster die Zehe beim Auftreten durch Druck von unten her geraderichtet und die Schwiele nicht mehr zur Belastung kommt. An Stelle des Filzrings kann man auch ein solches Schwammgummipolster zur Entlastung des dorsalen Clavus der Zehe unmittelbar hinter demselben befestigen (Abb. 220). Damit kann man symptomatisch helfen, wird aber eine bereits vorhandene Contracturstellung der Zehe nicht mehr beseitigen.

Auf operativem Wege aber vermag man dem Kranken mit Sicherheit und dauernd zu helfen. Es gibt viele Methoden hierfür. KÖNIG empfahl die Durch-

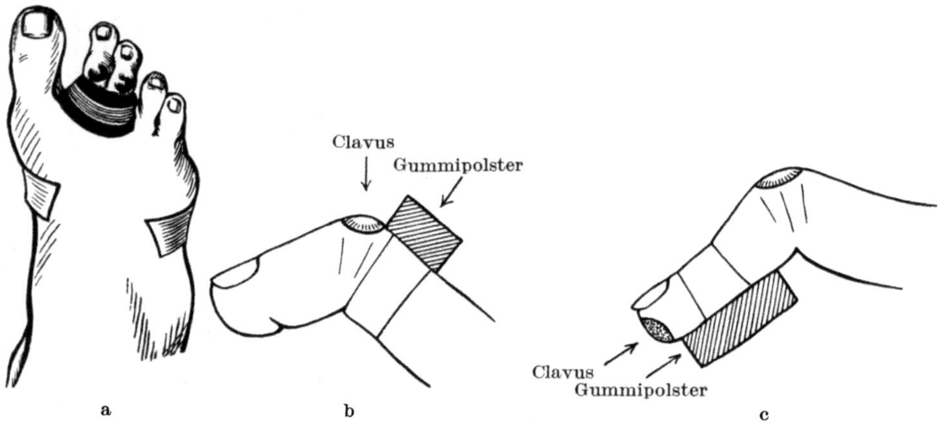

Abb. 220a bis c. Druckentlastende Verbände bei Krallenzehen. (HOHMANN.)

schneidung aller plantaren Weichteile, Haut, Beugesehne und Kapsel und Fixierung für 3 bis 4 Wochen in Streckstellung. Ähnlich ging PETERSEN vor. HOFFA suchte durch forciertes Redressieren und Heftpflasterfixierung die Zehe zu strecken. Wegen ihrer Unsicherheit dürfte aber diese Methode verlassen sein, ebenso wie die MARTINsche Methode, die Zehe durch einen Gummistreifen zu korrigieren. Auch die BAYERsche Durchtrennung der Strecksehne zur Korrektur der Überstreckstellung des Grundglieds dürfte verlassen sein, weil dadurch nur die Flexorenwirkung verstärkt wird. ELSBERG und ADAMS durchtrennten subcutan die Seitenbänder und KAREWSKI und NASSE resezierten das Metatarsophalangealgelenk. Auch dies durch nichts begründete Verfahren ist vergessen. PHIL. HOFFMANN resezierte von einem Plantarschnitt aus die Köpfchen der Metatarsalien, wohingegen C. HOFMANN, ebenso wie NICOLADONI die Resektion der Grundphalanx vornahmen, um die Fußstützpunkte nicht zu opfern. Für leichte und mittelschwere Fälle empfahl COUTEAUD die keilförmige Excision der Phalanx, bei schweren Fällen mit gleichzeitiger Durchtrennung der Beuge- und Strecksehne. In manchen Fällen genügte die Resektion eines der beiden Gelenkenden, in anderen entfernte er beide. O'NEILL interponierte nach der Resektion Fettgewebe. VAN DAM aus der LANZschen Klinik exartikulierte die Endphalanx und resezierte im 1. Interphalangealgelenk. MERRIL entfernte die Trochlea der 1. Phalanx und die Basis der 2. quer und verlegte die Insertion der Beugesehne an die Basis der

1. Phalanx und der Strecksehne an das Köpfchen des Metatarsale. SOULE wiederum resezierte im 1. Interphalangealgelenk von plantarem Schnitt aus. TERRIER, PÉRAIRE, WHEELER, SMITH entfernten zuerst ein elliptisches Stück der Haut samt Clavus und Schleimbeutel, durchtrennten die Strecksehne und die Lig. collateralia und eröffneten das Gelenk, um die beiden Gelenkenden mit der Knochenzange zu resezieren. BORCHARDT reseziert ebenfalls von einem Dorsalschnitt aus nach Entfernung des Schleimbeutels. Eine Tenotomie hält er für überflüssig.

PAYR und SCHLÄPFER wenden die Resektion nur ausnahmeweise an. Sie gehen von einem plantaren Spiralschnitt über 2. Phalanx, 1. Interphalangealgelenk und Grundphalanx bis auf die Beugesehne, die seitlich verzogen wird, resezieren, worauf sie größten Wert legen, die Lig. collateralia beiderseits vollständig und sehen in der Mehrzahl der Fälle nun eine plötzliche volle Korrektur der Zehe eintreten. In schweren Fällen muß noch die plantare Kapsel eingeschnitten werden (Abb. 221 und 222). Nur bei stark deformierten Gelenken und kontrahierten

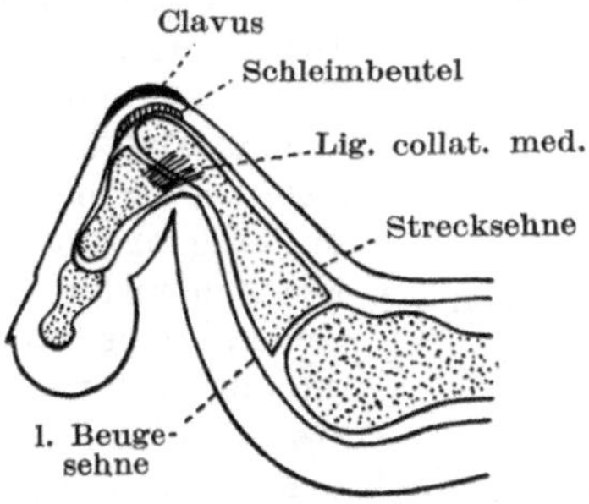

Abb. 221. Hammerzehe nach SCHLÄPFER.

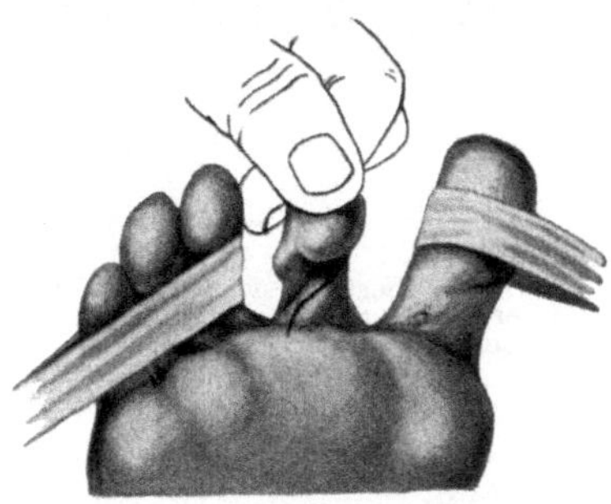

Abb. 222. Spiralschnitt nach PAYR-SCHLÄPFER.

Beugesehnen verlängern sie diese noch Z-förmig. KREUZ hat das Verfahren geschildert, das GOCHT anwendet. Um den Widerstand der verkürzten Sehnen, der Kapsel und Gelenkbänder zu überwinden, sucht GOCHT die knöcherne Wegstrecke entsprechend dem Gedanken NICOLADONIs durch Resektion des proximalen Teils des Grundglieds von einem plantaren Bogenschnitt (über der Mitte der Grundphalanx) zu verkürzen und so die Verkrümmung zu beseitigen (Abb. 223, 224). Diese Operation verbindet er bei gleichzeitigem Hallux valgus mit einem besonderen Eingriff, den ich oben bereits erwähnt habe. Schließlich sei noch BRAGARDs Vorschlag genannt, der eine keilförmige Osteotomie hinter dem distalen Köpfchen des Grundglieds macht, wonach sich die Contractur streckt.

Ich habe diese Literaturübersicht gegeben, nicht um Belesenheit zu markieren, sondern um meinen kritischen Standpunkt zu diesen Vorschlägen zu begründen. Unter allen Umständen soll man die Opferung von Fußstützpunkten, wie es die Metatarsalköpfchen sind, vermeiden. Weiter bin ich auf Grund von Erfahrungen für die Verkürzung der Knochenstrecke als das sichere Verfahren gegenüber der bloßen Weichteilverlängerung. Die radikalere Methode GOCHTs der Entfernung des ganzen proximalen Gelenkendes des Grundgliedes halte ich vor allem für die Fälle angezeigt, in denen es zu einer Subluxation oder Luxation des Grundglieds auf den Rücken des Metatarsale gekommen ist. Hierbei ist die Wirkung der GOCHTschen Operation in der Tat eine ausgezeichnete. Gegen ihre allgemeine Anwendung bei den Hammerzehen habe ich das oben schon geäußerte Bedenken, daß die zu kurz gewordenen Zehen nicht mehr zu Boden reichen und an funktioneller Wirkung einbüßen. Gegen Weichteilschnitte, die auf der plantaren Seite der Zehe selbst angelegt werden, habe ich Bedenken wegen späterer Narbenverkürzung.

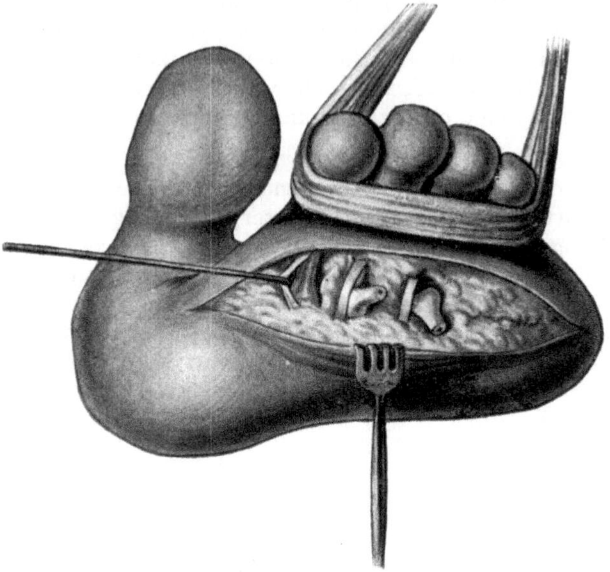

Abb. 223. GOCHTs Operationsverfahren. Nach Bogenschnitt auf der Planta über Mitte der Grundglieder Freilegung der Beugesehnen und Resektion des proximalen Teils des Grundglieds mit Knochenschere. (Aus KREUZ.)

Ich selbst bevorzuge für die üblichen Hammerzehen mittleren Grades ein einfacheres Verfahren. Von einem 2 cm langen dorsalen Schnitt über der Prominenz in Lokalanästhesie lege ich die Strecksehne frei, spalte sie in der Mitte längs, ziehe mit kleinen Häkchen die beiden Hälften auseinander, zwicke mit einer kleinen Knochenschere das distale Gelenkköpfchen ab und löse es aus seiner Gelenkverbindung mit der 2. Phalanx. Den Knorpelbelag auf deren Gelenkfläche entferne ich, um eine festere Verbindung zwischen beiden Phalangen zu erhalten. Nach der Entfernung des Köpfchens läßt sich die Zehe ohne Schwierigkeit geraderichten. Unsere Aufgabe ist nun nur noch, sie in dieser Stellung zu erhalten. Dies erreicht man durch eine Raffnaht der Strecksehne. Um die Spannung beider Hälften der Sehne ganz gleichmäßig zu gestalten und die Zehe nicht schief zu ziehen, führe ich die Naht mit einem Catgutfaden so aus, daß ich die Nadel am zentralen Ende von außen her durch eine Sehnenhälfte führe, alsbald noch einmal quer oder schräg durch die Sehne hindurchgehe, um Halt zu gewinnen, von hier schräg nach der anderen Sehnenhälfte nach vorn zum peripheren Ende den Faden ziehe, hier quer durch die Sehne bei b durchsteche und nun wieder in derselben Weise zurückgehe zum zentralen Ende, den ersten Faden schräg überkreuzend. Beim Anziehen der Fäden und Verknüpfen streckt sich die Zehe alsbald (Abb. 225). Um nicht eine später störende Überstreckung zu bekommen, darf man die Anspannung des Fadens nicht übertreiben. Wenn ein großer Hautüberschuß auf der dorsalen Seite vorhanden ist, trägt man ihn ab, doch so, daß nicht eine Naht von 4 Hautzipfeln entsteht, welche langsamer heilt. Man nimmt besser den Hautteil auf der einen Seite mehr

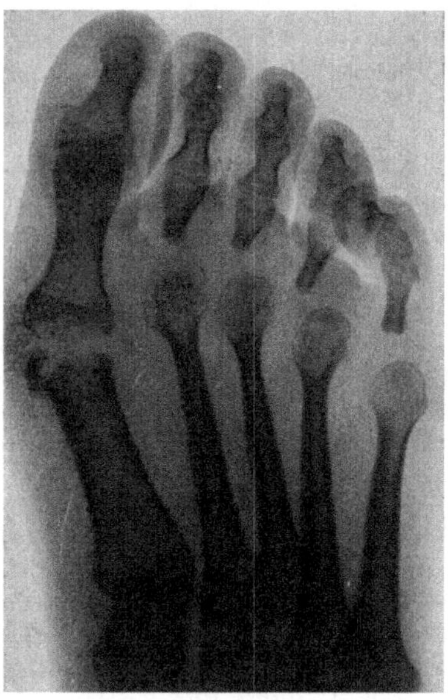

Abb. 224. Röntgenbild nach der GOCHTschen Operation. (KREUZ.)

zentral, auf der anderen Seite mehr peripher keilförmig heraus und verzieht die Haut zur Naht entsprechend, so daß dies vermieden wird (Abb. 226). Mit einem kleinen dorsalen oder volaren Schienchen aus Pappe wird die Zehe für 10 bis 14 Tage fixiert. Wenn man mit dieser Methode die Zehe nicht zu stark verkürzt hat, kann man sie allmählich wieder zu genügender aktiver Beugung benutzen.

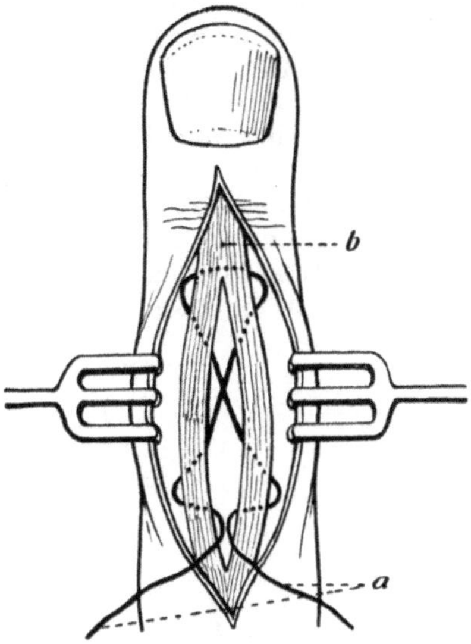

Abb. 225. Raffung der längsgespaltenen Strecksehne bei der Hammerzehenoperation. Bei *a* endigt der durch die in der Längsrichtung halbierte Strecksehne *b* gezogene Faden. (HOHMANN.)

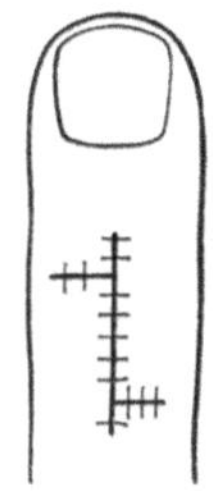

Abb. 226. Schema der Hautnaht nach Hammerzehenoperation nach Entfernung des Hautüberschusses.

In gleicher Weise korrigiere ich eine Krallenstellung des Zehenendglieds, wo ich ebenfalls das distale Gelenkende diesmal der 2. Phalange reseziere.

c) Der Hammerzehen-Plattfuß.

Diese von NICOLADONI 1895 so genannte und beschriebene Fußveränderung, die auch als Klumpzehenplattfuß bezeichnet worden ist (Abb. 227), wurde schon im Zusammenhang mit dem angeborenen Plattfuß erwähnt. Das Wesentliche dieser Fehlform ist die starke bis rechtwinklige Beugecontractur des Großzehengrundgelenks, die so hartnäckig zu sein pflegt, daß sie auch nach Durchschneidung der plantaren Muskeln und Bänder nicht zu strecken ist. NICOLADONI sah den gleichzeitig vorhandenen Plattfuß als durch die Großzehencontractur entstanden an, was er sich so erklärte, daß durch die dauernde Contractur der Zehe der innere Fußrand und damit der innere Fußbogen gehoben, der äußere aber überlastet werde und einsinke, so daß dann von ihm der innere abgleite, so wie es sich auch LORENZ vorgestellt hatte.

1896 beschrieb RANNEFT einen gleichen Fall bei einem 12jährigen Bauernknaben, bei dem sich das Leiden in den letzten 2 Jahren entwickelte. Schon seit Kindheit bestanden Plattfüße. Während die 1. Phalanx fast rechtwinklig plantarflektiert stand, ruhte die 2. Phalanx beim Stehen platt auf dem Boden, die übrigen Zehen waren mehr oder weniger flektiert und wichen etwas nach der Medianlinie zu ab. Die gewöhnlich unter den Köpfchen des 1., 2. und 3. Metatarsale vorhandenen Schwielen fehlten, die Haut war hier weich, da diese Stellen beim Stehen und Gehen den Boden nicht berührten, was aus dem Abdruck der Fußsohle hervorging. RANNEFT sah die Hammerzehe „unzweifelbar" als Folge des Plattfußes an, ohne indes eine brauchbare Erklärung dafür anzugeben. GODIN beschrieb ebenfalls einen solchen Fall, wie auch KIRSCH und VULPIUS. Der Fall KIRSCHs zeigte außer der Beugecontractur der Großzehe eine Adductionsstellung derselben um 40° medialwärts. Auch hier war der mediale Fußrand etwas höher als der laterale infolge der Supinationsstellung des Vorfußes. Die übrigen Zehen mit Ausnahme der 5. zeigten Flexion und Adduction im Metatarsalgelenk. Gleichzeitig bestand ein Pes valgus contractus. C. HOFMANN, welcher das Leiden Klumpzehen nannte, untersuchte 2 Leichenfüße, an denen er zufällig die Zehenveränderungen fand, und beobachtete auch einen klinischen Fall. An seinen Fällen konnte er keinen eigentlichen Plattfuß feststellen, er bemerkte aber ausdrücklich, daß das Fußgewölbe leicht abgeplattet war und daß durch die Stellung der Großzehe eine neue scheinbare Fußwölbung entstanden sei. Außer der Beugestellung der Großzehe bestand auch eine Adductionsstellung um 45°. Die Strecksehne der Großzehe war stark nach innen verlagert, sie spannte sich gleichsam als

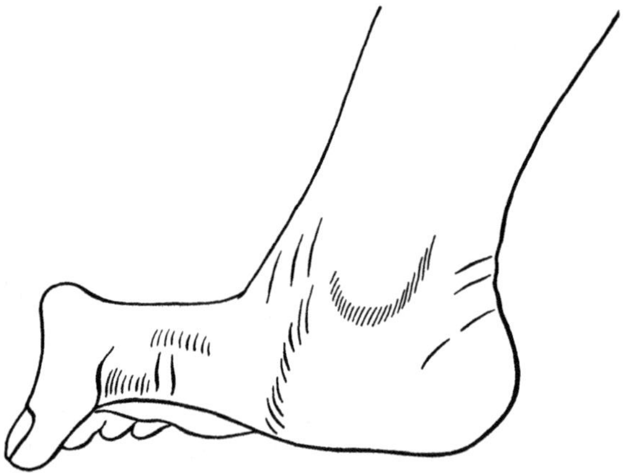

Abb. 227. Hammerzehenplattfuß. (Nach NICOLADONI.)

Sehne im Bogen aus. Abductor und Flexor hallucis erschienen verkürzt und geschrumpft, zwischen Sesambeinen und Metatarsalköpfchen fand er nur gewaltsam zu trennende Verwachsungen. Sein klinisch beobachteter Fall gab an, daß er sich allmählich wegen Schmerzen an seinem verletzten Knie eine Entlastungsstellung beim Gehen angewöhnt habe. Von einem Plattfuß war in diesem Fall keine Rede. Er gibt zum Schluß seiner Meinung über die Entstehung der Klumpzehen dahin Ausdruck, daß sie, falls es sich nicht um ein angeborenes Leiden handele, durch Entlastungsstellung der Zehen infolge eines schmerzhaften Zustandes entstehen. 1910 beschrieb RUBRITIUS 3 Fälle der Prager Klinik, die er als Fälle von Hammerzehenplattfuß und Klumpzehenplattfuß bezeichnete. Hammerzehenplattfuß nannte er die Fälle, bei denen es nur zu einer Beugestellung der Zehen kam, Klumpzehenplattfuß die, bei denen außerdem eine Adductionsstellung bestand. In allen Fällen war eine zum Teil hochgradige Plattfußbildung vorhanden. Gegenüber den Autoren wie NICOLADONI und VULPIUS, die in der Zehencontractur das Primäre, in der Plattfußbildung das Sekundäre sahen, hebt er die anamnestische Angabe eines seiner Fälle hervor, daß hier der Plattfuß sich sicher zuerst ausgebildet habe. Über eine ganze Reihe von Beobachtungen (5 Fälle) verfügt EWALD (Abb. 228 und 229). Diese Fälle haben eine sehr verschiedene Geschichte. Bei zweien sind früher wegen Klumpfußbildung Redressements vorgenommen worden, 1 Fall war ein unbehandelter Klumpfuß, bei dem die Großzehe außer der Beugestellung eine deutliche laterale Abweichung hatte, ein anderer zeigte die Zehenstellung gleichzeitig mit paralytischem Hacken- und Hohlfuß, bei einem 5. entwickelte sich die Zehencontractur nach einer Fußarthrodese wegen poliomyelitischer Lähmung aller langen Fußmuskeln bei Erhaltensein der kurzen. Also sehr verschiedene Ursachen führten zur gleichen Veränderung. EWALD führt noch eine Reihe solcher Fälle an, die von verschiedenen Autoren veröffentlicht wurden. So sah DAVIES-COLLEY 5 Fälle, deren 3 durch den Fall eines schweren Gegenstandes auf das Großzehengelenk allmählich entstanden sein sollen, während bei 2 enges Schuhwerk die sehr lange Zehe verkrümmt haben sollte. Auf dieses schiebt auch ANDERSEN die Schuld bei seinen 2 Fällen. LEDDERHOSE hingegen sah 2 Fälle im Anschluß an einen Fall auf die Fußsohlen, wonach

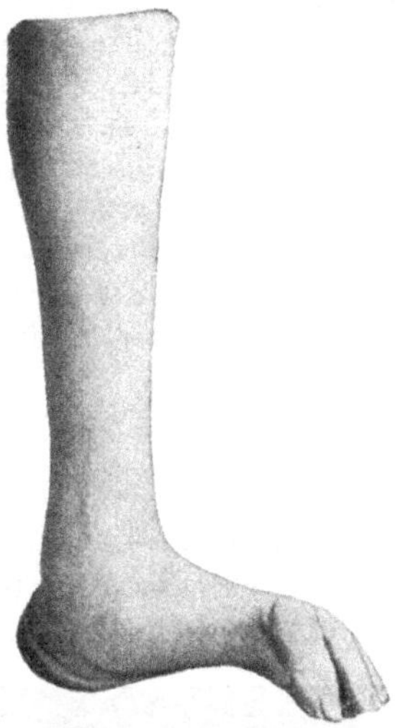

Abb. 228. Beugecontractur der Großzehe nach früherem Klumpfußredressement. (Nach EWALD.)

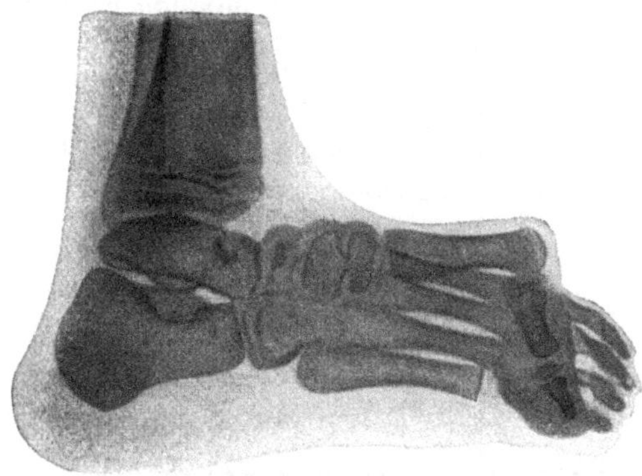

Abb. 229. Derselbe Fall im Röntgenbild. (EWALD.

sich eine Retraktion der Plantaraponeurose entwickelte, deren Durchschneidung die Contractur der Zehe beseitigte. 2 Jahre nach einem Fall auf die Füße sah auch AUVRAY, ausgehend von einer solchen Retraktion der Plantarfascie, das Leiden und konnte es durch Exstirpation der an einer Stelle entzündlich veränderten Fascie beseitigen. So viel über die Angaben und Mitteilungen in der Literatur. Was können wir aus ihnen und aus unseren eigenen Beobachtungen über die wahrscheinliche Ursache und Entstehung des Leidens sagen?

Zunächst das eine, daß der sogenannte Hammerzehenplattfuß mit der echten angeborenen Hammerzehe der 2. Zehe nichts zu tun hat. Etwas anderes scheint mir die auch als Hammerzehenbildung beschriebene, besser als Krallenzehenbildung bezeichnete erworbene Verkrümmung der Zehen 2 bis 5 zu sein, der wir so außerordentlich häufig im Zusammenhang mit der Knickplattfußbildung begegnen. Diese habe ich, übereinstimmend mit den Untersuchungen SCHEDES, direkt von der Knickplattfußbildung abzuleiten versucht und als eine Auswirkung der übrigen Fußveränderungen dargestellt.

Die Entstehung des Hammerzehenplattfußes geht gerade umgekehrt vor sich, wie NICOLADONI angenommen hatte. *Das Primäre ist der schwere deformierte*

Plattfuß. Insbesondere scheinen es die angeborenen Formen mit von Anfang an plantar gerichtetem Talus zu sein, die zu diesen hochgradigen Fehlbildungen führen. Gegenüber dem zu Boden gesunkenen Talus und Naviculare, die zum tiefsten Punkt der Sohle werden, so daß die Schaukel- oder Wiegenform der Sohle entsteht, wird der Vorfuß vom Cuneiforme 1 ab aufwärts gebogen und zwar so stark, daß der Großzehenballen nicht mehr zu Boden kommt und nicht als vorderer Stützpunkt bei der Abwicklung des Vorfußes benützt werden kann. Infolgedessen senkt sich die Großzehe mit ihrer Spitze zu Boden und der Patient geht über diese. Aus den Abbildungen von EWALD geht dies einwandfrei hervor. Auch nach früher redressierten Klumpfüßen kann es zu den gleichen Veränderungen kommen, nämlich dann, wenn durch das Redressement eine Überkorrektur in einen Plattfuß erzeugt wurde, d. h. wenn der Vorfuß gegenüber dem Rückfuß zu stark dorsal aufgebogen wurde, so daß ebenfalls ein Schaukelfuß entstanden ist. Wir sehen das nicht so selten bei früher operierten Klumpfüßen.

Die *Behandlung* des Hammerzehenplattfußes ist einmal die Behandlung der Plattfußfehlform an sich mit Redressement, Osteotomie usw. In leichteren Fällen streckt sich dann die Hammerzehenbildung der Großzehe von selbst. In älteren Fällen, wo dies nicht mehr möglich ist und wo auch von einer Umformung der Plattfußdeformität abgesehen werden muß, bleibt uns oft nichts anderes übrig, als durch eine Resektion des proximalen Gelenkendes des Grundglieds der Großzehe, d. h. durch die Debasierung im Sinne von DAVIES-COLLEY und BRANDES, und gleichzeitige Verlängerung der plantaren Weichteile (Sehnen, Bänder, Kapsel) die Beugecontractur der Großzehe zu beseitigen.

d) Verkrümmung der 5. Zehe.

Die kleine Zehe beansprucht eine besondere Besprechung. Sie ist an sich in deutlicher Rückbildung begriffen. In etwa der Hälfte der Fälle besteht bei ihr eine Synostose zwischen Mittel- und Endglied, so daß die Zehe nur zweigliedrig

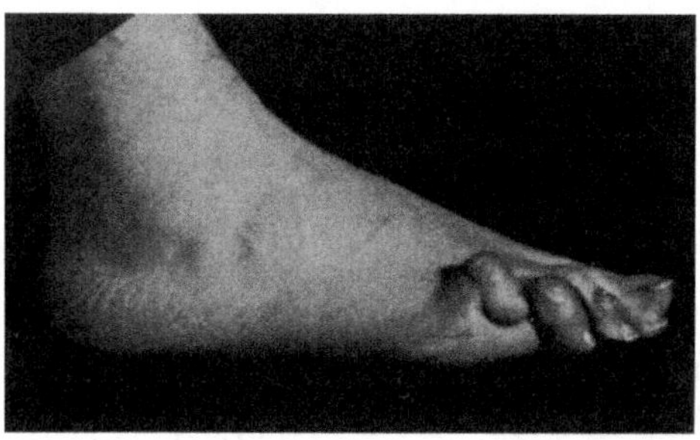

Abb. 230. Krallenstellung der 5. Zehe mit schmerzhaftem Clavus und Periostitis. (HOHMANN.)

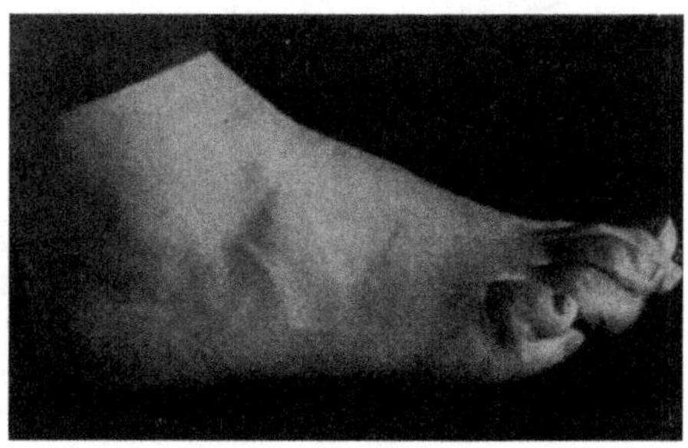

Abb. 231. Derselbe Fuß nach der operativen Geraderichtung der verkrümmten 5. Zehe. (HOHMANN.)

ist. Bisweilen kommt dies auch an der 4. Zehe vor. Vor allem betrifft die Rückbildung die Mittelphalange, die auch in den nicht verschmolzenen Fällen ein gestaltloses viereckiges Knöchelchen, gewöhnlich nicht ganz so lang wie breit ist. Die Verschmelzung erfolgt in leicht flektierter Stellung. Die Rückbildung geht auch daraus hervor, daß der Musculus flexor brevis digiti 5 häufig nur eine schwache Portion für die 5. Zehe, mitunter auch gar keine entwickelt. Bei bestehender Synostose ist er rudimentär oder fehlt ganz. Auch die anderen benachbarten Zehen zeigen eine beginnende und bereits deutlich eingeleitete, rückschreitende Entwicklung, vor allem der Mittelphalangen, aber auch der End- und selbst der Grundphalangen der 4. und auch der 3. Zehe. Nur die 2. Zehe ist im allgemeinen noch frei von dieser Erscheinung. Die „verkümmerte und verhärmte“ Bildung der 5. Zehe, wie PFITZNER sich ausdrückt, ist als eine wesentliche Ursache für die so häufige Krallenstellung anzusehen und der oft dafür angeschuldigte Stiefeldruck ist nur in zweiter Linie für die Beschwerden verantwortlich zu machen. Durch ihn kommt es zu Druckerscheinungen auf die von Anfang an gekrümmte randständige Zehe, deren Verkrümmung oft im Leben noch zuzunehmen pflegt. Wenn der M. flexor kümmerlich entwickelt ist, muß der M. extensor das Übergewicht erlangen und eine Hyperextension im Grundgelenk hervorrufen, an die sich die Flexion des Endgliedes teils passiv, teils aktiv durch Muskelwirkung anschließt.

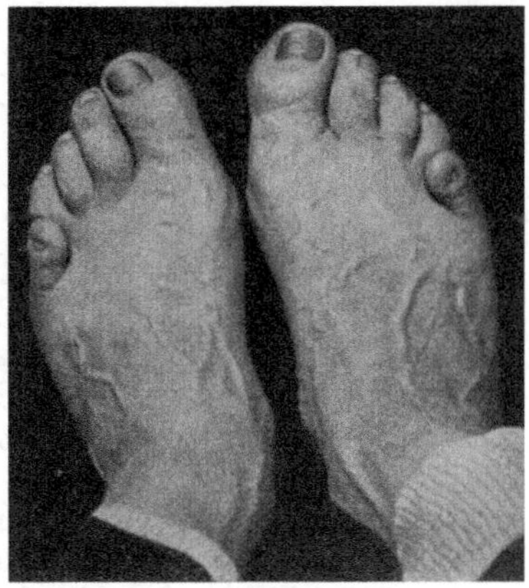

Abb. 232. Digitus 5 superductus. (Eigene Beobachtung.)

Die Krallenbildung an der 5. Zehe und mit ihr die lästigen Beschwerden lassen sich durch die gleiche kleine Operation, wie ich sie sonst bei der Hammerzehe anwende und oben beschrieben habe, beseitigen, bei Subluxation im Grundgelenk muß man noch das proximale Gelenkende des Grundglieds resezieren (Abb. 230 und 231).

Als *angeborene* Fehlstellung der 5. Zehe sehen wir bisweilen eine mehr oder weniger hochgradige Adductionsstellung dieser Zehe, die so stark ist, daß sie über

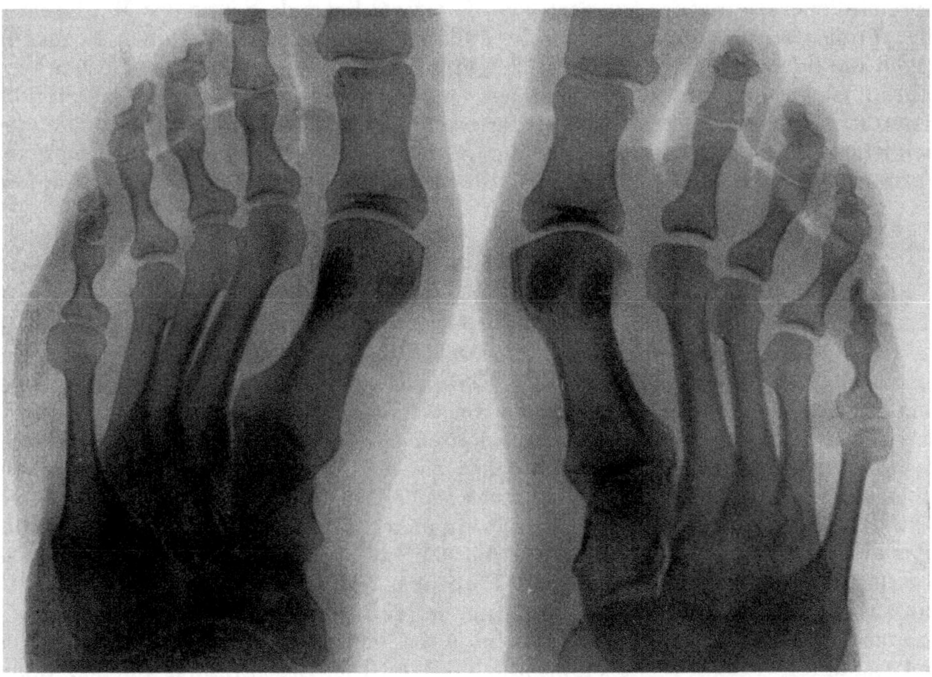

Abb. 233. Röntgenbild von Abb. 232 zeigt das Zurückgebliebensein der Metatarsalien 5.

die 4. Zehe schräg oder gar quer gelagert ist. STRACKER hat sie bezeichnend *Digitus V superductus* genannt. Die Zehe ist zudem um ihre Längsachse nach auswärts rotiert, so daß ihre Nagelfläche nach lateralwärts sieht. Die Fehlstellung betrifft meist beide Füße, wenn auch mitunter in verschiedenem Grade. Sie scheint ferner familiär vorzukommen. Die Adductionsstellung geht schon vom Grundgelenk aus, in welchem die Zehe nach dorsal gegenüber dem Metatarsale subluxiert ist. Ob, wie ZUELZER behauptet, die Fehlstellung auf einer atypischen Anlage der Gelenkfläche im Zehengrundgelenk beruht, ist bis jetzt nicht einwandfrei bewiesen. ZUELZER selbst bringt dafür auch keinen Beleg. Ich habe seinerzeit zuerst festgestellt, daß bei diesen Fällen meist eine Verkürzung des 5. Os metatarsale zu finden ist, die mehr oder weniger ausgesprochen sein kann. Die anderen Beobachter dieses Leidens bestätigen diesen Befund. Es handelt sich also offenbar um eine Wachstumsstörung. Im Röntgenbild erscheint auffallenderweise die Adductionsstellung der Zehe nicht so deutlich, wie man erwarten sollte (Abb. 232 und 233). Oft tritt das Köpfchen des etwas lateral abgespreizten 5. Metatarsale stärker am Außenrande des Vorfußes hervor. Manche Patienten klagen über Druckerscheinungen im Schuh, bei anderen wieder hat sich die Zehe so verlagert, daß sie bei genügend weitem Schuh nicht stört.

Macht sie Beschwerden, so kann man sie gerade richten. Wenn ZUELZER vorschlägt, sie zu exartikulieren, so verweise ich auf meine oben erhobenen grundsätzlichen Bedenken. Die Korrektur ist viel schwieriger wie bei der Hammerzehe. Mit der einfachen Verlängerung der Strecksehne kommt man wegen der Subluxation nur selten zum Ziel. Ich versuche zunächst von einem dorsalen Schnitt aus durch eine Resektion des proximalen Gelenkendes des Grundglieds und eine *ausreichende* Z-förmige Verlängerung der Strecksehne die Subluxation zu beseitigen und die Zehe in gerade Richtung zu bringen und füge, wenn dies nicht genügt, eine quere Osteotomie am Halse des Os metatarsale wie bei meiner Spreizfußoperation hinzu, wonach ich die lateral liegende Sehne des M. abductor dig. 5 unter Anspannung an die Zehe außen seitlich annähe, um einen Gegenzug gegen die dorsal-medial gerichtete Neigung der Zehe zu geben. Mit diesem Verfahren ist es mir bis jetzt gelungen, jeden Superductus gerade zu stellen. STRACKER hat eine etwas kompliziertere, aber gut ausgedachte Methode der Sehnenumschlingung des Extensor dig. 5 longus um die Zehe und Vernähung am Peron. tertius angegeben, um die Rotationsstellung wirksam zu bekämpfen.

17. Der Fersensporn.

1900 wurde von PLETTNER „eine scheinbar typische Exostose, die mit den Exostosen an den Vorsprüngen von Muskeln, Sehnen und Fascien in eine Klasse gehört", beschrieben. Damit hat PLETTNER schon das Wesentliche dieser Erscheinung richtig erkannt. Durch die Röntgenstrahlen wurde das Krankheitsbild erhellt, das bis dahin die Ärzte wohl an sich wegen der Beschwerden kannten, dessen Natur sie aber nicht erklären konnten. Die Schmerzen an der Unterfläche des Fersenbeins bei der Belastung, über die die Patienten klagten, wurden als gichtischer, rheumatischer oder periostitischer Natur aufgefaßt, bis es vor etwa 30 Jahren gelang, durch die seitliche Röntgenaufnahme an der Stelle des Hauptsitzes der Schmerzen einen mehr spitzen oder mehr stumpfen Knochenauswuchs festzustellen, dem man wegen seiner Form den Namen des Calcaneussporns gab. Zu uns kommen Patienten mit der Angabe, daß sie beim Auftreten Schmerzen an der Ferse hätten, die morgens beim Aufstehen besonders beim Belasten des unbeschuhten Fußes recht empfindlich seien. Die Beschwerden blieben dann während des Gehens anfangs noch in gleicher Stärke bestehen, würden allmählich geringer, um jedoch bei länger dauernder Beanspruchung des Fußes wieder heftiger zu werden. Besonders auch bei längerem Stehen auf hartem, ebenem Boden schmerzten die Füße empfindlich, so daß die Patienten oft den Fuß durch Hochheben zeitweise entlasten und nur auf dem anderen Fuß stehen. Viele schonen den Fuß beim Gehen dadurch, daß sie nur mit dem Vorfuß auftreten. Oft ist das Leiden auch doppelseitig, wobei der eine Fuß mehr als der andere schmerzen kann. Die Art des Schmerzes wird als ein Stechen in der Ferse angegeben. Im Laufe des Tages steigern sich die Beschwerden so, daß die ganze Ferse brennt.

Bei der Untersuchung sehen wir zunächst am Fuße nichts Besonderes. In einigen Fällen ist eine Abflachung des Gewölbes vorhanden, in anderen fehlt sie, ja es kann eine direkte Hohlfußbildung ausgesprochen sein. Fast immer aber ist sowohl bei Plattfuß- wie bei Hohlfußbildung ein gewisser Grad von Knickfußstellung wahrzunehmen. Bei Betastung der Unterfläche der Ferse können wir einen Druckschmerz auslösen, der in den meisten Fällen an einer umschriebenen

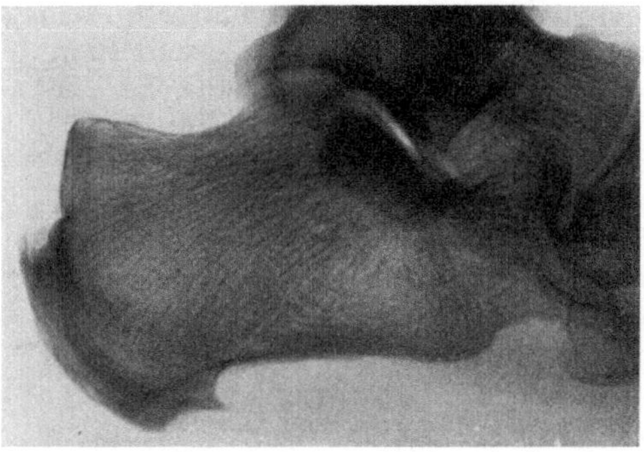

Abb. 234. Calcaneussporn (spitze Form). Auch hinten spitze nach oben gerichtete Exostose. (Eigene Beobachtung.)

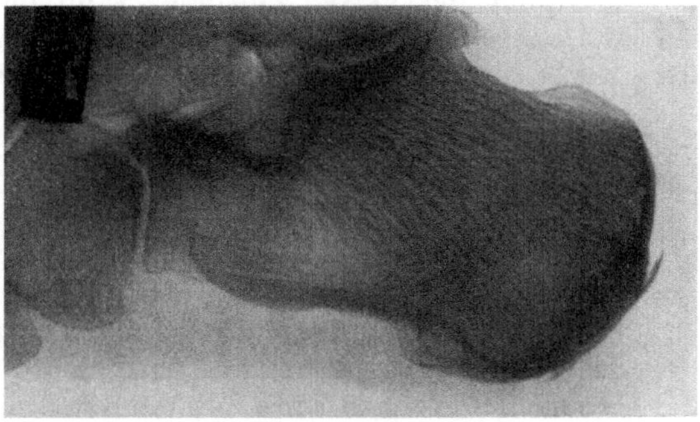

Abb. 235. Calcaneussporn (breitere, plumpe Form). Auch hinten spitze Exostose. (Eigene Beobachtung.)

etwa markstückgroßen Stelle in der Mitte oder etwas medial von der Mitte der Fersenfläche am stärksten ist. Außer dieser Stelle des stärksten Schmerzes ist aber meist die ganze Unterfläche der Ferse mehr oder minder druckempfindlich, mit Ausnahme eines etwa fingerbreiten lateralen Bezirks. Bei weiterer Prüfung stellen wir auch oft eine Druckempfindlichkeit der medialen Seite des Calcaneus in seiner unteren Hälfte fest. Das Röntgenbild (Abb. 234 und 235) (Fuß in Seitenlage, parallel zur Unterlage, da bei leichter Drehung der Ferse kleine Exostosen von dem Knochenschatten des Processus lateralis verdeckt werden, Innenseite auf Platte) zeigt uns oft einen charakteristischen Befund: Von der Unterseite des Tuber calcanei geht ein mehr oder weniger spitzer, nach vorn gerichteter Knochenzacken aus, der teils wie ein Dorn aussieht, teils wie eine Kuppe. In manchen Bildern mit geringer Drehung des Fersenbeins kann man sehr gut beide Processus, medialis und lateralis, nebeneinander erkennen, bisweilen finden sich auch zwei Exostosen hintereinander, bisweilen nur ein etwas stärker entwickeltes Tuber calcanei mit scharfer unterer Begrenzung, bisweilen schließlich vor dem Processus medialis an der Unterfläche des Calcaneus eine kleine, hügelige, flache Exostose. Die Begrenzung des Sporns kann scharf, kann aber auch leicht aufgefasert sein, so daß man an periostische Prozesse denken muß. An der hinteren Wand des Fersenbeins sieht man nicht selten, besonders bei älteren Leuten, einen weiteren Zacken, der nach aufwärts in der Richtung der hier ansetzenden Achillessehne gewendet ist (siehe Achillodynie). In einer ganzen Reihe von Bildern kann man weiter inkonstante Skeletstücke wahrnehmen, Os trigonum oder Os peroneum, ohne daß man deshalb berechtigt ist, aus einem solchen Befund Schlüsse auf einen inneren Zusammenhang mit dem Leiden zu ziehen, da diese akzessorischen Stücke bekanntlich öfters vorkommen. Schließlich sind noch manchmal breitere periostitische Säume an der unteren hinteren Fläche des Tuber calcanei zu finden, die über die beiden Processus hinaus nach vorn sich erstrecken und die die gleichen Beschwerden wie die typische Calcaneusexostose, vielleicht mit größerer Ausbreitung der Schmerzzone machen. Die Calcaneusexostose wird in etwa 9% aller Füße beobachtet, vorwiegend bei Männern zwischen 2. und 6. Jahrzehnt, die im Beruf angestrengt zu stehen haben und ihre Füße überlasten. Wie operative Untersuchungen ergaben, setzt die typische Exostose mit 1 cm breiter Basis am Processus medialis des Calcaneus an und verläuft gerade oder schräg nach vorn und lateralwärts. Sie ist von verschiedener Größe und Form, bald länger, bald kürzer, dornartig ausgezogen oder stumpf endend. Die histologischen Untersuchungen SARRAZINs zeigten, daß sie eine „zapfenförmige Ausstülpung der Fersenbeinrinde“ samt dem spongiösen Gewebe ist und mit dem Calcaneus in unmittelbarem Zusammenhang steht. Zwischen Exostose und Plantarfascie fand er eine Schicht verkalkten Faserknorpels und eine deutliche Verknöcherungszone an der Grenze zwischen dieser Schicht und dem Fersenbein, eine Art Verknöcherung der Fascie, wie sie im höheren Alter öfters zu sehen ist.

Über die Ursachen des Leidens sind sich die Forscher noch nicht ganz einig. Einige nehmen an, daß der Sporn meist schon von Haus aus angelegt, also präexistent sei wie eine Art Skeletvariation. Dieser Ansicht kann ich nicht beipflichten. Gewiß gibt es gewisse Variationen der Form der einzelnen Knochenelemente, so wie es auch eine große Zahl von Variationen der äußeren Form des Fußes oder der Hand gibt, denen an sich keine pathologische Bedeutung zuzukommen braucht. So sehen wir auch Menschen mit einem an der Auftrittfläche besonders stark ausgeprägten Tuber calcanei bei ganz normalen Füßen, ohne daß wir von dieser Form auf eine besondere Neigung zu Fersenerkrankungen zu schließen berechtigt sind.

Ferner sehen wir, worauf schon HAGLUND aufmerksam gemacht hat, Menschen, die an den verschiedensten Muskelansatzstellen des Skelets ähnliche zacken- oder spornartige Ausziehungen besitzen, die ihnen keinerlei Beschwerden verursachen und eine besondere Veranlagung des Betreffenden sind. Dies trifft auch auf die Stelle am Fersenbein zu. Nur wenn es zu einem übermäßigen Zug oder gar einer Zerrung der hier ansetzenden Gebilde (Muskeln, Aponeurose) kommt, treten Beschwerden auf.

H. VIRCHOW wies darauf hin, daß der Sporn auch an dem Calcaneus von barfußgehenden Farbigen vorkommt. Er entspricht dem Tuberculum mediale des Tuber calcanei, wo M. abductor digiti V, flexor digit. commun. und die Plantaraponeurose entspringen. Der Wirkung der letzteren möchte VIRCHOW den größeren Einfluß zuschreiben. Neben diesem Sporn weist er auch auf eine zweite Spornart, die *vor* dem Tuber an der plantaren Fläche des Calcaneus liegt, hin, die dem Ansatz des Ligam. calcaneo-cuboideum plantare entspricht. Während er jenen als Aponeurosensporn bezeichnet, nennt er diesen Ligamentsporn (Abb. 236 und 237).

Ich sehe das Leiden des Fersenspornschmerzes als Folge eines chronisch traumatischen Reizes bei übermäßiger Belastung des Fußes an. Langes Stehen vor allem, verbunden mit Körperschwere, mit Neigung zu Knickfuß oder auch Plattfuß bringen eine Überlastung des Fersenbeins und ferner einen dauernden Reiz durch Zug der an dem Processus medialis ansetzenden kurzen Fußmuskeln, und zwar des *Abductor hallucis* und *Flexor digitorum brevis* sowie der *Plantaraponeurose* hervor. Der Musc. abductor hallucis entspringt etwas medial von diesem Processus medialis, von einer Stelle, die auch öfter empfindlich ist. Dieser Reiz bewirkt eine Entzündung des Periosts, die zur Verknöcherung führt. Die Überlastung des Knochens wirkt aber auch auf den unter dem Fersenbein liegenden Schleimbeutel, die Bursa subcalcanea, ein, so daß eine Bursitis entsteht. Sie ist wohl in den meisten Fällen vorhanden, besonders in denen, wo die Schmerzhaftigkeit eine größere Fläche der Ferse betrifft. Bei Operationen sind Verdickungen dieses Schleimbeutels und eines zwischen Sporn und Plantarfascie gelegenen Schleimbeutels gefunden worden. Was sind nun wohl die Ursachen der Schmerzen bei diesem Leiden? Einesteils schmerzt das veränderte Periost, anderenteils liegt ein Druck auf die Rami calcanei des Nervus tibialis vor. Ein Zweig der Rami calcanei med. läuft gerade an dem Schleimbeutel vorbei. Bei histologischen Untersuchungen fand sich eine interstitielle Neuritis in der Wand des operativ entfernten Schleimbeutels. Ich selbst habe in einem operativ behandelten Fall eine feste Verwachsung der beiden Nervi plantares mit dem fingerstark verdickten Schleimbeutel gefunden. Aus diesen Befunden an Nerven und Schleim-

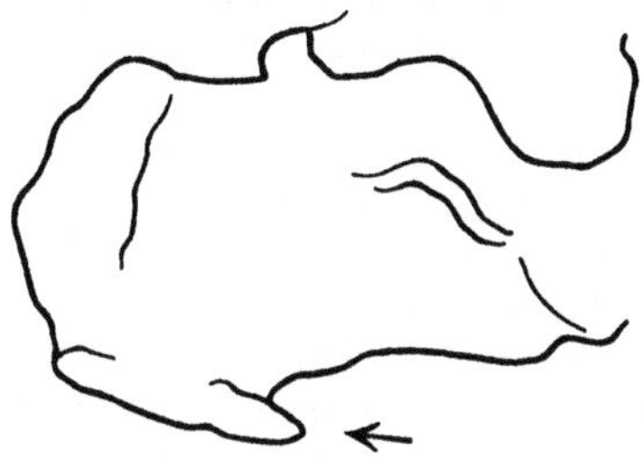

Abb. 236. Rechter Calcaneus eines Australiers von der medialen Seite mit Fersensporn am Tuberculum mediale (Aponeurosesporn). (H. VIRCHOW.)

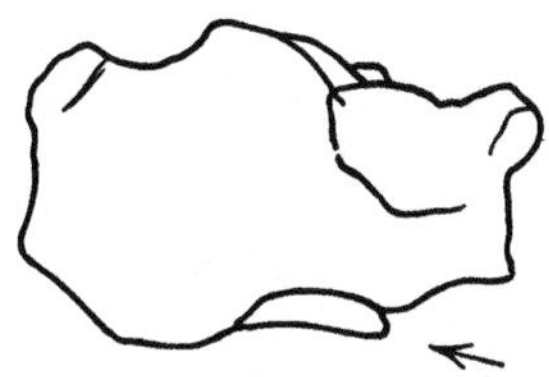

Abb. 237. Rechter Calcaneus eines Australiers mit vorderem Sporn (Ligamentsporn). (H. VIRCHOW.)

beutel ist vielleicht der Schluß erlaubt, daß die *Ursache der Beschwerden* nicht so sehr im Sporn an sich, sondern mehr in den in seinem Gefolge auftretenden *Veränderungen am Periost, dem Schleimbeutel und den an diesem vorbeiziehenden Nerven* zu sehen sind. Der oben erwähnte, häufig festzustellende Pes valgus oder auch der Pes planus stehen mit den Beschwerden in dem Zusammenhang, daß bei der Belastung durch die Drehung des Fersenbeins in Pronation und in Plantarflexion des vorderen Abschnitts, wie beim Plattfuß, der direkte Druck auf die mediale Hälfte des Fersenbeins mit seinem Processus medialis zu Druckerscheinungen führen muß. Weiter bewirkt die bei diesen Fußformen eintretende Abduction und supinatorische Aufwärtsbiegung des Vorfußes eine Dehnung der plantaren, besonders der medial angeordneten Fußmuskeln, Bänder und der Fascia plantaris. Die dauernde Dehnung und der Zug an diesen Weichteilen hat die besprochenen Reizerscheinungen an ihrer Ansatzstelle am Processus medialis zur Folge. Besonders wird der Abductor hallucis, auf dessen Bedeutung wir bei der Besprechung des Hallux valgus hingewiesen haben, gedehnt und dadurch ein dauernder Zug an seiner Ansatzstelle ausgeübt. Wir kennen beim Pes valgus und dem mit ihm verbundenen Hallux valgus die plantare und laterale Verlagerung sowohl des Abductor hallucis als des lateral neben ihm liegenden Flexor hallucis brevis. Aus den Untersuchungen von CHRYSOSPATHES kennen wir die Richtung, die der Sporn vielfach aufweist. Er ist entweder gerade oder auch schräg nach vorn lateralwärts gerichtet. Diese letztere Richtung entspricht der Verlagerung der genannten Muskeln beim Pes valgus. Eine weitere Richtungsänderung erfährt der Sporn dann, wenn sich wie bei jedem stärkeren Plattfuß der vordere Abschnitt des Calcaneus plantarwärts senkt. Die Richtungsänderung des Calcaneus bringt den medialen Teil der Unterfläche der Ferse zu stärkerer Belastung, die dann schmerzhaft wird, besonders wenn sich an ihr eine Exostose befindet. Der Sporn bohrt sich gewissermaßen in die Planta ein und wird wie ein eingetretener Nagel empfunden. Mit Behebung der fehlerhaften Stellung des hinteren Fußabschnitts läßt oft der Schmerz augenblicklich nach.

Die Beschwerden eines Fersensporns beim stark gewölbten Fuß vom *Hohl-* oder *Ballenfußtypus* sind zwanglos durch die bei diesem Fußtypus oft vorhandene Valgusstellung der Ferse zu erklären oder, wenn eine solche nicht vorhanden ist, durch die oft sehr starke Gespanntheit der Plantaraponeurose, die an der Ferse ansetzt, und bei der Belastung noch mehr angespannt wird.

Mitunter geben Kranke an, daß sie ihre Beschwerden unmittelbar oder bald nach einem *Trauma*, das ihre Ferse getroffen habe, einem heftigen Aufsprung mit den Fersen auf eine harte und unelastische Fläche bekommen hätten. Durch diesen Stoß kann natürlich eine Periostitis oder Bursitis entstehen, besonders wenn schon eine Spornbildung an der Ferse vorhanden war. Es kann auch ein solcher Sporn abbrechen, wie dies zuerst EBBINGHAUS feststellen konnte. Diese Fälle sind aber nicht allzu häufig.

Die Voraussage bei Calcaneussporn ist immer eine gute, wenn es auch manchmal nicht ganz einfach ist, die Schmerzen schnell zu beheben. Schwieriger sind im allgemeinen die Fälle, bei denen gleichzeitig noch ein anderes Leiden, wie Gonorrhoe, Gicht und chronischer Gelenkrheumatismus vorliegt, wobei die Bursitiden meist hartnäckiger sind. Diese Fälle scheiden hier aus, sie sind unter den krankhaften Zuständen an der Ferse besonders besprochen und als entzündliche Reizung des Periosts und der Schleimbeutel mit folgender Ossifizierung anzusehen.

Für die *Diagnose* ist das Röntgenbild entscheidend. Es kann uns einmal über die Form der Exostose und weiterhin über das Vorhandensein anderer Erkrankungen, wie chronische Arthritis, Auskunft geben. Bei dieser finden sich noch andere Osteophyten an den Fußwurzelknochen. Man muß bei Fersenschmerzen immer auch daran denken, daß am Fersenbein eine tuberkulöse Erkrankung nicht selten vorkommt. Auch hier belehrt uns das Röntgenbild über das Vorhandensein eines tuberkulösen Knochenherdes.

Mitunter kann auch einmal eine andere Ursache für Fersenschmerzen vorhanden sein. Einmal deckte das Röntgenbild bei einem Mann, der uns einen ganzen Koffer voll unwirksam gebliebener Einlagen mitbrachte, eine typische PAGETsche Erkrankung des Fersenbeins auf (THOMSEN), während BETTMANN eine umschriebene Ostitis fibrosa cystica bei einem 19jährigen Mädchen feststellte. GULAT-WELLENBURG veröffentlichte den seltenen Fall einer cartilaginären Exostose an der Unterfläche des Tuber posterior. Ferner müssen wir auch an das gelegentlich beobachtete Sarkom des Calcaneus denken, das im Röntgenbild eine strukturlose Aufhellung des Knochens zeigt. Erweiterte Venenzeichnung der Haut über der erkrankten Stelle spricht mehr für Tumor, rote oder livide Verfärbung mehr für entzündliche Prozesse wie Tuberkulose oder Osteomyelitis (M. BORCHARD). Aus allen diesen Gründen ist in jedem Zweifelsfall das Röntgenbild heranzuziehen.

Die *Behandlung* muß bestrebt sein, die entzündete Stelle an der Ferse nach Möglichkeit zu *entlasten*. Dies geschieht mit einer individuell nach Gipsabguß angefertigten Einlage, bei der der Fersenteil hohl gelegt wird (siehe Kapitel über Einlage). Durch die Einlage wird die Last, die normalerweise besonders beim längeren Stehen ziemlich erheblich auf dem Fersenbein ruht, zum Teil auf das Fußgewölbe übertragen. Andererseits wirkt die Einlage schmerzbefreiend durch die Aufrichtung des nach vorn gesenkten und pronierten Fersenbeins, das in Supination überführt wird. Hierdurch kommt der mediale Abschnitt des Fersenbeins nicht mehr zur ausschließlichen Belastung. Oft lassen sich dadurch allein die Fersenschmerzen beheben. PFAB hat eine Einlage aus Duraluminium angegeben, bei der der Fersenteil völlig ausgeschnitten, die Last des Körpers von den seitlichen Teilen der Ferse getragen und unter der Einlage an der Ferse ein längsverlaufender Metallbügel angebracht wird, der als Auftrittfläche dient, so daß die Ferse vollkommen frei ist. Ist noch chronische Arthritis oder Gicht vorhanden oder ist das Leiden durch eine gonorrhoische Bursitis mitveranlaßt, so werden wir mit Erfolg außerdem noch von heißen Fußbädern, Heißluftbädern und nächtlichen Priesnitzumschlägen Gebrauch machen. Von mancher Seite wird der operativen Entfernung des Fersensporns noch immer das Wort geredet. Ich selbst kann mich dazu nur dann entschließen, wenn alle Mittel der mechanischen Orthopädie versagen sollten, wenn es also nicht gelingen sollte, durch möglichste Entlastung der schmerzhaften Stelle zum Ziele zu kommen. Das ist aber ungemein selten der Fall. Es liegen verschiedene Beobachtungen vor, die nach der operativen Entfernung des Sporns später wiederum eine Neubildung desselben gesehen haben (KÖNIG u. a.). Man glaubte, daß in solchen Fällen das Periost in der Nähe des Spornes nicht gründlich mit entfernt worden sei. Gegen das operative Vorgehen spricht aber außer dem ziemlich sicheren Erfolg einer richtigen Entlastung der Ferse die Beobachtung, daß es viele Menschen gibt, die gar nichts davon wissen, daß sie einen Fersensporn besitzen, weil sie keine Schmerzen davon haben und bei denen man durch einen Zufall einmal im Röntgenbild einen solchen entdeckt. Auch spricht dagegen die von KÖNIG gemachte Beobachtung, daß sich nach der operativen Entfernung der Sporne wieder neue bildeten, die schmerzlos blieben. Und schließlich die Beobachtung, daß Patienten, die mit einer Entlastungseinlage ihre Schmerzen verloren, später auf diese Einlage verzichten konnten, trotzdem sie ihren Sporn an der Ferse weiter trugen. Es kommt eben meiner Meinung nach nicht auf die Beseitigung des Spornes an, sondern auf die Beseitigung des Reizzustandes, der Bursitis und Periostitis, von der die Schmerzen ausgehen. Die Operation selbst ist einfach. Von einem Hufeisenschnitt, der die Fersenkappe in toto ablöst, wird der Sporn mit dem Meißel entfernt, mit ihm ein vorhandener verdickter Schleimbeutel. Auf die Nervi calcanei ist dabei zu achten. Häufig bleibt nach der Operation noch für längere Zeit eine gewisse Empfindlichkeit der Ferse zurück und das Tragen einer Einlage ist nach wie vor für einige Zeit notwendig. Wenn sich in der verdickten Bursa ähnlich wie bei Sehnenscheidenhygromen harte Körperchen, die von Hirsekorn- bis Kirschkerngröße von SCHULER einmal gefunden wurden, fühlen lassen, muß selbstverständlich operativ vorgegangen werden.

Ein von MAU veröffentlichter, von ihm begutachteter Fall verstärkt unsere Bedenken gegen ein operatives Vorgehen. Ein 27jähriger Mann war 1½ m herabgestürzt und hart mit den Fersen auf den Boden aufgeschlagen. Die Beschwerden in den Fersen, die alsbald entstanden, kamen nicht zur Ruhe. Ein Röntgenbild zeigte klare Spongiosastruktur des Calcaneus und links einen typischen Calcaneussporn, der rechts fehlte. Der Sporn wurde (8 Monate nach dem Fall) abgemeißelt. Die Beschwerden gingen aber nicht dauernd zurück. Da das Röntgenbild einen neuen Sporn zeigte, wurde auch dieser (10 Monate nach der 1. Operation) wieder entfernt. Rechts, wo auch starke Schmerzen vorhanden waren, aber kein Sporn sichtbar war, wurde auch operiert und ein entzündlich veränderter Schleimbeutel entfernt. Dann wurde am linken Fuße in einer weiteren Operation der entzündlich veränderte Achillessehnenschleimbeutel nebst einem kleinen Knochenvorsprung an der Rückfläche des Calcaneus entfernt. Da rechts weiter Schmerzen bestanden, wurde auch hier nochmals operiert und entzündliche Wucherungen und Reste des Schleimbeutels fortgenommen. Im Laufe der nächsten Jahre entstanden nun immer mehr zunehmende periostitische Auflagerungen am Fersenbein von unregelmäßiger Begrenzung: links unterhalb des Calcaneus am Sitz des ursprünglichen Sporns und oben an der Rückfläche, am Sitz des Achillessehnenschleimbeutels, und rechts eine zweizipfelig ausgezogene, unregelmäßig begrenzte Knochenwucherung unter dem Calcaneus, ein „Sporn", der vorher nicht bestanden hatte. Die Spongiosastruktur wies in der den periostitischen Prozessen benachbarten Zone reaktive Verdichtung auf. Der Patient konnte ohne Stock nur $\frac{1}{4}$ Stunde, mit Stock etwa 1 Stunde gehen, länger stehen konnte er aber nicht. Da keine Infektprozesse in Frage kamen und auch kein Anhaltspunkt für eine primäre Verletzung der Spongiosa und des Periosts an der normalen Struktur des Calcaneus gefunden werden konnte, müssen wohl in den mehrfachen Operationen, die das Periost verletzten, ohne es völlig zu entfernen und das wichtige Polster des Schleimbeutels wegnahmen, starke traumatische Reize erblickt werden, die zu dieser ossifizierenden Periostitis geführt haben. BRANDES, der an sich für konservative Behandlung eintritt und nur 3mal operieren mußte, glaubt, daß die ungenügende Wirkung eines operativen Eingriffes durch mangelhafte Entfernung der betreffenden Gewebe, oft von einem kleinen Seitenschnitt aus, zu erklären ist, und empfiehlt deshalb den die ganze Ferse umkreisenden Kappenschnitt mit Herunterklappen des Weichteillappens zur guten Zugänglichmachung der ganzen plantaren Fläche des Fersenbeins. Er trägt nun mit einem breiten Meißel die ganze untere Fläche des Tuber calcanei mit dem daran befindlichen Sporngebilde von hinten her ab, so daß eine ganz flache Auftrittsfläche hergestellt wird (Abb. 238). Mit diesem Verfahren erzielte er in seinen Fällen volle Beschwerdefreiheit.

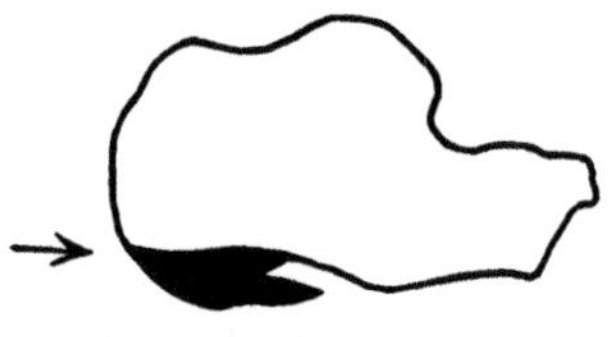

Abb. 238. Abtragung der Unterfläche des Tuber posterior calcanei samt Fersensporn. (BRANDES.)

18. Andere krankhafte Zustände an der Ferse.

Was ALBERT 1893 als Achillodynie bezeichnete, hat sich als kein einheitlicher Krankheitsbegriff erwiesen, da die verschiedenartigsten Vorgänge zu Beschwerden im Bereich der Achillessehne führen können. Zuletzt hat HAGLUND eine Gruppierung derselben versucht. Da die Beschwerden und Veränderungen sich vielfach in der Gegend der Ansatzteile der Sehne am Fersenbein befinden und auch mit Formabweichungen desselben zusammenhängen, will ich diese hier erörtern.

a) Achillotendinitis.

Die eine Gruppe von Störungen betrifft die *Achillessehne selbst*. Man hat früher von einer Sehnenscheidenentzündung derselben gesprochen, allein die Achillessehne besitzt keine sackförmige Sehnenscheide im eigentlichen Sinne, sie gehört zu den Sehnen, die ohne Richtungsänderung verlaufen, während die Sehnen mit Änderung ihrer Richtung sackförmige Scheiden zur Verhütung von Druck und Reibung haben. Die Achillessehne ist eingebettet in ein fetthaltiges, lockeres, mit zahlreichen elastischen Fasern durchsetztes Bindegewebe, das auf die Oberfläche der Sehne übergeht und in das Innere der Sehne eindringt (ALBERTINI). Das ist der Gleitapparat der Sehne. LEO MAYER, dem wir in dem gemeinsam mit

Biesalski geschriebenen Buch über die physiologische Sehnenverpflanzung eine eingehende Darstellung des Gleitapparates der Sehnen verdanken, nennt den gesamten Hüllengewebsapparat das Peritenon, das aus dem äußeren Paratenon und dem inneren Endotenon besteht. Dieser Gleitapparat ist teils mit der Achillessehne verbunden, teils füllt er den Raum zwischen ihr und der Hinterfläche von Tibia und Fibula aus. Man sieht nun nach stärkeren Anstrengungen wie Bergsteigen, Skifahren, Schlittschuhlaufen, Radeln, Tanzen und Springen oder auch nach einer einmaligen Zerrung, wie durch Abrutschen des Fußes von einer Stufe, eine beim Gehen schmerzhafte Störung an der Achillessehne entstehen. Etwa 2 bis 3 Querfinger oberhalb der Ferse findet man eine spindel- oder knotenförmige Schwellung der Achillessehne, die stark druckempfindlich ist und sich härter anfühlt. Der auf die Sehne aufgelegte Finger kann bisweilen aber nicht immer im frischen Fall ein leicht knarrendes Reiben feststellen, wie bei den Entzündungen der echten Sehnenscheiden. Auch das paratendinöse lockere Zellgewebe in dem Raum zwischen Sehne und Unterschenkelknochen kann verdickt und schmerzhaft sein. So kann man, wenn man will, eine *Tendinitis* als Entzündung der Sehne selbst und eine *Paratendinitis* als Entzündung des Gleitapparates unterscheiden, obwohl der pathologische Anatom feststellt, daß nur selten die Sehne selbst verändert, sondern „weitaus häufiger sich der krankhafte Vorgang an den Hüllen der Sehne abspielt“ und zwar wegen der funktionellen Beanspruchung der letzteren. Sie dienen der Sehne als Schutz, sie ernähren sie mit den im Scheidengewebe liegenden Lymph- und Blutgefäßen, während die Sehne selbst an Gefäßen ärmer ist. Nur bei schwersten Entzündungen pflegt die Sehne selbst und dann meist sekundär und besonders nur ihre obersten Schichten ergriffen zu werden.

Die Entzündungen können also auf die genannten *äußeren* Faktoren, Überanstrengung oder Zerrung zurückgeführt werden, wobei unter Umständen auch der Stiefeldruck von hinten her durch die Naht schädlich wirkt. Wie die Untersuchungen von Athabegian aus Schulthess' Klinik zeigten, ist die Lage der Achillessehne bei verschiedenen Fußstellungen eine sehr verschiedene. Wenn man sich bei gebeugtem Knie auf die Zehen erhebt, wie dies beim Radfahren und Bergsteigen geschieht, so entfernt sich die Achillessehne von der Tibia und ist dann dem Druck und der Reibung durch den Stiefel, durch eine Naht oder eine Querfalte oder Strippe ausgesetzt.

Daß diese äußeren Einwirkungen auch gröbere und dauernde Schädigungen der Achillessehne hervorbringen können, wissen wir vor allem aus den Arbeiten von Baetzner, der eine Degeneration der Achillessehne mit besenartiger Aufsplitterung bei Läufern sah. Andere beobachteten sogar subcutane Rupturen der Achillessehne, die sie auf zu engen Schuhausschnitt, auf zu engen Knöchelriemen oder Druck eines Eisenbahntrittbretts zurückführten. Offenbar hat bei diesen Fällen schon vorher eine degenerative Veränderung der Sehne bestanden, die das Eintreten der Ruptur begünstigte.

b) Verknöcherungen.

Wiederholte kleine Traumen oder ein einmaliges stärkeres Trauma können in der Achillessehne *Verknöcherungen* hervorbringen. Borchardt teilt einen Fall mit, bei dem 40 Jahre nach einer Tenotomie der Achillessehne eine Verknöcherung entstanden war, die aber keine Beschwerden verursachte. Ich selbst sah einen solchen Fall (Abb. 239). Höring beobachtete nach einer durch Stoß entstandenen schmerzhaften Tendinitis die Einlagerung von Knochen in Form eines kleinen Fingers, nach deren operativer Entfernung Heilung eintrat. Auch in der Achillessehne des anderen Beines, das auch gestoßen war, fanden sich bohnengroße

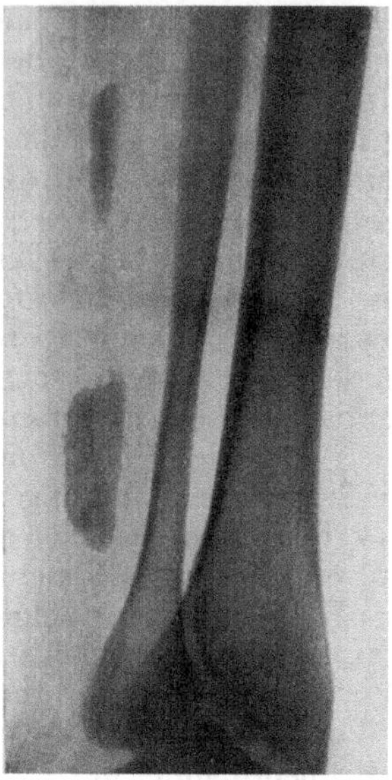

Abb. 239. Verknöcherung in der Achillessehne.

Knocheneinlagerungen. Dagegen beschreibt HAGLUND einen Fall von Verknöcherung, der nicht auf ein Trauma zurückgeführt werden konnte. WEIDENREICH, der sich mit den Sehnenverknöcherungen eingehend beschäftigt, hat stets echte Knochenbildung, nicht etwa nur einen Verkalkungsprozeß, gefunden, er sieht dieselbe als eine Reaktion auf bestimmte Reize an. Mehrfach sind auch histologisch festgestellte *Fibrome* in der Achillessehne gefunden worden.

c) Rheumatische und unspezifische Entzündungen mit ossifizierender Periostitis.

Von diesen durch mehr äußerliche Ursachen entstandenen Entzündungen der Achillessehne und ihres Gleitapparates sind zu unterscheiden die entzündlichen Erkrankungen, welche *Sehnenscheiden, Schleimbeutel* und *Gelenke* gemeinsam befallen. HOLZWEISSIG und ALBERTINI weisen auf die biologische Verwandtschaft zwischen diesen Gebilden, die ein Organsystem darstellen, hin, welche offenbar dazu führt, daß eine Infektion sie miteinander befällt. Es sind einmal die *rheumatischen* Erkrankungen, die in verschiedener Form sich hier abspielen, von den spezifischen Entzündungen besonders die *Tuberkulose,* die *Syphilis* und die *Gonorrhoe.*

Von den *rheumatischen* sehen wir seltener die akute, öfter aber die *chronische Sehnenscheidenentzündung* im Bereich der Achillessehne. Meist sind auch andere Sehnenscheiden und Schleimbeutel ergriffen. Und es bestehen auch Schwellungen einzelner Gelenke. Leichte Temperaturerhöhungen können das Krankheitsbild begleiten. Die Schwellungen sind knoten- oder wulstartig. Wir sehen sie z. B. nebeneinander an den Sehnenscheiden hinter innerem und äußerem Knöchel und im Bereich der Achillessehne. Mitunter, aber nicht immer, ist auch eine Beteiligung des Herzens festzustellen. Auch nach früher durchgemachtem Gelenkrheumatismus können ähnliche Erscheinungen später auftreten. Als eine besondere Form haben die Kinderärzte den Rheumatismus nodosus beobachtet, mit multiplen Knötchen an der Achillessehne, in der Umgebung der Gelenke nach oder zugleich mit leichter Erkrankung und Schwellung derselben, mit geringen Temperaturen, oft mit Herzbeteiligung.

Am häufigsten habe ich jene chronischen, sich über lange Zeit, Monate, ja Jahre hinziehenden schmerzhaften *Schwellungen im Bereich der Achillessehne*, der *Schleimbeutel* unter und hinter dem Fersenbein gesehen, die mit einer *ossifizierenden Periostitis* an der Unter- und Hinterfläche des Fersenbeins regelmäßig verbunden waren. Sprunggelenk und die übrigen Fußwurzelgelenke waren regelmäßig frei. Die Steh- und Gehfähigkeit war durch die Schmerzen außerordentlich beschränkt. Die Kranken gehen steif, unelastisch, sie vermeiden die Abwicklung, weil der Schmerz offenbar durch Zug der Muskeln (Wadenmuskel und Sohlenmuskeln) an den periostitischen Wucherungen noch stärkere Schmerzen verursacht als die Belastung beim Stehen. Als Ursache habe ich meist in solchen Fällen latente Infektherde in Mandeln, Zähnen usw. nachweisen können, nach deren Entfernung die subjektiven Beschwerden vor allem beim Gehen und die Weichteilschwellungen zurückgingen. Meist sah ich diese Erkrankung symmetrisch, mit Vorliebe im jugendlichen Alter, Ende des 2. und im 3. Jahrzehnt. Einige Beobachtungen waren von besonderem Interesse:

Ein 15jähriges Mädchen klagt seit $1^1/_2$ Jahren über zunehmende Schmerzen in der linken Fersengegend, Innenseite, und wurde verschiedentlich mit längerer Bettruhe, Heißluft, Pyramidon behandelt. Die Blutkörperchensenkungsgeschwindigkeit soll immer beschleunigt gewesen sein. Die Gegend um den linken inneren Knöchel war leicht geschwollen, etwas druckschmerzhaft, die linke Ferse dagegen an der Innenseite unten und seitlich stark druckempfindlich. Auch bei Aufbiegung des 1. Strahls und gleichzeitiger Dorsalflexion der Großzehe wird an der gleichen Stelle an der Ferse ein Schmerz angegeben, offenbar infolge des Zuges der Plantaraponeurose bzw. der kurzen Fußmuskeln. Am rechten Fuße keine Beschwerden. Röntgenbefund: Rechts am vorderen unteren Ende des Fersenbeins kleine halbmondförmige Aufhellung und Strukturveränderung. Am linken Fersenbein dagegen ist die Gegend des Ansatzes der Plantarmuskeln stark verbreitert, zackig, von wolkiger und gelockerter Begrenzung. An der Basis dieser Knochenzacke ist die Knochenstruktur verdichtet (Abb. 240). Temperatur normal. Blutsenkung nach WESTERGREN: 45:85. Harn- und Blutbefund normal. Zahnklinik: keine dentale Herdinfektion. Nasen-Halsklinik: Nebenhöhlenkatarrh, chronische Tonsillitis, eventuell später Tonsillektomie. Die Behandlung (Bettruhe, Diathermie, Paraffinpackungen, Injektionen von Anästhesulf) besserten die Beschwerden wesentlich. Beim Belasten des Fußes nach 3 Wochen Bettruhe traten aber wieder Fersenschmerzen auf. Deshalb jetzt Ledercelluloideinlage nach Gipsabguß mit genauer Hohllegung der druckempfindlichen Stelle am Fersenbein. Bei dem Fall ist wohl eine infektiöse Ursache anzunehmen (beschleunigte Senkung, Tonsillenbefund). Zudem sieht man solche wolkigen, unscharf begrenzten Wucherungen am Fersenbeinsporn nur bei infektiösen Prozessen. Die Anamnese ergab nun, daß der 20jährige *Bruder* und der *Vater ebenfalls an Fersenschmerzen* leiden. Das Röntgenbild des Bruders zeigt ebenfalls an der Unterfläche des linken Fersenbeins eine stärkere wolkige Wucherung. Das rechte Fersenbein war normal, die Gehbeschwerden waren erheblich. Das Röntgenbild der rechten Ferse des Vaters zeigt einen stark ausgebildeten pyramidenförmigen Fersensporn an der Unterfläche, scharf begrenzt und einen nadelförmigen spitzen Sporn an der Hinterfläche, nach oben gerichtet. Zeichen einer Entzündung bestanden nicht. Die Gehbeschwerden seien früher erheblich gewesen, hätten aber nachgelassen.

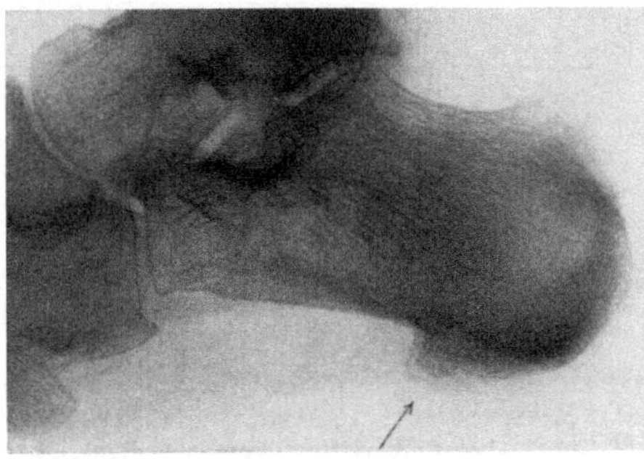

Abb. 240. Fersensporn mit periostitischer Wucherung bei 15jährigem Mädchen. (Eigene Beobachtung.)

Ich bin der Meinung, daß hier ein familiäres Vorkommen des Fersensporns im Sinne einer Skeletvariation anzunehmen ist, daß beim Vater die gewöhnlichen Belastungsschmerzen an demselben bestehen, daß aber bei beiden Kindern die wolkig unscharfe Begrenzung an dem Sporn neben den anderen klinischen Erscheinungen als infektiösen Ursprungs im Sinne einer wuchernden ossifizierenden Periostitis anzusehen ist.

Solche *Wucherungen* können aber außer an der Unterfläche des Fersenbeins *auch an seiner oberen hinteren Ecke* entstehen.

Abb. 241 zeigt das rechte Fersenbein eines 28jährigen jungen Mannes, der mit 16 Jahren im Anschluß an Ruhr „rheumatische" Schwellungen beider Kniegelenke gehabt hat und der seit 3 Jahren sehr heftige Schmerzen an beiden Fersen klagt, die durch nichts zu beeinflussen waren. Auch die Tonsillen wurden entfernt. Während das linke Fersenbein einen stark entwickelten Fersensporn mit glatter Begrenzung zeigte, war rechts außer einem großen unteren Fersensporn von nicht ganz scharfer Begrenzung und einem kleineren etwas weiter nach vorn eine zackige unregelmäßige knöcherne Wucherung von wolkig unscharfem Umriß an der oberen hinteren Ecke des Fersenbeins vorhanden. Hier bestand auch eine äußerliche Schwellung am Fuße und starke Schmerzhaftigkeit. Ich meißelte diese zackige Wucherung ab wie bei der

Operation der Haglundfersen und erzielte eine volle Beseitigung dieser Beschwerden (Abb. 242). Die Wucherungen an der Auftrittfläche des Fersenbeins zu entfernen hatte ich Bedenken, weil bei den infektiös entzündlichen Fersenspornen die Operation auch nach den Beobachtungen anderer (MAU) nicht immer erfolgreich ist und die

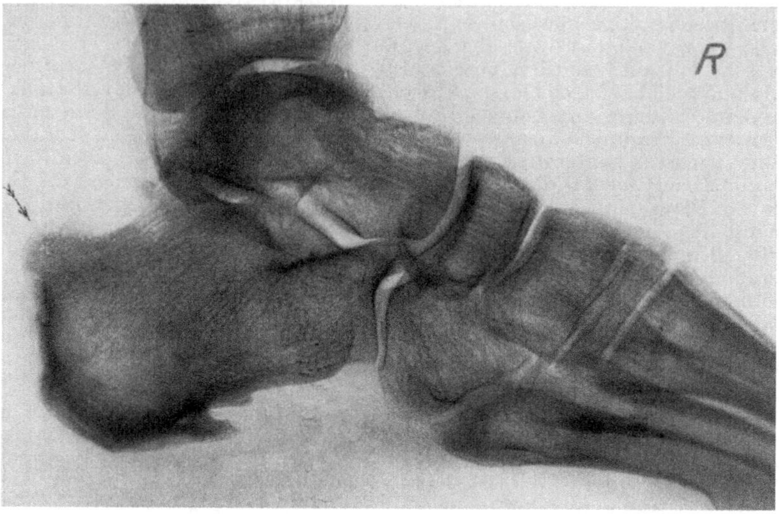

Abb. 241. Ossifizierende Periostitis am oberen Rande des Proc. post. des Fersenbeins auf infektiöser Grundlage (Wucherungen ➳). Außerdem zwei glatt begrenzte Spornbildungen an der Unterfläche. Die Gelenke sind frei. 28jähriger Mann.

Belastungsfähigkeit des Fersenbeins für lange Zeit sehr erheblich gestört bleibt. Bei der operativen Entfernung der Wucherungen am oberen Ende in diesem Falle fand ich einen entzündlich veränderten, verdickten, injizierten Schleimbeutel und starke strangartige Verwachsungen zwischen der Achillessehne und der oberen Kante des

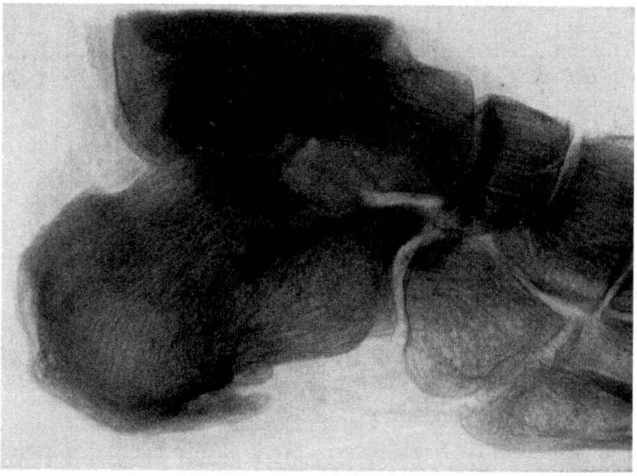

Abb. 242. Derselbe, ½ Jahr nach operativer Entfernung der Wucherungen am hinteren oberen Ferseneck. Die Schmerzen daselbst sind beseitigt.

Calcaneus. Diese war von grauweißer Farbe und rauh. Sie wurde abgeschlagen, der Knochen abgerundet, geglättet und ein gestielter Fettlappen aus der Umgebung zwischen wunder Knochenfläche und Achillessehne zur Vermeidung von Verwachsungen gelegt. Die Untersuchung des Operationspräparates (GÜNTZ) ergab: Bei makroskopischer Betrachtung des abgeschlagenen Knochenstücks zeigte sich an der oberen Begrenzung ein grauweißer knorpelähnlicher Belag, die Oberfläche war höckerig, nach vorn oben hakenartig überstehend. In der Mitte fand sich gelbliches Fettmark, an den Seiten rötliches hyperämisiertes fibröses Mark. Mikroskopisch war der Knochen an sich normal gebaut, Fettmark enthaltend und am Rand fibröses Mark. Der Knochen zeigte an den Rändern stellenweise übermäßige Wucherung mit periostaler Zellvermehrung, vielleicht durch den Reiz eines krankhaften Prozesses. Der Schleimbeutel bot die Zeichen der Entzündung mit Rundzellenanhäufung in der Wand und perivaskulär. Das Ganze erschien als eine unspezifische Entzündung des Schleimbeutels mit wahrscheinlich sekundärer unregelmäßiger Knochenwucherung. Als nach der Operation die Beschwerden an der operierten Stelle zwar verschwanden, an der Unterfläche der Ferse aber weiter bestanden und zeitweise erhebliche Schwellungszustände im Bereich der Sehnenscheiden hinter den Knöcheln und der Sprunggelenkkapsel auftraten, drängte ich auf Beseitigung der vier retinierten Weisheitszähne, die nach der Röntgenuntersuchung der Zahnklinik nicht mehr von einer ganzen Knochenschale umschlossen waren. Klinisch fand sich entsprechend im Unterkiefer hinter den zwei Molaren eine Verbindung des pericoronaren Hohlraumes mit der Mundhöhle. Da man erfahrungsgemäß mit einer Infektion der pericoronaren Hohlräume rechnen muß, empfahl die Klinik, die ohnedies schräg liegenden Zähne freizulegen und zu entfernen. Dies geschah, und man fand außer der Verbindung mit dem pericoronaren Hohlraum an allen vier Zähnen trübe Flüssigkeit, zum Teil auch Eiter. Ein unmittelbarer Einfluß auf die Fußbeschwerden war zwar nicht zu bemerken, aber im Laufe einiger Monate besserten sich doch diese Schmerzen ganz merklich, so daß ich zu der Überzeugung kam, daß in diesen retinierten Zähnen die Infektionsquelle gefunden wurde.

Abb. 243 zeigt eine andere Form eines krankhaften Prozesses am oberen Fersenbeinabschnitt. Es ist hier eine muldenförmige und dabei zackige Aussparung an dieser Stelle zu sehen. Der jetzt 21jährige Mann hat früher öfters Halsentzündungen durchgemacht und danach Gelenkschmerzen bekommen. 1927 schwoll ihm am Tage nach längerem Tennisspielen die rechte Ferse unter Schmerzen an. Im Knie trat ein leichter Erguß ein, der bald wieder zurückging. Bald erkrankte auch die linke Ferse in gleicher Weise. Er erkrankte auch an einer tuberkulösen Iritis, die unter Tuberkulinbehandlung heilte. 1929 wurden die Tonsillen entfernt. An beiden Fersen bestanden am Ansatz der Achillessehne druckschmerzhafte Schwellungen. Mit Heftpflasterverbänden besserten sich die Gehbeschwerden und die Schwellung zeitweilig, kehrten aber nach Fortlassen der Verbände wieder zurück. Nach etwa 1jähriger Beobachtung entschloß ich mich zur operativen Freilegung der Schwellung an den beiden Fersen am 2. Mai 1932, indem ich von einem bogenförmigen Schnitt an der Innenseite des Ansatzes der Achillessehne einging. Nach Beiseiteziehen der Sehne erscheint die unregelmäßig gestaltete höckerige Oberfläche des oberen Endes des Fersenbeins. Teils liegt der Knochen frei zu Tage, teils ist er mit Knorpel bedeckt. Erweichungsprozesse oder Zeichen einer frischen Entzündung sind nicht vorhanden. Die höckerige Begrenzung des Fersenbeins am oberen Ende und an der Innenseite wird abgemeißelt und geglättet, die freigelegte Spongiosa sieht normal aus. Ein Schleimbeutel wird nicht gefunden. Rechts wie links erscheint der gleiche äußere Befund. Die Heilung erfolgte normal. Die Beschwerden verschwanden allmählich, Schwellungen traten nicht mehr auf. Die histologische Untersuchung der entfernten Gewebsstücke ergab mäßige Knochenwucherung an der Außenseite und fibröses Mark im Innern. Die Gefäße waren teilweise verdickt. Das Ganze war als chronischer Reizzustand anzusprechen, ohne Anhalt für eine bestimmte Art von Entzündung.

Ein weiterer Fall, der im Röntgenbilde und in den klinischen Erscheinungen ähnlich war, betraf einen 23jährigen Mann, der im Oktober 1930 eine Go-Infektion durchmachte, an die sich nach 4 Wochen Schmerzen und Schwellung in beiden Knien und dann auch an den Fersen anschloß. Während die Kniebeschwerden sich unter Bettruhe und Gonargininjektionen besserten, blieben die Fersenschmerzen trotz Diathermie, Heißluft usw. bestehen. Im Januar 1932 wurden die Schleimbeutel an der Achillessehne anderwärts ohne Erfolg entfernt. Es trat auch noch einmal im rechten Knie ein Erguß ohne Schmerzen auf. Behandlung desselben mit Punktionen, Heißluft und intraglutäalen Schwefelinjektionen waren erfolglos. Bei der Aufnahme am 11. März 1933 bestand im rechten Knie ein Erguß, die Fersen waren druckschmerzhaft am oberen Ende und erschienen verbreitert. Das Röntgenbild zeigte zackige Gestaltung des oberen Fersenbeinendes und darunter eine Art Aussparung. Am 13. März 1933 wurde die operative Entfernung der zackigen Wucherungen von einem lateralen Schnitt aus beiderseits vorgenommen. Das derbe Unterhautzellgewebe ließ sich nur schwer vom Knochen abziehen (frühere Operation). Der Knochen war grobhöckerig mit mächtigen Exostosen, die abgeschlagen werden. Der Knieerguß

(30 cm) wurde punktiert. Gonokokken wurden nicht nachgewiesen, auch andere Keime nicht gefunden. 5 Wochen Gipsverband, dann Aufstehen mit Pflasterverbänden und Einlagen. Bei der Entlassung am 5. Mai 1933 in ambulante Behandlung war der Knieerguß nicht wiedergekehrt und die rechte Ferse völlig beschwerdefrei, an der linken bestand noch eine geringe etwas druckschmerzhafte Schwellung.

Die Gewebsuntersuchung zeigte makroskopisch die grobhöckerige Oberfläche des Fersenbeins mit wulstigen Exostosen, mikroskopisch das Bild unregelmäßiger

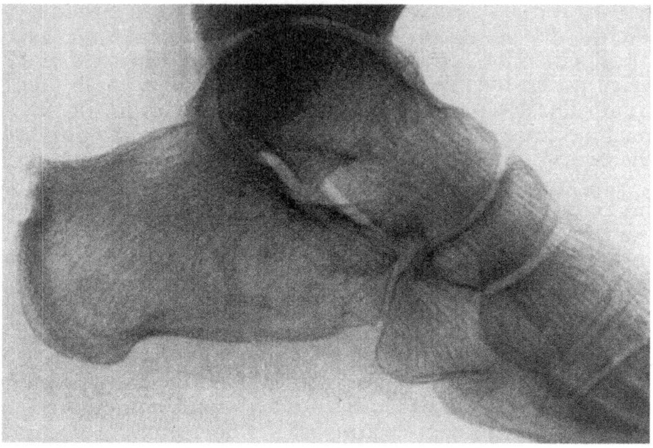

a

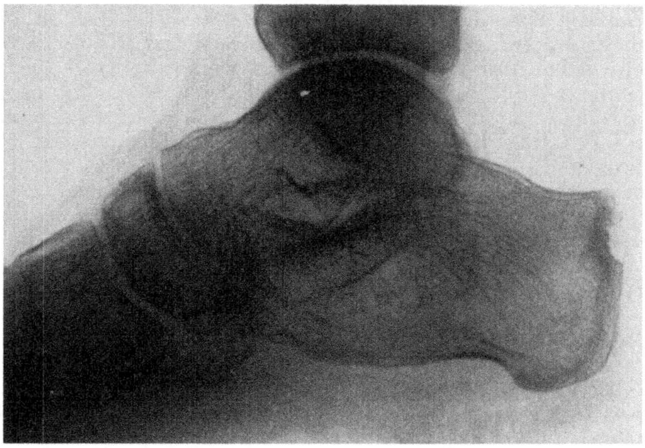

b

Abb. 243. Ossificierende Periostitis an beiden Fersenbeinen mit Defektbildung am Knochen.

Knochenwucherung mit Osteoblastensäumen, fibrösem Mark in den neugebildeten Knochenteilen und vermehrtem Zellreichtum an einzelnen Stellen des periostalen und Markgewebes und Hyperämie, offenbar Reizwirkung. Ob ein infektiöser oder nur ein mechanischer Reizprozeß vorgelegen hatte, ließ sich nicht entscheiden.

In der Literatur findet sich, soweit ich feststellen konnte, nur eine Beobachtung 3 ähnlicher Fälle von Jaroschy, von denen sein erster den beiden eben von mir beschriebenen Fällen besonders ähnlich sieht. Bei einem 20jährigen Mann traten vor 2 Jahren Fersenschmerzen an der Unterfläche der Ferse beim Gehen mit Anschwellung der Kniegelenke auf. Während 3monatlicher Bettruhe kamen auch

Schmerzen am Ansatz der Achillessehnen mit prallelastischer Schwellung hinzu, die die Bewegungen der Füße hinderten. Die Röntgenbilder zeigten beiderseits einen ähnlichen *muldenförmigen Defekt* mit unregelmäßig ausgefranstem Grunde am oberen Teil der Hinterfläche des Fersenbeins, an der Unterfläche desselben leichte periostitische Auflagerungen. Bei der Operation fand sich vor der Achillessehne der oberen Ecke des Tuber calcanei aufsitzend eine wallnußgroße, ziemlich derbe, gallertartige, leicht auslösbare Geschwulst und darunter eine arrodierte Knochenpartie, die geglättet wurde. Der histologische Befund zeigte entzündliche, nicht spezifische Veränderungen des Schleimbeutels und einen Knochenprozeß, der als „Osteomyelitis fibrosa" bezeichnet wird auf Grund „nichtspezifischer Entzündung". JAROSCHY nimmt an, daß bei einer polyartikulären rheumatischen Gelenkerkrankung die Bursa achillea beteiligt war und eine Druckusur durch den entzündlich geschwollenen Schleimbeutel bzw. das Bindegewebe am Ansatz der Achillessehne verursacht hat, während die Entzündung auch auf den Knochen übergriff.

Der 2. Fall JAROSCHYs betraf ein 33jähriges Dienstmädchen, das vor 15 Jahren ½ Jahr lang Gelenkrheumatismus hatte, vor 1 Jahr Schmerzen am rechten Großzehengrundgelenk bekam und sich vor 6 Monaten eine stumpfe Verletzung der linken Ferse zuzog, wonach dort dauernd Schmerzen und Schwellung zurückblieben. Das obere Ende des Tuber calcanei links sprang mächtig verdickt nach hinten und außen seitlich vor, die Furchen neben der Achillessehne waren ausgefüllt. Die Dorsalflexion des Fußes durch die Anspannung der Achillessehne sehr schmerzhaft. Rechts fand sich ein stark entwickeltes Tuber calcanei, aber nicht höckerig und nicht schmerzhaft. Das Röntgenbild zeigte links das Bild eines haselnußgroßen Herdes am Tuber, aus mehreren kleinen zystischen Kammern bestehend und eine reaktive Verdichtung des umgebenden Knochens ohne Atrophie. Plötzlich trat nun eine schmerzhafte Schwellung des linken Großzehengrundgelenks mit Rötung der Haut wie beim akuten Gichtanfall auf, die nach 2 Tagen abklang. Kein Röntgenbefund hier. Bei der Operation der linken Ferse fand sich ein Schleimbeutel zwischen Sehne und Haut, die Achillessehne war an ihrer ventralen Fläche stellenweise durch fibröses Gewebe fixiert, nach deren Lösung der Tuber mehrere rundliche *Destruktionsherde* zeigte. Beim Entfernen derselben war die Meißelfläche des Knochens sklerotisch. Heilung nach 3½ Wochen. Histologisch fand sich Fibrose des Marks, stellenweise chronisch entzündliche Gefäßneubildung nicht spezifischen Charakters, chronisch entzündliche Infiltration der Weichteile und chronische nicht spezifische Ostitis.

Der 3. Fall einer 45jährigen Näherin mit Fersenschmerzen unten und oben und Schwellung wie bei Bursitis achillea, zeigte im Röntgenbild nur ein stark entwickeltes Tuber calcanei mit zugeschärftem oberen Rand und hier einigen kalkdichten Schatten. Da die Operation abgelehnt wurde, konnte die Natur der Veränderungen nicht weiter geklärt werden.

Wegen der verhältnismäßigen Seltenheit dieser Fälle und ihrer noch nicht befriedigend erklärten Entstehung und ihres Wesens habe ich die Beobachtungen zur Anregung weiterer Forschung ausführlich wiedergegeben. Aus diesen Krankengeschichten scheint mir hervorzugehen, daß wir es oft nicht eigentlich mit spezifischen Entzündungen durch besondere Bakterien wie Gonokokken usw. zu tun haben, sondern daß es beim Vorhandensein irgend einer Infektquelle (Tonsillen, Zähne, Prostata usw.) ebenso wie zu Gelenkschwellungen zu nicht spezifischen entzündlichen Reizzuständen an der Bursa achillea, dem paratendinösen Gewebe, ja schließlich am benachbarten Knochen kommen kann. Infolge dieser Reizung entwickelt sich eine ossifizierende Periostitis, mitunter scheint auch durch den Druck des prall gefüllten Schleimbeutels sekundär eine muldenförmige

Eindellung, eine Druckusur zu entstehen. Daß gerade die Ferse und an ihr die Stelle des Ansatzes der Achillessehne ebenso wie der Ansatz der kurzen Fußmuskeln an der Unterfläche des Fersenbeins besonders zur Entwicklung solcher entzündlichen Reizzustände neigen, hängt wohl mit der an sich schon erheblichen und dauernden funktionellen Beanspruchung dieser Stellen und vielleicht auch damit zusammen, daß die hintere obere Ecke der Ferse beim Gehen vielfach einem ständigen Druck durch den Schuh ausgesetzt ist. Druck und Zug sind offenbar die diese krankhafte Knochenproduktion fördernden Faktoren. Daß die operative Behandlung erfolgreich ist, wenn sie sich nicht auf die Entfernung des Schleimbeutels beschränkt, sondern durch Wegnahme der zackigen Knochenwucherungen und Glättung der Knochenecke günstigere mechanische Verhältnisse schafft, zeigen die verschiedenen Beobachtungen. Daß außerdem nach der Infektquelle gesucht werden muß, versteht sich von selbst.

d) Spezifische Entzündungen.

Neben den rheumatischen und sogenannten unspezifischen Entzündungen, die nur deshalb so genannt werden, weil der spezifische Erreger noch nicht bekannt ist, kennen wir die eigentlichen *spezifischen*, Tuberkulose, Syphilis und Gonorrhoe.

Die *tuberkulösen* Erkrankungen der Sehnenscheiden, von GARRÉ in Reiskörperchenhygrom, Fungus und kalten Absceß eingeteilt, können auch im Bereich der Ferse isoliert vorkommen, oft sind sie mit einem Fungus des Sprung- oder der übrigen Wurzelgelenke verbunden. Am häufigsten scheint die Peronealsehnenscheide befallen, nach ihr die des Extensor digitorum communis. Sie können auch die Schleimbeutel befallen, in denen sich ebenfalls Reiskörperchen finden.

Die *luetischen* Formen sind sehr selten. SCHIRREN hat 1903 eine syphilitisch bedingte Achillodynie beschrieben, FINGER 1912 ein Gumma in der Planta pedis, 34 Jahre nach der Infektion. Sie müssen aus der allgemeinen Diagnose der Lues heraus erkannt und entsprechend behandelt werden.

Auch die *gonorrhoischen* Formen sind nicht allzu häufig, sie treten metastatisch auf, und zwar oft gleichzeitig mit einer Erkrankung des zugehörigen Gelenks. Es zeigen sich schmerzhafte, druckempfindliche Schwellungen der Sehnenscheiden mit Ödem des subcutanen Zellgewebes und bisweilen roter Hautverfärbung. Am Fuße hat man außer an den Sehnenscheiden der Strecker und zwar besonders des M. extensor hallucis longus häufiger Erkrankung der Sehnenscheide des M. tibialis posticus hinter dem inneren Knöchel gesehen. Bei einem Fall von JAKOBI und GOLDMANN, der operiert wurde, fanden sich in dem gelblichen, dickflüssigen Eiter Gonokokken. Die Entzündung kann von der Sehnenscheide aus auch benachbarte Schleimbeutel ergreifen. Bekannt ist die Entzündung der Bursa subcutanea calcanei (RHONA), ferner die Erkrankung der bei der Achillodynie schon genannten Schleimbeutel (NOBL). FOURNIER und JAUQUET sprachen vom „Pied blénnorrhagique“ und dachten an eine Erkrankung der Sehnenansätze am Calcaneus, während NASSE mehr an einen Sitz im Schleimbeutel denkt. NEIDECK aus F. SCHEDES Klinik hat sich weniger mit den akuten Fällen, sondern mehr mit den chronischen Formen beschäftigt, die neben einer Bursitis achillea profunda mit einer mehr oder weniger scharf konturierten Rarefikation des Calcaneus und periostitischen Veränderungen einhergehen, im Bilde ähnlich denen, die wir oben unter den „unspezifischen“ und „rheumatischen“ Formen beschrieben haben.

e) Behandlung.

Die *Behandlung* der akuten und chronischen nichtspezifischen Tendinitis, Paratendinitis und Tendovaginitis besteht zunächst in einer möglichst exakten

Ruhigstellung der Sehne, ihrem Schutz vor Zerrung und stärkerem Zug beim Gehen. Hierzu eignet sich am besten der sachgemäß angelegte *Heftpflasterverband*, dessen Technik in einem besonderen Kapitel beschrieben ist. Er muß für Achillodynie anders angelegt werden wie für eine Erkrankung der Peroneal- und wieder anders für eine Erkrankung der M.-tibialis-posticus-Sehnenscheidenerkrankung. Während die Heftpflasterstreifen bei Achillodynie von der Rückseite des Unterschenkels über die Ferse bis zur Sohle laufen und mit queren Streifen gehalten werden und während hierbei der Fuß in leichter Spitzfußstellung zur Entspannung der Sehne steht, wird man bei Peronealsehnenscheidenerkrankung den Rückfuß in Valgusstellung bringen und die Zugrichtung der spiralig angelegten Streifen von medial nach lateral gehen lassen und bei Tibialis-posticus-Erkrankung umgekehrt den Rückfuß in Supination halten und durch den Zug der Streifen von lateral nach medial in dieser Stellung fixieren. Besteht ein Pes valgus, wird man eventuell eine Knickfußeinlage, besteht eine Neigung zum Umkippen nach der anderen Seite, eine Einlage mit Hebung des äußeren Fußrandes geben. Manchmal, aber durchaus nicht immer, sind Heißluftbäder und Massage bei diesen Formen wirksam. Oft verschlimmern sie die Beschwerden. Erst wenn die weit wichtigeren fixierenden Verbände nicht mehr nötig sind, kann man von der Massage einen beschränkten Gebrauch machen.

Von den spezifischen Erkrankungen der Sehnenscheiden werden die luetischen durch eine spezifische Allgemeinbehandlung beeinflußt, die tuberkulösen Hygrome am besten operativ ausgeräumt, die gonorrhoischen nur dann incidiert, wenn es sich um eine phlegmonöse Form handelt. Sonst wird man außer der oben empfohlenen lokal fixierenden Behandlung Gonargin oder ähnliche Mittel intravenös injizieren. NEIDECK gab an der Hand von 4 Fällen, von denen bei 3 Gonorrhoe in der Vorgeschichte nachzuweisen war, folgende lokale Behandlung an: Bettruhe, feuchte Wärme, Einspritzung von 1 pro Mille Rivanollösung mit Zusatz von ½%igem Novocain-Adrenalin. Da ein Tiefenantisepticum wie Rivanol gern ein schmerzhaftes Infiltrat macht, unterbricht er nach Setzung von Hautquaddeln zuerst mit 5 bis 8 ccm einer 2%igen Novocain-Adrenalin-Lösung den Nervus tibialis zu Unempfindlichmachung der Planta pedis und infiltriert sodann den Calcaneus von allen Seiten, ebenso den Schleimbeutel unter der Achillessehne mit der Rivanollösung. Danach läßt er den Patienten einige Schritte im Zimmer machen, um die Lösung gut zu verteilen und gibt dann strenge Bettruhe. Unter subfebrilem Temperaturanstieg steigern sich anfangs die Beschwerden etwas, um dann abzuklingen. Treten sie erneut auf, wiederholt man die Injektion bis zu 6- bis 8mal in mehrwöchigem Zeitraum. In einem Falle trat einige Tage nach der Injektion eine vermehrte Schwellung in der Achillessehnengrube mit Fluktuation auf. Die Punktion ergab eiweißreiches, geruchloses, fadenziehendes, bernsteinfarbiges Serum mit polymorphkernigen Leukocyten, Schleim und intracellularen Gonokokken.

Die rheumatischen und sonstigen unspezifischen Erkrankungen, welche nicht nur Sehne und Sehnenscheide, sondern auch die zugehörigen Schleimbeutel und den Knochen, das Fersenbein, zu befallen pflegen, d. h. den ganzen zusammengehörigen physiologischen Bewegungskomplex, verlangen eine lokale und eine allgemeine Behandlung. Lokal wird in den leichten Fällen die Pflasterverbandfixation nützen und eine die schmerzhafte Ferse hohllegende orthopädische Einlage nach Gipsabguß. Hierzu eignet sich am besten die LANGEsche Celluloidstahldraht- oder Walkledereinlage, die ich im Kapitel über die Einlage genauer beschrieben habe. Diese Technik ist noch viel zu wenig bekannt. Mit der getriebenen Metalleinlage lassen sich solche größeren druckempfindlichen Stellen nicht mit gleichem Erfolge freilegen.

Für die schwereren, schon länger bestehenden Fälle reicht diese lokale Behandlung nicht aus. Wenn schon deutliche periostitische Wucherungen mit Zackenbildung an der Rückseite oder Unterfläche des Fersenbeins entstanden sind, wenn es immer wieder zu schmerzhaften Schwellungen der Schleimbeutel kommt, hat sich die operative Entfernung dieser Schleimbeutel und Knochenzacken und die Herstellung glatter Knochenflächen bewährt, wie die oben mitgeteilten Krankengeschichten zeigen.

Außer diesen lokalen Maßnahmen ist in jedem Falle von entscheidender, weil dem Rückfall vorbeugender Wirkung die Auffindung des Infektherdes in Tonsillen, Nebenhöhlen, Zähnen, Gallenblase, Blinddarm, Urogenitalapparat und die Beseitigung dieser Infektionsquelle. Man begnüge sich nicht mit einer oberflächlichen Untersuchung etwa der Tonsillen oder der Zähne, sondern überlasse die Feststellung dem Facharzt; die Zähne müssen mit Röntgenstrahlen auf Granulome an den Wurzeln untersucht werden.

Zur Nachbehandlung sind außer hyperämisierenden Maßnahmen unter Umständen auch antitoxisch wirkende intramuskuläre Injektionen mit Elektrokollargol oder ähnlichen Mitteln notwendig.

f) Haglunds Exostose mit Bursitis Achillea.

Eine ganz andere Art von Beschwerden hat ihren Sitz mehr *an der Ansatzstelle der Achillessehne* am Processus posterior des Calcaneus. Wir erinnern uns, daß die Sehne nicht am oberen Ende des Calcaneus ansetzt, sondern breit, kappenförmig an der hinteren Fläche desselben herabzieht und erst am unteren Rande derselben, da wo sie rauh gestaltet ist, ihren eigentlichen Ansatz nimmt. Zwischen der oberen glatten Hinterfläche des Tuber calcanei und der Sehne liegt ein anscheinend nicht konstanter Schleimbeutel. Wir sehen bisweilen, und zwar besonders bei älteren Leuten und zwar Arthrotikern Zackenbildungen am Fersenbein ebenso wie an anderen Stellen des Skelets, die mit Schmerzzuständen in Verbindung zu bringen sind.

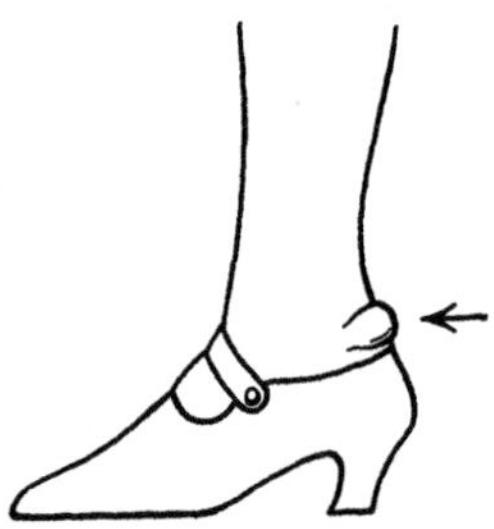

Abb. 244. Bursitis achillea. Die Geschwulst wird durch den oberen Rand der konvexen Fersenkappe förmlich herausgedrängt.

Hier interessiert uns zunächst ein anderes Krankheitsbild, das meines Wissens zuerst von Haglund richtig gedeutet wurde. Es scheint selbst in Fachkreisen noch nicht genügend bekannt zu sein. Wir sehen gar nicht selten, vor allem im kindlichen und jugendlichen Alter, mitunter auch später, eine geschwulstartige Verdickung in der Gegend des oberen Pols des Tuber calcanei, über dem die Haut gerötet zu sein pflegt und die sowohl beim Gehen als auch auf Druck schmerzt. Der Hauptteil der Verdickung ist zwar etwas lateral von der Achillessehne an dieser Stelle zu sehen, aber die Schwellung betrifft im übrigen die ganze Gegend, sie tritt vor allem auch nach hinten hervor. Bei Betastung fühlt sich die Verdickung knochenhart an, eine Fluktuation besteht nicht. Der Zustand ist als *Bursitis achillea* bezeichnet und in hartnäckigen Fällen mit Exstirpation des Schleimbeutels, wenn auch oft ohne dauernden Erfolg, behandelt worden. Bei diesem Schleimbeutel handelt es sich nun nicht um den oben erwähnten zwischen der Hinterwand des Processus posterior calcanei und der Achillessehne gelegenen, sondern um einen weiter oben an der Stelle, wo die hintere obere Ecke des Fersenbeins und die Achillessehne einander berühren, die Bursa achillea. Eine sehr einleuchtende Erklärung, warum gerade dieser obere Schleimbeutel nicht so selten zu entzündlicher Schwellung neigt, hat HAGLUND gegeben. Er ging von der Beobachtung der Formvariationen des Fersenbeins aus und insbesondere von den Verschiedenheiten seiner oberen hinteren Ecke, wie sie im seitlichen Röntgenbild erscheint. Diese Begrenzung des Fersenbeins schwankt in ihrer

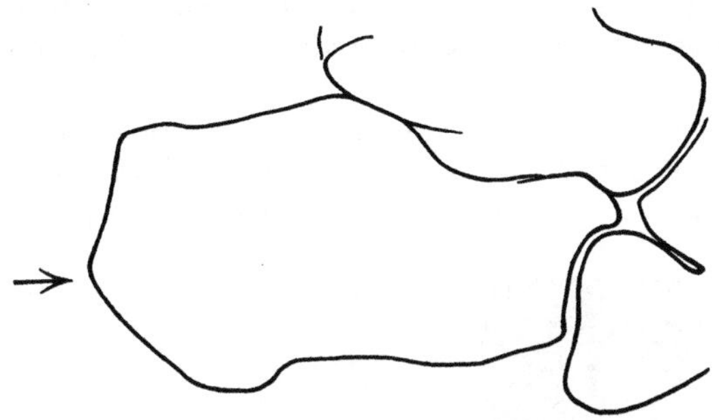

Abb. 245. Buckelbildung an der hinteren Fläche des Calcaneus.

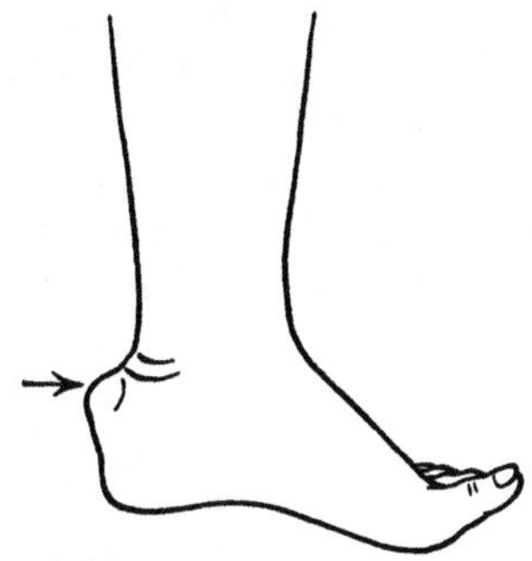

Abb. 246. Bursitis achillea, bzw. subachillea bei Buckelform der hinteren Calcaneusfläche.

Form zwischen einem abgerundeten stumpfen bis zu einem sehr zugespitzten in einer Zacke endigenden Winkel. Zwischen diesen Formen findet man die verschiedensten Übergänge.

HAGLUND nimmt nun an, und ich möchte seine Auffassung an Hand vieler Operationsbefunde bestätigen, daß die spitz- und scharfkantig zulaufende Form der oberen Ecke des Fersenbeins solcher Fälle in einen Konflikt mit der harten Fersenkappe des Schuhes gerät. Diese Kappe übt vor allem mit dem quer verlaufenden Rande beim Halbschuh einen Druck von hinten her in der Richtung gegen das Fersenbein aus und belästigt hierbei die zwischen dem Fersenbein und der Kappe gelegene Achillessehne. Besonders geschieht dies beim Gehen, wo ein ständiges Scheuern und Wetzen stattfindet. Auch spielt dabei die jeweilige Form der Fersenkappe eine Rolle, worauf auch SAXL hingewiesen hat, der mit Recht von einer Inkongruenz zwischen Fersen- und Schuhkontur spricht. Er sieht in einer zu starken Schweifung der Fersenkappe, einer zu stark konvex geschwungenen Form derselben die Ursache der Beschwerden, die besonders dann zur Erscheinung kommen, wenn die Fersenbeinform eine vom gewöhnlichen Typus abweichende Variation aufweist. Hierbei zeigt er außer der von HAGLUND beobachteten oben beschriebenen Form des spitzen Winkels an der oberen Fersenbeinbegrenzung auch noch andere Formbilder, die unter Umständen, aber nicht so häufig, zu ähnlichen Beschwerden Anlaß geben können. Er weist auf die Fersenbeine hin, deren hintere Begrenzung einen nach hinten konvex gerichteten vorstehenden Buckel hat (Abb. 245 und 246). Dieser findet ja meist in der konvexen Fersenkappe seinen Platz, kann aber auch einmal mit dem

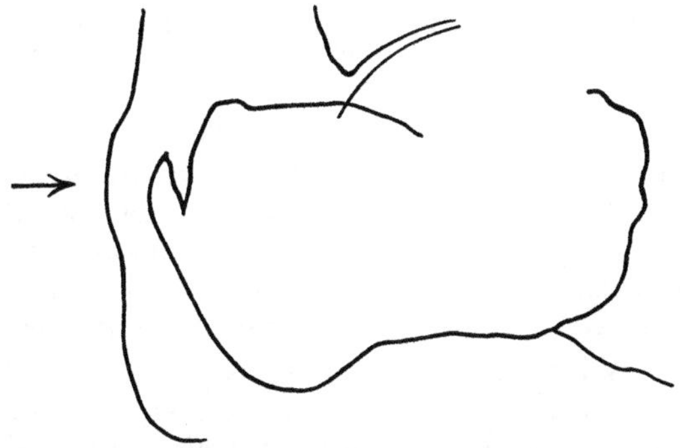

Abb. 247. Nach oben gerichteter Sporn am Fersenbein. Der eingezeichnete Weichteilumriß zeigt deren Schwellung. (PFEIL.)

Schuh in Konflikt kommen. Oder es kann der an der Rückseite des Calcaneus, namentlich bei älteren Leuten und besonders Arthrotikern, öfters vorkommende *mit der Spitze nach oben gerichtete Sporn* Schuhdruck erfahren (Abb. 247). SAXL will auch eine ossifizierende Periostitis an der hinteren Fersenbeinfläche infolge Schuhdrucks gesehen haben. Bei ähnlichen Fällen meiner Beobachtung waren die periostitischen Wucherungen primär vorhanden und arthrotischen Ursprungs, durch Zug der Achillessehne ausgelöst, und erst sekundär wirkte der Schuhdruck störend.

Was die *Behandlung* betrifft, so kann man konservativ und operativ vorgehen. Zu den ersteren Maßnahmen gehört hauptsächlich ein individuell angemessener Schuh, der auf die gegebene Fersenform Rücksicht nimmt. Ältere

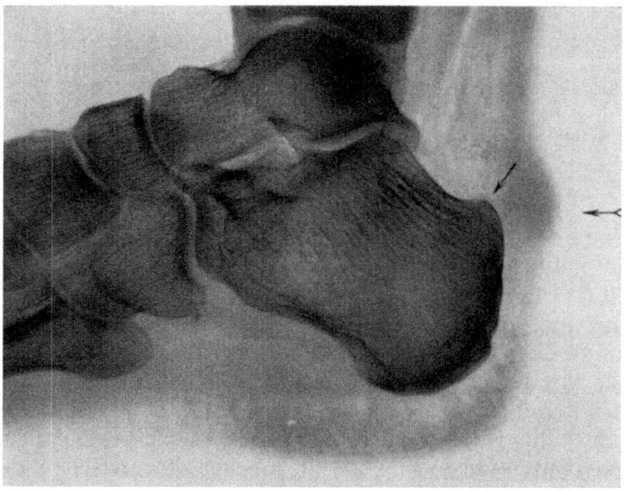

Abb. 248. HAGLUND-Fersenbein, spitze Form des oberen Randes (←). Der Weichteilumriß zeigt die äußere Geschwulst (←). Vor der Operation.

Schuhe kann man durch Einfügen von zwei dicken Wildleder- oder Filzstreifen in die Fersenkappe, welche die Stelle des oberen Endes des Fersenbeins mit der Geschwulst hohllegen, so richten, daß die Beschwerden zurückgehen. Auch kann man mit SAXL die Fersenkappe ausweiten durch Auftrennen der Rücknaht und Einfügen eines weichen Lederstücks. Der Absatz soll nicht zu hoch sein, weil er das Einschneiden des oberen Fersenkappenrandes vermehrt.

Will man das Übel ganz beseitigen, so bleibt nichts übrig, als die obere spitze Ecke des Fersenbeins abzutragen und rund zu gestalten. HAGLUND, der dies zuerst ausführte, weist darauf hin, daß er niemals eine Exostose fand, auf welche der knochenharte Palpationsbefund hinzudeuten schien, sondern nur den scharfen oberen Rand des Fersenbeins, der im Profilröntgenbild als Spitze imponierte. Ich habe die Operation oft mit gutem und dauerndem Erfolg ausgeführt, so daß die Patienten später wieder jede Art Schuh tragen konnten. Bei Bauchlage des Patienten lege ich den oberen Fersenbeinrand von einem nach vorn leicht konvexen Schnitt auf der Außenseite frei, hebe die Achillessehne mit dem Elevatorium vom Calcaneus ab und schlage bei starker Plantarflexion mit einem flachen Hohlmeißel die obere Ecke mit einem Schlage ab, glätte die Ränder mit der Glättezange, was sehr wichtig erscheint zur Vermeidung späterer störender Zackenbildungen, und lege für 14 Tage zur Ruhigstellung einen Gipsverband an. Der kleine Eingriff wird in Lokalanästhesie gemacht (Abb. 248, 249). Nach 14 Tagen gebe ich noch einen Heftpflasterschutzverband nach GIBNEY für weitere 2 bis 3 Wochen. Eine besondere Nachbehandlung ist kaum erforderlich. Mitunter habe ich einen stärker verdickten Schleimbeutel, einmal reiskornartige Fibringerinnsel in demselben gefunden. RÖSSLER aus ALBERTS Klinik sah auch Zottenbildung in dem Schleimbeutel als Zeichen wiederholter Entzündungen. ALBERT hat bekanntlich schon 1893 auf diese durch Schleimbeutelentzündung bedingte Form der Achillodynie aufmerksam gemacht. Die Entfernung der Bursa achillea allein ohne Glättung des Fersenbeinrandes ist nur ein palliativer zweckloser Eingriff. Nach demselben sah ich in einem Falle eine Wiederholung der schmerzhaften Schwellung. Verursachen spitze, nach oben gerichtete Zacken wie in Abb. 247 dauernde Beschwerden, so kann man sie entfernen. Ich bin von einem bogenförmigen, leicht seitlich angelegten Schnitt eingegangen, habe den Ansatz der Achillessehne in der Medianlinie

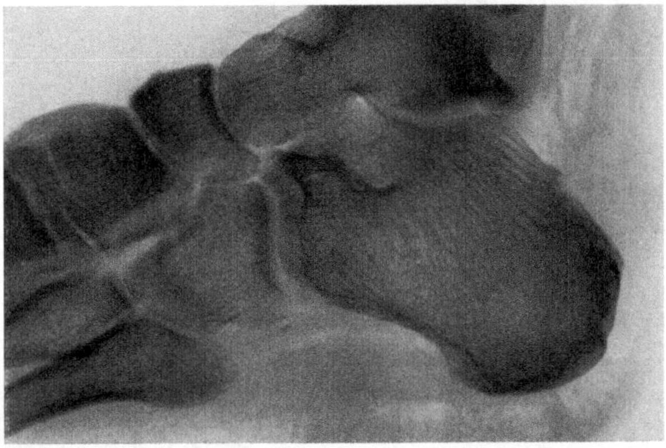

Abb. 249. Derselbe Fall nach der Operation. Die obere Begrenzung des Fersenbeins ist abgerundet.

gespalten und die breite Zacke, die nur im Röntgenseitenbild spitz erschien, abgeschlagen. 3 Wochen Gipsfixierung in leichter Spitzfußstellung scheinen mir danach notwendig.

19. Der schlecht geheilte Fersenbeinbruch.

Von ähnlich schweren Folgen für die Gehfähigkeit wie die schlecht geheilten Brüche im Sprunggelenk sind die deform geheilten Brüche des Fersenbeins, die oft nicht erkannt, deshalb nicht eingerichtet oder wenn, dann ungenügend reponiert werden. Sie stören meist die ganze Konstruktion des Fußes empfindlich und verursachen dadurch starke Schmerzen. Eine Nachprüfung der Spätresultate dieser Brüche aus der chirurgischen Universitätsklinik Zürich durch WERNER über 50 Fälle verschiedener Formen und Grade dieses Bruches ergab, daß bei 25 Patienten „das typische Bild der alten Calcaneusfraktur besteht, das bei einem erheblichen Teil der Fälle auf Pes planovalgus zurückzuführen ist, der entweder direkt beim Trauma oder später beim Wiederbelasten entsteht. Eine weitere Spätfolge ist die Arthritis deformans, welche in 28% der Fälle gefunden wurde".

Die Verhütung des *traumatischen Plattfußes* ist die Aufgabe der Behandlung des frischen Fersenbeinbruches, deren Grundsätze in eindringlichster Weise BÖHLER in seinem Frakturenbuche verkündet hat. Auf sie will ich hier nicht eingehen. Bei allen Quer- und Schrägbrüchen und noch mehr bei den Kompressions-, den Zusammenstauchungsbrüchen ist die normale Plantarwölbung des Fersenbeins und damit die ganze Fußwölbung im Sinne der Abflachung gestört. Vielfach wird dem Fuße durch einen solchen Bruch der hintere Stützpunkt völlig weggezogen, wenn das hintere Fragment nach dorsal verlagert ist und in dieser Lage anheilt. Es muß dann unter der Belastung der traumatische Plattfuß entstehen und in seinem Gefolge naturnotwendig mit der Zeit die Arthrosis deformans des Sprunggelenks, um so mehr, als neben dem Fersenbeinbruch oft auch noch Frakturen benachbarter Fußknochen geschehen. Oft stört den Kranken mit dem schlecht geheilten Fersenbeinbruch nicht nur die nachteilig veränderte Statik des Fußes, den er nicht mehr normal abwickeln kann, sondern den er mehr wie eine Art Walze benutzt, ähnlich dem schwer deformierten Walzen- oder Tintenlöscherfuß auf angeborener Grundlage. Oft verursachen auch höckerige

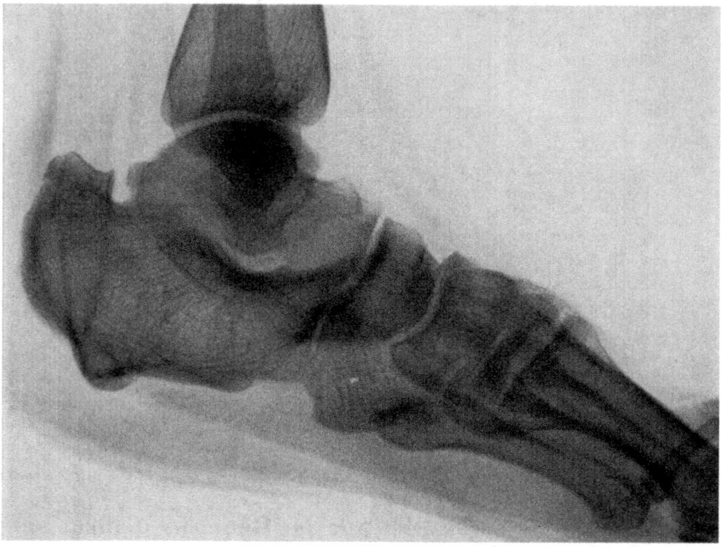

Abb. 250. Deformiert geheilter Bruch des Fersenbeins. Der Processus posterior ist nach oben verschoben angeheilt, der hintere Stützpunkt des Fußes ist verlorengegangen. (Eigene Beobachtung.)

Vorragungen der verschobenen Bruchstücke an der plantaren Fläche des Fersenbeins Druckbeschwerden beim Gehen (Abb. 250).

Das Nächstliegende scheint zu sein, die Deformität wieder auf operativem Wege auszugleichen, um eine normale Statik des Fußgerüsts herzustellen. Bisher hat nur Lexer in klarer Erkenntnis der Bedeutung des hinteren Stützpunkts des Fußes im Fersenbein eine Operationsmethode geschaffen, die geeignet scheint in entsprechenden Fällen wirkliche Abhilfe zu schaffen. Analog seiner Plattfußoperation hat er durch eine quere Osteotomie die Tuberositas calcanei wieder nach abwärts verlagert und in den Spalt einen Knochenkeil eingetrieben (Abb. 93 und 94).

Kommt wegen Alter, bereits eingetretener deformierender Arthrose oder Krankheit eine Operation nicht in Frage, so bleibt uns nichts übrig, als durch einen stützenden und entlastenden Schienenhülsenapparat oder eine die schmerzende auf der Unterseite höckerige Ferse hohllegende Einlage die Beschwerden zu bessern. Neuerdings habe ich mit Erfolg versucht, auch für diese Fälle meine Spiralschieneneinlage zu verwenden.

20. Wachstumsstörungen an Fuß und Bein.

Durch zahlreiche Beobachtungen der neueren Zeit, insbesondere seit der Röntgenphotographie, gewinnen die von alters her behaupteten „Wachstumsschmerzen" eine neue Beleuchtung. Wir sehen an verschiedenen Stellen des kindlichen Fußskelets typische Schmerzzustände in gewissen Jahren auftreten, für die uns noch die volle Erklärung fehlt. Der Sitz dieser Störungen ist in den Apo- und Epiphysen einzelner Fußwurzelknochen oder in den Knochenkernen der Knochen selbst gelegen. Man hat diese Erscheinungen als „Apophysitis" oder „Epiphysitis" bezeichnet. Über die normale Verknöcherung liegt eine ganze Reihe von Untersuchungen vor. Nach Bade können wir am Fuß des neugeborenen Kindes noch nicht nachweisen: 1. das Kahnbein, 2. die 3 Cuneiformia, 3. die distalen Epiphysen von Tibia und Fibula, 4. die Epiphysen der Metatarsalknochen und der einzelnen Phalangen. Mit 6 Monaten erscheint zuerst der Schatten des Cuneiforme externum, mit 16 Monaten die Epiphyse der Tibia, zwischen 16. und 24. Monat das Cuneiforme internum und die Fibulaepiphyse, zwischen 2 und 2½ Jahren das mittlere Cuneiforme und die Epiphysen der übrigen Röhrenknochen des Fußes. Nicht jeder derselben zeigt an beiden Enden Epiphysen. Die große Zehe ist am vollständigsten bedacht, sie hat am proximalen Ende jedes Knochens einen Kern, und zwar tritt die Epiphyse ihrer Endphalange am frühesten auf. Das Kahnbein ist als letzter der Fußwurzelknochen im Röntgenbild sichtbar, es erscheint bald früher, bald später. Während Kölliker es schon im 1. Lebensjahr verknöchern sah, beobachteten Gegenbauer und Bade das Auftreten seines Knochenkerns erst im 3. und 4. Jahr. Gerade am Kahnbein kommen zeitliche und qualitative Verschiedenheiten öfters vor: bisweilen 2 Kerne, und oft ist es noch mit 5 Jahren sehr klein. Am proximalen Ende des Metatarsale 5 bildet sich im Alter von 13 bis 15 Jahren eine Epiphyse, die mit dem Knochen verschmilzt. Ihr Knochenkern entwickelt sich zuerst in der Sehne des Peroneus brevis. Die Epiphyse sitzt da, wo die Tuberositas metatarsale 5 beim Aufsetzen des Fußes auf den Boden auftritt. Wichtig ist noch die Kenntnis der Verknöcherung des Calcaneus. Nach Hasselwanders Untersuchungen beginnt die Verknöcherung der Apophyse des Calcaneus beim Mädchen im 7. bis 8., beim Knaben im 10. bis 11. Jahre. Die Apophyse besteht aus einem oder auch aus mehreren Knochenkernen, die zuerst untereinander zu einem mondsichelförmigen Knochenstück und dann mit dem Calcaneus selbst verschmelzen. Irrtümlich sind diese Knochenkerne schon für Frakturen gehalten worden, besonders bei Verletzungen des Fußes. Wie das Auftreten der Kerne gerade am Calcaneus variiert, so auch die endgültige Verschmelzung mit dem Knochen. Meist findet diese zwischen 15. und 18. Lebensjahre statt, d. h. in diesen Jahren verschwindet die Fuge zwischen Calcaneus und Apophyse, während die lebhaftesten Verknöcherungsvorgänge im Alter von 8 bis 12 Jahren stattfinden. In diesen Jahren treten nun bei einer Anzahl von Kindern ohne besondere Veranlassung *Schmerzzustände am Fersenbein* auf, die sowohl doppelseitig als auch nur einseitig sein können.

a) Apophysitis calcanei.

So hat man diese Zustände bezeichnet, über die zuerst Haglund 1907 berichtete. Mitunter, aber durchaus nicht immer, besteht dabei an den Seitenflächen des Processus posterior des Calcaneus eine leichte Schwellung, stets aber finden wir eine deutliche Druckempfindlichkeit an dieser Stelle. Und zwar ist es immer die Gegend der *Grenze zwischen dem Calcaneuskörper und der Apophyse*, die in ihrem Verlauf mehr oder weniger deutlich druckschmerzhaft ist. Wiederholt sind diese Erscheinungen als Calcaneustuberkulose gedeutet worden. Auch Verletzungen wurden angenommen, besonders weil die ersten Beschwerden mitunter nach einem Fall mit Zerrung der Wadenmuskulatur beobachtet wurden

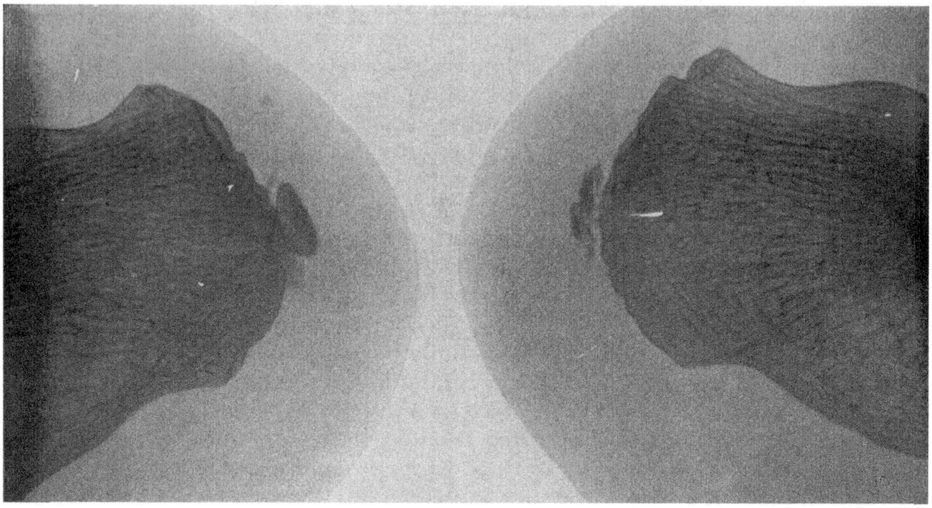

Abb. 251. Calcanei eines 9jährigen Knaben. Die Ausbildung der Apophyse ist noch erheblich zurückgeblieben. Der links abgebildete Fuß hat die typischen Schmerzen an der Ferse beim Gehen und auf Druck. Am anderen Fuß, dessen Entwicklung ebenfalls sehr zurück ist, bestehen keine Schmerzen. (HOHMANN.)

(BENTZON). Und doch handelt es sich um etwas anderes. Wenn wir die Röntgenbilder solcher Patienten betrachten, so sehen wir oft keinen wesentlichen oder ausgesprochen charakteristischen, pathologischen Befund (Abb. 251 bis 253).

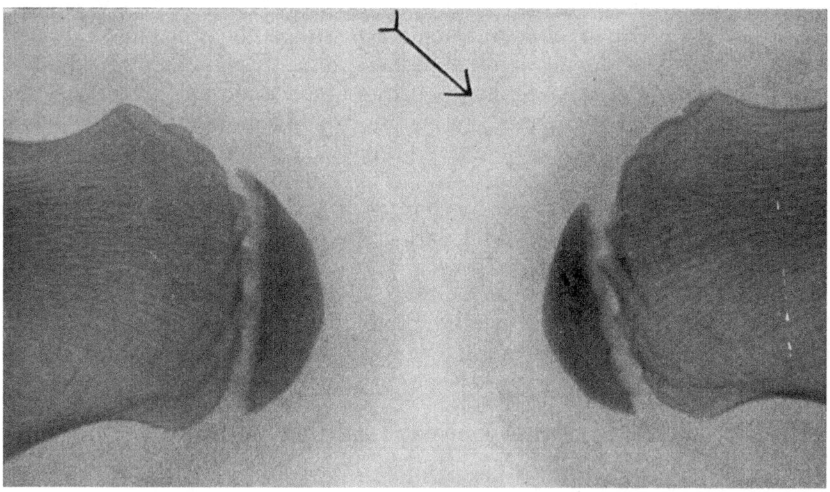

Abb. 252. Calcanei eines 11jährigen Knaben. Auf der Seite des Fersenschmerzes (Pfeil) ist die Apophyse etwas kleiner als auf der anderen Seite. Die Knochenumrisse sind scharf, ein besonderer Unterschied zwischen beiden Seiten ist sonst nicht erkenntlich. (HOHMANN.)

Je nach dem Alter der Patienten ist die Verschmelzung zwischen Apophyse und Calcaneus entsprechend weit vor sich gegangen. Mitunter hat man den Eindruck, als ob eine leichte wolkige Trübung an der Verschmelzungsgrenze vorhanden sei. Mitunter fehlt dies auch, und die Grenzlinie ist an beiden Füßen gleichmäßig scharf gezeichnet. In anderen Fällen und besonders bei den jüngeren, sind die Schmerzen besonders an dem Fuße vorhanden (man mache immer ein Vergleichsbild beider Calcanei bei Lage der Füße auf der Außenseite), an dem die Ausbildung der Apophyse gegenüber der anderen schmerzfreien Seite etwas geringer entwickelt, also noch etwas zurückgeblieben ist. In anderen wiederum trifft dies nicht zu. Wieder andere Fälle zeigen Beschwerden, bei denen eine Mehrzahl von Knochenkernen zur Apophyse verschmilzt, und die Schmerzen auf Druck sind dann deutlich an der Grenze der Verschmelzung der einzelnen Kerne festzustellen. Man sieht, wie wenig man hier mit dem Röntgenbild anfangen kann. Den Zustand hat man als Apophysitis calcanei bezeichnet. Daß es sich um eine wirkliche Entzündung handelt, ist bis jetzt nicht bewiesen worden, zumal operative

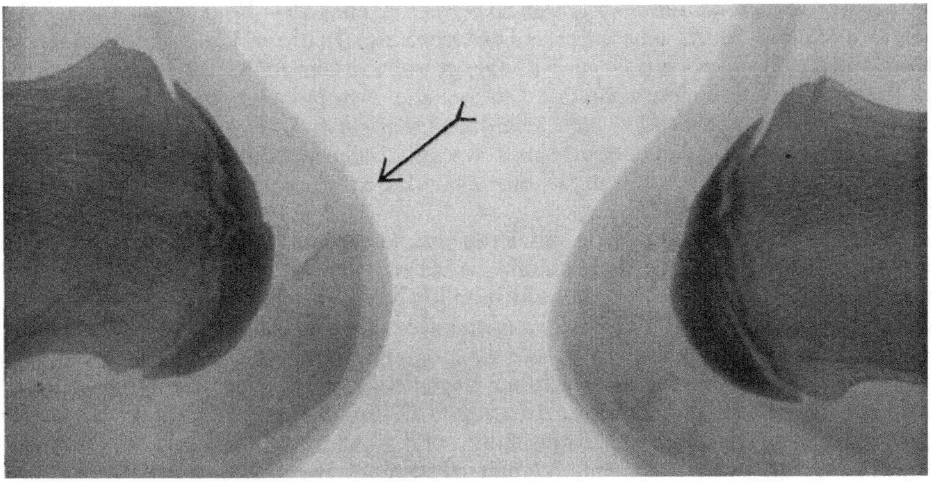

Abb. 253. Calcanei eines 14jährigen Knaben. Der hauptsächliche Druckschmerz besteht gerade an der Stelle, wo die aus 2 Knochenkernen zusammenschmelzenden Teile der Apophyse aneinanderstoßen (Pfeil). (HOHMANN.)

Befunde fast nicht vorliegen. In einem einzigen Falle, von SCHINZ-Zürich mitgeteilt, traten die Schmerzen plötzlich nach einem längeren Spaziergang unter Fieber bis 39,8, das 3 Tage dauerte, auf. In diesem Falle waren die Schmerzen außerordentlich stark. Das Röntgenbild zeigte eine wolkige Aufhellung des hinteren Fortsatzes des Fersenbeins des 7jährigen Mädchens und keine Knochenbälkchenstruktur in der Apophyse, sondern eine starke kalkhaltige Verdichtung. Allmählich traten außer den beiden Hauptkernen der Apophyse neue multiple wolkige Ossificationszentren auf, die mit der Zeit verschmolzen und der Apophyse eine unregelmäßige Form gaben. SCHINZ sah das Krankheitsbild als eine Ossificationsstörung des Calcaneus an. Auch ich glaube, daß es sich um eine solche handelt, ähnlich den Knochenkernstörungen an anderen Stellen des wachsenden Skelets, die wir zum Teil noch besprechen, wie die KÖHLERsche Erkrankung des Kahnbeins, die PERTHESsche Deformierung am Schenkelkopf, die SCHLATTERsche Erkrankung an der Tuberositas tibiae. Daß endokrine Drüsenerkrankungen eine Rolle spielen, wird vermutet, steht aber noch dahin. ABRAHAMSEN will Erfolge mit Thyreoidintabletten gesehen haben. Gelegentlich hat man an Tuberkulose oder Osteomyelitis gedacht, die schnelle Wendung zum

Besseren bei geeigneter Behandlung hat diese Annahme immer bald wieder fallen lassen.

Hass nahm bei einem 12jährigen Knaben von adiposem Typus mit monatelangen Schmerzen beim Gehen in beiden Fersen, mit Schwellung und Druckschmerz an denselben, bei dem das Röntgenbild einen Zerfall der Apophyse in zahlreiche Bröckel zeigte, wegen Verdacht auf Tuberkulose eine Probeexcision aus der Knorpelknochengrenze zur histologischen Untersuchung vor. Der Befund ergab (Störck) progressive und regressive Veränderungen nebeneinander. Die progressiven entsprachen epiphysärem Wachstum in mäßig ausgeprägter und ungleichmäßiger Intensität. Die gegen den Knorpel vordringenden Markräume zeigten an manchen Stellen sehr ungleichmäßige Erstreckung knorpelwärts, wodurch epiphysärer Knorpel in die spongiöse Substanz vorragte. Ferner waren unregelmäßig Reste der Knorpelgrundsubstanz entfernt vom Knorpel axial in Spongiosabälkchen eingeschlossen. In umschriebenen kleinen Bezirken war es zu förmlicher Zertrümmerung von Knorpel nächst der Fuge gekommen. Hier zeigte auch das Mark eine fibröse Umwandlung. In ihrer Umgebung schien die Umwandlung von Knorpel- in Knochengewebe etwas lebhafter zu sein. An der Peripherie dieser Trümmerfelder fehlten die Osteoblasten. An der Peripherie des fibrösen Markes fanden sich reichlich Osteoclasten. Hass glaubt auf Grund dieses Befundes an funktionelle und traumatische Einflüsse, die in einer konstitutionell schwachen Epiphyse zur Zeit der stärksten Ossification zu dieser Störung führten.

Wie dem auch sei, ich habe seinerzeit das Augenmerk auf eine andere Ursache gelenkt, die vielleicht nur Hilfsursache ist, aber jedenfalls auch für die Behandlung Berücksichtigung verdient. Ich habe nämlich beobachtet, daß diese *Störung bei den Kindern immer mit einem Pes valgus verbunden war* und daß in den meisten Fällen die Anpassung einer nach Gipsabguß angefertigten *Einlage*, die den Valgus korrigierte, *die Schmerzen* der Kinder *augenblicklich besserte* und in ganz kurzer Zeit zum Verschwinden brachte. In einigen Fällen dauerte es 2 bis 3 Monate, bis die Schmerzen, die nach der Anpassung der Einlage sehr gebessert wurden, ganz vergingen. Oft war noch ein kleiner Heftpflasterverband zur Fixierung des lockeren Knöchelgelenks notwendig. Daraus schließe ich, daß die *Umlegung des Calcaneus*, als der Ausgangspunkt des Pes valgus, *für den Ossificationsvorgang* am Processus posterior dieses Knochens eine *schädigende oder störende Wirkung* hat. Wenn nun die Ossification an und für sich nicht ganz normal ist, wenn sie verzögert sein sollte, zu welcher Annahme uns vielleicht manche Röntgenbilder berechtigen, dann stellt die Belastung des pronierten Calcaneus offenbar ein schädigendes Moment dar. Ein Amerikaner, Sever, hält Muskelzerrungen bei schnellwachsenden Kindern für die Ursache dieser Erkrankung. Natürlich können leichtere Traumen ebenfalls durch Lockerung des Bandapparats des Fußes schädigend wirken. Mir scheint es, als ob 2 Momente beim Pes valgus den Calcaneus an der gefährdeten Stelle stören können, das ist einmal der *direkte Bodendruck*, der den Calcaneus an der Innenseite trifft, und zweitens ein *abnormer Muskelzug*. Am Processus posterior des Calcaneus setzen 2 Gruppen von Muskeln an, von oben kommt die Wadenmuskulatur, die mit der Achillessehne in breiter Ausstrahlung kappenförmig in die hintere Wand des Calcaneus übergeht und unter der die Ossification der Apophyse stattfindet, und von unten her setzt die plantare Fußmuskulatur zusammen mit der Fascia plantaris an dem Calcaneus an. Der Calcaneus ist also mit seinem Processus posterior einem *Zug nach 2 Richtungen* hin ausgesetzt. Dieser Zug wird beim Pes valgus ein stärkerer, die betreffenden Muskeln werden bei der Umlegung des Fußes gespannt und gedehnt und müssen demgemäß *auf ihren Ansatz eine zerrende Wirkung* ausüben. Wenn wir nun den Valgus ausgleichen, indem wir den Calcaneus aus der Pronation wieder in Mittelstellung bringen, entspannen wir die genannten Muskeln, und der Zug am Knochen wird vermindert. Auch der Bodendruck, der gegen die tiefer getretene mediale Seite des Knochens wirkte, wird gleichmäßig auf die Unterfläche des Calcaneus verteilt. So erkläre ich mir das Zustandekommen der Beschwerden und so behandle ich mit gutem Erfolg diese Zustände. An meiner Auffassung hat sich im Laufe der Jahre auch nichts geändert.

b) A. KÖHLERsche Erkrankung des Kahnbeins.

A. KÖHLER hat schon 1908 über eine eigentümliche Störung am kindlichen Kahnbein berichtet, von der bis jetzt etwa 180 Fälle beschrieben wurden. Bei Kindern zwischen 3 und 12 Jahren, vorzugsweise zwischen 5 und 9 Jahren, findet sich oft nur als Zufallsbefund und ohne klinische Erscheinungen, mitunter auch mit leichten Schmerzen beim Gehen und bei Druck, einseitig wie doppelseitig, eine deutliche und charakteristische röntgenologische Veränderung des Kahnbeins, die sie von jeder anderen Erkrankung unterscheidet. Das Röntgenbild zeigt eine scheibenförmige Verschmälerung und Verkleinerung des Kahnbeins im ganzen, sowohl in der Aufsicht wie von der Seite bis auf $1/2$ oder gar auf $1/4$ seiner Dicke. Dazu ist der Knochen öfters deformiert, von der Seite sieht er bisquittförmig bikonkav aus, in den Umrissen öfters unregelmäßig zackig und immer in der Struktur stark verdichtet. Dies ist den anderen Fußwurzelknochen, und, wenn die Veränderung nur einseitig ist, der anderen normalen Seite gegenüber sehr deutlich. Von der tuberkulösen Erkrankung des Kahnbeins ist dieser Prozeß sehr verschieden, weil bei dieser gerade eine starke Demineralisation, eine Entkalkung mit verwischten Umrissen vorhanden ist, während hier der Kalkgehalt vermehrt ist. Das männliche Geschlecht scheint mehr beteiligt zu sein, $3/4$ Knaben gegen $1/4$ Mädchen. Oft, aber nicht immer, ist eine leichte Schwellung in der Gegend des Naviculare zu finden, selten eine örtliche Steigerung der Hautwärme. Mehrfach hat man Verletzungen für die Entstehung haftbar gemacht, ja Frakturen angenommen, weil man die Mehrteilung des Kerns dafür ansah.

Einmal sah ich das Bild bei zwei Brüdern im Alter von 6 und 7 Jahren, bei dem 6jährigen einseitig mit Schmerzen in der Naviculargegend beim Gehen, bei dem 7jährigen rechts in schmaler bikonkaver Form und leicht verdichtet (Abb. 254, 255), und in der Aufsicht etwas unregelmäßig nach dem 1. Keilbein hin begrenzt, während es nach dem Talus zu normal konturiert war. Nach 1 Jahr waren in letzterem Falle beide Kahnbeine von völlig gleicher Form und Struktur. Aber es traten nun Beschwerden am Calcaneus des gleichen rechten Fußes beim Gehen auf. Im Röntgenbild fand sich an diesem Fuße eine geringere Entwicklung der Calcaneusapophyse und ein breiterer Spalt zwischen Apophyse und Corpus calcanei als links, wo die Verschmelzung schon weiter fortgeschritten war, also das Bild der sogenannten Apophysitis calcanei (Abb. 256, 257). Auch NIEDEN sah die Störung einmal bei 2 Geschwistern.

Andere fanden neben der Veränderung am Naviculare analoge Veränderungen an der Kniescheibe des anderen Beins oder an der Hüfte nach Art der Osteochondritis deformans coxae juvenilis, so daß sie beide Erkrankungen als Ossificationsstörungen erklärten. Ich selbst sah jüngst einen Fall von PERTHESscher Erkrankung der linken Hüfte bei einem 6jährigen Knaben, der mit Entlastungsapparat behandelt wurde und bei dem etwa 1 Jahr nach Beginn dieser Behandlung plötzlich eine Schwellung und Druckschmerzhaftigkeit an der Innenseite dieses Fußes auftrat, ohne daß der Patient den Fuß belastet hatte. Das Röntgenbild deckte als Ursache eine KÖHLERsche Erkrankung des Os naviculare auf. WEIL beschreibt ein exstirpiertes Kahnbein eines 7jährigen Knaben mit KÖHLERscher Krankheit: Normales Aussehen des exstirpierten Knochens, mit normalen glatten Gelenkflächen gegen Talus und Cuneiformia. Das Knorpelgewebe zeigte histologisch keine Besonderheiten, ebenso wie das spongiöse Knochengewebe.

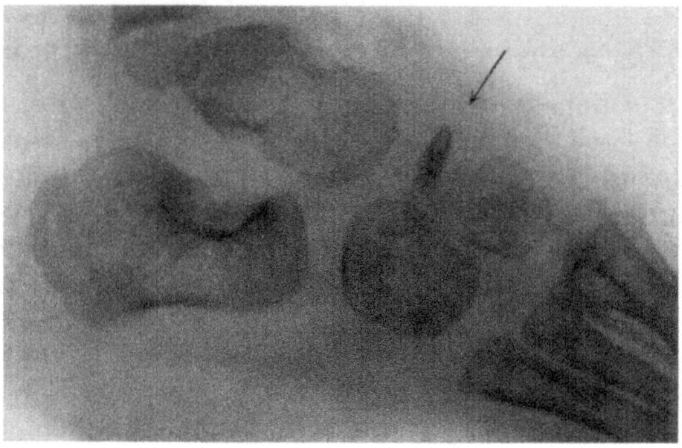

Abb. 254 a.

Auch fanden sich keine Zeichen einer traumatischen Schädigung oder einer Entzündung. Eine normale Bälkchenarchitektur ist nicht vorhanden, der Kern besteht aus ungeordneten strukturlosen Verdichtungen. Dieser Befund spricht jedenfalls ganz gegen die Annahme einer sogenannten aseptischen Nekrose.

WEIL sah die KÖHLERsche Krankheit auch einmal bei einem 7jährigen Knaben mit doppelseitigem hochgradigen Pes adductus, bei dem eine erhebliche Winkel-

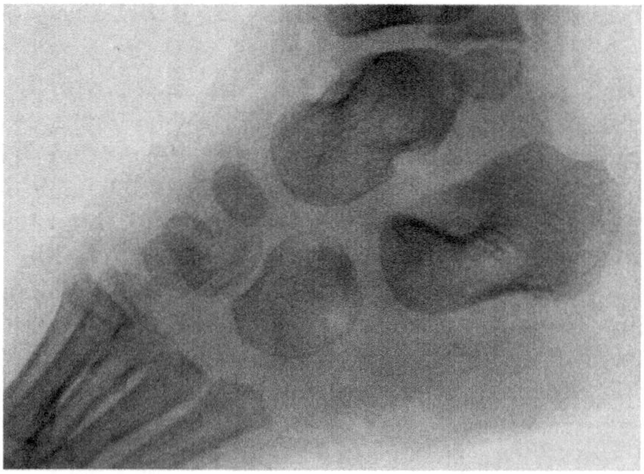

Abb. 254 b.

stellung von Talus und Calcaneus bestand. Das Naviculare war aus mehrfachen Anlagen entstanden. Er mißt dem stärkeren Druck beim Pes adductus eine auslösende Wirkung bei. Bei den meisten Fällen von KÖHLER ist aber sicher kein Pes adductus vorhanden. Ob hier Belastungsdruck beim Gehen für die Beschwerden, nicht für die Entstehung der Störung an sich, in Frage kommt, weiß ich nicht. Jedenfalls habe ich beobachtet, daß Gehbeschwerden bei KÖHLER prompt durch Stützung des meist etwas plantar gesenkten Fußes mit einer Einlage verschwinden.

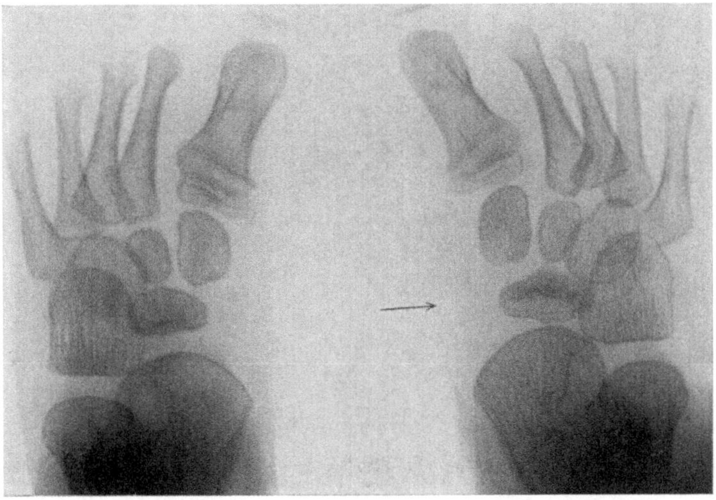

Abb. 254 c.

Abb. 254 a bis c. A. KÖHLERsche Erkrankung des Naviculare, einseitig, bei 6jährigem Knaben, von der Seite (a und b) und in Aufsicht (c). Der Pfeil zeigt auf das veränderte Kahnbein. (Eigene Beobachtung.)

Die mehrfache Kernanlage sieht man beim Naviculare öfter. SAUER sah eine doppelte Anlage und dann 2 Monate später einen typischen Köhler. Gegen

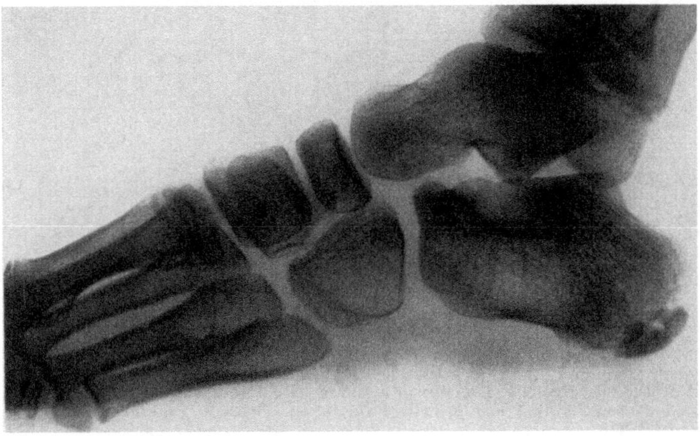

Abb. 255. A. KÖHLERsche Erkrankung des Naviculare beim 7jährigen Bruder der Abb. 254, ebenfalls einseitig, rechts, mit nur noch bikonkaver Form des Naviculare, anstatt der normalerweise konkav-konvexen Form. (Eigene Beobachtung.)

traumatische Entstehung spricht auch die häufige Doppelseitigkeit des Vorkommens. Ich sehe die Veränderung als eine nicht näher zu erklärende Störung der Verknöcherung an.

Der Verlauf ist meist so, daß mit der Zeit, d. h. im Verlauf von 1 bis 2 Jahren im Röntgenbild die Zeichnung deutlicher, die Verdichtung geringer, die Struktur normaler und auch die Form und Größe des Knochens wieder ganz normal werden,

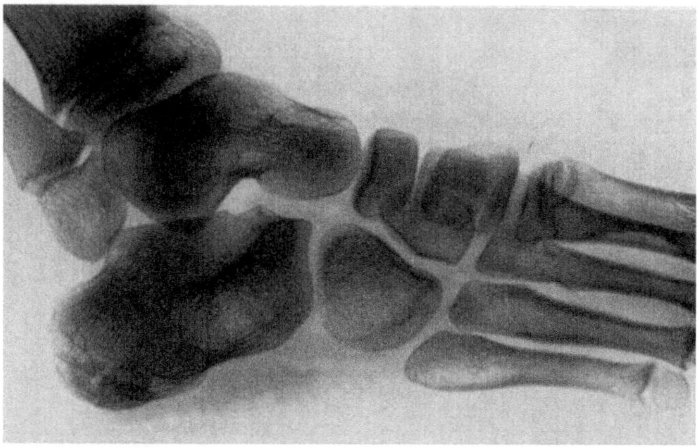

Abb. 256. Linker Fuß von Abb. 255 nach 1 Jahr, zeigt normale Form und Verknöcherung an Naviculare und Calcaneus. (Eigene Beobachtung.)

so daß ein wohlgebildeter, vom anderen Kahnbein nicht zu unterscheidender Knochen entsteht. Die besorgten Eltern kann man durch die in Zwischenräumen

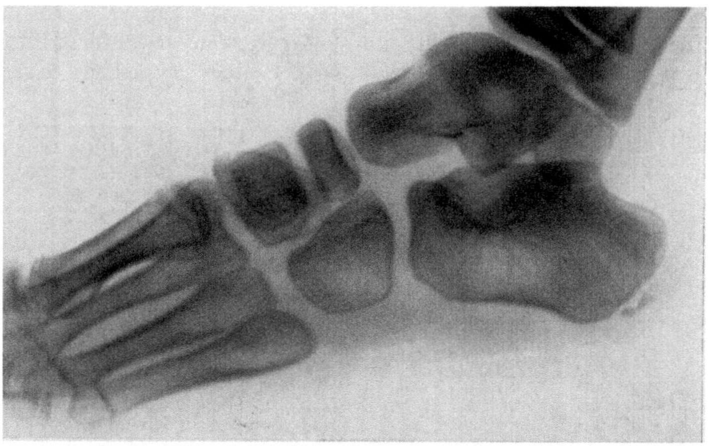

Abb. 257. Rechter Fuß von Abb. 255; das Naviculare hat normale Form erhalten. Jetzt bestehen Schmerzen an Ferse: Apophysitis. Die Verschmelzung der Apophyse ist gegenüber dem anderen Fuße oben (Abb. 256) deutlich verzögert. (Eigene Beobachtung.)

vorzunehmenden Röntgenkontrollen über die Harmlosigkeit des Zustandes beruhigen.

Die Behandlung ist natürlich konservativ: Schonung, eventuell Umschläge und Bäder zur Anregung der Blutzirkulation, Bindenwicklung und stützende Einlage.

c) Wachstumsstörungen der Epiphysen am Sprunggelenk.

Diese bisher nicht beachtete Störung zu kennen ist wegen ihrer Folgen praktisch gleichwohl sehr wichtig. Ich ließ durch meinen Mitarbeiter BALDRIAN auf sie aufmerksam machen. Wir sahen damals kurz nacheinander 2 Fälle von Varusfehlform des Fußes, welche sich im Laufe der Zeit nach dem gleichen Unfalle (einem Fall im Alter von $2\frac{1}{2}$ Jahren aus dem 3. Stock und einem Fall im Alter von 6 Jahren aus dem Fenster des Erdgeschosses auf die Füße) ausgebildet hatten. Beide hatten kürzere Zeit fixierende Verbände gehabt. Bei beiden war im Röntgenbild eine Verschmälerung der Höhe der distalen Tibiaepiphyse, bei einem mehr in der Mitte, beim anderen mehr medialwärts auf die Hälfte ihres Durchmessers, eine Sklerosierung des Knochens, ein unregelmäßiger gewellter

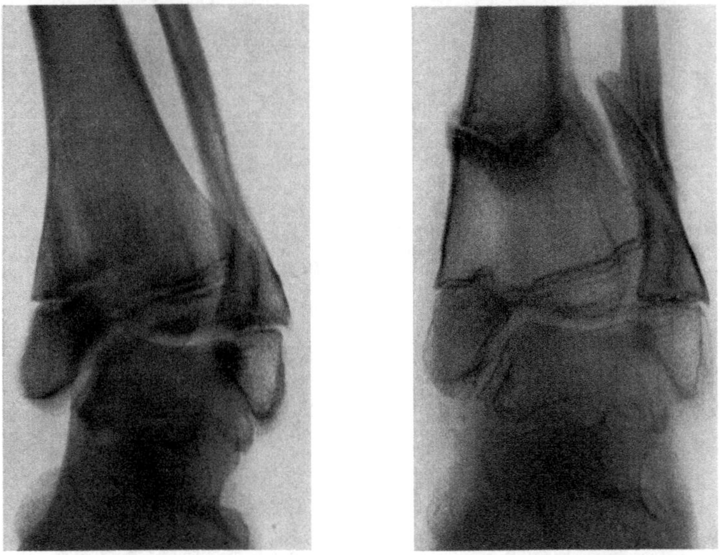

a b

Abb. 258. Varusfehlform des Fußes infolge von Verletzung der distalen Tibiaepiphyse, a vor / b nach } operativer Korrektur.

Verlauf der Epiphysenlinie und ein alter Riß bis in die Metaphyse hinein schräg nach innen oben zu sehen, die Fibula war mit ihrem unteren Ende in Varusstellung verbogen, der Fuß selbst stand in ausgesprochener Varusstellung (Abb. 258).

Der Zufall wollte es, daß ich jüngst einen solchen Fall *von Anfang an* verfolgen konnte. Ein 10jähriger, etwas schmächtiger Knabe mit leichten O-Beinen knickte am 11. März 1932 mit dem *rechten* Fuße auf der Straße um und bekam heftige Schmerzen. Im Röntgenbild von vorn nach hinten sah man einen breiten vertikal verlaufenden Spalt, der den Condylus medialis von der übrigen Epiphyse trennte (Abb. 259a, Pfeil). Auch die Fibulaepiphysenlinie war an der lateralen Seite etwas breiter als am linken Fuße. Im Seitenbild erschien die Tibiaepiphysenlinie vorn ebenfalls etwas mehr zu klaffen als am unverletzten Fuße. In entlastenden Gipsverbänden während etwa 8 Wochen heilte der Epiphysenriß knöchern fest ohne jede Veränderung aus. Am 20. Dezember 1932 knickte der Patient nun mit dem *linken* Fuß beim Treppabgehen um. Das äußere Knöchelgelenk war stark verdickt und druckempfindlich, Bewegungen des Fußes sehr schmerzhaft. Das Röntgenbild vom 21. Dezember 1932 zeigte von vorn nach hinten merkwürdigerweise dieselbe Veränderung wie das des rechten Fußes vom 11. März 1932. Wiederum war der innere Knöchel von der übrigen Epiphyse getrennt und zwar durch einen breiteren unregelmäßigen Spalt und er war auch etwas nach oben verschoben (Abb. 260a).

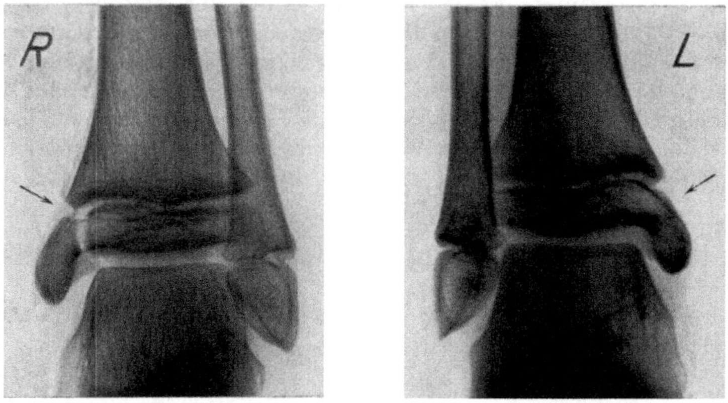

a b

Abb. 259. a *Rechts* Abtrennung des inneren Knöchels (Pfeil), breiter Epiphysenspalt der Fibula. b *Links* aufgehellte Partie an der entsprechenden Stelle der Epiphyse des inneren Knöchels (Pfeil). 11. März 1932. (Eigene Beobachtung.)

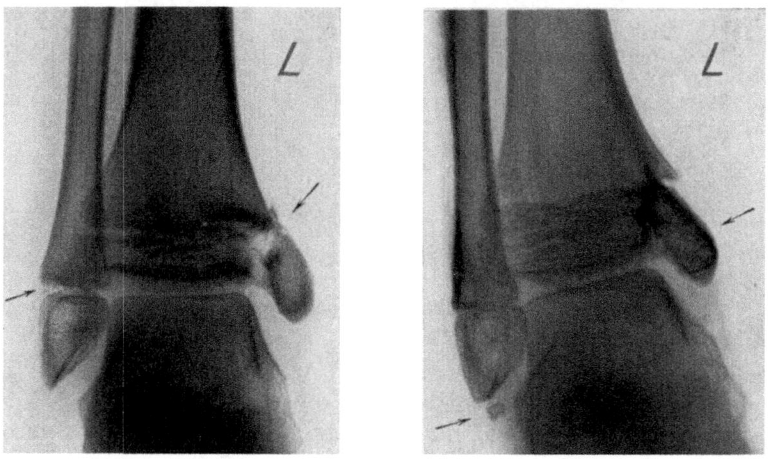

a b

Abb. 260. a *Links* Abtrennung des inneren Knöchels (Pfeil), erweiterter Epiphysenspalt der Fibula: 21. Dezember 1932. b *Links* Varusstellung des Sprunggelenks (Pfeil), abgesprengtes Knochenstückchen unter Fibulaspitze: 19. Januar 1934. (Eigene Beobachtung.)

Von der Seite sah man keine Verbreiterung der Epiphysenlinie. Dagegen erschien der Epiphysenspalt des Fibulaknöchels außen deutlich breiter.

Wegen der Schmerzhaftigkeit und Schwellung wurde der abgerissene Knöchel in Narkose angedrückt, die Schwellung wegmassiert, der Fuß eingegipst und längere Zeit entlastet wie der rechte. Der Knöchel heilte auch wieder fest an, aber schon im Röntgenbild vom 26. Januar 1933 sah man eine leichte Varusstellung des Sprunggelenks, insbesondere an einer nach innen abgeknickten Stellung des Fibulaknöchels. Unterhalb der Spitze des Fibulaknöchels sieht man einen kleinen Knochenschatten wie von einer Absprengung. Der Befund blieb auch in den Bildern im Februar so. Bis 26. Januar 1933 lag der Patient im Gipsverband, von da an bekam er einen Gehgipsverband bis 26. Februar 1933, dann nur Elastoplast-Cellonagips bis 11. März 1933. Dann Einlage und Nachbehandlung. Am 19. Januar 1934 stellte er sich wieder vor mit der Angabe, daß sein linker Fuß sich verkrümmt habe. Es bestand eine erhebliche Varusverbiegung. Das Röntgenbild von vorn zeigte einen schrägen Verlauf der oberen Sprunggelenksachse von innen oben nach außen unten (Abb. 260b), die Gegend des Abrisses des inneren Knöchels war verdichtet. Unterhalb der Spitze des Fibulaknöchels sieht man den Schatten der Knochenabsprengung größer und deutlicher geworden. Der rechte Fuß war klinisch und röntgenologisch gut geblieben.

Um was handelt es sich hier bei dem *symmetrischen* Vorkommen der gleichen Schädigung des Abrisses des inneren Knöchels und Lösung der Epiphysenfuge am äußeren Knöchel anläßlich eines einfachen Umkippens des Fußes? Wenn man auch die leichten O-Beine für das Umknicken mit verantwortlich machen will, so ist es doch ungewöhnlich, daß hierbei solche Verletzungsfolgen erst an dem einen Fuße, dann an dem anderen in so ganz gleicher Weise innerhalb eines Jahres ($^3/_4$ Jahre Intervall) eintreten. Die Erklärung gibt vielleicht das Röntgenbild des linken Fußes *vor* diesem Unfall. Bei der Verletzung des rechten Fußes am 11. März 1932 wurde auch der linke zum Vergleich geröntgt und scheinbar normal befunden. Nachträglich sieht man nun in diesem Röntgenbild des linken Fußes vom 11. März 1932 an der Stelle der Epiphyse, wo an beiden Füßen der Abriß des inneren Knöchels erfolgte, eine *deutlich aufgehellte Partie der Knochenstruktur* (Abb. 259b, Pfeil). Die Epiphysenlinie der Fibulaepiphyse klaffte damals noch erheblich.

Ich bin deshalb der Meinung, daß es sich hier bei dem symmetrischen Vorkommen der gleichen Beschädigung aus dem gleichen geringfügigen Anlaß um eine *Knochenschwäche* handelt, die endokrin bedingt sein kann, die bei dem Alter (10 Jahre) als eine *Wachstumsschwäche* anzusehen ist. Die Verletzung hat an dieser geschwächten Stelle eine *Wachstumsstörung* hervorgerufen. Die Verletzung selbst, das Umkippen des Fußes in Supination geschieht oft unter Abreißen des äußeren Knöchelbandes, was am zweitverletzten, dem linken Fuße, ja an dem unter der Spitze des Fibulaknöchels gelegenen Knochenstückchen zu erkennen ist. Danach oder gleichzeitig löst sich die Fibulaepiphyse, der Spalt klafft außen und die beim Umknicken weiter wirkende Gewalt preßt den Talus mit seiner inneren oberen Kante gegen den inneren Knöchel, der so abgedrückt, abgescheert wird. Bei Zerreißung der Wachstumsscheibe an der Innenseite bleibt die Tibia hier im Wachstum zurück, während die Fibula weiter in die Länge wächst.

In der Literatur waren bisher ähnliche Beobachtungen, abgesehen von den beiden oben erwähnten Fällen meiner Beobachtung (Baldrian), nicht gemacht worden. In den umfassenden Darstellungen von Poland und Bergenfeldt fand ich sie nicht erwähnt. Jetzt kommt eine Arbeit van Assens, der ebenso wie Harrenstein ähnliche Deformierungen der unteren Tibiaepiphyse nach Klumpfußredressement sah, der ferner bei einem 13jährigen Knaben nach einem im Alter von 7 Jahren erlittenen „Bruch der Knöchelgegend" eine starke Varusstellung des Fußes fand, wobei der Unterschenkel 7 cm kürzer als der andere geblieben war. Vos (zitiert bei van Assen) sah ferner bei einem Mädchen nach einer im Alter von 10 Jahren erlittenen und damals ideal reponierten Epiphysenlösung der Tibia und Fibula 3 Jahre später die gleiche Störung, eine Unterbrechung der distalen Epiphysenscheibe der Tibia, deren innerer Teil 1 cm höher als der äußere stand.

van Assen erinnert auch daran, daß Krankheitsprozesse wie Tuberkulose eine Schädigung der Wachstumsscheibe mit Verlangsamung des Wachstums der Tibia hervorrufen können, während die unbeschädigte Fibula weiter in die Länge wächst und so die Varusdeformität des Fußes entsteht.

Ferner sah ich eine Varusdeformität des linken Fußes bei einem 26jährigen Mädchen mit eben dieser typischen Stellung des Talus in der Knöchelgabel (Abb. 261), wo die untere Tibiaepiphyse an der inneren Seite wie eingedrückt und offenbar sekundär verdichtet erscheint, während das andere Sprunggelenk ziemlich normal gebildet ist. Die Epiphysenfugen waren dem Alter entsprechend geschlossen. Die Patientin gab an, daß sich ihr linker Fuß seit einem Jahr verbogen habe und beim Gehen schmerze und schwelle. Als Kind sei sie wegen X-Beinen operiert worden. Sonstige Erkrankungen oder Verletzungen wurden

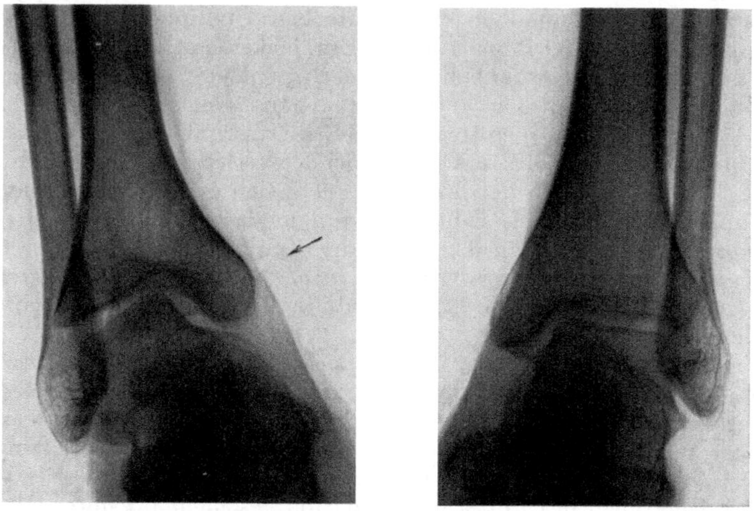

Abb. 261. Sprunggelenksmißbildung links (←): Varusstellung des Fußes bei rachitischem Zwergwuchs. (Eigene Beobachtung.)

nicht erinnert. Es bestand bei ihr rachitischer Zwergwuchs, rachitische Zähne, rechtskonvexe fixierte Brustskoliose mit Torsion, lumbale Gegenkrümmung links, Säbelkrümmung der Oberschenkel, Osteotomienarben oberhalb der Kniegelenke, mäßige Crura vara. Das *linke* Bein war um 2 cm kürzer als das rechte.

Offenbar hat es sich hier um eine *Schädigung* der Epiphysenscheibe der linken Tibia *durch die Rachitis* im Zusammenhang *mit der statischen Abweichung der Beine* gehandelt: an die X-Beinstellung hat sich eine kompensatorische Varusstellung des Fußes angeschlossen. Durch Druck des supinierten Talus mit seiner inneren Kante gegen die rachitisch geschädigte Epiphysenscheibe in ihrem inneren Teil hat diese nach der Sklerosierung des Knochens die Deformierung nicht mehr durch das Wachstum ausgleichen können.

Zwei Worte zur *Behandlung:* 1. Schonendes Reponieren, um nicht weitere Schädigungen der Epiphyse zu bewirken. 2. Langdauernde Entlastung und Fixierung. Wenn eine Deformität infolge Zerreißung der Wachstumschicht der Knorpelzone eingetreten ist, habe ich suprakondylär Tibia und Fibula osteotomiert, die Tibia V-förmig nach Röpke, die Fibula schräg unter Rutschenlassen, um ihre Verlängerung zu beseitigen und danach lange Zeit fixierenden Apparat (evtl. Spiralschieneneinlage) tragen lassen. Bei Rezidiv wegen des ungleichen Wachsens von Tibia und Fibula wartet man besser das Ende des Wachstums ab und verkürzt dann nach Osteotomie der varusverbogenen Tibia die Fibula entsprechend.

d) Apophysitis der Tuberositas des metatarsale V.

Die oben erwähnte nicht immer konstante Apophyse der *Tuberositas metatarsi V* kann ebenfalls beim wachsenden Menschen meist zwischen 12. und 15. Lebensjahr der Sitz von Schmerzen sein. Die Stelle ist druckempfindlich, manchmal etwas geschwollen und beim Gehen schmerzhaft. Das Röntgenbild zeigt nichts weiter als die noch nicht vollzogene Verschmelzung zwischen der Apophyse und dem Metatarsale. Ein Heftpflasterstreifen rings um den Fuß über die Tuberositas und eine stützende Einlage genügen immer zur Beseitigung der Beschwerden. Auch hier scheint eine gewisse Schädigung der Verknöcherungszone durch die Belastung oder ein leichtes Trauma die Beschwerden zu veranlassen.

e) SCHLATTER-OSGOODsche Erkrankung der Tuberositas tibiae.

Bei 12-, 14-, 16jährigen sieht man bisweilen an der Tuberositas tibiae, die in diesen Jahren verschmilzt, Schmerzzustände, die sowohl beim Gehen als auch bei starkem Abbiegen oder forciertem Strecken des Knies auftreten. Die Tuberositas tibiae ist deutlich verdickt, springt, wenn es sich um eine einseitige Erkrankung handelt, deutlich gegenüber der anderen Seite vor und ist stets sehr druckempfindlich. Mitunter treten die Beschwerden nach einem leichten Trauma, einer forcierten Streckung des Knies oder einem Fall direkt auf das Knie auf, mitunter aber fehlt auch jede Angabe einer Verletzung. Im Röntgenbild sieht man normalerweise von der oberen Epiphyse der Tibia den bekannten schnabel- oder zungenförmigen Fortsatz herabhängen. An seinem distalen Ende tritt ein isolierter Knochenkern, die vordere Epiphyse auf, der nach knöcherner Vereinigung mit dem schnabelförmigen Fortsatz die Tuberositas bildet. Bei den Fällen von schmerzhafter Verdickung dieser Stelle kann der schnabelförmige Fortsatz bereits mit der Tibia verwachsen sein, der Knochenkern fleckig aufgehellt und zerklüftet erscheinen, in anderen Fällen wieder ist der schnabelförmige Fortsatz wie nach vorn abgeknickt, so daß das Bild einer Fraktur gegeben ist. Offenbar handelt es sich auch hier um eine Störung der Ossification, oft durch ein Trauma verursacht, wobei der Fortsatz durch eine forcierte Streckung des Quadriceps, der mit dem Ligamentum patellae an der Tuberositas ansetzt, in der Tat auch einmal abgerissen werden kann. Aber auch Stöße gegen die in Verknöcherung befindliche Epiphyse können zu diesen Erscheinungen führen.

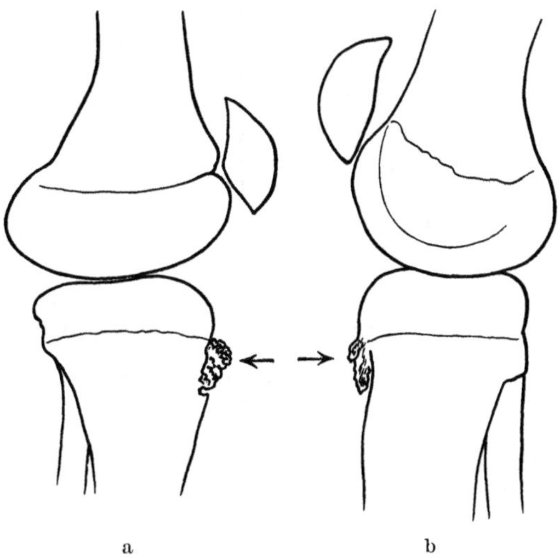

a b

Abb. 262. 2 Fälle von SCHLATTERscher Erkrankung. Unregelmäßige Knochenwucherungen, die in Fall a im oberen Teil im Ligam. patellae sich zu befinden scheinen.

Histologische Untersuchungen, zuletzt von STRACKER, ergaben, daß die Ansatzstelle des Lig. patellae überaus reichlich mit Knorpelzellen durchsetzt ist, um ein Vielfaches gegenüber gleichaltrigen normalen Individuen. Die Knorpelzellen und die Grundsubstanz sind stark verkalkt. Die Gefäßsprossen des Markraums sind sehr zahlreich, viel stärker hyperämisch und dringen weit in die Rektussehne bzw. das Lig. patellae vor, die Ausläufer des Markraumes sind mit hypertrophischen Osteoblasten ausgekleidet, auch finden sich viele Osteoclasten. Dieser Befund spricht gegen die Annahme einer Spätrachitis (FROMME u. a.), da sich kein osteoides Gewebe findet. Da sich auch kein Zeichen alter Blutung und kein eigentlicher Callus findet, ist auch die Frakturannahme SCHLATTERs abzulehnen. Die anderen Untersucher ASADA und KATO, welche ähnliche Befunde wie STRACKER hatten, nehmen eine Reizwirkung an, die in

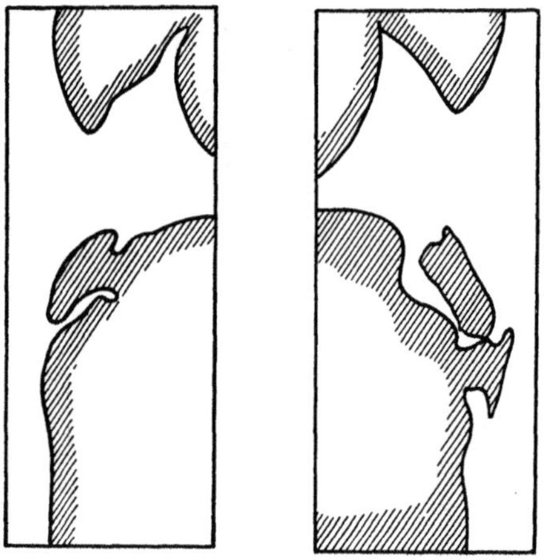

Abb. 263. Schlatter beim Erwachsenen. (Nach BRANDES.)

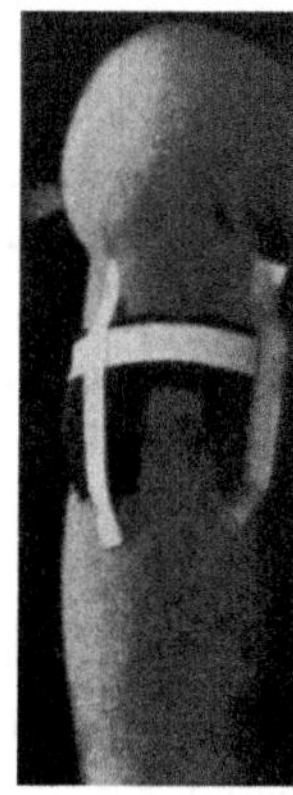

Abb. 264. Druckschutzverband bei SCHLATTERscher Krankheit.

der Adoleszenz bei gegebener Disposition eine abnorme Steigerung der Ossification in der Knochensehnengrenze verursacht. Durch Überbeanspruchung scheint die Verkalkung des Sehnenansatzes und die lebhafte Verknöcherung ausgelöst zu werden.

Um die Dauer der Beschwerden abzukürzen, die sich bekanntlich oft über Jahr und Tag erstrecken können, und die jungen Leute, oft Lehrlinge, wieder schneller arbeitsfähig zu machen, hat WILLICH ein operatives Vorgehen empfohlen und über 4 Fälle berichtet, in denen die Beschwerden sofort völlig beseitigt wurden. Ein Fall wurde 3 Jahre lang vom 14. bis 17. Lebensjahre beobachtet. Das seitliche Röntgenbild zeigte ein in einer Mulde liegendes knochenkernartiges Gebilde am schnabelförmigen Fortsatz. Die Mulde mitsamt diesem Kern wurde entfernt und die Beschwerden verschwanden.

Über den SCHLATTERschen Symptomenkomplex bei *Erwachsenen* berichtete BRANDES. Insbesondere litt ein 48jähriger Mann an Beschwerden unterhalb beider Kniegelenke, die im Feldzug in den Karpathen, wo er viel mit Schneeschaufeln beschäftigt war, aufgetreten seien. In seiner Jugend wollte er ähnliche Beschwerden nicht gehabt haben. Das Röntgenbild (Abb. 263) zeigte auf der einen Seite die plumpe kurze Tuberositas tibiae noch durch einen deutlichen knorpeligen Spalt von dem eigentlichen Tibiakopf getrennt und etwas abgehoben, auf der anderen Seite war sogar ein Teil des Apophysenfortsatzes vom Tibiakopf durch eine noch breitere Knorpelplatte abgetrennt und in zwei etwas winkelig zueinander stehende Stücke geknickt. Die Erklärung von BRANDES, daß hier offenbar der natürliche Abschluß der Verknöcherung seinerzeit ausgeblieben und die isolierte Anlage der Knochenkerne durch eine Knorpelfuge vom Tibiakopf getrennt geblieben ist, daß also eine Persistenz der Apophysenlinien bestand, ist sicher richtig. Dauernde Beanspruchung durch den Kniestreckmuskel kann wohl an einer solchen schwachen Stelle leichter einen Reizzustand auslösen. Auch ESAU hat bei Erwachsenen eine wie ein freier Körper verschiebliche verdickte Tuberositas tibiae im Röntgenbild gefunden. Auch ASADA und KATO hatten unter ihren 37 Beobachtungen einige Kranke von 22 bis 28 Jahren. Bei langdauernden Beschwerden kürzt auch BRANDES das Leiden mit operativem Vorgehen ab, indem er unter dem längsgespaltenen Ligam.-patellae-Ansatz mit scharfem Löffel das gestörte Ossificationsgewebe entfernt.

Die Behandlung besteht in sehr schmerzenden Fällen in einem Steifgazeverband für das Knie, sonst in Wickelung des Knies, um stärkere Beugungen auszuschalten. Mitunter habe ich die Tuberositas selbst gegen Druck und Stoß durch einen Filzring erfolgreich geschützt (Abb. 264).

f) Osteochondritis coxae deformans juvenilis.

Bei Kindern im Alter von 5 bis 12 Jahren tritt eine Erkrankung der Schenkelkopfepiphyse auf, die von PERTHES, LEGG, CALVÉ, WALDENSTRÖM u. a. beschrieben worden ist. Manchmal entsteht sie nach einem Trauma, meist ohne nachweisbare Veranlassung. Die Kinder hinken, haben etwas Schmerzen in Hüfte und Knie, und die Eltern bringen das Kind aus Sorge, ob es sich um eine tuberkulöse Hüftgelenksentzündung handelt, zum Arzt. Außer einer gewissen Atrophie der Beinmuskulatur und dem positiven TRENDELENBURGschen Phänomen ist das charakteristischste Zeichen die Beschränkung der Beweglichkeit des Hüftgelenks. Und zwar handelt es sich immer um eine *Beschränkung der Abduction.* Außerdem ist auch die Rotation und die Streckung ein wenig eingeschränkt. Das Bein ist meist geringfügig verkürzt. Das Röntgenbild ist sehr charakteristisch. Die *Kopfkappe* des Femur ist *abgeflacht* und *verbreitert,* dazu unregelmäßig im Kontur. Die Epiphyse zeigt eine Deformierung, ein Zerfallen des Knochenkerns in mehrere Teile, der Schenkelhals scheint verbreitert. Wegen des platten Kopfes hat WALDENSTRÖM die Bezeichnung Coxa plana gewählt. GAUGELE hat auf Veränderungen am Pfannendach aufmerksam gemacht und von „Pfannenperthes" gesprochen. Die volle Ausheilung dauert 2 bis 3 Jahre. Allmählich bildet sich die endgültige Form des Kopfes heraus, der aber nicht immer mehr die normale, schöne, runde Form erhält, sondern abgeplattet bleibt. Auch die Verkürzung des Beins um 1 bis 2 cm bleibt dann bestehen. Einige wenige Prozent heilen ohne Veränderungen fast restlos aus. Die Behandlung besteht in einer Entlastung des Hüftgelenks mit einem Schienenhülsenapparat, um die weiche, deformierbare Kopfepiphyse nicht zu drücken, und in gymnastischen Übungen zur Erhaltung und Kräftigung der Hüftmuskulatur. Eine Feststellung des Hüftgelenks im Apparat ist nicht erforderlich, ich lasse es für Beugung und Streckung offen. Je früher die konsequent durchzuführende Entlastung einsetzt, um so eher haben wir Aussicht, eine gute Endform des Femurkopfes zu erreichen. Auch hier dürfte es sich wohl um eine Störung der Ossification handeln, die durch ein Trauma bedingt sein kann oder auch auf andere, bisher noch nicht sicher und einwandfrei festgestellte Ursachen zurückzuführen ist.

21. Akzessorische Knochenstücke am Fuß.

Das Fußskelet zeigt zahlreiche Variationen der Form und Zahl seiner verschiedenen Skeletstücke, die an sich durchaus nichts Pathologisches zu bedeuten haben, aber durch äußere Ursachen unter Umständen in einen Zusammenhang mit Beschwerden treten können.

So sehen wir, den Anatomen geläufig, z. B. Formabweichungen des Talus und des Calcaneus, den hohen und den flachen Typ des Talus, den hochgewölbten und verkürzten beim hochgewölbten Fußtyp, den langgestreckten und abgeflachten beim flachgewölbten Fuß oder den mehr geradegestreckten längeren Calcaneus und die kürzere und mehr medial umgebogene Form.

Auch die Abweichungen in der Zahl der Skeletstücke des Fußes bedeuten an sich noch nichts Krankhaftes, und die meisten Träger derselben wissen nichts

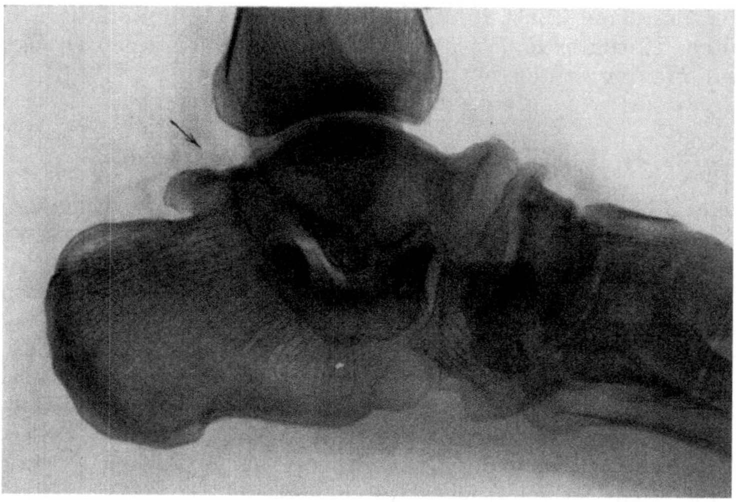

Abb. 265. Os trigonum vom Proc. post. tali gelöst und etwas disloziert, nach Distorsion des Fußes.

von ihrem Besitz. Wir kennen Vermehrung der Zahl dieser inkonstanten Skeletstücke oder Verminderung durch Verschmelzung mit benachbarten Knochen.

Die Röntgendiagnostik hat das Interesse für diese sogenannten überzähligen und inkonstanten Knochenstücke sehr vermehrt, weil sie häufig verkannt und als Frakturen und Absprengungen angesehen wurden und auch heute noch bisweilen so gedeutet werden, zumal wenn nach einem Unfall Beschwerden auftreten. Ihre Kenntnis ist daher für die Begutachtung unerläßlich. Vesal soll schon 1567 einige von ihnen gekannt haben, das nach ihm benannte Os Vesalianum an der Tuberositas metatarsi V und des Os peroneum. Die Anatomen Hyrtl, Pfitzner, Bardeleben und Hasselwander und viele Kliniker haben an der wissenschaftlichen Erforschung und Klarstellung des Wesens und Vorkommens dieser inkonstanten Gebilde Anteil.

Die letzte zusammenfassende Darstellung von Bizarro 1921 ergibt, daß das *Os trigonum*, das ein typischer Bestandteil des Säugetiertarsus ist, beim Menschen in 7 bis 8% vorkommt. Es sitzt hinten am Proc. post. tali, ist mit diesem durch Koaleszenz verbunden (Abb. 265), gleitet mittels Gelenkflächen auf der Oberfläche des Calcaneus und wird von den Anatomen als der selbständig gewordene

Proc. post. tali aufgefaßt. Es können auch gleichzeitig andere inkonstante Stücke vorhanden sein, wie Os tibiale externum, Os supranaviculare usw. Eine Verwechslung mit Fraktur des proc. post. tali ist möglich. Für ein Os trigonum spricht die scharfumgrenzte glatte Begrenzung an Trigonum und Talus und Doppelseitigkeit, welche allerdings nicht immer vorhanden ist. Es kann aber auch einmal zu einer Fraktur des Os trigonum kommen, d. h. zu einer Abreißung vom Talus, einer Trennung der Koaleszenzverbindung durch äußere Gewalt, wie wir das auch z. B. beim Tibiale externum sehen. Dann können Gehbeschwerden entstehen. HASSELWANDER fand unter 120 Fällen von Verstauchung oder Verrenkung des Fußes 32mal Fraktur oder Infraktion des Os trigonum. Ist es gelockert, wirkt es wie ein freier Körper. Dabei scheint sich auch der Bandapparat des Sprunggelenks gelockert zu haben, da das Lig. talo-fib. post. sehr oft am Os trigonum ansetzt. Und so bleiben oft langdauernde Gehstörungen zurück, mit Neigung zum Umknicken des Fußes und Entstehen von Knöchelbrüchen, die nach HASSELWANDER in 40% solcher Fälle beobachtet wurden. Im Röntgenbild sieht man die Verschiebung der Lage des Trigonum, das um 20 Grad verdreht sein kann. In mehreren Fällen war ich nach einer Fußdistorsion mit Lösung des Trigonum wegen dauernder Beschwerden gezwungen, es zu entfernen, wonach Ruhe auftrat. Man geht am besten zum Schutze der Gefäße auf der lateralen Seite zwischen Achillessehne und Peroneussehnen ein durch das hier mächtige Fettlager hindurch in die Tiefe und tastet das Os trigonum *bei extremer Dorsalflexion* des Fußes sehr gut, während es bei Spitzfußstellung dem fühlenden Finger entschwindet. Wenn notwendig muß man das zerrissene Lig. talo-fibulare wieder herstellen.

Am Calcaneus sehen wir 2 solcher Knochenstücke, den *Calcaneus secundarius* und das *Os sustentaculi tali* des Calcaneus. Der Calcaneus secundarius, 1869 von STIEDA entdeckt, bei 2% vorhanden, ist ein kleines Knöchelchen am vorderen oberen Rande des Proc. anterior calcanei, im konvexen Ausschnitt desselben gelegen und mit ihm durch Koaleszenz verbunden. Es steht mit straffen Bändern mit dem Naviculare in Verbindung und ist außerdem mit Talus und Cuboid gelenkig verbunden. Es kann durch Verlagerung einmal Beschwerden verursachen und wird in solchem Fall auch für eine Absprengung gehalten. KRIDA hat einen Fall beschrieben, wo erst nach Entfernung des Knöchelchens die Beschwerden verschwanden. Es kann aber auch noch eine andere Bedeutung dadurch erlangen, daß es die Brücke zwischen Calcaneus und Naviculare ist und hierüber die Synostose beider Knochen erfolgt, die Coalitio calcaneo-navicularis (siehe Kapitel angeborene Fehlbildungen des Fußes).

Die andere Abweichung, das *Os sustentaculi tali* des Calcaneus, von PFITZNER festgestellt und von HASSELWANDER als Pseudoepiphyse des Sustentaculum bezeichnet, habe ich klinisch zweimal und zwar immer einseitig gesehen, in der Literatur ist es sonst nicht erwähnt. Es sitzt an der hinteren oberen Ecke des Sustentaculum, hat Keilform und koalesziert mit dem Collum tali oben, mit dem Sustentaculum unten, selten, d. h. unter 1% vorkommend. Es ist der Ausgangspunkt für die Verschmelzung zwischen Talus und Calcaneus. In meinen Fällen war es fühlbar als knöcherne Prominenz dicht unter und hinter dem Tibiaepicondylus an einem Fuße. Es verursachte beim Kanten des Fußes im Sinne der Supination, wie dies beim Sport geschieht, offenbar durch Andrücken an den inneren Knöchel Beschwerden. Das Röntgenbild, in Supination des Fußes von vornher aufgenommen (Abb. 266), zeigte ein lang ausgezogenes Sustentaculum, einen entsprechend langen zackenartigen Fortsatz ihm gegenüber am Talus und zwischen beiden wie hineingepaßt, aber frei, d. h. deutlich getrennt von beiden, ein dreieckig erscheinendes Knöchelchen, das erwähnte Os sustentaculi. Bei stärkerer

Störung wäre es leicht zu entfernen und gleichzeitig auch die Zackenbildung an Talus und Calcaneus. Es gibt nach PFITZNER auch ohne ein solches Os sustentaculum eine besonders kräftige Ausbildung des Tuberculum mediale des Talus, so daß es zu einer direkten Berührung zwischen ihm und dem hinteren Ende des Sustentaculum kommen kann.

Am häufigsten wird das *Os tibiale externum*, 1605 von BAUHIN entdeckt, Gegenstand klinischen Interesses. Bei Frauen fast doppelt so häufig wie bei Männern beobachtet (14,9% : 8,3%), von VOLKOW bei „primitiven" Rassen häufiger gefunden (bei Melanesiern in 31%, Negern 50%, Europäern durchschnittlich 11%), ist es von etwa halbkugeliger Form, aber verschieden stark entwickelt, von PFITZNER als „Sesambein in der Endsehne des M. tibialis posticus" bezeichnet. Es legt sich an die Tuberositas navicularis an, ist mit dieser teils durch Koaleszenz, teils durch Synostose verbunden, es liegt dabei an der plantaren und hinteren Seite derselben. Man kann es oft schon äußerlich am Fuß erkennen, weil das Naviculare in solchem Falle stärker am medialen Fußrande hervortritt und man eine *auffallende Lockerkeit der Bandverbindungen* hier feststellen kann. *Man kann das Os tibiale mit dem Naviculare zwischen 2 Fingern in der Richtung*

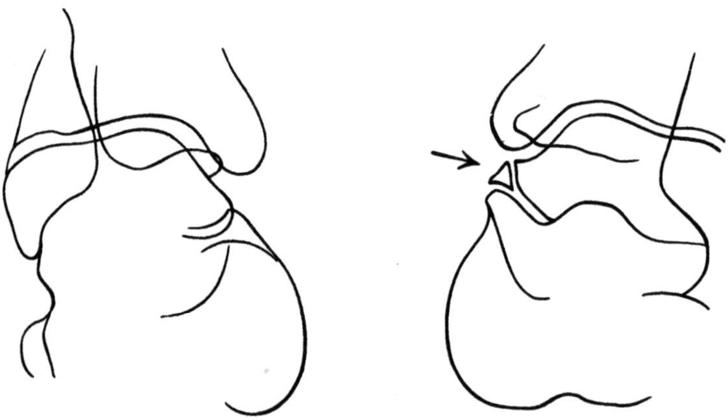

Abb. 266. Os sustentaculi tali calcanei (→), in Supinationsstellung des Fußes von vorn her aufgenommen. Der rechte Fuß zeigt diesen Befund nicht.

dorsoplantar hin- und herschieben, was normalerweise nicht möglich ist. Teils durch seine exponierte Lage, teils durch seine Beziehungen zur Sehne des M. tibialis posticus und dem Bandapparat ist es traumatischen Einwirkungen stärker als andere Knochenstücke ausgesetzt. Aber auch ohne Verletzungen können in dieser Gegend Beschwerden entstehen, besonders bei jugendlichen Patienten mit lockeren Knickfüßen. Diese Beschwerden hängen offenbar in der Hauptsache mit den Beziehungen des Os tibiale zur Tibialis-posticus-Sehne und dem medialen Bandapparat zusammen. Die Sehne, welche teils an der Tuberositas navicularis ansetzt, teils mit weiteren Zipfeln am Cuneiforme I, Metatarsale I, ja mitunter auch noch nach lateral zum Metatarsale II und III herübergreifen kann, umfaßt in einem Teil der Fälle das Os tibiale taschenförmig, in einem anderen Teil setzt ein Zipfel der Sehne an das Os tibiale an. Auch das Lig. calcaneo-naviculare, das mit der Tibialissehne verschmolzen sein kann, erleidet in solchen Fällen durch den gegen Sehne und Band vordrängenden Knochen eine Dehnung, eine Lockerung, so daß der Halt im Talo-navicular-Gelenk geschwächt ist. Man sieht und fühlt bei der Betastung solcher Füße oft die starke Anspannung der Tibialissehne hinter dem Naviculare. Hier an der Rückseite des Naviculare pflegt ein ausgesprochener Druckschmerz vorhanden zu sein.

Im dorsoplantaren Röntgenbild (Abb. 267) sieht man außer dem hinter und unter dem Naviculare liegenden rundlichen Schatten des Os tibiale meist eine typische Formabweichung des Naviculare, eine *hakenförmige Vergrößerung seiner Tuberositas*, welche auch schon PFITZNER bekannt war. Dieselbe ragt 1 bis 2 cm weit über den medialen Fußrand hinaus und umgreift mit diesem Horn den Talusschatten nach hinten 1 bis 2 cm lang, während normalerweise der mediale Rand des Kahnbeins kaum 5 mm weit über den inneren Fußrand nach innen hervorragt. Im Seitenbild sieht man das Os tibiale an der hinteren unteren Ecke des Naviculare.

Die Behandlung von Beschwerden bei vorhandenem Os tibiale besteht im allgemeinen zunächst in der Stützung des Knickfußes mit gut korrigierender

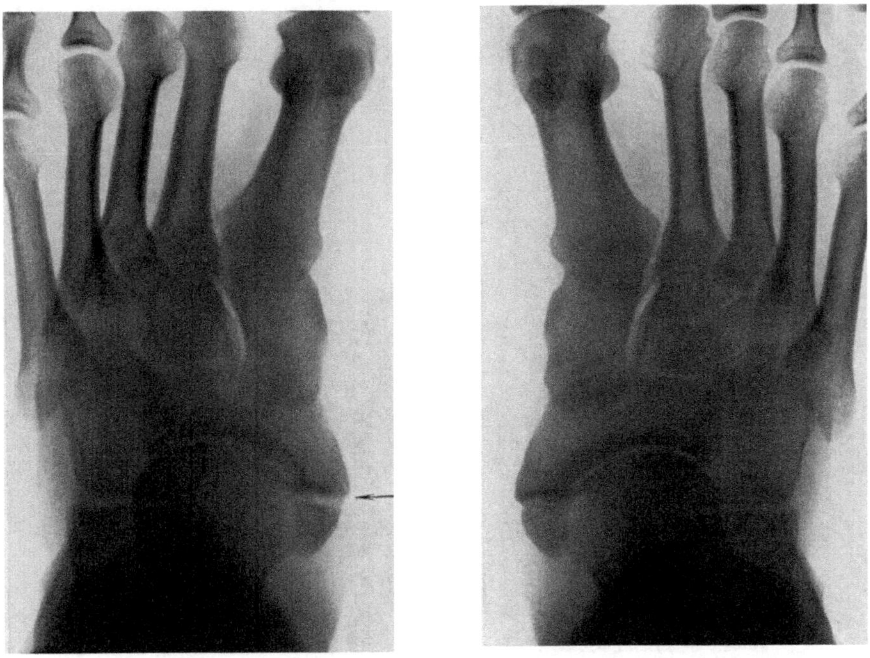

Abb. 267. Os tibiale externum duplex, 20. Mai 1933, links (Pfeil) klafft ein deutlicher Spalt zwischen ihm und dem Naviculare.

Einlage und evtl. mit Heftpflasterverband. Werden dadurch die Gehbeschwerden nicht dauernd gebessert und zeigt das dorsoplantare Vergleichsröntgenbild (Abb. 267), wie nicht selten nach einer Distorsion eine deutliche verbreiterte Spaltbildung zwischen Os nav c lare und Os tibiale, die auf der anderen Seite nicht vorhanden ist, wo nur die normale Grenzlinie der beiden koaleszierenden Knochen sichtbar ist, so rate ich zur operativen Behandlung, weil es sich hier um einen Abriß des Os tibiale handelt. Der einfache, in Lokalanästhesie ausführbare Eingriff besteht in der Entfernung des Os tibiale unter gleichzeitiger Abtragung des über den nneren Fußrand vorragenden Teils des Naviculare und Straffung der medialen Bänder und der Tibialis-posticus-Sehne. Von einem bogenförmigen Schnitt wird das Naviculare freigelegt und die Sehne des M. tibialis posticus von der Tuberositas navicularis abgelöst, während die zum Cuneiforme I und den Metatarsalien ziehenden Bündel der Sehne im Zusammenhang mit denselben gelassen werden. Es wird dann das Os tibiale aus der Sehne und den Bandverbindungen gelöst und nun mit einem Meißelschlag von vorn nach rückwärts der medial überragende Teil des Naviculare zusammenhängend mit dem Os tibiale in einem Stück abgeschlagen. Die mediale Talusfläche, bis dahin vom Haken des Naviculare und Os tibiale bedeckt, liegt nun frei zu Tage. Die Sehne des Tibialis posticus wird unter Anspannung bei Supinationsstellung des Fußes am Naviculare und Cuneiforme mit Seide fest vernäht, ebenso die Bänder. Gipsverband für 4 bis 5 Wochen bei Supinationsstellung des Rückfußes. Dann Einlage und Nachbehandlung. Den Eingriff habe ich seit 1923, wo ich es zuerst beschrieb, oft ausgeführt und die Beschwerden immer beseitigen können. Auch von anderen, wie RENDU, FROELICH und FRANCILLON liegen Berichte über erfolgreiche operative Entfernung des Os tibiale vor. Letzterer hat von 29 beobachteten Fällen 13 wegen starker Beschwerden operiert.

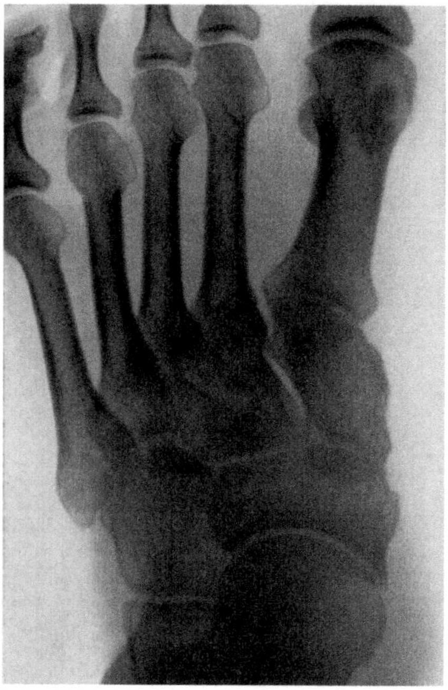

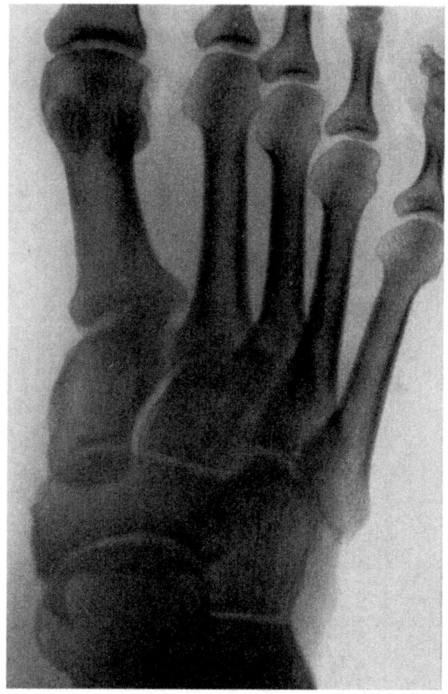

Abb. 268. Nach der Operation, 27. Oktober 1933. Das Os tibiale ist beiderseits entfernt und der medial überstehende Teil des Naviculare mitabgetragen.

Ein lehrreicher Operationsfall meiner Klinik, den mein Mitarbeiter GÜNTZ genauer untersucht und beschrieben hat, soll nachfolgend etwas eingehend dargestellt werden:

Es handelt sich um einen Abriß des Os tibiale vom Naviculare. Der 23jährige Patient war bei der Arbeit ausgerutscht und mit dem einen Fuß in einer Grube umgeknickt. An der Innenseite des Fußes bestand damals in der Naviculargegend eine bläuliche schmerzhafte Schwellung. Er war schon früher mehrfach umgeknickt und hatte Beschwerden bald in diesem bald im anderen Fuß gehabt, die erstmalig mit 15 Jahren nach einer größeren Wanderung aufgetreten waren. Beiderseits bestanden hochgradige lockere Knickfüße. Trotz sofortiger fixierender Behandlung blieben in dem zuletzt verletzten Fuß dauernde Beschwerden zurück. Das Röntgenbild (Abb. 267) zeigte beiderseits großes Os tibiale und am verletzten Fuß einen klaffenden Spalt zwischen Os tibiale und Naviculare. Wir sahen hierin eine Anzeige für ein operatives Vorgehen gegeben und meißelten beiderseits (da auch der andere Fuß häufig Beschwerden verursacht hatte) das Os tibiale in Zusammenhang mit dem Vorsprung des Os naviculare ab. Bei der Operation zeigte sich, daß die Sehne des M. tib. post. mit derben Fasern in das Os tibiale einstrahlte, daß aber der größte Teil der Fasern weiter nach vorn zum Naviculare und Cuneiforme I zog. Nach der Entfernung der Knochengebilde war zunächst festzustellen, daß auf der verletzten Seite das Os tibiale leicht hin- und herzubewegen war, während es auf der anderen Seite fest mit dem Naviculare verbunden war. Abb. 269 zeigt einen Längsschnitt durch die beiden Knochengebilde. Makroskopisch sieht man, daß auf der nicht verletzten Seite zwischen beiden Knochen ein grauweißer, etwas unregelmäßig begrenzter, aber ziemlich gleichmäßig gezeichneter Zwischenraum bestand, während er auf der verletzten Seite eine zickzackförmige, dunkel gefärbte, bräunlich-rote Linie darstellte, letzteres wohl Reste einer alten Blutung. Mikroskopisch sieht man auf der unverletzten Seite ein faseriges Zwischengewebe, das mit glattem Saum am Knochen ansetzt. In der Mitte etwa finden sich an einer Stelle Degenerationserscheinungen, beginnende Verkalkung und Verknöcherung, offenbar als Reaktion auf die früheren kleinen Traumen. Auf der verletzten Seite dagegen erscheint der klaffende Spalt zwischen den beiden Knochen, in dem nur eine sehr dünne und unregelmäßige zerrissene Faserschicht vorhanden ist. Auch Knochenteile sind herausgerissen und der Knochen aufgespaltet. Auch in anderen operierten Fällen von Os tibiale fanden sich ähnliche, wenn auch nicht immer so charakteristische Befunde.

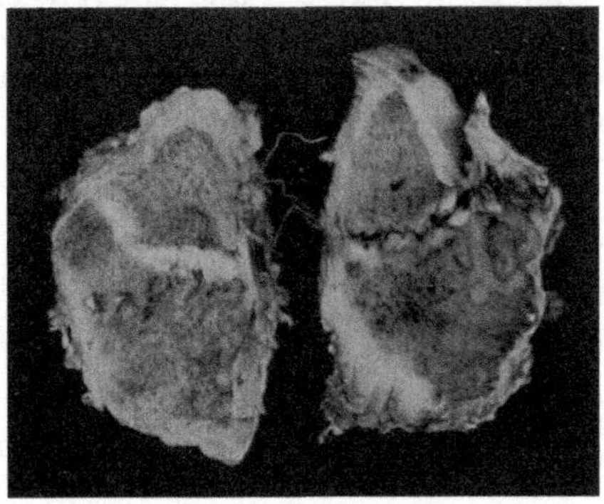

Abb. 269. Makroskopisches Präparat des Falles von Abriß des Os tibiale von Abb. 267. Links das nicht verletzte, rechts das verletzte Os tibiale. Der Schnitt geht längs durch Os tibiale und das mit ihm verbundene Naviculare, soweit dasselbe mit entfernt wurde, hindurch. (GÜNTZ.)

Die Operationsbefunde zeigen, daß unter Umständen durch einen Unfall wie eine Fußdistorsion eine gewaltsame Trennung der beiden Knochen eintreten kann, die für die Dauer bleibt und Beschwerden macht. In diesen Fällen führt die beschriebene Operation zur Heilung. Im frischen Fall einer Fußdistorsion mit Beschädigung der Naviculare-tibiale-Verbindung wird man mit EHALT (BÖHLER) den Versuch einer Reposition und Fixation für 8 Wochen im Gipsverband machen können.

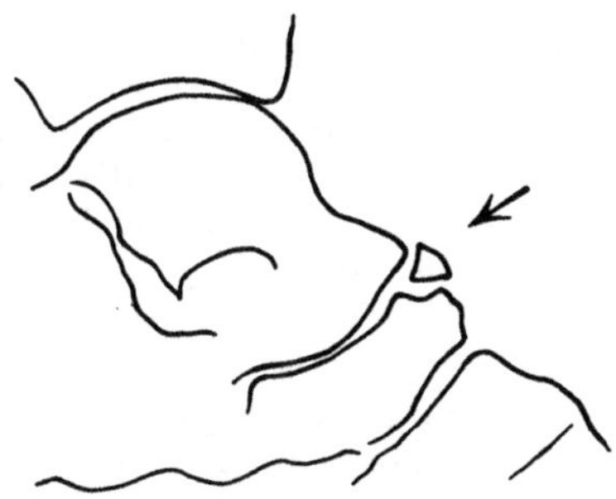

Abb. 270. Os supranaviculare (nach REISNER).

Das *Os supranaviculare*, von HYRTL entdeckt, neuerdings öfters beobachtet, verdient ebenfalls Beachtung, weil bei einem Unfall die Verwechslung mit einer Absprengung möglich ist. SPRENGELL schildert einen Fall, wo die der Patientin mitgeteilte falsche Diagnose eines „Periostbandabrisses" bei ihr, obwohl sie nur eine Wadenquetschung erlitten hatte, suggestive Schmerzen am Fuße erzeugte. Auch ohne Unfall können an der Stelle seines Sitzes Beschwerden entstehen. Der Knochen sitzt an der obersten Stelle des Rückens des Naviculare, oder wie REISNER genauer zeigt (Abb. 270), in einer dorsalen Mulde zwischen Naviculare und Talus. Die Vertiefung befindet sich am oberen Rande des Naviculare an der dem Talus zugekehrten Fläche. Natürlich kann auch einmal ein Abbruch der obersten Ecke des Naviculare geschehen.

Weniger bekannt ist das von BIRCHER zuerst beschriebene und sogenannte *Os subtibiale*, ein dreieckiger erbsen- bis haselnußgroßer Knochen unterhalb der Spitze des Malleolus internus, von diesem durch einen wenige Millimeter breiten Spalt getrennt, scharf konturiert, worauf bei etwaigem Unfall zu achten ist. GRASMANN hat 2 Fälle, davon einen doppelseitigen, beobachtet, AKERLAND einen einseitigen, FAIRBANK 3 doppelseitige und VOLKMANN einen doppelseitigen. TEN HOED untersuchte 150 Kinderfüße im Alter von 6 bis 12 Jahren und fand es 21mal, 14mal beim männlichen, 7mal beim weiblichen Geschlecht. Die anderen Fälle betrafen Erwachsene, wo oft zu entscheiden war, ob es ein Unfallprodukt, ein Knochenabriß oder ein Subtibiale war. Die glattrandige Begrenzung und die Doppelseitigkeit sprechen für ein Os subtibiale (Abb. 271).

Os peroneum, von PFITZNER Sesamum peroneum genannt, auch von VESAL gekannt, liegt als länglicher Körper auf dem postero-lateralen Ende der Eminentia obliqua cuboidei, wo sich oft eine scharf abgesetzte Facette findet. Bei gut ausgebildeten Formen soll die Sehne des M. peroneus longus über es hinwegziehen und mit einigen Fasern mit ihm verbunden sein. In 8 bis 9% vorhanden. Es kann auch zwei- oder dreigeteilt vorkommen, ja einmal ist es auch viergeteilt beobachtet worden. Praktisch ist es nicht wichtig.

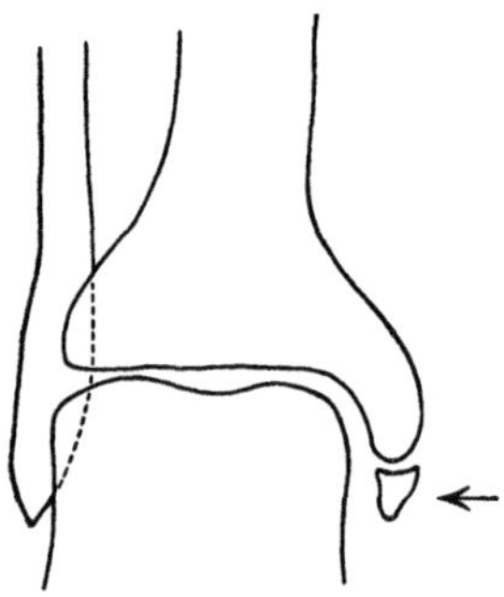

Abb. 271. Os subtibiale.

Das *Os Vesalianum* sitzt proximalwärts der Basis des 5. Metatarsalknochens auf, selten selbständig, meist mit ihm verschmelzend, um dessen Tuberositas zu bilden. Zur Zeit der Verschmelzung können einmal, meist im Alter von 12 bis 13 Jahren, Belastungsbeschwerden an dieser Stelle entstehen, die als Apophysitis bezeichnet worden sind. Ihnen kommt keine Bedeutung zu. Es kann ebenfalls mit einer Fraktur der Basis des 5. Metatarsale verwechselt werden, zumal die basale Distorsionsfraktur des 5. Mittelfußknochens kein so seltenes Ereignis ist. Der Bruch entsteht durch gewaltsames Abknicken des Mittelfußes gegen die Fußwurzel bei Supinations- und Spitzfußstellung des Fußes. Der Bruchspalt verläuft quer, meist ohne Verschiebung der Bruchstücke. SVEN JOHANSSON sah einmal ein isoliertes Os Vesalianum hinter der Tuberositas m. V. würfelförmig 20 mm lang, breit und hoch, das erhebliche Gehbeschwerden verursachte und entfernt wurde. JOHANSSON sieht es als echten überzähligen Tarsalknochen an.

Das *Os intermetatarseum*, 1852 von GRUBER entdeckt, ein kleines Knöchelchen auf der Dorsalseite des Fußes im proximalen Abschnitt des 1. Spatium interosseum gelegen. Es kann nach PFITZNER auch mit dem 1. Keilbein synostotisch verbunden sein und bildet dann einen Fortsatz an der dorso-disto-fibularen Ecke desselben. Einmal sah ich es als einen etwa $1\frac{1}{2}$ cm langen griffelförmigen spitzen Knochen, der vom 1. Keilbein durch einen Spalt getrennt sich nach vorn im 1. Intermetatarsalraum erstreckte. Am 1. Metatarsale befand sich etwa auf der lateralen Seite von der Mitte ausgehend eine schräg proximalwärts gerichtete spitze Exostose, die zu dem griffelförmigen Knochen hin zeigte. Am anderen Fuße war das Os intermetatarseum nur angedeutet vorhanden. An beiden Füßen waren außerdem zweigeteilte Ossa peronea vorhanden. Die Patientin litt nur an statischen Beschwerden infolge von Plattfuß. Es ist ohne Bedeutung.

Das *1. Keilbein* kann in 0,3% zweigeteilt, die Teilung kann vollständig oder unvollkommen sein. Im letzteren Fall wird sie durch Spalten und Furchen bezeichnet (H. Virchow). Die Gelenkflächen zeigen in diesem Falle je 2 Facetten. Zufallsbefund.

Ganz selten ist ein *Cuboides secundarium* als stark abgesetzte Fortsatzbildung des Cuboid, das mit dem Naviculare synostosieren oder koaleszieren kann.

22. Processus trochlearis calcanei.

1860 beschrieb der Wiener Anatom Hyrtl als erster dieses Gebilde genauer, das auch nach ihm benannt wird. Auch kannte er bereits abnorme Vergrößerungen derselben und erfuhr auch von Schuhmachern, die er befragte, daß es bisweilen Beschwerden machen könne, so daß der Betroffene nur Schuhe mit niedrigem Rahmenleder tragen kann, um keinen Druckschmerz zu bekommen. Unter 987 untersuchten Füßen fand er den Processus trochlearis dreimal so stark ausgeprägt, daß seine Spitze fast in der vom unteren Fibulaende ausgehenden Vertikalebene lag. Zwischen Knochen- und Hautbedeckung fand er bisweilen einen Schleimbeutel und in einem Falle war die Haut über der Spitze mit einer Druckschwiele versehen.

Mit der Natur dieses Knochenvorsprunges haben sich die Anatomen vielfach beschäftigt. Pfitzner fiel auf, daß er in einigen Fällen weitergehende Absetzungen zeigte, gerade als sei er hier früher selbständig gewesen und erst in letzter Zeit mit dem Calcaneus verschmolzen. Ferner fand er am rechten Fuße eines 14jährigen Mädchens eine inkonstante Epiphyse, während eine solche links nicht angedeutet war. Diese Epiphyse war gerade im Begriff zu verschmelzen. Weidenreich vermutet, daß der Processus trochlearis eine rein menschliche Variation darstellt, die als Verknöcherung in der gemeinsamen Sehnenscheidenwand der beiden Peronealsehnen entsteht. Neuerdings hat Francillon die Operationsbefunde von 2 Fällen mitgeteilt. Beide hatten auf Druck nur beim Gehen Schmerzen an diesem Knochenvorsprung, die ohne eine Verletzung entstanden waren. Die Befunde waren bei beiden verschieden. Bei dem 11½jährigen Mädchen zeigte das Röntgenbild links einen sehr großen Processus trochlearis, dem eine flache Knochenscheibe, der Apophysenkern ohne knöcherne Verbindung zum Processus trochlearis aufsaß. Auch rechts saß dem an sich kleineren Processus trochlearis ein Apophysenkern auf und außerdem fand sich an der Tuberositas metatarsi 5 beiderseits ein Apophysenkern. Die Untersuchung der operativ entfernten Kuppe des Processus trochlearis ergab: der Knochenkern der Apophyse war aus feinfaserigem lamellären Knochen aufgebaut, der eine weite Markhöhle umgibt. Der Knochenkern war von hyalinem Knorpel umgeben, der auf der lateralen Seite teilweise fehlte und durch Faserknorpel ersetzt wurde. Dieser Faserknorpel ging in eine Lage derben Bindegewebes über, auf der die zum Teil chondroide Zellen enthaltende Gleitfläche der Sehne des M. peron. longus liegt. Getrennt ist der Apophysenkern vom Calcaneuskern durch eine dicke Schicht *hyalinen* Knorpels, von dem aus die Knochenbildung sowohl zur Apophyse als auch zum Calcaneus hin erfolgt.

Der zweite Fall betraf eine 32jährige Patientin, bei der noch *deutliche Vergrößerungstendenz* und *Wachstumserscheinungen* festzustellen waren. Nebenbei bemerkt hatte diese Patientin auch eine Köhlersche Erkrankung des 2. Metatarsalköpfchens dieses Fußes durchgemacht, die operativ behandelt worden war. Ein Apophysenkern war hier *nicht* festzustellen. Der Processus bestand aus spongiösem, lamellärem Knochen mit dünner aus Schalen und Faserknochen zusammengesetzter Corticalis. Auch hier waren keinerlei entzündliche oder nekrotische Erscheinungen festzustellen.

Die Beschwerden mögen durch das Wachstum dieser Bildung und äußere Reizung durch Schuhdruck zu erklären sein.

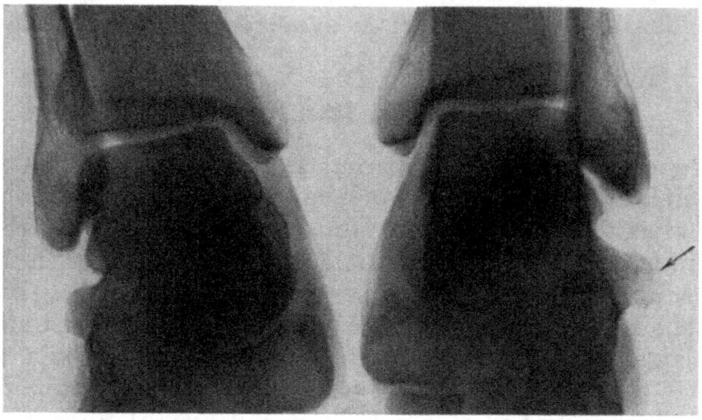

Abb. 272. Processus trochlearis rechts (←) stärker als links entwickelt.

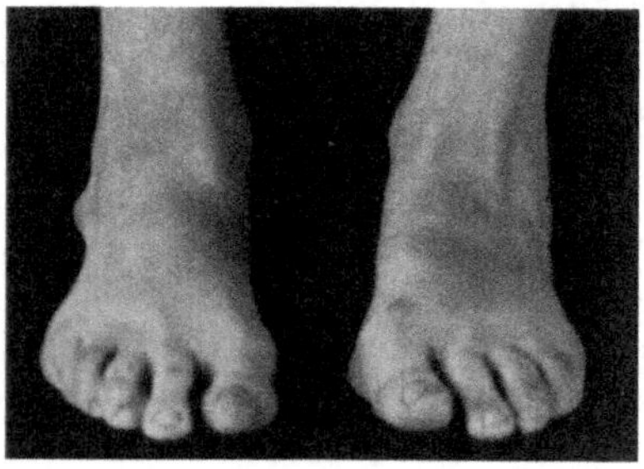

Abb. 273. Processus trochlearis calcanei rechts.

Die Behandlung besteht in der in Lokalanästhesie ausgeführten operativen Entfernung des Vorsprunges, wobei die Peroneussehnen selbstverständlich zu schonen sind. Ich habe 4 Fälle so behandelt. Nach Spaltung der gemeinsamen Sehnenscheide der Peronealsehnen erscheint der Processus trochlearis zwischen den Sehnen des Peroneus brevis und longus, die nach oben und unten verzogen werden. Mit einer Kneifzange oder einem Meißel entfernt man den Knochenvorsprung, glättet die Knochenränder und näht die Sehnenscheide wieder zu. Die Beschwerden verschwinden damit. Abb. 272 und 273 zeigen das Röntgenbild und Photo eines Falles, in dem der Knochenvorsprung rechts stärker als links entwickelt war und nur rechts operiert wurde, weil er nur hier Beschwerden verursachte.

23. Sehnenscheidenentzündung am Fuß und Unterschenkel.

Bisweilen sehen wir Patienten, die über einen heftigen Schmerz am Unterschenkel klagen. Der Schmerz tritt nur beim Stehen und noch mehr beim Gehen auf und ist meist nur auf einer Seite vorhanden. Wenn wir den Patienten untersuchen, so gibt er eine Stelle etwas unterhalb der unteren Drittelgrenze des Unterschenkels, und zwar an der Vorderseite etwas lateral von der äußeren Tibiakante im Bereich der Muskeln als hauptsächlich schmerzende Stelle an. Außer im Gehen wird der Schmerz auch bei der aktiven Dorsal- und Plantarflexion des freihängenden Fußes empfunden. Wenn man die schmerzende Stelle betastet, so fühlt man mitunter eine leichte Schwellung, entsprechend dem Verlauf des Tibialis anticus, in einer Ausdehnung von etwa 5 bis 10 cm. Hier besteht auch ausgesprochener Druckschmerz. Man *fühlt* aber auch, und das ist das charakteristische Zeichen bei dieser Erkrankung, bei der aktiven Dorsal- und Plantarflexion des Fußes hier ein *deutliches Reiben*, wie wir es bei der Tendovaginitis der Hand- und Fingersehnen am Vorderarm kennen. Es handelt sich auch hier um eine Tendovaginitis bzw. Peritendinitis, und zwar der Sehne des Tibialis anticus. Über den feineren anatomischen Bau und den komplizierten Gleitmechanismus der Sehnenscheiden wissen wir Genaueres durch die ausgezeichneten Untersuchungen von BIESALSKI und MAYER. In der Darstellung der Verhältnisse folge ich diesen Autoren. Bekanntlich liegen die Muskelbäuche der 3 Extensoren bis an das obere Ende der unteren Drittelgrenze des Unterschenkels in einer gemeinsamen Fascienloge, von da ab nach unten verläuft die Tibialissehne durch ein eigenes Abteil dieses Fascienfaches, das von der Fascia cruris gebildet wird. Innerhalb dieses Fascienfaches liegt die Scheide der Sehne, ihr oberes Ende liegt 5,5 cm oberhalb der Malleolenlinie, ihr unteres 3,5 cm unterhalb dieser Linie ungefähr auf der Höhe des CHOPARTschen Gelenks. An ihrer oberen Kuppe schlägt sich die Vorderwand der Sehnenscheide mit einer Duplikatur auf die Vorderfläche der Sehne über. Je weiter nach unten, desto mehr umgreift das Scheidenlumen einen immer größeren Anteil der Sehnenoberfläche, bis es etwa in der Mitte der Scheide die ganze Sehne bis auf ihren Hilus umfaßt. Weiter nach unten wird der Anteil der Sehnenoberfläche, der im Scheidenlumen liegt, immer geringer, bis an der unteren Scheidenkuppe wiederum die Vorderwand sich auf die Vorderseite der Sehne hinüberschlägt. Die Beweglichkeit der Sehne beträgt bei Erwachsenen 3 bis 4 cm. Mit den Bewegungen der Sehne macht auch die Scheidenkuppe Gestalt- und Lageveränderungen mit. Sie geht um 1 bis 3 cm mit der Sehne nach oben und um 0,3 bis 0,5 cm nach unten. Diese Bewegungen der Scheide werden ihr an ihren beiden Endkuppen durch Faltenbildungen, an der oberen durch eine gut ausgebildete Plica duplicata gestattet.

Der feine, komplizierte Bau der Sehnenscheide, des Gleitapparates, macht das häufigere Vorkommen von Reiz- und Entzündungsprozessen erklärlich. Es dürfte sich wohl um Zerrungen in der Gegend der oberen Sehnenscheidenkuppe, die die Verschiebung der Sehne in der Scheide ermöglicht, handeln. Die Ursache der Erkrankung ist wie an der Hand eine Überanstrengung, häufig in Verbindung mit einem Pes valgus, den der Patient beim Gehen instinktiv mit Anspannung des Tibialis anticus zu korrigieren sucht. Mühsames Gehen wie im Schnee zieht mitunter eine solche Tendovaginitis nach sich. An den anderen Sehnen sehen wir sie seltener, am ehesten noch an den Peronei beim Hohlfuß aus denselben Gründen vice versa, wie beim Pes valgus. Daneben muß man noch an die rheumatischen, gonorrhoischen und tuberkulösen Sehnenscheidenentzündungen denken.

ABERLE (SPITZY) beschreibt einen Fußschmerz, der genau dem Verlauf der Sehne des M. peroneus longus in der Fußsohle entsprechend vom Außenrande des Fußes nach innen zu beim Gehen und auch auf Druck festzustellen ist, und den er auf eine *Sehnenscheidenentzündung des M. peroneus longus* zurückführt. Einreibungen mit Unguentum cinereum helfen am besten. 1907 beschrieb O. HILDEBRAND einen Fall von doppelseitiger Peronealsehnenluxation bei einem jungen Offizier und fand bei der Operation außer einem Riß des Retinaculum superius und der Sehnenscheide eine „Tendovaginitis chronica deformans", d. h. eine verdickte Sehnenscheide mit aufgefasertem Scheidengewebe mit sklerotischem, fibrillärem Bindegewebe, Blutungsherden, zahlreichen Blutgefäßen und einigen nekrotischen Partien. Die Sehne selbst war unverändert. Ähnliche Bilder werden bei der stenosierenden Tendovaginitis DE QUERVAINs gesehen. VISCHER operierte eine seit 12 Tagen bestehende schmerzhafte Schwellung der Sehnenscheide hinter dem äußeren Knöchel bei gleichzeitigen Schulterschmerzen. Die Untersuchung des Gewebes ergab zahlreiches Bindegewebe mit reichlich Gefäßen, die Umgebung stark mit Lymphocyten und Plasmazellen infiltriert. Er nahm einen Zusammenhang mit der chronisch deformierenden Arthritis an.

Eine ausgesprochene *Stenose* der Sehnenscheide der Peronei beschrieb HACKENBROCH in 2 Fällen, die nach Umschlagen des Fußes Schmerzen unterhalb der Spitze des äußeren Knöchels und hier eine geringe druckschmerzhafte Verhärtung zeigten. Die Schmerzen traten vor allem bei Supination und Pronation des Fußes an dieser Stelle auf. Die Operation deckte eine starre fibröse Verdickung des Retinaculum peronei inferius und deutliche Schnürfurchen an den Peronealsehnen auf, während das mikroskopische Bild unspezifisch-entzündliche Veränderungen, vor allem zahlreiches sklerotisches fibrilläres Gewebe zeigte. Beide Patienten standen in den 40er Jahren. Das höhere Lebensalter mit seiner leichteren Abnutzbarkeit der Gewebe wird in diesen Fällen, die im allgemeinen wohl seltener beobachtet werden, zur Erklärung mit herangezogen. JAGERINK beschrieb Schmerzen infolge einer isolierten Verengung der Sehnenscheide des M. tib. ant. ein wenig oberhalb des Lig. crutiatum, die durch Spaltung der Sehnenscheide nach vorherigen vergeblichen Heilversuchen alsbald beseitigt wurden.

Am *M. extensor digitorum longus* glaubt WINTERSTEIN eine Stenose der Sehnenscheide bei einer 37jährigen Frau festgestellt zu haben, die vor 4 Tagen auftrat, nachdem vor einem halben Jahr der rechte Knöchel gebrochen war. 3 Querfinger distal vom Talo-crural-Gelenk bestand ein Ödem am Fußrücken im Durchmesser von 2,5 cm mit einer derben druckschmerzhaften Resistenz in der Mitte, der langen Strecksehne des 2. Zehs entsprechend. Streckung und Beugung des Fußes — über die der Zehen wird nichts gesagt — machten an dieser Stelle Schmerzen. Ob es sich hier wirklich um eine Stenose gehandelt hat, ist mir nicht ganz sicher. Beim Kinde habe ich ausgesprochene Sehnenscheidenentzündung an den Sehnen des Extensor hallucis longus und Extensor digitorum longus am Fußrücken mit Schmerzen, Schwellung und Reiben mehrfach gesehen. Zur Behandlung genügt meist die Ruhigstellung der Sehne durch einen Heftpflasterverband, der bis zur Mitte der Wade reicht und die Dorsal- und Plantarflexion des Fußes erheblich einschränkt. Nachts ist ein PRIESSNITZscher Umschlag über diesen Verband zu empfehlen. Nur selten ist Bettruhe nötig. Einen Pes valgus müssen wir natürlich durch Einlage usw. behandeln. Wo diese Behandlung nicht genügt, wo etwa die beschriebene Stenose festgestellt wird oder chronische Verdickungen und Veränderungen, ist unter Umständen ein operatives Vorgehen, wie oben erwähnt, notwendig.

Bei langdauernden und auf die gewöhnlichen Behandlungsmaßnahmen nicht ansprechenden Schwellungen der Sehnenscheiden müssen wir auch an andere krankhafte Prozesse denken. Ich nenne nur die *Xanthomgeschwulst* der Sehnenscheiden, die meist erst bei operativer Freilegung erkannt wird.

Einmal erlebte ich eine *angiomatöse* Erkrankung der Sehnenscheiden der 3 Dorsalflektoren bei einem 7jährigen Kinde. Es bestand eine langsam etwas zunehmende und nicht schmerzhafte Verdickung der Weichteile an der Vorderfläche des Unterschenkels, die als tuberkulöses Hygrom angesehen wurde. Eine Punktion, die ich vornahm, ergab nur Blut. Der Verdacht auf ein Hämangiom veranlasste die operative Freilegung, die eine Durchsetzung aller 3 Streckmuskeln und Zerstörung ihrer Sehnenscheiden zu Tage förderte. Die zerstörten Fetzen wurden entfernt und alle erreichbaren Gefäßwucherungen unterbunden und weggeschnitten. Der Fall ging in dauernde Heilung aus. SCAGLIOSI fand in Höhe beider äußerer Knöchel je eine nußgroße indolente Geschwulst bei einem 7jährigen Mädchen. Wie die Operation zeigte, saßen die Geschwülste in den Sehnenscheiden der M. tib. post., die Untersuchung ergab ein *Lymphangiom*.

Auch das *Lipoma arborescens* kann einmal sich im Bereich der Sehnenscheiden entwickeln. Bei der Entfernung muß, um ein Rezidiv zu verhüten, alles Fettgewebe an den Sehnenscheiden entfernt werden.

24. Angeborene Fehlbildungen des Fußes.

Die häufigste Fehlform des Fußes angeborenen Ursprungs ist der Klumpfuß. Ihn will ich in diesem Buche nicht behandeln. Er findet sich allerdings bisweilen gleichzeitig bei Kindern, die am anderen Fuß einen angeborenen Plattfuß haben, so daß beide Fehlbildungen wohl auf die gleiche Ursache zurückzuführen sind. Den angeborenen Plattfuß habe ich an anderer Stelle anschließend an den wesensanderen kindlichen Plattfuß, zur klaren Abgrenzung von diesem abgehandelt.

Seltener begegnen wir den Spaltbildungen am Fuße, dem *Spaltfuß*, mitunter gleichzeitig mit Spalthand verbunden. Die Abb. 274 und 275 zeigen eine solch symmetrische Bildung, bei der der Spalt zwischen 2. und 3. Mittelfußknochen hindurchgeht, die 3. Zehe fehlt und 1. und 2. Mittelfußknochen je mit der verbreiterten großen Zehe gelenkig verbunden sind, während 3. und 4. Mittelfußknochen mit der verbreiterten 4. Zehe artikulieren. Diese Fehlbildung braucht nicht immer das Gehen zu stören. Infolge der Verbreiterung des Vorfußes sind nur meist besondere Maßstiefel nötig.

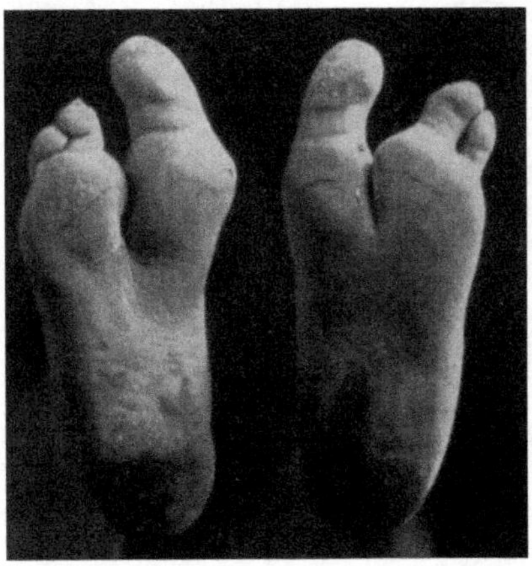

Abb. 274. Spaltfuß.

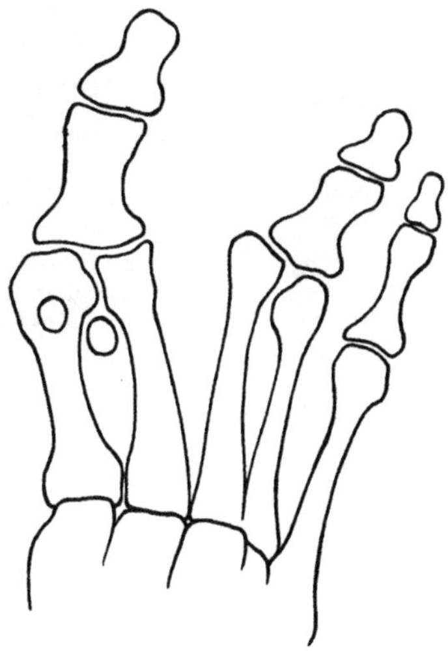

Abb. 275. Röntgenbild Spaltfuß.

Wichtiger ist die Kenntnis der angeborenen *Verschmelzungen* (Synostosen oder Koaleszenzen) *einzelner Fußwurzelknochen*, zu deren genauerem anatomischen Studium auf die klassischen Untersuchungen PFITZNERs in seinen „Variationen im Aufbau des Fußskelets" hingewiesen sei. Öfters beobachtet wurde die Verschmelzung des *Talus mit dem Naviculare*, mitunter dazu noch dieses Knochens mit dem 1. Cuneiforme mit oder ohne Fehlen von Zehen oder gar einem ganzen Fußstrahl (Fall ILLIERITZ mit 4 Zehen, Fehlen des ganzen 5. Strahls und Verbindung von Talus und Naviculare). Interessant ist der Fall HAYEKs, bei dem neben der Coalitio talo-navicularis eine Verkürzung des 2. Keilbeins und Vergrößerung des 3., eine Verdoppelung des 2. Metatarsale und Abduction des Endglieds der Großzehen gefunden wurde. Der Vater des Patienten zeigte beiderseits Ankylose zwischen 1. Mittelfußknochen, 1. Keilbein und zweigeteilte Ossa tibialia, die Mutter 2. und 3. Keilbeine deformiert.

Von Interesse ist eine Beobachtung HAGLUNDs, der eine nicht auf angeborener Anlage beruhende Coalitio talo-navicularis bei einer 22jährigen Dame sah, die er von ihrem 8. Lebensjahr an einige Jahre an einer Tarsaltuberkulose behandelt hatte und die damals eine völlig normale Knochenkernbildung gezeigt hatte. Die Verschmelzung der beiden Knochen war eine vollständige geworden, von einer kongenitalen nicht zu unterscheiden. Daß Traumen, die einen Fuß mit einer solchen Synostose treffen, ihn unter Umständen langdauernd schädigen können, indem sie den Bandapparat stark überdehnen, zeigt eine Beobachtung von H. Blencke, der das Gelenk zwischen Naviculare und Cuneiforme 1 abnorm beweglich und klaffend fand, was als sekundäre Auswirkung der Synostose leicht zu verstehen ist. In diesem Falle konnte nur ein Schienenhülsenapparat die Beschwerden beseitigen.

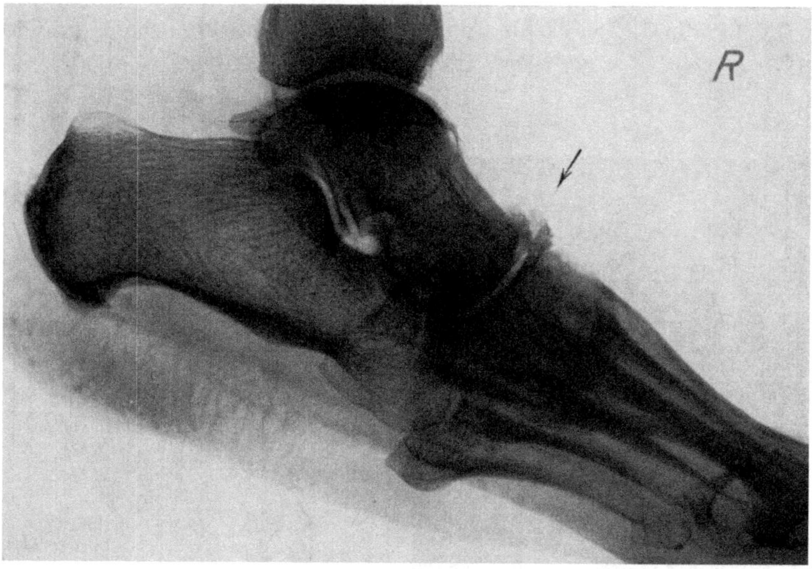

Abb. 276. Coalitio talo-navicularis. Arthrosis im Naviculo-cuneiforme-Gelenk (→).

In einem Falle meiner Beobachtung einer angeborenen, nur einseitigen Verschmelzung von Talus und Naviculare bestanden bei der jetzt 65jährigen Patientin erhebliche Fußbeschwerden beim Gehen, die in die Gegend des Gelenks zwischen Naviculare und Cuneiforme verlegt wurden. Das Röntgenbild (Abb. 276) zeigt, daß dieser Gelenkspalt weiter klafft und daß die ihn begrenzenden Knochen Osteophyten tragen. Es bestand also eine deutliche Arthrosis deformans als Folge des geänderten Bewegungs- und Belastungsmechanismus. Der Fuß zeigte das Bild des Plattfußes, gesenkten Calcaneus und Arthrosis im Talo-calcaneal-Gelenk, der Vorfuß war in Abduction abgewichen und zwar nicht wie sonst im Talo-navicular-Gelenk, sondern in dem zum Ersatzgelenk ausgeweiteten Naviculo-cuneiforme-Gelenk. Inwieweit die Coalitio talo-navicularis an der Ausbildung des erheblichen Plattfußes ursächlich beteiligt ist, läßt sich wegen der schwierigen gelenkmechanischen Verhältnisse nicht ohne weiteres sagen. Die Behandlung eines solche Beschwerden machenden Falles kann schon wegen des vorgeschrittenen Alters nur konservativ sein (Einlage, physikalische Maßnahmen).

Auf die Verschmelzung des *Calcaneus mit dem Naviculare*, den Anatomen ebenfalls längst bekannt und von ihnen als Assimilation eines Calcaneus secundaris angesehen, hat neuerdings vor allem Bentzon hingewiesen (Abb. 277). Pfitzner sah sie bei 800 Fußskeleten in 2%. Der Calcaneus secundarius kann entweder frei zwischen Calcaneus und Naviculare liegen oder er kann mit einem dieser Knochen oder mit beiden verbunden sein, die Verbindung ist knöchern oder knorpelig. Hierbei kommt es zu einer Hemmung der Pro-Supinationsbewegungen des Fußes, es kann auch zu Plattfußbildung kommen, im höheren Alter zu Arthrosis deformans im Talo-navicular-Gelenk, das infolge der Knochenhemmung offenbar stärker gedrückt wird. Um dies zu verhüten, hat BENTZON zweimal bei Kindern, die auch starke Plattfußbeschwerden hatten, von einem dorsalen Lappenschnitt die Koalitionsstelle freigelegt, die Brücke durchtrennt, einen Spalt hergestellt und einen Lappen des M. extensor digit. brevis hineingeschlagen, um eine Wiederverwachsung zu verhüten. Er erreichte fast normale Pro-Supination und Beschwerdefreiheit.

Eine Verschmelzung von *Calcaneus und Cuboid* wurde von REY beobachtet. Das Längsgewölbe war abgeflacht, das Naviculare sprang weit vor, die Beweglichkeit war ungestört, Beschwerden bestanden nicht. Daneben war noch eine doppelseitige angeborene Spalthand vorhanden. Calcaneus und Cuboid waren zu einem Knochenblock fest verschmolzen.

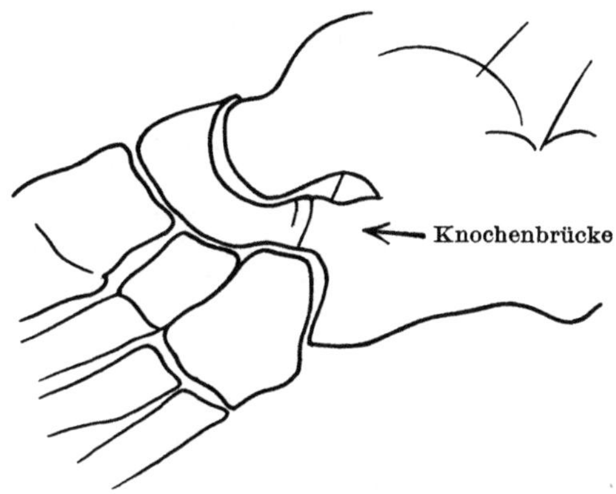

Abb. 277. Röntgenpause des Fußes von der Seite mit Knochenbrücke zwischen Calcaneus und Naviculare (←).

Ich selbst sah bei einem 3jährigen Kinde durch mehrere Generationen vererbt neben einer Brachydaktylie der Zehen und Versteifungen der Finger in den Zwischengelenken beiderseits eine *Verschmelzung von Talus und Naviculare* einerseits und *Calcaneus und Cuboid* andererseits, Beschwerden bestanden nicht. Infolge der Verschmelzung war lediglich eine gewisse Steifheit in den hinteren Wurzelgelenken und eine Knickplattfußbildung zu finden (Abb. 278). Eine Verschmelzung von Keilbein und Mittelfußknochen wurde von A. KÖHLER einmal beobachtet, einen zweiten Fall beschrieb LINOW, der 3. Keilbein mit 3. Metatarsale verwachsen fand.

Alle diese Synostosen können sowohl einseitig wie beidseitig vorkommen. Ihre Kenntnis ist wichtig, weil die Behandlung des versteiften Knickplattfußes bei Synostose natürlich eine andere als beim gewöhnlichen Plattfuß ist.

Unterentwicklung des 4. Metatarsale im Sinne der Verkürzung sah ich bei Zwillingsschwestern, bei einer an beiden Füßen, bei der anderen nur an dem einen. Die Entwicklung der dadurch aus der Reihe der übrigen etwas zurückgerückten Zehen war normal nach Form und Größe. Störungen bestanden nicht (Abb. 279).

Bei angeborener Verkürzung des 5. Metatarsale, die ich öfters finden konnte, bestand regelmäßig, worauf ich schon in meiner Arbeit über den Hallux valgus und die übrigen Zehenverkrümmungen zuerst hinwies, eine Zehenabweichung, die ich früher Digitus adductus V, aber besser mit STRACKER *Digitus V superductus* nennen will. In jenen 2 Fällen, die meiner Veröffentlichung 1925 zugrunde lagen, betrug das Zurückbleiben der Länge der 5. Metatarsalien gut Querfingerlänge. Auch die charakteristische Zehenabweichung ist schon mit der Geburt vorhanden. Ich habe sie bei den Zehenverkrümmungen besprochen.

Kurz sei noch die seltenere Volkmannsche angeborene Sprunggelenksmißbildung erwähnt, die dadurch zustande kommt, daß entweder infolge Wachs-

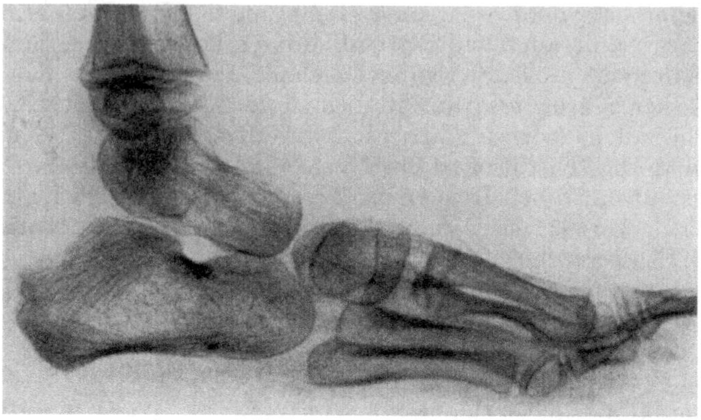

Abb. 278. Verschmelzung von Talus und Naviculare und von Calcaneus und Cuboid. (Eigene Beobachtung.)

tumshemmung der Fibula oder angeborener Verlagerung derselben nach rückwärts (Brandes) ein Schiefstand des Sprunggelenks entsteht, weil der Talus infolge fehlenden Haltes durch die Fibula in der Gabel sich in Valgusstellung

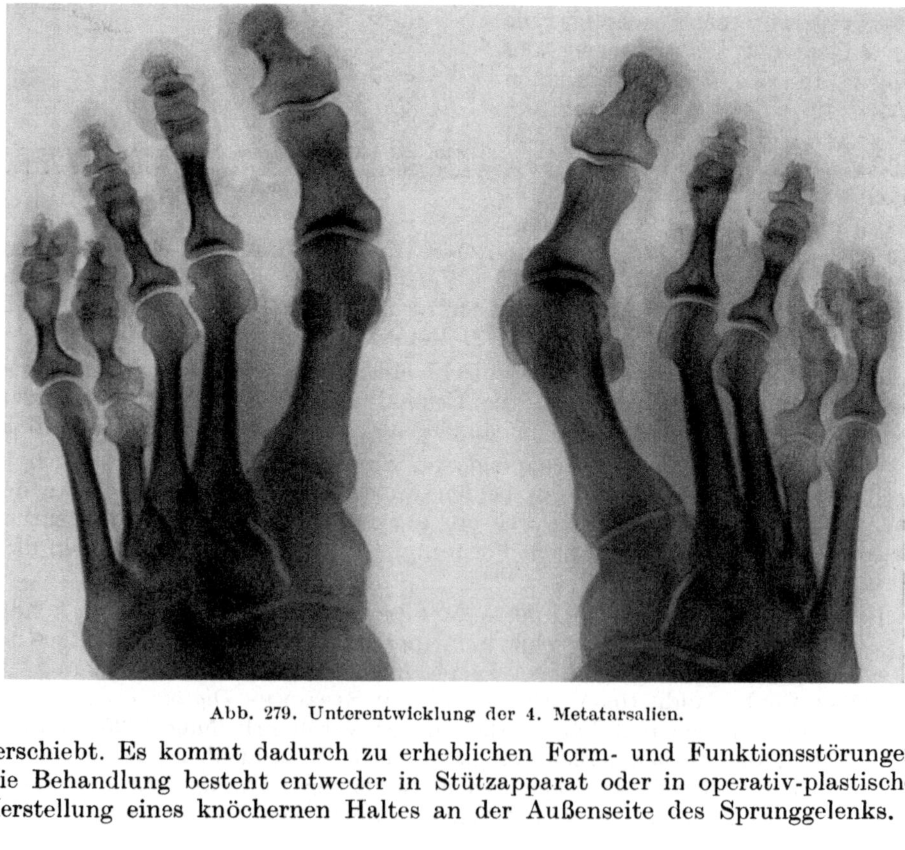

Abb. 279. Unterentwicklung der 4. Metatarsalien.

verschiebt. Es kommt dadurch zu erheblichen Form- und Funktionsstörungen. Die Behandlung besteht entweder in Stützapparat oder in operativ-plastischer Herstellung eines knöchernen Haltes an der Außenseite des Sprunggelenks.

25. Pes adductus.

Als angeborene Abweichung von der normalen Fußform sehen wir bisweilen den Pes adductus oder Metatarsus varus, schon HENCKE bekannt, der ihn als „Contractur des Metatarsus“ beschrieb, und auch von HUETER in seiner „Klinik der Gelenkkrankheiten“ 1870 genau analysiert. CRAMER hat dann 1904 und 1909 diese bis dahin wenig beachtete Fehlbildung genauer beschrieben. Während man früher einen Unterschied zwischen Pes adductus und Metatarsus varus machte und diesen in einer Varusverbiegung der Metatarsalien sah, die dem reinen Adductus fehle, ist man heute geneigt, beide Formen als eine einheitliche Fehlbildung aufzufassen, die Übergänge sogar an dem gleichen Menschen zeigen kann. Wir nennen mit KAUFFMANN jede angeborene, auf den Vorfuß beschränkte Adductionsdeformität Pes adductus congenitus (Abb. 280). Über die anatomischen Veränderungen gibt das Röntgenbild Auskunft (Abb. 281 bis 283). Die Mittelfußknochen sind gegen die Fußwurzel nach innen abgeknickt, adduziert, mehr oder weniger stark schräg gerichtet, und zwar Metatarsale I bis IV, während V meist geradeaus gerichtet ist. Am stärksten ist die Einwärtsstellung des 1. Metatarsale, das weit abgespreizt vom 2. nach innen gelagert ist. Bei älteren Fällen sieht man bisweilen eine Verkrümmung der Metatarsalien in ihrem proximalen Drittel im Varussinn, das sind die Fälle, denen ein eigener Name Metatarsus varus eine zeitlang zugesprochen wurde. Es kann sein, daß ein Teil dieser älteren Fälle wirklich eine solche Verbiegung aufweist, für einen anderen Teil aber trifft wohl die Auffassung zu, daß diese im Röntgenbild sichtbare Verkrümmung nur dadurch vorgetäuscht sei, daß die Metatarsalien um ihre Längsachse nach außen gedreht seien. Unter den Fußwurzelknochen sieht man am häufigsten Veränderungen am 1. Keilbein. KAUFFMANN sah in $^1/_3$ seiner Fälle in

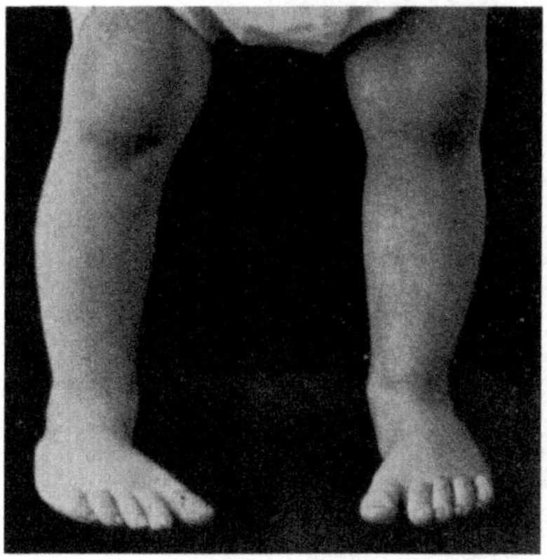

Abb. 280. Pes adductus congenitus.

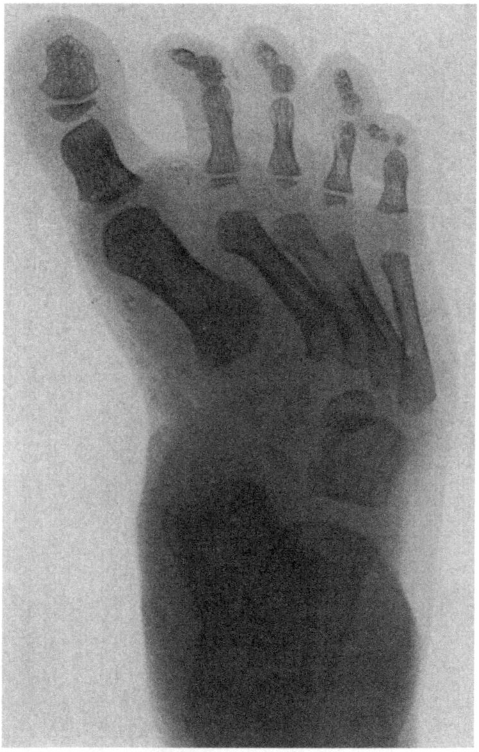

Abb. 281. Linker Fuß eines 5jährigen Knaben mit doppelseitigem Pes adductus congenitus. Verspätetes Auftreten der Knochenkerne. Metatarsalia gerade. Seiten verkehrt. (KAUFFMANN.)

ihm einen doppelten Kern, und die spätere Form des Knochens weicht meist vom Normalen ab, sie erscheint nicht rechteckig, sondern trapezförmig oder dreieckig. In dem Gelenk zwischen 1. Keilbein und 1. Mittelfußknochen findet dann auch die Abknickung des Vorfußes statt. In einem Teil der Fälle sah man das Fersenbein nach außen abgewichen, den Talus die Richtung des Fersenbeins kreuzend nach innen verlagert und das Naviculare von ihm nach außen abgewichen. In diesen Fällen ist der stärkste Knick im Gelenk zwischen dem nach

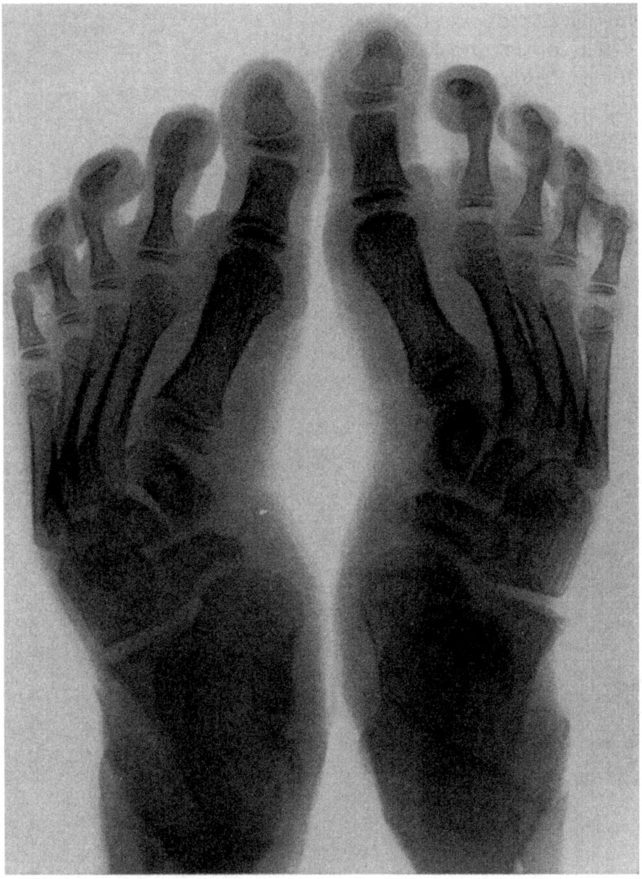

Abb. 282. Derselbe Patient wie Abb. 281, 2 Jahre später. Osteomalacische Veränderungen und mehrfache Kernanlage beiderseits an den Kahnbeinen und den Keilbeinen. Metatarsalia anscheinend verkrümmt (Täuschung). Seiten verkehrt. (KAUFFMANN.)

außen abgewichenen Naviculare und dem 1. Keilbein. Ein anderer Teil der Fälle aber zeigt diese Valgusstellung des Fersenbeins nicht, der Talus ist normal gerichtet und das Naviculare demgemäß von ihm nicht nach außen abgewichen und der Knick in diesem Falle im Gelenk zwischen 1. Keilbein und 1. Metatarsale. Mangels ausreichender pathologisch-anatomischer Untersuchungen ist aber diese Frage noch nicht endgültig geklärt. Jedenfalls sieht man im Erwachsenenalter bisweilen schwer deformierte Plattfüße, die bei genauerer Analyse das Bild zeigen, das ich in Abb. 47 und 49 als das Bild eines contracten Pes planovalgus mit 2facher und 3facher Knickung der Längsachsen bezeichnet habe. Möglicherweise sind dies Fälle, in denen die Grundlage ihrer Veränderungen angeboren war und die auf einen Pes adductus congenitus mit primärer Verlagerung des Fersenbeins nach außen und des Talus nach innen zurückzuführen wären. Auch LORENZ hat in seinem Buch über den Plattfuß 4 hochgradige Plattfußfälle erwähnt, welche eine „Adductionscontractur der Metatarsen" zeigten. Möglicherweise sind auch diese aus Pedes adducti hervorgegangen. Eines scheint ferner festzustehen, daß die wirklichen Verbiegungen der Metatarsalien sowohl

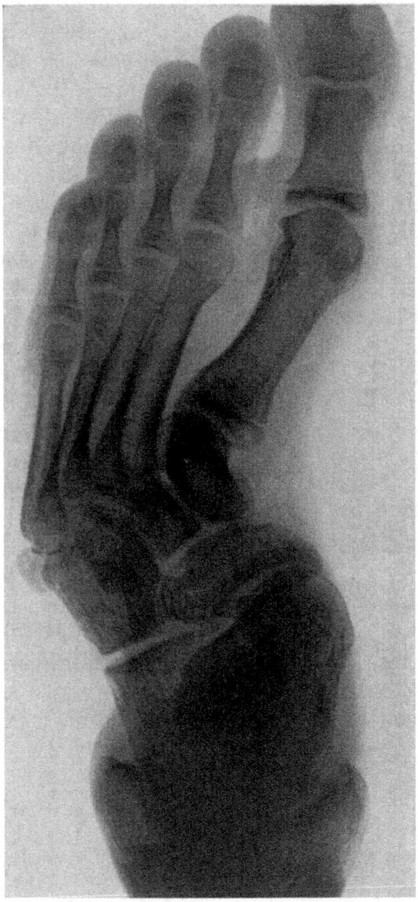

Abb. 283. Derselbe Patient wie Abb. 282 nach 10 Jahren. Os cuneiforme I bipartitum. Keine KÖHLERsche Krankheit mehr. Metatarsalia gerade. Seiten verkehrt. (KAUFFMANN.)

bei Verlagerung des Naviculare nach innen als nach außen zu finden sind, also damit nichts zu tun haben.

Die Eltern bringen meist das Kind wegen der medial abgespreizten Großzehe, und wenn es schon gehen kann, wegen der Schwierigkeiten beim Schuhkauf. Beim Gehen halten die Kinder die Füße einwärts.

Am besten ist es, die Füße im frühesten Kindesalter einmal gründlich mit der Hand über dem Keil oder mit dem ALSBERGschen Redresseur geradezubiegen und für 4 bis 6 Wochen einzugipsen. Im späteren Alter ist oft eine Keilosteotomie aus der Außenseite der Fußwurzel nötig, mit der gute Dauerresultate zu erreichen sind.

26. Angeborene Fehlbildungen der Zehen.

Hierher gehören der Hallux varus congenitus, Syn- und Polydaktylie, Digitus V superductus und ähnliche Mißbildungen.

Fälle von *Hallux varus congenitus* sind von KIRMISSON, JAKOBSOHN, SPISIC, SCHRADER, MESTERN (VALENTIN) u. a. beschrieben worden. Letzterer hat alle veröffentlichten Fälle (im ganzen 53) zusammengestellt und dabei gefunden, daß ausnahmsweise der angeborene Hallux varus als selbständige Mißbildung auftritt, daß er aber in der Regel mit einer Verdoppelung des tibialen Zehenstrahls (Poly- und Syndaktylie) verknüpft ist, welche die Abweichung der großen Zehe verursacht (Abb. 285).

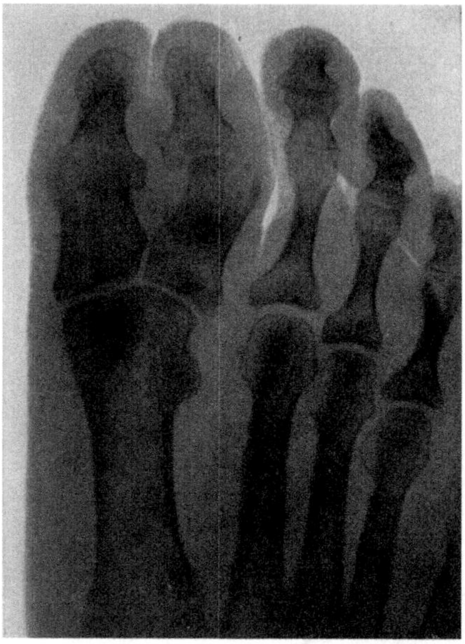

Abb. 284. Verdoppelung beider Glieder der Großzehe. (Eigene Beobachtung.)

Die Mehrzahl der veröffentlichten Fälle zeigt nach SCHRADER die Fehlbildung nur einseitig, bisweilen sind sie mit anderen Hemmungs- oder Fehlbildungen (Fibuladefekt, Poly-Syndaktylie, Luxatio coxae) verbunden. Hier ist die Erklärung als Keimfehler anzunehmen. SCHRADER beschreibt nun 2 Fälle, bei denen die Föten (etwa 4. und 7. Monat, in utero in ihrer Lage fixiert) eine Einklemmung des betreffenden Unterschenkels in der Weise zeigten, daß die Großzehe, und zwar in beiden Fällen ganz gleich, stark nach innen abgelenkt lag. SCHRADER läßt es offen, ob diese Einklemmung durch Enge im Uterus oder andere Faktoren erfolgt war.

Die Behandlung ist meist eine operative, da die nach innen abstehende Groß-

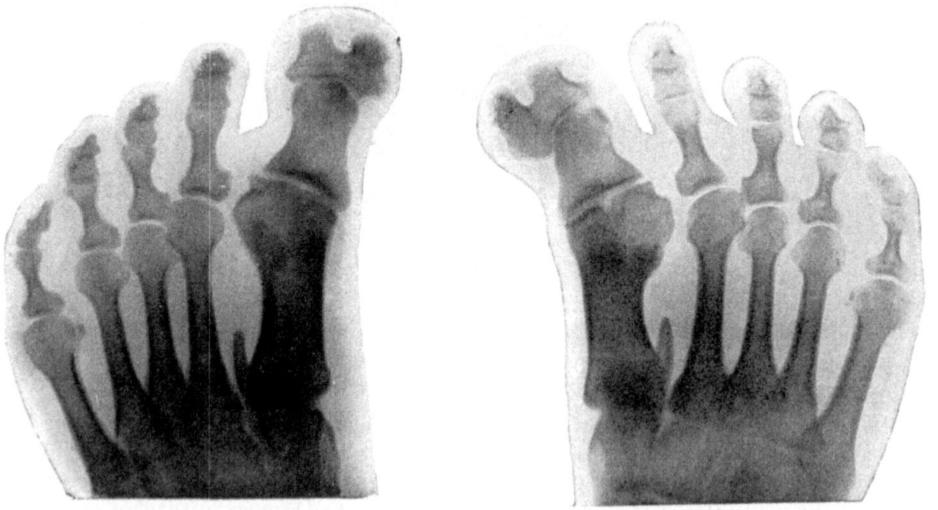

Abb. 285. Verdoppelung der Großzehe und rudimentäres Metatarsale zwischen 1. und 2. (wohl Os intermetatarseum? HOHMANN.) (JACOBSOHN.)

zehe durch den Schuh Druck erfährt. Eine Doppelzehe kann exartikuliert, eine Abweichung durch eine parartikuläre Osteotomie im Metatarsale oder im Cuneiforme geradegerichtet werden.

Der angeborene *Hallux valgus* ist von mir bisher nicht beobachtet worden, andere haben ihn gesehen. MAUCLAIRES Fall zeigt eine gabelförmige Gestalt des 2. Metatarsale (Abb. 286), NILSONNE aus HAGLUNDS Klinik zeigt als Grundlage hochgradig deformierte, plumpe und kurze Grundphalangen der Großzehen, bei denen die laterale Seite kürzer als die mediale ist (Abb. 287). JOACHIMSTAL hat einen doppelseitigen Hallux valgus bei einem Neugeborenen beobachtet, ROEDERER beschrieb kongenitale Handdeformitäten bei einem Kind mit einem einseitigen Hallux valgus, PELTESOHN eine Verbindung von Spina bifida occulta mit angeborenem Hallux valgus. Ob der von KLAR beschriebene Fall angeborenen Ursprungs ist, erscheint mir nicht ganz sicher, da hier nur die Angabe des Patienten, daß er die „krummen Zehen" seit seiner Geburt habe und daß seine Mutter und 3 von 7 lebenden Geschwistern dieselben Zehen hätten, sowie daß eine Schwester unter 16 Kindern ein Mädchen mit Hallux valgus habe, nicht ausreicht zur Feststellung einer angeborenen und vererbten Deformität. Beweise für eine Knochendefektbildung sind nicht vorhanden und es ist immerhin möglich, daß hier nur eine erhöhte Bereitschaft zur Bildung eines gewöhnlichen Hallux valgus auf Grundlage von Schwäche des Muskelbandapparates vorliegt.

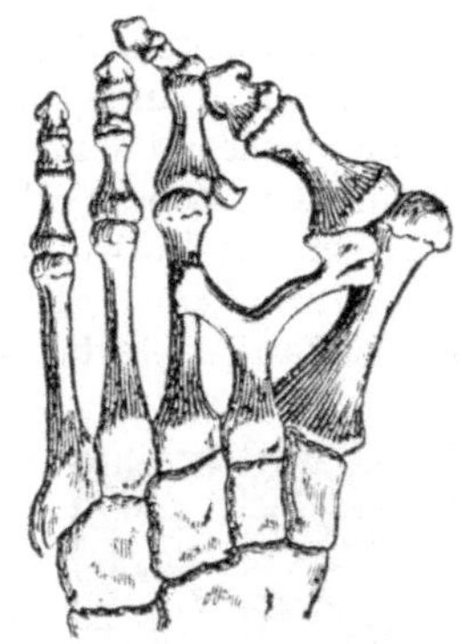

Abb. 286. Fall von MAUCLAIRE.

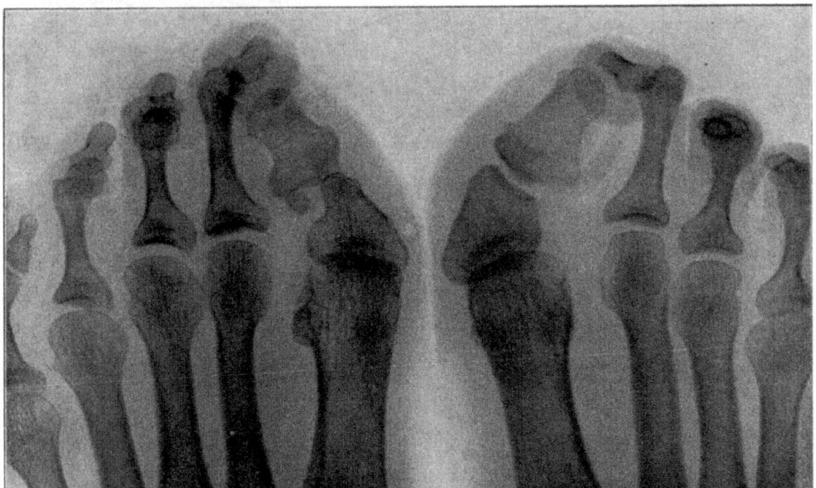

Abb. 287. Fall von NILSONNE.

Die *angeborene Hammerzehe* findet sich bei kleinen Kindern, die noch nicht zu gehen begonnen und also noch nicht Schuhe getragen haben, in der Form eines leichten Vortretens der 2. Zehe dorsalwärts über das Niveau der anderen Zehen im Grundgelenk. Die Zehe ist noch nicht contract, läßt sich noch leicht geraderichten. Wir sehen diese Erscheinung oft vererbt, meist symmetrisch. Mit der Zeit pflegt aus dieser Verlagerung der Zehe nach dorsalwärts eine typische Hammerzehe zu werden.

Unter den angeborenen Fehlbildungen der Zehen sind noch die selteneren Fälle von *übermäßigem Wachstum* einzelner Zehen zu nennen. In einem Fall (Abb. 288 und 289) sah ich die 2. und 3. Zehe erheblich gegenüber den anderen vergrößert und zwar betraf der *Riesenwuchs* sämtliche 3 Glieder der Zehen in Länge und Dicke. Dazu bestand eine Verwachsung der Zehen, die nur im Bereich des End- und der Mitte desMittelgliedes getrennt waren. Sonst fand sich die sogenannte

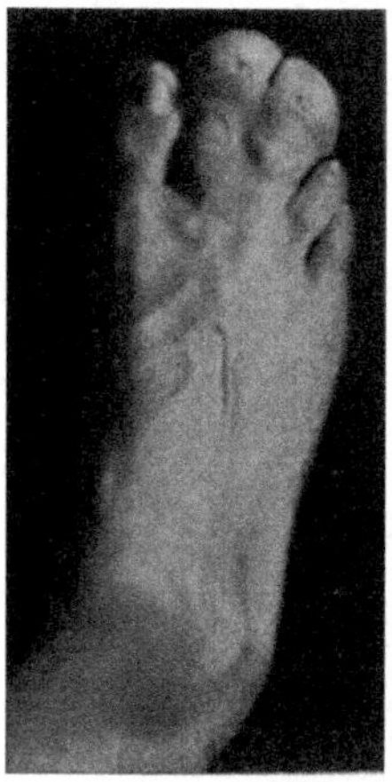

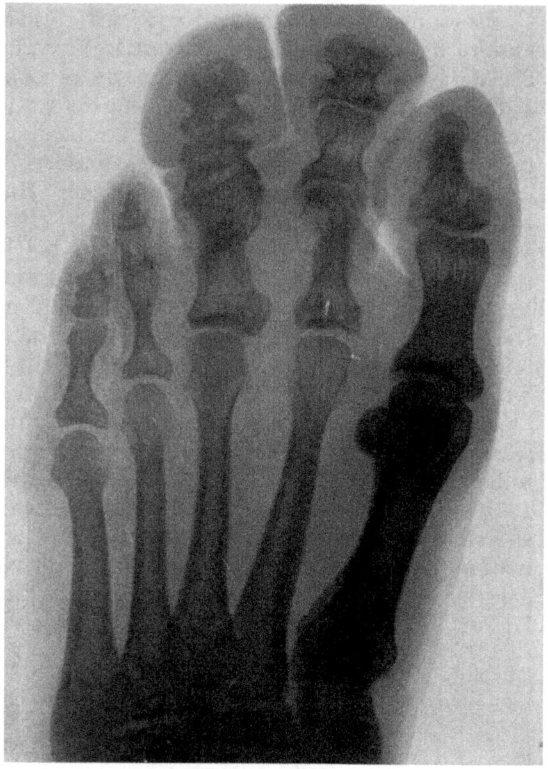

Abb. 288 und 289. Riesenwuchs der 2. und 3. Zehe. (Eigene Beobachtung.)

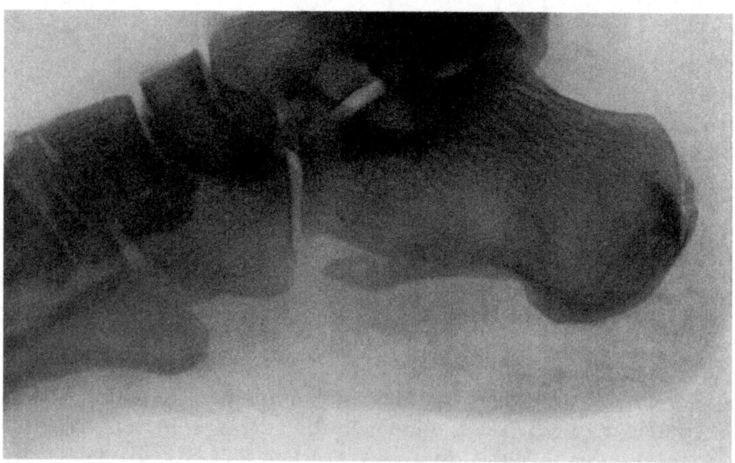

Abb. 290. Hyperdaktylie? (KLAR.)

Synzygie. In plumper Breite ragten die Zehen nach vorn über die anderen hinaus und belästigten ihren Träger durch die Notwendigkeit, stets einen angemessenen und besonders langen Stiefel zu tragen. Operativ könnte man die Zehen durch Herausnahme des Mittelgliedes und der Hälfte des Grundgliedes verkleinern.

Den noch nicht beschriebenen Fall einer Hyperdaktylie mit abnormer Lokalisation teilte KLAR mit, der in einem wegen Fersenschmerzen aufgenommenen Röntgenbild ein seltsames Knochengebilde am Calcaneus fand (Abb. 290). Es ist ein 3½ cm langes, an der Basis 1 cm breites fingerartiges Knochengebilde, das aus der Unterfläche des Calcaneus an der Grenze zwischen Tuber und Körper von hinten nach vorn gerichtet heraussprießt. 1,3 cm von der Spitze entfernt sieht man einen 1,5 mm breiten queren durchgehenden Spalt in demselben. Auch am anderen nicht schmerzenden Fuß fand sich ein ähnliches, 2,3 cm langes, schmäleres, dünnes, spitzes Knochengebilde. KLAR nimmt unter Bezug auf eine Arbeit von ROCHLIN-Leningrad, der am Ansatz der Achillessehne am Calcaneus ebenfalls ein solches fingerähnliches Gebilde sah, eine Verschiebung der abgespalteten Zehenanlage an.

27. Erkrankung der Sesambeine des 1. Mittelfußzehengelenks.

Vor den Arbeiten WALTER MÜLLERs war diese Erkrankung wohl in der ausländischen Literatur behandelt, aber sehr verschieden gedeutet worden. So sah sie SERAFINI als eine Metatarsalgie, HERNAMAN-JOHNSON als eine Sesambeinfraktur, von ähnlicher Entstehung wie die Fußgeschwulst und RENANDER als eine Osteochondropathie, analog der PERTHESschen oder KÖHLERschen Erkrankung an. W. MÜLLERs Verdienst ist es, ihr Wesen genauer erforscht und zur Klärung beigetragen zu haben, wozu insbesondere seine Untersuchungsbefunde operativ entfernter Sesambeine und die Arbeiten der durch ihn angeregten Forscher halfen. Vor ihm hat von deutschen Orthopäden als erster WISBRUN 1923 die Sesambeine wegen hier lokalisierter Beschwerden bei einem Klauenhohlfuß entfernt.

Es bestehen hierbei genau auf das eine oder andere, meist das mediale Sesambein lokalisierte Schmerzen beim Gehen, die in der Phase des Abwickelns des Vorfußes vom Boden besonders in die Erscheinung treten. Sie finden sich im allgemeinen häufiger im jugendlichen Alter unmittelbar nach der Adoleszenz, wenn sie auch in den 30er oder 40er Jahren beobachtet worden sind, sie finden sich weiter überwiegend bei den Frauen, und da wieder vor allem bei berufstätigen, die viel stehen, laufen und springen müssen. MÜLLER nennt Krankenschwestern, Röntgengehilfinnen, Dienstmädchen und Tanzlehrerinnen. Von verschiedenen Seiten wird auf die hohen Absätze hingewiesen, die den Vorfuß stärker beanspruchen. Es besteht eine umgrenzte Druckschmerzhaftigkeit des Sesambeins und ein Dehnungsschmerz bei starker Dorsalflexion der Großzehe. Die Diagnose wird durch das Röntgenbild gesichert. Während schon das seitliche Bild hellere Flecken und Streifen im Sesambein erkennen läßt, ist das in frontaler Richtung aufgenommene (bei Bauchlage des Kranken und starker Dorsalflexion der Großzehe oder auch im Stehen auf dem Ballen bei stark dorsalflektierter Zehe), wobei die Strahlen etwa parallel zur Längsachse des Metatarsale verlaufen und die Sesambeine frontal treffen und jedes für sich zur Darstellung bringen, besonders charakteristisch (Abb. 291). Es zeigt einen fleckig unregelmäßigen Bau und meist, aber nicht immer, eine Teilung in zwei oder mehr Stücke. Auch das Aufsichtsbild (dorsoplantar) läßt die Fragmentierung erkennen (Abb. 292). Meist ist das betreffende Sesambein durch einen queren oder schrägen Spalt geteilt. Allerdings fand MÜLLER bei etwa 8% von 333 durchgesehenen Fußröntgenbildern auch ohne diese typischen Beschwerden eine Teilung des Sesambeins als familiäre Anomalie und er glaubte, daß diese Teilung wohl eine gewisse Anlage zur Erkrankung bedeutet, da er sie auch in allen Fällen von Krankheitserscheinungen an den Sesambeinen feststellen konnte.

Da die Behandlung hartnäckiger Fälle in der Entfernung der Sesambeine besteht, liegen eine ganze Anzahl mikroskopischer Untersuchungsbefunde solcher erkrankter Sesambeine vor. Leider erlauben dieselben bis heute noch keine einheitliche Deutung, da die Befunde voneinander abweichen. Während RENANDER den größeren Teil eines Fragments, einschließlich des Marks, nekrotisch sah und deshalb den Prozeß analog der Osteochondritis im Sinne von PERTHES

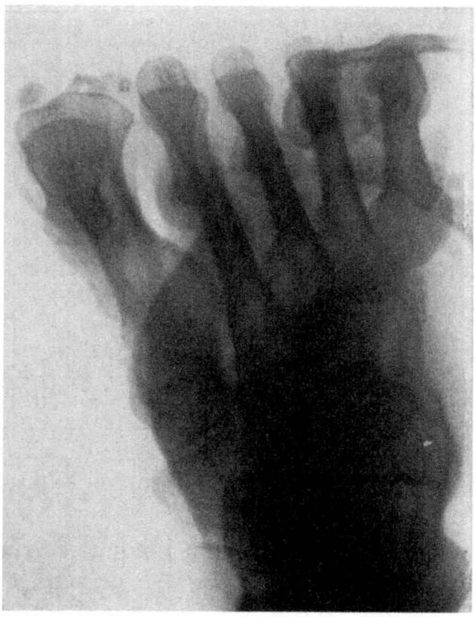

Abb. 291. Erkrankung des lateralen Sesambeins bei frontaler Aufnahme.

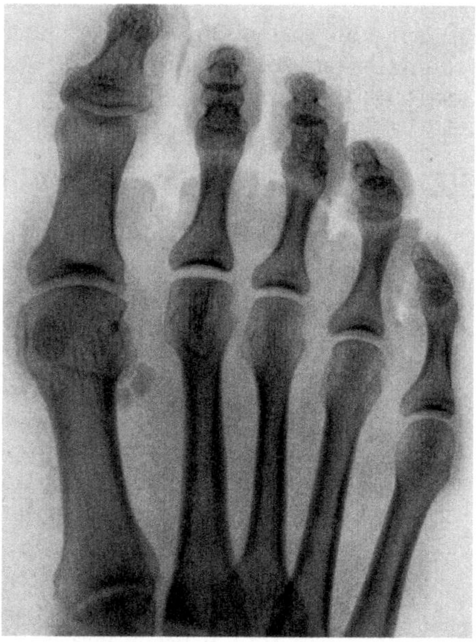

Abb. 292. Erkrankung des lateralen Sesambeins bei dorso-plantarer Aufnahme.

oder anderer Malazien auffaßte, bei denen Totalnekrose des Knochens und Nekrose des Markgewebes vorhanden ist, besteht MÜLLER darauf — und seine Befunde werden von M. B. SCHMIDT bestätigt — daß wohl in zwei Fällen auch Knochennekrose, aber niemals Marknekrose zu finden war. Regenerative Prozesse konnte er nicht feststellen, dagegen sah GRIEP neben Trümmerfeldzonen auch stark regenerative Zeichen. Vielleicht haben JAROSCHY und KRIMMELSTIEL-RICHTER recht, daß diese Unterschiede möglicherweise graduell aufzufassen sind, was die Ausdehnung betrifft, und außerdem als Ausdruck verschiedener Stadien, in denen die Fälle zur Untersuchung kamen. Auch eine durch fortgesetzte Schädigung gestörte Reparationsfähigkeit muß zur Erklärung mancher Bilder in Betracht gezogen werden. Schließlich kann ein stärkeres Trauma auch eine Fraktur bewirken ohne erkennbare reparatorische Vorgänge.

In einem sind ziemlich alle einig, daß die Störung wohl durch *mechanisch-funktionelle Einflüsse* durch eine außergewöhnliche Beanspruchung oder oft wiederholte kleine oder einmalige größere Traumen entsteht. Dies leuchtet durchaus ein, wenn man sich klar macht, wie stark die Sesambeine durch ihre Lage und ihre Funktion der Abnutzung ausgesetzt sind und wie sehr dabei eine Vermehrung des Belastungsdrucks durch einen hohen Absatz oder eine dünne Sohle oder beides zugleich schädigend in Betracht kommt.

Die Behandlung wird zunächst konservativ sein und in einer das Großzehengrundgelenk stützenden und entlastenden Individualeinlage, in fixierenden Pflasterverbänden, Schonung, niedrigeren Absätzen usw. bestehen. Ist dies erfolglos, dann entferne man die Sesambeine von einem medialen seitlichen Schnitt nach dem Verfahren von Kleinschmidt.

28. Der dorsale Knochenhöcker am 1. Keilbein-Mittelfußknochengelenk.

So nennt Saxl die Exostose, die ich seinerzeit in der ersten Auflage 1923 im Kapitel über den Hohlfuß zuerst mit 2 Abbildungen beschrieben habe. Inzwischen

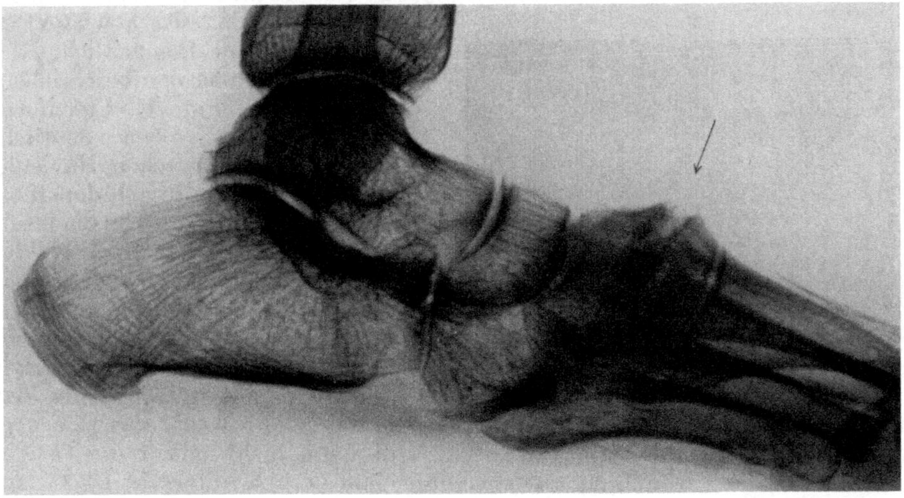

Abb. 293. Dorsale Exostosis Cuneiformis-metatarsalis I bei hochgradigem lockerem Plattfuß.

sah ich sie oft auch beim Plattfuß wie die anderen Autoren, die über sie seitdem berichtet haben. Dieser Knochenvorsprung wird häufig als ,,Überbein" gedeutet, aber er sitzt nicht wie ein Ganglion *über* dem Bein, sondern er besteht wirklich *aus* Bein. Durch Stiefeldruck, und zwar Naht oder Ösen der Schuhschnürung treten oft stärkere Reizerscheinungen auf, die Haut über dem Vorsprung rötet sich und schwillt leicht an. In seltenen Fällen können hier auch kleine Ganglien oder Schleimbeutel entstehen. Über das Wesen dieser Buckelbildung wird noch diskutiert. Soviel scheint festzustehen, daß man zwischen 2 Formen unterscheiden kann, die aber vielleicht nur Entwicklungsstadien des gleichen Prozesses sind. Einerseits kann die normalerweise schon vorhandene konvexe Wölbung der oberen Begrenzungsfläche des 1. Keilbeins stärker entwickelt sein, so daß sie mehr hervortritt. Das hat an sich nichts zu bedeuten. Allein wir sehen, daß unser Schuh auf eine solch knöcherne Vorwölbung nicht immer Rücksicht nimmt, und so entstehen durch Druck hier Beschwerden und Schwellung. Man sieht denn auch oft an der gegenüberliegenden dorsalen Kante der Basis des 1. Mittelfußknochens eine Verdickung. Das seitliche Röntgenbild zeigt in diesem Stadium oft nichts anderes als ein stärkeres Vorragen der dorsalen vorderen Kante des

1. Keilbeins und etwas weniger stark der Basis des Metatarsale I, die gegenüberliegenden Ecken von glatter, leicht abgerundeter Begrenzung. Durch fortgesetzten Druck kann es zu periostitischen Reizerscheinungen an diesen exponierten Stellen mit folgender Verdickung des Knochens kommen.

Aber es müssen offenbar auch noch andere Faktoren einwirken, um die bisweilen über diesen Zustand hinaus neu gebildeten spitzen Knochenzacken an den beiden Knochengrenzen hervorzubringen. Diese Zacken machen den Eindruck wirklicher Osteophyten bei arthrotischer Veränderung eines Gelenks (Abb. 293 und 294). In meiner ersten Beschreibung bemerkte ich, daß diese Zackenbildung vor allem bei *lockerem, schlaffem Bandapparat* eines an sich zum Hohlfußtypus gehörigen Fußes zu finden sei, später sah ich sie aber auch beim deformierten Plattfuß mit dorsaler Aufbiegung des 1. Strahls, aber auch da im allgemeinen nur bei lockeren Wurzelgelenken. Beim *starren* Hohlfuß ist diese Höckerbildung nicht zu finden. Bei Fußskeleten mit deformiertem Plattfuß und vielfachen arthrotischen Erscheinungen, wo sonst jeder Gelenkrand mit Randzacken besetzt ist, fehlt sie auch meistens. Das ist schon SILVFERSKIÖLD aufgefallen. Das seitliche Röntgenbild zeigte außer den beschriebenen Veränderungen am 1. Cuneiformemetatarsal-Gelenk einen deutlichen winkligen Knick zwischen Naviculare und Cuneiforme I mit nach dorsal offenem Winkel (Abb. 293). Um die mechanische Entstehung der Höckerbildung zu erklären, hat THOMSEN ein einfaches Holzmodell des Fußes hergestellt (Abb. 295 a), an welchem er mit dem Fingerdruck den Belastungsdruck des zu Boden gesenkten Talus beim Plattfußprozeß nachahmt und das Mitsinken des Naviculare zeigt, das sich gegen das 1. Keilbein anstemmt (bei b). Dieses wird dann nicht mit in die Tiefe gezogen, wenn die Verbindung zwischen ihm und dem Metatarsale I wie meist sehr fest ist. Dann hält diese Verbindung der aufwärtsbiegenden Kraft, die am Vorfuß, und zwar am 1. Strahl wirkt, stand. Aber es kommt leicht zu Druckwirkungen an den dorsalen Ecken des Metatarso-cuneiforme-Gelenks mit folgenden Exostosen. Wird der Druck stärker und wirkt er weiter nach vorn, was in Abb. 295 c gezeigt ist, so kommt es unter Klaffen der plantaren Gelenkspalte der Wurzelknochen zum Einsinken auch des 1. Keilbeins, wie wir das beim schweren deformierenden Plattfußprozeß sehen. Soviel von dem Modellversuch.

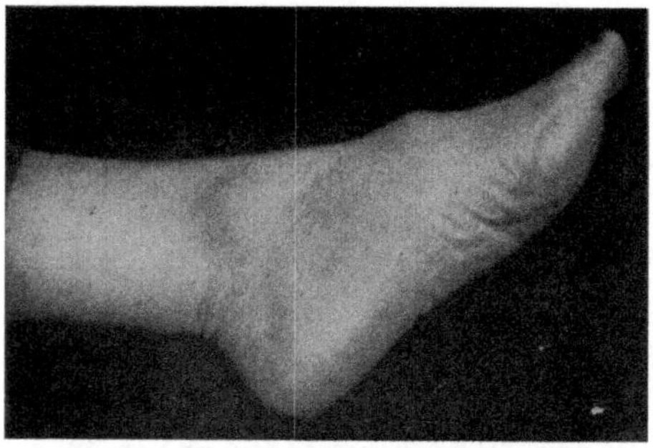

Abb. 294. Der dorsale Knochenhöcker des Fußes.

Am lebenden Fuß ist der Vorgang ja nicht ganz so einfach und schematisch. Immerhin scheint es so zu sein, daß sich infolge der Bänderlockerung beim Plattfuß wie auch beim Fuß vom Hohlfußtyp — wir müssen zwischen diesem und dem starren eigentlichen Hohlfuß unterscheiden — der 1. Strahl beim Abwickeln des Fußes aufbiegt und eine Pressung gegen das 1. Keilbein ausübt. Zur dorsalen Aufbiegung gesellt sich beim deformierten Plattfuß die supinatorische, so daß auch eine *Torsion* in diesem Gelenk stattfindet. Solche Strahllockerungen mit den Folgen einer arthrotischen Veränderung sehen wir auch sonst. Ich habe sie am 4. Strahl beschrieben. Seltener sieht man an den fester gebauten und verkeilten 2. und 3. Cuneiforme-metatarsal-Gelenken ähnliche Knochenverdickungen. Diese osteophytischen Zacken habe ich nur bei älteren Patienten gesehen, die einfache stärkere Vorwölbung des 1. Keilbeins aber wie die anderen Autoren auch im kindlichen Alter schon von 8 Jahren an aufwärts. Druckschmerzen können auch da schon vorhanden sein. In den Beschreibungen der Veränderungen ist bisher immer nur das seitliche Röntgenbild berücksichtigt worden, das in der Tat den charakteristischen dorsalen Knochenvorsprung zeigt. Aber auch im Aufsichtsbild sehen wir eine typische Veränderung, eine scharfe, winklige, vordere mediale Ecke des Cuneiforme, die an Füßen ohne diese dorsale Höckerbildung nicht vorhanden ist. HAGLUND führt diese Höckerbildung beim hochgesprengten Fuß auf Zugspannungen der dorsalen Verbindungen zwischen Cuneiforme und Metatarsale zurück und er glaubt, daß sie u. a. auch durch den Gebrauch zu hoch getriebener Einlagen und überhoher Absätze entstehe. Dem steht allerdings die Beobachtung dieser Veränderung bei Jugendlichen, die nie Einlagen getragen haben und keine hohen Absätze haben, entgegen.

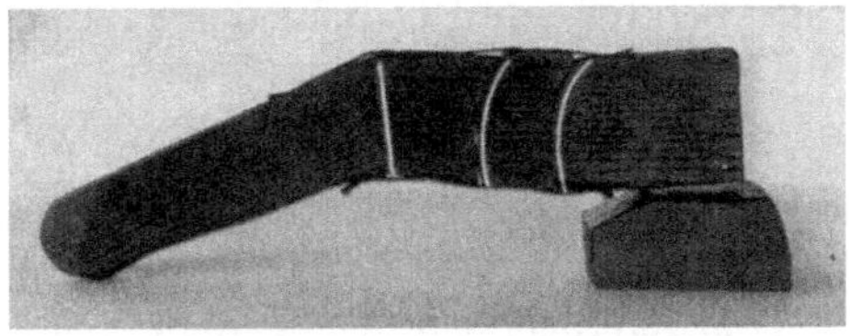

a

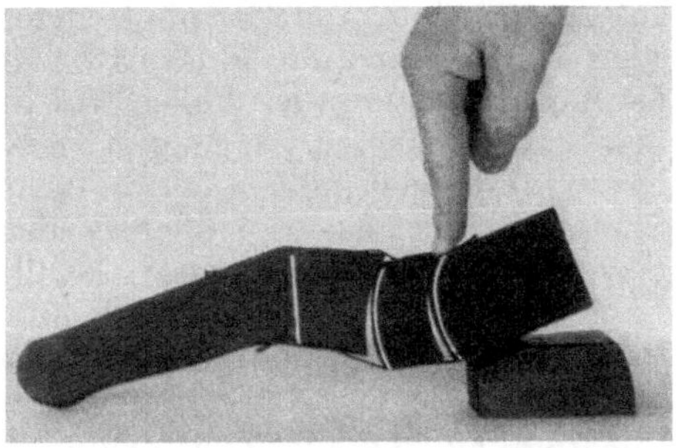

b

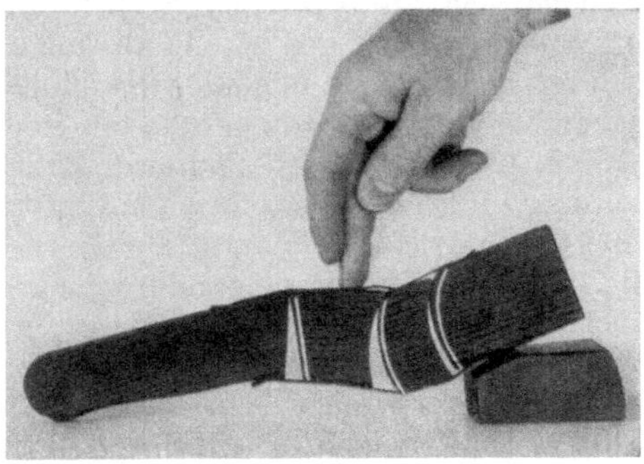

c

Abb. 295. Modell von THOMSEN.

Die *Behandlung* besteht zunächst in Beseitigung des Drucks. Bei Damen mit Spangenschuhen fällt die Exostose gerade in den ausgeschnittenen Teil des Schuhes und macht deshalb meist keine Beschwerden. In anderen Fällen versuche ich die Exostose durch einen auf den Fuß mit Mastisol aufgeklebten oder im Schuh unter der Lasche eingenähten, genau lokalisierten Filzring zu entlasten, was meistens gelingt. Sind nach Beseitigung des Drucks noch Schmerzen durch das ständige Reiben und Pressen der Knochen gegeneinander beim Gehen vorhanden, dann entferne ich die Randzacken operativ in Lokalanästhesie durch einen leicht bogenförmigen Schnitt und vernähe danach die vorher beiseitegeschobenen dorsalen Bänder über dem Gelenk, um eine möglichste Festigung desselben zu erzielen.

29. Die Muskelhärten.

Es ist das Verdienst FRITZ LANGES und MAX LANGES, die Bedeutung der Muskelhärten auch für den Bereich der Fuß- und Beinbeschwerden in ihrer symptomatischen Wesensart erkannt und die Wege zu ihrer Bekämpfung gezeigt zu haben. Das Kapitel in dem Buche MAX LANGES „Die Muskelhärten" über diesen Gegenstand heißt „Muskelhärten infolge statischer Veränderungen des Beines und Rumpfes" und beschreibt damit den größeren Zusammenhang, in dem diese sekundären Veränderungen der Muskeln betrachtet werden müssen. Man muß annehmen, daß die ständige Überarbeit, die die Muskeln des Rumpfes,

Beines und Fußes bei statischen Abweichungen in dem Bestreben zu leisten haben, das Gleichgewicht aufrecht zu halten und der Fehlbildung entgegenzuarbeiten, zu bleibenden Verhärtungen in gewissen Muskeln oder Muskelgruppen führt. Wir sehen sie als regelmäßige Begleit- und Folgeerscheinung beim Knickplattfuß, beim X- und O-Bein, bei Hüttgelenksfehlformen- oder Funktionsstörungen, bei Wirbelsäulenverbiegungen.

Beim Knickplattfuß finden wir sie in allen den Muskeln, die der Fehlbildung entgegenzuarbeiten bemüht sind, und deshalb gerade oft in den Anfangsstadien des Leidens, wenn der Fuß im Talo-calcaneal-Gelenk und damit dann im Talo-navicular-Gelenk abzuweichen beginnt. Also im noch ausgleichbaren Stadium, wo die Bänder noch locker, noch nicht verkürzt sind und wo noch keine Knochenhemmungen durch Verschiebung der Knochen und arthrotische Veränderungen entstanden sind. Die Zerrungsschmerzen in den Gelenken rufen unwillkürlich stärkere und dauernde Muskelarbeit der zum Ausgleich berufenen Muskeln bei der Beanspruchung des Fußes, vor allem bei längerem Stehen hervor. Anfangs mag ein Hypertonus, eine gesteigerte Erregbarkeit dieser Muskeln bestanden haben, allmählich bildet sich die bleibende Muskelhärte. Diese tritt als weiteres Symptom des Leidens subjektiv und objektiv in Erscheinung. Subjektiv als begrenzter Schmerz, objektiv als fühlbare Verhärtung.

M. Lange hat gegenüber A. Müller-München-Gladbach, dem bekannten Massagefacharzt, der die Muskelveränderungen für das Primäre hält, mit Recht darauf hingewiesen, daß den Muskelveränderungen bei den verschiedensten Gelenkerkrankungen nur eine symptomatische, nicht aber eine ursächliche Bedeutung zukommt. Die Beobachtung dieser Erscheinungen lehrt, daß diese Härten sich an typischen Stellen finden (Abb. 296). Auch wir haben sie wie Lange im Bauch des M. tibialis anticus und posticus, im Peroneus longus und vor allem häufig im medialen Bauch des Gastrocnemius gefunden. Hier fühlt man längliche Muskelhärten gerade am freien Rande dieses Muskels, die außerordentlich druckschmerzhaft sind und nicht selten zu der Diagnose einer Venenentzündung führen, indem man die fühlbare Verhärtung auf die entzündete und verdickte Vene bezieht. Man muß daher sein Tastgefühl gut ausbilden und die einzelnen Gebilde sicher voneinander abzugrenzen wissen. Gerade nach der Abweichung des Fersenbeins in Valgusstellung spannt sich anfangs der Gastrocnemius besonders mit seinem medialen Bauch an. M. Lange weist bezüglich der Differentialdiagnose zwischen den Muskelhärten und der latenten Phlebitis der tiefen Unterschenkelvenen darauf hin, daß für eine Phlebitis das Fühlen eines bleistiftdicken druckempfindlichen Strangs in den tiefen Lagen des Unterhautzellgewebes zwischen Tibiakante und Gastrocnemius spreche, während die Muskelhärten umschriebene Verhärtungen darstellen, die parallel dem Faserverlauf des Muskels angeordnet und nur am entspannten Muskel fühlbar sind. Auch findet man oft gleichzeitig mit diesen Muskelhärten Reizzustände der Sehnenscheide des Tibialis posticus als Ausdruck seiner Überanstrengung. Die allgemeinen von anderen angegebenen Zeichen einer latenten Phlebitis wie „Gefühl der Schwere“ oder „Müdigkeitsgefühl“ sind nicht als charakteristisch für Venenentzündung anzusehen, da sie ebenso den statisch bedingten Muskelhärten eigen sein können. Schließlich ist auch die günstige Wirkung eines Kompressionsverbandes für den Unterschenkel nicht beweisend für Phlebitis, da auch bei Muskelhärten der massageähnliche Einfluß eines solchen Verbandes auf die Muskeln günstig einzuwirken pflegt.

Beim Knickplattfuß sehen wir aus statischen Gründen aber auch Schmerzen in der Hüft- und Oberschenkelmuskulatur. Wenn das Fersenbein nach außen abweicht, so wird das ganze Bein über das Kniegelenk hinweg bis zur Hüfte und dem Kreuz in Mitleidenschaft gezogen. An allen diesen Stellen suchen die Muskeln automatisch gegen die Abweichung anzukämpfen. Wenn das Kniegelenk infolge der Verdrehung der Knöchelgabel im O- oder X-Beinsinne verdreht wird, suchen die Oberschenkelmuskeln, vor allem die Vasti, es zu halten. Hier und im Sartorius finden sich nicht selten dann Muskelhärten. Das gleiche ist in den Glutäen festzustellen, die als Dreher des Beins im Hüftgelenk ebenfalls in Aktion treten. Sie sind unschwer nachzuweisen und zu beseitigen.

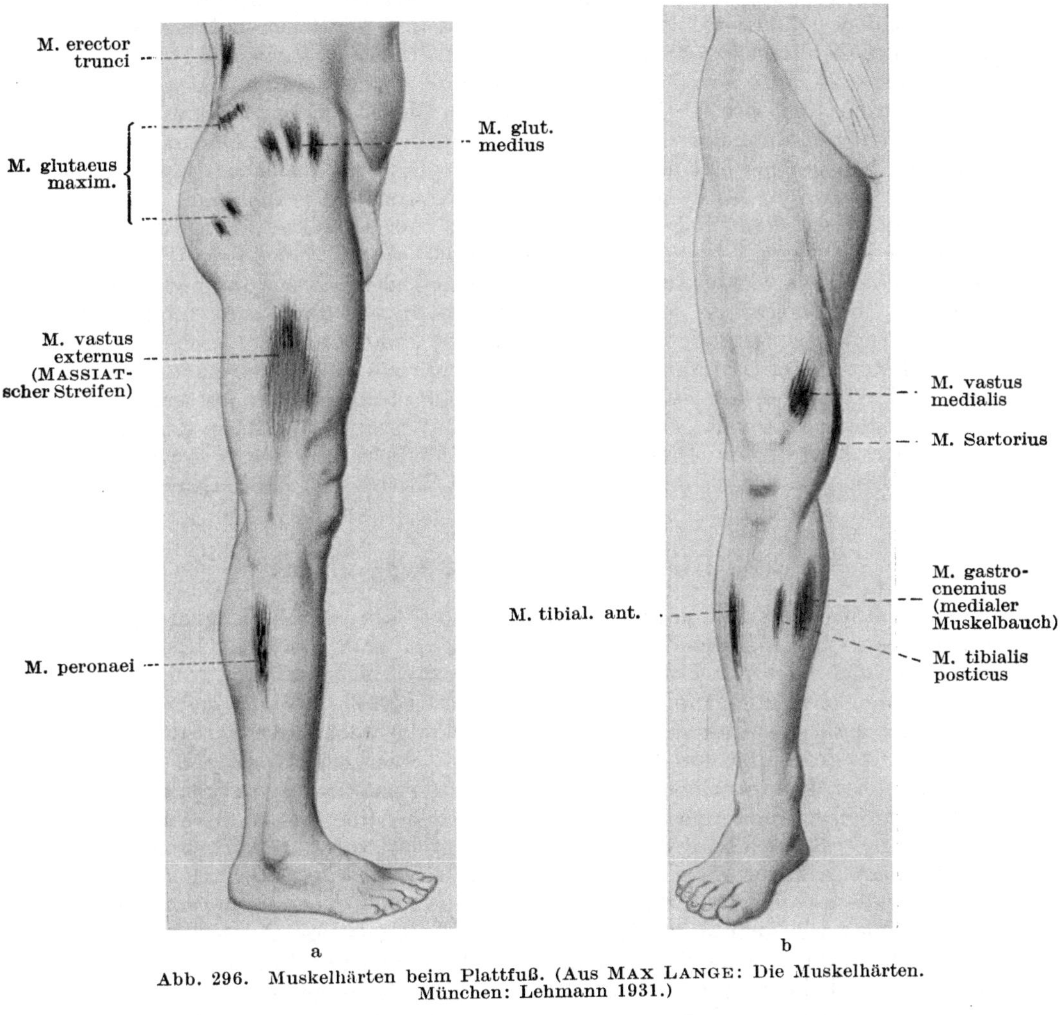

Abb. 296. Muskelhärten beim Plattfuß. (Aus MAX LANGE: Die Muskelhärten. München: Lehmann 1931.)

Ist der Plattfußprozeß im Laufe einer längeren Entwicklung zum Ende gekommen, ist das Gewölbe eingesunken, sind die gegeneinander verschobenen Wurzelknochen durch Knorpelschwund ihrer außer Kontakt gesetzten Gelenkflächen miteinander fest verbunden, so daß man nicht mehr von Gelenken sprechen kann, ist also eine Aufrichtung des Fußgefüges aus eigener Kraft nicht mehr möglich, so pflegen auch die Muskelhärten nicht mehr so im Vordergrund zu stehen wie während des Werdegangs des Knickplattfußes. Die außer Tätigkeit gesetzten Muskeln sind dann meist geschwunden, dünne Unterschenkel das übliche Bild.

Allerdings sah ich dann öfters noch Muskelschmerzen und Muskelhärten in den Hüftmuskeln und in den Adductoren, die durch die veränderte Gehweise mit auswärtsgedrehten Beinen bei beschränkter Beweglichkeit und aufgehobener Elastizität des Fußes übermäßig zu arbeiten haben.

Die *Behandlung* ist eine ursächliche und eine symptomatische. Ursächlich durch das Bestreben, den Fuß wieder aufzurichten, durch Einlage oder Gehschiene, seine Muskeln zu kräftigen und seine Gelenke wieder beweglich zu machen durch Übungen oder korrigierende Nachtschienen. Symptomatisch durch die besondere lokalisierte Massage der Härten und Diathermie. Diese Massage, von LANGE Gelotripsie genannt, weil sie die Zerdrückung, Zerreibung der Härten bezwecken soll, muß sorgfältig erlernt, sie muß am entspannten Muskel ausgeführt werden und mit Einfühlung geschehen. Mit streichenden und reibenden Handgriffen beginnend dringen die Fingerspitzen in die Tiefe ein und drücken und zerreiben die gefühlte Muskelhärte. Ist ein stärkerer Druck nötig, wie an der Hüftmuskulatur, so ist es gut, die andere Hand zu Hilfe zu nehmen, um den Druck zu verstärken, indem man diese mit ausgestreckten Fingern auf die massierende auflegt, oder man massiert hier mit den Knöcheln der Finger, um besser in die Tiefe wirken zu können. Man schließt die Behandlung mit einer verteilenden Streichmassage. Meist ist es zweckmäßig, die Patienten anfangs nach einer solchen anstrengenden und schmerzhaften Behandlung für einige Tage ins Bett zu legen, um die Muskeln nicht durch Arbeit noch mehr anzustrengen. Erst nach Abklingen der Reizerscheinungen beginnt man wieder mit vorsichtigen Gehversuchen. Man verbindet zweckmäßig mit dieser Behandlung der Muskeln die Durchwärmung mit Diathermie oder Glühlichtbädern und wendet alle die andern oben genannten, ursächlich wirkenden Mittel und Maßnahmen an.

30. Distorsion des Sprunggelenks.

Diese außerordentlich häufige, durch den Sport aller Art noch mehr als früher zur Beobachtung kommende Verletzung verlangt eine besondere Besprechung wegen der nicht seltenen Folgen bei unzweckmäßiger Behandlung. An sich neigen manche Menschen zum Umknicken des belasteten Fußes bei den geringsten Anlässen, sie haben auffallend lockere Gelenkbänder nicht nur an den Sprunggelenken, sondern auch am Knie-, Ellenbogen-, Handgelenk usw., als Ausdruck eines offenbar konstitutionell bedingten Schwächezustandes des Stützgewebes. Diese Schwäche pflegt sich schon im jugendlichen Alter geltend zu machen und es bleibt dann bisweilen für dauernd eine Bereitschaft zum Umknicken des Fußes, so daß man fast von einer *gewohnheitsmäßigen Distorsion* sprechen kann. Der Fuß pflegt fast immer nach der gleichen Seite hin umzuschlagen und zwar so, daß die Fußsohle nach innen sieht. Das Umknicken ist für gewöhnlich sehr schmerzhaft. Alsbald tritt eine starke Schwellung durch Bildung eines Blutergusses um den äußeren Knöchel ein. Hier sitzt auch der Schmerz, der besonders stark auf Druck an der Vorderseite des Knöchels in der sogenannten prämalleolaren Grube und ferner beim Gehen, vornehmlich auf unebenem Boden, dem sich der Fuß durch kantende Bewegungen anpassen will, auftritt. Vor allem sind supinierende Bewegungen schmerzhaft. Aber auch nachts klagen solche Patienten über Schmerzen, wenn sie auf der verletzten Seite liegen, weil hierbei der Fuß in eine mehr supinierte Lage kommt. Es ist eben auch die passive Supinierung schmerzhaft. Es handelt sich bei dieser Verletzung um eine Zerrung oder eine teilweise, mitunter sogar vollständige *Zerreißung der Knöchelbänder*. In schweren Fällen kann auch die Kapsel des Sprunggelenks zerreißen.

Welche Bänder im einzelnen Fall verletzt werden, ist verschieden. Es können die Verstärkungsbänder des Talo-crural-Gelenks reißen, welche die beiden Unterschenkelknochen Tibia und Fibula miteinander verbinden, die sogenannten *Gabelbänder*, Lig. mall. lateralis anterius et posterius, die also vorn und hinten vom äußeren Knöchel liegen und diesen gegen die Tibia angepreßt halten. Das vordere dieser beiden Bänder liegt in der erwähnten prämalleolären Grube. Es können aber auch teils allein teils gleichzeitig mit den Gabelbändern die *Seitenbänder* des Knöchelgelenks reißen, welche von der Spitze des äußeren Knöchels fächerförmig zu den einzelnen Knochen der Fußwurzel ausstrahlen, nach vorn und nach hinten zum Talus und schräg nach hinten unten zum Calcaneus. An der Innenseite des Knöchelgelenks ist es vor allem das zusammengesetzte Lig. deltoideum, dessen einzelne Züge von der Spitze des inneren Knöchels zum Naviculare, Talus, Calcaneus gehen. Diese inneren Bänder reißen beim selteneren Umkippen des Fußes in Pronationsstellung. Diese äußeren und inneren Seitenbänder wirken wie seitliche Schienen, welche die Scharnierbewegung des Sprunggelenks sichern.

Außer diesen beiden Bändergruppen können aber auch Beschädigungen der kurzen Bandverbindungen zwischen einzelnen Fußwurzelknochen beim Kanten des Fußes geschehen, wenn dies auch wohl seltener eintritt, weil meist der Fuß im ganzen gegen den Unterschenkel umschlägt und die Hebelarme einzelner Wurzelknochen zu kurz sind, um so wirken zu können. (Band zwischen Talus und Calcaneus auf der Außenseite, Band zwischen Calcaneus und Cuboid und das Ligamentum bifurcatum, das mit 2 Zügen vom Calcaneus zum Naviculare und zum Cuboid geht, ebenfalls mehr außen und zwar in der Tiefe als eine Art Binnenband gelegen.)

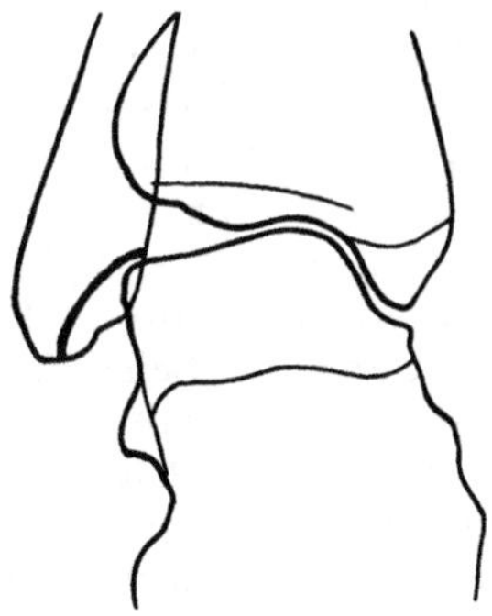

Abb. 297. Kippstellung des Talus.

Der Heilverlauf nach einer Bandverletzung des Sprunggelenks kann sich je nach der Schwere des entstandenen Schadens mehr oder weniger lang hinziehen. Er kann kompliziert werden einmal durch ein erneutes Umknicken des noch nicht genügend gefestigten Bandapparates, durch das Entstehen des gewohnheitsmäßigen Umknickens oder gar durch das Eintreten einer unvollständigen Luxation des Talus, wie sie zuerst von Möhring und später von einer ganzen Reihe von Autoren beschrieben wurde. Faber aus der v. Baeyrschen Klinik nennt sie treffend die Kippstellung des Talus (Abb. 297). Eine weitere bisweilen zu beobachtende Komplikation einer Fußgelenksdistorsion ist das Auftreten einer Sudeckschen *Knochenatrophie*, die sehr hartnäckig und sehr schmerzhaft zu sein pflegt und sich offenbar bei konstitutioneller Vasomotorenschwäche gern einstellt.

Alles hängt nach meiner Überzeugung von der zweckmäßigen Behandlung der frischen Verletzung ab. Nichts ist verkehrter als die Bettruhe und Behandlung mit feuchten Umschlägen. Hierbei nimmt meist zunächst die Schwellung durch den Bluterguß noch mehr zu und braucht sehr lange Zeit zu ihrer Rückbildung. Dabei bleiben infolge des Blutergusses Kapsel und Bänder gedehnt, und es wird gerade die günstigste Zeit zu ihrer straffen Zusammenheilung verpaßt. Die Überdehntheit der Halteorgane des Gelenks wird zu einer dauernden. Was das insbesondere für den Sportler, bei dem diese anscheinend so harmlose und alltägliche Verletzung besonders häufig geschieht, bedeutet, wissen die Sportärzte. Ich empfehle deshalb sobald als möglich die Schwellung kräftig wegzustreichen, auch wenn es etwas schmerzt, und sofort einen fixierenden und komprimierenden Pflasterverband anzulegen. In seinem für den praktischen Arzt geschriebenen Buch über die Behandlung der Knochenbrüche hat F. Lange auch der Fußdistorsion ein Kapitel gewidmet, in dem er den gleichen Standpunkt vertritt. Der Verband wird so angelegt, daß man bei stärkerer Schwellung vor und hinter den Knöcheln eventuell zunächst je ein Stück Filz, mit einem Loch für den Knöchel versehen, mit Mastisol aufklebt, um hierdurch einen energischeren Druck auf die gerade hier hervortretende Schwellung auszuüben, und darüber einen Pflasterverband mit straffem Anziehen der Pflasterstreifen anlegt. Als Material empfehle ich nicht Elasto- oder Trikoplast, weil zu dehnbar und nicht genügend Halt gebend, sondern das festere *Segeltuchheftpflaster* 4 bis 6 cm breit. Über die Technik des Verbandes, insbesondere die Art der Zugsrichtung der einzelnen Streifen unterrichtet das besondere Kapitel: Der Heftpflasterverband mit den Abbildungen. Mit diesem Verband läßt man den Verletzten sofort gehen. Man ist oft erstaunt, wie er alsbald wieder ziemlich frei gehen und seinen Fuß, den er ängstlich steifgehalten hat, wieder belasten kann. Der Verband bleibt 8 bis 10 Tage liegen und wird wegen Lockerung dann durch einen neuen festeren für wiederum 10 bis 14 Tage ersetzt. Eventuell gibt man noch einen dritten Verband oder man geht zur elastischen Bindenwicklung des Knöchelgelenks mit Achtertouren unter straffem Anziehen der den Außenrand des Fußes hebenden Touren über. Zum Schutz gibt man gern noch eine Knöchelstütze aus Gummigewebe in Form der Achterschlinge, der sogenannten Kreuzbandage. Besteht ein Knick- oder Knickplattfuß, so muß man eine individuell angepaßte Einlage geben, bei der ebenfalls auf Hebung des äußeren Längsbogens des Fußes zu achten ist.

Genau so behandele ich die Fälle mit der *sekundären Knochenatrophie*. Ich habe oft Patienten gesehen, die nach einer Fußdistorsion noch ein Vierteljahr und länger die stärksten Gehbeschwerden hatten und die wochen- und monatelang mit Heißluftbädern und Massage erfolglos behandelt waren. Das Röntgenbild in 2 Ebenen deckte als Ursache der Belastungsschmerzen eine ausgesprochene und oft ganz hochgradige fleckige Knochenatrophie bzw. Demineralisation der Knochen des Knöchelgelenks, ja der ganzen Fußwurzel bis zu den Metatarsalien auf. Offenbar verursacht die durch den Kalkschwund erzeugte Belastungsunfähigkeit des Fußgerüstes die Schmerzen. Die Massage wurde fast stets schlecht vertragen. Ich habe immer sofort die Massage verboten, den Fuß mit dem beschriebenen Pflasterverband gestützt, ihm überdies eine Einlage gegeben, habe die Patienten damit gehen lassen und außer Kalk und Phosphorzufuhr in Form von Calcipottabletten (3 Stück täglich) oder in sonstiger Form nichts weiter getan. Der Erfolg war oft überraschend. Was Monate täglicher Massage- oder Medikomechanikbehandlung nicht erreichten, gelang immer in kurzer Zeit, das Nachlassen der Schmerzen und die Zunahme der Gehfähigkeit. Ob die Massage die gereizten Vasomotoren ungünstig beeinflußt oder ob die mangelnde Stützung des Fußes bei der Belastung eine immer neue Reizung derselben bewirkt, kann ich nicht sagen.

Ist die Verletzung des Fußhalteapparates bei der Distorsion eine erheblichere gewesen, ist eine Zerreißung der Kapsel oder ausgedehntere Bandverletzung geschehen — oft gibt der Patient an, daß er bei dem Umknicken einen deutlichen Knacks gehört hat — dann ist der Pflasterverband nicht immer ausreichend. Es empfiehlt sich in diesem Fall nach Wegmassieren der Schwellung einen ungepolsterten Gipsverband in Mittelstellung des Fußes für etwa 2 bis 3 Wochen anzulegen und mit diesem gehen zu lassen. Dann kann man zum Pflasterverband wie oben übergehen.

Kommt der Patient zu uns mit den deutlichen Erscheinungen der immer wieder eintretenden Subluxation des Talus, die wir nur im Röntgenbild des supinierten

Fußes feststellen können, so kommt im allgemeinen ein operatives Vorgehen in Frage. Hierzu sind verschiedene Verfahren empfohlen worden. NILSONNE hat das periphere Ende der Sehne des M. peroneus brevis nach Durchschneidung desselben an die Fibula als neues Band angenäht und ihr zentrales Ende auf den M. peroneus long. genäht, um die Wirkung des Muskels nicht auszuschalten. Ungünstig wirkte eine von anderer Seite versuchte Methode, die in einer künstlichen Verwachsung der Peroneussehne mit der angefrischten Fibula bestand. Wohl gab diese Verlötung dem Fuße an seiner Außenseite einen Halt und verhinderte das erneute Auftreten der Kippstellung des Talus, aber es traten andere Beschwerden durch die Ausschaltung der Peronei auf, indem nun die supinierenden Muskeln das Übergewicht bekamen und den Fuß in eine Art Hohlfußstellung zogen, wodurch Zerrungsschmerzen auf der lateralen Seite entstanden. Das Verfahren von NILSONNE verdient demgegenüber den Vorzug. Ein anderer Weg ist durch KATZENSTEIN und LÖFFLER durch Bildung eines neuen Gelenkbandes mit

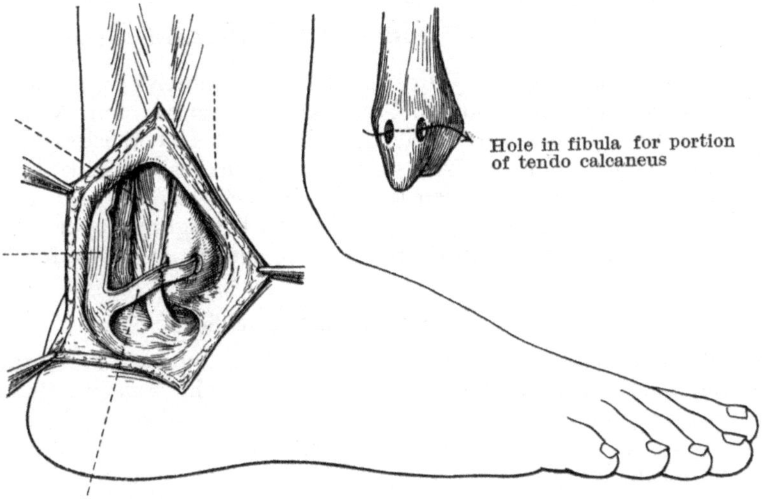

Abb. 298. Operation der habituellen Luxation der Peronealsehnen nach ELLIS JONES.

Hilfe einer Periostlappenplastik gewiesen worden. KATZENSTEIN verwendete frei verpflanztes Periost, LÖFFLER einen gestielten Periostlappen vom Unterschenkelknochen her, den er umkippte und mit den Fußwurzelknochen vernähte. In 2 Fällen von Bänderzerreißungen an der Innenseite des Fußes habe ich mit dieser Methode gute Erfolge gehabt. In beiden habe ich den Periostlappen mit Seide durchflochten, um einen kräftigeren Halt durch die Gewebsdurchwachsung der Seide zu gewinnen. Schließlich sei für solche Fälle auf die Bildung von seidenen Gelenkbändern nach F. LANGE besonders hingewiesen, mit denen man bei Schlottergelenken der verschiedensten Ätiologie sehr gute Erfolge erzielen kann.

Bisweilen entwickelt sich beim gewohnheitsmäßigen Fehltreten und Umkippen des Fußes eine immer sich wiederholende *gewohnheitsmäßige Luxation der Peroneussehnen* über den äußeren Knöchel nach vorn, infolge einer Dehnung oder Zerreißung ihres Halteapparates, des oberen Retinaculum am Knöchel. Gewöhnlich steht am Anfang dieser bleibenden Störung ein einmaliges stärkeres Trauma, besonders beim Sport, wobei der Fuß in starke Adduction bzw. Supination umknickt und gleichzeitig zur Abwehr eine kräftige Gegenaktion der Peronei im

Sinne der Dorsalstreckung und Pronation erfolgt. Im frischen Fall wird man konservativ vorgehen und den Fuß mit einem ungepolsterten Gips- oder einem sehr straff angelegten Heftpflasterverband fixieren. Viele Fälle heilen so. Ist es zur gewohnheitsmäßigen Luxation gekommen, so kann man mit MUSKAT versuchen, in den Schuhen dem Verlauf der Fibula entsprechend einen dicken Schwammgummistreifen einzufügen, der die Luxation der Sehnen verhindert. In MUSKATs Fall trat Heilung ein. Meist wird man operativ vorgehen, entweder einen Periostknochenlappen von der Fibula über die Peroneussehnen herüberschlagen oder eine frei transplantierte Sehne wie LEXER (Palmaris longus) oder Fascia lata nach KIRSCHNER verwenden zur Bildung eines neuen Retinaculum. ELLIS JONES spaltet auf der lateralen Seite einen Zipfel von der Achillessehne ab mit der Basis unten, schlägt ihn nach vorn über die Peroneussehnen und führt ihn durch einen Bohrkanal durch die Fibula hindurch, um ihn mit sich selbst wieder zu vernähen (Abb. 298).

31. Sportschäden an Fuß und Bein.

Dieses zeitgemäße Kapitel darf nicht fehlen. Manches, was hierhergehört, ist schon an der einen oder anderen Stelle kurz gesagt worden. Nicht nur zur Erhaltung oder Wiederherstellung der Sportfähigkeit und Arbeitsfähigkeit, sondern auch vom versicherungsmedizinischen Standpunkt sind diese Fragen wichtig.

Einmal sind es die Überanstrengungen beim Sport, die zu Krankheitserscheinungen und Abnutzungsvorgängen am Bewegungsapparat führen, ferner sind die direkten Verletzungen und ihre Folgen zu besprechen.

a) Überanstrengungsschäden.

Die Beobachtungen der Sportärzte hierüber sind ziemlich zahlreich. Mit zuerst hat BAETZNER auf diese aufmerksam gemacht. Sehnen, Bänder, Muskeln und Gelenke sind es vor allem, die betroffen werden, und die der unteren Extremität wegen der größeren Belastung weit mehr als die der oberen. Diese Abnutzungsschäden sind denen ähnlich, die auch durch die dauernde Berufsarbeit hervorgerufen werden. Im Sinne der Anschauungen BIERs hat BAETZNER darauf hingewiesen, daß der Tätigkeitsreiz, der durch die Arbeitsbeanspruchung auf das Stützgewebe ausgeübt wird, nach ROUX nicht nur fördernd und bildend sein, daß er nicht nur Anbau, sondern auch Abbau bewirken kann. Wenn bei der Arbeit die Dauer, die Wiederholung, die Einseitigkeit das natürliche Maß überschreite, besonders beim Jugendlichen, komme es zu schädlichen Wirkungen, vor allem auf den die Gelenkknochen bedeckenden, nach BIER ihre Haut darstellenden Gelenkknorpel. Derselbe verliert seine Elastizität und es entstehen Veränderungen, die wir als Abnützungserscheinungen kennen und Arthrose nennen. Wir sehen sie vor allem am Knie- und am Fußgelenk schon bei Jugendlichen unter der Einwirkung schädigender Einflüsse entstehen.

Gewisse Sportarten, wie der Laufsport und das Fußballspiel, beanspruchen das Kniegelenk außerordentlich, oft über das Höchstmaß seiner Leistungsfähigkeit und nicht immer in physiologischer Weise, so durch die Kreiselbewegungen und die übermäßigen Seitwärtsführungen. Dazu kommen die häufigen und heftigen Einwirkungen durch Prellung, Zerrung und Erschütterung. Lange Zeit kann ein Knie dies aushalten, ohne darauf zu antworten. Aber auf einmal stellen sich Schmerzen und Schwellung ein. Ein Erguß ist im Gelenk aufgetreten, man fühlt Reibegeräusche und oft kommt es schon bald zu einer gewissen Bewegungseinschränkung, vor allem im Sinne der Streckung. Auch PITZEN beobachtete bei

Sportsleuten aller Art zwischen 20 und 50 Jahren, Männern und Frauen, solche anfangs unklaren Kniebeschwerden mit Ergüssen, die regelmäßig im Anschluß an größere Anstrengungen, eine Bergtour, Tennisspielen usw., oft erst einige Tage später auftraten. Regelmäßig zeigte das Röntgenbild eine Vergrößerung der Ursprungsfelder der in der Nähe des Gelenks entspringenden Muskeln, mitunter auch der Tuberositas tibiae, wo die Quadricepssehne ansetzt, vor allem an der lateralen, der Fibula zugekehrten Seite der Tibia in Form von länglichen periostitisähnlichen Verdickungen, entsprechend dem Ursprung des M. tibialis anticus. Auch die Höcker in der Fossa poplitea, von denen der Gastrocnemius entspringt, waren vergrößert, ebenso die an der hinteren Fläche des Tibiacondylus, wo M. popliteus und der Spanner der Kniegelenkkapsel, der M. semimembranosus ansetzen. Wir kennen ja auch sonst die Knochenhautverdickungen am Schienbein an der Stelle des Ansatzes der Schienbeinmuskeln, wie sie nach Marschüber-

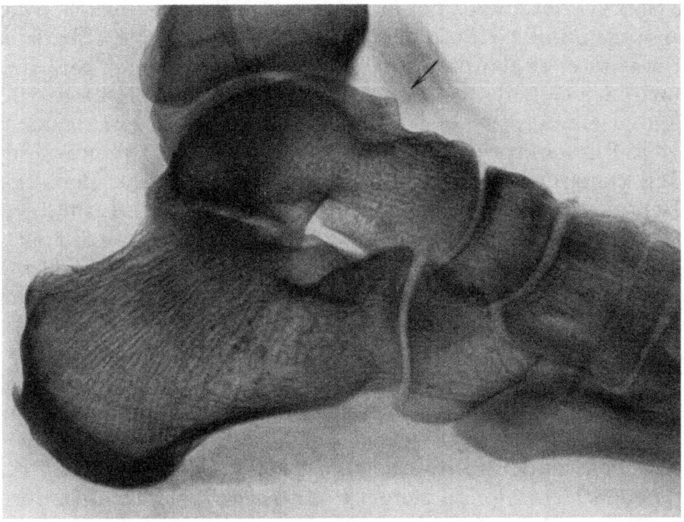

Abb. 299. Taluszacke eines Sportlers (←). (Eigene Beobachtung.)

anstrengungen vorkommen oder wie sie in der Pathologie bei gestörter Statik insbesondere beim O-Bein beobachtet werden.

Aber auch am *Fußgelenk* wurden von den verschiedenen Beobachtern ähnliche Veränderungen bei Sportsleuten beobachtet: periostale Auszackungen an den beiden Seiten des Talus, freie Körper im Sinne der Osteochondritis dissecans usw.

Die aufsehenerregenden Mitteilungen Baetzners blieben nicht ohne Widerspruch, vor allem glaubte Knoll auf Grund seiner eigenen Untersuchungen solche Veränderungen weniger auf eigentliche Sportabnützung, sondern vielmehr auf direkte Traumen bei dem Sport zurückführen zu sollen. Er hat überdies gemeinsam mit O. Schmith gelegentlich der Darmstädter Olympiade 1930 von 43 Sportleuten und zwar Läufern aller Kategorien Röntgenuntersuchungen vorgenommen, die in diesem Sinne zu deuten waren. Auch die von Heiss im Auftrage Baetzners an den Amsterdamer Olympiakämpfern vorgenommenen Röntgenuntersuchungen werden von diesen Sportärzten, denen sich auch H. Blencke anschließt, mehr im Sinne des direkten Traumas erklärt. Am Fuße spielt bei den gefundenen Veränderungen eine deutliche Zackenbildung vorn am Talus eine Rolle (Abb. 299), welche extraartikulär liegt und von Heiss als durch den Anschlag bei der Dorsalflexion des Fußes beim Springen erklärt wird, während KNOLL glaubt, daß sie durch maximale Plantarflexion beim Sprung und Fußballspiel durch Zug an der vorderen Kapselwand mit Einrissen an der Anheftungsstelle am Talus und sekundärer Reaktion des Periosts entstehe.

Die praktische Folgerung, die wir aus diesen Beobachtungen, die ihrem Wesen nach noch nicht eindeutig geklärt zu sein scheinen, zur Zeit zu ziehen vermögen, geht mit H. BLENCKE und GEBHARDT dahin, alle, auch die geringfügigen Sportverletzungen alsbald zweckmäßig behandeln zu lassen und nicht zu vernachlässigen, um dauernde Spätfolgen zu vermeiden. Insbesondere ist darauf zu achten, daß der verletzt gewesene Sportsmann seine Wettkampftätigkeit nicht zu früh wieder aufnimmt, sondern erst, wenn sein Bewegungsapparat wieder voll funktionstüchtig erscheint.

b) Sportverletzungen.

Von den Sportverletzungen nehmen neben den Knochenbrüchen die *Kniegelenksverletzungen* wegen ihrer Häufigkeit beim Skisport und Fußballspiel den ersten Platz ein. Sie entstehen hauptsächlich durch die plötzliche Überschreitung der Bewegungsgrenze des Gelenks bei der Rotation. Hierbei kommt es zu Zerreißungen des hemmenden Bandapparates, besonders des inneren Kniebandes oder zu Verletzungen der Binnenknorpel, der Menisken, auch da vorwiegend des inneren Meniscus. Ich kann hier nicht auf die ganze große Frage der Meniscusverletzungen und ihrer Behandlung eingehen, sondern verweise auf die Literatur, die Arbeiten von WITTEK, BIRCHER-AARAU, GEBHARDT. Vor allem handelt es sich um zwei Gesichtspunkte, die zur Wiederherstellung der Sport- und Arbeitsfähigkeit berücksichtigt werden müssen. Einmal muß eine Sperre des Kniegelenks, die durch eine teilweise oder gänzliche Loslösung des Meniscus und seine Verschiebung im Gelenk entstanden ist, sobald wie möglich gelöst werden. Ein längeres Liegenlassen des Patienten mit seiner Einklemmung, unter Behandlung mit Umschlägen, um den Bluterguß aufsaugen zu lassen, ist nicht zweckmäßig. Einmal dauert die Resorption des Hämatoms lange, oft geschieht sie nur unvollständig unter Bildung von Verklebungen, andererseits aber wird die beste Zeit versäumt, in der man den verschobenen Meniscus an seinen Platz zurückbringen und dort wieder festwerden lassen kann. Wir wissen ja nicht, ob er ganz oder nur teilweise abgerissen oder ob er in sich zerrissen worden ist, wir haben also immerhin eine gewisse und gar nicht so geringe Chance, ihn zur Wiederherstellung der anatomischen Verhältnisse und damit der funktionellen Gebrauchsfähigkeit des Gelenks an seiner gegebenen Stelle wieder fest anheilen zu lassen. Unsere Aufgabe ist also vielmehr, ihn so bald wie möglich zu reponieren, die Sperre zu lösen und das Gelenk so lange in Streckstellung zu fixieren, bis er wieder festgeworden ist. Das gelingt in der Tat in einem hohen Prozentsatz der Fälle. Seit Jahren verfahre ich so, daß ich möglichst in Narkose wegen der völligen Entspannung bei Beugung des vom Tisch herabhängenden Beins im Kniegelenk unter Außen- und Innenrotation am Unterschenkel und gleichzeitigem Druck am vorderen oder inneren Gelenkspalt die Subluxation des Meniscus im Kniegelenk zu beseitigen und ihn zum Einschnappen zu bringen suche. Erst wenn das Knie völlig gestreckt, ja überstreckt werden kann, darf man damit rechnen. In dieser Stellung lege ich eine an die Kondylen gut anmodellierte Gipshülse von der Mitte des Ober- bis zur Mitte des Unterschenkels an und lasse den Patienten dann ruhig gehen. Die Gipshülse bleibt mindestens 3 Wochen liegen. Ist ein stärkeres Hämatom im Gelenk vorhanden, so punktiere ich es nach der Reposition. GUTMANN verfährt ebenso. GEBHARDT hat seine besondere Technik der Lösung der Sperre anschaulich beschrieben. Mit diesem Vorgehen können wir in vielen Fällen eine spätere Operation vermeiden. Nach Abnahme der Gipshülse erfolgt Behandlung mit Heißluft, Massage des Quadriceps, insbesondere des kapselspannenden Vastus medialis und Übung dieses Muskels sowie des Sartorius nach dem Vorgehen GEBHARDTs. Wir können so auch die Verletzten vor den Spätschäden, Bänderlockerung und Arthrose, bestmöglich bewahren. Eine absolute Garantie gegen ein Wiederaustreten des Meniscus bietet ja dieses Verfahren nicht, eben dann, wenn der Meniscus von vornherein total abgerissen oder in sich zerfetzt war. Knorpelwunden haben ja eine sehr schlechte Heilneigung. Aber wenn dies eintritt, ist immer noch Zeit zur Operation. Daß diese meist erfolgreich ist, zeigen mir meine Erfahrungen an Fußballspielern, die nachher wieder voll kampffähig wurden. Wenn ich ihre Namen in den Sportberichten lese, freue ich mich immer ganz besonders über diese funktionellen Erfolge. Denn eine beweiskräftigere Belastungsprobe als der Fußballsport gibt es wohl kaum. Über die operativen Methoden des plastischen Ersatzes von beschädigten Gelenkbändern, Seitenbändern und Kreuzbändern, über die wir verfügen, will ich hier nicht weiter sprechen, auch nicht über die sonstigen operativen Verfahren zur Heilung von anderen Spätschäden am verletzten Kniegelenk.

Die *Knochenbrüche* beim Sport bieten nichts besonderes, sie gehören in die allgemeine Frakturlehre. Ich verweise hierüber auf das führende Buch BÖHLERs: Die Technik der Knochenbruchbehandlung und das Buch FRITZ LANGEs, das dem praktischen Arzt klare Anweisungen gibt.

Von *Muskelverletzungen* sehen wir Muskelrisse am Wadenmuskel und am Streckmuskel des Knies. Während erstere unter einem alsbald in Spitzfußstellung angelegten Segeltuchheftpflasterverband und späteren Zinkleimverbänden heilen, müssen letztere durch Naht beseitigt werden. ROSENBURG sah bei einem Rugbyspieler einen Abriß des Adductor longus. Mitunter haben Patienten Beschwerden durch eine Muskelhernie, die durch einen Längsriß der Fascie sich bildet, oft am Oberschenkel im Bereich der Fascia lata, oft an der Unterschenkelstreckmuskulatur. Wenn das Vortreten von Muskelwülsten und Einklemmen im Spalt Beschwerden verursacht, muß man den Spalt nähen.

Sorgfältig sind auch *Sehnenverletzungen* zu beachten. BAETZNER beobachtete eine Degeneration der Achillessehne bei einem 22jährigen Läufer, wo sie besenartig aufgesplittert war, was offenbar auf vorangegangene Zerreißungen einzelner Faserbündel zurückzuführen war. Eine totale Abreißung der Achillessehne am Fersenbein ist alsbald zu nähen wegen der Gefahr des Hackenfußes und dadurch bedingter schwerster Schädigung des Fußes, eine partielle Ruptur kann man konservativ durch fixierende Verbände bei Spitzfußstellung zur Heilung bringen.

32. Der Knieverband.

Bei rezidivierenden Kniegelenksergüssen, zur Nachbehandlung der Distorsionen des Kniegelenks und zum Zweck einer gewissen Fixierung und Stützung des Kniegelenks bei chronischer Arthrose wende ich den nachher beschriebenen Knieverband an. RICHARD VON VOLKMANN hat schon vor 40 Jahren die Kompression des Kniegelenksergusses in der Weise ausgeführt, daß er unter Schutz der Gefäße in der Kniekehle durch eine gepolsterte Schiene eine Gummibinde von peripher nach zentral um das Knie wickelte und diesen Verband 20 Minuten bis ½ Stunde liegen ließ. Zur Verstärkung dieser Druckwirkung hat man noch Gummischwämme rechts und links von der Kniescheibe aufgelegt und darüber die Kompressionsbinde gewickelt.

Als Dauerverband zum Gehen hat F. LANGE eine Filzkappe aus Sattelfilz mit einem Loch für die Kniescheibe auf das Knie gelegt und dieselbe mit einer elastischen Binde befestigt. Ich habe der Filzkappe eine Kreuzform zum besseren Halt gegeben (Abb. 300), deren Seitenteile etwas länger sind als die nach oben und unten gehenden Teile. Mit abwechselnden Kreis- und Schrägtouren einer 12 cm breiten Idealbinde (Abb. 301, 302) wickele ich sie an. Diese Art Verband hat gegenüber einer gewöhnlichen Art von Wickelung mit einer Ideal- oder Schlauchbinde den Vorteil, daß eine bei Arthrose oft schmerzhafte Anpressung der Kniescheibe gegen das Femur vermieden und die Beuge-Streckbewegung des Knies weniger gehemmt wird. Mit Hilfe des Filzkreuzes gibt es auch einen besseren Halt als mit der Binde allein, die sich bei den Kniebewegungen leichter verschiebt und besonders in der Kniekehle einschneidet.

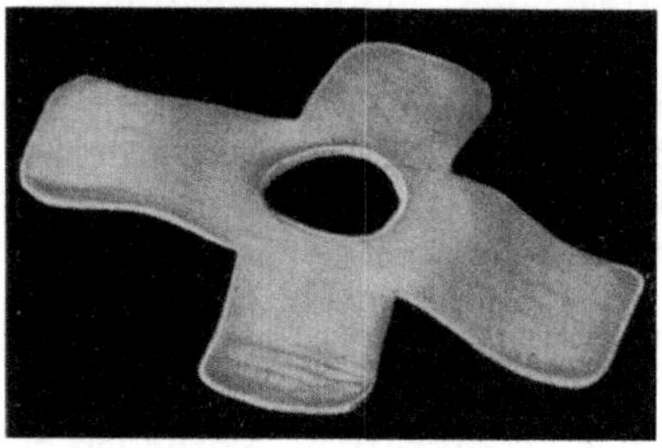

Abb. 300. Filzkniekappe für Kniestütz- und Kompressionsverbände.

Der Patient mit seiner Kniearthrosis empfindet meist sofort durch diesen Stützverband eine große Erleichterung seiner Beschwerden durch den Halt, den der Verband gibt, offenbar weil dadurch die schmerzhafte Dehnung und Zerrung der kranken Gelenkkapsel bei den beim Gehen ständig geschehenden Drehbewegungen gemildert werden. Den gleichen angenehmen Halt empfindet der Kniebandverletzte, wenn man ihm die alsbald nach der Verletzung angelegte Gipshülse nach 2 Wochen abnimmt und diesen einfachen Stützverband gibt.

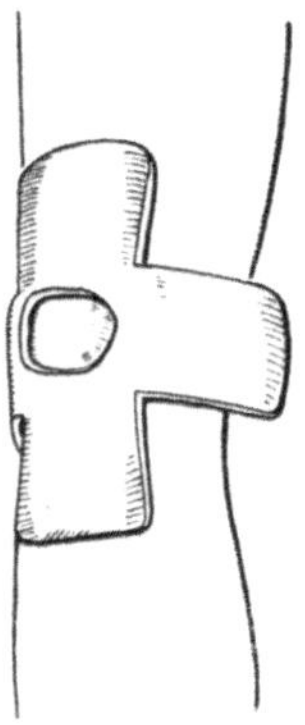

Abb. 301.

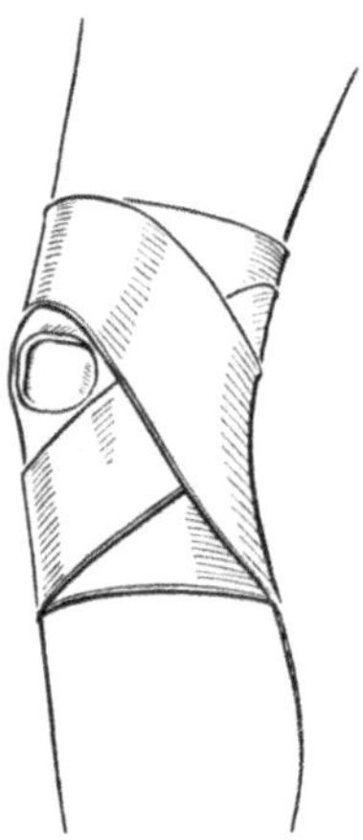

Abb. 302.

Abb. 301. Filzkniekappe aufs Knie gelegt.
Abb. 302. Anwickelung der Filzkniekappe mit abwechselnden Schräg- und Kreistouren.

Den frischen Bluterguß ins Knie punktiere ich, wenn die Hautverhältnisse es erlauben, am liebsten und lege danach je nach der Art der Verletzung entweder eine solche Gipshülse oder den Kniestützverband an, um den Patienten alsbald damit wieder gehen zu lassen. Dadurch kann man das sekundäre Schlottergelenk meist vermeiden.

33. Die Bedeutung der Fußleiden für Staat und Volk.

Bei der Besprechung der Ursachen und des Vorkommens der Fußleiden ist schon wiederholt auf den Zusammenhang mit den Berufsschädigungen und den Einfluß auf die gegenwärtige und zukünftige Leistungsfähigkeit im Berufsleben hingewiesen worden. Es handelt sich hierbei vor allem um die gewerblichen Berufe, in welchen durch frühzeitiges überlanges Stehen bei der Arbeit durch Überlastung ihres den Anforderungen nicht gewachsenen Fußes derselbe dauernd geschädigt wird.

In Ergänzung der Blenckeschen Ausführungen über die soziale Bedeutung des Plattfußes seien statistische Untersuchungen von Deutsch aus dem orthopädischen Ambulatorium der Arbeiterversicherung in Zagreb in den Jahren 1925/26 erwähnt, nach der von 362 untersuchten Haushaltsangestellten, einschließlich der den Haushalt allein verrichtenden Hausfrauen. 183 Plattfüße hatten.

Das sind 51%. Er bezeichnet daher den Plattfuß als die richtige Dienstmädchen- und Hausfrauenkrankheit. Von 30 Kellnern hatten 21 = 70,88% Plattfuß, von 68 Handlungsgehilfen 38 = 55,88%, von 32 Typographen 16 = 50%, von 33 Bäckern 16 = 48,48% usw. Von 548 Plattfußleidenden waren 100 arbeitsunfähig. Die mittlere Dauer der Arbeitsunfähigkeit betrug 21 Tage, bei den 100 Kranken also etwa 2100 Arbeitstage. Eine Untersuchung der städtischen Lehrlingsschulen ergab, daß von 1483 Lehrlingen (1264 Knaben und 219 Mädchen 615 = 41,47% an Plattfüßen litten, davon die Knaben zu 42,64% und die Mädchen zu 34,70%. Ferner trat fast die Hälfte der Kinder schon mit Plattfüßen in die Lehre.

Aus alledem ergibt sich, daß der Plattfuß als eine *soziale Krankheit* aufzufassen ist, durch die viele Existenzen bedroht werden, so daß ihre prophylaktische Bekämpfung in der Schule und im Erwerbsleben von größter Bedeutung erscheint.

Die Fußleiden haben aber noch eine andere Bedeutung. Sie spielten vor dem großen Kriege eine gewisse Rolle bei der Musterung *für den Militärdienst* und sind schon damals von seiten der Orthopäden gerade unter dem Gesichtspunkt der Erhaltung und Verbesserung der Wehrfähigkeit betrachtet worden. Wenn der Marschall von Sachsen einmal gesagt hat, daß die Beine und nicht die Arme die Schlachten gewinnen, so ist dies auch heute trotz außerordentlicher Steigerung der Bedeutung der technischen Waffen und Hilfsmittel letzten Endes oft das Entscheidende für Sieg oder Niederlage. Muskat hat seinerzeit die Aushebungslisten des preußischen Kriegsministeriums daraufhin bearbeitet, in welchem Maße wegen Fußerkrankungen und besonders wegen Plattfuß Gestellungspflichtige bei der Aushebung als untauglich zum Dienst im stehenden Heer und in der Ersatzreserve (und nur tauglich zum Landsturm I. Aufgebots) befunden wurden. In den Jahren 1893 bis 1905 waren dies im Durchschnitt 23,3 pro Mille der endgültig Abgefertigten, und dauernd untauglich zu jedem Militärdienst im Durchschnitt 3,8 pro Mille, das sind zusammen 27,1 pro Mille. Die Ziffern aus Österreich (1870 bis 1882) sind noch wesentlich höher, im Durchschnitt über 30 pro Mille, je nach den einzelnen Gegenden, bzw. Stämmen. Auch eine Statistik aus der Schweiz ergab 33,5 pro Mille. Wiederholt hatte der bayerische Generalarzt Dr. v. Vogl darauf hingewiesen, daß von 39416 Mann (dem Durchschnitt der Jahre 1879 bis 1905) in Bayern nur 52% tauglich waren und von diesen 52% nachträglich noch 10,2% als untauglich entlassen werden mußten, weil sie „den im Dienst geforderten körperlichen Anstrengungen nicht nachkommen konnten". Das betraf alle möglichen Fehler und Schwächezustände des Körpers. Die Militärtauglichkeit sank dann von Jahr zu Jahr mehr. Gruber und Rüdin verglichen nun die Ziffern hinsichtlich der einzelnen Körperfehler bei Mittelschülern, Einjährig-Freiwilligen, Studenten mit denen der sonstigen Militärpflichtigen und kamen zu sehr interessanten und wichtigen Ergebnissen. In diesem Rahmen soll uns nur die *Ziffer des Plattfußes und der Krankheiten der Gliedmaßen und Gelenke als Untauglichkeitsgrund* interessieren: Wegen Plattfuß bei Einjährig-Freiwilligen 2,6%, bei den anderen 4,9% Untaugliche, wegen Krankheiten der Gliedmaßen und Gelenke Einjährig-Freiwillige 5,6%, andere 6,1%. Hierin dürften auch viele rachitische Beinverkrümmungen enthalten sein. Wieviel Fußschwächlinge im übrigen noch unter den wegen allgemeiner Schwächlichkeit ausgeschiedenen (36,4% bzw. 35,4%) stecken, läßt sich nicht ziffernmäßig erfassen.

Alle diese Ziffern scheinen mir erheblich genug, um die Notwendigkeit weitsichtiger Vorbeugemaßnahmen zu begründen, so wie sie von der Orthopädie schon lange gefordert werden. Diese Maßnahmen liegen zunächst auf dem Gebiete einer hygienischen Belehrung des Volkes, der Eltern, Lehrer, Turnlehrer, Berufsberater, des Heil- und Pflegepersonals über Bau, Funktion und richtige Pflege des Fußes. Diese Aufklärung muß von sachverständigen Ärzten durchgeführt werden, da sie von den neueren Erkenntnissen der wissenschaftlichen Orthopädie auf dem Gebiete der Fußfehler ausgehen muß, die älteren, auch in Ärztekreisen noch verbreiteten Anschauungen vielfach widersprechen. Diese Maßnahmen liegen, was den Berufstätigen betrifft, außer in einer Berücksichtigung seiner Fußverhältnisse bei der Auswahl des Berufes, worauf die Berufsberatung aufmerksam zu machen hätte, vor allem in einer im Rahmen der obligatorischen Turnstunde der gewerblichen Fortbildungsschüler durchzuführenden Ausgleichsgymnastik für den Fuß der Stehberufe, sie liegen, was die Verhütung und rechtzeitige Heilung von Beindeformitäten betrifft, auf dem Gebiete der Krüppelfürsorge, die eine wichtige Mission im Rahmen des Gesundheitsprogramms des Staates zu erfüllen hat. Die Maßnahmen im einzelnen sind in den entsprechenden Abschnitten der Pflege und Behandlung des Fußes erörtert.

34. Statische Beinveränderungen durch Beinverkürzung.

Unter diesen statischen Veränderungen soll nicht der Plattfuß als statische Erscheinung behandelt, sondern ein Wort über die Betrachtung des ganzen Beins und besonders auch des statischen Verhältnisses der beiden Beine zueinander gesagt werden. Der Arzt soll immer unter dem Gesichtspunkt der physiologischen Bewegungseinheit an die Untersuchung bei allgemeinen Beschwerden im Bein herangehen und deshalb immer die beiden Beine unbekleidet im Stehen, Gehen und Liegen prüfen. Ein Beispiel: Ein Patient mit teilweiser linksseitiger Beinlähmung klagt über Schmerzen im Kreuz, und zwar besonders in der rechten Beckenfuge und im rechten Oberschenkel. Die Untersuchung stellt eine Verbiegung des rechten Beins im Varussinn etwa in der Kniegelenksgegend und eine Verkürzung des im übrigen standfesten, teilweise gelähmten und atrophischen linken Beins fest. Welcher Zusammenhang besteht hier? Durch einen ungenügenden Ausgleich der Verkürzung des einen Beins, die keineswegs vollständig durch Beckensenkung möglich ist, kommt es besonders bei muskulärer Schwäche dieses verkürzten Beins zu einer Mehrbelastung des gesunden anderen Beins, das zum Ausgleich der Ungleichheit der Beinlängen zunächst im Knie gebeugt gehalten wird. Auf die Dauer ist aber hierbei keine genügende Standfestigkeit möglich. Deshalb sucht der Kranke dieses Bein mit erhöhter Muskelkraft zu strecken und überanstrengt dabei seine Muskulatur. Auf die Dauer sucht die Natur auszuweichen und es entsteht aus der Beugehaltung heraus, bei der die seitlichen Kniebänder weniger gespannt sind, *ein Ausbiegen des Beins im Varussinn,* zunächst im Kniegelenk, dann oft auch in Femur und Tibia durch allmählichen Umbau des Knochens. Das sieht man ziemlich häufig. Durch diese O-Verbiegung wird das gesunde Bein kürzer, es gleicht sich also der Länge des anderen etwas an. Hierdurch und durch die Mehrbelastung entstehen Muskelschmerzen und Ermüdungserscheinungen vor allem in der Streckmuskulatur des Oberschenkels und da vor allem im Bereiche des M. vastus lateralis, der wie eine seitliche haltgebende Schiene wirkt. Ferner entstehen in der Articulatio sacro-iliaca dieser Seite Zerrungsschmerzen infolge des Beckenschiefstandes. Wir müssen also die Beinlänge, vor allem im Stand, genau messen, am besten mit dem über die Darmbeinkämme von hinten her angelegten SCHULTHESSschen Nivellierzirkel, und legen Brettchen unter den Fuß des verkürzten Beins, bis die Darmbeinkämme sich in gleicher Höhe befinden. Das gibt uns dann das Maß für den Schuh- oder Apparatenausgleich. Eine Anzahl Brettchen von 2,5 mm bis 2 cm Dicke müssen für solche Zwecke bereit gehalten werden.

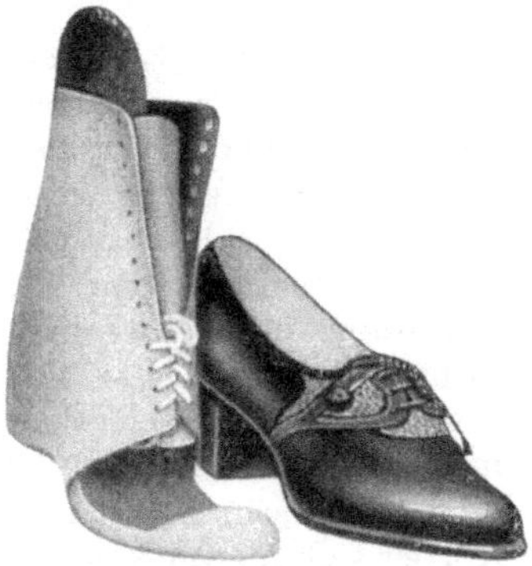

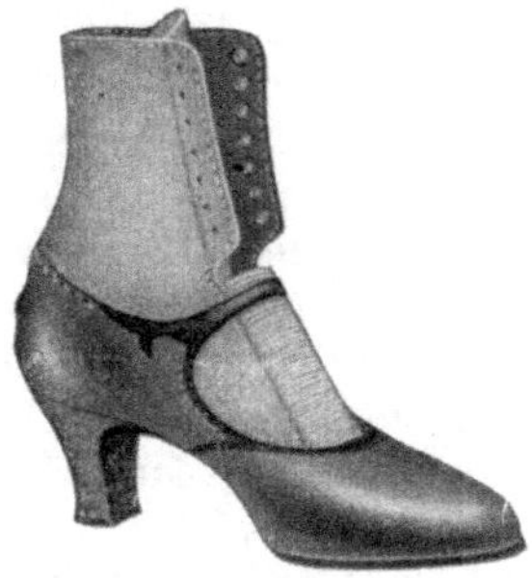

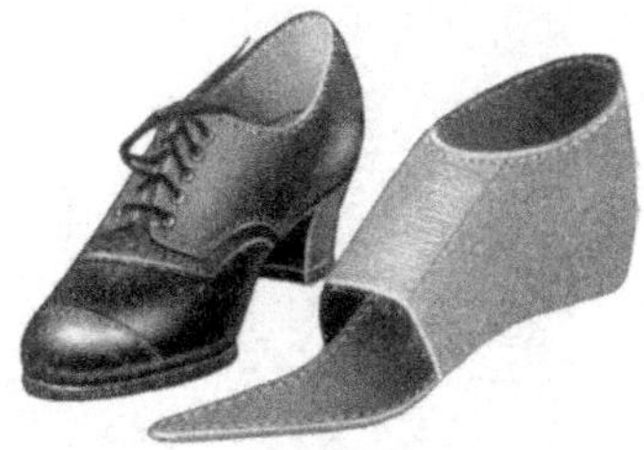

Abb. 303. Abb. 304. Abb. 305.

Abb. 303. Extension-Prothese, 10 cm Beinverkürzung, zum Schnüren bei Verwendung eines normalen Ladenhalbschuhes. — **Abb. 304.** Extension-Prothese. 6 cm Beinverkürzung, $\frac{1}{2}$ zum Schlüpfen und $\frac{1}{2}$ zum Schnüren bei Verwendung eines normalen Ladenhalbschuhes. — **Abb. 305.** Extension-Prothese zum Schlüpfen, 5 cm Beinverkürzung, bei Verwendung eines normalen Ladenhalbschuhes.

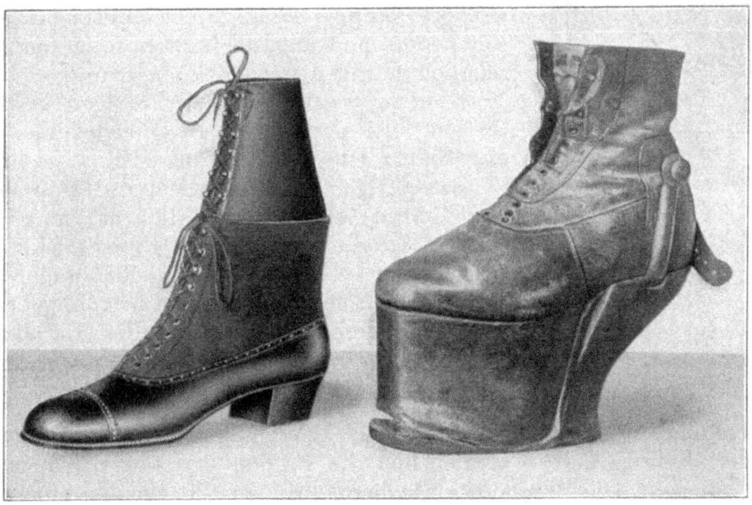

Abb. 306. Abb. 307.

Abb. 306. Extension-Prothese für Beinverkürzung von 16 cm und dazu verwendeten Ladenstiefel.
Abb. 307. Vorstehender klobiger Korkschuh fand zum Ausgleich einer Beinverkürzung in Höhe von 16 cm Verwendung.

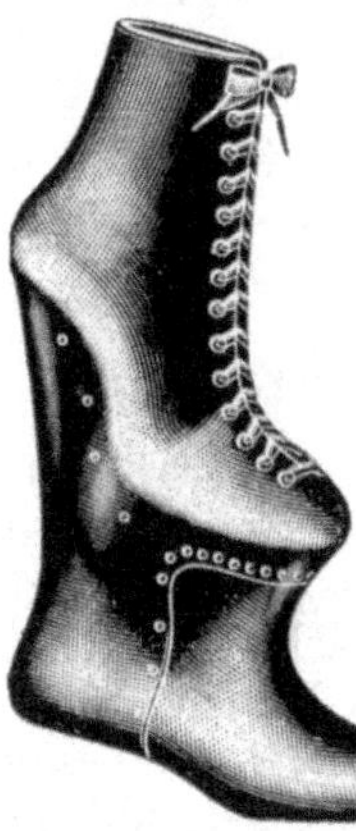

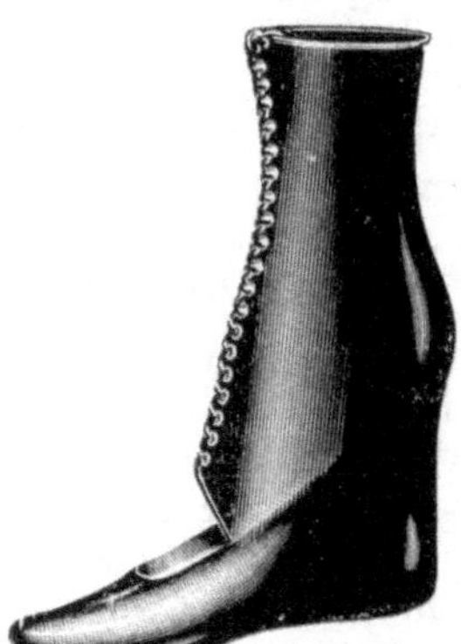

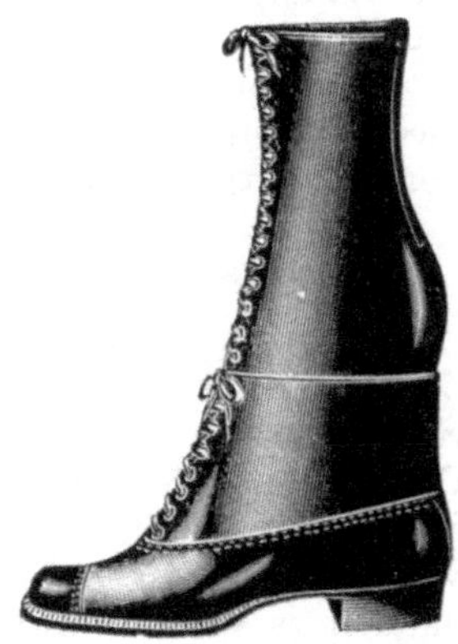

Abb. 308. Abb. 309. Abb. 310.

Orfi-Prothesen zum Ausgleich großer Beinverkürzungen (über 20 cm).

Nicht immer ist es so einfach, statische Beschwerden zu beheben. Ein Bein ist verkürzt, ein Spitzfuß hat sich zum Ausgleich entwickelt, wie dies natürlich ist und um keinen Preis etwa durch einen übereifrigen Arzt durch eine Tenotomie der Achillessehne gestört werden darf. Wir würden damit dem Kranken nur schaden, den selbstgeschaffenen Längenausgleich vernichten und die Abhebelungskraft des Wadenmuskels schwächen. Wir werden die Spitzfußstellung bestehen lassen und zur Vermeidung von Übermüdung der Unterschenkelmuskeln den Ausgleich am besten nach Gipsabguß so gestalten, daß vor allem der Fersenteil gut und bequem aufliegt, weil der Körper sich hierauf stützen muß. Zum Ausgleich auch erheblicher Verkürzungen eignen sich die von der Firma Extension (Frankfurt a. M.) und von der Firma Orfi, ebenfalls in Frankfurt, hergestellten Verkürzungsausgleiche aus Linden-, Pappel- oder amerikanischem Leichtholz mit Lederschnürung, die im Schuh so unauffällig wie möglich getragen werden können und einen großen Fortschritt gegenüber den klobigen Schuhen bedeuten, bei denen der Ansgleich außen sichtbar angebracht ist (Abb. 303 bis 310).

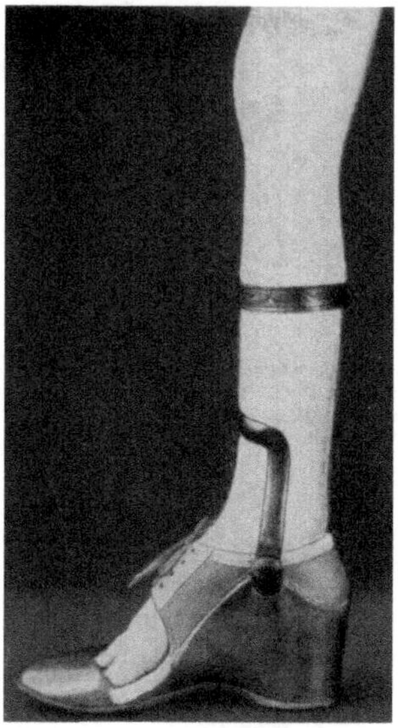

Abb. 311. Spiralschiene mit Verkürzungsausgleich bei Lähmungs-Knickfuß und trophischer Beinverkürzung. (Eigene Beobachtung.)

Schwieriger wird es, wenn der Fuß aus einem bestimmten Grund keinen Halt hat und im Varus- oder Valgussinn umknickt. Eine solche „Verkürzungsprothese“ genügt hier nicht immer und eine Schiene am Schuh, entweder hinten angebracht oder in Spiralform, ist nötig (Abb. 311). Besonders kommt dies für Lähmungen in Betracht.

35. Die künstliche Wade.

Bei erheblichem Dickenunterschied der Wadenmuskulatur, vor allem infolge der Kinderlähmung, haben namentlich die Frauen den begreiflichen Wunsch, dies zu verdecken. Die Bandagisten stellen zu diesem Zweck über einem genauen Gipsmodell der gesunden Wade eine Hülse aus dünnem Celluloid her, indem sie auf dies Modell 4 bis 5 Lagen von Tricotschlauch ziehen, jede Lage mit fleischfarbener Celluloidacetonlösung anstreichen, nach Erhärten vorn aufschneiden, die Ränder fein zuschärfen, dünn einfassen und entweder mit Druckknöpfen schließen oder den Halt am Bein mit einem ebenfalls fleischfarbenen Unterziehstrumpf geben, über dem der normale Strumpf getragen wird. Gaugele hat diese Technik ebenfalls angegeben. Auch Ausgleich mit angepreßtem Filz unter dem Strumpf werden getragen.

36. Das intermittierende Hinken oder die Gangstockung.

Wohl zu unterscheiden von den bisher behandelten, durch Knickplattfuß oder Hohlfuß bedingten statischen Beschwerden am Fuß und Bein sind die Schmerzzustände, die wir unter dem Namen des intermittierenden Hinkens, der Claudicatio intermittens (Charkot) oder der Dysbasia angiosclerotica (Erb) seit langer Zeit kennen. Schon die Anamnese weist uns auf das Leiden hin und veranlaßt uns, nach dieser Richtung hin zu untersuchen. Wie der Name besagt, handelt es sich um *anfallsweise* beim Gehen auftretende Schmerzzustände. Der Patient geht 10 bis 15 Minuten. Dann tritt plötzlich ein heftiger Schmerz im Fuß und in der Wade auf, oft krampfartig, ziehend, begleitet von taubem oder prickelndem, stechendem Gefühl in der Haut, die wie eingeschlafen ist. Der Schmerz ist oft so stark, daß der Patient stehenbleiben muß, weil das Bein den Dienst versagt. Nach einigen Minuten Ausruhen ist der Anfall vorüber, der Patient geht weiter, um wieder nach kurzer Zeit einen neuen ähnlichen Schmerzanfall zu bekommen. MUSKAT hat den Zustand treffend als *Gangstockung* bezeichnet. Dabei ist der Fuß mehr oder weniger kalt, bald leichenhaft blaß, bald cyanotisch verfärbt, bisweilen zeigt er auch einige hellrote Flecken. Die Untersuchung hat vor allem auf die *Fußpulse* zu achten. Wir müssen dem Fuß den Puls fühlen, sagt ERB, dem wir genaue Untersuchungen über die Krankheit verdanken. In Betracht kommen die Art. dorsalis pedis und tibialis postica. Sie zu finden ist in manchen Fällen nicht ganz einfach. Besonders bei abnormem Verhalten kann das Suchen mühsam sein, zumal auch die Gefäße verlagert sein können. Bisweilen fehlt nur der eine Puls und der andere ist abgeschwächt fühlbar, bisweilen ist keiner zu fühlen, manchmal ist er nur zentral festzustellen und verschwindet peripherwärts, wo die Gefäße dünner werden. Wir vergleichen immer die Pulse beider Füße, untersuchen auch den Puls an der Poplitea und Femoralis und vergleichen auch den Puls an Radialis oder Carotis. Die Untersuchung nehmen wir in horizontaler Lage des Kranken vor, wobei das Bein von beengenden Kleidungsstücken frei sein muß. Kalte Füße erwärmen wir durch ein heißes Bad oder untersuchen im Bett. Bei Hochlagerung werden die Beine anämisch und die Beschwerden nehmen in fortgeschrittenen Fällen zu. Die Störungen sind wie gesagt sensibler, motorischer und vasomotorischer Art. Fast ausschließlich beobachten wir das Leiden bei Männern zwischen 20. und 40. Lebensjahr. Bei älteren Leuten denken wir mehr an die Arterienverkalkung, bei jüngeren an die Arteriitis oder Endarteriitis obliterans. Oft sehen wir Pulslosigkeit infolge schwerer Arteriosklerose und trotzdem kein intermittierendes Hinken. Wir werden immer das Röntgenbild befragen, das die Arteriosklerose der geschlängelten Arterien an Unterschenkel und Fuß mitunter, jedoch nicht immer, deutlich zeigt. Außer an A. tib. post. und dors. pedis sieht man an den intermetatarsalen Gefäßen die Verkalkung. In diesen Fällen besteht oft ein ausgesprochener Fußsohlenschmerz. Da das Leiden zu Gangrän führen kann, ist eine sorgsame Untersuchung immer notwendig. Um die Gangrän zu verhüten, ist die Erkennung des Anfangsstadiums sehr wichtig. Prodromalerscheinungen, die oft jahrelang bestehen können, sind Parästhesien, rheumaähnliche Beschwerden und Kreislaufstörungen in Fuß und Bein.

Besonders ernst zu nehmen sind die Fälle von Arteriitis obliterans, die in relativ jungem Alter, Ende der 30er, Anfang der 40er Jahre, an den heftigsten Beinschmerzen erkranken, die allmählich so zunehmen können, daß sie auch im Liegen und sogar trotz Morphium nicht nachlassen, bei denen die Fußpulse fehlen und die Haut kalt und bläulich ist und mitunter auch weißliche Flecken zeigt. Hier droht die Gangrän, beginnend an einer Zehe, die sich blaurot verfärbt, um bald schwarz zu werden. Meist vermag nur die Amputation die Schmerzen zu beseitigen. Untersuchungen amputierter Füße (TRENDELENBURG-SCHÜMANN) stellten zartwandige, mit dem Gewebe verbackene, bei der Amputation nicht pulsierende Arterien fest, frei von Verkalkungen oder Herderkrankungen, mit starrem, adventitiellem Gewebe, erheblicher Wucherung der Intima, zum Teil ganz ungleichmäßig, so daß das Gefäßlumen stark verengt war. In diesen Fällen hatte übrigens das Röntgenbild keinen Gefäßschatten gegeben.

Das Leiden ist schon 1879 von WINIWARTER genau beschrieben und richtig gedeutet worden, so daß man es eher als WINIWARTERsche Krankheit denn als BUERGERsche (Buerger disease) bezeichnen könnte. Letzterer hat sich ebenfalls viel mit dem Leiden beschäftigt, aber von einer Thromboangiitis gesprochen, während es sich pathologisch-anatomisch nicht in erster Linie darum, sondern um etwas anderes handelt. Es besteht zuerst in einer krankhaften Gewebswucherung der Intima der Gefäße, die zur Verengerung des Lumens führt. Diese Wucherung greift auch auf Media und Tunika externa über, die bis auf das Doppelte der gewöhnlichen Dicke gewuchert sein kann, auch die Elastika externa ist daran oft beteiligt. Aber auch perivasculäre Veränderungen sind vorhanden, Wucherungen des Bindegewebes in und um die Adventitia. Selbst die Gefäße und Nerven der Haut, sowie die Schweißdrüsen sind von dichtem Bindegewebe umschlossen. Gelegentlich sieht man Arterien und Venen gleichmäßig verschlossen, vereinzelt sogar die Venen stärker als die Arterien (Buerger), mitunter fehlen auch die Veränderungen an den Venen. An der unregelmäßig gestalteten Intima der Gefäße, deren Wucherungen nicht gleichmäßig, sondern zapfen- oder buckelförmig in das Lumen hineinragen, bilden sich Thromben, die Buerger zu der Bezeichnung Thromboangiitis geführt haben. Sie sind aber eine sekundäre Erscheinung. Dieser Meinung ist auch Gans, dem ich viele Hinweise verdanke. Er betont zusammenfassend, daß es sich formalgenetisch nicht um eine Thromboangiitis, sondern um eine Endarteriitis obliterans handelt.

Differentialdiagnostisch läßt sich die traumatische und Kältegangrän wegen des schnellen Eintretens von dieser Krankheit scheiden. Die diabetische Gangrän zeigt eine weit fortgeschrittene Arteriosklerose mit Verfettungs- und Verkalkungsherden in der Media ohne verdickte Intima. Das Erscheinen der Verkalkungsstellen in den Gefäßen im Röntgenbild und der übrige klinische Befund weisen den richtigen Weg. Was die Raynaudsche Krankheit betrifft, so kann die Diagnose schwieriger sein, da beide Krankheiten symmetrisch und auch an den oberen Extremitäten vorkommen können. Parästhesien, Schmerzen und lokale Hautgangrän sind ebenfalls beiden gemeinsam. Auch das anfallsweise Auftreten von Beschwerden findet sich bei beiden, ferner motorische, trophische und sensible Störungen. Doch zeigt der Raynaud die Veränderungen mehr in den oberflächlichen Hautschichten und beginnt an Fingern und Zehen mit krampfartigen Schmerzen. *Vor allem fehlt bei ihm die Pulslosigkeit.* Auch sehen wir den Raynaud mehr bei jugendlichen Frauen. Die Gangrän bei ihm ist meist eine oberflächliche, der Schorf stößt sich ab und es tritt darunter Heilung ein. Mikroskopische Veränderungen an den Gefäßen fehlen, wenigstens im Anfang. Die luetische Endarteriitis obliterans findet sich mehr an den zentralen Arterien, im Gehirn usw. Das gesamtklinische Bild entscheidet.

Zur Frühdiagnose der Claudicatio intermittens gibt Th. Zlozisti folgende Probe an: Stellt man den Fuß eines Gesunden in heißes Wasser, so wird der Fuß krebsrot, im Frühstadium des intermittierenden Hinkens (Dysbasia angiospastica) wird er unter diesen Bedingungen dunkelblau-cyanotisch. Übergießt man den krebsroten Fuß des Gesunden, nachdem der Fuß aus dem heißen Wasser entfernt worden ist, mit eiskaltem Wasser, so wird er für kurze Zeit blaß, um darauf die zartrosa Farbe anzunehmen. Der tiefcyanotische Fuß bei Claudicatio intermittens wird dabei krebsrot. Da das Leiden gewöhnlich zuerst nur einen Fuß befällt, so ist bei diesem Versuch die Farbendifferenz der beiden Füße sehr ausgesprochen.

Die *Ursachen* sind noch nicht völlig bekannt. Man nimmt an, daß eine unbekannte Schädigung die Gefäßwand angreift. Man hat den Tabakmißbrauch, besonders mit Zigaretten angeschuldigt, da das Leiden gerade bei Jugendlichen, die oft unsinnig Zigaretten rauchen, beobachtet wird. Da das Leiden auch bei Geschwistern festgestellt wurde, hat man an eine hereditär bedingte Schwäche des Gefäßsystems gedacht (Sternberg). Buerger sah es viel bei östlichen Juden. Da aber diese unter den vielfach aus Einwandernden bestehenden Besuchern seines Spitals zahlreich sind, besagt dies nicht viel, zumal das Leiden auch bei Türken, Chinesen, Japanern und Balkanvölkern häufiger beobachtet wird.

Von Schädigungen, die die Gefäße treffen können, ist Kälte und Nässe besonders zu nennen. Auch Überanstrengungen werden beschuldigt. Als Kriegsdienstbeschädigung durch Kälte-Nässe-Einwirkung im Schützengrabenkrieg ist das Leiden in mehreren Fällen anerkannt worden. Ein Gutachten BIERs spricht sich in diesem Sinn aus: „Alle diese Leute sind Kälteeinwirkungen, und zwar chronischen Kälteeinwirkungen ausgesetzt gewesen. Es braucht dabei gar nicht zu Erfrierungen zu kommen. Die Kälte braucht auch gar nicht sehr stark gewesen zu sein. Daß die Leute bei naßkaltem Wetter in den Schützengräben herumgelegen haben und tagelang darin geblieben sind, genügt, um diese Gangrän auszulösen. Nachher kommen noch die Strapazen des Krieges in Betracht. Die Krankheit ist also als Kriegsbeschädigung anzuerkennen."

Die Behandlung dieser Gefäßstörungen muß versuchen, die Blutzirkulation im Fuß nach Möglichkeit zu verbessern, so daß sich ein Kollateralkreislauf ausbildet. Ist das Leiden noch im Anfang, so sind Wechselfußbäder zu empfehlen (2 Eimer, einer mit heißem, einer mit kaltem Wasser, zuerst stellt der Patient das Bein ins heiße Wasser für 3 bis 5 Minuten, dann unmittelbar für 3 bis 5 Sekunden ins kalte Wasser und wiederholt diesen Wechsel 3- bis 5mal, wobei im Wasser der Fuß und die Zehen fleißig aktiv bewegt werden sollen. Am Schluß wird der Fuß kräftig abfrottiert, und der Patient geht zu Bett). Sind stärkere vasomotorische Störungen vorhanden, so beschränken wir uns auf nicht zu heiße Kamillenbäder. Auch ist leichte Streichmassage mitunter zu empfehlen. Vielfach tut Durchwärmen mit Diathermie gute Dienste, doch müssen wir uns wegen der Sensibilitätsstörungen vor einer Anwendung größerer Hitzegrade hüten, um keine Nekrosen zu bekommen. Auch die sogenannte *Gefäßmassage* von SCHEDE-BETTMANN, die auf einem rhythmischen Öffnen und Schließen des arteriellen Blutstroms beruht, kann versucht werden. Durch Aufblasen eines um den Oberschenkel weit oben gelegten Motorradschlauches mit einer Fahrradpumpe wird der Blutstrom für kurze Zeit abgedrosselt und dann wieder freigegeben. Aktive Übungen von Fuß und Zehen, ohne Belastung des Fußes ausgeführt, können die Zirkulation ebenfalls verbessern. Enges Schuhwerk, vor allem auch Lackschuhe, sind wegen der Hemmung der Zirkulation zu vermeiden.

Jede Überanstrengung im Gehen und Stehen, Arbeiten in feuchtkalten Räumen, Durchnässungen sind zu vermeiden. Gutes Schuhwerk und wollene Strümpfe sind zu tragen. Vor Verletzungen am Fuße (Hühneraugenschneiden) ist wegen der Gangrängefahr zu warnen. Zur Übung ist ein nur ganz allmählich gesteigertes, langsames, von häufigen Ruhepausen unterbrochenes Gehen zu raten.

Da die Beschwerden infolge dieser Gefäßstörung häufig mit Plattfußbeschwerden verwechselt werden, sei nochmals auf die gründliche Untersuchung dieser Fälle hingewiesen. Natürlich kann gleichzeitig eine gewisse Senkung des Fußes vorhanden sein und durch Muskelüberarbeit infolgedessen eine schnellere Ermüdbarkeit der schlecht durchbluteten Muskeln eintreten. Deshalb gibt man mitunter zur Stützung Einlagen. Wie MUSKAT bevorzuge auch ich elastische Einlagen, da harte unnachgiebige Metalleinlagen durch Druck stören. Ich verwende gern Ledercelluloideinlagen besonders leichten Baues.

Unter den medikamentösen Mitteln haben von je die Nitrite und die sogenannten Purinkörper (Euphyllin, Diuretin) eine Rolle gespielt, welche durch Beeinflussung der glatten Muskulatur den Gefäßtonus in Arterien und Arteriolen herabzusetzen suchen. Calciumnitrit in Verbindung mit Theobromincalcium, das sogenannte Vasoklin ist bisweilen mit Erfolg angewendet worden (täglich 2 bis

3 Dragees à 0,2, oft wochenlang zu geben). Es setzt die Beschwerden herab, soweit sie durch spastische Zustände bedingt sind. SCHLESINGER empfiehlt das Natr. nitrosum subcutan oder intravenös (0,02 bis 0,03) 30 bis 60 Injektionen. Auch intravenöse oder subcutane Injektionen von Nitroskleran sind von SCHLESINGER empfohlen worden. Vor allem wirkt das Opiumderivat Papaverin beruhigend, entweder als Dekokt (5 bis 10 auf 100) oder als Pulver Calc. diuretin 0,5, Papaverin 0,04, 3mal täglich oder in Tablettenform à 0,04 Papav. hydr. oder per injektionem. Auf anderen Erfahrungen beruhen die Hormonmittel, die in den letzten Jahren in den Vordergrund getreten sind. Das aus der Leber hergestellte Eutonon, ein sogenanntes Herzhormon, von ZUELZER bei Angina pectoris angewandt, wirkte auch bei intermittierendem Hinken (TIEMANN) da, wo Nitrite und sonstige Behandlung erfolglos waren (2mal täglich 1 ccm intravenös oder intramuskulär oder in Tropfenform, 3mal täglich 30 Tropfen). Die Gehfähigkeit besserte sich, die Beine waren besser durchblutet, periphere Pulse kehrten wieder. Man soll es versuchen. Ganz besonders aber scheint das FREYsche Kreislaufhormon zuerst Kallikrein, jetzt Padutin genannt, wirksam zu sein. Es entstammt dem Pankreas und wird aus dem Harn gewonnen. Wir geben es intramuskulär (wochen- oder selbst monatelang täglich 1 bis 2 bis 3 Injektionen oder oral 10 bis 15 Tropfen täglich). Die Injektionsmethode scheint wirksamer. Selbst bei beginnender Gangrän hat man noch Rückbildung oder schnelle Abgrenzung gesehen. SCHLESINGER bezweifelt nach seinen Erfahrungen die Wirksamkeit des Mittels. Ich habe gewisse Besserungen in einzelnen Fällen gesehen. MUSKAT teilt den Fall eines 70jährigen Schuldirektors mit, der nach 10 Schritten stehenbleiben mußte, bevor er mühselig weiter konnte. 39 Spritzen Padutin waren erfolglos, nach der 40. trat blitzartig eine völlige Behebung der Beschwerden ein.

Droht die Gangrän, so ist die Amputation nicht immer zu umgehen. Neuerdings versucht man durch eine Unterbrechung des die Arterien umspinnenden, sympathischen Geflechts mittels Ablösen der Adventitia auf einige Zentimeter nach den Vorschlägen von LERICHE und BRÜNING die Amputation zu vermeiden. Die Methode wird auch beim trophischen Geschwür zum Teil erfolgreich angewendet. Auf andere Weise versuchte DOPPLER (Wien) zum Ziele zu kommen. Er betupfte die freigelegte Art. femoralis mit Isophenol und erzielte eine auffallende Erweiterung der Gefäße mit guter Durchblutung.

37. Nervenstörungen am Fuße.

Über die Pathologie der Plantarnerven hat vor einigen Jahren MALAISÉ wichtige Beobachtungen gemacht. Nicht nur bei Schußverletzungen des N. tibialis am Unterschenkel oberhalb des Knöchelgelenks und selbst am Oberschenkel wurde stets ein mehr oder minder starker Ausfall der kleinen plantaren Fußmuskeln, die von den Nervi plantares mediales und laterales versorgt werden, mit aufgehobener faradischer Reaktion, träger Zuckung und Umkehrung der Zuckungsformel festgestellt. Dabei änderte sich auch die Fußform, die Planta verschmälerte sich, die Wölbung wurde infolge des Schwundes der Weichteile stärker ausgeprägt und die Zehen, besonders die große, kamen in Extensionsstellung. Aber auch bei Leuten, die viel gehen und stehen mußten oder die einen oder mehrere Rheumatismusanfälle durchgemacht hatten, fand er ausgesprochene *Neuritiden der Plantarnerven*. Hierbei war der Nervus tibialis hinter dem inneren Knöchel druckempfindlich, ebenso der innere wie äußere Fußrand und die Fußsohle. Die Beugekraft der Zehen war herabgesetzt, die faradische Erregbarkeit vermindert, die Zuckung träge. In einer Anzahl von Fällen bestand sehr ausgesprochene Planovalgität, in einem Fall beiderseits Planovalgus, aber nur an einer Seite die degenerativen Nervenerscheinungen. Bei einigen Plattfußkranken findet man schmerzhafte Krämpfe in der Fußsohlenmuskulatur, besonders schmerzhafte Plantarflexion der Zehen und bisweilen krampfhafte Adduction des Fußes. Nicht selten nimmt an diesen neuritischen Erscheinungen auch der lange Großzehenbeuger teil, obwohl der ihn versorgende Ast sich schon im mittleren Unterschenkeldrittel vom Tibialis abzweigt. MALAISÉ gibt der Meinung Ausdruck, daß die Ursache dieser Erscheinungen in dem abnormen Zug liegen dürfte, den der N. tibialis in seinem unteren Abschnitt durch das Einknicken des Fußes zu erleiden hat, daß aber weiter auch der starke Druck auf die Plantarnerven durch das Einsinken des Fußgewölbes verantwortlich zu machen ist.

Außer diesen neuritischen Erkrankungen kennen wir am Fuße noch die Nervenschmerzen, die bei der Ischias bis in die Fußsohle ausstrahlen. Wir müssen in solchen Fällen immer genau untersuchen, ob es sich um eine wirkliche Ischias handelt oder um *Ischialgien*, die mit statischen Veränderungen zusammenhängen und durch einen Ausgleich der statischen Abweichung, also durch eine Korrektur des Pes valgus, beseitigt werden. Zweifellos kommen aber auch Ischiaserkrankungen zusammen mit Pes valgus, und zwar sehr häufig vor, und es gelingt oft erst nach einer Korrektur des Pes valgus die lästigen Ischiasschmerzen ganz zu beseitigen. Wir erklären uns die Wirkung einer die Fußstellung korrigierenden Einlage durch die Beseitigung von Spannungen im Nerven, die ihn ebenso wie die anderen Weichteile des Beins bei Pes valgus betreffen. Auf die Ischias selbst gehe ich hier nicht weiter ein.

MAX LANGE hat auf die unterschiedliche Behandlung von echter Ischias und Pseudoischias hingewiesen, welch letztere mit dem Nervus ischiadicus nichts zu tun hat, sondern durch Beschwerden infolge *Muskelhärten* als Ischias angesehen wird. Zur Unterscheidung bedient er sich des BRAGARDschen Zeichens: man beugt zunächst das im Knie gestreckte Bein in der Hüfte wie beim Lasègue, treten Schmerzen auf, so beugt man nicht weiter, sondern bringt die Fußspitze aus Spitz- in Hackenfußstellung. Vermehrter Schmerz bedeutet Sitz im Nerven wegen Dehnung der Endäste des Ischiadicus, andernfalls ist der Schmerz auf die Muskeln an der Oberschenkelrückseite zu beziehen. Nur bei Muskelhärten in der Wadenmuskulatur oder Verkürzung derselben (hohe Absätze!) kann das Zeichen versagen.

Mitunter sind auch gewisse krankhafte Veränderungen an den peripheren Nerven, und zwar *geschwulstartige Verdickungen des Nerven*, Ursache von Schmerzen am Fuße, die oft keiner Heilmethode weichen wollen, bis nicht die richtige Diagnose den Weg zur Heilung weist. Von TEUSCHER, LÖFFLER, PREUSSE, SULTAN und SCHAMBACHER sind in letzter Zeit ziemlich gleichlautende Beobachtungen über plattfußähnliche Schmerzen mitgeteilt worden, als deren Grund sich eine Geschwulstbildung hinter dem inneren Knöchel am Nervus tibialis oder am Peroneus etwas unterhalb des Fibulaköpfchens vorfand. Man fühlte eine umschriebene verdickte Druckstelle am Nerven, die sich als eine Ganglionbildung, ausgehend von der Nervenscheide, herausstellte. Es handelte sich um mehrkammerige Cysten mit gallertigem Inhalt, der sich zum Teil zwischen die Nervenfasern hineingedrängt hatte. Das verdickte Perineurium ließ sich nicht gut ablösen, sondern hing dem Nerven fest an. Die histologische Untersuchung ergab eine Entzündung des Peri- und Endoneuriums mit Exsudatbildung, also eine Neuritis. In einem Falle fand sich eine vollständige Degeneration des Nervenstamms lipofibromatösen Charakters. Einmal war ein Trauma, und zwar ein Umknicken des Fußes die Veranlassung zur Bildung der Cyste, so daß man wohl die Verwachsungen mit einem stattgefundenen Hämatom in Verbindung bringen kann. Die Behandlung ist eine chirurgische. Der Nerv wird in der Gegend der druckschmerzhaften Verdickung in Lokalanästhesie freigelegt, Cysten werden gespalten, der gallertige Inhalt entleert und die Verwachsungen gelöst. In einem Falle mußte die völlig degenerierte Partie reseziert werden da sich keine Nervenfasern mehr durch die Geschwulst hindurchzogen, und die angefrischten Nervenenden wurden wieder miteinander vereinigt. Der Erfolg des Eingriffs war eine alsbaldige Beseitigung der Schmerzen und ein allmählicher Rückgang der paretischen und anästhetischen Erscheinungen.

Die bisher besprochenen krankhaften Veränderungen betrafen in der Hauptsache die motorischen Nerven an Bein und Fuß. Aber auch die *sensiblen Nerven* sind nicht selten ebenfalls verändert und zeigen ganz charakteristische Erscheinungen. Bekannt sind die von BERNHARDT und ROTH beschriebenen, isoliert im Gebiet des Nervus cutan. femoris externus vorkommenden Parästhesien, die man *Meralgia parästhetica* genannt hat. Wir sehen nach längerem Gehen Taubheitsgefühle an der Vorder- und Außenseite des Oberschenkels auftreten, die bei stärkerer Anstrengung schmerzhaft werden. Im Liegen in der Ruhe verschwinden die Beschwerden meist völlig. An 4 Stellen in seinem Verlauf ist der Nerv mechanischen Einflüssen zugänglich: bei seinem Austritt unter dem Psoas (hier bestehen oft Variationen), an seiner Biegungsstelle unmittelbar unter der Spina il. ant. sup., wo er unter dem Leistenband nach abwärts zieht, im Kanal in der Fascia lata, in dem er alsdann liegt, und an der Austrittstelle aus diesem Kanal. Ganz offenbar wird der Nerv auf seinem Wege beim Gehen gedrückt oder gedehnt, und zwar ist die Stelle, an der dies geschieht, sehr wahrscheinlich die *Stelle im Kanal der Fascia lata und an dem Austritt aus diesem Kanal.* Man sieht nämlich bei diesen Patienten meist ausgesprochene Knick- oder Plattfüße, bei denen die statische Abweichung Zerrungen und Spannungen in den Oberschenkelmuskeln und der sie einschließenden Fascia lata hervorruft. Diese Spannungen werden auf den in der Fascia verlaufenden und aus ihr wieder austretenden Nerven (oft wird sie von 2 bis 3 gesonderten Ästen des Nerven durchbohrt) übertragen. SAXL beobachtete diese Beschwerden nicht nur bei Fußsenkung, sondern auch bei Genu recurvatum und schnappender Hüfte, wo wahrscheinlich Zerrungen an dem N. cutan. fem. lat. stattfinden. PAL (Wien) berichtete seinerzeit über einen ganz typischen Fall dieser Art: ein Arzt, der 20 kg zugenommen hatte, bekam beim Stehen besonders heftige brennende Schmerzen, lokales Kältegefühl und eine hyperästhetische Zone etwas unter der Mitte der Außenfläche des linken Oberschenkels. Nach 1 Jahr traten die gleichen Beschwerden auf der anderen Seite auf. Patient konnte die Schmerzen mildern durch Stellung des Fußes auf die Außenkante, also durch Supination. Es bestand bei ihm deutlicher Knickplattfuß. Orthopädische Einlagen besserten bald die Erscheinungen. In einem anderen Falle wurde bei der operativen Freilegung des dicht unter dem Leistenband druckempfindlichen Nerven ein Druck der scharfen Kante des Lig. inguin. bzw. des Lig. iliopectineum auf den Nerven gefunden und durch Einkerben dieses Bandes die Beschwerden beseitigt. FISCHER und KRIEG führen nach dem Vorbild von J. LANGE und BUMM bei Ischias eine perineurale Infiltration aus, indem sie die Flüssigkeit an mehreren Druckpunkten deponieren. Sie verwenden eine isotonische Antipyrinlösung unter Zusatz des nicht sauren, sondern alkalischen, das Zelleben nicht gefährdenden Isoalkalin (M. NOVAK), eines 4%igen Lokalanästhetikums ohne Adrenalinzusatz und suchen die Druckstellen im Verlaufe des Nerven an der Außenseite des Oberschenkels auf, um sie zu infiltrieren.

Aber auch die *sensiblen Nerven am Unterschenkel und Fuß* (Abb. 312) können, worauf bisher noch nicht weiter geachtet wurde, in ganz charakteristischer und typischer Weise krankhaft verändert sein und Beschwerden machen. Mit diesen Störungen habe ich mich seit längerer Zeit beschäftigt und möchte darüber folgendes mitteilen: ich habe krankhafte Veränderungen an verschiedenen Hautnerven am Fuße beobachtet, und zwar am N. cutaneus dorsalis medialis aus dem

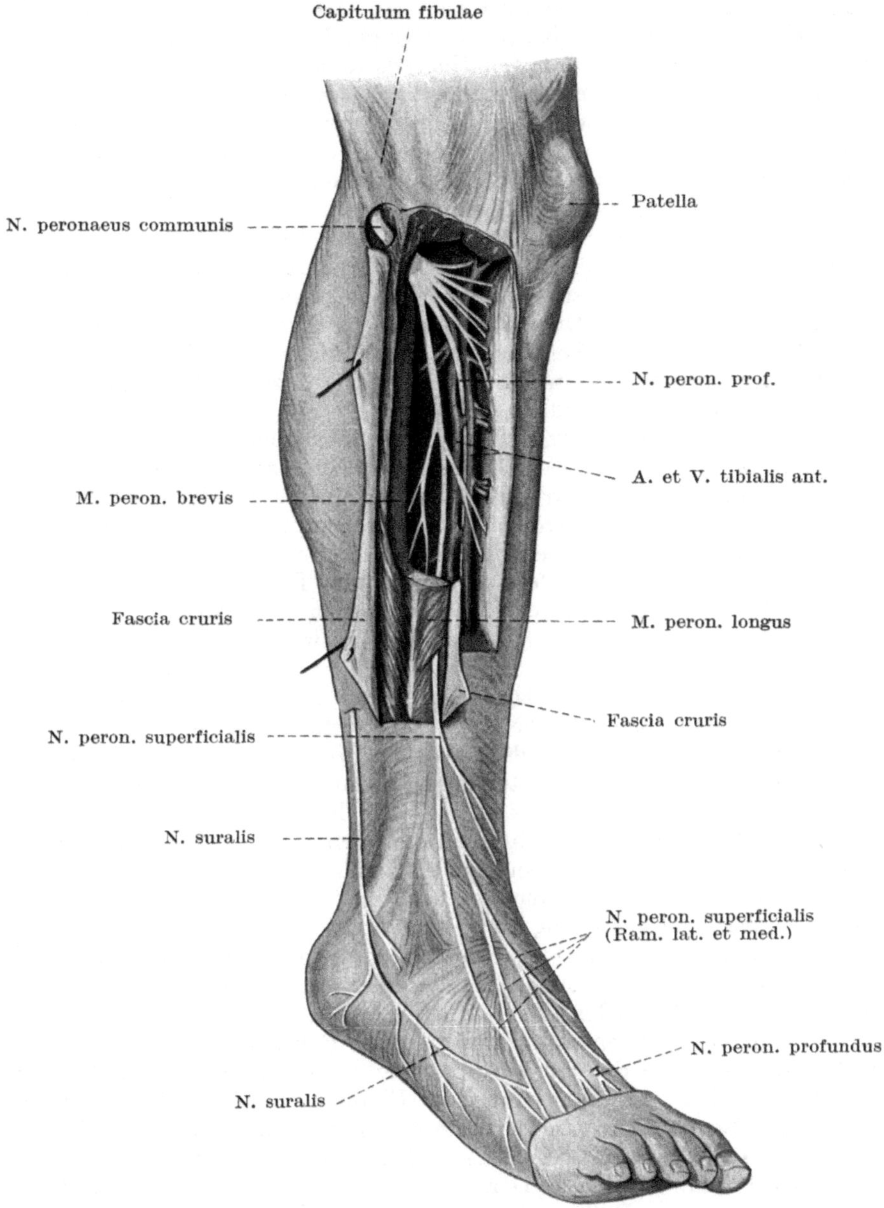

Abb. 312. Topographie der Streckerloge des Unterschenkels, insbesondere des Verlaufs der oberflächlichen Nerven. (Aus CORNING.)

N. peroneus superficialis, am N. saphenus und am N. suralis bzw. an ihren verschiedenen Endästen. Da bei diesen Fällen fast stets eine mehr oder weniger ausgesprochene Veränderung des Fußes im Sinne des Pes valgus, des contracten Plattfußes oder auch des nach außen umknickenden Hohlfußes vorhanden war, so fiel zuerst diese Fußveränderung in die Augen, und erst die genauere Untersuchung förderte deutliche Veränderungen an den Nerven zutage. Bei contracten Plattfüßen sieht man nicht selten auf der lateralen Seite des Fußes von der Fibula her über den Sinus tarsi etwa schräg über den Fußrücken einen Hautnerven ziehen, der besonders bei passiver Supination stärker gespannt unter der Haut sichtbar wird. Man kann den Nervenstrang in seinem Verlauf genau abtasten und bis über die von ihm schräg überschnittene Fibula verfolgen, wo er dann mit den Peronealsehnen weiter nach oben verläuft. Mitunter ist er *deutlich druckempfindlich, immer ist er verdickt* fühlbar. Es ist der *N. cutan. dorsalis medialis*, ein Zweig des N. peroneus superficialis. In einem Falle von contractem Plattfuß habe ich intra operationem den Nerven freigelegt und ein etwa 3 cm langes Stück aus seiner Kontinuität reseziert. Der histologische Befund (Prof. OBERNDORFER) lautete: „Der Nerv ist stellenweise stark verändert. Während er teilweise nur dünnes Perineurium aufweist, sind andere Stellen mit dickerem, narbigem Perineurium versehen, das der Dicke des Nerven gleichkommt. An diesen Stellen ist auch stellenweise leichte Zellvermehrung (Bindegewebszellen) zu sehen. Die Nervenfasern sind nicht verändert. Die schwielige Umwandlung sehe ich als das Produkt chronischer Entzündung an."

Ebenso häufig sehe ich den *N. saphenus*, der vom Oberschenkel herunterkommt und am Unterschenkel dicht hinter der Vena saphena magna nach unten verläuft, verändert. Und zwar fühlt man ihn an der medialen Seite des Talocrural-Gelenks vorn *deutlich verdickt* und schmerzempfindlich. Es ist das die Stelle, wo der Nerv von oben hinter der inneren Tibiakante her, nachdem er schräg über die mediale Tibiafläche verlaufen ist, die laterale Tibiakante daumenbreit oberhalb des unteren Gelenkendes der Tibia schneidet, um über die Vorderseite des Sprunggelenks herunter nach dem medialen Fußrand zu ziehen, den er meist versorgt. Die Patienten haben immer einen Pes valgus und klagen über unangenehme, bisweilen sogar heftige Schmerzen um den inneren Knöchel herum, die sie als stechend angeben. Die Schmerzen treten meist nur bei der Belastung auf und verschwinden in der Ruhe, nur selten dauern sie auch im Liegen noch an. Manchmal geben die Patienten auch an, daß sie am inneren Fußrand ein Taubheitsgefühl empfinden, das etwa an einer handbreiten Fläche besteht. Den oft ballbleistiftdicken Nerven fühlt man deutlich, da man ihn über dem unterliegenden Knochen hin- und herschieben kann. Die Knochenkante des Tibiaknöchels fühlt sich mitunter recht scharf an. Jeder Druck auf den Nerven, auch durch etwaige Verbände, ist schmerzhaft.

Der dritte Hautnerv, an dem ich ähnliche Veränderungen gefunden habe, ist der *N. suralis*, der zwischen Achillessehne und Fibula nach unten verläuft. Er biegt um den äußeren Knöchel herum, um an den lateralen Fußrand und nach vorn zu gelangen. Hier versorgt er den lateralen Fußrand und das laterale Drittel des Fußrückens sowie die dorsale Seite der lateralen Zehen. Ich habe diesen Nerven in 7 Fällen verändert gefunden. Einmal war er als ein verdickter unempfindlicher Strang etwa von der unteren Drittelgrenze des Unterschenkels bis fast zur Spitze des äußeren Knöchels zu fühlen, und es bestand eine Anästhesie des lateralen Fußrandes und der Dorsalseite der 4. und 5. Zehe bei einem 60jährigen Herrn mit chronischer Fußarthritis und lockerem Knickfuß bei gut erhaltenem, ja ziemlich hochgestelltem Gewölbe. Erst nach etwa 2 Jahren ging die Anästhesie zurück, während die Verdickung des Nerven blieb. Bei einer Dame blieben nach einem Umknicken des Fußes nach unten, wobei es zu einer Zerrung der Peroneussehnen gekommen sein soll, dauernde Schmerzen an der lateralen Fußseite etwas vor und unterhalb des äußeren Knöchels zurück. Die Stelle ist, genauer beschrieben, unterhalb des Processus trochlearis calcanei. Hier fühlte man deutlich etwas oberhalb der Peroneussehne, die an sich verdickt erschien, einen etwa stricknadeldicken Strang unter den Fingern rollen, der auf Druck außerordentlich schmerzhaft war. Am Außenrand des Fußes ist etwas taubes Gefühl vorhanden. Der Strang, der als der N. suralis anzusprechen ist, war bis zur oberen Begrenzung des Calcaneus fühlbar und auch hier noch etwas schmerzhaft, wenn auch nicht so stark wie unten. Nach vorn hin ließ er sich noch etwa 2 bis 3 cm weit fühlen. Bei einem Herrn mit hartnäckigen Beschwerden unter dem Processus trochlearis, die keiner Behandlung weichen wollten, entschloß ich mich zur operativen Freilegung, und fand den Nerven im lockeren Zellgewebe ziemlich fest verwachsen. Nach anatomischer Isolierung wurden die zur Außenseite des Calcaneus ziehenden Ästchen durchschnitten, um den Nerven zu mobilisieren (THOMSEN). Bei leichter Supination des Fußes sprang der N. suralis stark gespannt unter der Haut sichtbar vor (Abb. 313). Die Beschwerden verschwanden alsbald. Bei einer Dame von 50 Jahren mit schwerer chronisch deformierender Arthritis des rechten Knie- und Fußgelenks, die vielleicht infolge eines Genu varum entstanden war und sich vor allem an der lateralen Seite des Fußgelenks vor und unter dem äußeren Knöchel lokalisiert hatte, wobei der Fuß immer die Neigung hatte, nach außen umzuknicken, kam es ohne besondere Veranlassung zu einer außerordentlich schmerzhaften Affektion an der lateralen Seite des Fußrückens. Es bestand hier eine leichte Schwellung und eine recht starke Empfindlichkeit für die geringste Berührung. Man sah ferner durch die Haut hindurch einen etwas geschlängelten venendicken Strang in der Richtung zur 4. Zehe hin ziehen. Der Strang war aber nicht von gleichmäßiger Dicke, sondern er sah aus wie eine Perlenschnur, indem kugelige Anschwellungen im Verlaufe des Stranges aneinandergereiht waren. Die Anschwellungen erschienen durch die Haut hindurch wie hellglasige Blasen. Nicht nur der Strang sondern auch die 4. Zehe durfte wegen der Schmerzen nicht berührt werden. Hitze wurde nicht vertragen, Medikamente nützten nichts, bei Bettruhe (an Auftreten war nicht zu denken) und feuchtwarmen Umschlägen gingen die Erscheinungen in etwa 10 Tagen wieder ganz zurück. Auch die glasigen Anschwellungen verschwanden wieder. Hier handelte es sich jedenfalls um eine *Neuritis nodosa* des Endastes des Suralis. Die anderen Fälle führten ihre Beschwerden auf ein einmaliges heftiges Umschlagen des Fußes in Supination zurück. Immer war der Nerv verdickt und druckempfindlich. Die langdauernden Beschwerden wurden immer als Folgen einer Bänderschädigung gedeutet, da die Veränderungen am nervus suralis scheinbar unbekannt sin.

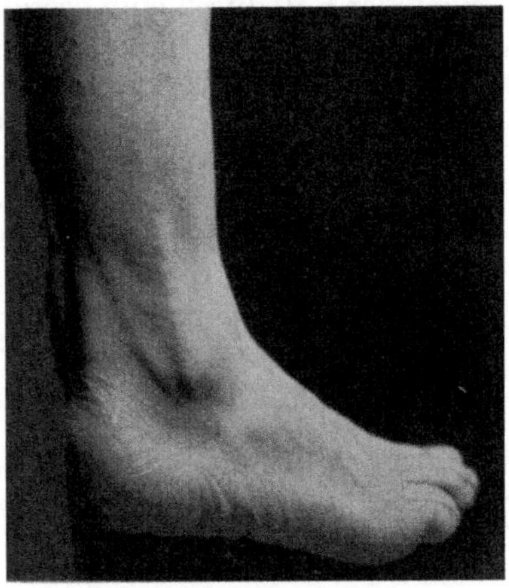

Abb. 313. Der gespannte N. suralis springt sichtbar unter der Haut bei leichter Supination des Fußes vor. (Eigene Beobachtung.)

Zur Erklärung der Veränderungen des N. peroneus superficialis und saphenus habe ich folgendes zu bemerken: Der N. peroneus superficialis tritt am contracten Plattfuß ebenso gespannt unter der Haut hervor wie die gespannten Sehnen der Pronatoren, d. h. der Nerv macht die Verkürzung der übrigen Weichteile mit und spannt sich beim Versuch, den in Valgusstellung geratenen Fuß zu korrigieren, sofort deutlich an. Die Verdickung des Nerven und der oben mitgeteilte histologische Befund zeigen eine abgelaufene Neuritis an. Daß diese rein zufällig entstanden ist, dürfte wegen des ziemlich häufigen Vorkommens bei contracten Plattfüßen nicht wahrscheinlich sein. Vielmehr nehme ich an, daß die Überanstrengung, die der contracte Plattfuß beim Gehen und Stehen zu leisten hat, die Veranlassung zu der Neuritis ist. Leichter ist wohl der neuritische Befund am N. saphenus am oberen Sprunggelenk zu erklären. Dieser Nerv wird bei der Abweichung des Fußes in die Pronationslage bei jeder Belastung in der gleichen Richtung, wenn auch nicht so stark, gedehnt wie die Fußbänder, auf die das Körpergewicht einwirkt. Hierzu kommt noch die Reibung bzw. *der Druck von seiten der vorderen Tibiakante, über die der Nerv zieht.* Dieser Druck tritt bei der Abbiegung des Fußes in Valgusstellung ein, besonders wenn die Knochenkante, wie bisweilen beobachtet, etwas scharf ist. Die Schmerzen bei dieser Affektion sind genau auf die Nervenstelle am Sprunggelenk lokalisiert und werden durch die Korrektur des Pes valgus durch eine richtige orthopädische Einlage, eventuell unter vorübergehender Fixierung des Fußgelenks mit einem Heftpflasterverband, sofort wesentlich gebessert und bald ganz beseitigt. Die Verdickung des Nerven bleibt länger bestehen. Umgekehrt liegt es beim N. suralis. Wenn der Fuß durch eine bestehende Hohlfußbildung oder durch sonstige Bänderschwäche in Varusstellung, also nach außen umkippt, so werden dabei nicht nur die lateralen Fußbänder und die Peroneussehnen gedehnt, sondern mit ihnen auch der N. suralis. Die Entstehung einer traumatischen Neuritis ist danach leicht verständlich. Die Korrektur der falschen Fußstellung und die Verhütung des Umknickens durch entsprechendes Schuhwerk und eine orthopädische Einlage, die auf der Außenseite eine schiefe Ebene hat, beseitigt auch hier allmählich die Beschwerden. In schwierigeren Fällen ist eine Injektion mit $\frac{1}{2}\%$ Novokainlösung direkt in den verdickten Nerven und alsbaldige Fixierung des Fußgelenks mit einem festen Heftpflasterverband zu empfehlen. Bei diesen Verbänden ist darauf zu achten, daß dieselben an den Stellen, wo der Nerv eine Knochenkante überquert, den Nerven nicht gegen den Knochen drücken dürfen.

Diese Mitteilungen über krankhafte Befunde an den sensiblen Fußnerven, die ganz offenbar mit falschen Fußstellungen zusammenhängen, regen vielleicht zu weiteren Untersuchungen an.

38. Der Wadenkrampf.

Der ziemlich häufig beobachtete Wadenkrampf gehört zu den Crampi, d. h. den tonischen Krampfzuständen, die sich auf einen Muskel oder ein begrenztes Muskelgebiet beschränken. MARWEDEL hat das Krankheitsbild mit folgenden treffenden Worten beschrieben: „Wer fuhr nicht schon ums Morgenrot empor aus schweren Träumen, jäh erschreckt durch den bekannten plötzlichen Schmerz im Unterschenkel, wer hat nicht schon stöhnend im Bett gesessen, die hart kontrahierte Wade mit der Hand umklammernd und ängstlich jede Bewegung vermeidend, wer hat nicht schon alle möglichen Mittel versucht, um den quälenden Krampf los zu werden!“ Bekannt sind Muskelkrämpfe bei gewissen Vergiftungen und Infektionskrankheiten, wie der Cholera, wo sie entweder durch toxische Reizung der Muskeln oder durch ihre Austrocknung infolge des Wasserverlustes erklärt werden. Auch bei Diabetes, Alkohol- und Tabakmißbrauch werden sie beobachtet und ebenfalls mit toxischer Reizung erklärt. Die üblichen bekannten Wadenkrämpfe, über die so viele Menschen zu klagen haben, sind aber sicher etwas ganz anderes. Sie ganz allgemein mit neuropathischer Veranlagung zu erklären, geht nicht an, da sie auch bei ganz nervenstarken Menschen auftreten. Immerhin mag bei einem Teil der Patienten ein nervöser Zustand in Frage kommen. Einmal tritt der Wadenkrampf während starker Anstrengungen vor allem der Wadenmuskeln wie beim Bergsteigen oder beim Schwimmen auf, andererseits während des Schlafes und da besonders in der 2. Hälfte der Nacht, wo der Mensch nicht mehr im tiefen Schlummer, sondern im Dämmerschlaf liegt.

Beobachtungen haben nun gezeigt, daß der Wadenkrampf in der Nacht immer *im Anschluß an eine starke Streckung oder Reckung des Körpers* auftritt, wobei der Fuß in extreme Spitzfußstellung gebracht wird. Diese Reckungen nimmt der Mensch unbewußt namentlich im Halbschlaf vor. Bei dieser Plantarstreckung des Fußes kommt es zu einer außerordentlichen Zusammenziehung der Wadenmuskulatur, die nicht gehemmt und reguliert wird durch das im wachen Zustand einsetzende Spiel der Antagonisten. So wird die aktive Contraction der Muskeln eine besonders heftige, einer Zerrung vergleichbar. Auch sieht man manchmal, daß nicht der ganze Wadenmuskel, sondern nur einzelne Muskelbündel kontrahiert sind, was ebenfalls das Ungeordnete des Ablaufs dieser Bewegung bezeichnet. Außer im Wadenmuskel kann der Krampfzustand auch in anderen Muskelgruppen einsetzen, wie in den Zehenbeugern mit einem Krampf in der Fußsohle oder in den Dorsalflektoren, wenn der Patient im Schlaf eine starke Dorsalflexionsbewegung ausführt. Die manchmal erhebliche Schmerzhaftigkeit des Muskels auch nach dem Anfall mag wohl auf die Zerrung der Muskelfasern, vielleicht sogar auf Zerreißung einzelner Fasern zu beziehen sein. Zur Beseitigung des Krampfes springen viele Patienten mit einem Satz aus dem Bett und stemmen den Fuß fest gegen den Boden, andere gegen das untere Bettende, andere wieder bringen den Vorfuß mit einem Ruck in Dorsalflexion, was sie sich dadurch erleichtern, daß sie das Bein durch Hochziehen im Knie beugen. Bei anderen wieder hilft eine kräftige Knetmassage des Wadenmuskels den Krampf zu überwinden. Wie eine rasch ausgeführte Dorsalflexion im Sprunggelenk mit gleichzeitiger Streckung im Knie den Wadenkrampf aufhebt, so hilft die Überstreckung der großen Zehe beim Fußsohlenkrampf. Alle diese erprobten Maßnahmen sind gut. Es kommt eben darauf an, die Verkürzung des Muskels möglichst schnell wieder zu beseitigen, indem man ihn energisch dehnt und den Fuß in die entgegengesetzte Stellung bringt. Wiederholen sich diese Anfälle öfters, treten sie also nicht nur nach größeren Anstrengungen der Beine auf, so müssen wir versuchen durch ein einfaches Verfahren, das sich auf die Einsicht in die mutmaßliche Ursache des Leidens gründet, Abhilfe zu schaffen. Von Marwedel wurde mit bestem Erfolg dem Patienten für einige Zeit eine Volkmannsche Schiene gegeben, in der der Fuß in rechtwinkliger Stellung liegt. Ich selbst gebe lieber eine einfache Gipsschiene, aus einer 4- bis 5fachen Gipslage gemacht, die ich an

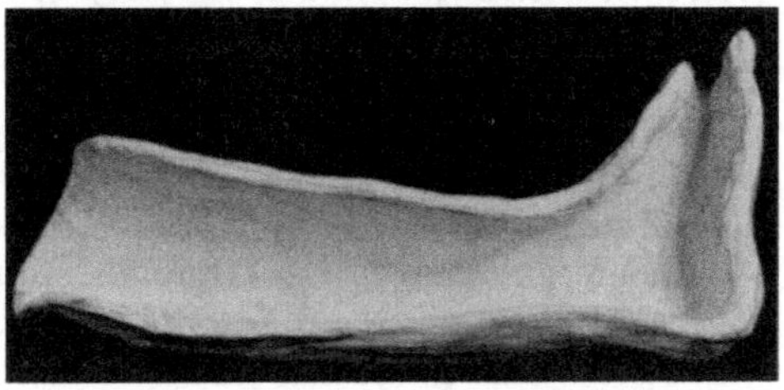

Abb. 314. Gipsschiene als Außenschiene.

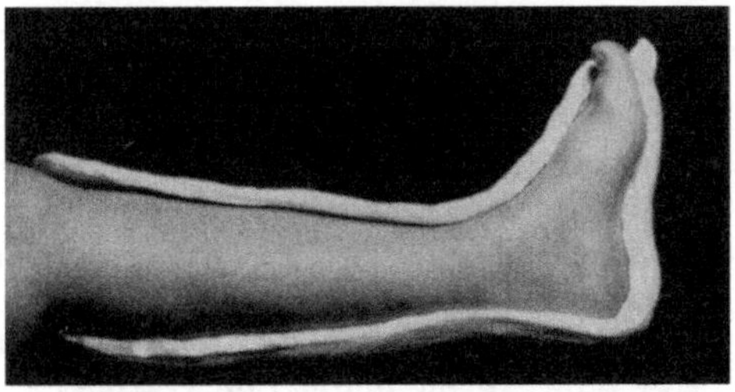

Abb. 315. Fuß in Gipsaußenschiene.

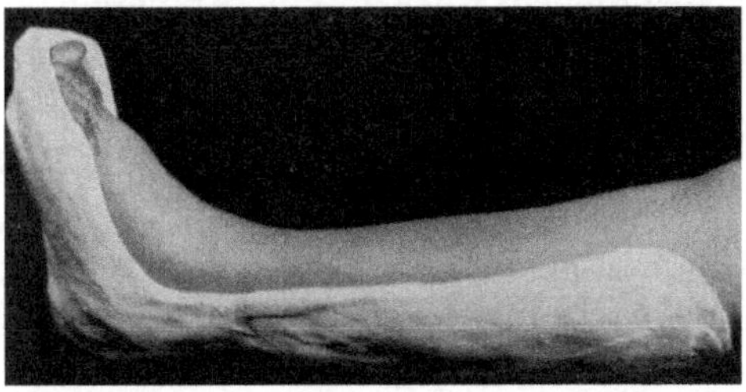

Abb. 316. Fuß in hinterer Gipsschiene.

die Rückseite des Unterschenkels bei rechtwinkliger Stellung des Fußgelenks anmodelliere. Eine solche Gipsschiene ist bequemer zu tragen als eine Volkmannschiene. Durch die Festhaltung des Fußes in dieser Stellung während der Nacht gewöhnt sich der Patient bald das nächtliche Überstrecken des Fußes ab, und nach dem Weglassen der Schiene tritt dann meist der Krampf nicht mehr ein (Abb. 314 bis 316).

In einer interessanten Studie nennt FLEISCHMANN vor allem die *unphysiologischen Stellungen und Bewegungen*, also das Strecken und Recken im Schlafe als die hauptsächlichsten Reize, die die Auslösung der Krämpfe bewirken, glaubt aber, daß gelegentlich auch andere Reize in Frage kommen. Da man jetzt mit Sicherheit annehme, daß das sympathische Nervensystem afferente, zentripetale Bahnen besitzt, so sei es durchaus möglich und entspreche auch den Erfahrungen, daß Reize, die von Gefäßen von der Magendarmschleimhaut oder von anderen visceralen Organen kommen, krampfauslösend wirken können, daß auch psychische Momente wie Traumerlebnisse, indem sie zu unphysiologischen Bewegungen führen, solche Reize erzeugen. Auch kontinuierlicher oder plötzlicher Druck auf Muskeln oder Nervenstämme oder Ischämie in einem Muskel könne in Betracht kommen. Da Wasserverarmung des Körpers wie bei Cholera das Auftreten der Krämpfe begünstigt, hat man den Krampfpatienten zur Vorbeugung Wasser zugeführt. FLEISCHMANN sah von dem Trinken größerer Mengen Wassers vor dem Schlafengehen vielfach eine frappante Wirkung. Zur Bekämpfung des Anfalls selbst empfiehlt er außer der oben besprochenen Dehnung des Krampfmuskels durch passive Überführung des Gliedabschnitts in die entgegengesetzte Stellung die Setzung eines *peripheren Reizes im Gebiete der antagonistischen Muskeln*. Er weist die Patienten an, bei den ersten Zeichen des Krampfes die Haut der entsprechenden Gegend zu kneifen, kratzen oder stechen, wonach der Krampf alsbald verschwinden soll. WILDER sah bei Krampuskranken öfter eine Vermehrung der Harnsäure im Blut und hat mit antiuratischer Behandlung Erfolge erzielt. Den beim Krampf auftretenden heftigen Schmerz erklärt ERBEN durch die übermäßige Dehnung der Fascia durch den dicker gewordenen Muskel. Von Arzneimitteln wird dem Eupaverin, auch als Eupakozäpfchen anwendbar, eine günstige Wirkung auf die Muskulatur zugeschrieben.

39. Erkrankungen der Fußsohle.

Oft klagen Patienten, die ein längeres Krankenlager hinter sich haben, daß sie vor Schmerzen an ihren Fußsohlen kaum auf die Füße treten können. Diese Beobachtung machen wir ganz häufig. Wenn wir die Füße dieser Patienten untersuchen, so fällt uns eigentlich nichts weiter auf als eine gewisse Abmagerung der Füße und besonders der Sohlenfläche, was an sich zu der allgemeinen Abmagerung des Patienten paßt. Wenn wir uns an die Darstellung des eigenartigen matratzenähnlichen Aufbaus der Fettsandale des Fußes erinnern, so begreifen wir, warum dieser Patient jetzt Fußschmerzen hat. Der Fuß ist bei der Belastung durch den Schwund seines natürlichen, elastischen Schutzpolsters dem Druck des harten, unnachgiebigen Bodens unmittelbar ausgesetzt. Man fühlt die Knochen durch die Sohlenweichteile deutlich durch. Mit der Regeneration des übrigen Körpers stellt sich auch das Fett in der Sohle wieder ein. Wir werden bis dahin den Fuß wickeln, die Sohle leicht massieren und die Fußmuskeln üben. Auch im Alter sehen wir meist das Fettpolster der Fußsohle schwinden und nicht selten Überlastungsbeschwerden auftreten.

Außer diesen durch akute Allgemeinerkrankungen oder Greisenalter bedingten Erscheinungen sehen wir aber öfters Erkrankungen der *Plantaraponeurose* mit schmerzhafter Schwellung und Verdickung namentlich des hinteren und inneren Teils derselben, in der sich auch Knoten bilden können. Solche Erkrankungen werden nach Influenza zugleich mit Erkrankungen der Knochen, Sehnen und Bänder beobachtet. Heiße Fußbäder, Aspirin, leichte Streichmassage der Sohle bringt allmählich diese Veränderungen zum Verschwinden.

Hoffa hat über einen Fall berichtet, wo ein 20jähriges Fräulein ohne Erkrankung oder Unfall nach längerem Gehen stechende Schmerzen in den Fußsohlen und auch an der Achillessehne bekam und schließlich infolge der Heftigkeit der Beschwerden kaum mehr gehen konnte. Die Fußwölbung war gut, in der Sohle sah man beiderseits einen am Calcaneus beginnenden Strang am inneren Fußrand, der etwa bis zum Lisfranc reichte und dem inneren Rande der Plantaraponeurose entsprach. Diese war beträchtlich verdickt und sehr druckschmerzhaft. Da Massage und Einlagen keinen Erfolg brachten, wurde operativ ein Stück von 3 bis 4 cm aus ihr excidiert, worauf die Beschwerden vollständig verschwanden. Die histologische Untersuchung (Borst) ergab eine Entzündung der Plantaraponeurose, die zu einer direkten Metaplasie des Bindegewebes in Knorpel- und Knochengewebe geführt hatte. Borst ist der Anschauung, daß bei dem Mangel eines Traumas, der Doppelseitigkeit der Störung und dem Auftreten zu einer Zeit, in der das physiologische Knochenwachstum seinem Ende entgegengeht, hier wohl Keime zu einem akzessorischen Knochenstück versprengt waren, die ein leichter Entzündungsreiz zur Wucherung brachte. Ledderhose fand nach Unterschenkelfrakturen Entzündungsprozesse der Plantaraponeurose mit Knoten, die sich während der Gipsbehandlung bildeten und wohl mit durch das Trauma veranlaßt waren. Beim Aufstehen kommt es dann leicht zu Dehnungen und Einrissen des Gewebes und zur Entwicklung solcher Knoten. Mitunter ist man zur Entfernung derselben gezwungen. Reichel hat ebenfalls im Gefolge von Unterschenkelbrüchen solche Veränderungen beobachtet, die er in Parallele stellt zur Dupuytrenschen Contractur der Handaponeurose. Er glaubt, daß sie infolge einer sich an das Trauma anschließenden Neuritis als trophoneurotische Prozesse entstehen. Neutra sah nach myelitischen Erkrankungen eine Art Dupuytrenscher Contractur der Sohlenaponeurose. Ferner sind einige Fälle von gleichzeitigem Vorkommen des Leidens an der Hohlhand- und Fußsohlenaponeurose beobachtet worden.

Ein ganz anderes Krankheitsbild stellen *Uratablagerungen* in der Fußsohle dar. Zwischen Aponeurose und Knochengerüst können bei ausgesprochenen Gichtikern Ablagerungen entstehen, die sandförmig oder sogar steinartig sind. Die Entstehung dieser Ablagerungen erklärt man sich so, daß da, wo Zirkulationsstörungen infolge von Erkältungen oder Durchnässungen eintreten, sich Ernährungsstörungen und Nekrosen bilden und diese nekrotischen Partien die flüssige, im Blut zirkulierende Harnsäure binden, so daß feste Niederschläge entstehen. Die Konkremente sitzen meist im Gewölbe. Man beseitigt die leichteren, sandförmigen Ablagerungen durch sanfte Massage, größere Uratdepots muß man sprengen und zerdrücken und so zur Resorption bringen, was durch hyperämisierende Maßnahmen, wie Moorbäder usw. befördert wird. Im allgemeinen ist diese Lokalisation der Gicht nicht allzu häufig.

Eine Contractur der Plantaraponeurose ohne vorangegangene Erkrankung oder Verletzung, welche zu einer hochgradigen Beugestellung der Großzehe im Grundgelenk sowohl wie im Endgelenk führte, beschrieb Carl aus der Friedrichschen Klinik in Königsberg 1916. Das ist bisher der einzige Fall dieser Art. An den Gelenken der Zehe und an den Sehnen fand sich keine krankhafte Veränderung, ebenso keine Störung der Sensibilität an Fuß und Unterschenkel. Auch röntgenologisch bestand kein krankhafter Befund an der Knochenstruktur.

Beim Versuch, die Zehe zu strecken, zog sich auch die mit der Aponeurose verwachsene Sohlenhaut mit. Da orthopädische Maßnahmen erfolglos waren, wurde von einem Schnitt am inneren Fußrand nach Isolierung vom umgebenden Gewebe ein 1½ cm breiter durchgehender Streifen quer aus der Aponeurose herausgeschnitten, worauf sofort die Beugestellung der Zehe ausgeglichen werden konnte. Die Untersuchung des ausgeschnittenen Stückes zeigte derbe, narbige, wellenförmig angeordnete Bindegewebszüge, deren Breite das 5- bis 6fache der Kernbreite beträgt. An einzelnen Stellen sind die Bindegewebsfasern schollig, Kerne spärlich, langgestreckt, geschlängelt. Keine Veränderungen, die man für akut oder chronisch entzündliche ansprechen könnte.

40. Schwielen und Hühneraugen.

Tausende und Abertausende sind von Hühneraugen und Schwielen an den Füßen geplagt. Teils sitzen sie an der Sohlenseite unter den prominenten überlasteten Metatarsalköpfchen bei eingesunkenem Querbogen, teils auf der Dorsalseite gekrümmter Zehen, teils an der Plantarfläche des Endglieds einer krallenförmig gewordenen Zehe, schließlich auch zwischen den Zehen, und zwar an den Interphalangealgelenken, wenn die Zehen stark aneinandergepreßt liegen. Während die Schwiele, nach Unna eine flächenhaft ausgedehnte Verdickung der Hornschicht darstellend, durch eine abgeflachte Schicht der stachelförmigen Zellen und anfangs durch mangelnde Hypertrophie der Papillaren charakterisiert wird, hypertrophieren bei gereizten, chronisch entzündeten Schwielen die Stachelschicht und die Papillaren. Zum Unterschied von der Schwiele zeigt der Clavus ebenso wie eine gereizte Schwiele an den Randpartien verdickte Stachel- und Körnerschicht und Vergrößerung der Papillaren, während in der Mitte, dem Kern oder Dorn des Hühnerauges, die Hornschicht auf Kosten der tieferen Epithelschichten zunimmt. Die Form des verhornten Kernes ist konisch nach unten, spitz, zapfenartig zulaufend. Er drückt auf den unter ihm liegenden Papillarkörper der Haut und verursacht durch den Druck auf die Papillarnerven die heftigen Schmerzen des Hühnerauges, wie ein in die Haut geschlagener Nagel, daher der Name Clavus. Unter ihm kann sich auch ein entzündeter Schleimbeutel und eine Periostitis entwickeln. Der Schleimbeutel kann vereitern und eine Fistel entstehen, besonders wenn unberufene Hände am Hühnerauge schneiden. Vereiterung des Gelenks und, wenn es schlimm geht, Blutvergiftung mit tödlichem Ausgang schließen sich leider oft an diese harmlos scheinenden Eingriffe des Patienten oder des Baders an.

Die Behandlung hat in erster Linie die falsche Fuß- oder Zehenform zu korrigieren, verkrümmte Zehen geradezurichten, eventuell operativ durch die typische Hammerzehenoperation, den Metatarsalbogen wieder herzustellen, durch eine Einlage die Metatarsalköpfchen zu entlasten. Daneben ist das Hühnerauge und die Schwiele selbst zu beseitigen. Schwielen schneidet man mit scharfem Messer schichtweise weg, ohne den Papillarkörper zu verletzen, stets unter aseptischen Kautelen, nach Alkoholdesinfektion der Haut und des Messers. Beim Clavus kommt es einmal darauf an, den zentralen Kern sorgfältig zu entfernen. Zu diesem Zwecke soll man, wenn man mit dem Messer arbeitet, vorher die Haut nicht durch heiße Bäder weich machen, da sich sonst der hornige Kern schwer abgrenzen läßt. Mit einem Hühneraugenmesser umschneidet man sorgfältig trichterartig den hornigen Kern und sucht ihn vollständig herauszubringen, ohne Verletzungen zu verursachen. Das genügt aber nicht, sondern man muß auch die schwieligen Schichten in der Peripherie schichtweise abtragen, da sie durch ihre Härte die unter ihnen liegenden entzündeten Teile, Schleimbeutel und Periost, weiterhin zu drücken vermögen. Erst wenn der Fingerdruck auf die Gegend des früheren Hühnerauges keine stärkeren Schmerzen mehr auslöst, ist die Arbeit beendet. Besonders vorsichtig sei man bei Diabeteskranken, die leichter zu Eiterungen neigen und bei denen auch die Gangrängefahr zu beachten ist. Will man das Hühnerauge allmählich beseitigen, so bedient man sich der Aufweichmethode, die schon von Nussbaum geübt wurde. Man schneidet sich aus Zinkheftpflaster 3 oder 4 runde Stückchen von 2 cm im Geviert und schneidet in die Mitte ein Loch hinein von etwa 1 cm Durchmesser. Die nun ringförmig gewordenen Heftpflasterstückchen klebt man, eins aufs andere legend, auf die Zehe, so daß das Hühnerauge mit seiner näheren Umgebung in dem Loch des Pflasters liegt. In die durch die aufeinanderliegenden Heftpflasterlagen entstandene Vertiefung schüttet man etwas krystallisierte Salicylsäure, die man

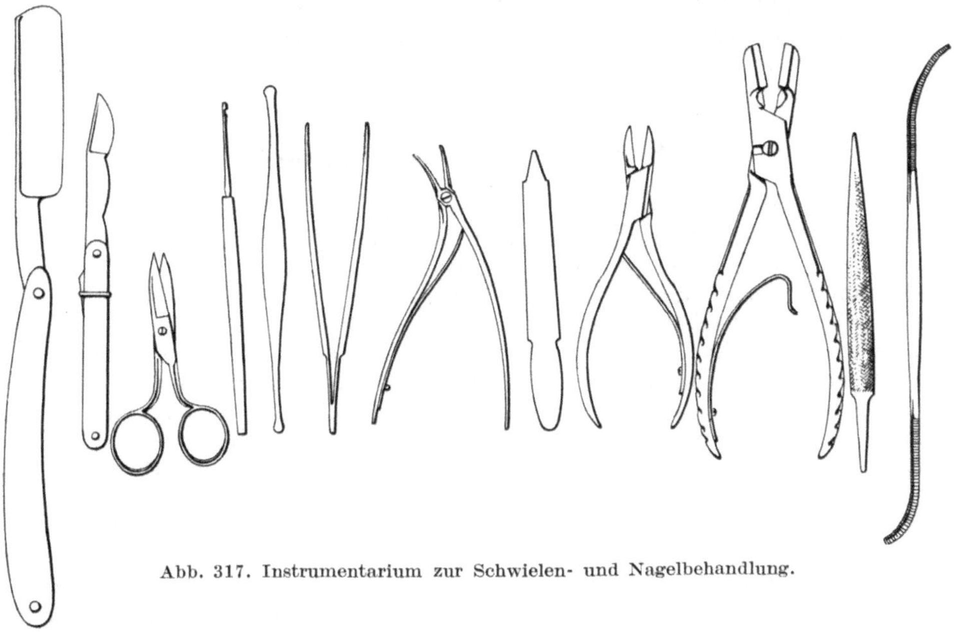

Abb. 317. Instrumentarium zur Schwielen- und Nagelbehandlung.

ein wenig anfeuchtet, und verschließt das Ganze mit einem Heftpflasterdeckel. Diesen Verband läßt man 5 bis 8 Tage liegen. Inzwischen ist die Hornschicht durch die Salicylsäure erweicht und läßt sich nach einem Bade leicht ablösen. Bestehen die schädlichen Ursachen fort, so wird man diese Prozedur immer wiederholen müssen. Schließlich ist noch die *Röntgenbehandlung* der Clavi zu erwähnen. Mit einer weichen Röhre ohne Filter unter Abdeckung der Umgebung wird der Clavus 2 Minuten lang bestrahlt. Gegebenenfalls muß die Bestrahlung nach 2 Wochen wiederholt werden. Auch Radiumbehandlung ist oft erfolgreich.

Für die Behandlung von krankhaften Veränderungen an den Zehennägeln, zur Beseitigung von Schwielen und Clavi habe ich mir für meinen Gebrauch in der Sprechstunde ein kleines Besteck von praktischen Instrumenten zusammengestellt, die ich in einer Ledertasche, wo sie in einzelnen Fächern gut übersichtlich nebeneinander stecken, für jeden Gebrauch beisammen habe. Es sind dies:

1. ein scharfes Rasiermesser zum Abtragen von flächenhaften Schwielen,
2. ein Hühneraugenmesser mit kurzer breiter Schneide,
3. eine kleine gebogene Nagelschere,
4. ein kleiner scharfer Löffel für Warzen, Clavi usw.,

5. eine gebogene Hohlsonde,
6. eine anatomische Pinzette, um einen umgebogenen Nagel am Rande zurechtzubiegen,
7. ein kleiner gebogener Nadelhalter, ebenfalls, um unter einen Nagel zu kommen und denselben zu biegen,
8. ein Nagelreiniger zu dem gleichen Zweck und um gleichzeitig Weichteile vom Nagel abzuschieben,
9. eine kleine Knochenzange mit spitzen Branchen zum Abkneifen,
10. eine Hohlzange zum Abkneifen von verdickten Nägeln (sonst als Glättezange für Knochen bekannt),
11. eine kleine Feile, auf der einen Seite flach, auf der anderen konvex zum Glätten von Nagelrändern oder Verdünnen verdickter Nägel,
12. eine gebogene flache Feile zum selben Zweck.

Mit diesem Instrumentarium (Abb. 317) komme ich zur Behandlung solcher Beschwerden in der Sprechstunde aus und empfehle es für diesen Zweck.

41. Warzen an der Fußsohle.

Sie sind wegen der starken Beschwerden beim Gehen praktisch von großer Wichtigkeit, zumal sie nicht selten vorkommen. Sie sitzen gewöhnlich am Vorfuße in der Gegend der Metatarsalköpfchen an der Ferse oder der Vorderseite gekrümmter Zehen, kurz wo starke Belastung ist und werden besonders gern bei Kindern beobachtet. Da der Fuß bei der Belastung und zwar beim Abwickeln schmerzt, vermeiden die Patienten diese Phase des Ganges und gehen zur Schonung mit steifgehaltenem Sprunggelenk oder auf der Außenkante. Oft werden die Warzen mit Clavi verwechselt, die an derselben Stelle bei der Plantarsenkung der mittleren Metatarsalien beim Spreizfuß vorkommen. In dieser Verwechslung wird dann bisweilen der Versuch gemacht, sie wie Clavi mit dem Messer oberflächlich zu entfernen. Es blutet hierbei, und es gelingt nicht, sie zu beseitigen. Sie unterscheiden sich rein äußerlich von Schwielen und Clavi durch die größere Weichheit und Zerklüftung des Gewebes, die durch die gewucherten, sehr gefäßreichen Hautpapillen bedingt ist. Die obersten Spitzen der Hautpapillen sind verhornt, da ihre Gefäße durch ihr Längenwachstum gezerrt, gedehnt und dadurch thrombosiert werden, wodurch sie mangelhaft ernährt sind und verhornen. Äußerlich sieht die Warze wie siebartig durchlöchert aus, infolge der gewucherten und verhornten Papillen. Man entfernt sie entweder mit einer Röntgenbestrahlung oder man kratzt sie mit dem scharfen Löffel bis auf den Grund aus oder schließlich man ätzt sie mit rauchender Salpetersäure, allmählich immer tiefer in das Warzengewebe eindringend, unter täglichem Betupfen, in 8 bis 14 Tagen weg. Reichen alle diese Mittel nicht aus, ist ein sehr empfindliches und verdicktes Gebilde entstanden, das sich nicht mehr genügend mit einer Einlage usw. hohllegen läßt, so muß das ganze Gewebe mit Umgebung operativ entfernt werden. Die glatten Wundränder werden vernäht und der Patient wird von seinen Beschwerden frei.

42. Fettgeschwülste an Fuß und Bein.

Sie sind ziemlich häufig an den verschiedensten Stellen anzutreffen als umschriebene Tumoren, die durch ihren Druck auf die benachbarten Gewebe Schmerzen hervorrufen können. Unsere Beobachtungen sind von Driels beschrieben worden. Ich sah ein apfelgroßes Lipom zwischen 1. und 2. Metatarsale, das die Metatarsalien und Zehen weit auseinander gedrängt hatte und ziemliche Beschwerden verursachte. Auch von PORZELT wurde ein intramuskuläres Lipom zwischen 4. und 5. Metatarsale bei einem 16jährigen Knaben gefunden, das wegen seiner Größe störte und entfernt wurde. Es fand sich im Zentrum des Lipoms metaplastisch entstandener Knorpel, so daß an eine angeborene Bildung zu denken war. KÜTTNER sah ein tiefliegendes Lipom in der Glutäalgegend, das auf den Nervus ischiadicus drückte und auffallend schnell wuchs. Erst die Operation deckte die Natur der Geschwulst auf. Auch in Muskeln sieht man bisweilen große Fettgeschwülste. A. STRAUSS berichtete 1922 über 18 Fälle von Sehnenscheidenlipomen, die weniger umschrieben als sich längsausdehnende und verzweigte Geschwülste waren, ähnlich dem Lipoma arborescens. Bei 14 dieser Fälle dachte man vor der Operation nicht an Lipom, sondern an Tuberkulose, Sehnenscheidenentzündung oder Hygrom.

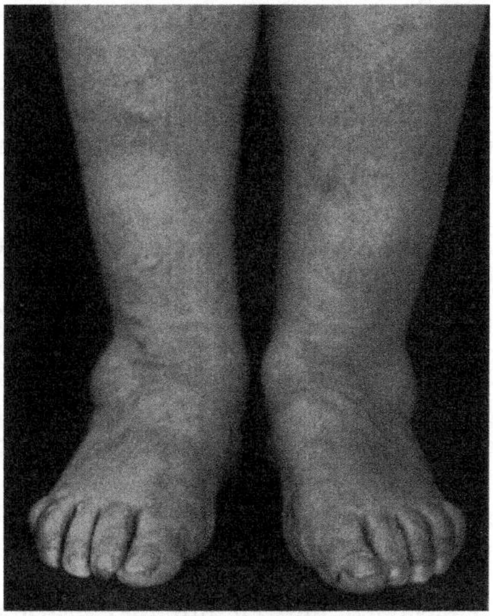

Abb. 318. Fettgeschwülste unterhalb und vor dem äußeren Knöchel. (Eigene Beobachtung.)

Was die weniger bekannten *Gelenklipome* betrifft, so sei an die Arbeiten von HOFFA und BECKER erinnert, insbesondere an die entzündlich-fibröse Hyperplasie des Fettgewebes im Knie, insbesondere des unter dem Ligamentum patellae normalerweise gelegenen Fettgewebes. Daneben wurde noch das Lipoma aborescens und das solitäre Lipom, das sich aus dem subsynovialen Fettgewebe entwickelt, beobachtet. Diese Fettwucherungen können sich einklemmen und müssen gegebenenfalls operativ entfernt werden. GAUGELE beschrieb 1905 zuerst Fettgeschwülste, die sich bei Patienten mit Plattfußbeschwerden unter dem äußeren Knöchel bald mehr diffus, bald mehr umschrieben fänden. Eine Patientin gab an, daß sie besonders auf unebenem Boden öfters plötzlich das Gefühl der Einklemmung unterhalb des äußeren Knöchels und dann oft tagelang stärkere Beschwerden habe. Bei der Operation zweier Fälle fanden sich welschnußgroße derbe Geschwülste, die in das „Sprunggelenk“ hineinragten und die mikroskopisch das Bild der entzündlichen Fettgewebswucherung zeigten, wie sie BECKER beschrieben hatte. Wie am Kniegelenk gehen auch am Fuße der Wucherung meist leichtere Traumen, wie Umknicken voraus. Die von DRIELS beschriebenen Fälle aus meiner Klinik, zu denen später noch eine Reihe weiterer kamen, zeigten Fettgeschwülste, die teils vor und unter dem äußeren Knöchel, teils auch um den inneren Knöchel sich entwickelt hatten, und die sich auch mit Fortsätzen zwischen die Sehnen bzw. Sehnenscheiden erstreckten. Vor dem äußeren Knöchel ragten sie alle tief in den Sinus tarsi hinein. Sie mögen durch Druck auf die Gelenkkapsel oder vielleicht auch durch Einklemmung die Beschwerden verursacht haben. Die histologische Untersuchung (Prof. FISCHER-WASELS) ergab Fibrolipome ohne entzündliche Infiltration. Sie fanden sich meist bei Patienten mit chronischer Arthrose in vorgerücktem Alter, einmal waren sie bei einer jüngeren Dame mit allgemeiner Fettsucht vorhanden. Wenn Massage, Heißluft und Einlagen nichts nützen, ist die operative Entfernung zu raten (Abb. 318).

43. Der Schweißfuß.

Überall da, wo die Haut reicher mit Schweißdrüsen ausgestattet ist, an Fußsohle, Handteller, Achselhöhle, Gesicht, Nase, Stirn, behaarter Kopf, After, Genitalien beobachten wir unter gewissen Voraussetzungen stärkere Schweißabsonderungen. Wie die schweißige Hand nach einem Worte KAPOSIS schon oft die Glut entgegengebrachter Liebe abgekühlt haben mag, so belästigt der Fußschweiß seinen Erzeuger ebenso wie seine Umgebung recht empfindlich. Der Mensch sondert bei körperlicher Anstrengung oder bei Erregung mehr Schweiß ab als sonst. Dies geschieht auch am normalen Fuße bei der Anstrengung im Gehen und Stehen. Wir beobachten aber außer dieser durch die Anstrengung in gewissen normalen Grenzen hervorgerufenen stärkeren Schweißabsonderung ein übermäßiges Schwitzen am Fuße, das sehr *häufig gerade bei Plattfüßen* anzutreffen ist. Eine vollkommen befriedigende Erklärung dieses Zusammentreffens ist noch nicht gefunden. Auffallend häufig sieht man ferner bei diesen mit Platt- und Schweißfuß behafteten Patienten Erweiterungen der Venen an Fuß und Bein. Der Plattfüßige hat im allgemeinen ja eine schwache atonische Muskulatur, besonders dann, wenn sein Plattfußleiden wie zumeist auf der Grundlage der konstitutionellen Schwäche des Stützgewebes entstanden ist. Wir haben dann Schwäche der Muskeln und der Bänder vor uns. Diese Fälle haben auch eine gewisse Schwäche in ihren Venenwandungen, deren Muskulatur von Haus aus nicht besonders stark entwickelt ist und die darum unter dem Drucke der Blutsäule nachgeben. Die Varizenbildung ihrerseits aber bedeutet wiederum durch die Anhäufung und Stauung des kohlensäurereichen Venenblutes eine schlechtere Ernährung für die Muskeln und auch für die übrigen Gewebe der unteren Extremität. Somit wird auch die Haut und die in ihr liegenden Organe von dieser mangelhaften Ernährung betroffen. Die Schweißdrüsen bestehen aus einem knäuelförmig aufgewundenen, blind endenden Schlauch, der im Zellgewebe unter der Haut liegt und dessen Ausführungsgang korkzieherartig Corium und Epidermis durchbohrt. Ein Netzwerk von Capillaren umspinnt den Knäuel wie ein Geflecht. Im Inneren ist der Drüsenschlauch mit Epithelien ausgekleidet. Diese Epithelien müssen offenbar stärker durchlässig sein, wenn die Ernährung der Gewebe sich verschlechtert. UNNA nimmt außerdem auch eine stärkere Durchlässigkeit der Hornschicht der Haut selbst an, aus der der Schweiß austritt. Es handelt sich also wohl um einen *Schwächezustand am Fuße*, der auf der Grundlage der allgemeinen konstitutionellen Schwäche der Gewebe beruht. Auffallend ist auch, daß Schweißfüße im allgemeinen eine besonders dünne Haut haben. Außer diesen Momenten der Schwäche der Gewebe dürften aber auch Nerveneinflüsse mit im Spiele sein, die vasomotorische Ausfallserscheinungen zeitigen.

Die *Behandlung* des Schweißfußes ist zunächst die Behandlung des Plattfußes. Außer der Stützung des Fußes durch eine entsprechende Einlage, wodurch die überanstrengten Fuß- und Beinmuskeln entlastet werden, müssen wir danach trachten, die Fuß- und Beinmuskulatur durch Gymnastik und Massage zu kräftigen. Ferner müssen wir die Haut selbst behandeln. Das Wichtigste ist eine hygienische Pflege des Fußes, tägliche Waschungen mit kühlem Wasser und täglicher, oft 2- bis 3maliger Strumpfwechsel ist notwendig. Denn der stagnierende und vom Schuhwerk aufgesogene Schweiß zersetzt sich. Im Schweiß sind Säuren, wie die Essigsäure, Fettsäure und Eiweißbestandteile enthalten. Der penetrante Geruch kommt von der Zersetzung dieser organischen Stoffe. Bei mangelhafter Verdunstung in schweißnassen Strümpfen und Schuhen sehen wir die Sohlenhaut quellen und macerieren, und schließlich kommt es, namentlich im Sommer, bei schlecht gepflegten Füßen zum Schweißekzem, das besonders an den dünnen Hautpartien im Gewölbe sich in juckenden Bläschen zeigt. In schweren Fällen entstehen sogar Rhagaden am Fuß, die zwischen den Zehen, besonders wenn dieselben in spitzen Schuhen eng aneinander gepreßt liegen, auftreten und stark schmerzen können. Ich empfehle folgende Behandlung, mit der ich im allgemeinen durchkomme: Am Abend ein kühles Fußbad von 3 Minuten Dauer unter fleißiger Bewegung des Fußgelenks und der Zehen, dann kräftiges Frottieren des ganzen Fußes, besonders der Sohle, um eine Art Massage zur Kräftigung der Sohlenhaut auszuüben. Dann wird die Sohlenhaut und die Gegend zwischen den Zehen mit einem 1%igen Salicylspiritus kräftig abgerieben. Am Morgen wird mit Formalinvasenolpuder die Sohle, zwischen den Zehen und der linksgewendete Fußteil des Sockens gut eingepudert. Der Puder wirkt aufsaugend und verhindert die Maceration der Haut. Das Formalin in ihm gerbt die Haut. Bielski empfiehlt als altes Volksmittel häufige Waschungen mit Kamillenaufgüssen oder Kamillosan. liquidum, bei Schweißekzemen Kamillosansalbe. Neuerdings wird das Hidromilkuderm (Desitinwerk Hamburg), eine milchartige Creme empfohlen. Damit kommen wir im allgemeinen aus. In schwereren Fällen empfehle ich in den Strumpf pulverisierte Borsäure oder Weinsteinsäure (Acid. tartar.) zu streuen. Auch Tannoform wirkt mitunter günstig. In ganz schweren Fällen mit einer abnorm weichen Haut, die beim Gehen ständig Blasen bildet, hilft mir eine von Zeit zu Zeit durchgeführte Pinselung mit einer höher prozentigen Formalinlösung. Ich empfehle je nach dem Fall eine 10, 20, ja 40%ige Formalinlösung hierzu. Das Wichtigste scheint mir außer der Kräftigung des Fußes und der hygienischen Fußpflege immer noch die Abhärtung der Sohlenhaut zu sein, die durch Barfußgehen auf hartem, unebenem Boden, ja sogar auf Kies erzielt wird. Dünne Sohlenhaut wird dadurch fester, dicker, verhornter, und das lästige Schwitzen läßt nach oder verschwindet ganz. Außer dem landesüblichen Schweißfuß unterscheiden die Dermatologen noch den sogenannten *Stinkfuß*, die Bronchidrosis pedis, der durch interdigitale Ansiedlung von allerdings noch nicht genauer bekannten Bakterien auf geeignetem Nährboden hervorgerufen werden soll. Diese Bakterien sollen den Gestank verursachen. Leibholz empfiehlt 2mal tägliches Einpinseln von halb- bis unverdünnter Jodtinktur, 8 bis 14 Tage lang, bis zur Jodschälung. Während der Behandlung sollen die Füße nicht gewaschen, sondern mit Benzin gesäubert, nach ihr eine indifferente Salbe angewendet werden. Auch wird 2- bis 3%iger Resorcin-Salicyl-Spiritus, der aber bisweilen Ekzem macht, empfohlen.

44. Frostbeulen.

Die Frostbeulen oder Frostballen (Perniones) bilden eine häufige Belästigung vieler Menschen in der kalten Jahreszeit. Sie treten nicht nur im Winter, sondern oft schon im naßkalten Herbst auf. Wir finden sie an Fuß und Hand mit Vorliebe überall da, wo fettarme Haut vorspringende Knochen direkt überzieht, so am Großzehenballen, am Ballen des 5. Mittelfußköpfchens, an der Streckseite der Zehen, besonders an der verkrümmten 5. Zehe, am Tuber calcanei, dem Ansatz der Achillessehne. Aber auch andere Stellen, so die Unterschenkel werden befallen. Bei jungen Mädchen sieht man sie bisweilen oberhalb des oberen Stiefelrandes besonders beim Tragen von dünnen Strümpfen und kurzen Röcken.

Es handelt sich um eine lokale Erfrierung meist ersten Grades, die aber auch durch Blasenbildung, Aufbrechen, durch Ulceration, Gewebszerfall zu einer Erfrierung 2. Grades werden kann. Sie beginnt mit Rötung und Schwellung der betreffenden Stelle, mit juckenden und brennenden Empfindungen. Meist treten auch stärkere Schmerzen, besonders bei Erwärmung auf. Allmählich werden die betroffenen Teile hart, derb infiltriert. Daher der Name: Beulen. Es handelt sich bei diesem Leiden um eine Gefäßlähmung infolge der Kälteschädigung, hierdurch bedingte Erweiterung der Gefäße und Stauung des Blutes. Es kommt zu Transsudation von Serum in die umgebenden Gewebe und entzündlicher Verdickung der Haut und Unterhaut.

Die *Ursachen* dieser häufigen Erkrankung liegen in erster Linie in konstitutionellen Verhältnissen. Blutarme, pastöse, muskelschwache Menschen, vor allem Jugendliche, bei denen die konstitutionelle Schwäche ja häufig zu Ausfallserscheinungen führt, leiden besonders daran. Oft zeigen sie schon während des ganzen Jahres, vor allem an kalten Tagen, eine bläuliche Verfärbung der Haut des Unterschenkels, des Fußes und der Zehen. Wir müssen wohl in einem mangelhaften Blutumlauf in der Peripherie die Ursache des Entstehens dieser Störungen sehen. Hilfsursachen sind dann ohne Zweifel enges Schuhwerk, besonders Lackschuhe, sowie zu enge Strümpfe, ähnlich wie an den Händen enge Glacehandschuhe schädlich sind. In einem engen Schuh sind Bewegungen des Fußes und der Zehen nicht möglich. Die Gefäße der Haut werden komprimiert, die Haut durch den Druck anämisch und eine Beseitigung der Stase durch Anregung der Zirkulation, wie sie durch Bewegungen geschehen würde, ist unmöglich gemacht.

Die *Behandlung* ist in erster Linie die *Vorbeugung*. Schon im Herbst muß bei solchen, die zu der Störung neigen, die Behandlung beginnen. Wechselfußbäder, Streichmassage des Unterschenkels und Fußes, konsequente Bein- und Fußgymnastik müssen wochenlang täglich vorgenommen werden, um die Zirkulation in den Beinen zu verbessern. Wird diese Behandlung gewissenhaft und lange genug durchgeführt, so werden wir selten Frosterscheinungen im Winter sehen. Ist erst die Frostbeule mit ihren Beschwerden da, so kommt es darauf an, sie in ihren Anfängen gleich richtig und energisch zu behandeln, um den Übergang zum 2. Stadium zu verhindern. Um die Zirkulation wieder anzuregen, sind warme Bäder mit allerhand Zusätzen, entweder einer Abkochung von Eichenrinde (1 bis 2 Handvoll auf ein Bad) oder 2 bis 3 Eßlöffel Essig nützlich. Ferner Alkoholumschläge, tägliches Pinseln von Lugolscher Lösung (Jodjodkali) oder von Ichthyol unter Bedeckung mit dünner Watteschicht, Heißbaden nach einigen Tagen und neuer Ichthyolpinselung, oder ein anderes Mittel, das gerühmt wird: Pernionin (in Tabletten und Salbe von Krewel-Köln hergestellt), enthaltend Salbeiöl und Wintergrünöl, dem Methylester der Salicylsäure. Man badet den Fuß in heißem Wasser, dem einige Tabletten zugesetzt sind, und reibt hinterher mit der 10%igen Salbe ein. Die Wirkung ist ebenfalls zirkulationsanregend. Mitunter hat die Diathermie gute Erfolge. Aus der Beobachtung heraus, daß bei Blutzufluß die Frostbeulen am stärksten schmerzen, und zwar durch die Spannung in den entzündeten Geweben bei ungenügendem Rückfluß, wurde von Müller empfohlen, zuerst das Bein kurz zu möglichster Entleerung zu suspendieren und dann alsbald die Perniones mit Heftpflasterstreifen zu komprimieren.

Auf demselben Gedanken beruht ein altes Volksmittel, das nicht zu verachten ist, die Einpinselung der Frostbeulen mit heißgemachtem Tischlerleim und Bedecken mit einem Stück Mull- oder Leinenstoff. Wirkung: die elastische Kompression. Auch der Zinkleimverband tut hierbei ähnliche Dienste.

Neuerdings hat man die Röntgenstrahlen mit gutem Erfolg angewendet. Eine einzige schwache Bestrahlung kann durch Beeinflussung der geschädigten Gefäße die Beschwerden zum Verschwinden bringen, und zwar schwindet nach rasch vorübergehender Exacerbation der Juckreiz in 1 bis 2 Tagen, Rötung und Schwellung wenige Tage später (harte Therapieröhre, 0,5 Alum. filter, $1/3$ bis $1/2$ Erythemdosis). Unterstützend wirken wechselwarme Bäder. So wird es von

Holzknecht empfohlen. Sind schon Rhagaden vorhanden oder torpide Geschwüre, so werden sie mit Argent. nitric. geätzt und mit Perubalsam verbunden. Storp empfiehlt eine kurze einmalige Vereisung mit Chloräthylspray zur dauernden Beseitigung des Juckreizes und will keine Schädigung gesehen haben.

45. Malum perforans pedis.

Chronische Geschwürbildung an der Fußsohle kennen wir unter dem Namen des Malum perforans pedis. Ihr begegnen wir an der Ferse, unter den Mittelfußköpfchen, besonders 1 und 5, und an den Zehenballen. Das Geschwür ist meist schmerzlos, es schreitet langsam aber stetig fort, und geht allmählich auch in die Tiefe, wo es Knochen und Gelenke zerstören kann. Besonders die Franzosen haben sich mit dem Leiden beschäftigt (mal perforant du pied). Die Form des Geschwürs ist meist kreisrund, die Ränder hornig, wallartig verdickt und zerklüftet, der Grund zeigt dünne, schlaffe Granulationen. Es sondert ein dünnes Sekret in geringer Menge ab, das durch Sekundärinfektion eitrig werden kann. Nach Heilung neigt es gern zu Rezidiven. Meist findet es sich nur bei Männern im Alter von mehr als 40 Jahren, sonst hauptsächlich nach Verletzungen. Seine Ursachen sind noch nicht völlig geklärt, jedenfalls besteht keine einheitliche Ätiologie. Vielfach findet es sich bei Männern, die viel stehen und schwer arbeiten müssen, und zwar an den Stellen der Sohle, die dem Druck besonders ausgesetzt sind, wie den 1. und 5. Metatarsalköpfchen oder den Interphalangealgelenken. Zuerst entsteht gewöhnlich eine Schwiele. Allmählich verdünnt sich die Hornschicht im Zentrum der Schwiele, darunter bildet sich Sekret, und das Geschwür bricht auf. Einesteils sieht man in dem mechanischen Druck beim Stehen ein die Gewebe schädigendes Moment, andere Fälle werden durch eine chronische Erkrankung der Gefäße, eine Arteriitis obliterans, erklärt, die meisten dürften durch eine Erkrankung des Zentralnervensystems und der peripheren Nerven entstehen. An diesen fand man histologisch eine interstitielle und parenchymatöse Neuritis. Von Erkrankungen des Zentralnervensystems ist es vor allem die Tabes, die im Stadium präatacticum ein Malum perforans zeigen kann. Auch an Syringomyelie und an die Spina bifida occulta müssen wir denken und eventuell das Röntgenbild befragen, obwohl auch dieses im Stich lassen kann und kleinere Spaltbildungen nicht immer zeigt. Ferner sah man das Leiden nach Wirbelsäulenfraktur entstehen, und in den Lazaretten beobachtete ich es wiederholt nach Erschütterungen des Rückens durch Verschüttung, so daß man eine Schädigung des Rückenmarks, eventuell der hinteren Wurzeln des Sakralmarks, annehmen mußte. Die gleichen Beobachtungen sind auch von anderen gemacht worden. Nach Neuritis infolge Erfrierung, Verbrennung. Kontusionen, direkten Verletzungen der Nerven (ich beobachtete einen Fall von Sensenschnittverletzung am Unterschenkel bei einem 15jährigen mit folgender Anästhesie am Fuß und teilweiser motorischer Lähmung und einem Geschwür an den mittleren Metatarsalköpfchen; Sonnenburg hat einen gleichen Fall beschrieben). Nach Schußverletzungen oder Tumoren der Nerven oder nach Neuritis durch Lues oder Alkohol wird es beobachtet. Max Hofmann, dem wir eine eingehendere Studie darüber verdanken, sah in Meran in 8 Jahren 19 Fälle bei Männern über 40 Jahren, die viel schwere Arbeit im Stehen leisteten und außerdem starke Weintrinker waren. Nicht selten sehen wir es schließlich bei Diabetes entstehen, wo es im Gegensatz zu den übrigen Fällen meist schmerzhaft ist. Darum soll bei der Untersuchung die Urinuntersuchung nicht fehlen. Man nimmt hier eine Störung der Gewebsvitalität durch den Zucker an. Die Prognose ist nicht immer günstig. Außer der Rezidivgefahr besteht die

Gefahr der Infektion, wodurch Lymphangitis, Erysipel, Gangrän und Sepsis entstehen können. Die Behandlung sei vor allem auch eine prophylaktische. Schwielen und Erosionen der Fußsohle sind genau zu beachten. Den schädlichen Druck auf Metatarsalköpfchen müssen wir durch entlastende Einlagen ausschalten. Alkohol ist zu verbieten. Innerlich kann man Jodkali versuchen. Das Geschwür selbst kann man auskratzen, die wallartigen Hautränder abtragen, das nekrotische Gewebe ausschneiden und auch sequestrierte Knochenteile (Röntgenbild) entfernen. Die Franzosen, vor allem CHIPAULT, haben zur Heilung des trophischen Geschwürs die Nervendehnung vorgenommen. Je nach der Lage des Ulcus wird der Nervus tibialis, der N. plant. int. et extern., der N. peron. superficialis oder der N. cut. dors. pedis in Narkose freigelegt und stumpf gedehnt. Diese Methode soll viele Erfolge gehabt haben, aber es werden doch auch manche Rezidive berichtet. Die Dehnung soll nach Angabe CHIPAULTs eine Zerreißung der Nervenfasern, aber nicht ihrer Scheide herbeiführen. Außer der Dehnung muß aber das Geschwür selbst excidiert werden. Bei Ulcus nach Nervenschußverletzung half oft eine Excision des mit der Umgebung stark verwachsenen Neuroms. Neuerdings wird die oben erwähnte Unterbrechung des sympathischen Geflechts an den Arterien zur Heilung der Geschwüre empfohlen.

Alle diese Mittel sind freilich oft erfolglos. Vielfach sieht man eine immer mehr zunehmende Auflösung des Skelets des Fußes. Dann bleibt nichts als die Amputation übrig. Es sind dies meist die Fälle, in denen die Ursache im Zentralnervensystem liegt. KIENBÖCK teilte einen solchen Fall von versteckter Rückenmarksmißbildung mit, einer Meningocystomyelozele.

Neben den Auflösungserscheinungen am Skelet, dem Schwund ganzer Knochen, vor allem der Phalangen und Metatarsalien mit und ohne Sequestrierung, sieht man auch Heilungsvorgänge am Knochen. Die porotischen Knochen können wieder normale Schattendichte erlangen, auch Brüche porotischer Knochen heilen mit Callus aus, die Knochen können sklerotisch werden. SCAGLIETTI hat in einer lesenswerten Studie alle diese verschiedenen Veränderungen beschrieben. Osteophytenbildung sah er seltener, sie kommen sekundär als Folge entzündlicher Vorgänge zustande.

Wiederholt sah ich nach Schußverletzungen des Beins mit Verletzungen der Nerven am Ober- und Unterschenkel *trophische Geschwüre an der Ferse* jahrelang bestehen, die zu Abscessen, Phlegmonen, osteomyelitischen Zerstörungen führten und jeder örtlichen Behandlung trotzten. In einem dieser Fälle bestand ein solches Geschwür im hinteren Bereich der Unterfläche der Ferse, tief zerklüftet, die Sonde führte in rauhen unregelmäßigen Knochen wie in eine Höhle. Der Fuß stand infolge der partiellen Peroneuslähmung in erheblicher Spitzfußstellung. Im Röntgenbild (Abb. 319 und 320) sah man eine unregelmäßige, etwas zerklüftete hyperostotische Wucherung dem merkwürdig abgeschrägt geformten Processus posterior aufsitzen, die im sagittalen Bild auf der medialen Seite gelegen war (Pfeile). Außerdem hatte sich ein sehr dicker Fersensporn am vorderen Ende des Processus posterior offenbar durch Muskelzug entwickelt. Möglicherweise ist die Abschrägung des Processus posterior durch resorptive Prozesse zustande gekommen, nach deren Abschluß eine hyperostotische osteophytartige Wucherung sich ausbildete.

1910 hatte LEVY auf dem Chirurgenkongreß ausgeführt, daß das Malum perforans keine primäre Weichteilerkrankung darstelle, sondern daß Osteopathien der darüber liegenden Skeletteile wohl als Ursache der Geschwürbildung anzusehen seien. Auch M. BORCHARDT führte die gelegentliche Heilung der unter den Metatarso-Phalangeal-Gelenken gelegenen Geschwüre nach Resektion derselben auf die Entfernung des kranken Knochens und der Gelenkkapsel zurück. Im Anschluß an diese Beobachtungen hat O. LOEWE in 3 Fällen (2 Tabiker, 1 Fall nach Straßenbahnverletzung des N. tibialis am Unterschenkel) von hartnäckigem Malum perforans der Ferse den Versuch gemacht, die Unterfläche des Processus

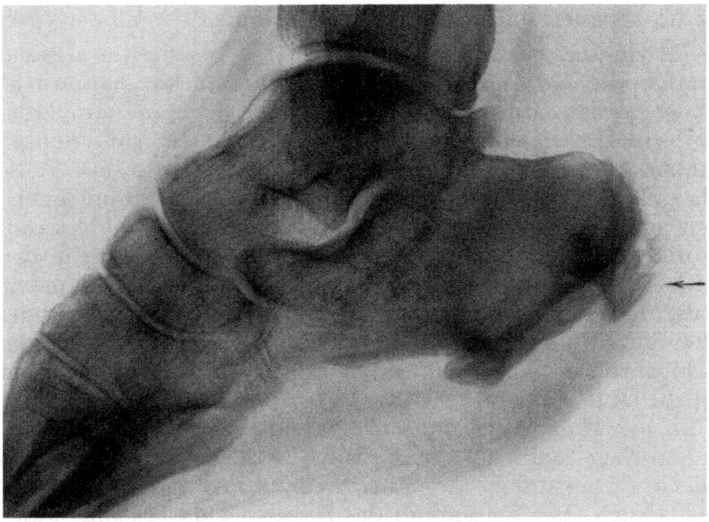

Abb. 319. Hyperostose des Fersenbeins bei Malum perforans. (Eigene Beobachtung.)

posterior des Fersenbeins mit dem Meißel wegzuschlagen, um das zwischen Knochenwucherung und Schuhboden eingepreßte Geschwür vom Druck des Knochens zu befreien. Er hatte in allen 3 Fällen vollen Erfolg. Das Geschwür kam zur Ausheilung. In dem oben abgebildeten Fall ging ich ebenso vor: ich schlug die groteske Hyperostose ab und das 12 Jahre lang bestandene Geschwür das immer wieder zu Abscessen geführt hatte, kam zur endgültigen Heilung. In einem zweiten Fall hatte ich den gleichen Erfolg.

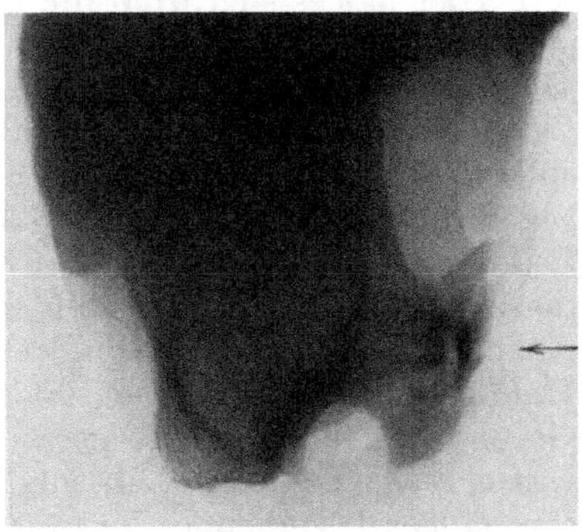

Abb. 320. Derselbe Fall im sagittalen Bild.

Die schweren Fußdeformationen, die man nach peripheren Nervenverletzungen nicht selten entstehen sieht, wie Spitzfuß, Klumpfuß und Krallenbildung der Zehen, verbunden mit in die Sohle vortretenden Metatarsalköpfchen haben das Gemeinsame, daß in der Sohle mit dünner, fettloser, atrophischer Haut bedeckte Skeletteile zu abnormer Belastung kommen, wie das Fersenbein, die Tuberositas metatarsi 5, die Metatarsalköpfchen. Unter allen diesen sieht man gelegentlich solche torpiden Geschwüre entstehen. Von der obigen Erfahrung ausgehend wird man vielleicht grundsätzlich, wo immer es tunlichst erscheint, die prominierenden Knochenteile abtragen und breite und glatte Flächen herstellen, wenn man mit den konservativen Mitteln der Entlastung nicht auskommt.

46. Der eingewachsene Nagel.

Die Zehennägel, Gebilde aus Epithelzellen bestehend, gefäß- und nervenlos, daher an sich unempfindlich, sind wichtige Vorrichtungen für die Übertragung des Gefühls, indem ein Druck auf den Nagel durch ihn einen Gegendruck findet, der weitergeleitet wird. Auch bilden sie einen gewissen Schutz für die Spitzen der Zehen. Sie können auf manche Weise krankhaft verändert sein.

Zu den lästigsten, schmerzhaftesten und hartnäckigsten Leiden am Fuße gehört ohne Zweifel der eingewachsene Nagel, dem wir hauptsächlich an der großen Zehe begegnen. Mitunter kann das Leiden auch an der 5. Zehe entstehen. An sich ist ja die Bezeichnung: Unguis incarnatus nicht ganz richtig, da es sich in der Hauptsache nicht um ein Einwachsen des Nagels in das Fleisch, also um eine falsche Wachstumsrichtung des Nagels handelt, obwohl auch solche Erscheinungen, aber seltener, beobachtet werden, sondern um das Andrücken und Anpressen der seitlichen Zehenweichteile, des Nagelfalzes, gegen den Rand des Nagels, der sich hierdurch in den Nagelfalz einbohren muß. Wir finden das Leiden sowohl an der medialen als an der lateralen Seite des Nagels, manchmal an beiden zugleich. Bei der Untersuchung finden wir einen verdickten, geröteten Nagelfalz, der über den seitlichen Nagelrand hinübergeschoben ist, so daß wir diesen nicht sehen können. Auf Druck gegen den Falz, der immer schmerzhaft ist, tritt zwischen Falz und Nagel etwas weißliche, dünnflüssige, eitrige Flüssigkeit hervor. Heben wir den Nagelrand etwas in die Höhe, so sehen wir eine granulierende, mit Sekret bedeckte Längsfurche am Falz. Wunde und Sekret haben einen faden, widerlichen Geruch. Der Seitenrand des Nagels ist meist etwas umgebogen. Oft hören wir vom Patienten, daß er schon mehrmals am Nagel operiert worden sei, von Ärzten wie von Badern, und auch schon einmal eine Blutvergiftung nach einem solchen, gewiß unzweckmäßigen und unhygienisch ausgeführten Eingriff bekommen habe. Immer sei das Leiden wieder gekommen.

Die Ursache ist wohl zu allermeist der *seitliche Druck gegen den Falz und damit gegen den Nagel* beim Gehen im Stiefel, wenn auch einige wenige Fälle bekannt sind, in denen das Leiden sich während eines längeren Krankenlagers entwickelt haben soll. Hier hat es sich wohl um eine infektiöse Ursache bei einem Allgemeinleiden gehandelt. Auch können direkte Verletzungen, wie ein Huftritt oder eine sonstige Quetschung, zu einer Entzündung des Nagelfalzes und der Ausbildung des Leidens führen. Meist aber ist dem seitlichen Druck die Hauptschuld beizumessen. Ein spitzer Stiefel preßt den medialen Falz gegen den Nagelrand oder die große Zehe gegen die zweite, ein zu hoher Absatz drängt die Fußspitze nach vorn gegen das Leder, oder die Großzehe reitet bei Hallux valgus auf der 2. Zehe und diese drückt die Weichteile in der Richtung nach oben medial gegen den Nagel ihrer Nachbarin. Aber auch wenn das Schuhwerk einwandfrei ist, kann das Leiden entstehen. Häufig ist dann das Gehen über den inneren Fußrand beim Pes valgus mit dem Gegendruck des Bodens gegen die mediale Fußspitze ganz offensichtlich die Ursache des Leidens. Insbesondere trifft dies zu, wenn sich im Pes valgus noch eine länger bestehende Contractur im unteren Sprunggelenk entwickelt hat, wo also keine Selbstkorrektur der falschen Fußstellung mehr möglich ist. Bei jeder Abwicklung wird auch beim normalen Fuß die Pulpa der Zehe breitgedrückt, beim Pes valgus wirkt der Druck aber hauptsächlich von der medialen Seite her gegen die Fußspitze in der Richtung nach lateral und hinten, da der Fuß wegen der Abductionsstellung des Vorfußes über die Spitze des inneren Fußrandes abgewickelt wird. So sehen wir den eingewachsenen Nagel häufig auch beim Hallux valgus, bei dem die große Zehe außer der lateralen Verschiebung noch um ihre Längsachse im Sinne der Pronation gedreht ist und den Bodendruck noch stärker gegen die bodenwärts gerichtete mediale Seite erfährt. Wir sehen nun gewiß viele Pedes valgi und Halluces valgi, die nicht alle auch einen Unguis incarnatus haben. Wahrscheinlich spielt auch die Form der Nägel mit eine Rolle. Offenbar begünstigt die Ausbildung des Leidens die eigentümliche Form vieler Großzehennägel, die eine starke quere Konvexität und mit ihr ein tiefes Eingeschnittensein der Falze aufweisen, während sicherlich flachere, nicht zu breite und an der Seite weniger tief eindringende Nägel weniger dazu neigen. Andererseits aber wirkt gerade auch der seitliche Druck an sich im Sinne einer stärkeren Wölbung der Nägel.

Das Leiden ist eine Paronychia lateralis, eine entzündliche papilläre Hyperplasie des Nagelfalzes und der benachbarten Weichteile mit kleinzelliger Infiltration. Der hintere quere Teil des Falzes zeigt seltener krankhafte Veränderungen; von hier aus, von der bis zur vorderen Begrenzung der Lunula reichenden Matrix, kommt die Neubildung des Nagels. Durch den Reiz der Entzündung kann es in manchen Fällen zu einer Verhornung des Nagelbettes, einer Art Zelldegeneration durch Ernährungsstörung und Druck kommen. Diese Verhornung wird allmählich immer dicker und hebt den Nagel mehr und mehr von der Unterlage ab (Schnitter). Auch der Nagel selbst wird dicker, teils durch Dickenwachstum von der Matrix aus, teils durch Anlagerung von Hornschichten von unten, vom Nagelbett her. Von einer zur anderen Seite rollt der Nagel sich durch den von den Seiten auf ihn einwirkenden Druck ein, auch von vorn nach hinten kann er sich in manchen Fällen krümmen, vor allem wenn sein Vorwachsen durch das das Nagelbett mit der Unterseite des Nagels verklebende Stratum corneum gehindert wird. Etwas anderes sind die hörnerartigen Nagelformen, eine Wachstumsstörung, die wir als Onychogryphosis kennen.

Eine große Zahl von Verfahren ist zur Heilung des Leidens ausgedacht worden. Zur Verhütung trage man richtig gebaute, vorn nicht spitze und enge Stiefel und beschneide den Nagel vorn unter allen Umständen quer und nicht zu kurz, da sonst der seitliche Nagelwinkel zu weit hinten in die Tiefe der Rinne zu liegen kommt und hier drückt. Dazu kommt Sauberkeit der Füße und Behandlung des oft dabei vorhandenen Fußschweißes.

In leichten Fällen, im Beginn des Leidens, sind einfache, schon von alters her bekannte Mittel wirksam. Wenn oben der Rand des Nagels von den Weichteilen umwuchert wird, genügt es oft, ihn mit einer anatomischen Pinzette etwas herauszuheben und unter ihn etwas Watte oder Gaze zu schieben, damit einmal die Reizung der Weichteile durch die scharfe Nagelkante aufhört und der Nagel über den Weichteilen flach weiterwachsen kann. Die Entzündung wird durch etwas Unguent. diachyl., das auf die Gaze gestrichen wird, bekämpft. Mitunter kann man die seitlichen Weichteile dadurch seitwärts und nach unten ziehen, daß man nach Abhebung des vorderen Teiles des Nagels an beiden Seiten zwischen ihn und das Nagelbett einen schmalen Heftpflasterstreifen, Klebfläche nach unten, legt und unter Zug der Weichteile nach unten den Streifen um die Zehe unten herumführt. Pinseln mit Jod oder unverdünntem Ferrum sesquichlor. wirken günstig auf die Geschwürsfläche ein. Das Eisenchlorid wirkt austrocknend, der Wall schrumpft und zieht sich zurück (Rehn). In den leichteren Fällen genügt dies zusammen mit den vorbeugenden Maßnahmen. Doch muß die Behandlung lange fortgesetzt werden. Einen originellen Weg hat Voelcker mit Erfolg versucht. Er schient die Nagelkante auf der erkrankten Seite mit einem kleinen *Schienchen* aus 0,4 mm starkem, leicht biegsamen Silberblech von Nagellänge (925 Silber oder Reinsilber), die er sich selbst herstellt (Abb. 321), indem er dasselbe in Oberstscher Lokalanästhesie über die Nagelkante bis weit auf den gesunden Nagelteil vorschiebt und mit kleiner Zange fest am Nagel ankneift. Da der Reiz durch den scharfen und oft rissigen Nagelrand wegfällt, bilden sich die Granulationen, unterstützt durch tägliche Fußbäder, allmählich zurück und eine feste Hautfläche bildet sich unter dem Schienchen. Die Patienten tragen die Schienchen einige Wochen bis Monate, je nachdem. KLAGES hat mit diesem Verfahren bei leichten und mittleren Fällen gute Erfahrungen gemacht, bei schweren mußte operiert werden. Ist jedoch damit keine dauernde Besserung zu erzielen oder hat der Patient schon alles mögliche versucht und möchte in kurzer Zeit von seinem Übel, das ihn in seiner Arbeitsfähigkeit hindert, befreit sein, so bleibt nichts als die Entfernung des Nagels übrig. Aber auch nach der Nagelextraktion sieht man häufig Rezidive. Nach KURTZAHN in 20% der Fälle. Deshalb muß gleichzeitig die Entfernung des Nagelfalzes an den Seiten, gleichgültig ob schon erkrankt oder nicht, vorgenommen werden. Denn es kann nur dann ein Rückfall verhütet werden, wenn die ganze meist sehr erhebliche Wulstung der Weichteile mit beseitigt wird, so daß der neue Nagel ganz auf der Oberfläche der Zehe bleibt. Auf HAEGLER ist ein solches Verfahren zurückzuführen. Zuerst wird der Nagel nach DUPUYTREN in der bekannten Weise entfernt, indem man in Leitungsanästhesie eine gerade Schere von vorn nach hinten in der Mittellinie zwischen Nagel und Nagelbett einschiebt und den Nagel in 2 Hälften zerschneidet, möglichst ohne dabei die Matrix zu verletzen. Nun faßt man mit einer Klemme eine Nagelhälfte nach der anderen und zieht sie unter Herumdrehen nach außen heraus. Der 2. Akt beginnt mit einem kräftigen Schnitt 3 bis 5 mm hinter dem Querfalz an der Seite, der dicht am Knochen möglichst senkrecht gegen die Vola heruntergeht. Ein 2. Schnitt geht von dem Beginn des 1. aus und trennt den Nagelfalz mit dem Weichteilwulst ab. Die Schnitte treffen sich im Unterhautzellgewebe der Vola, so daß das excidierte Stück einen Keil mit der Basis dorsal bildet. Durch einfaches Anpressen der Seitenlappen wird ohne Naht eine primäre Vereinigung erreicht. Es bildet sich später ein kleiner schmaler Nagel, der flach auf der falzlosen Zehe liegt. Zweckmäßig erscheint das Vorgehen von HILSE, der die Wundränder mit einem Pflasterstreifen bis zur Berührung zusammenzieht. Das Sekret hat dabei guten Abfluß (Abb. 322).

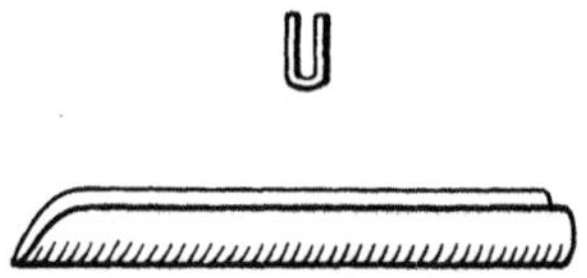

Abb. 321. Silberblechschienchen nach VOELCKER zur Behandlung des eingewachsenen Nagels von der Seite und im Querschnitt.

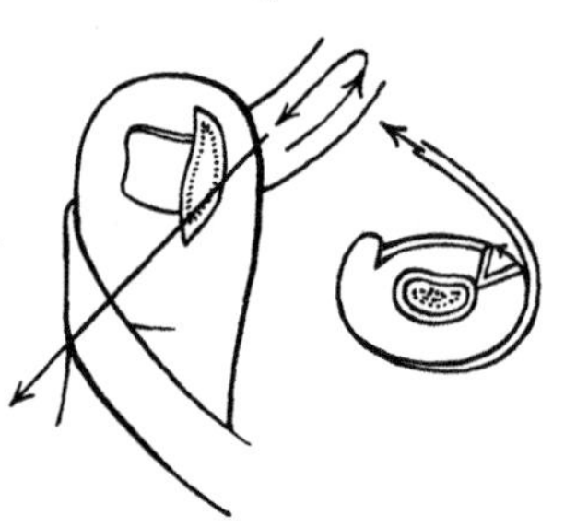

Abb. 322. Primäre Adaption der Wundränder durch Heftpflaster-Zug nach HILSE.

Bei Rezidiven und sehr verbildeten Nägeln, wie wir sie nach wiederholten Extraktionen sehen, wird nach HAEGLER die Nagelbildung durch ein einfaches und zweckmäßiges Verfahren unmöglich gemacht. Der 2. Schnitt verläuft hierbei nicht gerade in die Tiefe, sondern mehr parallel der Hautoberfläche und löst einen beweglichen Hautlappen ab. Nach Excision des Querfalzes werden durch den Anfangspunkt der beiden Hautschnitte 2 seitliche Entspannungsschnitte angelegt, das Nagelbett abgekratzt und beide Hautlappen werden auf dem Zehenrücken vereinigt (Abb. 323). So wird man schließlich auch der hartnäckigsten Rezidive Herr.

Vor jeder Nageloperation untersuche man auf Zucker zur Verhütung von Gangrän, die durch das Lokalanästheticum noch begünstigt wird.

Subunguale Geschwülste können vom Knochen oder der Haut ausgehen, sie haben ein gemeinsames Symptom, Druckschmerz infolge von Raumenge zwischen Knochen und Nagel. Drückt man von außen auf die entsprechende Stelle des

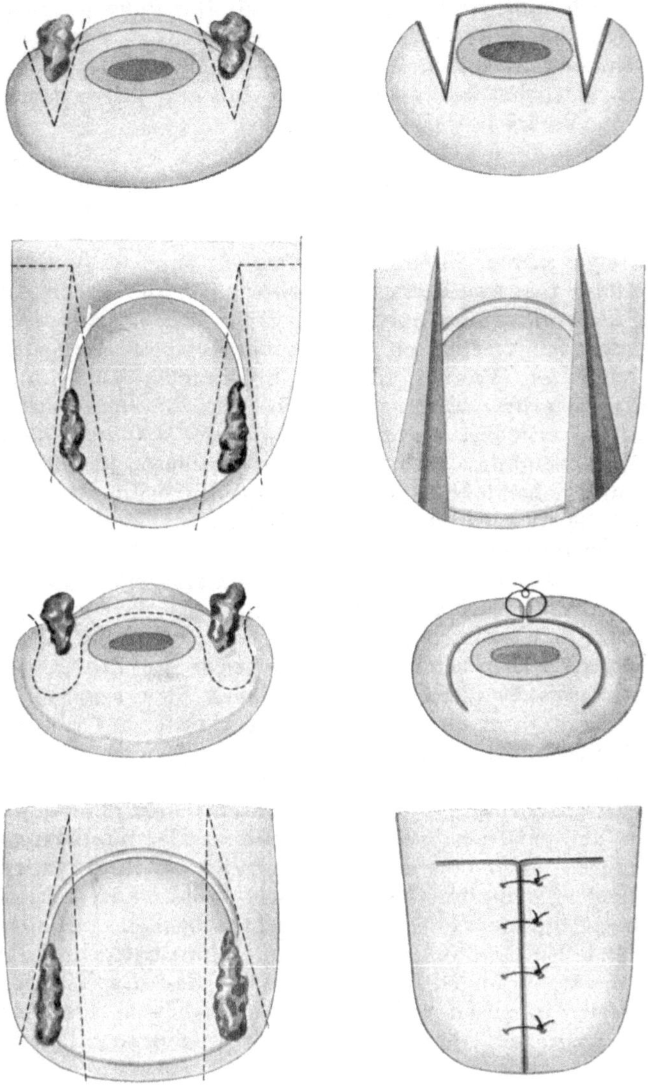

Abb. 323. *Operation des eingewachsenen Nagels.*

Querschnitt durch die Großzehe. Die punktierte Linie zeigt die Ausschneidung des Keils samt Granulationsgewebe aus dem seitlichen Nagelfalz. Der Keil ist ausgeschnitten. Großzehe in Aufsicht. Punktierte Schnittlinie. Nach Ausschneidung des Keils. Bei Rezidiven totale Verödung des Nagelbetts durch Loslösung eines Hautlappens (punktierte Linie). Vereinigung der losgelösten seitlichen Hautlappen über dem ehemaligen Nagelbett. Aufsichtsbild des Lappenschnitts. Aufsichtsbild nach der medianen Vereinigung der Lappen. (Sämtliche Bilder nach HAEGLER.)

Nagels, so nimmt dieser Schmerz erheblich zu. Zu den harmlosen Geschwülsten gehört der Clavus unter dem Nagel, besonders der Großzehe. Sitzt er vorn, so ist er leicht festzustellen und zu entfernen. Er kann aber auch weiter hinten sitzen und ist am Druckschmerz zu erkennen. Nach Spaltung des Nagels kann man ihn entfernen. Als Ursache wird Schuhwerk, das vorn zu niedrig ist und drückt, angenommen. Papillome, Fibrome, Angiome, Sarkome, insbesondere Melanosarkome (oft traumatischen Ursprungs) sind beobachtet worden. Die letzteren beginnen oft mit einem nävusähnlichen Pigmentfleck unter dem Nagel und entziehen sich deshalb oft der Diagnose. Die Zehe ist baldmöglichst zu amputieren. Nicht sehr selten sind die subungualen Exostosen, bei Jugendlichen beobachtet, schmerzhaft durch ihr Wachstum. Man fühlt sie und sichert die Diagnose durch seitliches Röntgenbild. Sie müssen nach Spaltung des Nagels radikal mit dem Meißel entfernt werden.

47. Krampfadern, Beingeschwür und Venenentzündung.

Unter den eigentlichen „Beinleiden" versteht man im Volksmunde die mit den Krampfadern zusammenhängenden Störungen der Zirkulation, die Beinbeschwerden, Schwellungszustände und langwierigen Beingeschwüre. Diese Leiden sind ungeheuer verbreitet, bei Männern ebenso wie bei Frauen. Insbesondere sind von den Männern die der arbeitenden Klasse angehörigen, die viel stehen müssen, sehr zahlreich vertreten. Vom 20. Jahre an nimmt die Zahl der Erkrankungen erheblich zu, um zwischen dem 50. und 70. Jahre auf das Doppelte des 3. Dezenniums anzusteigen. Die Patienten klagen über ein Gefühl der Schwere und ziehende Schmerzen in den Beinen, die im Laufe des Tages beim längeren Stehen zuzunehmen pflegen. Das Bild der Krampfadern ist bekannt: Entsprechend dem Verlauf meist der Vena saphena magna, weniger der parva am Unter- und Oberschenkel sieht man je nach dem Grade der Erkrankung verdickte bläuliche Venenstränge, bald mehr bald weniger geschlängelt verlaufend, bald nur in einzelnen Abschnitten erweitert, bald allgemein verdickt, in fortgeschrittenen Fällen schon am Fußrücken und um die Fußknöchel herum mit einem Netz verästelter feiner Venen beginnend, sonst erst am Unterschenkel da und dort sichtbar oder auch in der Kniekehle und am Oberschenkel an der Innenseite mit dicken Strängen oder Säcken hervortretend. Besteht das Leiden länger, so fehlen auch Veränderungen der Hautbedeckung nicht, Schwellungszustände des Unterschenkels mit eindrückbarem Ödem oder auch mit straffer Spannung der atrophischen, verdünnten Haut oder Verdickungen und Verhärtungen der Haut über einem Bezirk besonders stark veränderter Venen als Folge immer neuer Entzündungen, schließlich gerötete oder bei längerem Leiden braune, ja schwarzbraune Verfärbung am Unterschenkel, ebenfalls durch häufig sich wiederholende Entzündungszustände mit Blutaustritten in die Haut. Letzten Endes die Geschwürsbildungen am Unterschenkel, die am meisten um die Knöchel herum oder an der Innenseite des Unterschenkels sitzen, markstück- bis handtellergroß oder ringförmig den Unterschenkel umgebend mit geringer Neigung zur Heilung.

Wie kommt dieses Leiden zustande? Wir sehen die Erweiterung der Gefäße unter der Wirkung des Seitendrucks entstehen, den das Blut auf die Wand der Gefäße ausübt. Infolge eines *Mißverhältnisses* zwischen dem *Seitendruck gegen die Gefäßwand* und der *Widerstandsfähigkeit* derselben bildet sich ihre Erweiterung aus. Als Hauptursache dieser mangelnden Widerstandsfähigkeit sehen wir eine angeborene Bindegewebsschwäche an (Bier). Nicht selten sind die Krampfadern auch mit anderen auf Stützgewebsschwäche beruhenden, krankhaften Veränderungen, wie Plattfuß, X-Bein und Hernien, kombiniert. Möglicherweise ist es die *Ausschaltung der aktiven Muskeltätigkeit* beim Gehen mit schwer deformierten contracten Plattfüßen, bei denen keine richtige Abwicklung des Fußes stattfindet, sondern der Fuß als starre Platte abgehoben und aufgesetzt wird, welche die Entstehung der Zirkulationsstörungen begünstigt. Der Wadenmuskel vor allem, der als mächtiger Hebel des Fußes wirkt, büßt diese Tätigkeit beim Plattfuß mehr und mehr ein.

Daß eine *Schädigung der Muskeltätigkeit* die Entstehung von Varizen erheblich begünstigt, erlebte ich an einem Schulbeispiel: Ein 14jähriger Knabe erlitt einen schweren Unterschenkelbruch, dessen Konsolidierung sich anscheinend infolge mangelhafter Reposition und Fixierung erheblich verzögerte. Nach einem Jahr trat eine neue Unterschenkelfraktur ein, die in normaler Zeit konsolidierte, allerdings mit einer Verkürzung von 4 cm. Eine erhebliche Atrophie der Muskulatur dieses Beins blieb zurück. Im Alter von 22 Jahren trat an diesem Bein eine starke Varizenbildung auf, während das andere Bein völlig frei blieb. Wiederholte Thrombophlebitiden störten den Beruf als Chemiker, der viel Stehen verlangte, sehr. An diesem Bein bildete sich auch ein starker lockerer Plattfuß. Besonders große Menschen mit langen Beinen, die ja oft eine Stützgewebsschwäche zeigen, haben häufig Krampfadern. Die Schwangerschaft spielt eine große Rolle unter den Urhebern des Leidens, doch wird sie nur zum Teil als mechanische Störung des Blutrückflusses durch den wachsenden Uterus aufgefaßt, zum größeren Teil als eine durch innersekretorische hormonale Störung bedingte toxische Schädigung der Gefäßwand und danach erfolgende Dehnung derselben erklärt. Daß auch Störungen der Gefäßinnervation eine ursächliche Rolle spielen, wird von Kashimura und Bardescu angenommen. Allgemein bekannt ist die Tatsache, daß mit der Erweiterung der Venen die in ihrem Inneren angebrachten, nach oben konkaven Klappen nicht mehr schließen. Durch die Klappen wird die Blutsäule in mehrere Abteilungen zerlegt, die senkrecht „wie Stockwerke“ übereinander gesetzt sind. Schließen die Klappen nicht mehr, so staut sich das Blut rückwärts und lastet mit der Schwere der ganzen Blutsäule auf dem peripheren Quellgebiet, dessen Venen überdehnt werden müssen. Die Versuche von Trendelenburg und Perthes zeigten, daß ein Rückstrom des Blutes erfolgt, wenn die Venen erweitert sind. Trendelenburg sah beim Hochheben des varikösen Beins über die Horizontale dasselbe leerlaufen, während beim Husten oder Pressen die Blutsäule sich sichtbar in die Saphena zurückstaute, die Klappen also insuffizient waren, da sie sich eben hätten schließen müssen. Beim stehenden Patienten komprimierte Perthes die variköse Saphena hoch oben und ließ ihn umhergehen, während die Kompression anhielt. Dabei entleerte sich die gefüllte Vene, deren Zustrom von oben gesperrt war, allmählich, indem sie von dem Muskelspiel des gehenden Beins leer gepumpt wurde. Diese Versuche beweisen den Rückstrom des Blutes von oben. In neuerer Zeit sind von Magnus interessante und wichtige Versuche zur weiteren Klärung der Strömungsvorgänge in den erweiterten Venen gemacht worden, die auch für die Behandlung wertvolle Hinweise geben. Er fand, daß in horizontaler Lage des Patienten das Blut in der varikösen Saphena zum Herzen fließt oder in manchen Fällen sogar stillesteht, daß aber bei aufrechter Haltung oder sogar schon bei etwa 45^0 Neigung des Tisches nach abwärts das Blut zur Peripherie fließt, und zwar ist die Geschwindigkeit des zentrifugalen Stroms meist erheblich größer als die des normalen, zentripetalen Venenstroms. Bei langsamem Aufrichten des Tisches hält die Blutsäule zunächst an und kehrt sich dann erst um. Bei tiefer Inspiration, dem Seufzerversuch, kommt durch das Tiefertreten des Zwerchfells der Inhalt der Bauchhöhle und mit ihm der Inhalt der V. cava, iliaca und femoralis unter erhöhten Druck. Mit diesen Beobachtungen läßt sich die Tatsache erklären, daß, trotzdem 10% aller Varizenkranken Thrombosen in ihren Venen haben, doch nur selten im Umhergehen Lungenembolien beobachtet werden, auch nicht bei schwerer körperlicher Arbeit oder einem plötzlich gesteigerten Blutdruck oder bei Traumen, sondern daß solche Embolien nur in horizontaler Körperlage auftreten, bei interkurrenten Krankheiten und dergleichen. Im Gegenteil, wenn sich ein Thrombus in einer varikösen Vene löst, so fliegt er eher zentrifugal in die feinen Verzweigungen der Saphena und erzeugt dort embolische Gefäßverschlüsse. MAGNUS glaubt, daß vielleicht auf diese Weise plötzlich auftretende und rasch wachsende Geschwüre entstehen.

Das Krampfaderblut, das die Lunge nicht passiert und seinen Gasgehalt nicht erneuert, durchströmt dieselbe Gewebspartie zweimal oder öfter und kann natürlich durch seinen hohen Kohlensäuregehalt die Gewebe toxisch schwer schädigen, nicht nur die Gefäßwände, sondern auch die umliegenden Gewebe, Haut, Fett, Muskulatur, Bänder. Die Haut wird papierdünn und schilfert ab, das Fettgewebe schwindet, die Muskulatur wird atrophisch, die Bänder schlaff. Die erweiterten Venen zeigen eine ganz veränderte Wandstruktur, die einzelnen Schichten sind nicht mehr scharf voneinander getrennt und konzentrisch angeordnet, sondern man sieht eine Verdünnung der Wand mit Verlust der hochwertigen Elemente und Ersatz durch narbiges sklerotisches Bindegewebe, andererseits sieht man wieder eine mächtige Wucherung der Muskelschicht und neugebildete elastische Fasern, aber alles wirr durcheinander und ungeordnet. Neben regressiven, atrophischen sieht man die progressiven, hypertrophischen Prozesse offenbar in dem Bestreben, eine Regeneration zu schaffen, einhergehen. Je schwerer die Wandveränderungen sind, um so mehr sind auch die Vasa vasorum vermehrt und erweitert. MAGNUS, der diese Veränderungen feststellte, fand auch, daß meist neben den geschlängelten, erweiterten Varizen eine gerade, nicht erweiterte Richtvene verläuft, in der das Blut im Gegensatz zu den Varizen in normaler Richtung dem Herzen zufließt.

Je länger das Leiden dauert und je mehr es zunimmt, um so schwerere Veränderungen der Gefäße bilden sich aus, die Klappen schrumpfen, verdünnen sich, fasern sich auf, flottieren im Lumen der Vene und sind manchmal bis auf leicht prominierende Leisten geschwunden (NOBL). Der ständig weiterwirkende Seitendruck verändert immer mehr die Venenwand, einzelne Schichten der Gefäßwand werden an manchen Stellen wie unterwühlt, so daß innerhalb der Wand Hohlräume, Spalten, Kanäle entstehen, die von Blut erfüllt sind. Infolge der Brüchigkeit der Venen kommt es zu intracutanen Blutaustritten, aus denen dann die mehr und mehr in Erscheinung tretende Pigmentation der Haut hervorgeht. Entzündungszustände stellen sich ein und es kommt zur Thrombophlebitis und zu Stauungszuständen der Gewebe, Hautödem und allmählich aus solchen länger bestehenden Zuständen heraus zu Verhärtungen der Gewebe, zu Stauungsdermatosen, warzigen und callösen Verdickungen der Haut. In den erweiterten Venen fühlt und sieht man die Thromben, harte Gebilde, die als Phlebolithen bekannt sind.

Die dauernde Ernährungsschädigung der Gewebe schafft den Boden für die Entstehung der *Unterschenkelgeschwüre.* Infolge der toxischen Schädigung durch das kohlensäurereiche, mangelhaft erneuerte, gestaute Blut, das die Gewebe durchtränkt, kommt es zu regressiven Veränderungen aller Gewebe, zu Nekrosen. Die Gewebe sterben ab. Die Haut wird immer dünner und verletzlicher, und der geringste Anlaß, Reibung, Druck, Schürfung, Kratzen, veranlaßt durch das oft unerträgliche Jucken, bringt einen oberflächlichen Substanzverlust hervor, der sich aber nicht mehr ersetzt. Es ist keine Heilungstendenz vorhanden. Auch die Gewebe in der Tiefe zerfallen, der Defekt wird größer, das Geschwür breitet sich in die Breite ebenso wie in die Tiefe aus. Die Ränder des Geschwürs werden allmählich härter, callös. Anfangs zeigt der Grund des Geschwürs einen schmierigen

Belag und eitrige Sekretion, solange der Zerfall noch weitergeht, allmählich wird die Sekretion dünnflüssig. Am Grund des Geschwürs sieht man nur mangelhafte Granulation. Die Haut um das Geschwür ist meist blaurot verfärbt, oft sehen wir auch infolge von immer wiederholten Blutaustritten in die Gewebe um das Geschwür die erwähnte dunkelbraune Verfärbung durch Pigmentanhäufung. Traten schon vor dem Aufbrechen eines Geschwürs wiederholte Entzündungszustände der Venen mit folgender allmählich zunehmender und bleibender Verhärtung der Gewebe ein, so daß paketartige, harte Verdickungen aus Konvoluten erweiterter und thrombosierter Venen entstanden, so kommt es jetzt von dem Geschwür aus zu infektiösen Prozessen, vor allem zu erysipelartigen Erkrankungen, die die Gewebe noch mehr schädigen. Das Sekret des Geschwürs reizt die Haut und ruft hartnäckige und langwierige, juckende Ekzeme hervor. Jeder neue entzündliche Schub vermehrt die Schwellung und fördert die Verhärtung und Verdickung der Gewebe. So kann der Krankheitsprozeß jahrelang weitergehen und sich mählich mehr und mehr verschlechtern.

Die *Diagnose* ist nicht schwer. Die Stauungszustände sind ohne weiteres wahrzunehmen und von Stauungen infolge von Herz- und Nierenerkrankungen leicht durch die Schmerzlosigkeit und das Fehlen von Entzündungszuständen bei diesen zu unterscheiden. Schwieriger kann die Scheidung eines varicösen Geschwürs von einem luetischen sein, zumal beide Schädigungen, die varicöse Stauung und die Lues, auch einmal zusammenwirken können, um das Bild des Beingeschwürs hervorzubringen. Das luetische Ulcus entsteht aus einem zerfallenden Gumma, es ist oft bogen- oder nierenförmig, was von dem serpiginösen Fortschreiten an dem einen Rande des Geschwürs herrührt.

Die Behandlung der Krampfadern und des Beingeschwürs muß in erster Linie bestrebt sein, die Störung des Rückflusses des venösen Blutes aus den Beinen infolge des mangelhaften Schlusses der Venenklappen zu beseitigen und soweit möglich wieder funktionsfähige Klappen herzustellen. Aus dem Versuch von PERTHES, der beim stehenden Patienten die varicöse Saphena, nachdem sie vollgelaufen war, komprimierte und dann den Patienten umhergehen ließ, wobei die Vene bei Fortdauer der Kompression allmählich von dem Muskelspiel des gehenden Beins leer gepumpt wurde, tritt uns die enorme Bedeutung der Muskelwirkung für die Rückbewegung des venösen Blutes vor Augen. Die Muskeln der Varicösen sind zum Teil durch die schlechte Ernährung meist in einem mangelhaften, schlaffen, atrophischen Zustand.

Die Frage, ob ein *zirkuläres Strumpfband* die Varizen veranlassen oder verschlimmern könne, ist in der „Medizinischen Welt" Gegenstand einer interessanten Aussprache gewesen. Während die einen, gestützt auf die Versuche von TRENDELENBURG-PERTHES-MAGNUS nicht nur keine Verschlechterung der Varizen erwarten, sondern geradezu ein Leerpumpen derselben, und einer sogar (STERN) am eigenen Leibe das Aufhören eines varicösen Hautjuckens, das allen Bemühungen getrotzt hatte, durch Anlegen eines zirkulären Strumpfbandes erlebte, glauben andere wie BRANN eine Hemmung des lymphatischen Abflusses und auch MAGNUS eine ungünstige Stauung im gesamten Querschnitt für den Flüssigkeitsspiegel, eine Hemmung des venösen Abtransportes in den tiefen Beinvenen davon erwarten zu müssen, wenn die oberflächlichen Venen für den zentripetalen Teil der Zirkulation ausfallen. Also scheint es doch geratener zu sein, auf die zirkulären Strumpfbänder zu verzichten, die durch die Mode ja allerdings längst im wesentlichen abgesetzt worden sind.

Das Wichtigste ist die *Herstellung einer leistungsfähigen Beinmuskulatur.* Nur dann, wenn die Beinmuskeln sich im Gehen genügend kräftig zusammenziehen, vermögen sie die Blutsäule, die in den erweiterten Venen der Schwere abwärts folgt, also zentrifugal fließt, wieder zentripetal zu bewegen. Eine zielbewußte Varizentherapie wird hier ansetzen müssen und systematisch die Muskulatur entwickeln. Dazu hilft unter anderem eine einfache aktive Widerstandsübung des Beins im Liegen auf einer schiefen Ebene (Abb. 324). Der Patient führt dabei in Hüft- und Kniegelenk abwechselnd Beugung und Streckung aus, indem er ein Gewicht über eine Rolle zieht (LANGE). Das Gewicht sei zwischen 10 und 20 bis zu 30 Pfund schwer. Die Höhe des unter die Füße der Übungsbank (Bett oder Ottomane) gelegten Holzklotzes (Stein oder Bücher) betrage 15 cm. Die schiefe Ebene begünstigt mechanisch den Rückfluß des Blutes. Die Übung wird täglich 3- bis 4mal je 10 Minuten lang ausgeführt. So einfach sie erscheint, so wirksam ist sie bei ausdauernder Anwendung. Die Muskulatur des Beins nimmt zu, und mit ihr gehen die Krampfaderbeschwerden zurück, so daß manche Patienten auf die Anwendung der Kompression mit Binden usw. verzichten können.

Wichtig ist ferner die Anwendung des Prinzips der schiefen Ebene *während der Nacht*. Die Bettlade wird ebenfalls am Fußende um 15 cm dauernd hoch-

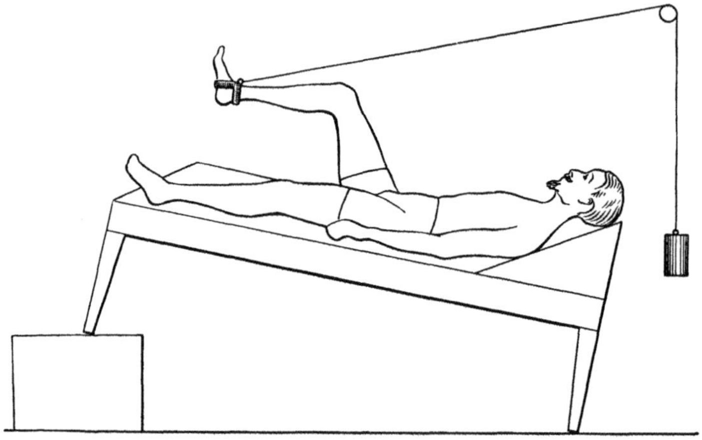

Abb. 324. Widerstandsübung zur Behandlung der Varizen. (LANGE.)

gestellt. Man glaube nicht durch ein Keilpolster oder Kissen am Fußende die gleiche Wirkung erzielen zu können. Die Knickung der Ebene, auf der das Bein liegt, durch das Kissen bringt im Kniegelenk eine unangenehme Spannung hervor, der der Patient unwillkürlich durch Anziehen der Beine im Bett ausweicht und dadurch das Prinzip der schiefen Ebene illusorisch macht. Höchstens darf man die Matratze im ganzen innerhalb des Bettrahmens um 15 cm am Fußende höher stellen.

Ein nicht unwichtiges Moment bei der Entstehung wie Bekämpfung der Krampfadern ist die *Atemtätigkeit* des Menschen. HOFBAUER wies nach, daß die zivilisierten Menschen gewohnheitsmäßig oberflächlich ausatmen, während die Einatmung genügend tief ist. Durch die mangelhafte Ausatmung kommt es zu einem Tiefstand des Zwerchfells und stärkerem und längerem intraabdominellen Druck, der den Abfluß des Venenblutes hemmt, während eine richtige Ausatmung durch Ansaugung des Blutes aus der unteren Körperhälfte die Venen entlastet. Er hat deshalb in seiner Atemgymnastik vor allem auf die beim Gehen auszuführende summende, d. h. unter Widerstand stattfindende Ausatmung Wert gelegt.

Ferner kommt es darauf an, durch das Prinzip der *Kompression* einen besseren Schluß der Venenklappen zu erreichen. Hierzu werden seit langer Zeit verschiedene Methoden angewendet, der Gummistrumpf, die Wickelung, der komprimierende Verband. Der Gummistrumpf hilft nur, solange er neu ist. In der Wärme geht aber im allgemeinen bald die elastische Eigenschaft der eingewebten Gummifäden verloren, und der Strumpf hängt dann wie ein ausgeweiteter Sack um das Bein herum. Er nützt dann nichts mehr und die Krampfadern können sich noch mehr erweitern. Die langen Gummistrümpfe, die über das Knie hinauf bis ans Ende des Oberschenkels reichen, halten oft an dem noch oben dicker werdenden Umfang des Beins nicht gut und rutschen ab. Auch schneiden sie gern bei Bewegung des Knies in der Kniekehle ein. So bin ich nur bedingt für den Gummistrumpf. Auch achte man darauf, daß man nur solche Gummistrümpfe wählt, die nicht nur der Breite nach, sondern auch der Länge nach elastisch sind, wie dies für die Dr. Lehrichschen Strümpfe (Fabrik Wilh. Böttger, Apolda) und andere Fabrikate zutrifft.

In den letzten Jahren sind *Kompressionsstrümpfe ohne Gummi* hergestellt worden, deren Kompressionswirkung auf einer besonderen scherenförmigen Webart beruht, so daß sie sich bei Zug zirkulär verengern. Sie sind aus Glanzgarn gewebt. Sie müssen straff nach oben angezogen werden, wenn sie ihren Zweck erfüllen sollen, und an elastischen Strumpfhaltern am Mieder oder Strumpfgürtel festgehalten werden. Es gibt mehrere Qualitäten bis zu rein seidenen. Wenn sie öfters in Wasser gespült oder mit Seifenflocken gewaschen und dann in die Länge gezogen und getrocknet werden, erhält sich ihre Elastizität besser. Die erste Art dieser Strümpfe hieß: Occultastrumpf, es folgten ähnliche Fabrikate wie Germaniastrumpf, Hartwigastrumpf, Compro-Venastrumpf, Academicstrumpf und andere. Sie eignen sich für Krampfadern leichteren und mittleren Grades, gegenüber stark ausgebildeten Venenerweiterungen üben sie eine nicht genügende Kompression aus. Auf der anderen Seite hat diese Art Gewebe den durch Untersuchungen des hygienischen Instituts der Berliner Universität festgestellten Vorzug der 7mal größeren Luftdurchlässigkeit gegenüber einem neuen Gummistrumpf. Durch Lockerung und Verfilzung nimmt die Luftdurchlässigkeit eines Gummistrumpfes allerdings noch erheblicher ab. Außerdem kann der gummilose Strumpf gewaschen und gekocht werden.

Sehr verbreitet ist die Wickelung, Bandagierung oder Fatschung (Fatsche = Fascia = Binde) mit elastischen Binden. Martin führte Einwickelungen des Unterschenkels mit einer Paragummibinde ein und erzielte in der Tat Heilung von Krampfadergeschwüren und Beseitigung des Ödems. Unangenehm ist die Undurchlässigkeit des Gummistoffs für die Hautausdünstung. Deshalb empfehle ich höchstens die Anwendung von perforierten Gummibinden, die allerdings sehr teuer sind. Am meisten begegnet man elastischen Binden (Ideal-, Diakon-, Elastik-, Trikotschlauchbinden). Sie sind insofern besser als der Gummistrumpf, als sie nach Belieben fester angelegt werden können. Aber sie lockern sich infolge des Zusammenziehens und Nachlassens der Muskeln beim Gehen und der hierdurch bedingten An- und Abschwellung des Beins. Die einzelnen Touren verschieben sich und rutschen ab, so daß die beabsichtigte Wirkung eingeschränkt wird. Ja, bei stärkerer Verschiebung können einzelne Touren direkt einschneiden und abschnüren, so daß sie in unerwünschter Weise die Stauung begünstigen können. Will man wickeln, so muß man 2- bis 3mal am Tage die Binde frisch anlegen, das erstemal am Morgen im Bett in horizontaler Lage, noch ehe das Bein herabhängt und die Venen sich füllen. Die Binde legt man so an: Man beginnt am Vorfuß an den Mittelfußgrundgelenken. Wenn es sich, wie meist gleichzeitig, um einen Knickfuß oder Plattfuß handelt, so benutzt man die

Binde gleich mit zur Unterstützung des Gewölbes und Knöchelgelenks, d. h. man sucht den Rückfuß in eine gewisse Supination durch die Binde zu ziehen und ihn darin zu halten. Man wickelt also die Binde am Vorfuß von medial nach lateral über den Fußrücken mit Touren, die sich zu $^2/_3$ decken, nach oben ansteigend und führt von der Tuberositas metatarsi V an eine Bindentour über die Fußsohle nach dem inneren Fußrand herüber, steigt von da über die Vorderseite des Fußgelenks nach der lateralen Seite herüber, umkreist den äußeren Knöchel und kehrt um die Hinterseite des Fußgelenks nach der medialen Seite zurück. Von hier überkreuzt die Binde die vorige Tour an der Vorderseite des Gelenks, indem sie zum lateralen Fußrand heruntersteigt, um wiederum über die Sohle nach medial und noch einmal um den äußeren Knöchel herum zu gelangen. Hierbei wird die vorige Tour um $^2/_3$ gedeckt. Diese Bindentouren, die zur Hebung des Gewölbes und zur Supination des Rückfußes dienen, müssen stärker angezogen werden, um die Ferse herüberzuhebeln. Eine 3. Tour faßt die Ferse noch selbst. Es folgen nun zirkuläre Einwickelungen, vom Fußgelenk an nach oben fortschreitend, die sich um $^2/_3$ decken, bis unmittelbar unterhalb des Kniegelenks. Die Binden müssen so fest angezogen werden, wie es der Patient verträgt. Das Bindenende wird mit einer Sicherheitsnadel an der letzten Bindentour festgesteckt. Mit dieser Wickelung kommen viele Patienten gut aus, vorausgesetzt, daß sie exakt wickeln und, wenn nötig, mehrmals am Tage die Wickelung erneuern.

Besser als Wickelung oder Gummistrumpf ist die Kompression durch den *Zinkleimverband*. Dieser von UNNA in die Therapie eingeführte Verband hat sich wegen seiner ausgezeichneten Wirkung erhalten, wenn auch seine technische Ausführung im Laufe der Zeit einige Änderungen durchgemacht hat, die seine Wirkungsweise noch verbessern. Er ist zur Behandlung von Krampfaderbeschwerden, vor allem Ödemen, chronischen Phlebitiden und von Ulcus cruris geradezu unentbehrlich. Jeder Arzt, der sich mit Beinkrankheiten befaßt, muß ihn technisch einwandfrei anlegen können. Beschreibung in eigenem Kapitel.

Das *Unterschenkelgeschwür*, für dessen Heilung der Verband günstige Bedingungen schafft, bedarf auch *im Verband meist noch einer besonderen Behandlung*, die je nach dem Zustand des Geschwürs eine ganz verschiedene sein muß. Zunächst muß das Bein für die Anlegung des Verbandes verbandreif gemacht, d. h. alle Verunreinigungen der Haut, Salbenreste und Sekretkrusten mit Olivenöl erweicht und mit Benzin entfernt werden. Die Beinhaare rasiert man oder entfernt sie mit dem bekannten Enthaarungsmittel: Baryumsulfid 50%, Amylum 25%, Zinc. oxyd. 25%, das, mit Wasser zu einem dünnen Brei angerührt und aufgetragen, die Haare in einigen Minuten entfernt. Die Umgebung des Geschwürs wird mit dicker Lassarpaste bestrichen, um ein Überfließen des Sekrets in den Verband hinein und Ekzembildung zu verhüten, und das Geschwür mit einem sterilen Gazestück bedeckt. Dann wird der Verband angelegt, wie ich ihn beschrieben habe. In der Regel lasse ich den Verband 8 Tage unverändert liegen und die Patienten selbstverständlich *sofort mit dem Verband umhergehen*, da wir ja in der Muskelzusammenziehung beim Gehen eine wesentliche Unterstützung der Heilung erblicken. Ist es ein trockeneres Geschwür, dessen Sekret nicht sehr durch den Verband durchgegangen ist, so lasse ich den Verband weiter ruhig liegen, ohne nach dem Geschwür zu sehen. Ist aber die Sekretion eine stärkere, weicht sie den Verband durch und belästigt durch Geruch und Jucken, so schneide ich ein dem Geschwür entsprechendes Fenster in den Verband hinein, gerade so groß, daß ich das Geschwür versorgen kann. Nach seiner Reinigung wird ringsherum wallartig wieder etwas Lassarpaste gestrichen und je nach dem Zustand des Geschwürs verfahren. Auf folgende Punkte ist besonders zu achten:

Schmerzen des Geschwürs, mangelhafte Granulationstendenz, stärkere Sekretion, mangelhafte Epithelbildung. Die Granulationsbildung kommt von der Tiefe, sie füllt die Lücke wieder aus, während die Epithelisierung vom Rande her vom gesunden Epithel aus vor sich geht und wie ein bläulich-blasser Saum konzentrisch vorwärtsschreitet. Das Wichtigste für die Heilung des Defekts ist eine gesunde Granulationsbildung vom Grunde des Geschwürs aus. Oft ist die Granulation eine mangelhafte, besonders an gewissen Stellen, so über der Tibia oder den Knöcheln. Hier sieht man dann keine frischen roten körnigen Granulationen sprießen, sondern der Grund ist „glatt, blaßrot, wie lackiert" (Jessner). Die Heilung will oft nicht recht vorwärtsgehen, das Geschwür hat, wie wir sagen, einen torpiden Charakter. In diesem Falle müssen wir Mittel anwenden, welche die Granulationsbildung anregen. Dazu gehört das Jodoform, das wir als J. desodoratum, aber stets nur in ganz geringer Menge, am besten mit dem Haarpinsel auftragen. Das Einstäuben genügt meist für 5 bis 8 Tage. Bei Idiosynkrasie gegen Jodoform (Dermatitis!) greife man zu dem von Unna empfohlenen Ichthargan in einer 5- bis 6prozentigen Mischung mit dem jodhaltigen Vioform. Macht die Granulation gar keine Fortschritte, so kann man den Arg.-nitricum-Stift zu Hilfe nehmen und den Grund einmal etwas ätzen. Nicht unzweckmäßig ist besonders bei Geschwüren mit schmierigem Belag, bei denen eine reiche Bakterienflora anzunehmen ist, ein Pinseln mit einer 5- bis 10prozentigen alkoholischen Lösung von Pyoktanin. Mitunter muß man mit den Mitteln wechseln, man versuche besonders bei solchen schmierig belegten Geschwüren einen Zusatz von Campher (5 bis 10%) zum Vioform oder man verwende den Campherwein, der manchmal reinigend und erfrischend wirkt und in der Chirurgie bei schmierigen Decubitusformen oft hilft. Dieses Stadium des Geschwürs ist oft recht schmerzhaft, und wir werden von den Patienten besonders um Mittel zur Milderung der im Gehen wie im Liegen erheblichen Schmerzen gebeten. Wir greifen zu den Anästhetika, die aber immer nur für eine gewisse Zeit helfen können, so zum 5- bis 10prozentigen Cycloformpuder oder -salbe, 10prozentigen Anästhesinpulver oder Eucainum tannicum. Wiederholt habe ich von einfachen Umschlägen mit essigsaurer Tonerde (ein damit getränkter Tupfer auf das Geschwür im Fenster gelegt und täglich erneuert) die beste Einwirkung auf die Schmerzen sowohl wie auf die Granulationsbildung gesehen. Werden die Granulationen zu üppig und treten sie über das Niveau der Haut als „wildes Fleisch" heraus, so müssen wir die Mittel wechseln. Jetzt kommen mehr die reduzierenden Mittel in Betracht, wie das Wismutpräparat Dermatol. Gleichzeitig werden wir die Epithelbildung, die mit schmalen bläulichen Randsäumen erscheint, anregen: hierzu eignet sich vorzüglich die altbekannte Argentum-Perubalsamsalbe (Arg. nitr. 1, Balsam. Peruv. 10, Vasel. flav. ad 100). Recht lästig kann das Hautjucken durch Ekzeme werden. Sind sie über einen größeren Abschnitt des Beins verbreitet, so müssen sie erst abheilen, ehe wir einen Zinkleimverband anlegen. Betreffen sie nur die nächste Umgebung des Geschwürs, so können wir den Verband anwenden. Ist es ein trockenes Ekzem, so genügt oft ein Salbenverband mit Zinksalbe, der das juckreizstillende Tumenol zugesetzt ist (Tumenolammonium 5, Pasta Zinci 100). Schwieriger können die nässenden Formen werden, die manchmal, aber nicht immer, Salben vertragen und mit Pudern, Brandbinde und dergleichen behandelt werden müssen. Man muß aber dabei stets im Auge behalten, daß die eigentliche Causa movens des Ekzems die venöse Stauung ist und die symptomatisch wirkenden Mittel, Salben oder Puder, nicht entscheidend helfen können. Ich gehe deshalb so vor, daß ich zunächst, sei es mit Brandbinde oder Tumenolsalbe, das nässende Ekzem unter gleichzeitiger Trikotbindenwickelung des Beins behandle und, wenn eine gewisse Besserung eingetreten ist, auf das noch nässende Ekzem ruhig den Zinkleimverband anlege. Es näßt wohl etwas durch, allein wenn ich ihn nach 10 bis 14 Tagen abnehme, ist schon eine ganz wesentliche Besserung des Ekzems eingetreten, das unter dem 2. und 3. Verband zur Abheilung kommt. Die callösen, torpiden und ausgebreiteten Geschwüre können oft außerordentliche Schwierigkeiten machen. Aber auch sie heilen bei fortgesetzter, konsequenter Anwendung der geschilderten Grundsätze schließlich. Wird der Verband lose, so muß er durch einen neuen ersetzt werden, denn die Bekämpfung der Stauung ist das allerwesentlichste Heilmittel für dieses Leiden. Wenn wir einen Verband abnehmen, dann sehen wir das Ödem zurückgegangen, die einzelnen Krampfadern fühlen wir gesondert als verdickte, harte Stränge, die paketartige Verhärtung größerer Flächen ist beseitigt, die Spannung der Haut ist geringer. Von Verband zu Verband bessert sich das Verhalten der Venen und ihrer Umgebung[1].

Bei allen schlecht heilenden, ja fortschreitenden, scharf begrenzten Geschwüren mit unterminierten Rändern müssen wir an die Lues denken, die WASSERMANNsche Probe machen und innerlich, auch wenn die Blutprobe negativ ist, Jod versuchen. Oft heilt das Geschwür dann überraschend schnell. Das Geschwür selbst behandle man mit roter Präzipitatsalbe.

Der große wirtschaftliche Vorteil dieser ambulanten *Gehverbandmethode* beim Ulcus cruris und den Phlebektasien liegt vor allem darin, daß die Arbeitsfähigkeit des Patienten nicht gestört wird. Diese Behandlung ist auch trotz der hohen Verbandstoffkosten immer noch viel billiger als der Krankenhausaufenthalt zur Durchführung monatelanger Liegekuren, ganz abgesehen davon, daß durch das lange Liegen die Muskeln des Beins atrophieren und neuen Krampfaderbeschwerden nach dem Aufstehen nur die Wege ebnen.

Patienten mit bereits sehr hochgradig erweiterten und vielfach thrombosierten Venen, mit Ödemen und immer wiederkehrenden Ulcera bedürfen einer *ständigen* Kompression. Wollen sie den dauernd liegenden Zinkleim- oder Pflasterverband, der ihnen das regelmäßige Baden, besonders im Sommer, nicht erlaubt, durch etwas Gleichwertiges ersetzen, so sind wir ein wenig in Verlegenheit, da eine ganz so exakt wirkende und anschließende Vorrichtung wie der individuell angelegte Verband noch nicht besteht. Am besten sind die von LANGE angegebenen abnehmbaren Kompressionshülsen. LANGE legt zunächst einen Zinkleimverband an und wickelt zum Schluß einige Stärkegazebänder darüber. Am nächsten Tage wird der Verband durch einige Lagen von Wasserglas- oder Tischlerleimbinden verstärkt. Am 3. Tage wird er abgenommen und zum Schnüren eingerichtet. Schwierigkeiten machen nur die Fuß- und Kniegelenksgegend, wo die Hülse einschneidende Falten bilden kann. Man kann ein Gelenkzwischenstück aus weichem Filz machen, genau nach der Körperform gearbeitet und etwas durch in Celluloid getränkte Binden versteift. LANGE gibt auch dünne Celluloidhülsen zur Dauerbehandlung der Varizen.

Schon MURPHY gab ein solches „Korsett“ aus durchlässigem, unelastischem Stoff (derbes Leinen oder Seide), mit Schnürung versehen, bei Beingeschwüren an. Bekannt ist auch die Dr. STEPHANsche Krampfadergamasche, aus Leinenstoff bestehend, mit Einlagen aus rundem Docht, die in der Längsrichtung eingenäht sind und die geschlängelten Krampfadern komprimieren sollen.

Die meisten Fälle mit Krampfadern und Beingeschwür lassen sich wohl mit den bisher beschriebenen Methoden erfolgreich behandeln und vielfach ganz

[1] Ist das Geschwür im Fenster versorgt, so muß das Fenster wieder fest verschlossen werden, um nicht ein herausquellendes Fensterödem zu bekommen. Entweder zieht man eine Mullbindentour fest darüber und streicht etwas Zinkleim darauf, oder man nimmt ein paar fest angezogene Heftpflasterstreifen.

heilen. Eine gewisse Anzahl sehr hochgradig veränderter Varizen, bei denen wohl die Klappen ganz zugrunde gegangen sind, sind operativ zu behandeln. Hierfür haben wir eine Anzahl chirurgischer Operationsmethoden, die auf die Unterbindung und Ausschneidung der Saphena mit ihren Verästelungen hinauslaufen. Im einzelnen gehe ich auf diese Methoden, die in die Hand des Chirurgen gehören, nicht ein. Mitunter sah man nach der Unterbindung trotz aseptischem Wundverlauf eine Thrombose unterhalb und einige Male auch oberhalb der Unterbindungsstelle auftreten, besonders bei älteren oder sehr fettleibigen Patienten. Einige Embolien, auch tödliche, sind beschrieben worden. Was die Resultate der operativen Behandlung der Varizen betrifft, so müssen wir nach Dauerresultaten fragen. HOEFTMANN konnte bei 6 Jahren Beobachtungsdauer 69% Heilungen feststellen, HELFERICH zwischen 1 und 8 Jahren 56%, TRENDELENBURG zwischen ½ und 9 Jahren 76%, wobei aber fast die Hälfte der Fälle auf die ersten 3 Jahre Beobachtung fiel, MILLER (England) sah bei 119 Fällen innerhalb der ersten 4 Jahre noch 89% Heilung, 4 Jahre später, also 8 Jahre nach der Operation, nur noch 63% Heilung. Kleine Nebenvenen hatten sich zu dicken Varizen ausgebildet.

SCHARFF und LINSER bildeten eine andere Methode zur Verödung der Varizen aus, die *Injektion von Sublimatlösung* in die erweiterten Venen, zu dem Zweck Thrombosen zu bilden. Durch die ½ bis 1%ige Sublimatlösung wird die glatte Endothelauskleidung der Vene zerstört, und eine Blutgerinnung tritt ein. Da bei Injektion in einen ausgedehnteren Varix das Sublimat in der größeren Blutmenge alsbald gebunden wird, kann es nicht mehr auf die Gefäßwand wirken, deshalb muß man vor der Injektion den Varix entleeren. Man sticht deshalb zuerst in den gefüllten Varix ein, hebt das Bein hoch, unterbricht den Zufluß von der Peripherie her mit Fingerdruck und streicht noch das Blut aus dem Varix zentripetal aus. Erst dann injiziert man. Oft bleibt in den mehr als fingerdicken Varizen noch ein enges Lumen erhalten, von dem das Rezidiv ausgeht. Auch können sich neben den thrombosierten Venen neue Varizen bilden, die dann ebenfalls verödet werden müssen. Man hat bisweilen bis zu 10 und mehr Injektionen nötig. Wie Untersuchungen zeigten, ist nach 24 Stunden bereits wieder die Hälfte des Sublimats aus dem Blut verschwunden. Leichte Nebenerscheinungen des Sublimats, wie Stomatitiden, Enteritiden, Albuminurien, Dermatitis, gehen schnell vorüber. Vor jeder Behandlung Urinuntersuchung auf Eiweiß! Stets ist die Injektion genau in das Lumen der Vene, niemals in das peri- oder paravenöse Gewebe zu machen, da dieses nekrotisieren kann. LINSER empfahl deshalb, wenn dieses passieren sollte, sofort das injizierte, paravenöse Gewebe zu excidieren. Manchmal kommt es zu stärkeren Schmerzen und Schwellungen des Beins. Die Thromben sind im allgemeinen 5 bis 10 cm lang, aber es können sich auch größere Venenabschnitte von unterhalb des Knies bis zum Eintritt der Saphena in die Femoralis verstopfen. Dann entstehen Gehbeschwerden, die sich aber allmählich durch Ausbildung neuer Bahnen verlieren. LINSER empfiehlt bei der Saphena magna am besten unter dem Knie zu beginnen, da sich unterhalb desselben der einheitliche Stamm der Saphena in ihre Äste aufsplittert. Man setzt also hier eine Schranke für die rückläufige Blutbewegung, wodurch die tieferen Venen alsbald entlastet sind. Am Oberschenkel injiziere man nur kleinere Mengen, um einer zu weiten Ausdehnung der Thrombose vorzubeugen. Bei Geschwüren darf man nicht nur in die großen Venen injizieren, sondern in den Infiltraten um das Geschwür herum verlaufen oft noch radiär nach oben Venen, die manchmal erst nach längerer Bettruhe zu finden und ebenfalls zu veröden sind. SICARD hat beim Ulcus 10%ige Lösung von Natrium carbonicum 5 bis 10 ccm 3mal wöchentlich intravenös mit gutem Erfolg eingespritzt, während MONTPELLIER wegen der ätzenden Wirkung der Lösung und Gefährdung der Haut davor warnt und dafür das Hydrargyr. bijodatum (1:200) 1 ccm empfiehlt. Später hat Matheis aus Witteks Klinik dazu die Preglsche isotonische Jodlösung verwendet, von der er 20 bis 60 ccm je nach der Größe der Vene injizierte, und zwar unter leichter Abschnürung, um eine rückläufige Füllung zu vermeiden und das Mittel längere Zeit mit der Gefäßwand in Berührung zu erhalten. Während Linser alsbald nach der Injektion das Umhergehen empfiehlt, läßt Matheis 1 bis 2 Tage Bettruhe halten. Hohlbaum aus Payrs Klinik sah nach Injektion von 80 ccm der Preglschen Lösung knapp unterhalb des Knies bei einer 54jährigen Patientin bei Bettruhe 3 Tage danach geringe stechende Schmerzen in der linken Brustseite beim Atmen und auskultatorisch leichtes Knistern links hinten unten. 14 Tage nach der Injektion trat, während ständig die Bettruhe und Lagerung des Beins auf der Schiene durchgeführt war, plötzlich der Exitus unter den Zeichen der Lungenembolie ein. Die Sektion ergab einen fingerdicken und -langen Embolus vom rechten Ventrikel in die Art. pulmonalis hineinragen, ferner einen zweiten, ebenso großen vom rechten Vorhof in die Vena cava superior. Die Vena saphena war bis etwa zur Mitte des Oberschenkels leer. Von hier stammten die losgelösten Emboli. Nach abwärts davon war die Vene von einem zusammenhängenden, kleinfingerdicken Thrombus ausgefüllt, der nirgends an der Wand festhing, sondern sich glatt herausziehen ließ, die Intima fehlte vollständig. Streissler aus der Hackerschen Klinik hat darum empfohlen, vor der Injektion die Vena saphena vor ihrer Einmündung in die Vena femoralis zu unterbinden. Auch Marwedel berichtet über Lungenembolien und Entzündungserscheinungen in der Saphena bis zur Schenkelbeuge nach diesen Injektionen und stellt als Gegenanzeige Phlebitiden auf, die kürzere oder längere Zeit vorher in dem betreffenden Venengebiet bestanden haben. Von der Sublimatlösung ist man in den letzten Jahren fast allgemein zur Kochsalz- oder Zuckerlösung übergegangen, so daß das allerdings nicht sehr beträchtliche Risiko einer Sublimatvergiftung ausgeschaltet ist. Man verwendet das *Varikophtin*, eine 20%ige Kochsalzlösung in Ampullen von 10 ccm, mit Zusatz eines Anästheticums, und von Traubenzuckerlösungen das Präparat *Osmon* oder *Variko-Kalorose* in 50 bis 60%iger Lösung in Ampullen zu 5 oder 10 ccm. Während die Kochsalzlösung bei Einspritzungen, die neben die Vene gehen, immerhin zu Hautschädigungen führen kann, im übrigen aber die Gefäßwand energisch beeinflußt und darum von sicherer Wirkung ist, ist die Zuckerlösung harmloser, aber nicht immer wirksam. Sollte es bei Kochsalzinjektion zu einem Austreten der Flüssigkeit in das paravenöse Gewebe kommen, was man an einer infiltrativen Aufquellung der Stelle sieht, so soll man alsbald reichlich physiologische Kochsalzlösung einspritzen, um das Mittel möglichst zu verdünnen.

Die Emboliegefahr ist als nicht allzu groß anzusehen, die mitgeteilten Fälle sind verschwindend an Zahl gegenüber der sehr häufigen Anwendung der Methode, und wenn man diese Fälle genauer prüft, ist meistens ein Fehler der Technik, der Dosierung, der Indikation nachzuweisen. Im übrigen ist die Emboliegefahr nach Unterbindung der Vena saphena hundertfach größer als nach der Injektionsbehandlung.

Ich habe diese Methode deshalb etwas ausführlicher behandelt, weil sie viel und auch ambulant in der Sprechstunde geübt wird. Wie jedes Verfahren seine Schattenseiten neben den Lichtseiten hat und wie bei jedem Verfahren Lehrgeld bezahlt werden muß, so auch bei diesem. Die Gegenanzeigen und die Anwendungsweise müssen sehr sorgfältig beachtet werden und die enorme Verantwortung einem jeden, der eine solche Methode übt, absolut klar sein. Ich habe manche gute Wirkung von der Methode gesehen, das Verschwinden der Varizen, die noch längere Zeit als harte thrombosierte Stränge fühlbar waren und erst sehr allmählich bis auf gewisse Reste sich zurückbildeten. Was die Rezidivgefahr betrifft, so werden die Rezidive auf 15 bis 20% geschätzt, während bei operativer Behandlung der Varizen 20 bis 40% Rezidive angenommen wurden (Wymer). Einesteils kann es zu einer Rekanalisation der thrombosierten Venen, andererseits zur Ausbildung neuer Varizen kommen. Eines muß man im Auge behalten, daß nicht immer nach der Verödung der sichtbaren Varizen die Beinbeschwerden verschwinden. Es muß deshalb, und darauf ist meines Wissens bisher von den Anhängern der Methode nicht hingewiesen worden, auch nach der Verödung der Varizen, sei es durch die Unterbindung, Ausschneidung oder Injektion, sofern die Behandlung nicht eine symptomatische bleiben soll, eine entsprechende, die übrigen Veränderungen berücksichtigende Nachbehandlung stattfinden. Durch systematische Kompressionsbehandlung mit Zinkleim- oder anderen Verbänden, durch Muskelübungen und Vermeidung des Schädlichen, vor allem des langen Stehens, ist eine bessere Blutzirkulation im Beine herzustellen, was durchaus nicht allein durch die Verödung der sichtbaren Varizen geschieht.

Noch eines anderen Zusammenhangs muß ich gedenken, der Beziehungen zwischen den *Varizen und dem Plattfuß*. Eingangs wies ich auf die wahrscheinliche Grundursache der so überaus verbreiteten Varizenbildung hin, die konstitutionelle Schwäche des Stützgewebes, der auch der Knickfuß sein Dasein verdankt. In der Tat sehen wir auch außerordentlich häufig beide Krankheitserscheinungen miteinander verbunden, und es ist oft schwer zu sagen, auf welche der beiden Veränderungen die subjektiven Beschwerden des Patienten immer zu beziehen sind. Die Schwere der Beine und die ziehenden Schmerzen beim Stehen können auf beide Veränderungen zurückgehen. Und sehr oft sehen wir schon nach einem Ausgleich der falschen Fußstellung die Beschwerden zurückgehen. Ja, es scheint mir, als ob auch die von den Krampfadern selbst herrührenden Schmerzen durch die Fußkorrektur gebessert würden, indem der Zug an den auf der medialen Seite gelegenen Weichteilen des Unterschenkels, wozu die oft mit der Umgebung verbackenen und verlöteten Venen mitgehören, vermindert wird und eine wohltätige Entspannung eintritt.

Die Venenentzündung.

Auch die *frische Phlebitis* ist mit dem ambulanten Zinkleimverband erfolgreich zu behandeln. Vor allem verdanken wir diese Erkenntnis Heinrich Fischer in Wiesbaden, der als praktischer Arzt den gegen das varicöse Unterschenkelgeschwür empfohlenen Unnaschen Zinkleimverband anfangs zögernd, allmählich unter dem Eindruck der Erfolge immer mutiger werdend, zur Behandlung der Thrombophlebitis verwandte. Bis dahin galt aus Furcht vor einer Embolie ganz allgemein strengste Bettruhe für viele Wochen mit Hochlagerung als die einzige Behandlungsmethode der Venenentzündung. Und auch heute noch sehen wir diese Art von Behandlung oft angewendet. Der Nachteil dieses Verfahrens ist die Erschlaffung der Beinmuskulatur und die dadurch bedingte *schwere Zirkulationsstörung* im Bein, die sich nach einem solchen langen Krankenlager in Ödemen, Schmerzen und Beinschwäche regelmäßig äußert. Es dauert meist recht lange Zeit, mindestens einige Monate, bis die Kranken dies überwunden haben. Durch die grundsätzlich andere Behandlung der Venenentzündung, wie sie Fischer inaugurierte, lassen sich diese Störungen vermeiden. Durch den festen Verband werden die entzündeten Venenwandungen fest zusammengedrückt, wodurch wahrscheinlich schon mechanisch der Thrombus festgehalten und zur Aufsaugung gebracht wird. Außer der Kompression wirkt zirkulationsbefördernd das Umhergehen der Kranken im Verbande durch das dabei wirkende Spiel der Muskeln, die als mächtige Hilfsmittel für den venösen Rückfluß jeder Stauung entgegenarbeiten. Unter dem Verbande nimmt während des Gehens deshalb die vorher vorhandene Schwellung des Beins nicht etwa zu, sondern sehr schnell ab, wie die bald zu weit werdenden Verbände zeigen. Das nötigt uns zum Verbandwechsel und zum Anlegen eines neuen festeren Verbandes. FISCHER selbst sah nie einen Embolietodesfall, obwohl er bei Tausenden seine Verbände anwandte. Freilich läßt sich auch das Eintreten einer Embolie nicht absolut verhindern. Aber wo sehen wir denn die Embolie am häufigsten auftreten? Ist es nicht im Bett nach einer gut überstandenen Operation am 8. oder 10. Tage oder auch später? Während der horizontalen Lage hat sich das Gerinnsel in der Vene meist unbemerkt entwickelt, das nun beim Ändern der Lage losreißt. Auf Vorzeichen einer solchen Thrombosebildung hat besonders PAYR aufmerksam gemacht, indem er durch sorgfältiges Abtasten der Fußsohle und der Innenseite des Unterschenkels, die beide schon frühzeitig schmerzhaft werden, eine dort beginnende Thrombose aufdeckt und empfiehlt, die Kranken möglichst im Bett aufzusetzen unter Erhöhung des Kopfteils, so daß die Beine tief liegen. Auf diese Weise wird das Fortschwemmen eines gelösten Thrombus erschwert, da ja nach den MAGNUSschen Untersuchungen das Blut in den erweiterten Venen bei abhängiger Lage zentrifugal strömt. Also wird auch da, wo der Kranke an sich zu liegen gezwungen ist, nicht die früher übliche sakrosankte Hochlagerung, sondern gerade die Tieflagerung der Beine aus diesen Erwägungen heraus angewendet. So ändern sich die Auffassungen. Auch KAPPIS hat aus seinen Erfahrungen festgestellt, daß durch das frühe Aufstehen Operierter mit Venenthrombosen die Emboliefälle nicht zahlreicher geworden sind. DENECKE (ASCHOFF) fand bei Sektionen von Embolietodesfällen die Plantaräste der A. u. V. tib. post. thrombosiert und glaubt den prämonitorischen stechenden Plantarschmerz durch einen Druck der thrombosierten Vene auf den Plantarnerven erklären zu sollen.

Gewiß muß man zwischen Venenentzündung und Venenentzündung unterscheiden, so wie man auch zwischen Thrombose und Thrombophlebitis einen Unterschied machen muß. Während die Thrombose an sich durch Strömungsverlangsamung bei Varizenbildung, Herzschwäche usw. oder durch Blut- bzw. Gefäßwandveränderung verschiedenster Ursache, Stoffwechselkrankheiten, Gicht, Diabetes, Trauma, insbesondere Quetschung oder Druck entstehen kann, ist die Thrombophlebitis infektiösen Ursprungs, Doch können zwischen beiden Zuständen Übergänge bestehen, worauf E. FISCHER, der Sohn HEINRICHs, hinwies. Die infektiöse Thrombophlebitis kann von irgend einem entfernten Herd (Angina, Zahn, Grippe usw.) ausgelöst werden. Man unterscheidet zwischen einer Periphlebitis und Endophlebitis. Auch da wieder gibt es die verschiedensten Bilder, von der serösen exsudativen Phlebitis bis zur schlimmen eitrigen Phlebitis, bei der die eitrigen Thromben zerfallen und mit verhängnisvollem Ausgang (embolische Abscesse usw.) fortgeschleppt werden. E. FISCHER unterscheidet zwei Gruppen nach ihrer Lokalisation, einmal die vom primären Entzündungsherd auf die benachbarten Venen fortgeleitete Entzündung und zweitens die Fernthrombophlebitiden. Während erstere sich nach infektiösem Partus oder nach Appendicitis usw. entwickeln, bilden letztere den Hauptgegenstand der Behandlung mit Gehverbänden, da sie sich am Bein abspielen. PAYR unterscheidet da wiederum den primären Saphenatypus und die primäre Gerinnselbildung in den tiefen Venen und hält die peripher beginnende ascendierende Form für gefährlicher als die mit sofortiger Verlegung der Vena femoralis einhergehende absteigende Form. Abwehrbereitschaft des Menschen und Stärke der Infektion sind entscheidend für den Verlauf.

Eine besondere Form, die prognostisch nicht sehr günstig ist, wird als *Thrombophlebitis migrans* beschrieben. Sie ist charakterisiert durch schubweises Auftreten von Entzündungszuständen in kleinen Venenabschnitten der Peripherie mit Schwellung, Rötung, Schmerzhaftigkeit und Wiederverschwinden der Erscheinungen nach einigen Tagen, um wieder an anderer Stelle aufzutreten. Die Blutkörperchensenkungsgeschwindigkeit ist erhöht. Temperatur und Puls sind meist etwas erhöht. Komplikationen mit Pneumonie, Peritonitis usw. sind nicht selten. Sie ist infektiösen Ursprungs. Deshalb ist auch ihre Prognose unsicher. Eine eigentliche Emboliegefahr besteht nicht, da es sich in der Hauptsache um subcutane Gefäße handelt. Eine örtliche oder allgemeine Therapie ist noch nicht gefunden. Alles hängt von der Art und Stärke der Infektion und den Komplikationen ab. Glücklicherweise ist sie nicht sehr häufig. Man muß sie aber kennen, um sie von den anderen Formen zu unterscheiden.

Die günstigste Form der Thrombophlebitis ist nächst der frischen, zum erstenmal auftretenden die *chronische rezidivierende* mit abgeschwächter ursächlicher Infektion, bei der dicke infiltrierte Venenthrombenpakete bestehen, druckempfindlich, etwas wärmer als normal sich anfühlend, mit Beschwerden beim Gehen, am Unterschenkel ebenso wie am Oberschenkel, vor allem im Gebiet der Vena saphena magna. Sie treten im Bereiche alter jahre- oder jahrzehntelang bestehender stark erweiterter Varizen von Zeit zu Zeit auf, sie wiederholen sich also gern. Hier feiert die Kompressionsverbandbehandlung ihre Triumphe. Sofort nach Anlegung des Verbandes können die Kranken wieder schmerzfrei gehen, binnen wenigen Tagen schwellen die Beine ab und nach Abnahme des locker gewordenen Verbandes sieht man, daß die dicken Venenpakete kleiner geworden sind und von Verband zu Verband mehr zurückgehen.

Bei der *frischen erstmaligen* Thrombophlebitis ist meist Temperatursteigerung vorhanden, ferner fühlt man das verdickte druckschmerzhafte Venenrohr, mitunter sieht man einen rötlichen Streifen über demselben. Bei diesen empfehle ich nach F. LANGE den Gehverband *nicht sofort* aufzulegen, sondern etwa 8 bis 14 Tage abzuwarten und neben Dunst- oder Ichthyolverbänden und Bettruhe von der von TERMIER und JULLIARD wiedereingeführten alten Blutegelansetzung über der verdickten Vene Gebrauch zu machen. Insbesondere sind wir dazu gezwungen, wenn die Venenentzündung sich als Komplikation etwa eines Beinbruches einstellt, bei dem ein Gehverband zur Zeit noch nicht in Frage kommt. Ist das erste Reizstadium vorüber, so kann man auch hier unter Kombination von Kompressions- und Gehverband den Kranken aufstehen lassen. Besonders ängstlich aber muß man sein, wenn schon leichte Lungenembolien sich durch umschriebene Dämpfung (Infarkte) und Blutspucken äußern. Nach dem oben Gesagten wird das Bein im Bett nicht hochgelagert, und sobald es der Zustand der Lunge erlaubt, der Patient mit Zinkleimverband zum Gehen gebracht.

Der Verschiedenheit der Formen und Arten der Venenentzündung muß auch die *Technik des Verbandes* angepaßt werden. Darauf hat schon H. FISCHER aufmerksam gemacht. Übung und Erfahrung weisen hier den richtigen Weg. Vor allem muß streng die Bildung abschnürender Querfurchen vermieden werden (siehe Kapitel über den Zinkleimverband). Das zweite ist das Freilassen der Kniekehle vom Verbande, um beim Gehen nicht hier durch einschnürende Verbandstränge die Vene zu reizen oder sie abzuknicken und so die Resorption zu stören. Das Dritte ist die Auswahl der Fälle nach Lokalisation bzw. Ausbreitung und Art der Thrombose. Die das POUPARTsche Band nach oben überschreitenden Thrombosen eignen sich weniger für diese Art Behandlung. Hier stimme ich durchaus mit FISCHER überein: Thrombosen der Vena iliaca und der tiefen Bauchvenen scheiden aus. Auch eine septische Thrombophlebitis ist Gegenindikation gegen die Verbandsbehandlung, ebenso Thrombophlebitis mit Absceßbildung.

Wer die Richtlinien befolgt, wird seinen thrombophlebitischen Kranken vielfach in hohem Maße nützen können. In meinem Nachrufe auf den von mir hochverehrten HEINRICH FISCHER, der ein großer Arzt war, habe ich die Erwartung ausgesprochen, daß diese Behandlung Allgemeingut der Ärzte werden möge. Zur Technik: H. FISCHER riet vor Anlegung des Verbandes zentral vom Thrombus über der Vene eine Hautfalte zu bilden, einen kleinen Tupfer hineinzulegen und die Falte mit einem gut klebenden Heftpflasterstreifen zu überbrücken. Nach dieser Vorsichtsmaßregel legte er am Unterschenkel einen Zinkleimverband nach seiner Technik an, am Oberschenkel einen Pflasterverband (Klebrobinde von TEUFEL usw.; wir sind jetzt zu den Trikoplast- und Elastoplastbinden übergegangen). Diese Elastoplastbinde lasse ich schon vom oberen Ende des Zinkleimverbandes des Unterschenkels an beginnen und steige von da mit schräg verlaufenden Touren über äußere und innere Kondylen des Kniegelenks unter Freilassung von Patella und Kniekehle zum Oberschenkel auf, um diesen dann bis oben mit diesem Kompressionsverband einzuhüllen. Das Wichtigste ist, daß die Kranken nach Anlegung des Kompressionsverbandes alsbald länger umhergehen, um die Zirkulation im Bein in Gang zu bringen. Der Verband darf weder zu locker noch zu fest und niemals örtlich zirkulär einschnürend angelegt werden!

48. Die dicken Beine.

Wenn ich dieses Kapitel mit dieser vulgären Überschrift versehe, so gestehe ich, daß wir für den damit bezeichneten, weitverbreiteten Zustand noch keine genügenden, wissenschaftlichen Unterlagen haben, die die Fassung eines Krankheitsbildes ermöglichen. Wir kennen wohl das Bild der Elefantiasis, jene oft enormen Verdickungen der Beine, die sich im Anschluß an wiederholte Erysipele oder sonstwie entwickeln und bei denen wir eine Obliteration der Lymphwege durch Lymphangitiden annehmen müssen. Solche Zustände können auch bei jahrelang bestehenden Zirkulationsstörungen, Thrombophlebitiden, Ekzemen entstehen.

Neben diesen ausgesprochenen Elefantiasisfällen mit bekannter oder unbekannter Ätiologie sehen wir außerordentlich oft in unserer Sprechstunde junge Mädchen, die eine auffallende Verdickung ihrer Unterschenkel haben, über welche sie und ihre Mütter sehr unglücklich zu sein pflegen. Der Unterschenkel macht einen plumpen Eindruck, die schöne normale Anschwellung der Wade fehlt, statt dessen steigt das Bein von unten her wie eine kurze, dicke Säule in die Höhe. Schon von den Knöcheln an beginnt die Verdickung, was besonders beim Tragen von Halbschuhen auffällt, während der Schaft des Stiefels die Verdickung in gewissen Grenzen hält. Aber direkt oberhalb des oberen Stiefelrandes ist ein randartiger Absatz am Unterschenkel zu sehen, und die Verdickung geht von da an gleichmäßig nach oben. Die Haut ist von einer eigentümlichen derben, fast gummiartigen Schwellung, eindrückbar, aber ohne Ödem, Dellen bleiben nicht stehen. Die Farbe der Haut ist meist leicht gerötet oder bläulich verfärbt, besonders bei Kälte. Auf Druck wird sie sehr blaß. Auf der Oberfläche der Haut sieht man, worauf THIBIERGE und STIASSNIE hingewiesen haben, rote oder bläuliche Punkte von 2 oder 3 mm Durchmesser, im Zentrum leicht hyperkeratotisch, den Mündungen der Talgdrüsenfollikel entsprechend, besonders am unteren Abschnitt der Beine. Soweit mir bekannt, hat man sich bei uns noch wenig mit diesen Veränderungen beschäftigt, während die Franzosen einige Arbeiten darüber veröffentlicht haben. Sie bezeichnen es als symmetrisches asphyktisches Ödem" der Beine bei jungen „lymphatischen" Mädchen. Wir sehen diese Veränderung bei muskelschwachen und schlaffen Individuen, bei denen das dicke Bein oft über die mangelhafte Entwicklung der Muskulatur hinwegtäuscht. Auch neigen die Betreffenden gern zu Erfrierungen. Der Druck auf die verdickte Haut ist meist dem Patienten unangenehm und leicht schmerzhaft. Es handelt sich offenbar, mehr können wir bei dem Fehlen von pathologisch-anatomischen Befunden nicht sagen, um eine mangelhafte Lymphzirkulation und mit ihr einhergehende Verdickung der Haut und des Unterhautgewebes. Wir müssen wohl den Zustand als konstitutionell ansehen. Mit den gewöhnlichen Mitteln ist die Verdickung nicht wesentlich zu beeinflussen. Wohl hilft eine systematische Kompressionsbehandlung mit Gummibinden oder Zinkleimverbänden, lange Zeit fortgesetzt, die Verdickung etwas zu vermindern, aber beim Fortlassen der Verbände stellt sich der Zustand alsbald wieder ein. Schmerz hat sich mit den elefantiastischen und verwandten Zuständen eingehender beschäftigt. Nach seinen Untersuchungen ist bei diesen die Haut dicker als normal, die Fascie ist bis zu 1 cm und darüber verdickt, ihre Oberfläche geleeartig. In anderen Fällen ist die Haut starr und unbeweglich, durch weißes, derbes, blutarmes Bindegewebe an die verdickte Fascie gelötet. Eine Trennungsschicht zwischen Haut, Unterhautzellgewebe und Fascie gibt es nicht. Histologisch zeigten solche Fälle eine mächtige, fibrilläre Bindegewebsneubildung, kleinzellige Infiltration um wandverdickte Gefäßchen herum. Besonders die Venen waren bis zu völliger Obliteration verdickt, ähnlich wie beim harten, traumatischen Ödem des Handrückens. Wie an diesem das Lig. carp. dorsale einen Abschluß zwischen Vorderarm und Hand schafft, geschieht dies auch am Fuß. Dadurch ist eine Störung des Abflusses gegeben, indem nicht nur die Venen durch ihre Verdickung verengt sind, sondern auch die Wandungen der Spalträume, die durch die Fascien gegeben sind. Kondoléon schnitt aus der verdickten Fascie von verschiedenen Stellen des erkrankten Gebietes Streifen aus und hatte damit zufriedenstellende Erfolge, wenn nicht die Haut selbst derb sklerosiert war und die Sklerosierung von der Haut aus bis auf die Muskelschicht reichte. Die ausgeschnittenen Fascienstreifen reichten von den Kondylen der Tibia bis zu den Malleolen. Schmerz versuchte in solchen Fällen die Haut durch eine Behandlung mit *Senfmehlumschlägen* zu erweichen. Er trug eine dicken Brei von Senfmehl, mit lauem Wasser angerührt, kleinfingerdick auf Leinwand auf und glaubt, daß das sich entwickelnde Senföl leukotaktisch und hyperämisierend wirke, infolge seiner Flüchtigkeit in die Tiefe dringe und dort als Allylverbindung durch Überführung von Kollagen in Leim das Bindegewebe lockere. In manchen Fällen genügte bei elefantiastischen Zuständen die Senfbehandlung ohne weitere Operation, in anderen war sie eine gute Vorbereitung zur Operation. Wegen der Empfindlichkeit der Haut muß man dosierend vorgehen, zuerst den Senfmehllappen nur 5 Minuten auflegen und bei Eintreten lebhafter Rötung und Brennens aussetzen. Am gleichen oder nächsten Tage wird der Umschlag wieder versucht, allmählich länger liegen gelassen, auch öfters am Tage, und schließlich bis zu 2 Stunden vor- und nachmittags angewendet. Es entsteht ein chronischer Hyperämiezustand der Haut mit Pigmentierung. Der Erfolg ist in einer oder mehreren Wochen zu erreichen. Zuerst fühlt man das Weichwerden der Haut, später treten Fältchen auf, und schließlich läßt sich die Haut wieder abheben.

Im Laufe der Zeit habe ich nun eine ganze Reihe solcher lymphatischen Beine junger Mädchen nach dem Vorschlag von Schmerz behandelt und bisweilen bei konsequenter Durchführung der Maßnahmen für längere Zeit gewisse

Erfolge erzielt. Ich gehe so vor, daß ich am Vormittag ein Glühlichtbad der Beine für ½ Stunde und unmittelbar danach kräftige Massage gebe. Meine frühere Ablehnung von Heißluft und Massage habe ich nach Erfahrung an einer größeren Zahl von Fällen aufgegeben. Am Nachmittag lasse ich den Senfmehlwickel anwenden, 5 Minuten lang etwa für 1 Woche, bei Gewöhnung 7 Minuten lang wieder 1 Woche und so ganz langsam steigernd wie oben schon angegeben. Ein schnelles Vorgehen ungeduldiger Patienten bewirkt nur Blasenbildung der Haut und dadurch Verzögerung. Das Senfmehl darf nicht zu alt sein, es soll unter keinen Umständen in heißem Wasser angerührt werden, weil sonst die wirksame flüchtige ätherische Substanz des Senföls verlorengeht. Im übrigen müssen die Patienten kräftige Widerstandsübungen mit den Beinen auf der schiefen Ebene wie bei der Varizenübung (Abb. 324) mit hohen Gewichten (20 bis 30 Pfund) ausführen. Außerdem lasse ich die Unterschenkel mit einer 5 cm breiten Paragummibinde wickeln und die Patienten damit 2 bis 3 Stunden lang täglich umhergehen. Bei Anämie- oder Parästhesieerscheinungen muß man die Binde lockern oder ganz abnehmen. Ich habe gesehen, daß bei Durchführung einer solchen intensiven Behandlung während etwa ½ Jahr eine wesentliche Besserung der Zirkulationsverhältnisse am Unterschenkel eintritt, das prall elastische, gummiartige Unterhautzellgewebe weicher wird und der Umfang um 2 bis 3 cm zurückgeht.

Die von mir seinerzeit aufgegriffene Methode von SCHMERZ ist leider bis auf eine Mitteilung von SCHMIDT (Altona) nicht beachtet worden. Dieser führte sie bei einem 15jährigen Mädchen mit „idiopathischer sporadischer Elephantiasis fibrosa" des linken Unterschenkels und Fußes durch. Schon bei der Geburt soll ein Dickeunterschied bestanden haben, der bis zur Konfirmation mehr und mehr zunahm. Der Unterschenkel erschien wie eine starre brettharte Röhre mit scharf abgesetztem wulstförmigem Rand oberhalb des Fußrückens, die Haut ließ sich nicht eindrücken oder verschieben, die Maschen des Strumpfes zeichneten sich nicht ab. Die Ausführungsgänge der Talgdrüsen waren vergrößert und mit einem roten Hof umgeben. Die ambulant durchgeführte Behandlung bestand in täglichen Senfmehlwickeln von 5 Minuten Dauer allmählich bis zu 2½ Stunden lang, in mehreren Serien Fibrolysininjektionen, in dem Tragen einer vorn geschnürten Stoffgamasche aus Drell. Unter der Behandlung ging Waden- und Knöchelumfang allmählich immer mehr zurück. Anfangs betrug der Unterschied der beiden Beine 30 cm, er ging in 5½ Monaten auf 3 cm zurück. Dieser Erfolg war ein dauernder, er wurde 4 Jahre lang beobachtet. Die Patientin trug nur noch die Drellgamasche.

49. Der Zinkleimverband.

Dieser von UNNA in den achtziger Jahren angegebene Verband ist für die Behandlung einer ganzen Anzahl von Erkrankungen des Beins zu einem Universalverband geworden, oder richtiger ausgedrückt, er hätte es werden müssen. Leider hat er nicht überall die Beachtung gefunden, die er verdient. Zum Teil mag daran die mangelhafte Technik schuld sein, die viele Ärzte, die ihn anwendeten, hatten. Denn, wenn der Verband, anstatt dem Patienten Erleichterung seiner Beschwerden zu verschaffen, drückt, einschneidet, ja noch mehr staut, was alles bei schlechter Anlegung oder mangelhaftem Material möglich ist, dann verläßt der Arzt einen solchen ihm empfohlenen Verband wieder, und auch der Patient will nichts mehr davon wissen. Und doch sind solche Erscheinungen nur auf Fehler in der Technik zurückzuführen. Genau so wie eine Operationsmethode deshalb nicht schlecht ist, weil sie in der Hand eines Ungeübten und

Unerfahrenen keinen Erfolg hat. Es ist darum nach meiner Ansicht sehr wichtig, den Ärzten eine gute Technik des Zinkleimverbandes ausführlich zu beschreiben, da sie mit ihm ein Heilmittel in die Hand bekommen, das in einer ganzen Reihe von Schmerzzuständen am Beine Hilfe bringt. Was wollen wir mit dem Verband erreichen? Der Verband soll einmal eine Kompression der erweiterten, oberflächlichen Hautvenen, der sichtbaren Varizen bewirken. Er soll durch deren Kompression die Stauung in diesen Venensäcken und die Transsudation des Serums in das umgebende Gewebe verhindern. Durch die Kompression der Hautvenen zwingt er einen großen Teil des venösen Blutes, das sich sonst in den erweiterten Venen staut und nicht zurückfließt, auf dem Wege der tiefen Venen, mit denen die Hautvenen an den Gelenken, Fuß- und Kniegelenk, in Verbindung stehen, den normalen Rückfluß anzutreten. Weiter gewährt der Verband der bei der Phlebektasie stets vorhandenen, atonischen, schlaffen Unterschenkelmuskulatur einen gewissen Halt und eine Stütze, die aber nie so fest sein darf, daß die Muskulatur eingeschnürt und atrophisch wird. Im Gegenteil hilft der Verband, da er ein Gehverband ist, und da er auch die Vornahme gymnastischer Übungen gestattet, zur Wiederausbildung einer kräftigen Unterschenkelmuskulatur. Die Muskeln, die sich nur ungenügend wegen ihrer Atonie zusammenziehen können, finden am Verband einen gewissen Widerstand und sind dadurch in der Lage, eine größere Kraft zu entfalten, als wenn sie diesen Gegenhalt nicht hätten. Auf diese Weise ist der Rücktransport des Blutes durch das Muskelspiel ein besserer. Die Stützung der Muskulatur ist aber nicht nur für die Varizenbehandlung wichtig, sondern kommt auch bei anderen Leiden am Beine zu nützlicher Auswirkung, einesteils zur Nachbehandlung nach Beinfrakturen, zur Beseitigung des Ödems, oder nach Osteotomien am Unterschenkel oder nach Gelenkverletzung an Fuß, Knie, selbst Hüfte durch die Stütze des Unterschenkels, worauf Böhler hingewiesen hat. Wir wenden den Verband deshalb gern bei den statischen Beschwerden im Gefolge der Kniearthritis (siehe dieses Kapitel) an.

Die Technik, wie sie Unna angegeben hat, ist wohl im Laufe der Zeit etwas geändert worden. Ich bediene mich mit Vorteil der von Clasen, Altona, angegebenen Technik, die er in seinem lesenswerten Büchlein: Varizen, Ulcus cruris und ihre Behandlung, Berlin-Wien: Urban und Schwarzenberg 1918, beschrieben hat. Zunächst soll man keine appretierten Binden, also keine Stärkebinden verwenden, da sie zu hart werden und die Muskulatur durch ihre Unnachgiebigkeit zu sehr drücken. Wir verwenden deshalb die Mullbinden. Das zweite Wichtige in der Technik liegt in der allseitigen Einschließung des Unterschenkels von den Zehengrundgelenken an bis unter das Knie mit Einschluß der Ferse, die am Gummistrumpf ebenso wie an manchen Leimverbänden fehlerhafterweise frei und darum ungenützt bleibt. Drittens muß die zirkuläre, ungleichmäßige Einschnürung des Beins verhütet werden. Sonst kommt es zu Schnürfurchen mit Rhagaden und Stauung in dem unterhalb der Schnürfurche liegenden Abschnitt. Dies wird verhütet einmal durch die Verwendung von Bindenstücken neben fortlaufender Bindeneinwickelung und weiter durch eine mehr schräg spiralige Umführung der Binde, die jedesmal dann, wenn sie an einem bestimmten Umfang des bald dickeren, bald dünneren Beins beim Wickeln einzuschneiden droht, abgeschnitten wird, um mit einer neuen Tour anzufangen. Schließlich kommt es noch auf einen guten Zinkleim an.

Wer Erfolge mit der Behandlung von Beinkranken hat, benötigt viel Zinkleim, der immer parat sein muß. Er stellt ihn sich deshalb am besten selbst in größerer Menge her. Man verwende gute Materialien, und zwar Tafelgelatine

(Firma Paul Köpff in Göppingen), gutes Zinkweiß (Marke Schneeweiß) und Glycerin in folgender Zusammensetzung:

Zinc. oxyd. ven.	100
Gelatinae albae	200
Aquae commun.	300
Glycerini puri.	400

M. f. Gelatina

In der LANGEschen Klinik werden für Sommer und Winter zwei verschiedene Zinkleimmischungen verwendet, da in der wärmeren Jahreszeit der Zinkleim die unangenehme Eigenschaft hat, zu schmelzen und davon zu laufen:

	Winterzinkleim	*Sommerzinkleim*
Zinc. oxyd.	150	150
Aq. dest.	270	250
Glycerin	400	400
Gelatin	180	200
Schmelzpunkt	bei 45 Grad	bei 58 Grad.

„Zur Bereitung eines Kilogramms Leim", ich folge hier der Darstellung CLASENS, „braucht man eine Apothekerreibschale von etwa 16/18 cm Durchmesser an der oberen Öffnung und 2 Emaille- oder besser Aluminiumtöpfe mit je 2 Henkeln, der innere mit etwa 20 cm oberer, lichter Weite bei ungefähr 12 cm Höhe, konisch nach unten sich verjüngend, zur Aufnahme des zu kochenden Leims, der äußere als Wasserbad dienende zylindrische von einer Größe, daß der andere sich oben eng anschließend hineinsetzen läßt, jedoch so, daß der Boden des oberen Topfes 1 bis 2 Finger breit über dem des unteren bleibt. Nun wird der äußere Topf, knapp zur Hälfte mit Wasser gefüllt, aufs Feuer gestellt. Bis er kocht, wird die Gelatine dadurch zum Quellen gebracht, daß man die Blätter *einzeln* in kaltes, nicht warmes Wasser steckt. Sie quellen darin sofort auf, wobei sie 150% Wasser und mehr aufnehmen, und werden nun (gleich eine ganze Hand voll) kräftig mit der Hand ausgedrückt und in den leeren Topf getan, den man in das Wasserbad gesetzt hat. Weiteres Wasser als das hier erwähnte ist nicht erforderlich. Während die Gelatine nun schmilzt, reibt man das mit ganz wenig Wasser in der Reibeschale angerührte Zinkweiß zu einem ganz gleichmäßigen, dicken Brei, dem man nach und nach unter stetem Umrühren mit der Reibekeule das Glycerin zumischt und ganz eben rührt. Dieses Gemisch wird dann der mittlerweile geschmolzenen und mit einem großblasigen Schaum bedeckten Gelatine in kleineren Gaben zugeteilt unter fleißigem Umrühren mit einem alten Leimpinsel. Der letzte Rest muß mit einem biegsamen (Maler)spatel oder einem Löffel aus der Reibeschale entnommen werden. Der gleichmäßig verrührte Zinkleim wird nun in eine flache Blechschale gegossen. Nach dem Erkalten gibt das Tafeln, die in Streifen geschnitten stets bequem zur Hand liegen."

Ist das Bein verbandreif gemacht, siehe darüber das Kapitel über Ulcus cruris, d. h. ist die Umgebung des Geschwürs gereinigt und bei stärkerer Sekretion mit einer Schicht dicker Lassarpaste zur Verhütung eines Ekzems bestrichen, und ist ferner bei stärkerem Ödem eine Hochlagerung des Beins von $\frac{1}{4}$ bis $\frac{1}{2}$ Stunde vorausgegangen, wobei man mit vorsichtiger Streichmassage dem Abfluß der Gewebsflüssigkeit noch etwas nachhelfen kann, so legt man den Zinkleimverband in folgender Weise an: Der Patient sitzt auf einem erhöhten Stuhl oder Tisch, der Arzt vor ihm auf einem niedrigeren Schemel. Bei gebeugtem Knie stemmt sich der Vorfuß des Patienten gegen das Knie des Arztes, und zwar muß darauf geachtet werden, daß der Fuß genau rechtwinklig zum Unterschenkel steht, damit nicht nachher beim Gehen Falten an der Vorderseite des Fußgelenks entstehen, wenn die Anlegung des Verbandes in Spitzfußstellung erfolgte. Man pinselt nun mit einem dicken Malerpinsel den im Wasserbad flüssig gemachten Leim auf Fuß und Unterschenkel bis etwa über die Knöchel und legt zunächst ein 20 bis 25 cm langes, 10 bis 12 cm breites Stück einer Mullbinde, den sogenannten Fersenlappen, schräg von hinten über die Ferse nach vorn nach dem Spann an (Abb. 325). Diese Hackentour fixiert man mit einer zirkulären Mullbinde, mit der man den Fuß von den Zehengrundgelenken an bis über die Knöchel einwickelt. Diese Touren werden wieder mit Leim angestrichen. Nun folgt ein zweiter Fersenlappen, wieder in der gleichen Weise wie der erste angelegt. Eine zweite zirkuläre Fixierung und Leimung, die nun den ganzen Unterschenkel bis unterhalb des Knies anstreicht. Es folgt nun ein 80 bis 90 cm

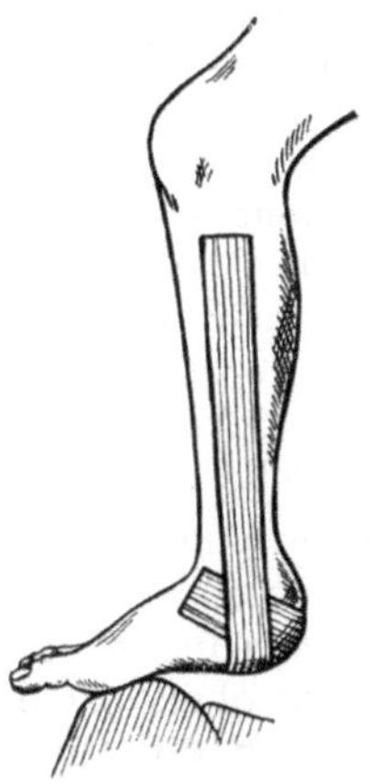

Abb. 325. Die Fersentour und die Steigbügeltour des Zinkleimverbands. Der Fuß steht dabei im Fußgelenk rechtwinklig.

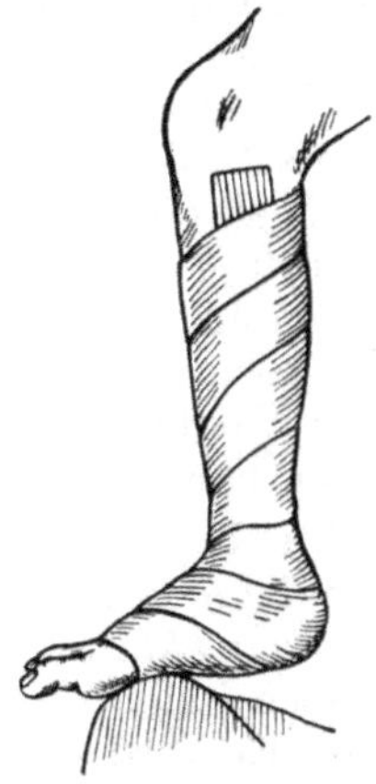

Abb. 326. Über die Fersen- und Steigbügeltour wird eine zirkuläre bzw. spiralige Einwickelung des Unterschenkels gelegt.

langes Stück Mullbinde, 10 bis 12 cm breit, das steigbügelartig um die Ferse unten herum gelegt wird und zwar so, daß die Seitenteile des Steigbügels an innerer und äußerer Seite des Unterschenkels herauf bis ans Knie zu liegen kommen (Abb. 326). Diese Steigbügeltour wird mit einer Mullbinde, die teils in zirkulären, teils in schräg spiraligen Touren um den Unterschenkel verläuft, fixiert und eingeleimt. Hierbei ist darauf zu achten, daß die Touren gleichmäßig angezogen werden, und zwar nicht nur die einzelne Tour an sich, sondern auch die beiden Ränder der Binde, um keine Einschnürung zu machen. Bald muß man beim Wickeln den einen, bald den anderen Rand etwas lockerer lassen. Mitunter muß man die Binde abschneiden und mit einer frischen Tour anfangen. Es folgt die zweite Steigbügeltour, genau in der gleichen Weise wie die erste angelegt und mit zirkulärer Binde fixiert und eingeleimt. Damit ist im Grunde der Verband fertig. Man wartet noch einige Minuten, bis der Leim etwas getrocknet ist, und kann auch eine Papierbinde umlegen, um ein Ankleben am Strumpfe zu verhüten. Der Patient kann alsbald gehen, ja er soll gehen, um das Spiel der Muskeln zur Beförderung des Rückflusses des Blutes wirken zu lassen. Wenn am oberen Rande des Verbandes unterhalb des Knies ein Ödem eintritt und der Verband einschneidet, dann darf der Patient, wie dies manchmal geschieht, nicht etwa etwas wegschneiden vom Verbande, da dies den Schaden nicht beheben, sondern hier die Weichteile wiederum vorquellen würden, sondern man kann hierbei am oberen Rande eventuell einen kleinen Längsschnitt von 2 bis 3 cm machen, muß aber alsbald um den Unterschenkel eine Idealbinde wickeln, die über den Rand hinausgeht und auch das Knie mitfaßt, um das Ödem zu komprimieren. Einen Zinkleimverband über das Knie hinaufzumachen, ist nicht empfehlenswert, da er von dem konisch gestalteten Oberschenkel abrutschen muß. Hier ist das einzige die Fortsetzung des Zinkleimverbandes über das Knie nach oben mit einer 15 cm breiten Idealbinde, deren einzelne Touren untereinander mit kleinen Sicherheitsnadeln befestigt werden und deren oberes Ende an einem Hüftgürtel oder einem Leibchen angeknöpft oder angesteckt wird, oder ein Verband mit einer Elastoplastbinde. Der Verband bleibt beim Ulcus cruris und bei Varizen 3 bis 4 Wochen liegen. Ein Ulcus cruris verbinden wir in einem Fenster, das wir in den Verband schneiden und gegen das wir den Verbandstoff mit einer festen Binde jedesmal wieder anwickeln, um ein Fensterödem zu verhüten. Wird der Verband durch Abschwellung des Ödems locker, dann nützt er nichts mehr. Wir entfernen ihn, reinigen den Unterschenkel und legen einen neuen an. Wir haben Patienten, die sich alle 4 Wochen einen Zinkleimverband machen lassen, mit dem sie ausdauernd gehen und ihren Beruf versorgen können. Wer die ausgezeichneten Erfolge in der Beseitigung der Beinbeschwerden, der Zuheilung eines schon jahrelang bestehenden Geschwürs, der Besserung der Verdickung des Unterschenkels, der Steigerung der Gehfähigkeit mit Hilfe dieser Verbandbehandlung gesehen hat, wird diesen Verband nicht mehr missen wollen.

Eine vereinfachte Technik solcher Zinkleimverbände besteht darin, daß man über den mit Zinkleim angestrichenen Unterschenkel einen möglichst knapp anschließenden *Trikotschlauch* (vorher Größe ausprobieren!) aufgerollt über die Zehen bis zum Knöchel zieht und von da ab nach oben abrollt, so daß er knapp und faltenlos sitzt. Er wird dann von außen noch mit Zinkleim angestrichen. Will man den Bedürfnissen eleganter Damen genügen, kann man darüber noch einen fleischfarbenen Unterziehstrumpf anlegen. Diese Art des Verbandes wirkt aber bei weitem nicht so stark komprimierend wie der klassische Verband, er eignet sich nur für leichtere Fälle.

Zu Kompressionsverbänden eignen sich auch die fertigen *Varicosanbinden* und ähnliche präparierte Binden. Doch sieht man bisweilen Hautreizungen, die man beim Zinkleimverband im allgemeinen nicht beobachtet. Ein Nachteil des Zinkleimverbandes ist, dass er sich im Wasser auflöst, man also nicht baden kann. Stracker hat Versuche mit einem neuen wasserbeständigen Material gemacht, das *Revertex* heißt und aus einer Kautschukmilch besteht. Der Stoff ist elastisch und wird in gleicher Weise wie der Zinkleim aufgepinselt und mit 3 bis 4 Lagen Binden bedeckt. Nach dem Trocknen wird der Verband mit 96%igem Alkohol oder Brennspiritus, der mit einigen Tropfen Essig angesäuert ist, betupft. Dadurch verliert die Masse ihre Klebrigkeit und erhärtet. Der Verband ist dünn und wasserbeständig und löst sich nicht bei Wärme auf wie bisweilen ein Zinkleimverband. Ich empfehle einen Versuch.

Schrifttumsverzeichnis.

Anatomie und Physiologie des Fußes, Plattfußes usw.

ABERLE: Die Frühestbehandlung des angeborenen Platthackenfußes, Z. orthop. Chir. **58**. — Die Torsion des distalen Tibiaendes, Arch. f. Orthop. **34**, H. 1.

BADE: Ossification des menschlichen Fußskelets nach Röntgenogrammen, Fortschr. Röntgenstr. **3**. — v. BAEYER: Zur Plattfußfrage, Münch. med. Wschr. **1912**, Nr 23. — BAISCH: Bau und Mechanik des normalen Fußes und des Plattfußes, Z. orthop. Chir. **31**. — BEELY: Zur Mechanik des Stehens, Arch. klin. Chir. **27**. — BIESALSKI-MAYER: Die physiologische Sehnenverpflanzung. Berlin: Julius Springer 1926. — BÖHLER: Die Stellung des Vorfußes beim Plattfuß, Klumpfuß und Hohlfuß, Verh. dtsch. orthop. Ges. **1922**. Stuttgart: F. Enke. — BÖHM: Der kindliche Fuß, Z. orthop. Chir. **57**. — Der fötale Fuß, Z. orthop. Chir. **57**. — Der kongenitale Plattfuß, Zbl. Chir. **1932**, Nr 50. — BRANDES: Die VOLKMANNsche Sprunggelenkdeformität als Folge kongenitaler Luxation der Fibula nach hinten, Z. orthop. Chir. **42**. — BRANDT: Die Torsion der unteren Extremität und ihre Bedeutung für Deformitätenentstehung. Stuttgart: F. Enke 1928. — BRAUS: Anatomie des Menschen, 1. Bd., Bewegungsapparat. Berlin: Julius Springer 1921.

CRAMER: Der Plattfuß (ausführliches Literaturverzeichnis), Dtsch. Orthopädie, Bd. 6. Stuttgart: F. Enke 1925.

DEUTSCH: Beitrag zur Statistik des Plattfußes, Z. orthop. Chir. **49**, 23. — DEUTSCHLÄNDER: Die angeborene Verrenkung des Sprungbeins (Verlagerung des Sprungbeins), Dtsch. Z. Chir. **213** (1928). — Zur Klinik der angeborenen Talusverlagerung, 26. Verh. dtsch. orthop. Ges. Stuttgart: F. Enke. — Zur Talusverlagerung, 25. Verh. dtsch. orthop. Ges. Stuttgart: F. Enke. — DUCHENNE: Physiologie der Bewegungen. Cassel-Berlin: Theodor Fischer 1885.

ENGELS, W.: Über den normalen Fuß und den Plattfuß, Z. orthop. Chir. **12**.

FICK, R.: Über die Bewegungen und die Muskelarbeit an den Sprunggelenken des Menschen, Sitzgsber. preuß. Akad. Wiss., Physik.-math. Kl. **23**. Berlin: W. de Gruyter 1931. — Handb. d. Anat. u. Mechanik d. Gelenke. Jena: Fischer 1904. — FISCHER, O.: Der Gang des Menschen, I.—VII. Teil. Leipzig: Teubner 1899. — FROSTELL: Beitrag zur Kenntnis der vorderen Stützpunkte des Fußes, sowie des Fußwinkels beim Stehen und Gehen, Z. orthop. Chir. **47**.

GAUTIER et TISSIER: Tarsalgie des accouchées, Gaz. Hôp. **1909**.

HÄHNLEIN: Gesunde Füße!, Ärztl. Rdsch. **1928**, H. 59, Der Arzt als Erzieher. — HANNE: Die Behandlung des Gesamtkomplexes der Fußsenkung beim Erwachsenen, Verh. dtsch. orthop. Ges. **1933**. Stuttgart: F. Enke. — HERZ: Bau des Negerfußes, Z. orthop. Chir. **11**. — HOHMANN: Probleme der Plattfußfrage, Verh. dtsch. orthop. Ges. **1923**. Stuttgart: F. Enke. — Über Fußwurzelcontracturen beim statischen Pes valgus und plano-valgus, Verh. dtsch. orthop. Ges. **1922**. Stuttgart: F. Enke. — Spiralschieneneinlage zur Stützung und Korrektur gewisser schwieriger Formen des Plattfußes und Hohlfußes, Z. orthop. Chir. **58** (1933). — Neue Spiralschienen und Spiralschieneneinlagen zur Behandlung schlecht geheilter Knöchelbrüche und Verkrümmungen des Beins, Arch. f. Orthop. **34**. — HUETER: Zur Ätiologie der Fußwurzelcontracturen, Arch. klin. Chir. **4**.

KREUZ: Die soziale Bedeutung der Fußerkrankungen, Soz. Med. **1931**, Nr 11, 12. — KRUKENBERG: Über den kongenitalen Plattfuß, Zbl. Chir. **1932**, 1757. — KÜSTNER: Über die Häufigkeit des angeborenen Plattfußes mit Bemerkungen über die Gestalt des Fußes des Neugeborenen überhaupt, Arch. klin. Chir. **25**.

LANGE, F.: Neue Plattfußeinlagen aus Celluloidstahldraht, Münch. med. Wschr. **1903**, Nr 7. — Die Fußdeformitäten, Lehrbuch d. Orthop., 3. Aufl. Jena: Fischer 1928. — LORENZ, A.: Die Lehre vom erworbenen Plattfuß. Stuttgart: F. Enke 1883.

Matheis: Versuch einer praktischen Systematik der Fußverbildungen, Z. orthop. Chir. **47**. — v. Meyer, H.: Statik und Mechanik des menschlichen Knochengerüstes. Leipzig 1873. — Studien über den Mechanismus des Fußes in normalen und abnormen Verhältnissen, 1. Heft: Der Plattfuß; 2. Heft: Statik und Mechanik des menschlichen Fußes; 3. Heft: Der Klumpfuß und seine Folgen für das übrige Knochengerüst. Jena: Fischer 1886—88. — Momburg: Der Gang des Menschen und die Fußgeschwulst, Bibliothek von Coler, Bd. 25. Berlin: Hirschwald 1908. — Muskat: Die Verhütung des Plattfußes mit Berücksichtigung der Wehrfähigkeit, Verh. dtsch. Ver. öff. Gesdh.pfl. **1907**. — Hyg. Rdsch. Nr 21.

Nové-Josserand: Formes anatomiques du pied plat, Rev. d'Orthop. **1923**, 121.

Preiser: Statische Gelenkerkrankungen. Stuttgart: F. Enke 1911.

Schede: Hygiene des Fußes. Leipzig: Thieme 1933. — Senkungsbeschwerden des reiferen Alters, Jkurse ärztl. Fortbildg, Dez. **1923**. — Zur Technik der Plattfußbehandlung, Arch. f. Orthop. **21**. — Indikationen und Methoden in der Behandlung der Fußsenkung, Jkurse ärztl. Fortbildg, Dez. **1928**. — Schede-Hacker: Die Fußpflege im Heere, Münch. med. Wschr. **1916**, Nr 37, 38. — Scherb: Kinetische und dynamische Momente in der Entstehung des Knickplattfußes, Z. orthop. Chir. **48**. — Seiffert: Über die angeborene Talusluxation, Bruns' Beitr. **150** (1930). — Seitz: Die vorderen Stützpunkte des Fußes unter normalen und pathologischen Verhältnissen, Z. orthop. Chir. **8** (1901). — Spitzy: Bau und Entwicklung des kindlichen Fußes, Jb. Kinderheilk. **57** (1903). — Der Pes planus, Z. orthop. Chir. **12**. — Vorstudie zum Entwicklungsablauf des menschlichen Ganges, Z. orthop. Chir. **56**. — Staudinger: Eine neue Meß- bzw. Untersuchungsmethode des Fußes, Verh. dtsch. orthop. Ges. **1933**. Stuttgart: F. Enke. — Strasser, H.: Lehrbuch der Muskel- und Gelenkmechanik. Berlin: Julius Springer 1908.

Teuscher: Zur Differentialdiagnose der Plattfußbeschwerden, Verh. dtsch. orthop. Ges. **1923**. Stuttgart: F. Enke. — Timmer: Der Zusammenhang des Pes valgus beim Kinde und des Pes calcaneus beim Neugeborenen, Verh. dtsch. orthop. Ges. **1923**. Stuttgart: F. Enke.

Vierordt: Das Gehen der Menschen in gesunden und kranken Zuständen. Tübingen: Laupp 1881. — Virchow, H.: Über Gehen und Stehen, Sitzgsber. physik.-med. Ges. Würzburg **1883**. — Über Fußskelete farbiger Rassen. Berlin: Reimer 1917.

Weidenreich: Der Menschenfuß, Z. Morph. u. Anthrop. **22**, H. 1 u. 2. Stuttgart: Schweizerbart 1921. — Der primäre Greifcharakter der menschlichen Hände und Füße und seine Bedeutung für das Abstammungsproblem, Verh. Ges. phys. Anthrop. **1931**. — Wittek: Der contracte Plattfuß und seine Behandlung, Verh. dtsch. orthop. Ges. **1923**. Stuttgart: F. Enke.

Gymnastik und Massage.

Buchholz: Fußübungen, Verh. dtsch. orthop. Ges. **1933**. Stuttgart: F. Enke.

Fischer, K. W.: Über beim Gehen entstehende Torsionen und deren Einfluß auf das Fußgewölbe, Z. orthop. Chir. **59**. — Friedel u. Gaulhofer: Fußstellung und Körperhaltung, Leibesübungen und körperliche Erziehung **1933**, H. 4 u. 9.

Gaulhofer: Die Fußhaltung, ein Beitrag zur Stilgeschichte der menschlichen Bewegung. Kassel: Rudolsch.

Hohmann-Stumpf: Orthopädische Gymnastik. Leipzig: Thieme 1933.

Lampert: Die Wirkung der Vollmassage nach Ruhe und nach Muskelanstrengung, Klin. Wschr. **1931**, Nr 18.

Müller, A.: Lehrbuch der Massage. Bonn: Markus. — Müller-Gladbach: Die Massagebehandlung des Plattfußes, Verh. dtsch. orthop. Ges. **1923**. Stuttgart: F. Enke.

Plate: Störungen des Ganges, ihre Ursachen und Folgen, Würzburg. Abh., Kabitzsch 1926. — Plate-Herrmann: Wie erwirbt und erhält sich der Mensch einen leistungsfähigen Fuß? Arch. f. Orthop. **23**. — Port: Das Wesen der schwedischen Massage. Stuttgart: F. Enke 1933.

Schede: Hygiene des Fußes. Leipzig: Thieme 1933. — Silberhorn: Die aktive Bekämpfung der Knick- und Plattfußbildung, Ärztl. Rdsch., München **1929**. — Spitzy: Die körperliche Erziehung des Kindes, 2. Aufl. Wien: Julius Springer 1926.

Thomsen: Ein neuer Massagehandgriff, Z. orthop. Chir. **56**. — Demonstrationen von Fußübungsgeräten, Verh. dtsch. orthop. Ges. **1933**. Stuttgart: F. Enke.

Wilhelm: Orthopädische Fußgymnastik, Ärztl. Rdsch., München **1930**.

Schuh und Fuß.

CAMPER: Über den besten Schuh, Übersetzung von JACQUIN 1782.

GÖRLACH: Fuß und Schuhwerk, Arb. u. Gesdh. **1930**, H. 16. Verlag Reichsarbeitsblatt.

v. MEYER, H.: Die richtige Gestalt der Schuhe. Zürich: Meyer u. Zeller 1858. — MEYER, HERMANN: Die Bedeutung des Schuhwerks für die Entstehung und Behandlung der Fußdeformitäten, Erg. Chir. **19**.

NICOLAEFF: Matériaux Anthropométriques pour la Confection de Souliers standardisés, Édition méd. ukrain. de l'etat Charkow 1931.

PITZEN: Orthopädische Hilfsmittel und praktischer Arzt, Dtsch. med. Wschr. **1933**, Nr 42.

ROMICH: Bestimmung der individuellen Absatzhöhe, Z. orthop. Chir. **57**. — ROSENFELD: Orthopädisches Schuhwerk, Arb. u. Gesdh. **1927**, H. 4. Verlag Reichsarbeitsblatt. — Orthopädisches Schuhwerk, Verh. dtsch. orthop. Ges. **1923**. Stuttgart: F. Enke.

SCHANZ: Kranke Füße, gesunde Stiefel. Stuttgart: F. Enke 1922. — Vom Stiefel, Z. orthop. Chir. **47**. — SCHULTZE-NAUMBURG: Kultur des weiblichen Körpers. Diederichs 1903.

ZUR VERTH: Orthopädisches Schuhzeug in der Unfallversicherung, Arch. f. Orthop. **23**.

WEINERT: Die anatomische und die funktionelle Belastung des menschlichen Fußes, Zbl. Chir. **1929**, Nr 16. — Normalschuhwerk, Verh. dtsch. orthop. Ges. **1923**. Stuttgart: F. Enke.

Behandlung des Plattfußes.

ANZOLETTI: Zur Behandlung des reflektorisch spastischen Pes valgus, Zbl. Chir. u. mech. Orthop. **1913**, H. 1. — ALLENBACH: Le traitement chirurgical du pied plat, Rev. d'Orthop. **1928**. — APPEL: Die Plattfußbehandlung nach der operativen Methode von BECHER, Diss. Bonn 1925.

BARDENHEUER: Der statische Pes valgus und valgoplanus, seine Ursache, seine Folgen und seine Behandlung, Z. orthop. Chir. **26**. — BETTMANN: Die klinischen Behandlungsmethoden der Fußsenkung, Z. orthop. Chir. **56**. — Die klinischen konservativen Behandlungsmethoden des versteiften Plattfußes, Verh. dtsch. orthop. Ges. **1931**. Stuttgart: F. Enke. — Capillarmikroskopische Befunde bei Plattfuß, Verh. dtsch. orthop. Ges. **1931**. Stuttgart: F. Enke. — Beitrag zu der Plattfuß- und Klumpfußkorrektur, Arch. f. Orthop. **28**. — BRAGARD: Methode zur Messung des Platt- und Hohlfußes, Z. orthop. Chir. **47**. — BRANDT: Der Fuß und seine Deformierung durch die Belastung, insbesondere die Knickplattfußentstehung, Dtsch. Z. Chir. **191**.

CAMERA: A proposito del piede piatto valgo congenito, Arch. di Ortop. **42** (1926).

DAVY: On Excision of the Scaph. Bone for the Relief of confirmed flat Foot, Lancet **1899**, 625.

ERLACHER: Zur Technik des orthopädischen Eingriffs. Wien: Julius Springer 1928.

GALEAZZI: Lulla fusione calc.-scaph. congen., Arch. di Ortop. **40** (1924). — GLEICH: Beitrag zur operativen Plattfußbehandlung, Arch. klin. Chir. **46** (1893). — GOCHT: Sehnenoperationen beim Pes plano-valgus, Z. orthop. Chir. **14**. — GOCHT-DEBRUNNER: Orthopädische Therapie. Leipzig: Vogel 1925.

HACKENBROCH: Die blutige Umformung deformer Füße durch multiple Einzelosteotomien, Verh. dtsch. orthop. Ges. **1931**. Stuttgart: F. Enke. — HOHMANN: Zur operativen Plattfußbehandlung, Chirurg **1931**, Nr 13. — Über die orthopädische Einlage, Münch. med. Wschr. **1925**, Nr 27. — HÜBSCHER: Die Atrophie des Flexor hall. longus beim Plattfuß, Z. orthop. Chir. **17** (1906).

LANGE, MAX: Die blutige Behandlung des Plattfußes in der Münchener Klinik, Verh. dtsch. orthop. Ges. **1931**. Stuttgart: F. Enke. — Die Arthrodese im unteren Sprunggelenk zur Behandlung der Plattfüße mit Arthritis deformans, Z. orthop. Chir. **57**. — LÖFFLER: Ein neues Verfahren medialer Gelenkbandplastik am Fuße, Zbl. Chir. **1931**, Nr 22.

MATHEIS: Messungen am Knickplattfuß, Verh. dtsch. orthop. Ges. **1924**. Stuttgart: F. Enke. — MOMMSEN: Die unblutige Korrektur schwerer Plattfüße, Z. orthop. Chir. **47**.

PERTHES: Über modellierende Osteotomie bei Plattfüßen mit schwerer Knochendeformität, Zbl. Chir. **1913**.

RENDU: Pied plat valgus invétéré. Arthrodèse sous-astragalienne, Soc. nat. de méd. et des sciences médicales de Lyon 1926.

SCHEDE: Die Indikation der Plattfußoperation, Verh. dtsch. orthop. Ges. **1931**. Stuttgart: F. Enke. — Die Operation des Plattfußes, Z. orthop. Chir. **50**. — SCHLIEPE: Traumatische Durchtrennung des Tibialis posticus und Plattfuß, Z. orthop. Chir. **50**. — SCHRADER: Die blutige Behandlung des Plattfußes, Verh. dtsch. orthop. Ges. **1931** mit Aussprache. Stuttgart: F. Enke. — SCHULTZE, F.: Das modellierende Redressement des Plattfußes, Arch. Orthop. **6**. — SEMELEDER: Theorie der Entstehung des erworbenen Plattfußes (und Klumpfußes), Wien. med. Wschr. **1910**, Nr 1.

THOMSEN: Zur Technik des Gehgipsverbandes, Zbl. Chir. **1934**. — TRENDELENBURG: Über Plattfußoperationen, Arch. klin. Chir. **39** (1889).

VAN WIEN: Die Bedeutung der Achillessehnenverkürzung beim Plattfuß, Z. orthop. Chir. **53**.

Hallux valgus und Spreizfuß.

ALSBERG: Zur Operation des Hallux valgus, Zbl. Chir. **1924**, Nr 42.

v. BAEYER: Zur Behandlung des Metatarsalschmerzes, Münch. med. Wschr. **1909**, Nr 39. — BRAGARD: Hallux valgus, konservative oder operative Behandlung?, Verh. dtsch. orthop. Ges. **1926**. Stuttgart: F. Enke. — BRANDES: Zur operativen Therapie des Hallux valgus, Zbl. Chir. **1929**, Nr 39. — BROMEIS: Unsere Erfahrungen mit der Hallux-valgus-Operation nach M. SCHEDE, Chirurg **1931**, Nr 10.

DEBRUNNER: Über die Funktion des M. abductor hall. und ihre Beziehungen zu Hallux valgus und Plattfuß, Arch. Orthop. **18**. — DENGLER: DEUTSCHLÄNDERsche Mittelfußerkrankung nach Hallux-valgus-Operation, Dtsch. Z. Chir. **237** (1932). — DEUTSCHLÄNDER: Über eine eigenartige Mittelfußerkrankung, Zbl. Chir. **1921**, Nr 39. — DREESMANN: Hallux valgus und Metatarsus varus, Med. Klin. **1928**, Nr 45.

ENGELMANN: Über den Vorfußschmerz, Fortschr. Röntgenstr. **28**.

GOEBELL: Über autoplastische freie Fascien- und Aponeurosentransplantation nach MARTIN KIRSCHNER, Arch. klin. Chir. **146**. — GRÜN, EDWARD F.: Metatarsal Neuralgie, Boston med. J. **2**, 52(**1891**),

HACKENBROCH: Zur Frage der DEUTSCHLÄNDERschen Mittelfußerkrankung, Zbl. Chir. **1927**, Nr 18. — Beziehungen zwischen Länge und Dicke der *Mittelfußknochen* bei normaler und pathologischer Statik des Fußes, Arch. f. Orthop. **25**. — HOHMANN: Über den Spreizfuß, Verh. dtsch. orthop. Ges. **1933**. Stuttgart: F. Enke. — Der Hallux valgus und die übrigen Zehenverkrümmungen, Literaturverzeichnis, Erg. Chir. **18** (1925). — Über Hallux valgus und Spreizfuß, ihre Entstehung und physiologische Behandlung, Arch. f. Orthop. **21** (1923).

JANSEN, MURK: Die Fußgeschwulst und ihre Ursache. Stuttgart: F. Enke 1915.

KALMUS: Beitrag zur Frage der Entstehungsursache des Hallux valgus, Arch. f. Orthop. **30**. — KASPAR: Die Resektion der Grundphalanx als Operation des Hallux valgus, Bruns' Beitr. **157** (1933). — KIRCHNER: Über das Wesen der sogenannten Fußgeschwulst. München: J. F. Bergmann 1898. — KÖHLER: Der Hallux valgus und die LUDLOFFsche Operation, Chirurg **1931**, Nr 10.

LINDEMANN: Teilresektion der Großzehengrundphalange beim Hallux valgus, Zbl. Chir. **1929**, Nr 39. — LUDLOFF: Die Beseitigung des Hallux valgus durch die schräge plantardorsale Osteotomie des Metatarsus I, Arch. klin. Chir. **110**.

MATHEIS: Entstehung und ursächliche Behandlung des Hallux valgus, Z. orthop. Chir. **48**. — MAU-LAUBER: Die operative Behandlung des Hallux valgus (Nachuntersuchungen), Dtsch. Z. Chir. **197**. — MOMBURG: Zu der „eigenartigen Mittelfußerkrankung" DEUTSCHLÄNDERS, Zbl. Chir. **1925**, 12. — MORTON, THOMAS G.: A peculiar Affection of the fourth Metatarso-phalangeal articulation, Amer. J. med. Sci. January **1876**. — MÜLLER, W.: Die Insuffizienzerkrankung der Metatarsalia, Bruns' Beitr. **133**. — MUSKAT: Die Brüche der Mittelfußknochen in ihrer Bedeutung für die Lehre von der Statik des Fußes, Slg. klin. Vortr. n. F. **1899**, Nr 76.

OEDER: Der Hallux valgus und seine Behandlung, Med. Welt **1928**, Nr 18, 28.

PAYR: Pathologie und Therapie des Hallux valgus. Wien-Leipzig: Braumüller 1894. — Hallux valgus und Konstitutionspathologie, Zbl. Chir. **1925**, Nr 40. — Zur Hallux-valgus-Operation; Kapselbandexcision an der lateralen Seite des Gelenks, Zbl. Chir. **1925**, Nr 41. — POULLOSSON: De la Metatarsalgie antérieure, Province med. **1889**, Febr.

RAVEN: Zur Operation des Hallux valgus, Zbl. Chir. **1929**, Nr 19.

Schanz: Zur Operation des Hallux valgus, Zbl. Chir. **1929**, Nr 4. — Silfverskiöld: Metatarsus latus und Hallux valgus, Acta chir. scand. (Stockh.) **61**.

Timmer: Die Behandlung des Hallux valgus, Joh. Ambr. Barth 1930. — Tubby, A. H. and Robert Jones: Metatarsalgie or Mortons Disease, Ann. Surg. **1898**, 297.

Hohlfuß.

Brandes: Über die operative Behandlung der Klauenhohlfüße, Arch. f. Orthop. **19**.

Debrunner: Über die Wirkung einiger Fußmuskeln insbesondere im Hinblick auf den Hohlfuß, Verh. dtsch. orthop. Ges. **1933**. Stuttgart: F. Enke.

Galeazzi: Beitrag zur Therapie des paralytischen Hohlfußes, Z. orthop. Chir. **28**. — Gaugele: Die abnorme Plantarflexion der Mittelfußknochen (Spreizfuß und Buckeleinlage), Zbl. Chir. **1932**, Nr 42. — Der Ballenfuß; Der Hohlfuß; Zur operativen Behandlung des Hohlfußes, Zbl. Chir. **1924**, Nr 33.

Hackenbroch: Der Hohlfuß, Erg. Chir. **17** (1924). — Hofmann, Max: Zur Anatomie und Mechanik des Platt- und Hohlfußes, Dtsch. Z. Chir. **68**.

Kölliker: Der Hohlfuß, Verh. dtsch. orthop. Ges. **1923**. Stuttgart: F. Enke.

Roeren: Über progrediente Fußdeformitäten bei Spina bifida occulta, Arch. f. Orthop. **19**.

Scherb: Bemerkungen zur Ätiologie des Klauenhohlfußes, Z. orthop. Chir. **44**. — Bemerkungen zur Therapie des Klauenhohlfußes, Z. orthop. Chir. **47**. — Steindler: The treatment of Pes cavus (Hollow Claw Foot), Arch. Surg. **2** (1921).

Köhler I und II.

Bragard: Beitrag zur Malakopathie der Metatarsalköpfchen (Köhlersche Krankheit, Z. orthop. Chir. **46**. — Brill: Beitrag zur Ätiologie der Perthesschen Erkrankung des Hüftgelenks und der Köhlerschen Metatarsalerkrankung, Arch. f. Orthop. **24**.

Christmann u. Fermenti: Enfermedad de Köhler del scafoides, Rev. d'Orthop. Y. Traumatol. **1932**, **I**.

v. Dittrich: Beitrag zur Köhlerschen Metatarsalerkrankung, Arch. f. Orthop. **24**.

Erlacher: Osteopathia pubertatis, Z. orthop. Chir. **58**.

Gardenim: Die Epiphysennekrose der Mittelfußknochenköpfchen, Arch. f. Orthop. **31**. — Graziansky: Ein histologisch verfolgter Fall des Morbus A. Köhler I mit einer postoperativen Komplikation, Fortschr. Röntgenstr. **46**, H. 1.

Hühne, Thilo: Histologische Befunde bei der sogenannten Lunatummalacie und der zweiten Köhlerschen Krankheit, Bruns' Beitr. **132**, H. 1.

Lang, F. J.: Über die Bedeutung des Traumas für die Entstehung der Osteochondritis coxae juv. def., der Köhlerschen Krankheit, der Osteochondritis dissecans, der Apophysitis tibialis, sowie der Osteochondritis des Mondbeins, Zbl. Chir. **1931**, Nr 13.

Nieden: Zur Ätiologie der Köhlerschen Erkrankung am Kahnbein des Fußes, Dtsch. Z. Chir. **203/204**, 488.

Reinberg: Zur Frage über die II. Köhlersche Krankheit und das Konstitutionsproblem, Zbl. Chir. **1926**, Nr 49.

Sauer: Zur Pathogenese der Köhlerschen Erkrankung des Os naviculare tarsi, Fortschr. Röntgenstr. **40**, H. 4. — Sonntag: Köhlersche Krankheit am Mittelfußköpfchen, Münch. med. Wschr. **1924**, Nr 47, Diskussion: Payr. — Köhler I, Dtsch. Chir. **163**.

Walter: Zur Histologie und Pathogenese der Perthesschen Krankheit und der aseptischen Knorpel- und Knochennekrosen überhaupt, Arch. f. Orthop. **23**. — Weil: Über den Pes adductus congenitus und die Köhlersche Krankheit, Berl. klin. Wschr. **1921**, Nr 18. — Über die Beziehungen der Osteochondritis deformans juvenilis coxae und der Alban Köhlerschen Krankheit, Bruns' Beitr. **122**, H. 2.

Zarenko: Zur Klinik der Osteochondroarthropathia necroticans vom Köhlerschen Typus, Arch. f. Orthop. **27**.

Arthrosis und Arthritis deformans.

Bauer: Die Behandlung chronischer Gelenkerkrankungen mit Ichtoterpan, Fortschr. Ther. **1933**, Nr 5. — Beobachtungen über Enelbin, eine deutsche antiphlogistische Umschlagpaste, Münch. med. Wschr. **1933**, Nr 22. — Bragard: Rheumatische Beschwerden durch Fehlform und Fehlhaltung, Verh. dtsch. orthop. Ges. **1933**. Stuttgart: F. Enke. — Burckhardt: Arthritis deformans und chronische Gelenkerkrankungen, Neue dtsch. Chir. **52**. Stuttgart: F. Enke 1932.

FABER: Die Behandlung schwerer Arthrosen mit Immetal, Verh. dtsch. orthop. Ges. **1933**. Stuttgart: F. Enke.

GOLDHAN: Die flache Hüftgelenkspfanne, In.-Diss. Leipzig 1927.

HANNE: Plattfuß und Infektarthritis, Verh. dtsch. orthop. Ges. **1933**. Stuttgart: F. Enke. — HOHMANN: Zur Bewegungsbehandlung bei Gelenkkrankheiten, Fortschr. Ther. **1934**, H. 2. — Eine neue Bandage für die chronisch-deformierende Gelenkentzündung des Hüftgelenks, Münch. med. Wschr. **1932**, Nr 2. — Erfahrungen mit meiner Hüftgelenkbandage, Münch. med. Wschr. **1933**, Nr 4. — Gonorrhoische Gelenkaffektionen, die Beziehungen mancher Formen von Infektarthritis zur Gonorrhoe, luetische Knochengelenkprozesse und die tabischen Gangstörungen, Allg. med. Zentralzeitung **1932**, Nr 7, 8. — Über Arthritis deformans der Sprung- und übrigen Fußwurzelgelenke, Z. orthop. Chir. **50**.

JANSEN, MURK: Coxa plana, valga, vara und Malum coxae, J. Bone Surg. **5** (1923). — JOSSELIN DE JONG: Über das Malun coxae senile und über die Elastizität des Knochengewebes, Virchows Arch. **275** (1930).

KIENBÖCK: Über die tropho-statische Arthrose des Hüftgelenks, Arch. f. Orthop. **28**. — KLINGE: Zur pathologischen Anatomie des Rheumatismus, Verh. dtsch. orthop. Ges. **1933**. Stuttgart: F. Enke. — KÖNIG, W.: Eine neue Gelenkschmiere zur Behandlung der Arthritis deformans, Zbl. Chir. **1932**, Nr 32. — KREBS: Klinisch-diagnostische Abgrenzung der Arthrosen, Verh. dtsch. orthop. Ges. **1933**. Stuttgart: F. Enke.

LANGE, MAX: Die orthopädische Behandlung der rheumatischen Erkrankungen, Rheuma-Jahrbuch 1930/31.

NEIDECK: Indikation und Technik der Übungsbehandlung der polyarthritischen Gelenke, Verh. dtsch. orthop. Ges. **1933**. Stuttgart: F. Enke.

22. Verh. dtsch. orthop. Ges. **1927**, Nürnberg: Über die Arthritisfrage, HEINE, KREUZ, SCHEDE, HACKENBROCH, WOLLENBERG usw.

PAAL: Endausgänge traumatischer Fußgelenksluxationen, Arch. f. Orthop. **29**. — v. PANNEWITZ: Röntgendiagnose und Röntgentherapie der Arthritis, Verh. dtsch. orthop. Ges. **1933**. Stuttgart: F. Enke; Erg. med. Strahlenforsch. **6** (1933). — PAYR: Therapie der primären und sekundären Arthr. def., Konstitutionspathologie der Gelenke, Bruns' Beitr. **136** (1926). — Gelenkerkrankungen, Neue deutsche Klinik von KLEMPERER Bd. 4, Urban u. Schwarzenberg 1930. — Gelenksteifen und Gelenkplastik. Berlin: Julius Springer 1934. — PITZEN: Fortschritte in der Behandlung der Arthropathia deformans, Fortschr. Ther. **1932**, H. 14. — Über Arthritis deformans an den Fußgelenken Jugendlicher, Münch. med. Wschr. **1927**, Nr 36. — PLATE: Arthritiden, rheumatische Erkrankungen und ihre militärärztliche Beurteilung, Jb. Hamburg. Staatskrankenanstalten, Beiheft 1917. — Über das Zustandekommen schwerer Funktionsstörungen bei manchen Fällen von Arthropathia def. genu, Arch. f. Orthop. **27**. — POMMER: Die funktionelle Theorie der A. d. vor dem Forum des Tierversuches und der pathologischen Anatomie, Arch. f. Orthop. **17** (1920).

REGELE: Über arthritische Veränderungen im unteren Sprunggelenk, Chirurg **1933**, H. 6. — *Rheumaprobleme:* Vorträge auf den Ärztekursen des Rheumaforschungsinstituts am Landesbad Aachen, 1929 und 1931. Leipzig: Thieme.

SILFVERSKIÖLD: Protrusio acetabuli, Acta orthop. scand. Vol IV, Fasc. I. — STAUDINGER: Zur Behandlung schwerer Polyarthritiden, Verh. dtsch. orthop. Ges. **1933**. Stuttgart: F. Enke.

VEIL: Rheumatismus als Allgemeinerkrankung, Verh. dtsch. orthop. Ges. **1933**. Stuttgart: F. Enke.

ZIMMER, A.: Die Behandlung der rheumatischen Krankheiten. Leipzig: Fischers med. Buchholz 1930.

Beindeformitäten (X-, O-Bein, Torsion).

BRAGARD: Das Genu valgum I., II. Teil, Beilageheft Z. orthop. Chir. **57**. Stuttgart: F. Enke. — BRANDT: Zur Entstehung der Beindeformitäten (Genu valgum und varum), Arch. f. Orthop. **25**. — Die Torsion der unteren Extremität und ihre Bedeutung für die Deformitätenentstehung. Stuttgart: F. Enke 1928.

CHLUMSKY: Über abnorme Innenrotation, Arch. f. Orthop. **4**.

GRUNEWALD: Über Torsionserscheinungen an den langen Röhrenknochen, Z. Morph. u. Anthrop. **21**.

HIRSCH, H. H.: Die mechanische Bedeutung der Schienbeinform. Berlin: Julius Springer 1895. — HOHMANN: Zwei nach Form zusammengesetzte Plattfußskelete nebst einigen Bemerkungen über die Torsion des unteren Tibiaendes, Z. orthop. Chir. **46**.

MIKULICZ: Über individuelle Formdifferenzen am Femur und an der Tibia des Menschen, Arch. f. Anat. u. Physiol. **1878.**

SCHEDE: Betrachtungen zur Mechanik des O-Beins, Arch. f. Orthop. **21.** — SCHRADER: Zur Mechanopathologie des Beins, Med. Klin. **1930,** Nr 34.

Zehendeformitäten (Hallux rigidus, Hammerzehen, dig. V. superductus, angeborene Zehenmißbildungen).

BARTSCH: Zur Entstehung der Zehendeformitäten beim Hammerzehenplattfuß, Arch. f. orthop. Chir. **24.**

DIETERICH: Die Beugecontractur der großen Zehe, Dtsch. Z. Chir. **213** (1929).

HACKENBROCH: Die Arthritis im Großzehengrundgelenk, Verh. dtsch. orthop. Ges. **1927.** Stuttgart: F. Enke. — HOHMANN: Zur Technik der Hammerzehenoperation, Arch. f. Orthop. **20.**

KINGREEN: Zur Ätiologie des Hallux flexus, Zbl. Chir. **1933,** Nr 36. — KLAR: Zum Problem der Hyperdaktylie, Arch. f. Orthop. **32,** H. 1 (1932). — KLEINSCHMIDT: Die typische Beugecontractur der großen Zehe nach langer Ruhigstellung, Arch. f. Orthop. **18** (1920). — KREUZ: Die Hammerzehen und ihre Operation nach GOCHT, Arch. f. Orthop. **21,** H. 3 (1923).

MAU: Das Krankheitsbild des Hallux rigidus, Münch. med. Wschr. **1928,** Nr 28. — MESTERN: Hallux varus congenitus und Polydaktylie, Z. orthop. Chir. **59** (1933).

NILSONNE: Über Hallux valgus congenitus, Z. orthop. Chir. **43.** — Hallux rigidus and its treatment, Acta orthop. scand. **1930, I.**

PREISER: Zur Pathologie der großen Zehe, Fortschr. Röntgenstr. **12** (1908).

RÖHRS: Histologische Untersuchungen an Hammerzehengelenken, Arch. f. Orth. **31.** — ROMICH: Über Contracturen des Hallux, Z. orthop. Chir. **43.**

SALIS: Die reine Contracturstellung der Großzehe, Z. orthop. Chir. **44.** — SAXL: Die arthritische Verkrümmung und Versteifung der großen Zehe, Z. orthop. Chir. **45.** — SCHEDE: Über Zehencontracturen als Folgen der Fußsenkung (Versteifung des Grundgelenks der großen Zehe, Hallux valgus, Klauenstellung der 2. bis 5. Zehe, Z. orthop. Chir. **46.** — SCHLÄPFER: Die Hammerzehe, Dtsch. Z. Chir. **148.** — SCHNEK: Stellvertretende Hypertrophie der Metatarsalia bei Zehenverlust, Z. orthop. Chir. **52,** 168. — SCHRADER: Zur Ätiologie des Hallux varus, Zbl. Chir. **1932,** Nr 43. — STRACKER: Digitus V. superductus (adductus), 23. Verh. Dtsch. Orthop. Ges. Stuttgart: F. Enke. — Digitus quintus superductus pedis, Z. orthop. Chir. **51.**

TIMMER, H.: Hallux flexus (oder rigidus). Dtsch. med. Wschr. **1929,** Nr 26.

TUBBY, A. H.: The pathology and treatment of Hallux rigidus, Hallux flexus and Hallux extensus, Brit. J. med. Psychol. Ref. **1903,** — Zbl. Chir. **1904,** Nr 21.

WARRINGTON, HAWARD: Hammertoe and Hallux valgus and rigidus, Lancet **18.7,** 240 (1900). — WATERMANN: Die Arthritis deformans des Großzehengrundgelenks als selbständiges Krankheitsbild, Z. orthop. Chir. **48.** — WOLLENBERG: Die operative Behandlung der Arthritis deformans, Dtsch. Z. orthop. Chir. **42,** H. 5.

ZUELZER: Der Digitus V. superductus pedis, seine Ätiologie und Therapie, Z. orthop. Chir. **60.**

Erkrankungen der Ferse (Fersensporn, Exostose, Apophysitis, Sarkom, Fersenbrüche, Achillodynie).

ALBERT: Achillodynie, Wien. med. Presse **1893,** Nr 2.

BENTZON: Ein Fall von Morbus Haglundii calcanei mit monströsen röntgenologischen Änderungen, Acta chir. scand. (Stockh.) **67.** — BERENWENGER: Calcaneussporn und Achillodynie, Arch. klin. Chir. **159** (1930). — BERGMANN: Die Calcaneusepiphyse, Arch. klin. Chir. **140.** — BETTMANN: Ostitis fibrosa als Ursache des typischen Fersenschmerzes, Z. orthop. Chir. **42.** — BLENCKE: Die Ossificationsstörung des Calcaneus als eigenes Krankheitsbild, Zbl. Chir. **1923,** Nr 8. — BÖHLER: Die Behandlung der Fersenbeinbrüche und die Verhütung des traumatischen Plattfußes, Z. orthop. Chir. **45.** — BRANDES: Zur operativen Behandlung des Calcaneussporns, Zbl. Chir. **1927,** Nr 26.

EBBINGHAUS: Beitrag zur Kenntnis der traumatischen Fußleiden. Die Verletzung des Tuberculum majus calcanei, Zbl. Chir. **1906,** Nr 15.

HABERKAMP: Über das Sarkom des Calcaneus, In.-Diss. Kiel 1918. — HAGLUND: Beitrag zur Klinik der Achillessehne, Z. orthop. Chir. **49.** — Über den sogenannten Calcaneussporn, Z. orthop. Chir. **19.** — Über Fraktur des Epiphysenkerns des Calcaneus, nebst allgemeinen Bemerkungen über einige ähnliche juvenile Knochenkernverletzungen, Arch. klin. Chir. **82**. — HASS: Über die Ossificationsstörung der Calcaneusepiphyse nebst mikroskopischem Befund, Z. orthop. Chir. **53**. — HOHMANN: Die Behandlung der mit Verunstaltung und Funktionsstörung geheilten Knochenbrüche, 27. Verh. dtsch. orthop. Ges. Stuttgart: F. Enke. — HÖRING: Über Tendinitis ossificans traumatica der Achillessehne, Münch. med. Wschr. **1908**, Nr 13. — HORN: 2 Fälle von Fersenbeinschädigungen bei Sprungübungen, Leibesübungen **1932**, H. 8.

JAROSCHY: Ein Beitrag zur Klinik der Calcaneodynie, Bruns' Beitr. **153** (1931).

LEHR: Über die plantare Exostose des Fersenbeins, Z. orthop. Chir. **19**.

MAU: Ein Fall von ausgedehnter ossifizierender Periostitis des Calcaneus nach Operation eines Calcaneusspornes, einer Bursa subcalcanea und Bursa achillea, Zbl. Chir. **1926**, Nr 39. — MERLINI: Über die sogenannte Apophysitis des Calcaneus, Z. orthop. Chir. **49**. — MEYER, L.: Verknöcherung der Achillessehne, Berl. klin. Wschr. **1913**, Nr 28.

NEIDECK: Allgemeine Bemerkungen über Erkrankungen am Calcaneus und Mitteilung von 4 Fällen gonorrhoischer Fersenbeinerkrankung nebst Behandlung, Z. orthop. Chir. **59**, H. 4.

PFAB: Eine neue Einlage zur Entlastung des Calcaneus, Zbl. Chir. **1931**, Nr 32. — PITZEN: Der Fersenschmerz, Münch. med. Wschr. **1927**, Nr 32.

RÖSSLER: Zur Kenntnis der Achillodynie, Dtsch. Z. Chir. **42** (1895).

SARRAZIN: Der Calcaneussporn, Erg. Chir. **7** (1913). — SAXL: Die Schuhgeschwulst der Ferse, Z. orthop. Chir. **51**. — SEVER: Apophysitis of the os calcis, N. Y. med. J. **95**, Nr 20. — SCHANZ: Eine typische Erkrankung der Achillessehne, Zbl. Chir. **1905**, Nr 48. — SCHEID: Über die sogenannte Apophysitis calcanei, Münch. med. Wschr. **1925**, Nr 48. — SCHILNIKOW: Neues in der Deutung der Schmerzen beim Calcaneussporn, Orthop. u. Traum. (Russ) **1931**, Nr 6. — SCHINZ: Die Ossifikationsstörung des Calcaneus als eigenes Krankheitsbild, Zbl. Chir. **1922**, Nr 48. — SCHIRREN: Ein Beitrag zur Achillodynie syphilitica, Dtsch. Z. Chir. **67**. — STERN: Über Fußwurzelsarkome, Arch. klin. Chir. **94**, 865.

VIRCHOW, H.: Über den Calcaneussporn, Berl. klin. Wschr. **1916**, Nr 36. — VALENTIN: Sarkome des Calcaneus, Klin. Wschr. **1932**, Nr 1.

WERNER: Über Calcaneusfrakturen und ihre Spätresultate, Hefte zur Unfallheilkunde H. 3. Leipzig: Vogel. — WEIDENREICH: Über Sehnenverknöcherungen und Faktoren der Knochenbildung, Z. Anat. **69**, 558 (1923).

SCHLATTERsche Krankheit.

BRANDES: Der SCHLATTERsche Symptomenkomplex beim Erwachsenen, Münch. med. Wschr. **1927**, Nr 43. — BRANDIS, V.: Zur Frage der SCHLATTERschen Krankheit, Z. orth. Chir. **48**.

ESAU: Über Wachstumsstörungen an der Tuberositas tibiae, Fortschr. Röntgenstr. **34**.

STRACKER: Zur Histologie der SCHLATTERschen Erkrankung, Z. orth. Chir. **58**.

WILLICH: Die Behandlung der sogenannten SCHLATTERschen Krankheit, 21. Verh. dtsch. orthop. Ges. Stuttgart: F. Enke.

Akzessorische Knochenstücke und Synostosen.

DAUILLIDIS: Über das Os naviculare pedis, Diss. Berlin 1929.

EHALT: Anatomie oder Verletzung? Mschr. Unfallheilk. **1933**, H. 2.

FRANCILLON: Zur Histogenese akzessorischer Skeletelemente, Z. orthop. Chir. **59**, H. 4. — Zur Anatomie und Klinik des Processus trochlearis calcanei. Epiphysenbildung am Processus trochlearis, Z. orthop. Chir. **57**, 544, Literatur. — Untersuchungen zur anatomischen und klinischen Bedeutung des Os tibiale externum, Z. orthop. Chir. **56**, 61. — FROELICH: des osselets surnumeraires du tarse, leur importance pratique, Revue d'orthoped. **1924**, Nr 6.

GERLACH: Über akzessorische Fußwurzelknochen und ihre Bedeutung für die Fehlbeurteilung von Röntgenbildern, Med. Welt **1933**, Nr 37. GÖCKE: Kahnbeinfraktur oder überzählige Fußwurzelknochen, Mschr. Unfallheilk. **1931**, 78. — GRASMANN: Zur Kenntnis des Os subtibiale, Münch. med. Wschr. **1932**, Nr 21. — GÜNTZ: Os tibiale und Unfall (Abriß des Os tibiale), Arch. f. Orthop.; Verh. Unfallkongr. 1933. — Klinische Beobachtungen eines seltenen akzessorischen Knochenkernes am Fußskelet eines Os sustentaculi, Zbl. Chir. **1934**, Nr 21.

HASSELWANDER: Atlas der Anatomie des menschl. Körpers im Röntgenbild. München: J. F. Bergmann 1926. — Untersuchungen über die Ossification des menschlichen Fußskelets, Z. Morph. u. Anthrop. 5. Dez. 1928. — HEIMERZHEIM: Über einige akzessorische Fußwurzelknochen nebst ihrer Bedeutung, Dtsch. Z. Chir. **190**, H. 1, 2 (1925).

JOHANSSON, SVEN: Os Vesalianum pedis, Z. orthop. Chir. **42**.

KÖHLER, A. Grenzen des Normalen und Anfänge des Pathologischen im Röntgenbilde. 6. Aufl. Leipzig: Thieme 1931.

PFITZNER: Beiträge zur Kenntnis des menschlichen Extremitätenskelets. VII. Die Variationen im Aufbau des Fußskelets, Morphologische Arbeiten von SCHWALBE, Bd. 6. Jena: Fischer 1896.

REISNER: 3 Fälle von Os supranaviculare, Röntgenpraxis 2. Jahrg. H. 9.

SCHRÖDER: Os supranaviculare pedis, Dtsch. Z. Chir. **233** (1931). — SPRENGELL: Die akzessorischen Fußwurzelknochen und ihre Bedeutung für die Begutachtung Fußverletzter, Mschr. Unfallheilk. **1931**, 162.

TRÈVES: Os tibiale externum douloureux. Opération. Guérison, Rev. d'Orthop. **1928**.

VOLKMANN: Das Os subtibiale, Fortschr. Röntgenstr. **48**, H. 2 (1933).

Sehnen und Sehnenscheiden.

v. ABERLE: Über einen eigenartigen Fußschmerz, Münch. med. Wschr. **1932**, Nr 24. — ALBERTINI: Spezielle Pathologie der Sehnen, Sehnenscheiden und Schleimbeutel, Handbuch der spez. pathol. Anat. u. Histol. von HENKE-LUBARSCH, Bd. 9, I. Berlin: Julius Springer 1929.

HACKENBROCH: Eine seltene Lokalisation der stenosierenden Tendovaginitis (an der Sehnenscheide der Peroneen), Münch. med. Wschr. **1927**, Nr 22. — HILDEBRAND, O.: Tendovaginitis chronica deformans und Luxation der Peronealsehnen, Dtsch. Chir. **86**, 526 (1907). — HOLZWEISSIG: Über multiple symmetrische Erkrankungen der Sehnenscheiden und Schleimbeutel, Mitt. Grenzgeb. Med. u. Chir. **38** (1925).

JONES, ELLIS-LOS ANGELES: Operative Treatment of Chronic Dislocation of the Peroneal Tendons.

NASSE: Die gonorrhoischen Entzündungen der Gelenke, Sehnenscheiden und Schleimbeutel, VOLKMANNS klin. Vortr. NF. 181.

SCAGLIOSI: Contributo alla studio dei tumori benigni delle guaine tendinee, Chir. Org. Movim. **15**, H. 6 (1931). — SCHULZ: Über die habituelle Luxation der Peronealsehnen, Z. orthop. Chir. **48**.

VISCHER: Beitrag zur Histologie der chronischen, nicht tuberkulösen Tendovaginitis, insbesondere auch der stenosierenden Form, Korrespbl. Schweiz. Ärzte **49** (1919).

WINTERSTEIN: Über Sehnenscheidenstenosen, Erg. Chir. **23** (1930).

Der dorsale Knochenhöcker am Metatarso-Cuneiformgelenk.

BENNET u. HINRICSSON: Ein Beitrag zur Kenntnis der (Pseudo-) Exostosis dorsalis artic. metatarso-cuneiformis I und ihrer Entstehung, Acta orthop. scand. **2**, H. 4 (1932).

HAGLUND: Die dorsale Tuberosität an der Articulatio metatarso-cuneiformis I, Z. orthop. Chir. **56** (1932).

SAXL: Der dorsale Knochenhöcker am 1. Keilbein-Mittelfußknochengelenk, Z. orthop. Chir. **59**, 582.

Muskelhärten.

LANGE, MAX: Die Muskelhärten. München: Lehmann 1931. — Muskelhärten und Hartspann, Dtsch. med. Wschr. **1933**, Nr 29. — Die Differentialdiagnose zwischen den Muskelhärten und der latenten Phlebitis der tiefen Unterschenkelvenen, Dtsch. med. Wschr. **1933**, Nr 29.

Sesambeine.

KIMMELSTIEL-KREMSER-RICHTER: Osteochondrosis necroticans findens der Sesambeine des 1. Metatarsale, Arch. klin. Chir. **172**, H. 3 (1932).

LANGE, MAX: Die typische Sesambeinerkrankung des 1. Metatarsalknochens mit Ausgang in Verbreiterung, Z. orthop. Chir. **49**, 595.

MÜLLER, WALTER: Malacie der Sesambeinknochen des I. Metatarsale, ein typisches Krankheitsbild, Bruns' Beitr. **134**, H. 2.

Pes adductus.

KAUFFMANN: Der Pes adductus congenitus, Erg. Chir. **22**. Berlin: Julius Springer 1929.

Distorsion des Fußgelenks.

CHLUMSKY: Über wackelnde Fußgelenke, Arch. f. Orthop. **26** (1928).

DEHNE: Ein Fall von unvollständiger Luxation des Talus als Folge wiederholter Verletzungen im oberen Sprunggelenk, Zbl. Chir. **1933**, Nr 12.

FABER: Kippstellung des Talus, Fortschr. Röntgenstr. **46**, H. 4 (1932).

MÖHRING: Ein Fall von habitueller Luxatio pedis, Mschr. Unfallheilk. **1916**, Nr 2.

NILSONNE: Making a new ligament in Ankle Sprain, J. Bone Surg. **14**, Nr 2 (1932).

SAXL: Die basale Distorsionsfraktur des 5. Mittelfußknochens, Arch. f. Orthop. **33**, H. 4. — SCHMITH, O.: Die Nachbehandlung von Fußgelenksverstauchungen im Sport durch Klebeverband, Leibesübgn **1931**, Nr 10.

Sportschäden.

BAETZNER: Gelenk und Beruf, Med. Welt **1932**, Nr 51, 52. — Sportschäden am Bewegungsapparat. Urban u. Schwarzenberg 1927. — BIRCHER: Meniscusverletzungen, Verh. dtsch. Ges. Chir. **1933**. — BLENCKE, H.: Über Sportschäden der Gelenke, 16. Tag. d. Ver. mitteldeutscher Chir. Ref., Zbl. Chir. **1930**, Nr 19. — BÖHLER: Die Technik der Knochenbruchbehandlung, 4. Aufl., Wien: Maudrich.

GEBHARDT: Der Bandschaden des Kniegelenks. Joh. A. Barth 1933. — Nothilfe bei Sportverletzungen, Münch. med. Wschr. **1929**, Nr 49. — GROTH: Zur Frage chronischer Gelenkveränderungen durch funktionelle Überbeanspruchung (Sportschäden), Med. Welt **1929**, Nr 49. — GUTMANN: Meniscusverletzung, Z. orthop. Chir. **58**.

HEISS: Röntgenologische Gelenkuntersuchungen an Olympiakämpfern, Klin. Wschr. **1929**, Nr 14. — Über einige Veränderungen im Sprunggelenk bei Sportsleuten, Dtsch. med. Wschr. **1931**, Nr 51. — Beanspruchung des Sprungbeins und des Fußgelenks beim Springen, Leibesübgn **1932**, Nr 3.

KNOLL: Über einige im Röntgenbild sichtbare Veränderungen am Fußglenk von Sportsleuten, Dtsch. med. Wschr. **1931**, Nr 10.

LANGE, F.: Die Behandlung der Knochenbrüche durch den praktischen Arzt, 2. Aufl. München: Lehmann 1934.

MANDL: Chirurgie der Sportunfälle. Urban u. Schwarzenberg 1925.

PITZEN: Kniegelenkserguß und Knochenverdickungen infolge von Überanstrengung beim Sport, Münch. med. Wschr. **1928**, Nr 18.

ROSENBURG: Sportverletzungen und Versicherungsmedizin, Mschr. Unfallheilk. **1928**, Nr 2. — Erste sportärztliche Hilfe, Beih. z. Med. Klin. **1928**, H. 2.

v. SAAR: Die Sportverletzungen. Stuttgart: F. Enke 1914. — SCHMITH, O.: Vorkommen von Sportschäden insbesondere bei Ausübung des Laufs als Spezial-Wettkampf-Sport, Schweiz. med. Wschr. **1931**, Nr 38. — Untersuchungen zur Frage der praktischen Bedeutung von Sportschäden, Arch. klin. Chir. **166**, H. 3 (1931). — Jugendlichensport und Sportschäden, Gesundh. u. Erzieh. **1932**, Nr 5. — STRACKER: Skiverletzungen des Kniegelenks, Wien. klin. Wschr. **1924**, Nr 14.

THOMSEN: Binnenverletzungen des Kniegelenks, 27. Verh. dtsch. orthop. Ges. Stuttgart: F. Enke.

WITTEK: Binnenverletzungen des Kniegelenks, 27. Verh. dtsch. orthop. Ges. Stuttgart: F. Enke.

Gefäßstörungen.

BETTMANN: Ein neuer Apparat für Blutleere und Gefäßmassage, Chirurg **1929**, Nr 14. — BUERGER, L.: Thromboangiitis obliterans: A Study of the Vascular Lesions Leading to Presenile Spontan. Gangrene, Amer. J. med. Sci. **136** (1908).

DOPPLER: Zur Pathogenese und Therapie der angiospastischen Diathese der Extremgefäße, Med. Klin. **1930**, Nr 15.

ERB, W.: Über das „intermittierende Hinken“ und andere nervöse Störungen infolge von Gefäßerkrankungen, Dtsch. Z. Nervenheilk. **13** (1898); Münch. med. Wschr. **1904** Nr 21.

FREY: Kreislaufhormon und innere Sekretion, Münch. med. Wschr. **1929**, Nr 47.

GANS: Endarteriitis oder Thromboangiitis obliterans? Dermat. Z. **53** (1928).

MUSKAT: Weitere Erfahrungen über Gehstörungen und Plattfußbeschwerden auf arterieller Basis, Verh. dtsch. orthop. Ges. **1931**. Stuttgart: F. Enke.

SCHEDE-BETTMANN: Zur Therapie von Ergüssen und Gefäßstörungen an den Extremitäten, Münch. med. Wschr. **1932**, Nr 22. — SCHLESINGER: Klinik und Therapie des intermittierenden Hinkens, Wien. klin. Wschr. **1932**, Nr 41. — STAPF: Die Thrombangiitis obliterans und ihre Begutachtung, Med. Welt, 6. Jahrg., Nr 8.

TIEMANN: Die Behandlung der Angina pectoris und des intermittierenden Hinkens, Münch. med. Wschr. **1931**, Nr 12.

WINIWARTER: Über eine eigentümliche Form von Endarteriitis und Endophlebitis mit Gangrän des Fußes, Arch. klin. Chir. **23** (1879).

Muskelkrämpfe.

ERBEN: Über den Krampus und seine Bekämpfung, Wien. klin. Wschr. **1928**, Nr 43.

FICK, R.: Tonisch isolierte Muskelkrämpfe, Med. Welt **1931**, Nr 40. — FLEISCHMANN: Tonisch isolierte Muskelkrämpfe (Wadenkrämpfe), ihr Wesen und ihre Behandlung, Med. Welt **1931**, Nr 32. — FREUND: Tonische isolierte Muskelkrämpfe, Med. Welt **1931**, Nr 37.

PULVERMACHER: Wie entsteht und wie behandelt man den Wadenkrampf? Z. ärztl. Fortbildg **1932**, Nr 14.

WILDER: Über lokalisierte Muskelkrämpfe und verwandte Erscheinungen, Wien. klin. Wschr. **1932**, Nr 19.

Plantaraponeurose.

CARL: Über Plantarfasciencontractur, Zbl. Chir. **1916**, Nr 9.

FRANKE, F.: Über die Erkrankung der Knochen, Gelenke und Bänder bei der Influenza, Langenbecks Arch. **49**. — Über einige chirurgisch wichtige Komplikationen und Nachkrankheiten der Influenza, Mitt. Grenzgeb. Med. u. Chir. **5**, 263.

HOFFA, A.: Ein Beitrag zu den Erkrankungen der Plantarfascie, Zbl. Chir. **1898**, H. 6, 166.

LEDDERHOSE: Zur Pathologie der Aponeurose des Fußes und der Hand, Langenbecks Arch. **55**.

MADELUNG: Über eine der DUPUYTRENschen Contractur entsprechende Erkrankung der Planta, 59. Verh. Ges. dtsch. Naturforsch. **1866**.

REICHEL: DUPUYTRENsche Contractur der Palmarfascie und Plantarfascie, Dtsch. Z. Chir. **230** (1931).

TIETZE: Über den architektonischen Aufbau des Bindegewebes in der menschlichen Fußsohle, Bruns' Beitr. **123**, H. 3 (1921).

Lipome.

DRIELS: Über Gelenklipome der unteren Extremitäten, Arch. f. Orthop. **31**, H. 2 (1932). Dort Literatur.

Malum perforans.

KIENBÖCK: Fußerkrankungen bei versteckter Rückenmarksmißbildung, Wien. klin. Wschr. **1930**, Nr 9.

LOEWE: Die Radikaloperation des Malum perforans der Ferse, Zbl. Chir. **1929**, Nr 22.

SCAGLIETTI: Klinik und Pathologie des Malum perforans mit besonderer Berücksichtigung der Skeletveränderungen, Arch. f. Orthop. **30**.

Nägel.

HELLER: Die Krankheiten der Nägel, Bd. 13/II des Handbuches der Haut- und Geschlechtskrankheiten, 2. Aufl. Berlin: Julius Springer 1927.

KLAGES: Die Behandlung des „eingewachsenen Nagels“ mittels Silberblechschienchen, Zbl. Chir. **1933**, Nr 30. — KRECKE: Über den eingewachsenen Nagel, Münch. med. Wschr. **1933**, Nr 37.

Varizen, Ulcus cruris, Lymphstauung.

CLASEN: Varizen, Ulcus cruris und ihre Behandlung, 3. Aufl. Urban u. Schwarzenberg 1925.

DENEKE: Der Plantarschmerz als Frühsymptom einer beginnenden Thrombose der unteren Extremität, Münch. med. Wschr. **1929**, Nr 46.

FISCHER, H.: Eine neue Therapie der Phlebitis, Med. Welt **1910**, Nr 30. — Zur Therapie der Stauungen in den unteren Extremitäten und ihrer Folgen, Münch. med. Wschr. **1924**, Nr. 4. — FISCHER, E.: Die nicht operative Venenbehandlung, Münch. med. Wschr. **1934**, Nr 10. — Zur Pathogenese und Therapie der Venenerkrankungen insbesondere der Thrombophlebitis, Med. Welt **1932**, Nr 45, 46.

HOHMANN: Heinrich Fischer †. Münch. med. Wschr. **1928**, Nr 21.

JANZ: Wie ist die Gefährlichkeit der Varizeninjektionen heute zu beurteilen? Münch. med. Wschr. **1932**, Nr 53. — JESSNER: Ambulante Behandlung der Unterschenkelgeschwüre. Leipzig: Kabitzsch 1921.

KAEFER: Der Zinkgelatineverband und seine Indikationen, Arch. f. Orthop. **28**. — KAPPIS: Behandlung der Venenthrombose mit Heftpflasterverbänden, Dtsch. Z. Chir. **228**. — KRIEG: Thrombophlebitis migrans peripherer Venen, Münch. med. Wschr. **1932**, Nr 43.

MAGNUS: Zirkulationsverhältnisse in Varizen, Dtsch. Z. Chir. **162** (1921). — MAYR: Die nicht operative Varizenbehandlung, Münch. med. Wschr. **1934**, Nr 5.

NOBL: Konservative Krampfaderbehandlung für praktische Ärzte. Urban u. Schwarzenberg 1932.

SCHMERZ: Zur konservativen Behandlung elefantiastischer und verwandter Zustände, Bruns' Beitr. **109** (1918). — SCHMIDT-Altona: Konservative Behandlung der Elephantiasis, Med. Welt **1931**, Nr 34. — SIEBERT-WRESZYNSKI: Operationslose Krampfaderbehandlung durch künstliche Verödung. Urban u. Schwarzenberg 1930. — STRAUSS: Hygienische Untersuchungen an gummigewebten und gummilosen Kompressionsstrümpfen, Klin. Wschr. **1930**, Nr 18. STRACKER: Revertex. 28. Verh. dtsch. orthop. Ges. Stuttgart: F. Enke.

THIBIERGE et STIASSNIC: Symmetr. asphykt. Ödem, Bull. Soc. franc. Dermat., 10. 2. 1921.

VOITURET: Krampfaderbildung und fehlerhafte Fußbeschaffenheit, Med. Welt **1933**, Nr 45.

WEISS: Zur Therapie der Thrombophlebitis (FISCHERscher Verband), Z. ärztl. Fortbildg **1933**, Nr 18.

Varia.

VAN ASSEN: Mißbildung des distalen Unterschenkelendes nach Schädigung der Epiphysenscheiben, Z. orthop. Chir. **60**.

BALDRIAN: Fehlformen nach traumatischer Epiphysenschädigung am distalen Unterschenkelende, Z. orthop. Chir. **58**. — BERGENFELDT: Beitr. z. Kenntnis der traum. Epiphysenlösung an den langen Röhrenknochen der Extremitäten. Stockholm: Norstedt 1933. — BIELSKI: Behandlung lokaler Hyperhidrosis, Med. Welt **1931**, Nr **44**.

FISCHER-KRING: Zur Symptomatologie und Therapie der Meralgia parästhetica, Münch. med. Wschr. **1932**, Nr 18.

GAUGELE: Die künstliche Wade, Zbl. Chir. **1929**, Nr 33.

LANGE, MAX: Ischias und Pseudoischias, ihre Differentialdiagnose und Behandlung, Münch. med. Wschr. **1932**, Nr 35. — LEIBHOLZ: Bronchidrosis pedis, Med. Welt **1929**, Nr 46.

POLAND: Traumatic Separation of the Epiphyses. London: Smith, Elder, Co. 1898.

SAXL: Statische Neuralgien, Belastungsneuralgien, Wien. klin. Wschr. **1932 I**. — STORP: Therapie der Frostbeulen mittels Vereisung durch Chloräthylspray, Z. ärztl. Fortbildg **1931 V**.

GPSR Compliance

The European Union's (EU) General Product Safety Regulation (GPSR) is a set of rules that requires consumer products to be safe and our obligations to ensure this.

If you have any concerns about our products, you can contact us on ProductSafety@springernature.com

In case Publisher is established outside the EU, the EU authorized representative is:

Springer Nature Customer Service Center GmbH
Europaplatz 3
69115 Heidelberg, Germany

Batch number: 10682323

Printed by Printforce, the Netherlands